U0376988

*Rob & Smith's Operative Cardiac Surgery*

# 罗伯 & 史密斯
# 心脏外科手术学

原 著 ［美］Thomas L. Spray
　　　 ［美］Michael A. Acker

丁以群 ◎ 译

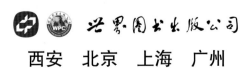

世界图书出版公司

西安　北京　上海　广州

**图书在版编目（CIP）数据**

罗伯 & 史密斯心脏外科手术学：第 6 版 /（美）托马斯·L. 斯普瑞，（美）迈克·A. 阿克著；丁以群译 . —西安：世界图书出版西安有限公司，2020. 1（2023. 1 重印）

ISBN 978-7-5192-6874-9

Ⅰ . ①罗 ... Ⅱ . ①托 ... ②迈 ... ③丁 ... Ⅲ . ①心脏外科手术 Ⅳ . ① R654.2

中国版本图书馆 CIP 数据核字（2019）第 237853 号

Rob & Smith's Operative Cardiac Surgery, Sixth Edition/by Thomas L. Spray, Michael A. Acker/ISBN: 978-1-4441-3758-3

Copyright © 2019 by CRC Press. Authorized translation from the English language edition published by CRC Press, a member of the Taylor & Francis Group; All rights reserved; 本书原版由 Taylor & Francis 出版集团旗下，CRC 出版公司出版，并经其授权翻译出版。版权所有，侵权必究。

World Publishing Xi'an Corporation Limited is authorized to publish and distribute exclusively the Chinese (Simplified Characters) language edition. This edition is authorized for sale throughout Mainland of China. No part of the publication may be reproduced or distributed by any means, or stored in a database or retrieval system, without the prior written permission of the publisher. 本书中文简体翻译版授权由世界图书出版西安有限公司独家出版并限在中国大陆地区销售。未经出版者书面许可，不得以任何方式复制或发行本书的任何部分。

Copies of this book sold without a Taylor & Francis sticker on the cover are unauthorized and illegal. 本书封底贴有 Taylor & Francis 公司防伪标签，无标签者不得销售。

| | | |
|---|---|---|
| 书　　名 | **罗伯 & 史密斯 心脏外科手术学** | |
| | Rob & Smith　Xinzang Waike Shoushuxue | |
| 原　　著 | ［美］Thomas L. Spray　　［美］Michael A. Acker | |
| 译　　者 | 丁以群 | |
| 责任编辑 | 马可为 | |
| 装帧设计 | 新纪元文化传播 | |
| 出版发行 | **世界图书出版西安有限公司** | |
| 地　　址 | 西安市雁塔区曲江新区汇新路 355 号 | |
| 邮　　编 | 710061 | |
| 电　　话 | 029-87214941　029-87233647（市场营销部） | |
| | 029-87234767（总编室） | |
| 网　　址 | http://www.wpcxa.com | |
| 邮　　箱 | xast@wpcxa.com | |
| 经　　销 | 新华书店 | |
| 印　　刷 | 西安雁展印务有限公司 | |
| 开　　本 | 889mm×1194mm　　1/16 | |
| 印　　张 | 47 | |
| 字　　数 | 1200 千 | |
| 版次印次 | 2020 年 1 月第 1 版　2023 年 1 月第 3 次印刷 | |
| 版权登记 | 25-2018-225 | |
| 国际书号 | ISBN 978-7-5192-6874-9 | |
| 定　　价 | 560.00 元 | |

医学投稿　xastyx@163.com ‖ 029-87279745　029-87284035

☆如有印装错误，请寄回本公司更换☆

Edited by

## Thomas L. Spray, MD

Chief, Division of Cardiothoracic Surgery

Mortimer J. Buckley Jr MD Endowed Chair in Cardiothoracic Surgery

The Children's Hospital of Philadelphia

Professor of Surgery

Perelman School of Medicine, University of Pennsylvania

The Children's Hospital of Philadelphia

Division of Cardiothoracic Surgery

Philadelphia, PA


## Michael A. Acker, MD

Chief, Division of Cardiovascular Surgery

Director, Penn Medicine Heart and Vascular Center

Julian Johnson Professor of Surgery

Perelman School of Medicine, University of Pennsylvania

Hospital of the University of Pennsylvania

Philadelphia, PA

# 译者简介

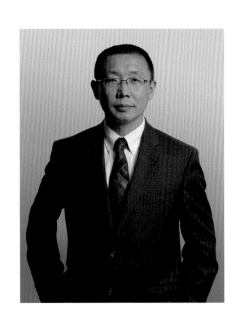

　　丁以群，医学博士，主任医师，现任深圳市儿童医院心脏外科主任。曾获得深圳市劳动模范、深圳市卫生健康十大杰出贡献者、全国卫生系统先进工作者等荣誉称号。美国胸心外科医师协会（STS）会员。1993 年毕业于北京医科大学；1993—2014 年就职于广东省人民医院心脏外科；2015 年，由深圳市政府引进深圳市儿童医院。于 2015 年、2016 年、2017 年、2018 年连续受邀在全美胸心外科年会（AATS）大会发言，工作成绩得到国际学术界的广泛认可。

David H. Adams, MD
Professor and Chairman
Department of Cardiothoracic Surgery
The Mount Sinai Medical Center
New York, New York, USA

Gabriel S. Aldea, MD, FACS, FACC
William K. Edmark Professor
Chief, Adult Cardiac Surgery
Co-Director, Regional Heart Center
University of Washington Medical Center
Seattle, Washington, USA

Zohair Y. Al Halees, MD, FACC, FRCSC, FACS
Senior Consultant Cardiac Surgeon
Heart Center
Advisor to the CEO
King Faisal Specialist Hospital & Research Center
Riyadh, Saudi Arabia

Nelson Alphonso, MD, FRACS
Director of Cardiac Surgery
Queensland Paediatric Cardiac Service
Lady Cilento Children's Hospital
Brisbane, Australia

Robert H. Anderson, BSC, MD, FRCPATH
Visiting Professor
Institute of Genetic Medicine
Newcastle University
Newcastle, UK

George J. Arnaoutakis, MD
Assistant Professor of Surgery
Division of Thoracic and Cardiovascular Surgery
University of Florida
Gainesville, Florida, USA

Marvin D. Atkins, MD
Methodist DeBakey Cardiovascular Surgery Associates
Houston Methodist Hospital
Houston, Texas, USA

Pavan Atluri, MD
Associate Professor of Surgery
Director, Cardiac Transplantation and Mechanical
    Circulatory Assist Program;
Director, Minimally Invasive and Robotic Cardiac
    Surgery Program
Division of Cardiovascular Surgery
Department of Surgery
University of Pennsylvania
Philadelphia, Pennsylvania, USA

Erle H. Austin III, MD
Professor and Vice-Chairman
Department of Cardiovascular and Thoracic Surgery
University of Louisville;
Former Chief, Cardiovascular Surgery
Norton Children's Hospital
Louisville, Kentucky, USA

Emile Bacha, MD
Professor and Chief
Cardiac, Thoracic and Vascular Surgery
Columbia University Medical Center
NewYork-Presbyterian Hospital
New York, New York, USA

Carl Lewis Backer, MD
Division Head, Cardiovascular-Thoracic Surgery
Ann & Robert H. Lurie Children's Hospital of Chicago;
A.C. Buehler Professor of Surgery
Department of Surgery, Feinberg School of Medicine
Northwestern University
Chicago, Illinois, USA

David J. Barron, MD FRCP FRCS(CT)
Consultant Cardiac Surgeon
Birmingham Children's Hospital
Birmingham, UK

Joseph E. Bavaria, MD
Past-President（2016—2017）
Society of Thoracic Surgeons（STS）
Brooke Roberts-William M. Measey Professor of Surgery
Vice-Chief, Division of Cardiovascular Surgery
Surgical Director, Heart and Vascular Center
Director, Thoracic Aortic Surgery Program
University of Pennsylvania
Philadelphia, Pennsylvania, USA

Christian A. Bermudez, MD
Director of Thoracic Transplantation
Surgical Director, Lung Transplantation and ECMO
Associate Professor of Surgery
Division of Cardiovascular Surgery
University of Pennsylvania Health System
Philadelphia, Pennsylvania, USA

Pierre-Luc Bernier, MD, CM, MPH, FRCSC
Cardiac Surgeon
The Montreal Children's Hospital & The Royal Victoria
　　Hospital
McGill University Health Centre;
Assistant Professor of Surgery
McGill University
Montreal, Canada

David P. Bichell, MD
Chief
Pediatric Cardiac Surgery
Vanderbilt University Medical Center
Monroe Carrel Jr Children's Hospital
Nashville, Tennessee, USA

Steven F. Bolling, MD
Professor of Cardiac Surgery
Department of Cardiac Surgery
The University of Michigan Hospitals
Ann Arbor, Michigan, USA

Johannes Bonatti, MD, FETCS
Chief
Heart and Vascular Institute
Cleveland Clinic Abu Dhabi
Abu Dhabi, UAE

Michael A. Borger, MD, PhD
Chief Physician
Helios Heart Center
Leipzig, Germany

Edward L. Bove, MD
Professor of Surgery
Department of Cardiac Surgery
University of Michigan School of Medicine
Ann Arbor, Michigan, USA

Jack H. Boyd, MD

Clinical Assistant Professor

Department of Cardiothoracic Surgery

Stanford University School of Medicine

Stanford, California, USA


Alexander A. Brescia, MD

Fellow in Cardiac Surgery

Department of Cardiac Surgery

University of Michigan Medicine

Ann Arbor, Michigan, USA


Julie Brothers, MD

Assistant Professor of Pediatrics

Perelman School of Medicine at University of Pennsyl-
    vania;

Attending Cardiologist

Department of Pediatrics

The Children's Hospital of Philadelphia

Philadelphia, Pennsylvania, USA


Chase R. Brown, MD

Cardiothoracic Surgery Resident

Division of Cardiovascular Surgery

Hospital of the University of Pennsylvania

Philadelphia, Pennsylvania, USA


Brian F. Buxton, MB MS, FRCS, FACS, FRACS,
    AM

Professor of Cardiac Surgery

University of Melbourne

Melbourne, Australia;

Epworth Research Institute

Richmond, Australia


Duke E. Cameron, MD

Co-director of Thoracic Aortic Surgery Center and Co-
    director Adult Congenital Surgery Heart Program

Division of Cardiac Surgery

Massachusetts General Hospital

Boston, Massachusetts, USA


Edward Cantu, MD, MSCE

Assistant Professor of Surgery

Associate Director of Lung Transplantation

Director of Lung Transplant Research

Director of Ex Vivo Perfusion

Department of Surgery

Division of Cardiovascular Surgery

Hospital of the University of Pennsylvania

Philadelphia, Pennsylvania, USA


Javier G. Castillo, MD

Assistant Professor of Cardiovascular Surgery

Director, Hispanic Heart Center;

Executive Director, Mitral Foundation

Department of Cardiothoracic Surgery

The Mount Sinai Medical Center

New York, New York, USA


Paul Chai, MD

Associate Professor of Surgery

Division of Cardiac, Thoracic and Vascular Surgery

Columbia University Medical Center

New York-Presbyterian Hospital

New York, New York, USA


Edward P. Chen, MD

Professor of Surgery

Division of Cardiothoracic Surgery

Emory University Hospital

Atlanta, Georgia, USA


W. Randolph Chitwood Jr, MD

Emeritus Professor of Cardiothoracic Surgery

Emeritus Director of East Carolina Heart institute

Department of Cardiovascular Sciences

East Carolina Heart Institute at East Carolina University

Greenville, North Carolina, USA

Gordon A. Cohen, MD, PhD, MBA
Professor and Chief
Pediatric Cardiothoracic Surgery
Benoff Children's Hospital
University of California San Francisco
San Francisco, California, USA

James L. Cox, MD
Surgical Director, Center for Heart Rhythm Disorders
Bluhm Cardiovascular Institute
Professor of Surgery
Feinberg School of Medicine
Northwestern University
Chicago, Illinois, USA

Jose P. da Silva, MD
Visiting Professor of Cardiothoracic Surgery
Surgical Director
Center for Valve Therapy
Children's Hospital of Pittsburgh
Pittsburgh, Pennsylvania, USA

William M. DeCampli, MD, PhD
Chief, Pediatric Cardiovascular Surgery
Arnold Palmer Hospital for Children;
Professor of Surgery
University of Central Florida College of Medicine
Orlando, Florida, USA;
Managing Director, Data Center
Congenital Heart Surgeons Society
The Hospital for Sick Children
Toronto, Ontario, CA

Joseph J. DeRose Jr, MD
Chief, Division of Cardiothoracic Surgery
Professor, Cardiothoracic Surgery
Albert Einstein College of Medicine

Montefiore-Einstein Medical Center
Broynx, New York, USA

Nimesh D. Desai, MD PhD
Associate Professor of Surgery
Division of Cardiovascular Surgery
University of Pennsylvania
Philadelphia, Pennsylvania, USA

Nhue L. Do, MD
Assistant Professor of Surgery
Johns Hopkins University School of Medicine
Johns Hopkins Hospital
Baltimore, Maryland, USA

Daniel-Sebastian Dohle, MD
Aortic Surgery Fellow
Division of Cardiovascular Surgery
University of Pennsylvania
Philadelphia, Pennsylvania, USA;
Head of Aortic Arch Surgery
Department of Cardiothoracic and Vascular Surgery
Johannes-Gutenberg University
Mainz, Germany

Aaron Eckhauser, MD
Associate Professor of Surgery
Pediatric Cardiothoracic Surgery
University of Utah
Primary Children's Hospital
Salt Lake City, Utah, USA

Martin J. Elliott, MD, FRCS
Professor of Cardiothoracic Surgery at University College
 London;
Emeritus Professor of Physic at Gresham College,
 London;
Consultant Cardiothoracic Surgeon
The Cardiac Unit

The Great Ormond Street Hospital for Children NHS FT
London, UK

Jared W. Feinman, MD
Assistant Professor
Department of Anesthesiology and Critical Care
Perelman School of Medicine
University of Pennsylvania
Philadelphia, Pennsylvania, USA

Andrew C. Fiore, MD
Professor
Division of Cardiovascular Surgery
St Louis University School of Medicine
St Louis, Missouri, USA

Charles D. Fraser Jr, MD, FACS
Professor of Surgery and Pediatrics
University of Texas, Dell Medical School;
Director, Texas Center for Pediatric and Congenital
    Heart Disease
Dell Children's Medical Center
Austin, Texas, USA

Stephanie Fuller, MD, MS
Thomas L. Spray Endowed Chair in Congenital Cardio-
    thoracic Surgery
Associate Professor of Surgery
Perelman School of Medicine
University of Pennsylvania
Division of Cardiothoracic Surgery
The Children's Hospital of Philadelphia
Philadelphia, Pennsylvania, USA

Shinichi Fukuhara, MD
Thoracic and Cardiac Surgeon
University of Michigan Cardiovascular Center
Ann Arbor, Michigan, USA

Sean D. Galvin, MB ChB, FCSANZ, FRACS
Adjunct Professor
Cardiothoracic Surgeon
Department of Cardiothoracic Surgery
Wellington Regional Hospital
Wellington, New Zealand

J. William Gaynor, MD
Professor of Surgery
Perelman School of Medicine at University of Penn-
    sylvania;
Department of Cardiothoracic Surgery
The Children's Hospital of Philadelphia
Philadelphia, Pennsylvania, USA

Thomas G. Gleason, MD
Ronald V. Pellegrini Professor and Chief
Division of Cardiac Surgery
Department of Cardiothoracic Surgery
University of Pittsburgh School of Medicine
Pittsburgh, Pennsylvania, USA

László Göbölös, MD, FESC
Associate Staff Physician
Heart and Vascular Institute
Cleveland Clinic Abu Dhabi
Abu Dhabi, UAE

Michael Grushko, MD
Director, Clinical Cardiac Electrophyisology
Jacobi and North Central Bronx Hospitals
Montefiore Einstein Heart Center;
Assistant Professor of Medicine
Albert Einstein College of Medicine
Bronx, New York, USA

T. Sloane Guy, MD
Chief, Division of Cardiovascular Surgery
Chief, Robotic Surgery

Temple University School of Medicine
Philadelphia, Pennsylvania, USA

Ismail El-Hamamsy, MD PhD
Associate Professor
Division of Cardiac Surgery
Montreal Heart Institute
Université de Montréal
Montreal, Quebec, Canada

G. Chad Hughes, MD
Director, Duke Center for Aortic Disease
Surgical Director, Duke Center for Structural Heart
 Disease
Associate Professor
Division of Thoracic and Cardiovascular Surgery
Duke University Medical Center
Durham, North Carolina, USA

Frank L. Hanley, MD
Professor of Cardiothoracic Surgery
Stanford University School of Medicine;
Executive Director
Betty Irene Moore Children's Heart Center
Lucille Packard Children's Hospital
Stanford, California, USA

W. Clark Hargrove III, MD
Clinical Professor of Surgery
Division of Cardiovascular Surgery
Penn Presbyterian Medical Center
University of Pennsylvania
Philadelphia, Pennsylvania, USA

Philip A.R. Hayward, BM(Oxon), MRCP, FRCS,
 FRACS
Associate Professor of Cardiac Surgery
University of Melbourne
Melbourne, Australia;

Department of Cardiac Surgery
Austin Hospital
Heidelberg, Australia

Charles B. Huddleston, MD
Thoracic and Cardiac Surgeon
Department of Surgery
St Louis University School of Medicine
St Louis, Missouri, USA

Valluvan Jeevanandam, MD
Professor of Surgery
Section of Cardiac and Thoracic Surgery
Department of Surgery
University of Chicago
Chicago, Illinois, USA

Tara Karamlou, MD, MSc
Division of Pediatric Cardiac Surgery and the Heart
 Vascular Institute
Cleveland Clinic
Cleveland, Ohio, USA

Tom R. Karl, MD, MS, FRACS
Professor of Surgery
Johns Hopkins All Children's Hospital
St Petersburg, Florida, USA

Arman Kilic, MD
Assistant Professor of Cardiothoracic Surgery
University of Pittsburgh Medical Center
Philadelphia, Pennsylvania, USA

Elgin Kocyildirim, MD
Assistant Professor
University of Pittsburgh
Department of Cardiothoracic Surgery
McGowan Institute of Regenerative Medicine
Pittsburgh, Pennsylvania, USA

Irving L. Kron, MD
Senior Associate Vice President for Health Affairs
Interim Dean
University of Arizona School of Medicine
Pheonix, Arizona, USA

Andrew Krumerman, MD
Associate Professor
Department of Medicine (Cardiology)
Albert Einstein College of Medicine
New York, New York, USA

Murray H. Kwon, MD, MBA
Associate Clinical Professor
Division of Cardiothoracic Surgery
Department of Surgery
David Geffen School of Medicine at UCLA
Los Angeles, California, USA

Francois Lacour-Gayet, MD
Professor of Surgery
Royal Hospital National Heart Center
Muscat, Sultanate of Oman

Maxime Laflamme, MD, MSc, FRCSC
Surgeon
Heart and Lung Institute
Quebec, Canada

Yves Lecompte, MD
Honorary Consultant Surgeon
Department of Pediatric Cardiac Surgery
APHP Sick Children Hospital
Paris, France

Timothy Lee, MD
Surgeon
Department of General Surgery

University of California-San Francisco
San Francisco, California, USA

Patrick M. McCarthy, MD
Chief, Division of Cardiac Surgery
Director, Bluhm Cardiovascular Institute
Department of Cardiac Surgery
Bluhm Cardiovascular Institute
Northwestern Memorial Hospital;
Heller-Sacks Professor of Surgery
Feinberg School of Medicine
Northwestern University
Chicago, Illinois, USA

Edwin C. McGee Jr, MD, FACS
Professor of Surgery
Executive Medical Director, Solid Organ Transplant
    Programs
Surgical Director, Heart Transplantation and LVAD
    Program
Department of Thoracic and Cardiovascular Surgery
Loyola University Medical Center
Chicago, Illinois, USA

Kaushik Mandal, MD
Cardiac Surgeon
Division of Cardiac Surgery
Johns Hopkins University School of Medicine
Baltimore, Maryland, USA

Peter B. Manning, MD
Pediatric Cardiothoracic Surgeon
Section of Pediatric Cardiothoracic Surgery
St Louis Children's Hospital
Professor of Surgery
Washington University School of Medicine
St Louis, Missouri, USA

Christopher E. Mascio, MD
Alice Langdon Warner Endowed Chair
Pediatric Cardiothoracic Surgery
Children's Hospital of Philadelphia;
Associate Professor of Clinical Surgery
Perelman School of Medicine, University of Pennsylvania
Philadelphia, Pennsylvania, USA

Bonnie L. Milas, MD
Professor of Clinical Anesthesiology and Critical Care
Department of Anesthesiology and Critical Care
Perelman School of Medicine
University of Pennsylvania
Philadelphia, Pennsylvania, USA

David Luís Simón Morales, MD
Professor of Surgery and Pediatrics
Clark-Helmsworth Chair of Pediatric Cardiothoracic
  Surgery
Director of Congenital Heart Surgery
The Heart Institute
Cincinnati Children's Hospital Medical Center
The University of Cincinnati College of Medicine
Cincinnati, Ohio, USA

Victor O. Morell, MD
Co-Director
University of Pittsburgh Medical Center Heart and Lung
  Institute;
Vice Chair and Director of Cardiovascular Services
Department of Cardiothoracic Surgery;
Chief, Pediatric Cardiothoracic Surgery
Children's Hospital of Pittsburgh
Pittsburgh, Pennsylvania, USA

Michael O. Murphy, MA, MD, MRCP, FRCS
Cardiothoracic Registrar
Guy's & St Thomas' Hospital

London, UK

Takeyoshi Ota, MD, PhD
Assistant Professor of Surgery
Co-Director, Center for Aortic Disease
Section of Cardiac and Thoracic Surgery
Department of Surgery
The University of Chicago Medical Center
Chicago, Illinois, USA

Massimo A. Padalino, MD, PhD
Staff Pediatric Cardiac Surgeon
Pediatric and Congenital Cardiac Surgery Unit
Department of Cardiac Thoracic Vascular Sciences and
  Public Health
University of Padua
Padua, Italy

Albert J. Pedroza, MD
Cardiothoracic Surgery Resident
Department of Cardiothoracic Surgery
Stanford University School of Medicine
Stanford, California, USA

Louis P. Perrault, MD, Ph.D, FRCSC, FACS,
  FECS
Head
Department of Surgery
Montreal Heart Institute;
Professor of Surgery and Pharmacology
Université de Montréal
Montreal, Quebec, Canada

Ryan Plichta, MD
Assistant Professor
Division of Cardiothoracic Surgery
Duke University Medical Center
Durham, North Carolina, USA

Alberto Pochettino, MD
Professor of Surgery
Division of Cardiovascular Surgery
Mayo Clinic
Rochester, Minnesota, USA

Jeffrey Poynter, MD
Cardiothoracic Surgery Fellow
Division of Cardiovascular Surgery
University of Pennsylvania Health System
Philadelphia, Pennsylvania, USA

John D. Puskas, MD, MSc, FACS, FACC
Professor, Icahn School of Medicine at Mount Sinai;
Chairman, Department of Cardiovascular Surgery
Mount Sinai Saint Luke's
Mount Sinai Beth Israel and Mount Sinai West System;
Director, Surgical Coronary Resvascularizarion
Mount Sinai Heath System
New York, New York, USA

James A. Quintessenza, MD
Professor of Surgery
Cincinnati's Children's Hospital Medical Center
University of Cincinnati;
Kentucky Children's Hospital
University of Kentucky
Kentucky, USA

Olivier Raisky, MD, PhD
Professor of Cardiac Surgery
University Paris Descartes
Sorbonne Paris Cité;
Consultant Surgeon
Department of Pediatric Cardiac Surgery
APHP Sick Children Hospital
Paris, France

V. Mohan Reddy, MD
Professor of Surgery
UCSF School of Medicine;
Chief
Division of Pediatric Cardiothoracic Surgery
University of California, San Francisco
Benioff Children's Hospital
San Francisco, California, USA

J. Mark Redmond, MD, FRCSI
Consultant Pediatric Cardiac Surgeon
Our Lady's Childrens' Hospital Crumlin
Dublin, Ireland

Jennifer C. Romano, MD, MS
Associate Professor
Pediatric Cardiac Surgery
Department of Cardiac Surgery
University of Michigan School of Medicine
Ann Arbor, Michigan, USA

Matthew A. Romano, MD
Assistant Professor of Cardiac Surgery
Department of Cardiac Surgery
The University of Michigan Hospitals
Ann Arbor, Michigan, USA

Joshua M. Rosenblum, MD, PhD
Resident
Division of Cardiothoracic Surgery
Emory University Hospital
Atlanta, Georgia, USA

Nishant Saran, MBBS
Fellow
Department of Cardiovascular Surgery
Mayo Clinic
Rochester, Minnesota, USA

Joseph S. Savino, MD
Professor
Department of Anesthesiology and Critical Care
Perelman School of Medicine
University of Pennsylvania
Philadelphia, Pennsylvania, USA

Erin M. Schumer, MD, MPH
Trainee Cardiothoracic Surgeon
Department of Cardiothoracic Surgery
University of Louisville
Louisville, Kentucky, USA

Mahesh S. Sharma, MD
Assistant Professor of Surgery
Department of Cardiothoracic Surgery
Pediatric Cardiothoracic Surgeon
Children's Hospital of Pittsburgh
Pittsburgh, Pennsylvania, USA

Richard J. Shemin, MD
Robert and Kelley Day Professor
UCLA David Geffen School of Medicine;
Chief, Division of Cardiac Surgery
Vice Chairman, Department of Surgery
Co-Director of Cardiovascular Center
Ronald Reagan UCLA Medical Center
Los Angeles, California, USA

Irving Shen, MD
John C. Hursh Chair
Pediatric Cardiac Surgery
Doernbecher Children's Hospital
Portland, Oregon, USA

Mark S. Slaughter, MD
Professor and Chair
Department of Cardiovascular and Thoracic Surgery
University of Louisville;

Editor-in-Chief
ASAIO Journal
Louisville, Kentucky, USA

Nicholas G. Smedira, MD
Heart and Vascular Institute
Department of Thoracic and Cardiovascular Surgery
Cleveland Clinic
Cleveland, Ohio, USA

Diane E. Spicer, BS, PA(ASCP)
University of Florida
Department of Pediatric Cardiology
Congenital Heart Center
Gainesville, Florida, USA

Thomas L. Spray, MD
Chief, Division of Cardiothoracic Surgery
Mortimer J. Buckley Jr MD Endowed Chair in Cardiothoracic Surgery
The Children's Hospital of Philadelphia;
Professor of Surgery
Perelman School of Medicine
University of Pennsylvania;
The Children's Hospital of Philadelphia
Division of Cardiothoracic Surgery,
Philadelphia, Pennsylvania, USA

Robert J. Steffen, MD
Heart and Vascular Institute
Department of Thoracic and Cardiovascular Surgery
Cleveland Clinic
Cleveland, Ohio, USA

Giovanni Stellin, MD, PhD
Professor of Cardiac Surgery
Chief of Pediatric and Congenital Cardiac Surgery
Department of Cardiac Thoracic Vascular Sciences and
Public Health

University of Padua
Padua, Italy

Elizabeth H. Stephens, MD, PhD
Cardiothoracic Surgeon
Lurie Children's Hospital
Northwestern University
Chicago, Illinois, USA

Ibrahim Sultan, MD
Assistant Professor of Cardiothoracic Surgery
Division of Cardiac Surgery
Department of Cardiothoracic Surgery
University of Pittsburgh
Pittsburgh, Pennsylvania, USA

Wilson Y. Szeto, MD
Professor of Surgery
University of Pennsylvania School of Medicine;
Vice Chief of Clinical Operations and Quality
Division of Cardiovascular Surgery;
Chief, Cardiovascular Surgery at Penn Presbyterian
    Medical Center;
Surgical Director, Transcatheter Cardio-Aortic Therapies
Philadelphia, Pennsylvania, USA

Christo I. Tchervenkov, MD, FRCSC
Division Head
Division of Pediatric Cardiovascular Surgery;
Department of Surgery
The Montreal Children's Hospital of the McGill University
    Health Center
Montreal, Canada

Gianluca Torregrossa, MD
Associate Director of Robotic Heart Surgery
Department of Cardiac Surgery
Mount Sinai Saint Luke
Mount Sinai Health System

New York, New York, USA

Victor T. Tsang, MD, FRCS
Professor of Cardiac Surgery UCL
Great Ormond Street Hospital
St Bartholomew's Hospital
London, UK

Ross M. Ungerleider, MD, MBA
Medical Director, Heart Center;
Chief, Pediatric Cardiac Surgery
Driscoll Children's Hospital
Corpus Christi, Texas, USA

Prashanth Vallabhajosyula, MD, MS
Associate Professor of Surgery
Division of Cardiovascular Surgery
Hospital of the University of Pennsylvania
University of Pennsylvania
Philadelphia, Pennsylvania, USA

Edward D. Verrier, MD
Professor of Surgery
Department of Surgery
University of Washington
Seattle, Washington, USA

Vladimiro L. Vida, MD, PhD
Associate Professor of Cardiac Surgery
Pediatric and Congenital Cardiac Surgery Unit
Department of Cardiac Thoracic Vascular Sciences and
    Public Health
University of Padua
Padua, Italy

Pascal R. Vouhé, MD, PhD
Professor of Cardiac Surgery
University Paris Descartes
Sorbonne Paris Cité;

Head Surgeon

Department of Pediatric Cardiac Surgery

APHP Sick Children Hospital

Paris, France


Luca A. Vricella, MD, FACS

Professor of Surgery and Pediatrics

Director, Pediatric Cardiac Surgery and Heart Trans-
plantation

Johns Hopkins University

Baltimore, Maryland, USA


Cynthia E. Wagner, MD

Resident Physician

Cardiothoracic Surgery Residency Program

University of Virginia

Charlottesville, Virginia, USA


Sarah T. Ward, MD

Fellow in Cardiac Surgery

Department of Cardiac Surgery

The University of Michigan Hospitals

Ann Arbor, Michigan, USA


Richard D. Weisel, MD, FRCSC

Professor of Cardiac Surgery

University of Toronto;

Senior Scientist

Toronto General Research Institute;

Surgeon

Division of Cardiovascular Surgery

Toronto General Hospital

Toronto, Canada


Matthew L. Williams, MD

Assistant Professor of Surgery

Perelman School of Medicine

University of Pennsylvania

Philadelphia, Pennsylvania, USA


Terrence M. Yau, MD, CM, MSc, FRCSC

Angelo and Lorenza DeGasperis Chair in Cardiovascular
Surgery Research;

Director of Research

Division of Cardiovascular Surgery

University Health Network;

Professor of Surgery

University of Toronto

Toronto, Canada


Farhan Zafar, MD

Assistant Professor

Pediatric Cardiothoracic Surgery

Cincinnati Children's Hospital Medical Center

University of Cincinnati College of Medicine

Cincinnati, Ohio, USA

# 译 序

11 年前一次偶然的机会，我看到了 *Operative Cardiac Surgery* 一书的第 5 版，当时就被它深邃的内容和精彩的图释深深震撼了，这本书的作者均是来自世界各国的权威专家，他们所编写章节中呈现的术式，正是他们的得意之作。于是我毅然花了 3450 元购买了这部恢宏巨著，当时想着只要能从一个术式中受益便不枉此"壮举"；而在我深入阅读学习后，书中讲述的大动脉调转手术、Norwood I 期手术、David 手术、Ross 手术，以及主动脉缩窄、完全型肺静脉异位引流等的手术治疗，甚至包括体外循环的建立等内容都使我受益匪浅，我不禁感叹这部著作堪称心脏外科领域的"圣经"。因此，一个强烈的愿望油然而生——将此书译成中文，让更多的中国医生受益。正当我决定着手翻译时，本书的主编——Spray 医生——告诉我：先等等，我们已经着手第 6 版的编写了。而这一等便是 11 年。2018 年 11 月，Spray 告诉我，第 6 版即将出版发行，我无比激动。经过与世界图书出版西安有限公司的积极沟通，他们在英文版正式发行前两周争取到了中文版授权。

为了保证全书文字风格的一致，我选择了独自翻译这条不易之路，虽然有充分的思想准备，但在之后艰苦的 182 天翻译过程中，仍遭遇了很多意想不到的困难，但因为有很多伙伴的支持，我都逐一克服了。我要感谢 Spray 医生对我的信任和鼓励；感谢本书的责任编辑马可为，她不仅提供了技术指导，更给予我莫大的精神支持；感谢广东省人民医院心脏内科费洪文医生，他对"心脏外科超声诊断学"章节的初译稿进行了专业性修正；感谢广州医科大学第一附属医院胸心外科徐鑫、杨超医生，他们对"心脏移植""肺移植"和"心－肺移植" 3 章的初译稿进行了全面修正。我还要感谢我的太太张程医生，她对本书的第 3 稿进行了通审；感谢深圳市儿童医院心脏外科的同事们，他们对本书的第 6 稿进行了全面的校对。

谨将此书奉献给我的同行！虽然绵薄，但这是我们的精神所在。正是几代人的勤奋和努力，使中国的心脏外科得以飞速发展。

最后，请允许我引用本书责任编辑的一句话：一种情怀让梦想照进了现实，一种坚持让现实成就了梦想……

丁以群

2019 年 10 月于深圳

# 原 序
## Foreword

《罗伯 & 史密斯心脏外科手术学》(*Rob & Smith Operative Cardiac Surgery*) 经过系列修订，已成为心脏外科学领域的"瑰宝"，其始终专注于外科领域最重要的元素——手术操作。随着外科实践的专业化，甚至亚专业化，本书不断推出新的版本，以使经验丰富的心脏外科医生能够通过展示他们的手术操作来分享核心技术，从而惠及更多的医生；这也是本书一以贯之的核心目标——全面描述和详尽说明主要的外科手术操作。

目前，虽然多媒体环境使人们可以看到很多手术视频，但像本书这样的外科学教科书仍有独到的价值。各个章节对所有重要的手术过程进行了阐述，使读者可以领略本领域最优秀的外科医生的临床操作技能及经验，而专家的评述与丰富、准确、详尽的插图相得益彰。

本书的第 6 版与第 5 版出版时间相隔仅 14 年，这反映了成人和先天性心脏疾病手术学正处于持续的快速发展与完善之中。以 10 年为标志，我们目睹了心脏外科新术式的不断涌现。快速的发展使心脏外科医生面临新知识的挑战，本书将有助于外科医生手术技能的提高与改进。

虽然外科医生的角色涵盖了所有与患者接触的过程，包括诊断、围手术期和术后的管理，但他们所扮演的最根本和关键的角色仍是在手术中。如何安全、有效地进行手术，是外科医生最重要的责任。这部新版的《罗伯 & 史密斯心脏外科手术学》具有极高的学习价值，它将使更多的外科医生从著名专家的讲述中获得裨益，从而帮助那些追求完美的外科医生通过最新和最成功的外科技术给他们的患者带来最佳疗效。祝贺本书主编 Thomas Spray 和 Michael Acker 教授完成了这一鸿篇巨制。同时感谢本书的所有作者。我深信，整个心脏外科界和我们的患者，都将是这部优秀著作的受益者。

Timothy J. Gardner

Gardner 与 Spray 医生合著的《心脏外科手术学》（*Operative Cardiac Surgery*）第 5 版出版至今已经 14 年了。第 5 版包含 60 个章节，涵盖了截至 21 世纪初全部的成人及儿童心脏手术技术和术式。为了能更全面地说明当今成人和儿童心脏手术，本书第 6 版，包含了 68 个章节，反映了过去 14 年间心脏手术在多个领域的进展。

"缺血性心脏病的外科治疗"部分增加了关于"机器人全腔镜下冠状动脉旁路移植术"的章节。"心脏瓣膜病的外科治疗"部分增加了"TAVR：经股动脉及其他入路""三尖瓣手术"和"保留瓣叶的主动脉根部置换"的新章节。"心力衰竭的外科治疗"部分增加了"ECMO 和短时机械辅助循环"的新章节，包括治疗心源性休克的体外膜肺氧合（ECMO）和肥厚型心肌病的外科手术。我们还增加了一个关于"肺移植"的章节，这主要是因为目前肺移植主要是由心胸外科医生完成的。"胸主动脉疾病"部分也增加了一些新的章节，包括胸主动脉血管内修复（TEVAR）、混合主动脉弓修复，以及 B 型主动脉夹层的讨论。"心律失常及心脏肿瘤的外科治疗"部分增加了关于"心房颤动的迷宫 - Ⅲ手术治疗"章节。除了这些新的章节之外，我们重新编写了之前的所有章节，增加了很多新的插图，同时吸收了一些新的作者，他们是目前该领域的优秀专家。

在"先天性心脏病的外科治疗"部分，保留了第 5 版的前几章，同时增加了"主动脉 - 肺动脉窗""先天性心脏病的心脏移植""先天性心脏病的肺移植与心 - 肺移植""先天性心脏病的心室辅助装置""先天性二尖瓣疾病的外科治疗"和"主动脉瓣修复"等内容。

新版中，我们延续了采用线条清晰、结构分明的精美插图的传统，保持了本书图文并茂的显著特色，这些插图清楚地反映了每个手术过程的解剖与技术特征。

我们很荣幸有机会与如此多知名且受人尊敬的作者共同编著了本书的第 6 版。我们感谢所有的编辑和贡献者们，这的确是一个耗时良久的工程。还要特别感谢 Miranda Bromage，她在带领这个大项目走向成功终点的过程中，发挥了卓越的领导作用。

Thomas L. Spray 医学博士

Michael A. Acker 医学博士

# 目 录

# 第 4 部分　心力衰竭的外科治疗

SECTION IV  SURGERY FOR HEART FAILURE

# 第 5 部分　胸主动脉疾病

SECTION V  THORACIC AORTIC DISEASE

# 第 6 部分　心律失常及心脏肿瘤的外科治疗

SECTION VI  SURGERY FOR CARDIAC RHYTHM DISORDERS AND TUMORS

# 第 7 部分　先天性心脏病的外科治疗

SECTION VII SURGERY FOR CONGENITAL HEART DISEASE

# 围手术期管理

**Perioperative Management**

# 第 1 章
# 心脏外科超声诊断学

*Jared W. Feinman*　*Bonnie L. Milas*　*Joseph S. Savino*

## 发展史

在过去的 30 年间，心脏外科诊断领域最为重要的进步应属于在手术室内应用经食管超声心动图（TEE）进行实时的心血管影像学评估。20 世纪 70 年代中期，TEE 已经出现，但直到 80 年代中期，在人们发明了软性 TEE 探头且探头的角度可以被调节后，TEE 才获得广泛应用。早期的 TEE 探头是单平面的，这使其应用受到一定限制；然而，超声影像技术发展迅速，现代的 TEE 探头已能旋转 180°，可同时呈现多平面影像，在大量数据的支撑下完成实时、三维（3D）成像，充分解读心脏结构。随着围手术期应用 TEE 成为临床常规，美国超声心动图协会（ASE）与美国心血管麻醉医师协会（SCA）共同发布了围手术期 TEE 操作指南，将 TEE 的使用标准化；同时，由非营利组织——美国国家超声心动图考试委员会——建立了资质认证体系。1999 年，首套 TEE 检查综合指南发布，这一指南涵盖了 20 个标准超声心动图窗；至 2013 年，这一指南已经发展成为覆盖 28 个二维（2D）超声窗，并聚焦于 3D 影像的完整体系。目前，该指南建议所有的心脏直视手术、胸主动脉手术、基于心导管的心脏手术、大部分冠状动脉旁路移植手术（CABG），以及拟施行非心脏手术但存在或怀疑存在心脏病，并有可能因此影响手术预后的患者，除具有禁忌证者外，均应行术中 TEE 评估。

## 基本原则与理论依据

在手术室行 TEE 时，应充分知晓几条基本原则，这有助于理解成像原理、解读影像及了解超声检查的局限性。超声探头是利用压电晶体，将电能转化为高频声能（超声波），反之亦然。探头发出的超声波在穿透人体组织时，一部分转化为热能被吸收，一部分因相邻组织具有不同声波传输速度而被折射，还有一部分因相邻组织存在不同的声波阻抗而被反射至探头，并因此形成影像。由于最佳反射角度为 90°，因此当超声波与探查的组织平面成直角时，可以获得最理想的 2D 影像；另外，如果某一介质对超声波反射强烈（如人工机械瓣、钙化灶），它将阻止超声波穿透，而被此介质阻挡的组织将难以成像。反射回超声探头的数据可以通过两种不同的成像方式进行表达：最常用的形式为 2D B 型超声成像，即超声波以扇（弧）形发射并折返，从而形成连续的 2D 影像；另外一种形式为 M 型超声成像，即超声波进行单一的线性扫描，它具有非常快的成像速度，可用于精确测量。现代的全矩阵超声探头拥有多达 3000 个独立的压电元件，在同一相位发出扫描声波，并将这些声波设定在 3D 空间，从而获取真正的实时 3D 数据，而心电图（ECG）门控技术的应用，使人们可以获得更大量的 3D 数据。

多普勒超声可用于测量血流速度及心脏、血管内组织的运动速度。这种形式的成像基于多普勒频移公式，即：

$$多普勒频移 = \frac{(2\times 探测物运动速度 \times 入射波频率 \times cosine\theta)}{超声波波速}$$

当超声波与血流方向完全平行时（cosine 0° = 1），可以获得最准确的血流速度，因此，只有当超声波与血流的夹角（θ）小于 20°时才可以使用多普勒超声进行速度测量。在这一点上，与此前说明的 2D 超声成像完全相反，理想的 2D 成像恰恰要求声波与探测物成直角。多普勒成像有 3 种常用模式：脉冲多普勒、连续多普勒和彩色多普勒。脉冲多普勒和连续多普勒都用于测量速度，区别在于：脉冲多普勒受到最大速度的限制（Nyquist 极限），但具有位置特异性；而连续多普勒则没有最大速度限制，但位置模糊。因此，脉冲多普勒用于测量特定区域的低速血流（如肺静脉血流、无狭窄的二尖瓣瓣口血流），而连续多普勒则用于测量存在狭窄或反流瓣膜的高速血流。彩色多普勒则是在标准 2D 成像基础上叠加脉冲多普勒信号，从而形成一个可以提供血流方向、半定量平均血流速度的彩色结构图。传统上，人们习惯用蓝色代表远离探头方向的血流，而红色代表朝向探头方向的血流。

事实上，TEE 探头是在胃镜的基础上，在其末端用压电晶体矩阵代替了摄像头。在插入探头和操作时，有可能造成严重创伤，须格外小心以降低风险。多数情况下，围手术期 TEE 是在麻醉状态下插入探头，因此患者无法对软组织挫伤造成的疼痛或不适做出反应。在插入探头前，首先应仔细检查探头是否存在破损；然后涂抹润滑剂，插入口中，向后方送入食管；大部分图像会在探头进入上段食管、中段食管或胃部时显现出来。超声探头的清洁和消毒应遵照操作指南进行。因探头插入而导致的并发症并不常见（Kallmeyer 等报道的一项研究显示，7200 例患者中的并发症发生率为 0.2%），包括牙齿、会厌部的轻微损伤及食管穿孔，后者可显著增加死亡风险。

TEE 的禁忌证为存在影响探头安全插入的口腔、食管及胃部疾病，包括食管狭窄、憩室、癌性包块，以及活动性食管穿孔或出血。食管移位并不

是 TEE 的绝对禁忌证，在罹患巨大主动脉瘤时可有此情况出现，但这会增加风险。对于怀疑存在食管疾病的患者，应仔细权衡行 TEE 的利弊。如果计划施行 TEE，可在麻醉后先行食管 – 胃 – 十二指肠镜（EGD）检查，以确保安全；或者选用明显小于标准探头的儿童探头，但这样做的代价是牺牲了图像质量。

## 全面的 TEE 检查

根据目前 ASE/SCA 的指南要求，全面的 TEE 检查包括 28 个标准超声窗的 2D 及 3D 影像（图 1.1）。TEE 的初始插入深度约为 30cm。检查过程中，需要对探头内的超声发射角进行微调，同时左右旋转探头，并上下调整探头的位置。图 1.1 中包含了每一个超声窗在不同的超声发射角（0°~180°）下所获得的超声影像。超声窗检查顺序因人而异，没有哪一个顺序是"最理想的"，重要的是，超声医生对不同的患者应遵照同一个策略，防止遗漏任何意外的发现。在讨论标准切面时，命名方式是：首先是探头位置的说明（如食管上段，UE；食管中段，ME；经胃底，TG），然后是成像切面（如四腔心切面、二腔心切面等）。图 1.1 中所引用的图片获得 Hahn RT、Abraham T、Adams MS 等的使用授权。全面的 TEE 检查指南由 ASE 和 SCA 推荐［参见：*J Am Soc Echocardiogr*, 2013（26）:921-964.］

### 左心室

左心室可以分为一系列节段，这样有助于将各个节段的室壁运动与异常的冠状动脉血流相对应。目前，有两个常用的解剖分型：16 节段分型和 17 节段分型。两者的区别在于：前者将心尖部分为前、外、下及间隔区；后者则增加了第 5 个节段——心尖段，这一区域由左心室末端的心肌构成。

左心室的长轴切面分为基底段、中段和心尖段。食管中段四腔心切面显示了 3 个下间隔节段和 3 个前外侧壁节段（图 1.2a），食管中段二腔心切面显示了 3 个前壁节段和 3 个下壁节段（图 1.2b），食管中段长轴切面（LAX）显示了 2 个前间隔节段

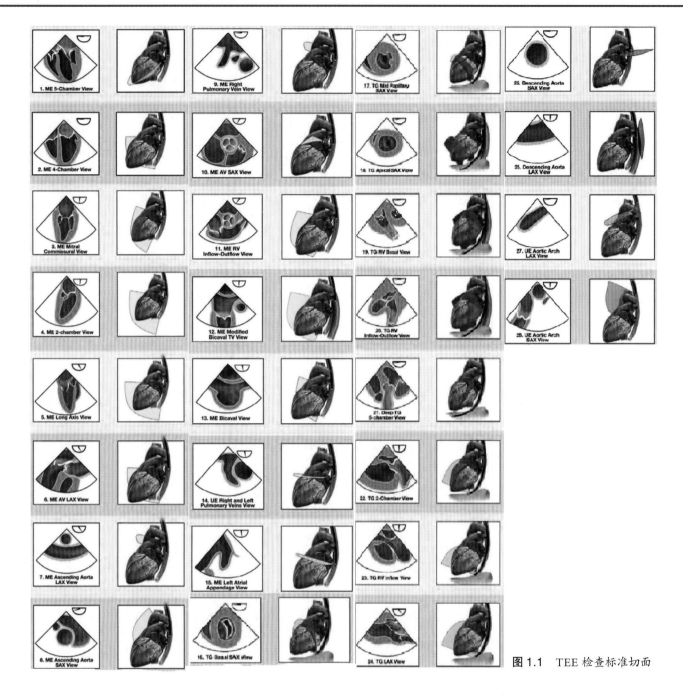

图 1.1 TEE 检查标准切面

和 2 个下外侧壁节段（图 1.2c）。经胃底短轴切面（SAX）显示了全部 6 个中部（图 1.2d）和基底部（图 1.2e）节段，以及心尖部 4 个节段。图 1.2 获得了 Shanewise JS、Cheung AT、Aronson S 等的使用授权。ASE/SCA 关于术中多平面 TEE 检查指南由 ASE 的术中超声心动图委员会及 SCA 的围手术期 TEE 资质审核工作组推荐［参见：*Anesth Analg*，1999（89）：870-884. *J Am Soc Echocardiogr*，1999（12）：884-900.］。

也可参见图 1.3 至图 1.7。

左心室室壁运动状态根据室壁厚度及心内膜位移状态进行评分。正常：室壁厚度增加超过 30%；轻度运动功能减退：厚度增加 10%~30%；重度运动功能减退：厚度增加 <10%；运动消失：室壁厚度无增加；反常运动：可见矛盾运动。室壁运动异常可以表现为整体异常（如扩张型心肌病）或局部异常，后者常常与心肌缺血或心肌梗死有关，但也可能是较少见的结节病、心肌炎或应激性心肌病（Takot-subo cardiomyopathy）。经过一段时间，缺血的节段可能会变薄并表现为强回声灶，这可能是纤维化及

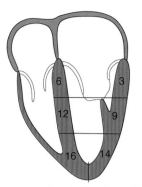

a. 食管中段四腔心切面

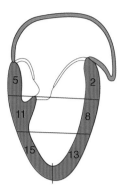

b. 食管中段二腔心切面

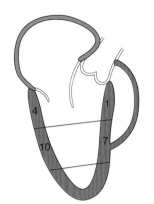

c. 食管中段长轴切面

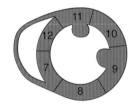

d. 经胃底中部短轴切面

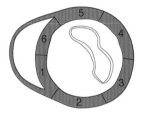

e. 经胃底基底短轴切面

图 1.2

| 基底节段 | 中部节段 | 心尖节段 |
|---|---|---|
| 1= 前间隔基底段 | 7= 前间隔中段 | 13= 前壁心尖段 |
| 2= 前壁基底段 | 8= 前壁中段 | 14= 外侧壁心尖段 |
| 3= 前外侧壁基底段 | 9= 前外侧壁中段 | 15= 下壁心尖段 |
| 4= 下外侧壁基底段 | 10= 下外侧壁中段 | 16= 间隔心尖段 |
| 5= 下壁基底段 | 11= 下壁中段 | |
| 6= 下间隔基底段 | 12= 下间隔中段 | |

瘢痕形成所致,更进一步可能发展为室壁瘤。除了局部功能,心肌的整体功能状态也需要进行评估,最常用的指标是射血分数(EF),计算公式是:

$$(左心室舒张末期容积 - 左心室收缩末期容积) / 左心室舒张末期容积 \times 100\%$$

EF<50% 视为异常,但当有二尖瓣反流(MR)或孤立的局部室壁运动异常时,即便 EF 正常也不能排除心功能的减退。左心室的整体功能状态常常是通过"目测"EF 来定性评估,但完全可以通过定量方式测定左心室功能。较为简单的方法是应用 2D 超声测量节段面积变化分数(FAC)〔(舒张末期面积 – 收缩末期面积)/ 舒张末期面积〕;也可以采用较为复杂的容积评估,如 Simpson 法,即描记左心室收缩和舒张末期的心内膜边界及左心室血容积,而

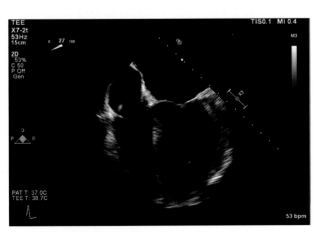

图 1.3 食管中段左心室四腔心切面

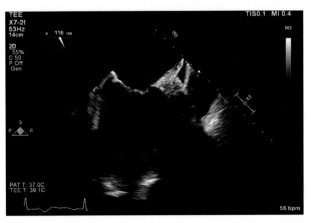

图 1.4 食管中段左心室二腔心切面

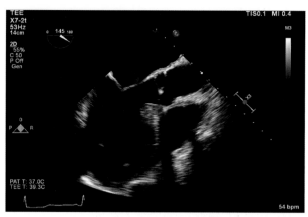

图1.5　食管中段左心室长轴平面

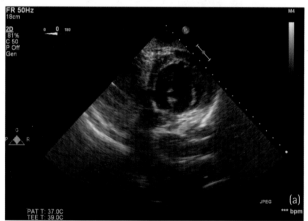

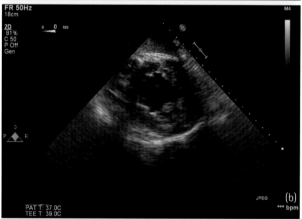

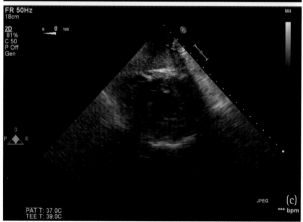

图1.6　经胃底左心室短轴切面：（a）基底部；（b）内侧乳头肌；（c）心尖部

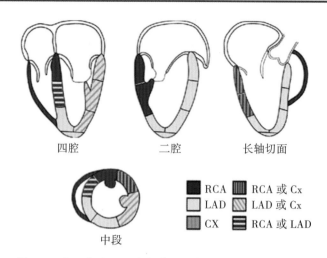

四腔　　　　二腔　　　　长轴切面

中段

- RCA
- LAD
- CX
- RCA 或 Cx
- LAD 或 Cx
- RCA 或 LAD

图1.7　左心室的冠状动脉灌注模式。RCA：右冠状动脉；LAD：左冠状动脉前降支；Cx：旋支。本图已获得 Lang RM、Badano LP、Mor-Aviv 等授权引用。Recommendations for cardiac chamber quantification in adults: an update from the ASE and EACVI. *J Am Soc Echocardiogr*, 2015（28）：1－39

EF 可以通过累加的碟形区变化自动计算出来。

　　与 2D TEE 相比，3D TEE（图1.8）可以更准确地计算左心室的容积及 EF，同时也可以更为定量地发现室壁异常运动情况。应用心腔整体纵向应变可以定量地测定心功能，甚至在 EF 未发生变化前就可发现心功能的问题，但这仍需进一步的研究，以确定何时进行应变测量最为有用，特别是当 TEE 的结果与经胸超声心动图（TTE）不一致时。

**右心室**

　　右心室呈新月形，且位于心脏的前部（与 TEE 探头的位置较远），这使得对右心室功能的定量和定性评估都存在一定的难度。用于评估右心室的标准 TEE 切面包括：食管中段四腔心切面（图1.3），食管中段右心室流入道－流出道切面（图1.9），经胃底右心室基底切面及经胃底右心室流入道切面。右心室功能通常为定性评估，包括正常及轻、中、重度收缩功能不全，主要是通过观察右心室游离壁、右心室流出道、室间隔及三尖瓣环在心动周期的运动状态来定性。有几种方法可用于定量评估右心室收缩功能，包括右心室面积变化分数及三尖瓣环收缩期位移（TAPSE），但是这些方法在 TEE 中的应用尚有待进一步研究。可以应用 3D 超声对右心室

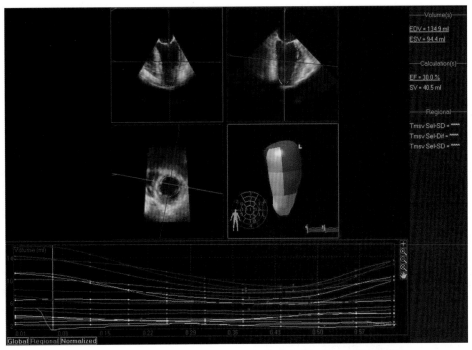

图 1.8　采用 Philips 公司的 QLab 软件进行左心室 3D 超声分析

进行离线评估，有软件可以对新月形右心室的 EF 进行半自动计算，一些研究证实这一方法获得的数值与通过心脏磁共振成像（MRI）获得的数值有很好的相关性，但这一软件还没有广泛用于手术室内的超声评估。一些针对 TTE 的研究表明，右心室的应变也可以作为一种评估右心室功能的手段，具有良好的可重复性及预测性；但显然，在将这一方法广泛应用之前，还需要做大量的研究工作。

## 主动脉瓣、主动脉根部和左心室流出道

对于所有患者，主动脉瓣都可以通过长轴切面（图 1.10）和短轴切面（图 1.11）进行检查，无须使

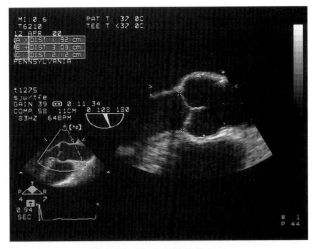

图 1.10　主动脉瓣长轴切面

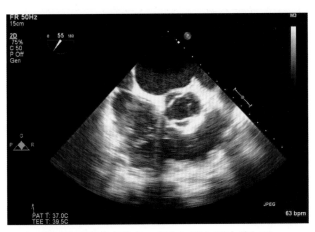

图 1.9　食管中段右心室流入道 – 流出道切面

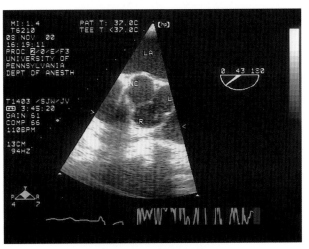

图 1.11　主动脉瓣短轴切面

用彩色多普勒。这两个超声切面可以显示主动脉瓣瓣叶，并可判断是否存在主动脉瓣反流或狭窄。大部分主动脉瓣为三叶，二叶主动脉瓣只占2%，也有单叶和四叶瓣的情况存在。可以通过长轴切面测量主动脉瓣环、Valsalva窦、窦管交界（STJ）及左心室流出道（LVOT）的内径，这有助于主动脉瓣置换的手术决策和确定人工瓣膜的大小。当探头置于经胃底切面时，多普勒超声束与通过主动脉瓣及LVOT的血流平行，因此可以准确测量流速及这两个位置的峰值压差和平均压差，进而判断狭窄的严重程度。

### 主动脉瓣狭窄

典型的主动脉瓣狭窄影像是瓣叶回声增强，提示瓣叶钙化、活动受限、瓣口面积减小。先天性二叶主动脉瓣在很大程度上会发展成主动脉瓣狭窄，发生的年龄也早于三叶主动脉瓣，在手术室内经常会遇到这种情况（图1.12）。短轴切面可以看到这些瓣膜开口在收缩期表现为椭圆形"鱼嘴"样。一些患者可表现为"获得性"二叶主动脉瓣，这是由于主动脉瓣的某一个瓣叶交界钙化、融合，融合处出现嵴样结构所致。因此。老年人因钙化造成的主动脉瓣狭窄与风湿性主动脉瓣狭窄，很难通过超声进行鉴别。应仔细检查LVOT以排除由于主动脉瓣下隔膜、二尖瓣前瓣收缩期前向运动（SAM）或其他先天性畸形而造成的主动脉瓣下狭窄。

主动脉瓣狭窄严重程度的评估（图1.13）主要依据跨瓣压差和主动脉瓣开口面积。最大跨瓣压差可以通过修正的Bernoulli方程来计算：

$$最大压差 = 4v^2$$

$v$代表血流穿过瓣口的最大速度。这一公式的前提假设是：血流在经过LVOT时，没有因梗阻、SAM或其他病理因素而导致血流加速。如果这一前提不成立，那么就必须将LVOT的最大血流速度考虑在内，可以通过将脉冲多普勒的检测点置于LVOT来获得最大血流速度。LVOT梗阻也会改变通过连续多普勒获得的瓣口血流速度波形，表现为"匕首"样尖波。平均跨瓣压差是通过描记速度曲线的轮廓，将收缩期的瞬时压差进行平均后获得。

压力阶差是流量依赖的，因此当每搏输出量增加时（如怀孕、运动或存在主动脉瓣反流时），压差也会相应增加；反之，当每搏输出量下降时（如低血容量、左心室功能不全或处于麻醉状态），压差将会下降。

通过多普勒测量，并利用下列公式可以计算出主动脉瓣瓣口面积（AVA）：

$$AVA = （截面积_{LVOT} \times VTI_{LVOT}）/VTI_{AV}$$

注：VTI代表血流速度时间积分，AV代表主动脉瓣。

如果多普勒超声波方向与主动脉瓣瓣口或LVOT血流方向成角，则用此公式计算出的AVA将是错误的；同样，如果LVOT内径测量不精确，即使是很小的误差都会因平方的计算（LVOT的截面积）而导致AVA出现严重的误差。为了避免出现这样的问题，可以使用3D TEE直接测量LVOT的截面积，而AVA也可以通过食管中段主动脉瓣短轴切面直

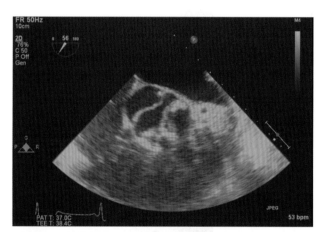

图1.12 食管中段主动脉瓣短轴切面：狭窄的二叶主动脉瓣

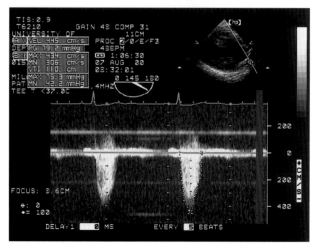

图1.13 经过狭窄主动脉瓣的连续多普勒波形

接测出，但椭圆形的主动脉瓣瓣口可导致测量不精确。相比而言，3D 超声可以获得更准确的 AVA，且更具可重复性（图 1.14）。

主动脉狭窄的经典外科治疗方案是在直视下行主动脉瓣置换，目前这一情况已经发生了飞速转变，越来越多的患者接受经导管主动脉瓣置换（TAVR）。首先置入穿过主动脉瓣瓣口的导丝（图 1.15a），在导丝的引导下，将人工瓣膜送入狭窄的主动脉瓣瓣口处并释放（图 1.15b），自体主动脉瓣则被人工瓣膜推向主动脉壁。虽然理论上可以选择经心尖、经腋动脉或经主动脉入路，但目前最常用

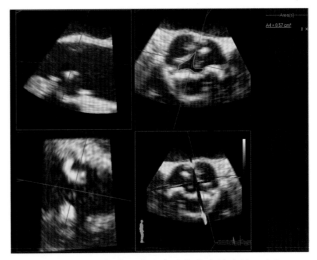

图 1.14　3D 超声测量狭窄的主动脉瓣的瓣口面积

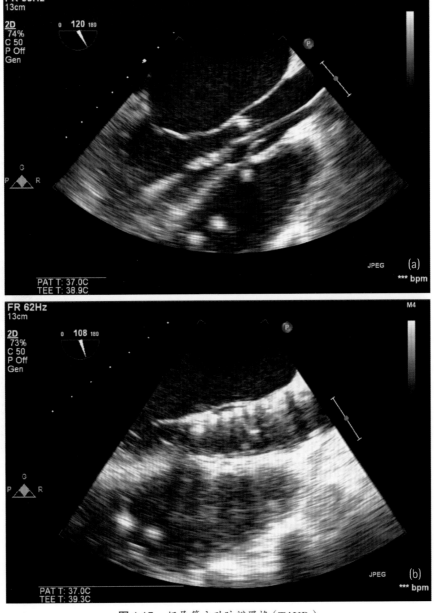

图 1.15　经导管主动脉瓣置换（TAVR）

的入路为经股动脉。瓣周漏是 TAVR 术后相对常见的并发症，因此必须在手术室内通过 TTE 或 TEE 进行评估。

TAVR 术前测量主动脉瓣环的直径也是关键步骤之一，寄希望在术中直接测量是不可能的。通常使用 3D 超声或增强 CT 进行测量（图 1.16）。

### 主动脉瓣反流

超声对主动脉瓣反流的评估包括：确定反流的严重程度及病因，反流对左心室容积及功能的影响，以及是否合并其他疾病。产生主动脉瓣反流的原因可以是主动脉根部、升主动脉及瓣叶的病变。因瓣叶钙化导致主动脉瓣狭窄的患者经常合并主动脉瓣反流，主要是因为瓣叶活动受限导致舒张期对合不良。

主动脉瓣的黏液样病变可以造成瓣叶冗余，进而脱垂（图 1.17）。感染性心内膜炎可导致主动脉瓣瓣叶及瓣环的坏损，同时伴有赘生物和（或）主动脉根部脓肿（图 1.18）。

主动脉根部及升主动脉扩张可导致正常支撑结构消失，即使瓣叶正常，仍有可能出现主动脉瓣反流（图 1.19）。主动脉根部扩张的原因包括高血压、胶原性血管病（如马方综合征、Ehlers-Danlos 综合征、Loeys-Dietz 综合征）、类风湿性关节炎、梅毒性主动脉炎及主动脉瓣狭窄后扩张等。

主动脉夹层患者的主动脉腔内可出现剥脱的血管内膜片，影响瓣叶的正常对合；而如果夹层病变

波及至瓣膜水平，则有可能导致一个或多个瓣叶与主动脉壁剥离；同时夹层可导致主动脉根部扩大。

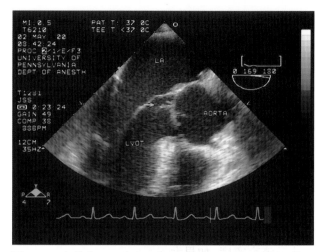

**图 1.17**　食管中段主动脉瓣长轴切面：主动脉瓣脱垂及赘生物（箭头）

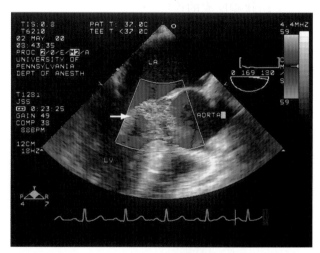

**图 1.18**　食管中段主动脉瓣长轴切面：重度主动脉瓣反流（箭头）

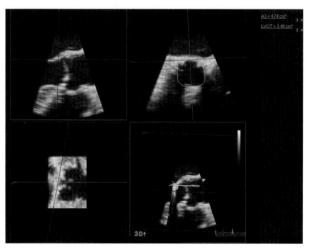

**图 1.16**　3D 超声测量主动脉瓣环

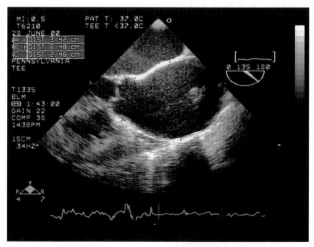

**图 1.19**　食管中段主动脉瓣长轴切面：因主动脉根部扩张所致的主动脉瓣反流

这些原因均可导致主动脉瓣反流（图 1.20）。在慢性主动脉瓣反流中，左心室容量负荷超载是一个缓慢的过程，左心室腔进行性扩张，最终导致左心室功能减退。在急性主动脉瓣反流（急性主动脉夹层或感染性心内膜炎）时，左心室的大小可能正常，但左心室舒张末期压力将会升高。

有几种方法可评估主动脉瓣反流的严重程度，最简单的方法是利用彩色多普勒探查 LVOT 及主动脉瓣（图 1.21）。将主动脉瓣反流的反流束宽度与 LVOT 内径相比较，如果小于 25% 为轻度反流，25%~65% 为中度，>65% 为重度。另外，可以测量瓣膜水平的缩流（vena contracta）及主动脉瓣反流的最小反流束宽度，如果大于 0.6cm，可视为重度主动脉瓣反流。

主动脉瓣反流的连续多普勒一般可提示血流速度增加至 3~5m/s（图 1.22）。反流束的减速率与

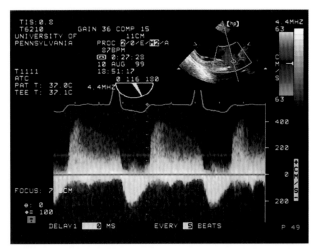

图 1.22　经胃底长轴切面连续多普勒舒张期高速血流信号

主动脉瓣反流的严重程度相关，主动脉瓣反流越严重，舒张期主动脉压下降越快。因此，可用多普勒超声计算压力减半时间（PHT），单位为毫秒（ms）。轻度主动脉瓣反流时，PHT 大于 500ms，而重度主动脉瓣反流的 PHT 则小于 200ms。但是，这些测量结果会被左心室的顺应性及主动脉压干扰。脉冲多普勒可用于测量舒张期胸主动脉近心段血流，全舒张期逆向血流意味着重度主动脉瓣反流。

## 二尖瓣及左心房

对于大多数退行性变的二尖瓣疾病，外科医生已经越来越趋向于二尖瓣修复，这在一定程度上要归功于术中 TEE 的应用。与 TTE 相比，位于食管中的 TEE 探头与左心房距离更近，因此可以提供更清晰的二尖瓣和左心房影像。TEE 可以快速判定瓣环钙化、瓣叶脱垂或开放受限、瓣环扩张，并能精准地评估二尖瓣整体结构，在体外循环开始前即可做出更为理想的外科治疗方案。

### 二尖瓣反流

二尖瓣反流最常见的病因包括：二尖瓣黏液样变（退行性变）、缺血性疾病、风湿性心脏病及感染性心内膜炎。外科治疗二尖瓣反流时，主要根据反流的严重程度、病因及二尖瓣瓣叶及瓣环的解剖来决定手术方案。有多种方法可用于评估二尖瓣反流的严重程度，其中大多数都是尝试用一种更便捷的测量指标来替代测量二尖瓣有效反流口面积（EROA），包括测定二尖瓣水平的缩流宽度和反流

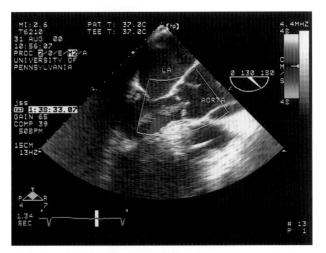

图 1.20　食管中段主动脉瓣长轴切面：与 A 型主动脉夹层同时出现的主动脉瓣反流

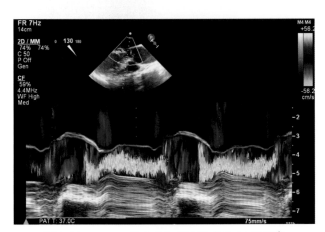

图 1.21　LVOT 处主动脉瓣反流束的 M 型超声

束近端等速表面积（PISA）、反流面积与左心房面积的比值，以及是否存在收缩期肺静脉逆向血流。二尖瓣反流的病因学分析包括评估是否存在瓣叶脱垂或连枷、二尖瓣环及左心室的扩张程度，以及是否存在瓣叶穿孔或瓣叶裂（图1.23）。病因对于是否可以理想地修复二尖瓣起着决定作用，例如一个单纯的P2脱垂病例，很多医生都可以很好地矫治；但对于一个复杂病变，如前后瓣多处脱垂同时存在瓣叶裂隙，就需要一个经验丰富的外科医生来操作了，否则应考虑行二尖瓣置换。

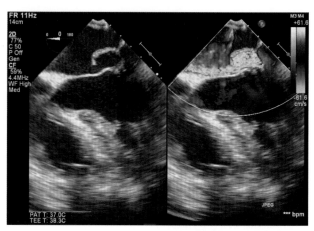

图1.23　食管中段四腔心切面：连枷样后瓣叶（P2）及重度二尖瓣反流

二尖瓣的2D超声评估包括4个食管中段切面（图1.24），应仔细评估6个二尖瓣扇叶——A1~3和P1~3。经胃底短轴切面（图1.25）和经胃底二腔心切面有助于评估二尖瓣的病理和二尖瓣瓣下结构。

3D TEE在评估二尖瓣病变方面具有明显优势。应用3D超声，可以实时地多角度观察二尖瓣的整体结构，包括二尖瓣瓣下附件，这就有助于快速、准确地判断脱垂的部位，减少人为因素造成的意见分歧和判断错误，在这一点上，明显优于2D TEE。在评估复杂病变时，这一优势会变得更为突出。可以在3D的基础上，增加多普勒超声，从而更好地

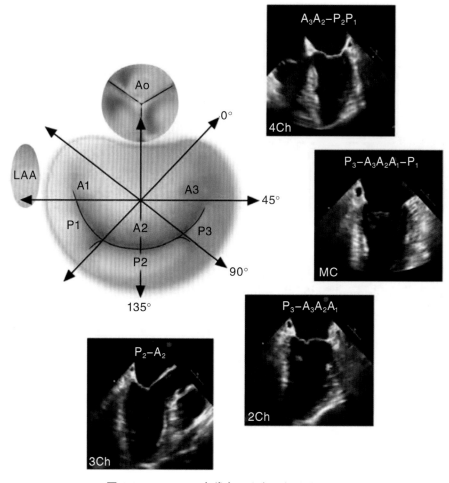

图1.24　2D TEE食管中段检查二尖瓣的切面

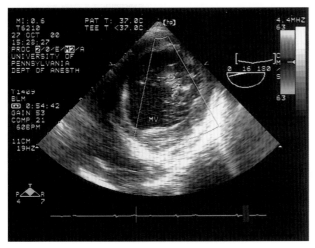

**图 1.25　经胃底基底区短轴切面**

判断病因。如果使用缩流和 3D PISA，就可以更准确地评估二尖瓣反流的严重程度。几家超声设备制造商已经共同研发出一个软件，可以利用 3D 超声定量评估二尖瓣的结构特征，更好地解释与二尖瓣功能相关的解剖细节，例如退行性变和缺血性二尖

瓣反流，尤其是后者。图 1.26 中展示了一些病例。

二尖瓣修复术后的残余二尖瓣反流并不少见。在麻醉状态下的轻、中度二尖瓣反流可变为重度二尖瓣反流，并可能在运动后表现出明显的肺水肿症状。修复术失败的原因包括：仍然存在瓣叶的过度运动、脱垂、穿孔，以及一系列可能导致前、后瓣叶对合不良的病变。

SAM 更易在二尖瓣后瓣（即游离缘与瓣环的距离）过长的患者中出现。SAM 可导致二尖瓣反流及 LVOT 梗阻（图 1.27）。容量不足和血管扩张可加重 SAM，治疗的方法包括补充容量，使用药物（去氧肾上腺素）增加后负荷、减慢心率。如果仍然存在，应在体外循环下行后瓣叶滑动成形或二尖瓣置换。关于二尖瓣成形术后何种程度的反流是可以被接受的，对此学术界意见并不统一。不少临床医生认为：如果再次启动体外循环、阻断主动脉会明显增加手术风险（如老年患者、合并缺血性疾病及 EF 降低

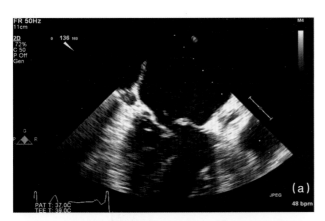

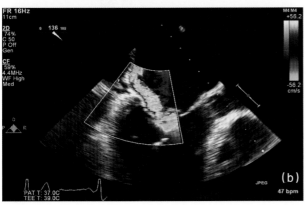

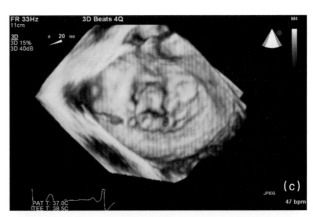

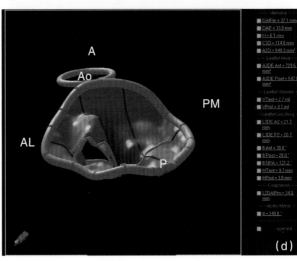

**图 1.26　前叶（A1）连枷的 2D 影像（a）和彩色多普勒影像（b），3D TEE 影像（c）及二尖瓣的定量图（d）**

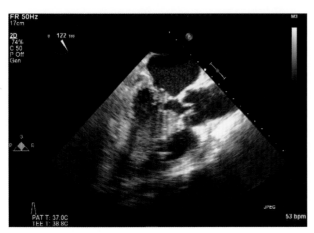

**图1.27** 二尖瓣瓣叶收缩期前向运动（SAM）可导致二尖瓣反流

者），那么 $I^+$ 度二尖瓣反流是可以接受的。

### 二尖瓣狭窄

二尖瓣狭窄最常见的病因是风湿性心脏病和老年性钙化病变。随着二尖瓣前瓣进行性增厚和钙化，无论是在收缩期还是舒张期，其活动度均受到限制，导致狭窄，且常常伴有反流。对于这类患者，手术的时机取决于狭窄的严重程度及伴随症状（左心房扩大、心律失常、气促）。有几种方法可用于评估二尖瓣狭窄的严重度，最常用的方法是测量跨二尖瓣压力阶差。二尖瓣的梗阻性病变可导致跨瓣血流速度增加，峰值压力阶差和平均压力阶差均升高。平均压力阶差可用于二尖瓣狭窄的分级：5~10mmHg 为中度狭窄，>10mmHg 为重度狭窄。PHT 也可用于评估二尖瓣狭窄的严重程度，PHT>220ms 通常表明是重度二尖瓣狭窄及二尖瓣瓣口面积小于 $1.0cm^2$。

3D TEE 同样有助于二尖瓣狭窄的评估。除了可以更为理想地观察瓣叶的活动状况外，3D 比 2D 超声能更精确地测量二尖瓣瓣口面积，且具有良好的可重复性。这是因为以经胃底短轴切面为基础的 2D 实时影像，探头与二尖瓣的距离较远；而 3D TEE 应用后处理技术，可以正面面对瓣口进行面积测量，因此更为精确（图1.28）。

### 三尖瓣、右心房、房间隔及肺动脉

用 TEE 检查右心房、三尖瓣，可以很可靠地诊断房间隔缺损、静脉窦型房间隔缺损、肺静脉异位

引流、冠状静脉窦扩张（即永存左上腔静脉）及三尖瓣畸形（图1.29 和图1.30）。通过直观的影像观察，可以更方便地将冠状静脉窦逆行灌注管插入冠状静脉窦。应用 2D 彩色多普勒和（或）超声造影成像可以诊断卵圆孔未闭。

人们发现，三尖瓣反流正在逐渐成为心脏外科术后一个普遍存在的问题（图1.31），一些研究表明，严重的三尖瓣反流是死亡的独立风险因子。在施行其他心脏手术期间，是否应当行三尖瓣修复主要依赖于术中 TEE 的评估结果。严重的三尖瓣反流常常通过右心房内的反流束大小、缩流宽度及肝静脉是否存在收缩期逆向血流进行判断。与三尖瓣修复相比，三尖瓣置换非常罕见，主要是在感染性心内膜炎时才有实施的必要，偶尔也会因心脏肿瘤、癫痫导致的医源性损伤及其他心内操作导致的损伤而施行。

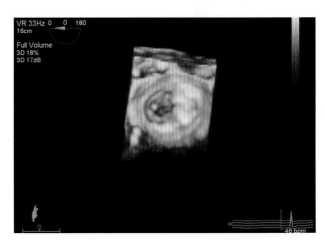

**图1.28** 3D TEE 显示的二尖瓣狭窄

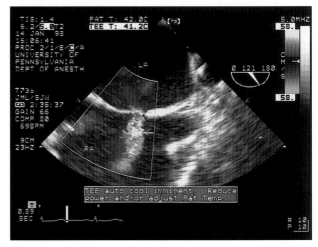

**图1.29** 食管中段双房切面可见血流通过未闭的卵圆孔

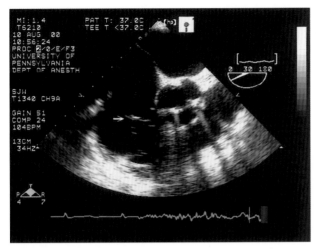

图 1.30　食管中段主动脉瓣短轴切面：扩大的右心房可见连枷样三尖瓣（箭头）

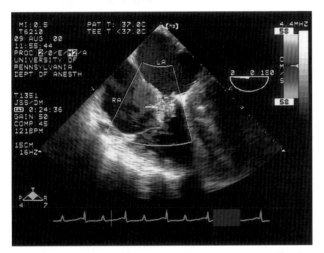

图 1.31　食管中段四腔心切面：中度三尖瓣反流（箭头）

用 TEE 评估主肺动脉所采用的平面包括食管中段右心室流入道 - 流出道切面、食管中段升主动脉短轴切面（图 1.32）及食管上段主动脉弓短轴切面。这些切面的图像有助于评估肺动脉的扩张情况，以及评估肺动脉是否存在大的栓子而需要行血栓清除术或 AngioVac 治疗。大的肺栓塞常常因急性右心室扩张或衰竭、右心室游离壁动力消失所致。由于肺动脉瓣位于心脏的前部，因此 TEE 并不能总是清晰地显示肺动脉瓣，但是可以通过彩色多普勒看到基本的反流和（或）狭窄影像。对于存在肺动脉瓣疾病的患者，TTE 或许可能提供更多的信息以确定诊断和手术策略。

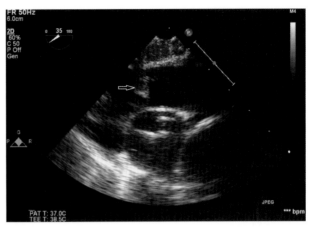

图 1.32　食管中段升主动脉短轴切面：右主肺动脉内的活动栓子

## 胸主动脉

### 主动脉瘤

因患主动脉瘤而行择期手术的患者，在入院前往往已经通过多种诊断手段确诊，包括 TTE、CT、MRI 和（或）血管造影等。但是，对于因破裂或急性夹层而需要急诊手术的患者，情况就完全不同了。对于扩大的胸主动脉，手术时机的选择在很大程度上取决于动脉瘤的直径、发展速度、家族史、二叶主动脉瓣或已知的胶原性血管病。术前 TEE 将重点测量动脉瘤及与其相邻的正常主动脉，以便选择合适的人造血管；检查主动脉瓣的功能状态，以便确定是否需要同期进行主动脉瓣置换；还需要对左心室功能进行评估（图 1.33）。术后的 TEE 将重点评估手术效果及一些并不常见的并发症，如组织低灌注、内膜剥脱、腔内残余气体和组织碎片，以及主动

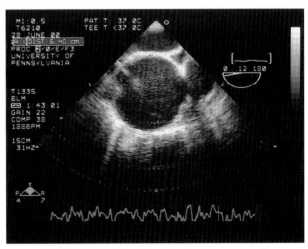

图 1.33　食管中段升主动脉短轴切面：动脉瘤

脉瓣反流是否加重。如果发现新发生的局部室壁运动减弱，则提示可能存在因气栓或冠状动脉吻合技术问题导致的心肌缺血。

## 主动脉夹层

在诊断急性主动脉夹层方面，TEE 有独特的优势，包括：高灵敏度及特异性（分别为 98% 和 95%，根据 Shiga 等的荟萃分析），快捷、方便，可同时评估左心室功能、主动脉瓣反流及心包积液。与 CT、MRI 相比，TEE 最大的缺点是：由于气管（含气组织）的阻挡而无法显示升主动脉及主动脉弓近心段的远端部分。因此，如果在这一遮挡区出现无其他伴随疾病的夹层动脉瘤，而 TEE 是唯一的影像学诊断手段的话，则有可能漏诊。对于根据病史、体征及影像检查怀疑主动脉夹层的患者，应由急诊室或院外将患者直接送入手术室，常规麻醉后，小心插入 TEE 探头，即可能根据 TEE 检查结果确诊主动脉夹层，并决定是否立即进行手术抑或送重症监护室（ICU）进行内科治疗，在病情稳定后择期行直视手术（TAAA）或血管腔内介入治疗（TEVAR），选择这两种治疗方式的核心要点就是判定夹层已波及升主动脉（A 型）还是仅限于胸主动脉（B 型）。A 型患者应急诊行直视手术，而对于 B 型患者，如果没有出现组织低灌注、破裂或血流动力学状态不稳定，可以考虑内科治疗，见图 1.34 和图 1.35。

通过彩色多普勒血流，可以确定真腔及假腔内是否存在血流。一般情况下均可发现真腔与假腔之间的内膜破口。即使没有在血管腔内看到内膜片，也并不能排除夹层的诊断。任何情况下发现血管壁内血肿都具有临床意义，这通常意味着主动脉壁的完整性受到破坏（如夹层、断裂或破裂）。血肿在超声下表现为团块状回声，位于主动脉壁的中层或与主动脉相邻，其外有血管外膜组织包裹。由于在倾斜影像平面可能存在类似回波伪影和束宽伪影的超声伪影，因此在图像解读时应非常谨慎。一些局限的夹层，使用 TEE 不易发现和确认，可以经胸骨上切迹使用 TTE，效果更为理想。颈动脉的超声检查对于确定夹层是否波及颈动脉很有帮助，同时也可在术后确定双侧颈动脉血流。

主动脉夹层可以向下扩展波及主动脉瓣，导致主动脉瓣活动受限及重度主动脉瓣反流，甚至可进一步向下发展至冠状动脉窦，进而造成严重的心室功能减退。主动脉破裂至心包或胸腔往往导致患者死亡。但是，如果破口被毗邻组织包裹，可表现为心包积液（压塞）或胸腔积液，患者可能支撑到手术时。

超声诊断应聚焦在胸主动脉的所有部位，也可同时应用彩色多普勒发现剥脱的血管内膜，从而确定主动脉夹层的诊断。经胃底左心室短轴切面可以判断心包内是否存在积血，同时对左心室节段和整体功能进行评估。食管中段主动脉瓣短轴及长轴切面可以判断主动脉瓣的完整性，并及时发现主

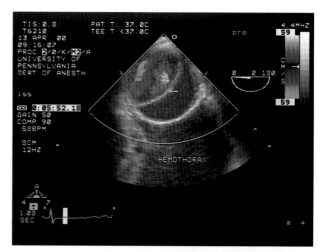

图 1.34　降主动脉短轴切面：主动脉夹层合并胸腔积液，也可能是血胸。超声诊断夹层的标志性表现是在主动脉内可见一线性可移动的超声影，即血管内膜（箭头）。腔内血管内膜在收缩期波动

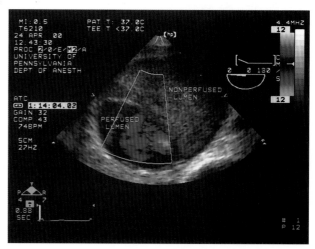

图 1.35　降主动脉短轴切面：主动脉夹层，假腔内血栓形成

动脉瓣反流，同时测量主动脉瓣环和根部直径，在必要时指导瓣膜的修复或置换。可应用彩色多普勒确定左、右冠状动脉近心端血流。在体外循环开始后，应及时判断真腔内血流是否充足，并用手持探头评估颈动脉的血流状态。

## 人工瓣膜

对于超声医生来说，无论是首次瓣膜置换还是再次置换，解读人工瓣膜状态都充满挑战。两种人工瓣膜都表现出独特的超声影像学特征。生物瓣的瓣叶为动物源性（通常为猪源或牛源），外周为金属和纤维支架结构及缝合环（目前也有无支架瓣）。目前的机械瓣一般有两扇瓣叶，一些老年患者也可能使用了其他结构的人工瓣膜。这两类人工瓣膜的结构都会产生超声伪影，如声影、镜像伪影、旁瓣伪影等，可妨碍对瓣膜功能的准确评估。机械瓣所特有的生理性冲刷血流束（不同种类的瓣膜有各自的特点）会干扰瓣周漏的诊断。

一般而言，典型的瓣周漏是在缝合环的外周出现高速、高变异血流，冲击进入相邻心腔，这一点与生理性冲刷血流不同。在图 1.36 中，深胃底长轴切面可见主动脉瓣瓣周漏。

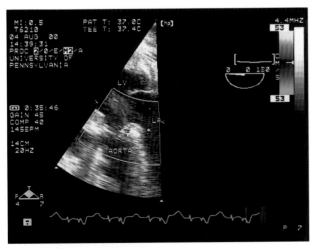

**图 1.36　深胃底长轴切面：主动脉瓣瓣周漏**

瓣内漏可见于人工瓣膜置换术后的患者，这主要是由于人工瓣膜结构损坏、瓣叶移位导致活动异常及血管翳形成等所引发。应用多普勒超声，通过测量跨人工瓣峰值压力阶差和平均阶差可以发现人工瓣膜狭窄。通过 3D TEE 可以在一张图像上观察到完整的瓣膜和缝合环的状态，有助于快速地查找瓣周漏部位，指导外科补救或经导管堵闭。

## 延伸阅读

1. Andrawes M, Feinman J. 3-dimensional echocardiography and its role in preoperative mitral valve evaluation. Cardiol Clin, 2013(31): 271–285.

2. Baumgartner H, Hung J, Bermejo J, et al. Echocardiographic assessment of valve stenosis: EAE/ASE recommendations for clinical practice. J Am Soc Echocardiogr, 2009(22): 1–23.

3. Hahn, RT, Abraham T, Adams MS, et al. Guidelines for performing a comprehensive transesophageal echocardiographic examination: recommendations from the American Society of Echocardiography and the Society of Cardiovascular Anesthesiologists. J Am Soc Echocardiogr, 2013(26): 921–964.

4. Kallmeyer IJ, Collard CD, Fox JA, et al. The safety of intraoperative transesophageal echocardiography. Anesth Analg, 2001(92): 1126–1130.

5. Lang RM, Badano LP, Mor-Avi V, et al. Recommendations for cardiac chamber quantification in adults: an update from the ASE and EACVI. J Am Soc Echocardiogr, 2015(28): 1–39.

6. Mathew JP, Swaminathan M, Ayoub CM. Clinical manual and review of transesophageal echocardiography. 2nd edn. New York: The McGraw-Hill Companies, 2010.

7. Shiga T, Wajima Z, Apfel CC, et al. Diagnostic accuracy of transesophageal echocardiography, helical computed tomography, and magnetic resonance imaging for suspected thoracic aortic dissection. Arch Int Med, 2006(166): 1350–1356.

8. Zoghbi WA, Enriquez-Sarano M, Foster E, et al. Recommendations for evaluation of the severity of native valvular regurgitation with two-dimensional Doppler echocardiography. J Am Soc Echocardiogr, 2003(16): 777–802.

# 第 2 章
# 体外循环：建立、技术要点及病理生理

*Jack H. Boyd*　*Albert J. Pedroza*

## 发展史

体外循环（CPB）的发展，在很大程度上应归功于 John Gibbon；作为体外循环的先驱，Gibbon 在 20 世纪 30 年代就率先成功完成了体外循环的动物实验；1953 年，他应用此技术成功地为一位房间隔缺损患者进行了直视手术，但随后却出现了数例死亡，这使 Gibbon 深受打击，并因此推迟了体外循环在人类的应用推广。与此同时，C. Walton Lillehei 开始使用控制性交叉循环技术，即：将患儿与其父亲或母亲的循环系统连接在一起进行心脏直视手术；1965 年，John Kirklin 使用改良的 Gibbon 人工心肺机进行了一系列的心脏手术，从此开启了体外循环时代。从那时起，无论是在材料还是在外科技术上，体外循环都取得了长足发展，变得更加安全、可靠和有效。

## 基本原则与理论依据

需要应用体外循环的情况包括：需要排空心腔进行心内直视手术时，需要心脏的机械活动停止时，需要在辅助循环下行心血管操作时，需要进行深低温停循环时。在体外循环期间，体循环的低氧静脉血通过体外循环管路被引流至静脉贮血器，经过血泵加压后进入氧合器进行气体交换，最后通过动脉插管回输入患者体内（图 2.1）。这样的一套管路系统使血液不经过患者的心脏和肺，但依然能保证血氧供给和组织灌注。管路中还包含热交换器，用于控制患者的体温；取血给药口用于输入药物或获取血液样本。管路中还有心脏停搏液灌注系统、心腔引流装置及血液回收装置。

在体外循环期间，需全身肝素化以防止管路内凝血。在插入体外循环插管前，需给予肝素 300 U/kg，使体外循环期间全血激活凝血时间（ACT）大于 400s，在转流期间，每 20~30min 就要复测一次 ACT，必要时补加肝素以确保充分抗凝。一些患者会表现出肝素抵抗，这类患者即使给予足够的肝素，仍然无法使 ACT 达到安全转机的范围。这种情况在一定程度上与抗凝血酶Ⅲ缺乏有关，可以通过输入新鲜冷冻血浆来改善，也可以使用抗凝血酶浓缩剂，虽然费用大大提高，但降低了输血风险。对于不能使用肝素的患者（如肝素诱导性血小板减少性紫癜），可以直接使用凝血酶抑制剂，如比伐卢定，或在给予肝素的同时应用依前列醇。

所谓充分的泵流量是与患者的体温和体表面积相关的。在生理状态下，最小流量应不低于 $2.2L/m^2$；但在控制性低温状态下，可以适当降低流量。一般而言，体温每降低 2℃，机体氧耗会下降 10%~12%，因此在临床中，当机体温度降至 24℃时，如果保持选择性脑灌注，可以获得 20~40min 停循环时间。关于手术的最理想温度，医生们的意见不尽相同。多项临床研究表明：只需要轻度降低体温即可以安全实施心脏手术，无须过度积极降温。在手术结束后，应将体温恢复至正常，且应尽量缩短体外循环时间。

　　关于体外循环期间的最优灌注压,目前的文献资料有限,而实验提示,如果平均动脉压不低于40mmHg,灌注就是充分的。在临床实际应用中,通常将平均动脉压维持在更趋于生理的 60mmHg,以获得更大的安全边界;而对于存在脑血管动脉粥样硬化的患者,灌注压应适当提高。手术期间,由于液体的转移和交换、泵转速的变动,以及麻醉药物的扩张血管作用,血压的波动幅度相当大。因此,应确保外科医生、麻醉医生和灌注师之间的有效沟通,从而保证充分的组织灌注,减少体外循环失血,

优化手术状态。

## 术前评估及准备

　　心脏外科发展到今天,对于外科医生来说,无论是插管抑或灌注策略,都有相当多的选项以优化手术进程。作为一名外科医生,应当逐步建立一套适合自己的方案,以应对可能出现的或是难以预见的复杂情况。对于各种心脏外科手术,术前的评估包括动脉、静脉插管策略,是否需要心室引流,以及心肌保护策略。一般情况下,根据体表面积或血管

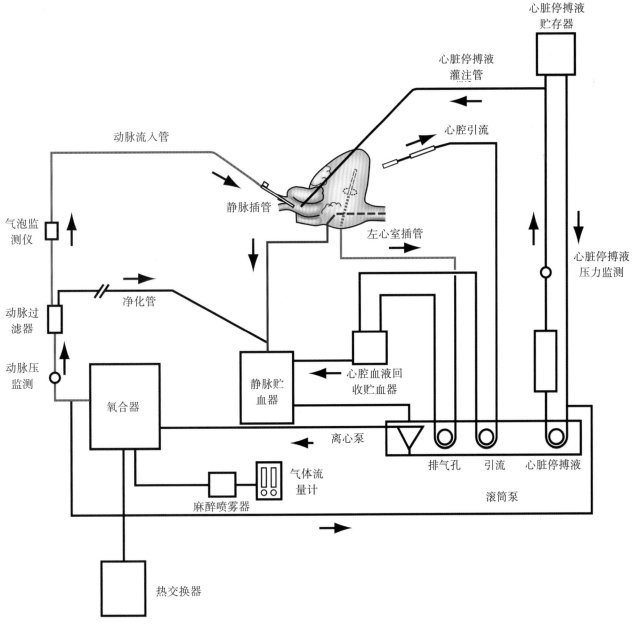

图 2.1

解剖选择合适的动脉插管。对于大多数成年人来说，20Fr 的动脉插管可以满足手术的需要。

应仔细查阅术前的病史及体检报告，尤其应关注既往的脑血管病、心室功能障碍、肾脏病及外周血管疾病。应回顾全部术前影像学检查结果，确定主动脉是否存在钙化灶，是否影响升主动脉插管，是否存在外周动脉粥样硬化，以防止外周动脉插管或置入主动脉内球囊反搏（IABP）时遭遇困难。

## 麻 醉

心脏外科手术麻醉采用气管插管下的全身麻醉，并给予肌肉松弛剂。如果手术计划选择胸部切口的单肺通气，可以选择双腔气管插管或单肺阻断气囊。为了准确指导手术决策，应采用多种有创和无创的监测措施（表 2.1）。在手术开始前，应布置多种监测措施，基本措施包括体表心电图、末梢血氧饱和度监测、桡动脉和（或）股动脉穿刺测压通路，以及 Foley 尿管。常规使用经食管超声心动图（TEE）。脑血流近红外频谱监测（NIRS）以前用于主动脉手术，目前趋于对全部手术都采用。肺动脉漂浮导管可用于实时监测血流动力学状态，但没有必要应用于全部手术。

对于一些高危患者（如重度主动脉瓣狭窄、严重冠状动脉病变、心脏射血分数严重下降者），如果担心在麻醉诱导期间发生心血管系统急性衰竭，外科医生应决策是否在麻醉诱导前置入主动脉内球囊反搏，并准备股动、静脉插管以便可迅速建立

体外循环。应采用中心静脉置管，以便经此给予适当的血管活性药物，并在必要时补充血容量。

## 手 术

### 经胸骨切口建立体外循环

虽然越来越多的手术采用微创径路，但大部分心脏外科手术依然采用胸骨正中切口（图 2.2a）。皮肤切口上端达胸骨上窝切迹下 3cm，下端延至剑突下端水平。标准的胸骨切口是使用胸骨锯经胸骨中线全程锯开。

使用微小化胸骨切口可以显露上面一部分心包，而皮肤切口则可以控制在 6~8cm。将胸骨柄和胸骨体向下锯开至第 3 或第 4 肋间隙，然后做"J"形或"T"形切口，横断部分胸骨（图 2.2b）。

锯开胸骨后，置入胸骨牵开器，将齿置于头侧（图 2.2c）。游离胸腺，并经叶间平面将其分开。确认左无名静脉的位置后，即可沿中线将心包切开。如果左无名静脉细小或缺失，应警惕有可能存在左上腔静脉。将心包切口下延至横膈水平后，向两侧横行切开，形成一个倒"T"形切口，注意勿使切口入胸腔。在心包切口的两侧缝制悬吊线帮助术野显露。给予肝素。

### 缝制主动脉插管荷包

将主动脉和肺动脉分别向两侧牵拉，分离两者间的结缔组织，这个间隙只要可以置入主动脉阻断钳即可（图 2.3）。仔细观察和触摸升主动脉表面。如果怀疑或担心存在粥样硬化斑块、钙化斑块，可使用心表超声进行探查，选择安全的插管位置。主动脉插管位置选在无名动脉开口下方、主动脉心包反折处。用 3-0 不可吸收编织线缝制两个同心的、菱形荷包，应避免全层缝合（可进入血管中层，但不要穿透内膜）。确保荷包的大小可以插入主动脉插管，然后缩带固定。

### 缝制静脉插管荷包

应根据手术来选择合理的静脉插管策略。对于很多手术来说，经右心耳置入一根二级静脉插管就

表 2.1 术中监测措施

| 监测手段 | 监测参数 |
| --- | --- |
| 体表心电图 | 心律、心肌缺血 |
| 动脉测压管 | 血压、动脉血气 |
| 肺动脉漂浮导管（Swan-Ganz） | 中心静脉压、肺动脉压、心排出量 |
| 经食管超声心动图（TEE） | 心室功能、瓣膜疾病、插管位置 |
| Foley 尿管 | 中心体温、尿量 |
| 脑血流近红外频谱监测（NIRS） | 脑血氧状态（血氧饱和度） |

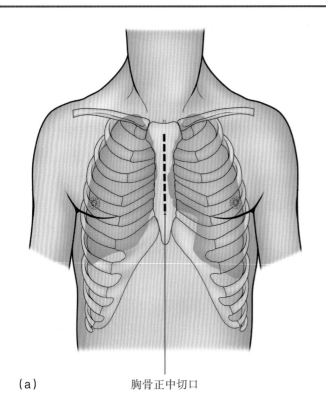

（a）　　　　　　　胸骨正中切口

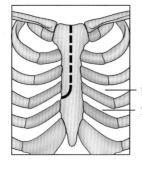

第 3 肋间隙
第 4 肋间隙

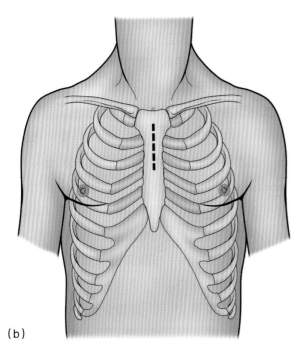

（b）

可以充分引流（图 2.4a）。用一根 3-0 缝线在右心耳尖端缝制单一荷包，插入静脉插管后缩带固定。

双腔静脉插管有助于行右心腔心内操作和经房间隔入路的左心房内操作。选用 3-0 不可吸收的编织线，在上腔静脉 - 心房交界上方、上腔静脉上缝制椭圆形（高度大于宽度）荷包，插管后缩带固定。在右心房底、下腔静脉 - 右心房交界上 2cm 处缝制另一个荷包，插入下腔静脉管（图 2.4b）。

**主动脉插管**

ACT 达到要求后，即可插入主动脉插管。外科医生应确保插管前收缩压低于 100mmHg。用 11 号刀片在荷包的中心做一横行切口，其大小与主动脉插管直径相匹配（图 2.5a）。在准备插入插管时，可用镊子钳夹主动脉外膜用以阻挡血液从切口大量喷出。首先将插管垂直插入主动脉，然后调整方向，使开口朝向胸主动脉；收紧荷包，固定插管，然后用悬吊线将插管缝合固定在皮肤上。可用 TEE 确认插管位于主动脉腔内。将插管仔细排气后，与体外循环管路连接；灌注师应测量动脉管路压力和搏动情况。如果搏动的幅度很小或插管内压力很高，应

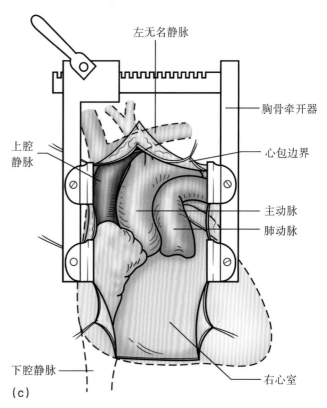

左无名静脉
胸骨牵开器
上腔静脉
心包边界
主动脉
肺动脉
下腔静脉
右心室

（c）

图 2.2

怀疑主动脉插管位置不佳,有可能是顶住了血管壁,或进入了主动脉弓分支血管,也可能是造成了医源性主动脉夹层。

另一种插管方法是使用较粗的针头刺入主动脉,然后将"J"形弯头导丝经针头送入胸主动脉(图2.5b)。待 TEE 确认导丝位于胸主动脉后,即可将穿刺针取出,然后在导丝的引导下,采用 Seldinger 技术将一系列逐渐扩大的扩张鞘送入扩大的主动脉破口,最后完全送入主动脉插管。这项技术主要用于 Stanford A 型主动脉夹层,可确保主动脉插管处于真腔之中(图2.5c)。

### 静脉插管

剪去右心耳尖端的一小部分,并用剪刀剪除右心耳内的一些梳状肌后,插入二级静脉插管。插管送入右心房后,尖端向后下方的下腔静脉插入并固定(图2.6)。应用 TEE 确认插管的尖头没有进入肝静脉,否则会影响静脉回流。将静脉插管排气后与体外循环管路连接。

在不同的位置分别插入直角或直的上、下腔静脉插管(图2.7a),通过一个"Y"形接头与体外循环静脉管连接。右心系统手术时,上、下腔静脉插管

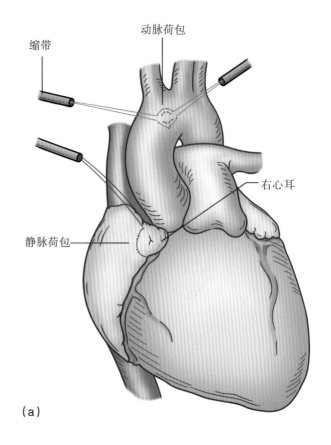

(a)

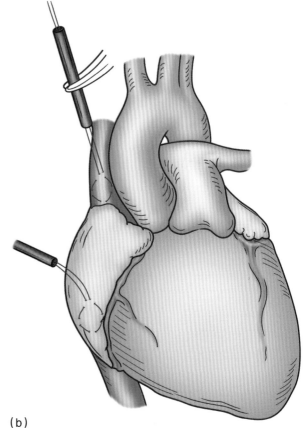

(b)

图 2.4

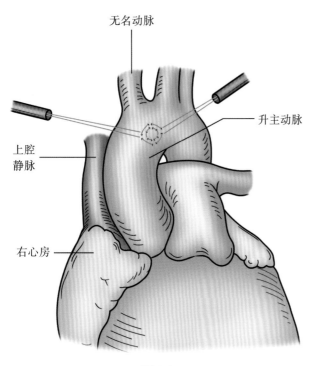

图 2.3

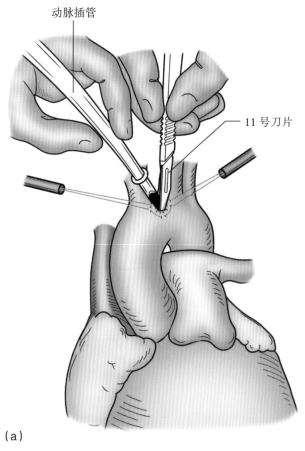

均需要阻断，以阻止血液进入右心术野，同时也可防止气体进入体外循环管路（图 2.7b）。通过切开上腔静脉两侧的心包反折，可以将上腔静脉全周游离出来，在游离时要注意避免损伤下方的右肺动脉。下腔静脉的游离较为容易，只需要将右下肺静脉与下腔静脉之间纤薄的心包反折撑开即可。

### 外周血管插管

#### 腋动脉插管

一些手术（如主动脉夹层、主动脉弓置换、陶瓷主动脉及一些微创手术）经腋动脉行主动脉插管更方便操作。在右侧锁骨外 1/3 的下方，平行锁骨做一4cm 切口，纵向游离胸大肌和胸锁筋膜（图 2.8a），

(a)

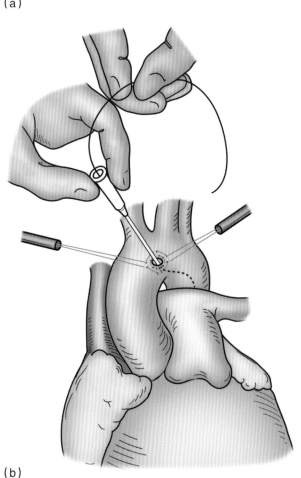

(b)

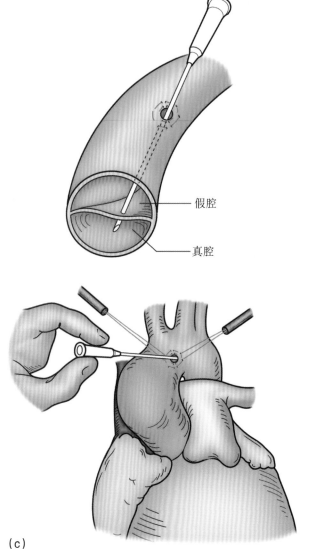

(c)

图 2.5

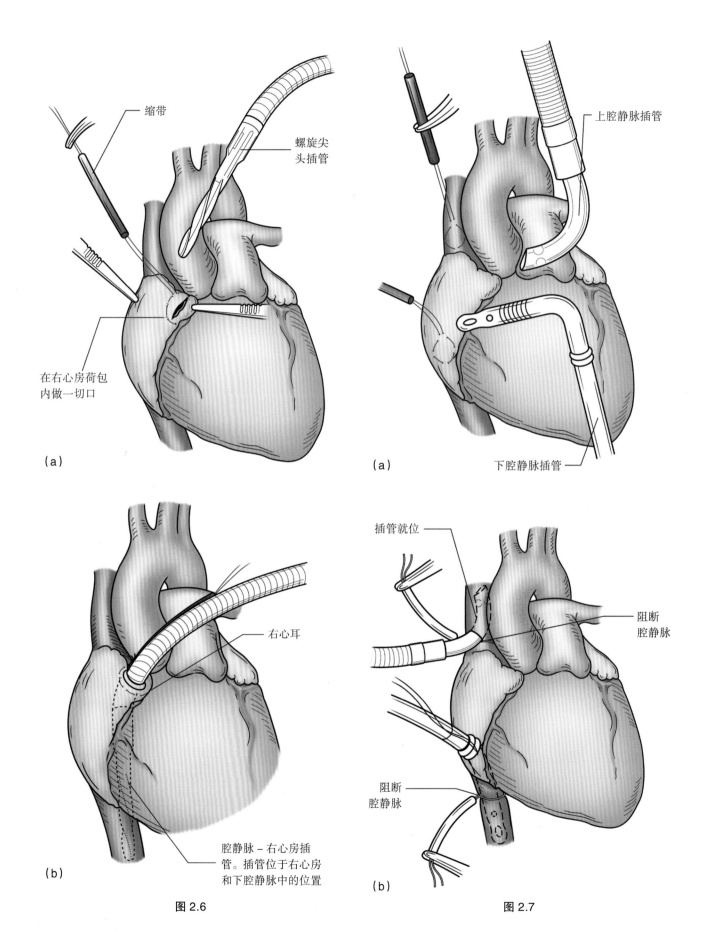

缩带

螺旋尖头插管

在右心房荷包内做一切口

（a）

上腔静脉插管

下腔静脉插管

（a）

右心耳

腔静脉 – 右心房插管。插管位于右心房和下腔静脉中的位置

（b）

图 2.6

插管就位

阻断腔静脉

阻断腔静脉

（b）

图 2.7

首先看到的是腋静脉，向胸骨方向牵拉后可以见到其下方的腋动脉。用橡胶血管带环绕腋动脉远心端和近心端以控制血流，也可以使用侧壁钳或两把直的血管阻断钳来控制血流。在切开腋动脉前，给予单剂肝素 5000U。

纵向切开腋动脉壁，用 5-0 聚丙烯缝线将一段直径为 8mm 的 Dacron 人造血管与腋动脉做端 - 侧吻合（图 2.8b）。与腋动脉直接插管相比，在这个"烟囱"样分支人造血管上插入主动脉插管可以降低血管损伤的风险，同时也避免了右上肢供血不足。排气后，将主动脉插管插入人造血管中，再与体外循环管路连接，也可以通过转接头将人造血管和体外循环管路直接连接。

**股血管入路**

一些微创手术，例如通过左或右前外侧胸部切口的心脏手术、胸腔镜或机器人心脏手术，都需要外周血管插管。动、静脉插管置于胸腔外可在减小切口的同时，最大限度地增加术野显露。股动、静脉入路的皮肤切口位于腹股沟韧带和腹股沟皱褶之间，长度约 2cm，可以充分显露股总动脉近心端至分叉之前的节段（图 2.9a）。平行于皮肤切口进行斜行的皮下组织分离，显露股鞘后，将之纵向切开，暴露股动、静脉。

将股动脉四周充分游离；在腹股沟韧带和股浅动脉起始处之间，用 4-0 聚丙烯缝线缝制荷包（图 2.9b），并缩带固定。游离后可以很容易地找到股静脉并行插管。用一穿刺针向心性地刺入股动脉，然后将一导引钢丝逆向送入胸主动脉，用 TEE 进行实时监测。应用 Seldinger 技术顺序扩张后，将一锥形的动脉插管置入腹主动脉。

另一种股动脉置管方式为经皮穿刺技术，可以将一系列的扩张鞘和经皮封堵装置经股动脉送入行动脉插管，而无须手术。在可能的情况下，应使用超声引导，从而避免在股浅动脉内置管。

外周静脉的置管可以选择直视手术或经皮穿刺，辅以 Seldinger 技术，并用 TEE 进行位置确认（图 2.9c）。经股静脉置入的静脉管可一直送入右心房，其引流量完全可以应对体外循环的需要。

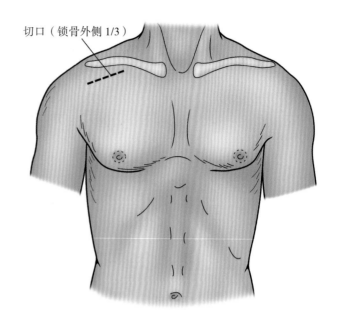

切口（锁骨外侧 1/3）

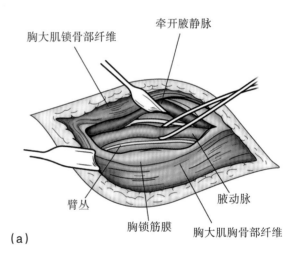

牵开腋静脉

胸大肌锁骨部纤维

臂丛

胸锁筋膜

腋动脉

胸大肌胸骨部纤维

（a）

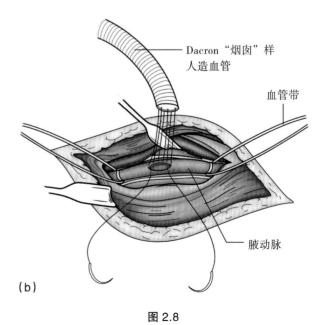

Dacron "烟囱" 样人造血管

血管带

腋动脉

（b）

图 2.8

也可以行胸外双腔静脉插管来完成微创手术。经皮穿刺在右颈内静脉置入进行静脉引流，可使引流效果更理想。无须阻断腔静脉。

## 心脏停搏液灌注管的置入
### 顺行灌注心脏停搏液

顺行心脏停搏液的灌注位置是在主动脉插管的近心端，应确保两者之间的距离可以置入主动脉阻断钳。用4-0带垫片的聚丙烯缝线进行水平褥式缝合，将灌注针在线间刺入主动脉根部(图2.10a)，拔除内芯，让血液流出以便排气，用缩带固定灌注管。这一灌注管也用于主动脉根部排气，因此需要连接"Y"形接头，一方面连接心脏停搏液灌注管，一方面连接负压吸引。顺行灌注心脏停搏液可以使心脏迅速停搏，但应确保左、右冠状动脉都得到灌

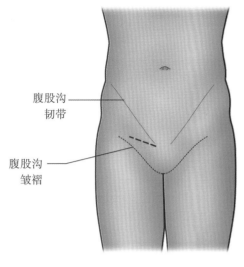

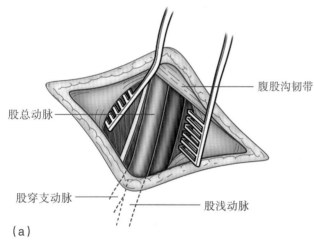

股总动脉　　腹股沟韧带　股穿支动脉　股浅动脉

腹股沟韧带　腹股沟皱褶

(a)

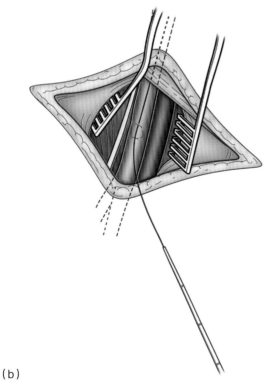

(b)

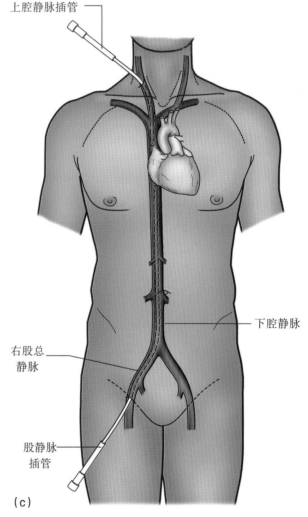

上腔静脉插管　下腔静脉　右股总静脉　股静脉插管

(c)

图 2.9

注。外科医生必须清醒地认识到狭窄的冠状动脉存在血流限制的问题，有可能导致远端心脏停搏液灌注不足。如果存在主动脉瓣反流，主动脉根部顺行灌注心脏停搏液有可能使左心室扩张膨胀。另外，对于一些需要主动脉切开的手术（如主动脉瓣手术、主动脉瘤矫治等）或由于心脏受到明显牵拉而导致主动脉根部扭曲变形的患者，应考虑采用其他方案补足停搏液灌注量，可选择逆行灌注或冠状动脉开口直接灌注等，以确保心肌得到充分保护。

在行微创手术时，主动脉腔内阻断可以降低对经胸主动脉阻断钳（Chitwood 阻断钳）的使用需求。其阻断球囊是经股动脉插管的侧孔置入升主动脉（图 2.10b）。球囊位于主动脉窦管交界远端、无名动脉发出部位的近心端，可用于阻断血流，而导管

尖端射出的心脏停搏液可以顺行灌注的方式保护心肌，这个尖端开孔也可以在不灌注停搏液时行主动脉根部引流。这一技术的关键是球囊放置位置的把握及恰到好处的充气，TEE 或 X 线显影可以起到辅助作用。在整个手术过程中，维持球囊的位置则需要双侧桡动脉测压：如果左侧压力波低平，较右侧测量值低，则球囊有可能堵闭了无名动脉开口，有可能会造成脑部低灌注。定位后，应避免导管过长而出现向近心端移位。在开始灌注心脏停搏液时，给予一剂腺苷，使心脏立即停搏，从而稳定球囊的位置，使心脏停搏液能稳定地灌注从而保护心肌。

**逆行灌注心脏停搏液**

在冠状静脉窦内置入逆灌管可以经静脉系统

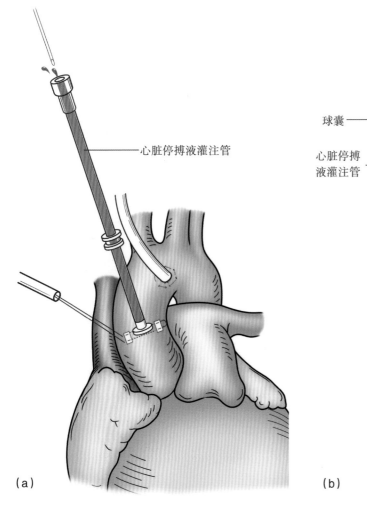

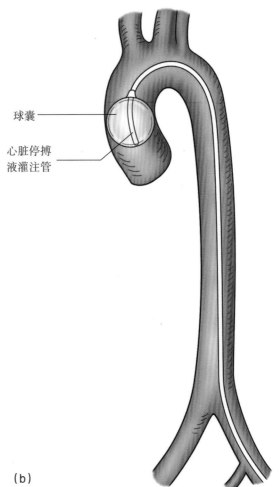

心脏停搏液灌注管

球囊

心脏停搏液灌注管

（a）　　　　　　　　　　　　　　　　（b）

图 2.10

灌注心脏停搏液（图 2.11）。用 11 号刀片切开一个小口，在右心房的前下壁褥式缝合一针。将带有球囊的逆灌管稍稍变曲，通过右心房切口送入后，朝向下腔静脉和右心房交界处稍内侧，并向后送入冠状静脉窦口。一边通过 TEE 指导，一边用手指感受球囊的位置，直到从输液口流出深色静脉血，即可证实逆灌管已到位。收紧缩带，固定灌注管的位置，排气后与心脏停搏液灌注管和测压管连接，通过特征性压力波形进一步确认逆灌管的位置。间歇逆行灌注心脏停搏液时，无须停止手术操作；但外科医生应时刻清醒地意识到，逆行灌注对右心室的心肌保护效果稍差。

### 左心室引流

术中应用左心室引流，有利于保证术野显露，防止左心室过度充盈，减缓心肌温度的上升。心脏停搏时流入左心室的血液来自支气管循环回流的静脉血液、心脏 Thebesian 静脉，以及没有被静脉插管引流至体外循环机，而是经过肺循环后回流至左心室的血液。一般选择右上肺静脉缝制荷包，切开后置入可塑形的左心引流管（图 2.12）。将引流管

送入左心房后，经过二尖瓣瓣口进入左心室，并用缩带收紧固定。在肺动脉内置入引流管虽然可以减少来自右心室的血液，但并不能减少其他来源的血液。经左心室心尖置入引流管的方法已被大多数医生放弃，主要是因为存在心肌损伤和出血的风险，但在紧急状态下，可经此切口进行左心室减压。

### 体外循环开机

由外科医生决定体外循环的开机时机。在开始转机前，管路中预充通过顺行或逆行途径获得的自体血液，这样就可以减轻由于预充过多晶体液而导致的血液稀释。也可将自体血液暂时保存，待手术结束时回输，该方法的优点是这部分自体血液由于没有暴露于体外循环管路，因此凝血功能较为理想。

体外循环开机时，应逐渐增加前向流量，密切监测动脉管路的压力阶差。如果压差超过预期（一般指超过 100mmHg，这一数值根据不同的动脉插管大小和位置变化较大），应怀疑动脉插管位置异常或出口堵塞。随着流量的增加，可以见到右心室

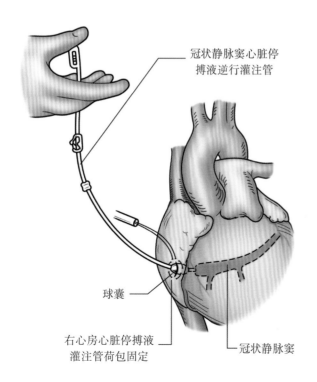

冠状静脉窦心脏停搏液逆行灌注管

球囊

右心房心脏停搏液灌注管荷包固定

冠状静脉窦

图 2.11

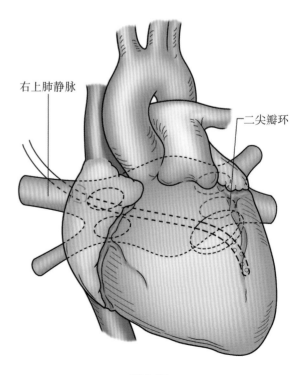

右上肺静脉

二尖瓣环

图 2.12

逐渐变空，而动脉压力波形失去明显的搏动波说明左心室被引空。但是如果存在主动脉瓣反流或支气管循环向左心室回血过多，这一现象也会被掩盖。在此过渡阶段，血压常常会出现一过性降低，需要给予收缩血管的药物。当流量达到预期值，心腔被引空，外科医生就可以考虑阻断主动脉、灌注心脏停搏液。

## 撤停体外循环

手术结束后撤停体外循环，需要患者的生理状况达到理想状态。在开始减流量前，患者体温应恢复正常，心律稳定，心腔内气体彻底排空，非必需插管已拔除，所有的切口和插管口缝合满意、没有出血。当手术接近尾声时，适时、积极的复温可以缩短无谓的复温时间。外科医生根据病情需要决定是否缝制心房和（或）心室起搏导线。通过主动脉根部和心腔引流彻底排出心脏内的气体。在此阶段，恢复机械辅助通气，Valsalva 动作可以帮助排出肺静脉内的气体。拔除心室引流管和停搏液灌注管后，打结并加固缝合。当完成这些步骤后，给予钙剂和正性肌力药物来优化心肌收缩力，最后考虑撤停体外循环。

停机的第一步是部分钳夹静脉插管，使右心充盈，这一阶段应格外小心，防止心脏过度膨胀。在停机的过程中，贮血器中的血液会经过动脉插管回输入患者体内，这是改善循环状态必需的一步，但应密切监测前负荷状态。血流动力学达到满意状态后，即可完全钳闭静脉管路，停机。拔除静脉插管，收紧用于固定静脉插管的荷包线，但不建议打结，以备随时再次开机。贮血器中剩余的血液可通过动脉插管逐渐回输，同时通过监测中心静脉压、肺动脉舒张压及 TEE 来评估前负荷状态。当血流动力学状态满意后，给予试验量鱼精蛋白。鱼精蛋白有可能导致低血压，此时通常会给予收缩血管的药物。拔除动脉插管后，给予剩余的鱼精蛋白。此时可将贮血器内剩余的血液进行浓缩，以备后用。

## 术后监护

当患者从手术室送入重症监护室（ICU），术后监护即开始启动。进入 ICU 后的基本处置包括基本实验室检查（血常规、常规生化和凝血功能）、动脉血气分析及胸部 X 线片。开启多模式监护，包括体表心电图、动脉血压及用于持续监测心排出量的肺动脉导管。密切监测尿量和胸腔管引流。其他的一些实验室检查，如乳酸、中心静脉血氧饱和度等，均有助于评估患者的生理状态。

血液与体外循环管路的接触会激活一些炎性反应，进而出现相应临床表现，如凝血功能紊乱、血管扩张、间质水肿及末梢器官损伤。而体外循环术后管理的要旨就是减少这些生理性反应及因缺血 – 再灌注造成的心肌损伤。

### 凝血功能紊乱

心脏外科术后出血是发生并发症和死亡的独立风险因素。血液与体外循环管路的接触，以及手术带来的固有的组织损伤，导致内源性与外源性凝血机制均被激活，产生凝血酶，这也强调了体外循环期间全身肝素化的必要性（图 2.13）。肝素通过激活抗凝血酶而抑制血栓的形成，但是上游凝血机制依然在体外循环过程中被活化，与此同时，凝血酶和炎性介质驱动纤溶过程启动，导致凝血因子的消耗，从而出现术后凝血功能紊乱。此外，血小板被所接触的体外循环管路破坏和激活导致计数下降 30%~50%，剩余血小板的功能也大大减退。低温使术后出血进一步恶化。临床试验证明：使用微小化管路及生物相容性材料涂层的管路可以降低体外循环术后的炎性反应，减少神经系统和呼吸系统并发症，但并不会带来疗效的差异。关于合成赖氨酸模拟物抗纤溶药物 ε– 氨基己酸（amicar）和氨甲环酸的研究表明，这两种药物可以减少心脏外科术后出血。Desmopression 是一种人工合成的血管加压素类似物，也被证实可通过激活血管内皮Ⅷ因子和 von Willebrand 因子，有效地减少体外循环术后出血。

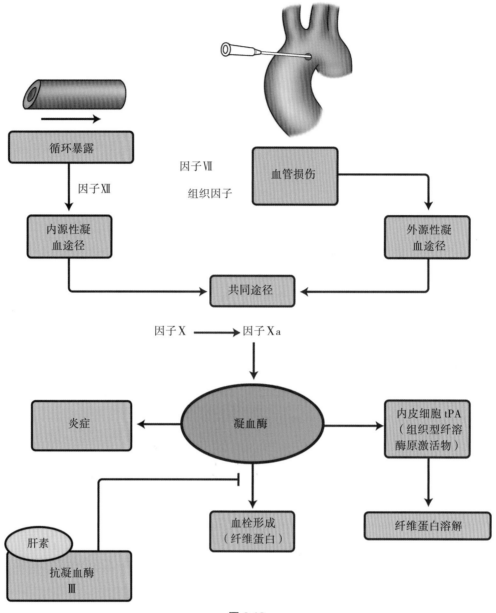

**图 2.13**

心脏术后须密切注意出血情况。对于大多数的常规手术，术后早期每小时出血量少于100mL是可以接受的，往往会慢慢减少。如果胸腔管引流量超过每小时100mL，应对血细胞计数和凝血功能进行评估，从而指导下一步血制品的使用。部分凝血活酶时间（PTT）延长提示存在残余肝素，可给予补充剂量的鱼精蛋白；国际标准化比值（INR）升高，可以使用新鲜冷冻血浆治疗；如果纤维蛋白原减少，可以考虑输入冷沉淀。血栓弹力图（TEG）可用于分析凝血和纤溶功能，指导下一步的治疗方案。如果患者呈现顽固性出血，出血量超过每小时

200mL，可在实验室检查结果回报前经验性用药，按凝血功能异常和贫血进行治疗。可以考虑使用人类重组凝血因子Ⅶ或凝血因子Ⅷ抑制剂旁路活性药（FEIBA），这些药物可以迅速、有效地减少出血，但有可能导致静脉系统，甚至动脉系统形成血栓。在纠正了凝血功能紊乱后，如果仍大量出血，则必须进入手术室探查止血。

## 炎症反应

体外循环术后，机体发生严重的炎症反应与细胞介导和体液介导通路相关，可以呈现两个阶段的反应。从临床角度观察，可出现血管扩张、间质水肿

及末梢器官损伤。在初期反应阶段，由于白细胞与体外循环管路的接触，导致 5 种相关联的血浆蛋白系统（接触激活系统、补体系统、内源性和外源性凝血系统及纤溶系统）被激活；后期反应与主动脉阻断期间心、肺缺血及其后的再灌注损伤相关，也可能与肠道内毒素移位有关。临床症状可以表现为亚临床的生化改变，也可以是严重的器官功能衰竭，表现结果的差异与患者术前的状态、体外循环时间及是否采用停循环技术有关。

因子 XII（Hageman 因子）是重要的接触激活旁路的活化因子，在接触了非血管内皮的体外循环管路后被激活，自动降解成活化形式——因子 XII a。其后，因子 XII a 激活内源性凝血机制，驱动高分子量激肽原（HK）转变为缓激肽，进而出现前列环素介导的血管扩张作用。因子 XII a 也会激活激肽释放酶，进一步激活中性粒细胞、纤溶系统，并上调因子 XII 的激活，形成正反馈。活化过程见图 2.14。

补体系统辅助抗体介导的、针对病原的反应，该反应通过炎性增殖和细胞毒性膜攻击复合物（MAC）的聚集来实现，见图 2.15。补体激活包括抗体依赖通路（经典路径）和非依赖通路（替代路径），最终激活 C3 蛋白酶，将其转变为 C3a 和 C3b。替代路径的激活是由于体外循环期间接触外

源性管路的表面，导致 C3 裂解、血浆蛋白因子 B 活化，以及 C5 裂解为 C5a 和 C5b。这些复合物导致机体出现补体旁路反应：C5a、MAC 形成，以及由 C5b、C6、C7、C8、C9 多聚体共同组成的细胞毒性跨膜通道，直接激活中性粒细胞。临床上，导致末梢器官损伤的很多过程都是通过 MAC 介导的细胞溶解造成的，而血管扩张、组织水肿则是由活化的补体蛋白所介导的。

血管内皮与白细胞之间复杂的相互作用主导了体外循环后的临床表现（图 2.16）。中性粒细胞被补体系统和接触激活系统所激活，导致细胞介导的组织损伤和包含活性氧（ROS）、蛋白酶、花生四烯酸代谢物的毒性颗粒释放。体外循环后单核细胞的活化导致促炎性细胞因子和抗炎性细胞因子的释放，包括肿瘤坏死因子 α（TNF-α）。机体对于血浆炎性旁路和细胞因子激活的反应是内皮细胞上调选择素和整合素的表达，促进中性粒细胞的黏附，而微小血管内中性粒细胞的聚集导致阻塞和微小的缺血性改变。活化血小板与纤维蛋白和（或）白细胞的聚集体造成血管内微血栓的形成，进一步加重末梢器官的损伤。中性粒细胞也可跨越内皮层到达组织间隙，释放毒性颗粒，进一步加重第二阶段的组织损伤。

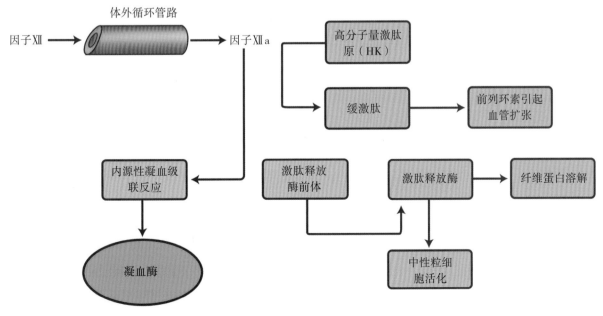

图 2.14

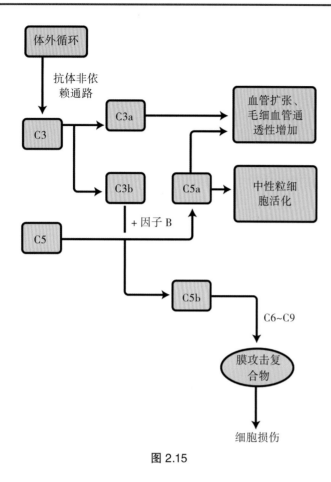

图 2.15

## 机体炎症反应在末梢器官中的表现

广泛的组织水肿是体外循环术后炎症反应综合征的多种表现之一，反映了微血管通透性增加、液体大量进入组织间隙。术后早期，常常需要输入液体以抵消第三腔隙的液体丢失。而在其后的恢复期，几乎所有的患者都需要使用利尿剂来移除这部分外周液体。

水肿影响每一个器官，在 ICU 时期，最为明显的是急性肺损伤，会出现肺泡－动脉氧差增加、肺顺应性下降、肺血管分流及肺水肿，影响气管插管的拔除。肾损伤也很常见，它是不良预后的独立风险因素。心脏外科后肾损伤的原因是多方面的，包括相对低血压、非搏动性灌注及炎症反应。20%以上的患者可出现急性肾损伤的症状，表现为血浆肌酐高于基线 50% 以上，粗略计算，1%~2% 的患者需进行短期的肾脏替代治疗。

如果从亚临床角度看，神经系统的损伤几乎存在于每一个接受心脏手术的患者，其作用机制同样

是体外循环所带来的炎症反应而导致的组织水肿及血流动力学损伤。常见的神经损伤可以是暂时的认知障碍或谵妄（25%~50%），也可以是各种类型的脑血管损伤（1%~3%）。心脏外科术后的卒中可视为机械原因导致，而颅内水肿可能是导致术后神经损伤的共性原因。心肌损伤源于缺血－再灌注损伤，以及伴随水肿的炎症反应、心肌细胞损伤和凋亡。从临床角度看，这些心肌损伤总体表现为心肌收缩力下降，常常需要使用正性肌力药物；还表现为心律失常易感和传导系统的功能异常。

体外循环术后针对机体炎症反应的治疗多为支持性的。因细胞因子释放导致的血管张力下降可使用缩血管药物及正性肌力药物来对抗，一方面提高后负荷，一方面改善心脏功能。然而，虽然人们尝试抑制心脏外科后多种机制所导致的体外循环相关炎症反应，但目前并未获得明显成功。应用糖皮质激素治疗虽然可以明确地减少炎性标志物，但并未显示出明显的临床作用。多中心合作开展的使用补体抑制剂的研究（PRIMO CABG 试验）显示，其虽然可以明显降低术后 30d 死亡率，但仅适用于高危人群。关于超滤去除血浆炎性介质的研究发现，超滤在很大程度上是无效的，并不能产生明显的益处。

有研究指出，术前使用大剂量他汀类药物可以降低血清中的细胞因子，但目前证据非常有限。还有研究指出，中性粒细胞弹性蛋白酶抑制剂有利于减轻粒细胞介导的肺损伤；有意思的是，该研究对比了体外循环和非体外循环下的冠状动脉手术，无论是在炎症反应方面还是临床表现上，研究结果并不能稳定地支持干预组可获得更好的结果。

总体而言，对于体外循环或心脏外科术后出现的复杂的病理生理现象，应用某种单一的干预措施均无法奏效。然而，我们可以看到，虽然有大量的病理损伤存在，但在体外循环使用至今的 60 余年里，大量外科技术的改进、灌注和麻醉策略的完善，以及术后管理的优化，使大部分常规心脏手术的死亡率下降至 1%~3%。相信在未来，血管内治疗和镶嵌治疗技术的进步可以进一步降低心脏外科手术的损伤。

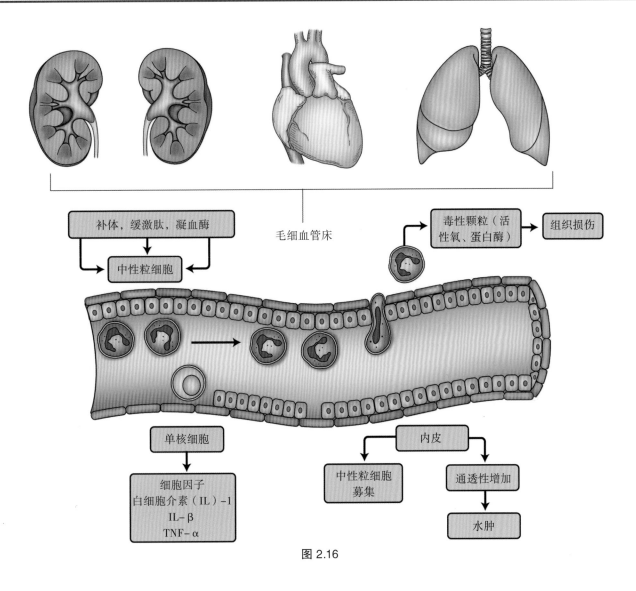

图 2.16

## 延伸阅读

1. Chitwood WR. Atlas of robotic cardiac surgery. London: Springer-Verlag, 2014.

2. Ghosh S, Falter F, Perrino AC. Cardiopulmonary bypass. Cambridge: Cambridge University Press, 2015.

3. Landis RC, Brown JR, Fitzgerald D, et al. Attenuating the systemic inflammatory response to adult cardiopulmonary bypass: a critical review of the evidence base. J Extra Corpor Technol, 2014(46): 197–211.

4. Mora CT. Cardiopulmonary bypass: principles and techniques of extracorporeal circulation. New York: Springer-Verlag, 1995.

5. Warren OJ, Smith AJ, Alexiou C, et al. The inflammatory response to cardiopulmonary bypass. Part 1: mechanisms of pathogenesis. J Cardiothorac Vasc Anesth, 2009(23): 223–231.

# 第 3 章
# 停循环：逆行和顺行脑保护

*Joshua M. Rosenblum    Edward P. Chen*

## 发展史

自 1950 年 Bigelow 提出低温保护末梢器官策略以来，心脏外科术中代谢管理的方法不断演进。1975 年，Griepp 及其同事率先报道了在低温停循环（HCA）下完成主动脉弓重建手术。在随后的几十年间，临床工作将焦点集中在应对术中脑缺血的神经系统保护上。尽管主动脉弓重建的外科技术有了很大进步，但缺血 - 再灌注损伤带来的脑代谢和脑水肿问题仍然有很大的挑战性。大多数医院在 HCA 期间会采用脑保护技术，如逆行脑灌注（RCP）和选择性顺行脑灌注（SACP），而后者又分为单侧 SACP（uSACP）和双侧 SACP（bSACP）。目前，关于停循环期间理想的脑保护方法及采用的最佳低温温度，不同的研究之间存在结论冲突，严格的随机对照研究尚在进行中。

## 基本原则与理论依据

虽然"阻断缝合"技术可用于远端主动脉重建，但主动脉弓的独特解剖、主动脉弓发出的大动脉对脑部的直接灌注，以及脑组织对缺血的低耐受，使得涉及主动脉弓的各种手术，在不采用停循环技术的情况下无法完成。近端主动脉置换手术会影响弓的分支血管；急性主动脉夹层和主动脉瘤手术时，过度的操作或钳夹有可能会导致脆弱的无名动脉及颈动脉受到无法修复的损伤；HCA 有助于获得无血术野，从而可以精细地完成主动脉弓重建。关于脑保护，"低温"是一个直觉上的概念，人们认为降低体温即可降低代谢需求。脑的代谢非常活跃，且对于缺血损伤非常敏感，而低温可以有效地降低代谢需求，减轻缺血 - 再灌注损伤，有助于控制脑水肿。近年来，SACP 的应用进一步诠释了脑保护的概念，它可避免深低温，在中低温停循环情况下完成脑保护。除了脑，其他的末梢器官可以耐受较高体温情况下的缺血，因此，中低温停循环辅以 SACP，被视为一种安全有效的技术。

虽然围手术期管理技术和外科技术有了明显的提升，但与无须采用停循环技术的手术相比，主动脉弓手术带来的一系列并发症仍然广泛存在。神经系统的损伤，包括永久性脑卒中、一过性中枢神经系统功能紊乱和脊髓损伤，后者可能是最令人恐惧的停循环并发症。一些系列性研究发现：虽然永久性脑卒中的发生相对罕见，但与其他不需要停循环的常规心脏手术相比，停循环手术时的发生率是前者的 2~2.5 倍。用敏感的检查手段可以发现，主动脉弓手术后经常伴有无影像学改变的、较轻微但会持续数月的认知功能障碍。这些发现强调了使用 RCP 或 SACP 进行充分的脑保护及温度控制的重要性。

大量的研究证实，主动脉弓手术中采用 HCA 技术会使凝血功能进一步恶化。虽然外科技术的提高有利于对抗出血，但在停循环下完成主动脉手术通常会带来大量术后出血，甚至需要再开胸探查止血。虽然低温导致的凝血功能障碍在 35℃时即可出现，但更低的温度会使情况更加恶化。这种医源性凝血功能障碍无法单纯依赖鱼精蛋白予以纠正，需要输入冷沉淀和解冻血浆来补充凝血因子。目前的研究发现，中低温停循环下的 SACP 或 RCP 可以减轻低温诱导的凝血功能障碍。尽管我们知道这些风险因素可能增加死亡率和并发症发生率，但很多需要 HCA 的病例是急诊或抢救手术，因此必须清楚意识到获益风险比。

## 术前评估及准备

对于需要停循环手术的病例，其术前评估与其他较大的心脏手术是一样的。鉴于胸主动脉或主动脉弓疾病的病程，术前建议完成胸部及大血管的增强 CT 或 MRI。关注颈动、静脉及右腋动脉的通畅情况，对于明显的粥样硬化斑块，应详细记录，这些病变可能会影响脑血流和机体的灌注。在术前评估时，应常规行颈动脉多普勒超声检查以确认是否存在明显影响血流的狭窄。除非之前出现过的一些症状或事件提示存在 Willis 环有中断，否则我们已不再将经颅多普勒检查作为常规。术前应明确主动脉弓的特殊解剖情况及分支血管的异常，以方便术中决策和操作。

## 麻　醉

需要停循环手术患者的麻醉，与其他心脏手术无明显不同，在麻醉诱导后均使用阿片类药物、异丙酚及吸入性麻醉药物。在 HCA 期间，麻醉药物剂量减半。镇静深度应以达到并保持脑电静止为目标，从而确保脑部代谢率降低。对所有患者均给予大剂量皮质激素，每 6~8 h 追加一次。在开始复温时，经体外循环系统给予甘露醇。

### 监　测

无论是否采用脑保护措施，均常规建立标准的动、静脉通路，放置肺动脉导管，布置其他各项必需的监测（图 3.1）。无论急诊还是择期手术，主动

脉夹层的患者均需要建立左侧桡动脉和股动脉测压通路，以防假腔灌注导致的远端器官缺血。另外，对于老年和严重心功能不全的患者，体外循环开始前即应建立股动脉测压通路，以便在体外循环结束时可以方便地置入主动脉内球囊反搏。对于采用腋动脉插管的患者，应测量动脉管的压力，以便在 SACP 时监测脑部灌注压。

在过去的几十年间，人们采用了多种脑监测手段，包括脑电图（EEG）、体感诱发电位（SSEP）、运动诱发电位（MEP）等，以监测神经电活动。近年来，人们较多使用脑电双频指数（BIS），它是一种单通道 EEG，方便数据解读，能可靠地测量脑部电活动，而 MEP 和 SSEP 则很有挑战性，需要用较长的时间来解读。可以使用颈静脉血氧饱和度导管来监测脑部灌注情况，但很多医院（包括我们医院）在逐渐转向使用双侧无创脑血氧饱和度监测。虽然人们早期曾担心这些仪器的可信度，但测量是基于患者的基线和变化趋势，因此完全可以用来监测脑灌注和脑血氧的变化情况。

### pH 管理

随着温度的降低，溶解于血液中的 $CO_2$ 会逐渐

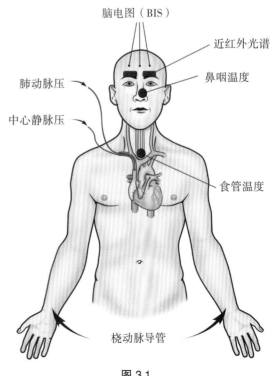

脑电图（BIS）
近红外光谱
鼻咽温度
肺动脉压
中心静脉压
食管温度
桡动脉导管

图 3.1

增加,因此 $CO_2$ 分压($PaCO_2$)会相应下降;同时血液碱化,血红蛋白与氧的亲和性增加。在此期间,有两种管理策略:增加 $CO_2$,将 pH 维持在 7.4,$PaCO_2$ 维持在 40mmHg(pH 稳态);或允许 $PaCO_2$ 在较低的水平,保持温度校正的 pH 不变(α 稳态)。关于这两种策略,鲜有设计严格的研究;目前,两种策略医院均在采用,对于儿童患者,有证据显示 pH 稳态表现更优。我们医院采用 α 稳态,主要考虑该策略是对脑自身调节机制的补充,有助于防止脑血流过高。血管收缩及其后的脑血流下降是机体对于低温诱导的 $PaCO_2$ 下降的自然反应。我们相信,α 稳态策略有助于防止出现脑水肿及脑血流自身调节机制的丧失。

# 手 术

具体的手术细节将在其他章节中讨论,本章仅阐述某些要点。

·对于急性 A 型主动脉夹层,仅对在麻醉诱导期即出现循环崩溃的患者行股动脉插管。由于腋动脉显露和插管都相对容易,而停循环期采用 SACP 的效果有很大的改善,因此,即使是急诊 A 型夹层手术,我们也更倾向于使用腋动脉插管。

·对于退行性变的动脉瘤,当腋动脉和股动脉的完整性受到质疑时,可在经食管超声心动图(TEE)的引导下在主动脉弓直接插管降温;在深低温停循环(DHCA)后可通过人造血管的分支进行灌注。

·静脉插管的部位选择由外科医生来决定,但如果计划采用 RCP,则需要上、下腔静脉插管,并阻断上腔静脉。

## 降 温

根据事先确定的脑保护策略(DHCA 联合或不联合 RCP/SACP)将动脉、静脉插管置入后,即可以开始体外循环,初始流量为 2~2.5 L/(min·m²)(图 3.2)。将目标灌注压设定在 65mmHg,但是如果担心脑和肾的灌注,可以根据需要使用 α 受体激动剂提高灌注压。在体外循环开始前,应避免过

度游离和操作主动脉。在体外循环开机的同时开始降温,将水温和血温温差设定在 10℃ 以内。以鼻咽温度为标准温度,因为它与脑的真正温度最接近。膀胱温度同样是重要的中心温度,但它依赖于充足的尿量,且与脑部温度的相关性较差。不论是否采用 RCP,DHCA 的目标温度均为 <18℃,这通常需要 45min 的降温时间;由于我们常常使用 SACP,所以通常将温度降至 26℃。在准备停循环时,必须达到彻底的脑电静息,尤其是在仅采用 DHCA 或在 DHCA 同时加用 RCP 时。

## 停循环阶段

一经达到目标温度,即夹闭体外循环动脉管,撤除主动脉阻断钳(如果使用),横断远心端升主动脉,这标志着停循环期的开始。此时,如果采用 RCP 或 SACP,则开始进行脑灌注保护。剪除全部病变的主动脉组织,完成人造血管与远端主动脉的吻合。我们的经验是:仅对急性夹层的患者使用毡片,在其主动脉外膜层和内膜层之间放置一条毡片,形成一个新的中间层。

对于全弓成形的患者,使用多分支人造血管来行弓重建。在 3 条大血管分支中,只有左锁骨下动

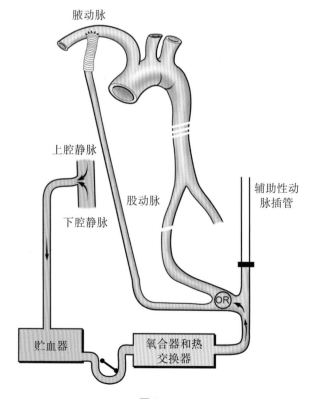

图 3.2

脉是在停循环期间完成，而左颈总动脉和无名动脉的吻合可以在复温阶段完成（图 3.3）。吻合一旦结束，就很难对吻合口进行止血操作，因此，我们通常用间断缝合对吻合的前后壁进行加固。远心端吻合结束后，在体外循环压力的作用下，将空气和组织碎片通过人造血管的侧支或腋动脉插管处排出。然后在人造血管近心端放置血管阻断钳，重新开始体外循环。

## 逆行脑灌注

RCP 是通过体外循环中动脉和静脉之间的桥接将上腔静脉中的血液逆行灌注进行脑保护。

RCP 要求上、下腔静脉插管，而对动脉插管的位置并不做要求（可以是股动脉、腋动脉或升主动脉）（图 3.4a）。将体外循环动脉管路连接"Y"形接头，其中一个分支用来与上腔静脉插管连接，这个连接桥可采用 3/8in（英寸，1in=2.54cm）的管路，而在降温和复温期间将桥接管路夹闭。

当降温至计划的最低点时开始停循环，在将体外循环动脉管路夹闭的同时，松开动、静脉之间的桥接管道夹闭钳（图 3.4b）。从上腔静脉来的静脉血引流停止，在将部分血液引入贮血器泵后夹闭下腔静脉插管。体外循环机将泵出的血液通过上腔静

脉逆行灌注至头部。初始的流量较低，逐渐增加至 500mL/min，最大灌注压为 25~30mmHg，将从头部回流的血液用冠状吸引回收入贮血器。

如果有必要，可以在停循环期间阻断 RCP，以便在吻合主动脉远端时获得理想的术野。吻合完成后，就由人造血管的侧支做动脉灌注，而静脉恢复引流的角色，夹闭动脉与静脉管路之间的血管桥（图 3.4c）。此时就回归到标准的体外循环，开始复温。

## 选择性顺行脑灌注

SACP 是指在下半部躯体停循环期间正向灌注脑组织，从而在较高的体温状态下获得更长时间、更安全的停循环。

一些医生喜欢在无名动脉插入动脉管，而我们发现，腋动脉插管的一个额外优势就是动脉插管不占用术野。腋动脉插管的位置是在三角胸肌间沟，与胸骨正中切口不在同一位置，将一段直径 8mm 的 Gortex 管道缝合在腋动脉的侧壁，然后经此灌注（图 3.5a）。静脉引流则使用置于右心房内的二级静脉管，在体外循环开始时即开始降温。在降温期间，将无名动脉和左颈总动脉起始部游离出来，以备阻断。可以将无名静脉切断以获得更理想的术野，但多数情况下无此必要。

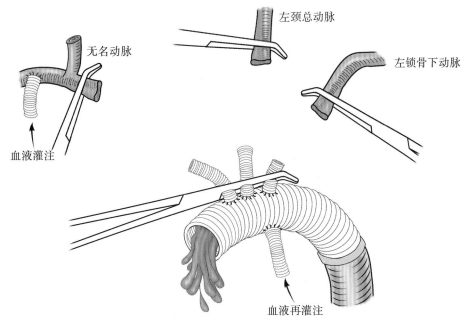

图 3.3

达到目标温度后将流量降至 10mL/（kg·min），横断主动脉，并阻断无名动脉（图 3.5b）。我们常规同时阻断左颈总动脉以提高脑部灌注压，改善脑灌注。也可以考虑暂时保持左颈总动脉开放，观察左侧脑血氧饱和度，如果下降过多则阻断左颈总动脉。完成主动脉弓重建后，放开无名动脉阻断钳，逐步增加流量至全流量。在充分排气后，将人造血管的近心端阻断，在存在压力负荷的情况下，检查远心端吻合口的出血情况，然后开始复温。

## 复 温

将患者体温恢复至接近正常是与降温和停循环一样关键的步骤。密切观察各种生命体征，包括平均动脉压、pH、血糖、血细胞比容，脑血氧饱和度监测有利于避免进一步的脑组织缺血–再灌注损伤。RCP 或 DHCA 的病例，建议将顺行血流灌注的位置选定在用于弓重建的人造血管的侧支上（图 3.6）；而采用 SACP 的病例，则建议将灌注位置选定在腋动脉，这样，当无名动脉的阻断钳放开后，即可全流量复温。对于大体重或主动脉弓较小的患者，建议在人造血管的侧支上增加一个灌注位点，以保证体外循环流量，优化心排出量。

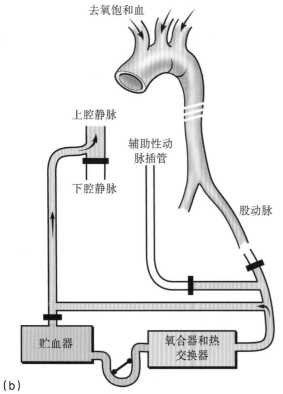

（a）

（b）

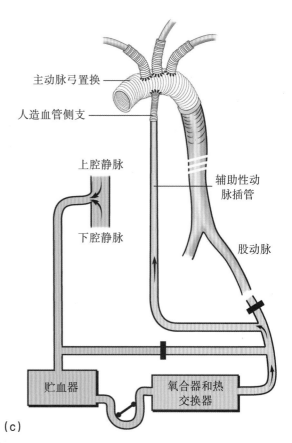

（c）

图 3.4

在此阶段，应检查远心端吻合口的出血情况。对于全弓重建的患者（与半弓重建相对），我们更倾向于选择多分支的人造血管，将左颈总动脉和无名

动脉的重建置于复温阶段，因此就有必要在人造血管的侧支上增加一条灌注通路。在复温期间，完成所有在近心端需要完成的操作（瓣膜置换、根部重建等）。注意避免头部复温过高，灌注头部的动脉血温不要超过 37℃，在这样的情况下，往往难以将全身温度恢复至正常水平，因此，体外循环停机时，中心温度往往只有 35~36℃。

## 止　血

前文已述及，对于需要低温的主动脉手术，术后止血非常具有挑战性。首先，全程高度仔细的外科操作及警觉性是非常重要的，这种认真应始于切开皮肤、锯开胸骨之时，应尽可能做到无血操作，尤其是对于再次手术。完成每一个位点的吻合后，都应在压力负荷下检查出血情况，这个压力可以是来自主泵的动脉血灌注，也可以是来自停搏液的灌注。我们医院在可能的情况下，会尽量避免使用一些局部的止血药物，有研究表明，这些药物的使用有可能造成吻合口假性动脉瘤的形成，使再次手术变得更为困难。我们医院所有的这类患者，在体外循环结束后，都给予血栓素 A2 滴注，而我们也采用较

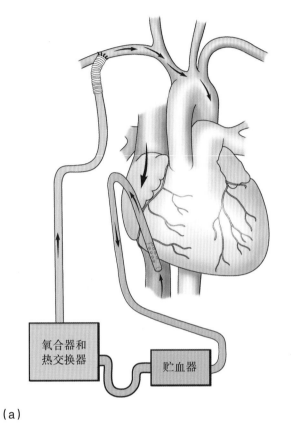

（a）

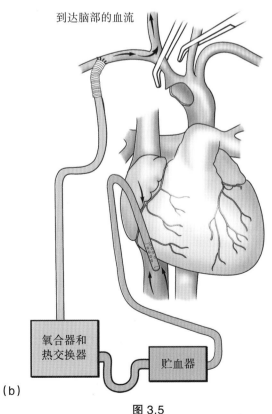

（b）

图 3.5

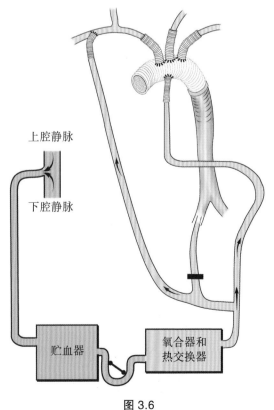

图 3.6

为激进的血制品输注策略。来自"创伤登记和大量输血方案"的数据明确表明：均衡输注机采血小板、冷沉淀和血浆有利于改善凝血功能。主动脉手术，尤其是采用了停循环技术的病例，其管理与创伤管理相似，因此，几乎所有患者在关胸之前都会给予鱼精蛋白及同样的血制品，从而确保充分止血。最后，此类患者的手术通常不需要开放双侧胸腔，因此心包压塞的问题必须重视，我们在每一个吻合口附近和心包腔内都会放置引流管。

## 术后管理

这类手术的术后管理与其他心脏手术无异，但有几点建议。密切监测心排出量、充盈压及动脉压，可用多种方法来维持正常体温，包括输液加热器、气体温毯等。应尽力避免低氧血症、低血压、低灌注，这些问题将会加重脑部缺血 – 再灌注损伤。术后 12~24h 可较为宽松地使用血管收缩药物、正性肌力药物及胶体，以改善脑灌注。虽然有随机研究证明，保守性输血策略有助于提高心脏外科手术的安全性；但在此方面，尚无关于停循环下主动脉手术的随机研究。因此，我们鼓励输注红细胞，将血红蛋白维持在 90~100g/L。一旦体温恢复至正常水平，应停用镇静药物并行全面的神经系统评估；当循环呼吸功能改善、生命体征稳定后，可逐步撤离呼吸机。

## 疗　效

极度低温（<14℃）和深度低温（14~20℃）使主动脉手术更为安全，同时提供了停循环期间的脑保护。与 DHCA 相比，极度低温由于获益有限，且存在一些实质性的风险，已被逐渐弃用；而 DHCA 被常规采用，且证实是一种安全的技术手段，尤其是将停循环时间控制在 30~40min 时。大型主动脉手术研究的报道显示：单纯应用 DHCA 即可获得出色的疗效，而死亡率和永久性脑卒中发生率低于 5%，10 年生存率达到 70% 以上。但也有研究表明，

即使停循环时间少于 30min，隐性神经系统损伤的发生率也依然超过 30%。鉴于此，我们仅在特殊的情况下使用此技术，例如由于解剖问题，或由于破裂、假性血管瘤形成而难以选择理想血管进行插管时。

RCP 是最早期提出的在 DHCA 期间进行脑保护的方法。即使停循环时间较长（60min），RCP 依然较单纯的 HCA 表现出更低的脑卒中发生率和死亡率。然而，临床和实验室研究发现，RCP 的这些"优秀表现"并不确实，甚至有存在某种创伤的可能性。动物模型研究证明：上腔静脉和脑循环之间存在大量的静脉侧支，因此在 RCP 期间可能造成血液的分流，影响脑部降温，而无法有效灌注大脑。近期的研究发现：RCP 虽然可能降低死亡率和脑卒中风险，但并不能降低一过性神经系统功能紊乱的风险。因此，我们医院较少使用此技术，仅对需要较短时间停循环、行半弓重建的年轻患者使用。

无论是单侧还是双侧 SACP，都可以明显改善脑保护，优于单纯使用 DHCA 或 RCP，尤其是对于那些需要延长停循环的复杂病例，这一优势更为明显。该技术提出之初，是将一条导管直接送入头部血管的开口处，但目前大多数医院采用腋动脉或无名动脉插管作为动脉回路。很多研究证明 SACP 有着非常出色的疗效，其死亡率、脑卒中发生率及一过性神经系统功能紊乱发生率均低于 5%。我们在超过 90% 的主动脉弓手术中应用 uSACP 技术，而 bSACP 是欧洲国家的主流选择。临床研究数据质疑 bSACP 优于 uSACP 的观点，但也有研究支持这一观点，并认为在延长 HCA 时间时，bSACP 的优势更为明显。最重要的一点是，SACP 允许在 HCA 期间有较高的体温，有研究证明，在中低温（20~28℃）情况下，应用 SACP 可以获得安全、可靠的疗效。在我们医院，我们常规在 26℃ 下应用 SACP 进行半弓和全弓重建，对于复杂病例则采用深低温。目前，有关中低温 SACP 安全性及有效性的研究，以及结合 RCP 或 SACP 的 DHCA 与 SACP 的比较研究正在进行中。

# 延伸阅读

1. Bonser RS, Wong CH, Harrington D, et al. Failure of retrograde cerebral perfusion to attenuate metabolic changes associated with hypothermic circulatory arrest. J Thorac Cardiovasc Surg, 2002(123): 943–950.

2. Ergin MA, Uysal S, Reich DL, et al. Temporary neurological dysfunction after deep hypothermic circulatory arrest: a clinical marker of long-term functional deficit. Ann Thorac Surg, 1999(67): 1887–1890.

3. Gega A, Rizzo JA, Johnson MH, et al. Straight deep hypothermic arrest: experience in 394 patients supports its effectiveness as a sole means of brain prese-rvation. Ann Thorac Surg, 2007(84):759–766.

4. Kayatta MO, Chen EP. Optimal temperature management in aortic arch operations. Gen Thorac Cardiovasc Surg, 2016(64): 639–650.

5. Leshnower BG, Myung RJ, Kilgo PD, et al. Moderate hypothermia and unilateral selective antegrade cerebral perfusion: a contemporary cerebral protection strategy for aortic arch surgery. Ann Thorac Surg, 2010(90): 547–554.

6. Sundt TM 3rd, Orszulak TA, Cook DJ, et al. Imp-roving results of open arch replacement. Ann Thorac Surg, 2008(86): 787–796.

# 第 4 章
# 术中心肌保护

*Richard D. Weisel*　*Terrence M. Yau*

## 发展史

20 世纪 50 年代,多伦多的 Bigelow 提出在心脏外科手术中应用低温疗法保护心肌。深低温停循环技术的应用为复杂先天性心脏病手术提供了基础保障。1955 年,Melrose 率先应用心脏停搏技术进行心内畸形矫治。遗憾的是,高钾导致心肌坏死,使得人们在早期就放弃了心脏停搏技术。其后,人们采用冠状动脉直接灌注并诱发心室颤动(简称"室颤")用于心肌保护,但术野条件差,而且有报道指出该技术会带来心肌损害,这促使临床医生去寻找更理想的心肌保护替代方案。对于冠状动脉手术,人们应用顺序主动脉阻断技术来完成远心端吻合,但需要进行主动脉内球囊反搏,并可能导致致命的心内膜下心肌坏死,这同样引发关注。

20 世纪 70 年代,晶体心脏停搏液开始用于心内直视手术,它能降低心脏温度并保护心肌,Tyers、Roe、Gay、Bretschneider 提出了一系列的停搏液配方。80 年代,Follette 和 Buckberg 通过动物实验提出,血液是含钾停搏液最好的载体。含血停搏液可以为缺血的心肌提供氧和营养,比晶体停搏液有更适宜的渗透压、更好的缓冲能力,并有抗氧自由基能力。在多伦多,Fremes 和同事证明含血停搏液较晶体停搏液有更好的临床效果。90 年代,人们开始使用温血灌注液,全世界的相关学者对其效果进行了评估。另外,也有很多临床试验比较了顺行灌注、逆行灌注及顺逆结合灌注。这些研究为外科医生个性化应对不同患者的心肌保护提供了选择。

本章将回顾当前心肌保护的概念及其背后的理论基础,涉及的代谢和生理方面的问题,还将讨论不同灌注方式的优点与缺点,以及不同的心脏停搏液成分的临床效用。外科医生不但可以用心脏停搏液让心脏停止跳动而不损伤心肌,还可以在手术结束后让缺血的心肌恢复跳动,恢复正常的代谢和心室功能。

## 心脏停搏液

### 含钾心脏停搏液的发展

Melrose 和同事在 1955 年提出含钾停搏液,其配方中含有 240mmol/L 的钾。1957 年,Donald Effler 成为第一位应用这种含钾停搏液进行手术的医生。遗憾的是,这一停搏方法很快就被弃用了,因为病理学结果提示该停搏液会造成严重的心肌损害。1973 年,Gay 和 Ebert 再次提出高钾停搏液,但此时钾的浓度仅为 Melrose 和 Effler 所用停搏液的 1/10,曾在先前病例中出现的严重心肌炎性反应消失了。于是低浓度含钾晶体停搏液成为临床上最常用的配方,可以在心脏手术过程中使心脏停止机械活动。

### 含血停搏液和晶体停搏液

早期优化晶体停搏液的手段是在停搏液中加入氧。此后不久出现了以血液作为停搏液主要载体的配方。这种停搏液不仅可以更有效地携氧，而且具有更高效的缓冲能力，减轻心肌水肿（因为提高了渗透压），并减轻了血液稀释。此外，血液中含有相当数量的内源性自由基清除剂，可帮助减轻缺血－再灌注损伤。

这些优势促使很多医生在 20 世纪 80 年代开始使用这种含血停搏液。Fremes 和同事在多伦多进行了含血停搏液与晶体停搏液的临床随机对照研究，这是关于含血停搏液的首批支持性研究之一。对于行择期冠状动脉旁路移植术（CABG）的患者，含血停搏液可使心肌在主动脉阻断期间保持有氧代谢，再灌注后乳酸的生成量下降。对于低风险的患者，这种改善心肌代谢的方法并没有显示出明显的临床优势；但对于存在不稳定性心绞痛的高危患者，使用含血停搏液可明显降低围手术期心肌梗死、低心排出量综合征及死亡的发生率，其疗效明显优于晶体停搏液。

然而，一些医生报道使用单剂晶体停搏液，包括 del Nido 停搏液（一种细胞外溶液）和 Custodial 停搏液（一种细胞内溶液）同样可以获得良好的效果。这些停搏液主要用于儿童和罹患瓣膜病的成人患者，对于冠状动脉手术是否安全、有效则没有很多的数据支持，毕竟稍稍不理想的心肌保护就会给冠状动脉疾病的患者带来严重的不良后果。

## 含血停搏液的血液稀释

最初的含血停搏液是使用独立的滚轴泵和热交换器，将从主泵管引出的氧合血与晶体停搏液以不同的配比进行混合，如 2:1、4:1、8:1 等。从 90 年代初期开始，人们逐渐开始使用极高含血浓度的含血停搏液，而降温幅度在减低。事实上，目前一些医生使用几近全血的停搏液，其中增加必要的电解质，如钾和镁。Menasche 证实：这种无稀释的含血停搏液可有效减少晶体液的灌注，从当初的 750mL 降至 100mL 以下；更重要的是，这种全血停搏液有充分的内源性缓冲能力，无须再添加额外的缓冲物质。自该结果发表后，停搏液的晶体成分被显著简化，目前只有钾、镁和地塞米松。

Yau 比较了 8:1 含血停搏液和微稀释全血停搏液（66:1）对于单纯 CABG 手术的影响。1980 例患者经过倾向性配对比较后发现：各组的晶体使用量均有显著下降 [8:1 组：（437±88）mL；微稀释组：（45±32）mL]。晶体液使用量的下降减轻了心肌水肿，微稀释组 CABG 患者使用高剂量正性肌力药物和主动脉内球囊反搏（由于低心排出量综合征）的比例显著下降。

## 含代谢底物的心脏停搏液

多项临床前期研究发现，缺血时间延长会导致三羧酸循环中间产物（包括谷氨酸和天冬氨酸）耗竭。在使用冷含血停搏液时可见这种现象，它将导致术后心肌代谢和心功能恢复延迟。Rosenkranz 和同事的一项研究发现，在停搏液中加入谷氨酸和天冬氨酸可加快心肌代谢功能的恢复。但有研究指出：对于 CABG 患者，在停搏液中加入谷氨酸和天冬氨酸，不会带来心肌细胞代谢及心室功能的改善。

另一项代谢干预临床研究是在停搏液中加入乳酸盐。在心脏停搏期间，心肌脂肪酸和葡萄糖（有氧代谢的重要底物）的氧化过程受阻，而在再灌注期，乳酸盐易于转化为有氧代谢的底物——丙酮酸盐。一项临床随机对照研究发现，在停搏前及停搏期间输注乳酸钠林格液可显著改善心肌代谢功能和心功能，减轻围手术期缺血性损伤。过去几十年间，人们研究了将多种代谢底物作为停搏液添加物质，但总体而言，由于缺少明确的临床获益而并未广泛使用。

# 心脏停搏液的温度

## 常温心脏停搏液

经典措施是在主动脉阻断期间，间歇性灌注低温（10℃以下）含血或晶体停搏液。冷停搏液可降低心肌代谢需求。在灌注同时，可根据心脏各区域的温度来判断停搏液灌注情况。一些医生喜欢在心脏周围放置盐水冰屑或使用变温毯来进一步降低心肌温度，但难以证实这种降温措施的益处，反而有时会在术后出现膈神经麻痹，增加呼吸系统并发症的发生率。

虽然低温可以很好地保护停搏的心脏，但是再灌注后心功能的恢复会因此延迟，一个可能的原因是低温抑制了心肌酶的活性，导致其在停搏后数小时仍处于钝化状态。1982 年，Rosenkranz 证实：在注射低温停搏液之前，初始采用常温停搏液诱发心脏停搏，可促进心脏代谢和功能恢复。Teoh 也证实：在主动脉开放前的最后一次停搏液灌注时，使用常温含血停搏液可以促进心肌细胞的代谢功能早期恢复，同时又可以维持心脏处于电机械停搏状态。大体而言，灌注常温停搏液可以使温度依赖的线粒体酶更早恢复功能，迅速恢复有氧代谢并使三磷酸腺苷（ATP）生成增多，对于尚未恢复机械运动的心肌细胞而言，ATP 的供给有利于修复细胞损伤，增加能量储备，而不是维持非必需的收缩活动。在 80 年代后期，多伦多的学者提出标准化的心肌保护措施，包括：间歇灌注冷含血停搏液和最后一次常温停搏液灌注；如果术前存在心肌缺血，在温血停搏液中加入代谢底物。

## 常温心脏外科手术的发展

早在 1978 年，Behrendt 就证实心脏停搏液对心肌的基本保护作用与低温无关。与单纯的高钾停搏相比，降低心脏的温度并不能在很大幅度上进一步降低心肌氧需。1991 年，Lichtenstein 等探索了初始和末次灌注常温停搏液的获益情况，并提出常温心脏外科手术的概念。基于众所周知的低温停搏液的缺点（损害线粒体的产能、代谢底物利用不良、细胞膜损害），Lichtenstein 建议在心脏手术期间，包括主动脉阻断期间，将体温维持在 37℃，以利于主动脉开放后心肌代谢功能和心功能的恢复。几近持续灌注的含血停搏液为心肌代谢提供了能量供给。Buckberg 等在狗动物模型上证实了这一策略的可行性和潜在有效性。当心脏在 37℃停搏后，心肌氧耗从 5.6mL/（min·100g）降至 1.1mL/（min·100g）。将心脏温度降至 18℃后，心肌氧耗从 1.1mL/（min·100g）降至 0.31mL/（min·100g）。

1991 年，Lichtenstein 等发表了连续 121 例 CABG 手术的疗效，这些患者均采用常温停搏液顺行灌注。在与 133 例采用传统低温灌注策略病例的比较中发现，常温策略组的围手术期心肌梗死发生率和术后主动脉内球囊反搏的使用率均低于传统组。虽然常温组死亡率低于传统组（0.9% vs. 2.2%），但没有统计学意义。1994 年，Naylor 报道了一项涵盖 2000 例 CABG 的前瞻性随机对照研究结果，比较了常温和低温停搏液的效果。虽然在死亡率和心肌梗死发生率上没有显著差异，但常温组术后低心排出量综合征的发生率显著低于低温组。Yau 等也证明：在术后早期心肌收缩末期弹性、前负荷补充搏功（preload recruitable stroke work），以及术后舒张早期松弛功能等方面，常温组优于低温组。

## 优化的心脏停搏液温度

常温停搏液有助于术后早期心肌细胞代谢功能和心功能的恢复。但遗憾的是，停搏液分布不充分，以及在远端血管吻合时被迫中断停搏液的灌注会导致无氧代谢增加及热缺血。为了避免这些创伤，Yau 等比较了 29℃（中低温组）含血停搏液与 37℃（常温组）和 4℃（冷血组）停搏液（心肌温度分别为 37℃和 18℃）在 72 例单纯行 CABG 手术的患者中的疗效。在心肌氧耗和无氧乳酸释放方面，常温组最高，中低温组居中，冷血组最低。他们也证实：在再灌注时，常温与中低温逆行灌注可以获得较高的乳酸洗脱；而左心室每搏做功指数在常温和中低温顺行灌注时表现最佳，优于冷血顺行灌注。因此，常温和中低温技术是优于冷停搏液灌注的。但需要说明的是，与常温灌注不同，中低温顺行灌注在中断灌注期间可以获得更理想的保护作用。在避免低温损伤方面，中低温组心肌功能的恢复速度远远超过冷血组。基于这些研究结果，大多数医生不会采用冷血停搏液，相反，更加温热的心脏有更好的耐受力。那些偏爱常温灌注的医生目前多容许心脏温度有所变化。这些折中的措施有助于兼顾脑及心脏的保护。

# 心脏停搏液的灌注方式

## 顺行灌注

标准的停搏液灌注方式是在主动脉根部以 70~100mmHg 的压力顺行灌注。灌注时，在升主动脉中段选择灌注点，插入 12G 的停搏液灌注管；在两次灌注之间，同样使用这个灌注管进行主动脉根部引流。为了使心肌充分地停止电机械活动，灌注液的初始剂量通常为 500~1000mL（如果左心室肥厚需加量）。其后，可间歇性顺行灌注停搏液，使心脏保持停搏状态，直到完成全部血管桥远心端、近心端的吻合。对于瓣膜手术，可以每 15~20min 灌注一次。

顺行灌注最令人担心的问题是如果冠状动脉近心端存在严重狭窄，则狭窄远端区域心肌有可能灌注不充分（当静脉桥吻合尚未完成或在最后将胸廓内动脉吻合在左前降支时）。再次行 CABG 时，主动脉根部顺行灌注有可能导致大隐静脉桥栓塞。顺行灌注的其他一些局限性表现在瓣膜手术时。如果患者存在严重的主动脉瓣反流，经主动脉根部进行顺行灌注可能是无效的，反而会导致左心室膨胀。对于这类患者，应在阻断主动脉后，尽快切开主动脉根部，经冠状动脉口直接灌注停搏液。但是，其后的直接灌注可能模糊手术野，使瓣膜植入难以操作。

## 经冠状静脉窦逆行灌注

80 年代初，经冠状静脉窦逆行灌注（逆灌）方式开始在临床应用。实验室研究证明了这一入路的可行性，于是其被广泛采用，尤其是对瓣膜病和再次 CABG 的患者。在主动脉瓣手术中，选择逆灌可以避免经冠状动脉窦口的直接灌注；在二尖瓣手术中，二尖瓣的牵拉不会影响逆灌操作，相反顺灌却会受到影响。对于再次 CABG 手术，逆灌可以避免原血管桥内发生栓塞。

为获得理想的逆灌效果，将逆灌管经右心房置入冠状静脉窦。通过触摸和测压可以确定灌注管的位置。逆灌管尖端有一个柔软的自膨胀气囊，有助于将灌注压维持在一个可接受的水平（40mmHg 或稍低）；在保证心肌灌注效果满意的同时，这个气囊还可以帮助避免出血、水肿及冠状静脉窦破裂。如果需要切开右心房，则可以直视下置入逆灌管，并在冠状静脉窦口基底部做一荷包缝线固定插管位置，防止导管移位或停搏液反流入右心房。

## 顺行与逆行灌注结合

顺灌受限于狭窄的冠状动脉，而逆灌在灌注右心室时缺乏可靠性、灌注左心室时不均匀。将两者结合起来，有助于克服单一灌注方式的固有局限性，大量的随机对照研究证明了这种结合灌注方式的有效性。在主动脉阻断期间，逆灌可以持续进行，仅在需要改善术野时短时暂停。在完成全部桥血管的近心端吻合后，可给予顺灌，通过自身的冠状动脉和静脉桥灌注全部心肌。该方式的缺点是：在每一次顺灌前，都需要将主动脉根部的气体彻底排出，这些操作会浪费一定时间，而且如果排气不彻底，有冠状动脉进气的风险。

另一个综合灌注的方法是在持续逆灌的同时，顺灌每一个已经完成远心端吻合的静脉桥。利用经食管超声心动图（TEE）的对比成像，可以确定停搏液灌注是否充分。实时定量评估心肌灌注有助于外科医生调整操作策略，确保停搏液的均匀分布。采用 TEE 的一项研究发现：在相同灌注流速的情况下，顺灌比逆灌的心肌分布更为均匀；而无论采用哪一种灌注方式，右心室的灌注都欠理想。该研究还显示：同时进行顺灌和逆灌的效果最稳定，左心室前壁和右心室可以获得最理想的灌注效果，优于单独行顺灌或逆灌时。

## 灌注心脏停搏液的技术要点

主动脉和静脉插管置入后，用 4-0 聚丙烯缝线在右心房中部（房室沟旁 2~3cm）或右心耳基底部缝制荷包，用于插入并固定逆灌管；用 4-0 聚丙烯缝线在升主动脉中段前壁做褥式或“8”字缝合，用于插入和固定顺灌管。常规的顺灌管是一个 12G 双接头的插管，可以连接停搏液管路和主动脉根部引流管路。在行 CABG 时，无论是采取顺灌还是逆灌，主动脉根部引流都有助于有效的左心室减压。在瓣膜病手术时，则通常使用左心房或左心室直接引流。

可以在体外循环开始前最先置入顺灌管，逆灌管可以经右心房荷包插入，用手指感受逆灌管管头的位置。向冠状静脉窦内送入时务必仔细，将心脏向前轻轻托起有助于置管（下腔静脉由于插管的存在而保持相对固定），在测压管冲管的同时，头端的自膨胀气囊将会张开，将中央管腔中的空气抽出，通过测压管与压力传感器连接，调零备用。如果逆灌管插入过深，气囊将会堵闭后室间隔静脉，导致属区灌注不足。如果灌注管的位置合适，冠状静脉窦内的压力应在 25~35cmH$_2$O。在移动心脏时，尤其是在左心室外侧壁进行操作时，一定要注意避免逆灌管移位。灌注师应密切注意冠状静脉窦压力以确保逆灌效果可靠。

如果拟行主动脉瓣或主动脉根部手术，可以在切开主动脉后，将一个柔软的 4~7Fr 灌注管送入冠状动脉内进行直接灌注。一般情况下，这一灌注是间歇性的，由外科医生管理灌注管可避免将灌注管长时间滞留在冠状动脉内；过长时间的滞留可引起冠状动脉损伤，但其发生率很低，如果发生，往往是在数月后，在近心端出现新的冠状动脉狭窄，狭窄部位正是在灌注管尖端或稍远。尽管如此，当进行复杂或长时间的手术时，尤其是需要游离冠状动脉扣的主动脉根部手术时，可将灌注管置于冠状动脉窦口内，用 5-0 聚丙烯线结扎固定，这样就可以持续低流量顺灌停搏液。此方法可以非常理想地保护心肌，也不需要外科医生因此分神，而且灌注液也不会流入术野。

此外，很多外科医生喜欢在主动脉瓣或根部手术时采用逆灌，因为这样无须进行冠状动脉直接插管，使术野不受到额外插管的干扰；唯一需要注意的是，应避免灌注液从冠状动脉流入术野。

在行 CABG 时，尤其是当患者为急性心肌缺血时，可以在完成了静脉桥远心端吻合后，将静脉桥的近心端与灌注管路连接，这有助于迅速恢复灌注。对于急性心肌梗死，最佳的停搏液灌注流速尚不清楚，但低压和低流速可以限制无复流现象。

## 心肌保护的辅助策略

早期的心肌保护策略旨在降低与 CABG 手术相关的风险，包括缺血 - 再灌注损伤。随着心脏停搏液成分、温度、血流方向及流速等参数经过不断修正，在心肌保护方面已经达到接近理想的程度，可以说，一个较为健康、拟行择期 CABG 的患者，其所面临的死亡和并发症风险很低。但即便如此，传统的心肌保护策略仍不足以应对高风险患者的心脏手术。要改善这类患者的疗效，需要药物的辅助，并在心脏停搏液中增加特殊药物。

### 心肌预处理

■ **缺血预处理** 是指通过短时的心肌缺血来拮抗其后长时间心肌缺血给机体带来的负面影响。缺血预处理是一种强有力的内源性心肌保护措施。在 CABG 手术前，可通过间歇性阻断主动脉来诱导缺血预处理。但是，这一方法目前还未被证实有益，甚至存在危险。

■ **远隔缺血适应（RIC）** 已经证实可以成功诱导缺血预处理，并带来心肌保护作用。其做法是指在心脏手术前，使上肢或下肢短时缺血。将血压袖带置于上肢或下肢，通过无创的充气阻断血流方法来实现短时缺血，现已批准在临床应用。更为重要的一点是，RIC 刺激的时机可以适用于大多数临床急性缺血 - 再灌注损伤，在心肌缺血前（称为远隔缺血预适应）、缺血后（称为远隔缺血期适应），甚至再灌注时（称为远隔缺血后适应）均可诱导。现已有商品化的装置用于心脏手术前的 RIC。关于 RIC 保护心肌的机制，目前并不清楚。人们认为是一种血源性因子将心肌保护信号从 RIC 部位传递至需要保护的器官，有两种现象支持这一说法：①缺血心脏冠状动脉系统回流血液及来自动物模型的血液可以保护自体心脏免受缺血 - 再灌注损伤，这提示可能存在具有保护功能的体液因子；②当某一远隔的脏器经过缺血预处理后，需要一些时间才能使心肌"被保护"，这提示这种保护性刺激需要预处理部位的血液流出该器官，进入循环系统，再到达心脏，才能起到保护作用。还有动物研究指出：RIC 可调动内源性血管内皮祖细胞、间叶细胞和造血干细胞进入梗死区，减小梗死范围，增加血管再生，改善心脏功能。未来需要更多的研究以明确 RIC 获益的机制。

一项早期临床研究（在上肢以 200mmHg 加压袖带 5min，然后放气，反复 3 次）表明：对成人行择期 CABG 的患者，手术前行 RIC 可以降低围手术期心肌损伤（肌钙蛋白 T 释放减少 43%）。其后的研究结论不一，需要大型随机对照研究以确认 RIC 的效果。

几项关于药物的研究发现：可用药物模拟缺血预适应，而无须缺血刺激，这些药物包括腺苷、肾上腺素受体激动剂、缓激肽、米力农及阿片类药物。遗憾的是，部分药物有明显的毒性作用或产生了不希望出现的副作用。

■ **腺　苷**　被认为是缺血预适应现象的中间产物，在多种机制引起的心肌缺血和再灌注期间可产生明显的心肌保护作用。实验发现：腺苷可激活心肌细胞 A1 和 A3 受体，从而减小心肌梗死面积，改善缺血后心肌细胞的动力状态，减少血小板和中性粒细胞对冠状动脉内皮的黏附。临床研究发现：在 CABG 手术中，将腺苷加入心脏停搏液（其剂量要求是不降低血管阻力），可以增加术后心肌细胞中 ATP 浓度，改善心肌功能，减少肌酸激酶（CK）MB 同工酶释放，结果优于对照组。一项大型多中心随机对照双盲试验发现：使用含腺苷的心脏停搏液可降低围手术期心肌梗死发生率，减少术后对主动脉内球囊反搏的需求。但是，腺苷并不能减少对正性肌力药物的需求，而这一点却是这一试验预设的主要终点事件。含腺苷的心脏停搏液可以加速心肌缺血的恢复，但目前并不清楚合理的使用剂量及给药环境。

■ **含腺苷 - 利多卡因或腺苷 - 普鲁卡因的心脏停搏液**　一项小型单中心研究显示，其可以加强心肌保护。细胞极化停搏被认为可降低 $Na^+$ 和 $Ca^{2+}$ 负荷，改善血管收缩及内皮细胞功能紊乱，减少再

灌注损伤导致的心律失常及收缩钝化。但这一结论还有待大型对照研究来定音。

■ **阿卡地新**　是一种腺苷调节药物，可仅在缺血区增加腺苷的浓度，从而达到保护心肌的作用。RED-CABG 是一项大型多中心随机双盲、安慰剂对照试验，纳入了 3080 例高危 CABG 患者，评估了阿卡地新的心肌保护作用。结果显示该药并不会降低死亡率、非致死性卒中或严重左心功能不全的发生率。

■ **预防钙超载**　可以降低缺血 - 再灌注损伤。MENG-CABG Ⅱ 试验纳入了 3023 例高危 CABG 患者，评估了一种嘌呤（P2）受体拮抗剂，发现其无法降低死亡率或致死性心肌梗死［定义为 CK-MB 同工酶片段浓度达到 100ng/mL（μg/L）以上或出现新 Q 波］的发生率。虽然临床前期试验发现，这一方法可以防止再灌注期间的钙蓄积，有较好的应用前景，但其在心脏外科手术时的合理剂量和给药途径尚不清楚。

### 含胰岛素心脏停搏液

主动脉阻断诱导了无氧代谢的发生，再灌注期间持续的乳酸释放说明了有氧代谢恢复的延迟，这是术后心室功能紊乱的预测因素。一项试验结果显示：胰岛素通过刺激限速酶（丙酮酸脱氢酶），可加速心肌再灌注损伤后由无氧代谢向有氧代谢的转换节奏，加快 ATP 的生成速度。一项针对 56 例择期 CABG 手术患者的随机对照研究发现：在停搏液中加入 10U/L 胰岛素可以迅速转换为有氧代谢的乳酸摄取，而安慰剂对照组则是持续的乳酸释放。术后 2h，在充盈压相同的情况下，胰岛素组的左心室每搏做功指数高于对照组。一项募集了 1126 例因不稳定性心绞痛而行亚急诊 CABG 的随机对照研究，以术后低心排出量综合征和（或）心肌梗死（心肌酶升高）作为主要的复合终点事件，结果显示两者无显著性差异（胰岛素组：30%，安慰剂组：26%；$P=0.2$）。虽然应用胰岛素控制血糖是临床常规，但有助于心肌保护的剂量和给药方式尚不清楚。

### 卡立泊来得

$Na^+$-$H^+$ 交换泵（NHE-1 同型体）可以限制细胞内 $Na^+$ 堆积，这一作用可以被卡立泊来得抑制，从而预防缺血损伤后钙超载，减小梗死面积，加速心室功能的恢复。Expedition 试验是一项多国双盲随机对照研究，探讨卡立泊来得对 5761 例高危 CABG 患者的效用。由于该药物可显著降低心肌梗死的发生率，因此上述研究被数据及安全监测委员会提早终止。5d 时的心肌梗死发生率从安慰剂组的 19% 降至试验组的 14%（$P=0.000\ 005$）；但是试验组脑血管事件的发生率（4.5%）高于安慰剂组（2.5%，$P=0.02$），且导致死亡率增加。卡立泊来得可以降低缺血损伤的发生率，但增加卒中风险，原因不清。因此 $Na^+$-$H^+$ 交换抑制剂不太可能在临床中用于心肌保护。

### 减轻炎性反应

心脏外科手术使补体激活（通过补体 C3 和 C5），导致围手术期炎性反应，出现血管收缩、血管渗漏、白细胞活化和心肌损伤。补体激活抑制剂可以调节炎性反应和组织损伤。培克珠单抗（pexelizumab）是抗 C5 抗体片段，可有效阻断 C5，进而阻断 C5a 和 C5b~9（膜攻击复合体）的生成。PRIMO-CABG Ⅰ试验显示：对于行 CABG 手术的患者，应用培克珠单抗可将死亡或心肌梗死风险降低 18%（$P=0.07$）。亚组分析显示，存在 2 种以上风险因素的患者获益最大。PRIMO-CABG Ⅱ试验是一项针对 4254 例存在 2 种或 2 种以上风险因素、同期行或不行瓣膜置换的 CABG 患者的随机对照研究。研究人员发现：以死亡和心肌梗死作为复合终点事件，试验组和对照组之间无显著性差异（分别为 15% 和 16%，$P=0.2$）；分别以死亡和心肌梗死作为独立终点事件也没有显著性差异。

## 其他心肌保护方法

在过去的 30 年间，心肌保护的演进主要是聚焦于优化心脏停搏液诱导的电机械活动停止。虽然已经取得很大的进步，但仍有一些医生采用传统手段进行心肌保护，在无法应用心脏停搏液的情况下，这些方法具有一定的价值。

### 间歇性缺血停搏

一些心脏手术可以在短时间内间歇性阻断主动脉且不使用心脏停搏液的情况下完成。虽然可以获得较为干燥的术野，但事实上很难获得彻底的机械活动停止。在冠状动脉手术时，阻断主动脉来完成远心端吻合，然后放开主动脉阻断钳，恢复一段时间的再灌注以偿还氧债，这一时间与阻断时间相同。在心肌缺血期，降低血压以减少心肌氧耗。恢复灌注后，半阻断主动脉，完成近心端吻合。

虽然这一技术可以视为缺血预处理，但存在一些缺点。虽然降低了血压，但在主动脉阻断期间，心脏多为室颤状态，导致心肌氧耗增加，加重梗阻点以远区域的心肌缺血。更为严重的是，将心脏反复暴露于缺血－再灌注的状态会增加心肌缺血性损伤。对于存在弥漫性动脉粥样硬化的患者，反复阻断主动脉会增加脑梗死的风险。尽管如此，一些医生仍然报道了良好的预后，即使对于高危患者，其结果也等同于使用心脏停搏液。

### 低温室颤性停搏

有研究显示：在低温、心室充分引流的情况下，给予室颤心脏以 80~100mmHg 的灌注，可以减少心内膜下缺血。在这样的情况下，可以通过控制局部血管来完成 CABG，而无须让心脏停搏，从而避免了停搏的并发症。Akins 等报道了 1980—1993 年的 3085 例患者在低温室颤性停搏下完成的心脏手术，死亡率为 1.6%，围手术期心肌梗死发生率为 2.5%，2.5% 的患者术后需要主动脉内球囊反搏。在这组病例中，371 例（12%）患者因心导管并发症而接受急诊手术。低温室颤技术为罹患严重主动脉粥样硬化而无法使用主动脉阻断钳的患者提供了更多的选择空间。远心端血管吻合可以在室颤停搏下完成，而近心端吻合则选择将桥血管与胸廓内动脉、无名动脉、主动脉弓和锁骨下动脉连接。

# 结 论

当前，术中心肌保护技术仍在不断演进。心脏停搏液配方、温度、灌注方式的优化使术中心肌保护获得了良好的效果，使相对稳定的患者在接受择期手术时面临的死亡和并发症风险明显降低。虽然这些患者并不能从心肌保护手段的优化中获得更多的益处，但进一步的优化会使心室功能差、术前心肌缺血的高风险患者同样能降低并发症和死亡的发生风险。不同种类的停搏液添加药物接受了大量病例的检验，但遗憾的是，关于哪一种药物可以更理想地改善心肌缺血和代谢、提高心脏功能，尚无定论。但研究者们始终希望在不久的将来，心脏能在停搏期保持正常的状态。

# 延伸阅读

### 心脏停搏液的发展

1. Cohen G, Borger MA, Weisel RD, et al. Intraoperative myocardial protection: current trends and future perspectives. Ann Thorac Surg, 1999(68): 1995–2001.

2. Fremes SE, Christakis GT, Weisel RD, et al. A clinical trial of blood and crystalloid cardioplegia. J Thorac Cardiovasc Surg, 1984(88): 726–741.

3. Guru V, Omura J, Alghamdi AA, et al. Is blood superior to crystalloid cardioplegia? A metaanalysis of randomized clinical trials. Circulation, 2006, 114(Suppl I): 331–338.

4. Lichtenstein SV, Abel JG, Slutsky AS and the Warm Heart Investigators. Randomised trial of normothermic versus hypothermic coronary bypass surgery. Lancet, 1992, 339(8804): 1305.

5. Yau TM, Ikonomidis JS, Weisel RD, et al. Ventricular function after normothermic versus hypothermic cardioplegia. J Thorac Cardiovasc Surg, 1993(105): 833–844.

### 心脏停搏技术的优化

6. Algarni KD, Weisel RD, Caldarone CA, et al. Microplegia during CABG was associated with less low cardiac output syndrome:a propensity matched comparison. Ann Thorac Surg, 2013(95): 1532.

7. Menasche P, Subayi J, Piwnica A. Retrograde coronary sinus cardioplegia for aortic valve operations: a clinical report on 500 patients. Ann Thorac Surg, 1990(49): 556–564.

8. Yau TM, Ikonomidis JS, Weisel RD, et al. Which techniques of cardioplegia prevent ischemia? Ann Thorac Surg, 1993(56):1020–1028.

### 预适应

9. Hausenloy DJ, Mwamure PK, Venugopal V, et al. Effect of remote ischaemic preconditioning on myocardial injury in patients undergoing coronary artery bypass graft surgery: a randomised controlled trial. Lancet, 2007, 370（9587）: 575–579.

10. Ramzy D, Rao V, Weisel RD. Clinical applicability of preconditioning and postconditioning: the cardiothoracic surgeon's view. Cardiovasc Res, 2006(70): 174–180.

### 心脏停搏的强化

11. Mentzer RM Jr, Birjiniuk V, Khuri S, et al. Adenosine cardioplegia trial//Adenosine myocardial protection: preliminary results of a phase II clinical trial. Ann Surg, 1999(229): 643–649.

12. Rao V, Christakis GT, Weisel RD, et al. Insulin cardioplegia trial//The insulin cardioplegia trial: myocardial protection for urgent coronary artery bypass grafting. J Thorac Cardiovasc Surg, 2002(123): 928–935.

13. MEND-CABG II Investigators, et al. Preventing calcium overload – MEND-CABG trial//Efficacy and safety of pyridoxal 5'-phosphate (MC-1) in high-risk patients undergoing coronary artery bypass graft surgery: the MEND-CABG II randomized clinical trial. JAMA, 2008(299): 1777–1787.

14. Mentzer RM Jr, Bartels C, Bolli R, et al. Cariporide – the Expedition trial//Sodium-hydrogen exchange inhibition by cariporide to reduce the risk of ischemic cardiac events in patients undergoing coronary artery bypass grafting: results of the EXPEDITION study. Ann Thorac Surg, 2008(85): 1261–1270.

15. Verrier ED, Shernan SK, Taylor KM, et al. Terminal complement blockade – Primo CABG I//Terminal complement blockade with pexelizumab during coronary artery bypass graft surgery requiring cardiopulmonary bypass: a randomized trial. JAMA, 2004(291): 2319–2327.

16. Smith PK, Shernan SK, Chen JC, et al. Terminal complement blockade – Primo CABG II//Effects of C5 complement inhibitor pexelizumab on outcome in high-risk coronary artery bypass grafting: combined results from the PRIMO-CABG I and II trials. J Thorac Cardiovasc Surg, 2011(142): 89–98.

17. Newman MF, Ferguson TB, White JA, et al. Acadesine–RED-CABG trial//Effect of adenosine-regulating agent acadesine on morbidity and mortality associated with coronary artery bypass grafting: the RED-CABG randomized controlled trial. JAMA, 2012(308): 157–164.

# 缺血性心脏病的外科治疗

**Surgery for ischemic heart disease**

# 第 5 章
# 体外循环下冠状动脉旁路移植术

*Marvin D. Atkins*  *Matthew L. Williams*

缺血性心脏病依然是发达国家最主要的死亡原因,但是,随着预防策略和药物治疗手段的进步,心血管疾病的死亡率在持续下降。冠状动脉旁路移植(CABG)是人类医学史上最伟大的外科成就之一。自本书上一版面世至今,CABG 在美国的应用已有巨大变化。一份来自美国国家住院患者的取样数据显示:CABG 的手术量已从 2003 年的 337 400 例下降到 2012 年的 202 900 例,降幅达 40%;冠状动脉介入治疗(经皮冠状动脉腔内血管成形术,PTCA)量也在下降,从 2004 年开始,每年降幅达 2.5%。CABG 和 PTCA 实施量下降的原因是人们采用了更为积极的风险因素控制举措,包括降低吸烟率及增加他汀类药物和抗血小板药物的使用。虽然手术量在减少,高风险患者也较过去几十年减少,但 CABG 仍然是心脏外科最常规的手术之一。无论是患者本人,还是国家政策制定者、保险公司、医院管理层都在审慎地关注着冠状动脉外科手术的疗效。国家标准留给 CABG 手术的容错空间很小。美国很多州公布了个体外科医生风险校正后的疗效数据,然而这类善意的信息公布却导致外科医生表现出规避风险的心态。

## 发展史

在过去的 70 年间,人们提出了多种手术方法用于治疗有症状的冠状动脉疾病(CAD)。通过心脏外操作重建心肌血运的举措始于 20 世纪初,包括心脏去交感神经术和甲状腺切除手术。Beck 等最初提出通过刮擦心包表面来诱发炎症性粘连,在心外膜与心包膜壁层之间诱导新的血管生成。60 多年前,Vineberg 发明了将胸廓内动脉(ITA)横断后植入心肌的术式。20 世纪 50 年代后期和 60 年代初,有几种方法用于尝试直接剥除冠状动脉内膜。关于谁是第一个行 CABG 的人,学术界争议很大,有人认为第一例 CABG 是在实施 10 年后才对外公布的。根据准确的文献记录:1960 年,Goetz 将右 ITA 与右冠状动脉用一条金属管连接在一起,完成了第一例 CABG。然而,事实上直到 60 年代末,CABG 才真正进入大发展时期,当时有两条路径,即选择 ITA 或大隐静脉进行旁路手术。早期,每一种方法都有很多倡导者;但到了 70 年代早期,大隐静脉成为多数医生的主要选择。这主要是因为大隐静脉较粗大,且没有过高的技术要求。大隐静脉可以为任一冠状动脉做血管桥,包括心脏外侧壁和后壁的血管;而 ITA 则不然,尤其是带蒂 ITA,只能为前壁和位置较近的冠状动脉做血管桥。

虽然很多最早期的 CABG 都是局限于将一条或两条远心端冠状动脉作为靶血管,但后来随着 CABG 的广泛应用及其肯定的疗效,血管桥变得越来越多。70 年代末期,在 CABG 开始 10 年后,大多数患者开始接受多条血管的手术,除了左前降支(LAD)和近心端右冠状动脉外,还包括右冠状动脉远心端及旋支系统。而早期的 ITA 倡导者们依然在 LAD 的手术中使用带蒂的 ITA 血管桥。

到了 80 年代中期，CABG 已在全世界普及，而早期手术患者的 10~15 年随访结果显示了两个非常重要的问题。很多早期手术的患者在术后 5~10 年因为再次出现心绞痛而就诊，而症状与初次就诊时相似，甚至更为严重。再次的心导管检查发现，很多患者原来的冠状动脉粥样硬化都有了更明显的恶化；而更加令人警觉的是，初次手术所用的静脉桥血管也因为严重的粥样硬化发生了狭窄。另一个始料未及的发现是，之前的 ITA 血管桥发生粥样硬化或狭窄梗阻的情况非常少见；对于同时使用 ITA 和大隐静脉的患者，即便大隐静脉出现了严重的病变或阻塞，而 ITA 依然保持良好的状况。

这些发现导致 80 年代中后期的 CABG 手术思路发生了改变，于是成就了目前的标准化 CABG 方法，即大部分患者接受带蒂的左 ITA（LITA）作为 LAD 的血管桥。如果其他冠状动脉需要行 CABG 术，则选择大隐静脉，并与近心端主动脉进行吻合。这种复合血管桥——LITA 加上 2 条或 2 条以上大隐静脉桥——是目前多血管病变 CABG 的标准方式，也最为常用。随着全动脉血运重建表现出的良好疗效，这种思路也慢慢发生了改变，双侧 ITA、骨骼化 ITA、桡动脉及序贯吻合技术成就了全动脉血运重建手术。但是，双侧 ITA 的使用增加了胸骨感染的风险，尤其是对于糖尿病患者，这一问题将在第 7 章 "动脉血管桥的拓展应用" 中详细阐述。

冠状动脉血运重建镶嵌手术是通过微创技术来完成 LITA 与 LAD 的吻合，然后经血管内介入途径行冠状动脉成形或支架，用于治疗右冠状动脉及旋支的病变。该手术可以在镶嵌手术室内一期完成，也可以分期完成。镶嵌治疗的疗效尚有待进一步评估。近期，来自 "心胸外科试验网"（Cardiothoracic Surgical Trials Network）的数据显示：多血管病变在术后 12 个月的随访中，在严重不良事件发生方面，冠状动脉血运重建镶嵌手术与经皮冠状动脉介入（PCI）无显著性差异。而 LITA-LAD 通畅性的优势在术后 1 年将会显现，因此，需要进行长期的随访及其他相关研究。这一问题将在第 10 章 "机器人全腔镜下冠状动脉旁路移植术" 中阐述。

目前，CABG 的治疗关键是：术后应接受药物治疗，减缓自体冠状动脉，尤其是静脉桥血管发生粥样硬化的速度。二级预防包括服用阿司匹林及其他抗血小板药物、降脂药，以及其他一些降低冠状动脉张力、扩张血管、减慢心率、降低血压的药物，同时降低内皮炎性反应易感性。其他重要的二级预防措施包括减轻体重、降低心理压力、控制饮食、合理锻炼、戒烟等。

## 基本原则与理论依据

美国心脏协会（AHA）、美国心脏病学会（ACC）及美国胸外科学会（AATS）、美国胸外科医师协会（STS）于 2014 年共同发布了外科血运重建指南，对于有症状的患者行 CABG 的最常见指征包括：

· 左主干狭窄 >50%。

· 3 支主要冠状动脉狭窄 >70%（尤其当患者合并糖尿病时），或包括 LAD 近心端在内的两支冠状动脉狭窄 >70%。

· 2 支主要冠状动脉狭窄 >70%，且在运动负荷试验中可见广泛的心肌缺血。

· 明显的多支冠状动脉病变（狭窄 >70%），合并轻至中度左心室收缩功能不全。

· 明显的 LAD 近心端狭窄（>70%）合并广泛的心肌缺血。

· 心脏停搏复苏幸存者，怀疑因单支主要冠状动脉缺血（>70%）导致的室性心律失常。

· 内科治疗情况下仍存在顽固性严重心绞痛者，伴 1 支或 1 支以上冠状动脉严重狭窄（>70%）。

· PCI 治疗失败或因解剖原因不适合行 PCI 者。

· 存在心肌梗死的机械性并发症，如室间隔缺损（VSD）、乳头肌断裂或心脏破裂。

冠状动脉疾病的外科咨询需要深度的讨论，在患者及其家属参与的情况下，就手术指征、风险及与手术相关的典型结局进行说明。为了能全面告知外科手术过程，我们印制了一个标准化的表格，涵盖了各种可能发生的主要风险。根据在线 STS 风险计算表（http://riskcalc.sts.org），常规为每名患者计算死亡及并发症的发生风险。

CABG 的禁忌证包括各种已经存在的、可能严重影响寿命的情况，如恶性肿瘤、严重的慢性阻塞性肺疾病（COPD）、严重失代偿性肝病等。高龄、体弱、肥胖症、终末期肾病及脑血管疾病会增加手术风险，但并不是绝对禁忌证。根据这些共存疾病，一部分患者最好选择针对高风险患者的 PCI 治疗。

总之，在一般情况下，30d 围手术期死亡率较低，约为 2%。对于年龄 <65 岁、左心室功能正常的择期手术患者，死亡风险低于 1%。虽然死亡率较低，但发生非致命性并发症的情况却较多见，最常见的术后并发症包括：围手术期心肌梗死、技术原因导致的早期桥血管栓塞（5%~10%）、低心排出量综合征、房颤（15%~40%）、脑卒中（1.5%）、认知功能障碍、出血（2%~5% 需要再开胸止血）、胸骨深部感染（1%）、急性肾衰竭（3%~5%）、主动脉夹层（< 0.05%）、肺炎、长时间机械辅助呼吸，以及消化系统并发症（出血、肠梗阻）。

## 术前评估及准备

所有拟行 CABG 的患者，术前均应行冠状动脉造影；同时，还经常需要完成一些其他项目检查。可以通过灌注试验或 2D 超声心动图计算射血分数，评估左心室整体功能及局部心室功能。对于某一分支冠状动脉完全闭塞，或通过冠状动脉造影无法清晰显影的患者，应做心室壁节段功能评估，如果这些节段尚存收缩功能，或心肌呈现有活力的迹象，应尽快确认靶血管及桥血管。在手术前，外科医生应仔细复习各种检查结果，并与患者讨论手术计划。心脏病专家或其他内科医生对于手术适应证的评估，应当是基于患者病情的客观评估，而不是主观认定——"这个患者就该手术"。

术前的另一项重要评估，是由外科医生确认"适合使用的桥血管"。拟行 CABG 的患者，其 ITA 即使发生病变，也很少会严重到无法用作桥血管的程度，但的确有患者存在近心端左锁骨下动脉完全堵闭的情况，此时会发生锁骨下动脉"窃血"，左上

肢血压明显下降或无法测出。对于存在头臂动脉严重堵塞的患者，负责诊断的内科医生应在造影检查时明确 LITA 是否显影。另一种更为常见的、导致 LITA 无法使用的情况是患者此前接受过前胸部放疗，尤其是因纵隔淋巴瘤接受过放疗的患者。放疗导致的炎性反应有时会使 LITA 被致密的瘢痕组织包裹，一些因乳腺癌行乳腺切除术及术后胸壁放疗的女性患者也会存在类似情况。还有一个常常被忽略的情况：拟手术的多血管病变患者，此前曾因严重的大隐静脉曲张而行大隐静脉剥脱术。无论是哪一种情况，术前都应完成体检和静脉超声检查。目前，动脉桥的普及已使这些问题不再困扰手术决策。

如果存在明显的外周血管疾病，则应考虑更改获取大隐静脉的入路。在腿部测试的同时，应计算踝臂指数。对于体检可闻及颈动脉杂音或存在短暂性脑缺血发作（TIA）及脑卒中病史的患者，应行颈动脉超声检查以评估并发的颈动脉疾病。对于严重的 COPD 患者，术前应行肺功能检查，戒烟并行药物调节，这是非常重要的。对非优势上肢行 Allen 试验和（或）桡动脉超声检查。

## 麻 醉

体外循环下 CABG 手术通常需行气管插管，并在全身麻醉下完成。常规建立中央静脉导管通路。我们还放置 Swan-Ganz 导管以指导术后管理，但有一些医院对于术前、术后心功能正常的患者不放置此导管。2010 年，美国麻醉医师协会和心血管麻醉协会经食管超声心动图（TEE）工作组更新了术中 TEE 操作指南。指南建议：对于行心脏手术或胸主动脉手术的成人患者，常规使用 TEE。全面的 TEE 检查应包含以下内容：①确认并细化术前诊断；②发现新的或疑似病变；③相应调整麻醉和手术计划；④评估外科治疗效果。

我们发现：在 CABG 手术期间，常规行 TEE 是非常必要的。在完成麻醉诱导、手术操作开始前，手术医生与麻醉医生应一同行 TEE 检查，确认术前

左心室和右心室功能，并确认是否存在主动脉瓣关闭不全、升主动脉粥样硬化灶，同时评估其他一些瓣膜情况。如果存在主动脉瓣关闭不全，应置入左心室引流管和停搏液逆灌插管。在 CABG 成功完成后，行 TEE 评估心功能。如果有证据显示心功能恶化，则应继续体外循环，并分析桥血管吻合是否存在技术性问题。空气栓塞一般发生在右侧的桥血管，通过提高灌注压和稍延长体外循环时间通常可将气泡从冠状动脉系统排出。当 TEE 提示右心室功能恢复后，可以考虑撤停体外循环。如果存在左心室功能不全，尤其是术前就已存在这一问题时，可能意味着停机困难。对于这样的患者，应在手术前置入股动脉导管，在撤停体外循环时启动主动脉内球囊反搏。

# 手　术

## 切　口

从胸骨切迹中点到剑突下缘、沿胸骨中线做一皮肤切口（图 5.1）。牵开胸骨切迹上皮肤，切断锁骨韧带，此处应注意：无名动脉恰在切口下方。用手指钝性分离胸骨与心包之间的结缔组织，置入胸骨锯，锯刃向下、背向患者的颈部以防误伤，从上至下锯开胸骨。用胸骨牵开器撑开胸骨，必要时将切口向头侧延伸，防止皮肤和皮下组织承受过高的张力。用电刀烧灼胸骨断缘止血，施以少量骨蜡减少骨髓渗血。分离头臂静脉平面以下的胸腺组织、皮下组织和肌肉组织。

## 游离胸廓内动脉

LITA 起源于左锁骨下动脉，靠近甲状颈干，在锁骨的胸骨端下方走行（图 5.2）。ITA 位于胸廓内壁，走行于胸骨和胸肋关节的外侧，下行至胸肋软骨交界。在第 5 和第 6 肋间，ITA 分支形成肋间动脉，下行后分支成为肌膈动脉和腹壁上动脉。ITA 有两条伴行静脉，收集肋间及胸壁回流的血液，这些静脉向上回流进入锁骨下静脉，其位置就在 ITA 起点的下方。膈神经在近 ITA 起源处进入胸腔，横跨锁骨下静脉。因此，在用电刀游离 ITA 起始部时，有可能伤及膈神经。

在全身肝素化前，用胸骨牵开器将左半侧胸骨向上掀起，牵开器的上叶位于胸骨柄处，而下叶位于剑突的稍上方（图 5.3）。将左侧胸肋缓慢抬高，并将手术台向左侧偏转以获得最理想的显露。我们选择这时将左侧胸腔打开，使带蒂 ITA 垂下来。用

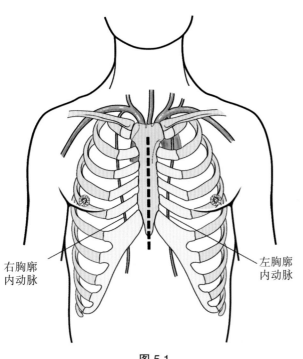

图 5.1

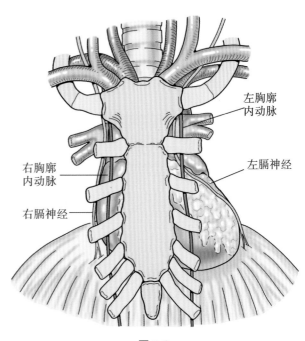

图 5.2

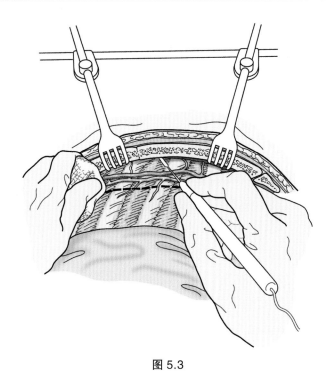

图 5.3

电刀和金属血管夹将宽约 1cm 的 ITA 蒂游离,其中应包含伴行静脉。在将左半胸抬起时,在胸内筋膜上、ITA 左右两侧各做一个平行切口,此时可以看见并触及 ITA。我们从第 3 肋水平开始向近心端游离 ITA 蒂。

当蒂的第一部分,包括动脉和静脉,从胸壁中游离出来后,适当下压 ITA 蒂,可以看见动脉和静脉的小侧支(图 5.4)。注意不要用镊子捏夹 ITA。用镊子轻轻下压蒂有助于 ITA 的游离。对于 ITA 的小侧支动脉,在 ITA 侧用小的血管夹夹闭后,用低

功率的电凝在胸壁一侧将其烧断。将蒂向上游离至锁骨下静脉水平,向下游离至分支水平,这个长度已足够。仔细检查胸壁和 ITA 蒂,充分止血。给予肝素,在 ITA 分叉前放一个大的血管夹,然后将其在血管夹近心处横断。评估 ITA 的血流情况:将一个软齿"哈巴狗"放置在 ITA 蒂远心端,向 ITA 中逆向注入罂粟碱。小心地将 ITA 蒂置于左侧胸腔内,注意避免扭曲。一些医生喜欢在 ITA 的远心端放置一个血管夹,寄希望在血流的冲击下 ITA 内径会增大,同时避免远端血管痉挛。

## 获取大隐静脉

双下肢消毒、铺巾,显露大隐静脉走行区。很多医生在术前用超声评估大隐静脉的内径,并在体表标记其走行。将双侧下肢向外微弯,似"青蛙腿"样,平置于手术台上。在主刀医生游离 ITA 时,助手切取大隐静脉。务必告知助手本手术拟行多少条血管桥,大隐静脉长度应遵照"手指法则":即每一条血管桥所需长度约等于"展开手掌后,大拇指尖到小拇指尖的距离"。大隐静脉走行于大腿和小腿的中部,其内径较为恒定;无论是在远心端还是近心端找到大隐静脉后,均可沿其走行做间断的皮肤切口,避免从上到下做一条长切口(图 5.5)。如果采用了多个皮肤切口,并应用隧道技术切取大隐静脉,注意不要造成大隐静脉的牵拉损伤。可用橡胶血管带环绕大隐静脉,向四周轻轻牵拉。冲洗大隐静脉腔内与腔外,避免其外表干燥及内皮损伤。

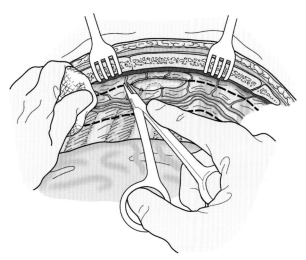

图 5.4

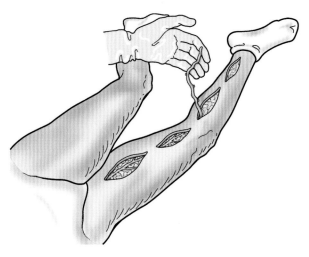

图 5.5

## 应用内镜获取大隐静脉

近年来, 应用内镜切取大隐静脉的技术已取代了原有的开放式技术(图 5.6)。已有一系列成熟的仪器、牵开器和操作方法辅助操作。对于很多患者来说, 即使要取一长段大隐静脉, 也只需要做两个小的皮肤切口, 一个在大腿的中部、膝关节上方; 另一个在大腿上部、腹股沟下方。将一个长管内镜经下切口送入, 充入 $CO_2$ 以获得理想的视野。通过钝性分离和柔和的牵拉, 尽可能游离大隐静脉远端的分支。如果需要, 可以将内镜的方向向下调转, 以便游离小腿部分的大隐静脉。大隐静脉的游离长度一旦可以满足手术需要, 即可在远心端和近心端将其横断。在大隐静脉的远心端(译者注: 原著中此处使用了 "proximal" 一词, 应指吻合完成后大隐静脉桥近心端)插入一个灌注管, 固定后向大隐静脉内注入液体(图 5.6b、c)。

紧邻大隐静脉外壁, 用两个血管夹夹闭侧支断端。如果仍然漏血, 用 6-0 Prolene 缝线缝合。冲洗大隐静脉床, 充分止血, 置入引流管, 并用弹力绷带包裹腿部。如果操作得当, 患者术后腿部并发症将会明显减少, 不适感也会明显下降。但有研究表明: 应用内镜取出的大隐静脉, 其通畅性较传统方法差, 而心肌梗死、再次手术及死亡率均有所增加。一项多中心随机对照研究(REGROUP)目前正在进行中, 希望在将来可以更好地回答这一问题。

## 体外循环

在体外循环建立前, 提吊双侧心包, 抬高心脏, 从而获得更加理想的显露(图 5.7)。从心包外, 可以清楚地看到膈神经, 将心包做一个 "T" 形切口或开窗, 使 ITA 蒂可以在没有张力的情况下 "钻" 入心包腔内。仔细探查升主动脉, 确认是否存在钙化、斑块或血管壁增厚。在无名动脉发出的位置、主动脉弓近心端缝制双荷包缝线。如果通过触摸或 TEE, 怀疑升主动脉有斑块, 可行升主动脉心表超声心动图探查, 以找到理想的主动脉插管位置。必须在无名动脉或腋动脉置入主动脉插管的情况很罕见。在右心耳尖端置入一条二级静脉插管, 插管的

尖端置入下腔静脉内。此时要仔细筹划, 为放置心脏停搏液灌注管、主动脉阻断钳和血管桥近心端吻

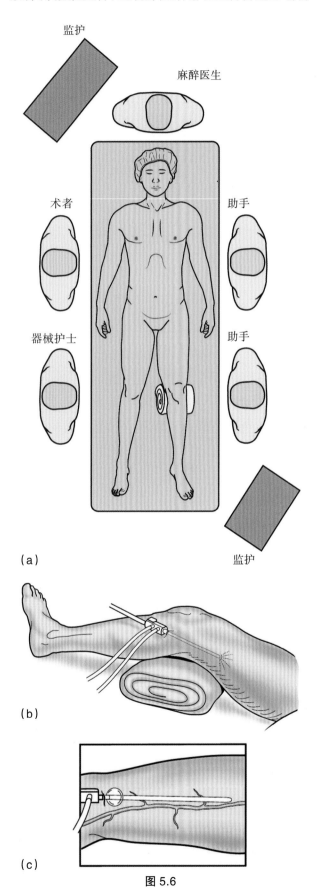

(a)

(b)

(c)

图 5.6

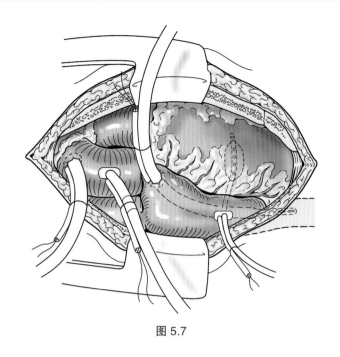

图 5.7

合留出足够的空间。在升主动脉中部，插入一根停搏液灌注 / 主动脉根部吸引插管。如果患者的左心室尚有良好的代偿，没有证据显示主动脉瓣关闭不全，则不需要常规放置逆灌管；如果需要，临时放置也并不困难。将一个温度探头置于 LAD 右侧的室间隔上。

## 评估靶血管

在心脏停搏前进行靶血管评估相对较为容易。作为一种常规，应在手术开始前，再次回顾冠状动脉造影。通过肉眼观察和手指触摸，确定狭窄远端靶血管是否存在钙化，以便选择一个安全的吻合点。寻找心肌内的靶血管较为困难，如果在冠状动脉造影上发现一段非常直的血管，应怀疑是心肌桥。一般来说，心肌内的冠状动脉往往没有粥样硬化斑块。在一些较为罕见的情况下，可以从心尖将一个很小的探头置入 LAD 内逆行探查，诊断心肌桥。一经确定了靶血管位置，则用尖刀将心外膜划开，显露靶血管外壁，但并不切开靶血管。当确定并标记了所有靶血管位点，并完成了动、静脉插管，便可注入心脏停搏液。

## 远心端吻合

### 静脉桥的远心端吻合

常规 CABG 手术，为了防止在 LITA-LAD 吻合

时张力过大，通常首先完成静脉桥的远心端吻合；另外，将静脉桥远心端优先吻合可以使停搏液直接流入梗塞动脉的灌注区。为了充分显露远端右冠状动脉、右后降支和右后外侧支，可调整手术台至头稍低位（Trendelenburg 体位），并在心脏锐缘缝制提吊线进行牵拉。有多种方法可用于改善靶血管显露，包括使用动脉弹力带、HeartNet、或让助手直接搬动心脏（图 5.8a）。当吻合位点稳定不动后，就可以切开心外膜及冠状动脉壁，进入血管腔（图 5.8b）。使用 $CO_2$ 吹开冠状动脉管腔，以确认切口进入了冠状动脉。将动脉切口延长到 6~8mm。将静脉桥末端修剪为 30° 斜面，而动脉切口的直径应与静脉桥断面相匹配，应达到吻合口远端冠状动脉直径的 1.5 倍。使用一条 7–0 Prolene 缝线完成吻合（图 5.8c）。

助手用两把镊子拎起静脉桥远心端，保持开放状态，可从血管跟部（heel）或尖部（toe）开始连续吻合。缝合 4~5 针后，将静脉桥送下并收紧缝线，然后继续缝合直到全部完成（图 5.8d、e）。可用一把细的神经拉钩协助收紧缝线以防渗漏。在吻合即将完成前，可在冠状动脉腔内送入一根细小的冠状动脉探条（1.5mm），评估尖部的通畅情况。从静脉桥注入 50mL 含血心脏停搏液，一方面检查吻合口出血，另一方面保护心肌。用一个软齿"哈巴狗"阻断桥血管的远心端，腔内注入肝素盐水，估测桥的长度，避免存在张力，这时我们往往半阻断静脉插管，使心脏充盈，在此状态下判读血管桥的合适长度。可以在这个时候完成桥血管的近心端吻合，也可以留到最后。如果要调整心脏的位置来完成下壁或外侧壁血管的吻合，可以额外顺灌或逆灌一次心脏停搏液。

在吻合外侧壁靶血管时，将一块冷纱布垫置于心脏后壁，使心尖稍向右转，这样可以充分显露靶血管。精确的心脏摆位则要根据吻合位点来决定，使用弹力血管带或者用手固定心脏的位置。显露并固定钝缘支或其他外侧壁血管吻合位点，切开，用上述的方法完成吻合。

### 胸廓内动脉与左前降支的吻合

完成了全部静脉桥远心端的吻合后，从心包腔

或左胸腔内取回 ITA 蒂, 务必不要造成蒂扭转。将
夹闭 ITA 的血管夹去除, 再次评估血流量。在 ITA
的近心端放置软性血管钳, 阻断血流, 将 ITA 蒂通
过心包窗或心包的 "T" 形切口置入术野。在 LAD

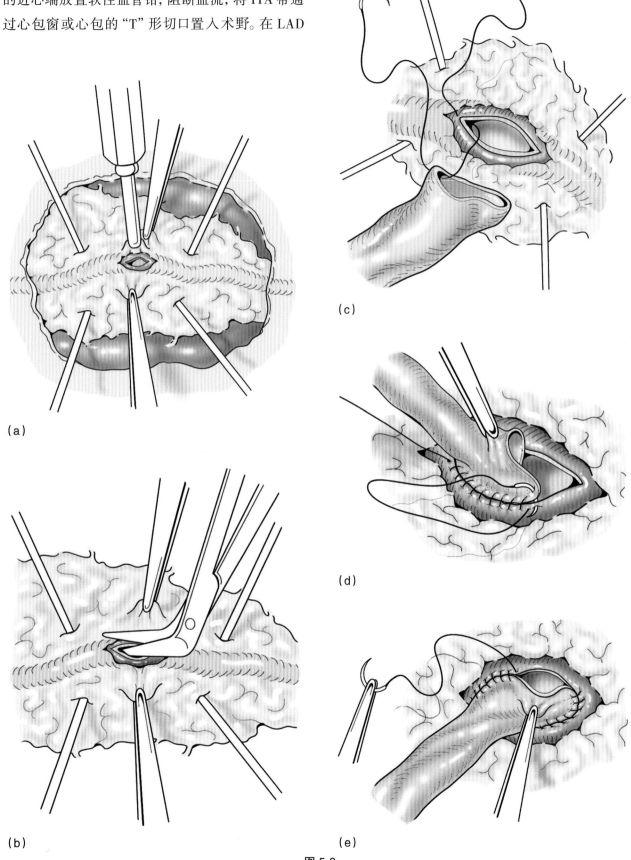

(a)

(b)

(c)

(d)

(e)

图 5.8

上选择合适的吻合位点，然后用弹力血管带或弹性牵开器将位置固定（图 5.9a）。将 ITA 断端与吻合点试触，测试 ITA 的张力情况，应确保没有张力。如果感觉或担心有牵拉，可将 ITA 蒂上的筋膜和肌肉组织切开几个断点，每做一个断点，就可将蒂延长 5~10mm（图 5.9b）。

一经确定了蒂的长度，就可以切开 LAD，并根据吻合位置修剪 ITA 断面的角度（图 5.10a）。在尽可能近心的位置横断 ITA，从而获得最大管径。在修剪时，我们往往会保留一小片血管壁用于钳夹，在完成尖部吻合后，将这一小片血管壁剪除（图 5.10b、c）。

避免直接接触 ITA 和 LAD 的血管内膜，助手仅提吊蒂组织和很小的 ITA 血管壁。用 7-0 Prolene

缝线进行 4~5mm 的降落伞式缝合（图 5.11a），用 3~5 针完成与跟部的吻合，将 ITA 送下并收紧缝线，然后完成剩余部分的吻合（图 5.11b）。打结缝线，放开 ITA 阻断钳，检查出血情况。我们会用 6-0 Prolene 缝线在吻合口的两侧将 ITA 蒂固定在心表，以防移动，同时可以减小吻合口张力。

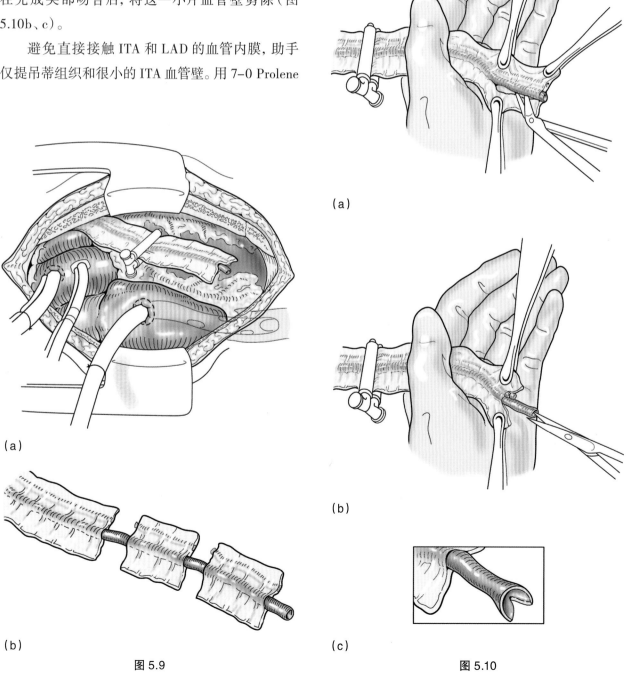

（a）

（b）

（a）

（b）

（c）

图 5.9

图 5.10

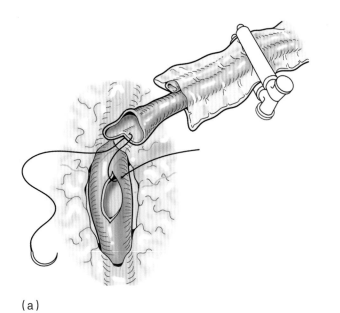

（a）

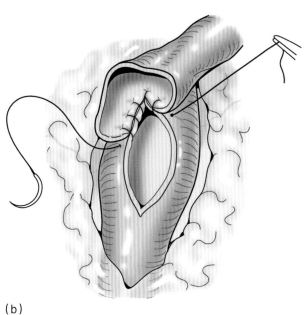

（b）

图 5.11

## 静脉桥近心端吻合

在进行 ITA 和 LAD 的吻合时，即可复温。如果还没有吻合静脉桥的近心端，可在此时完成（图5.12）。可以在保持主动脉阻断的情况下完成吻合，也可以在半阻断状态下完成吻合。我们偏好在阻断下完成，以避免反复操作升主动脉而造成脑卒中，同时可以保证在主动脉和 ITA 开放后，整个心脏即可获得再灌注。用 3.5mm 或 4mm 打孔器在升主动脉打孔，如果所选位置的主动脉壁非常厚，可以在其他位置再打孔，将原来的开孔用 4-0 Prolene 缝线缝闭。用 5-0 Prolene 缝线行近心端吻合，从外侧

的 3 点钟位置（如果静脉桥是向下走行）起针，反手缝合在主动脉的 3 点钟位置，以降落伞式逆时针缝至 9 点钟位置，即可将静脉桥送下，并收紧缝线，然后继续吻合至 3 点钟位置，打结。

## 静脉桥远心端序贯吻合

如果静脉桥长度不足，或不希望在升主动脉做多个吻合点，可以用一条静脉桥来吻合两个或多个靶血管（图 5.13）。当心脏处于停搏状态时，很难准

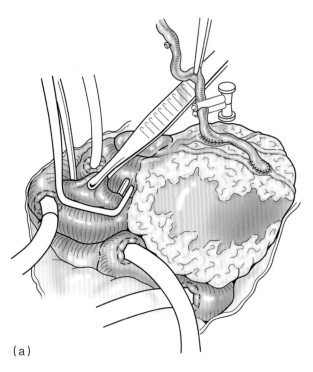

（a）

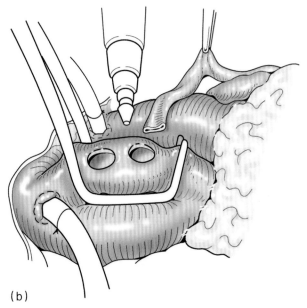

（b）

图 5.12

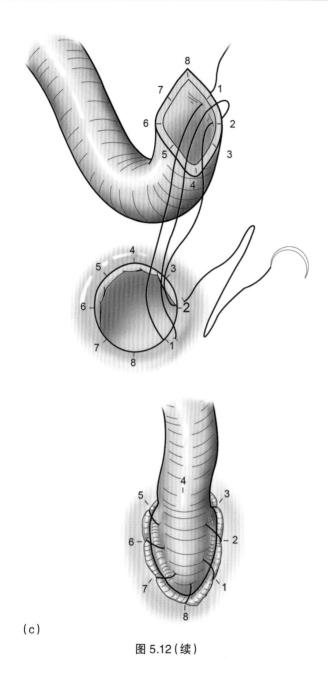

（c）

图 5.12（续）

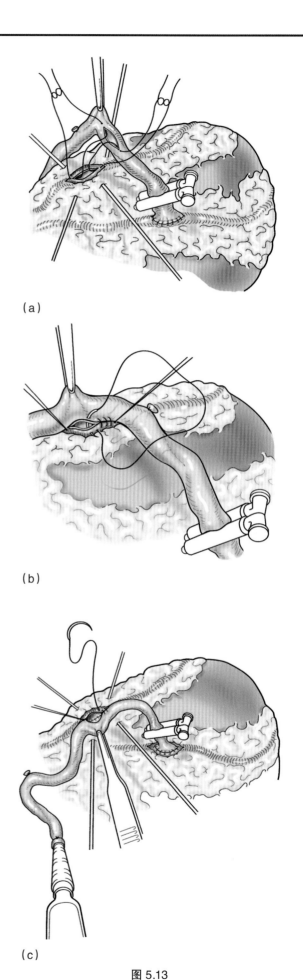

（a）

（b）

（c）

图 5.13

确判断吻合口与吻合口之间静脉桥的长度。应注意避免张力，同时也要避免两个吻合口之间的桥血管过长。一般情况下，首先完成最远端的端 – 侧吻合；在近心位行另一个位点的侧 – 侧吻合时，最理想的角度是桥血管与靶血管的走向平行。从跟部起针，后壁保持开放状态，应用降落伞式缝合，将桥血管送下并收紧缝线，完成前壁吻合。一些医生喜欢切口垂直的侧 – 侧吻合。注意：桥血管和靶血管的切口不要过长，还要避免"海鸥翼"样变形。

很少会使用 ITA 做序贯吻合，即使做，其吻合

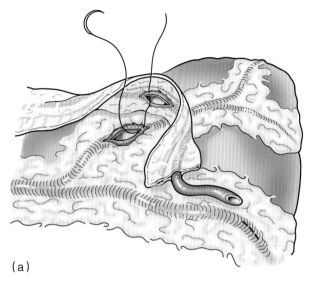

（a）

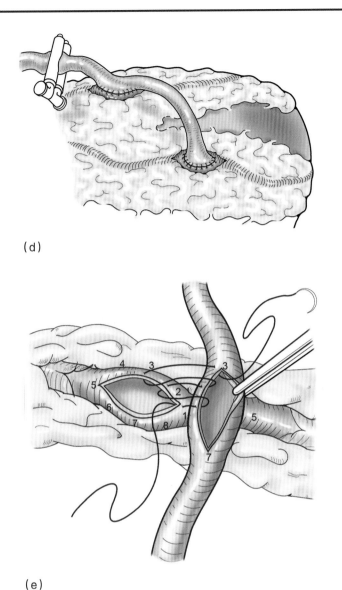

（d）

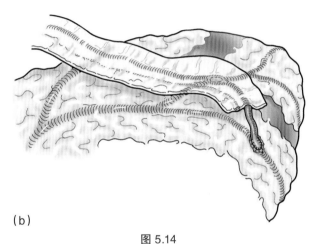

（b）

图 5.14

（e）

图 5.13（续）

的顺序也与静脉桥相反，即：首先完成侧 – 侧吻合，这使得 ITA 远端可处于能灵活操作的状态（图 5.14）。同样要仔细考量桥的长度，将 ITA 旁的组织松解，而侧 – 侧吻合口的长度应控制在 3~4mm。这一技术的最大问题是：如果长度估测得不准，那么最后的 ITA-LAD 吻合可能张力过高。由于最后的这个吻合口至关重要，因此，我们仅在没有其他办法的情况下才去尝试用 ITA 做序贯。

## 冠状动脉内膜剥离术

　　偶尔会遭遇弥漫性冠状动脉病变。此时，要获得满意的远端血管吻合，唯一的办法就是进行冠状动脉内膜剥离。一般情况下，仅在无法找到合适的远端吻合位点时采用这一技术。在这样的血管条件

下，很难获得满意的吻合效果，因此，该技术会导致桥血管失败率增高。右冠状动脉内膜剥离要比 LAD 和外侧壁冠状动脉常见。

　　内膜剥离时，应首先找到外层血管壁与腔内硬性斑块之间的剥离层面（图 5.15），可使用一个精细的组织拉钩来开启斑块的剥离，注意不要损伤血管壁外层。在将斑块全周钝性分离后，可将其核稳定地夹住，在侧壁用"花生米"钳推剥，轻柔地将斑块剥除。在切口近心端将较大的斑块牵出，在遭遇阻力时可切断斑块，而近心端残余的斑块会回缩；在切口远心端采用相同的技术，寄希望这个斑块是向远心端逐渐变小的。将内膜的斑块核剥出后，仔细检查血管壁，并排除有残留的斑块灶。此时就可以将桥血管吻合在相对健康的靶血管上。

　　当完成了全部静脉桥血管吻合后,降低泵流量、放开主动脉钳或移除半阻断钳。在远心端阻断静脉桥,用很细的针头刺破血管壁,将无法排出的气体排出。然后,恢复远心端血供。主动脉根部引流管持续吸引排气。我们一般在这个时候会放置心房和心室起搏导线备用。经过一段时间的再灌注,当各方面恢复正常,心律稳定,就可以停体外循环。拔除静脉插管,收紧紧缩带,以防再次开机;拔除根部吸引管、逆灌管及左心室引流管,打结并加固缝合。在心脏后部及左侧胸腔置入 32Fr 直角胸腔引流管,左胸引流管紧贴膈面,而心脏后方的直角引流管要避开所有下壁血管桥。拔除主动脉插管,

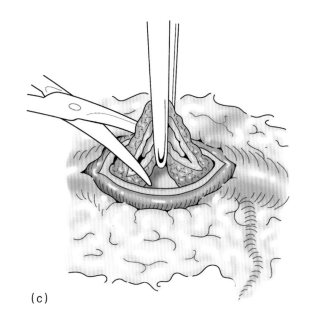

(c)

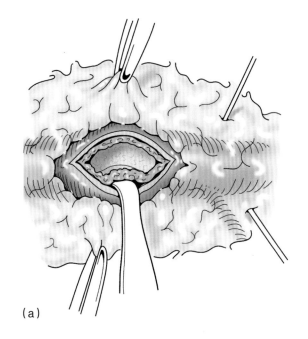

(a)

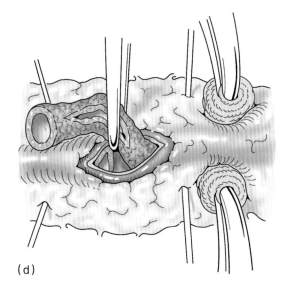

(d)

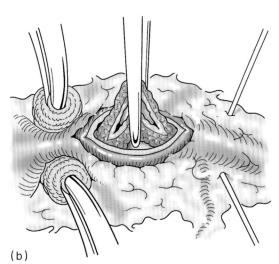

(b)

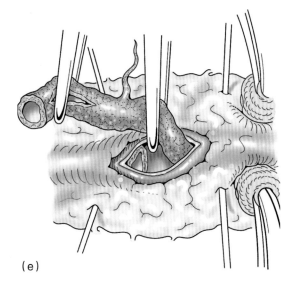

(e)

图 5.15

打结并加固。将一根 28Fr 的胸腔引流管置于左侧胸膜顶, 另一根则在关胸前置于前纵隔。

## 术后监护

撤除体外循环后, 中和肝素、关胸。常规监测和管理应迅速、简捷。某些情况下, 尤其是当吻合多条血管而导致心肌缺血时间较长时, 患者的血流动力学情况会相对较差。小剂量正性肌力药物有助于稳定病情, 但大量的正性肌力药物可能会增加缺血后心肌氧耗, 可能在术后数小时出现低心排出量综合征。对于存在严重弥漫性病变的患者, 尤其是老年患者, 维持理想的灌注压是术后早期管理的关键。血液稀释、复温及其他的一些心脏外科术后改变会导致血管扩张, 可使用小剂量 α 受体激动剂来逆转这种病理情况, 管理并非十分困难。

应完全复温, 以避免低温诱导的心肌钝抑或过度的血管收缩。由于体外循环的降温, 患者术后的肢体可能仍处于较冷的状态。虽然在体外循环结束时, 患者的中心温度已经达到了正常, 但可能在术后不久再次进入低温状态, 因此, 当患者进入 ICU 后, 应持续局部保暖。

## 疗　效

从 20 世纪 80 年代中期至今, 无论是内科医生还是外科医生, 他们都会告诉 CABG 患者：静脉桥最终将会发生衰败。有多种关于这种桥血管衰败的估测, 大体而言, 50% 以上的桥血管会在术后 5~10 年堵塞。但对于 LITA-LAD 桥, 情况则有所不同, 90% 以上可以保持通畅。

目前, 大多数 CABG 患者选用 LITA 作为 LAD 的桥血管；对于 65 岁或 70 岁以下的 CABG 患者, 如果存在 LAD 病变, 则 100% 使用 LITA。在过去的 10~15 年间, 人们逐渐转向选择 LITA-LAD,

并认识到：对于 90% 以上的患者来说, LITA 可在术后多年保持通畅, 而 LAD 的通畅性直接影响患者的寿命。同时, 在过去的几年间, CABG 再手术的数量在逐渐减少。如果患者以前曾接受传统的 CABG, 目前需要再次手术, 常常发现其 LITA-LAD 桥依然保持功能, 而衰败堵塞的是静脉桥。

由于二级预防措施越来越严格, 即使是存在严重冠状动脉疾病的患者, 发生再次手术的情况也在减少。强有力的证据显示, 抗血小板类药物, 如阿司匹林, 以及降脂药物可以使自身冠状动脉及桥血管避免发生进行性粥样动脉硬化。正因如此, 目前推荐 CABG 术后的患者坚持长期服用相关药物。

对于那些需要行 CABG 的年轻患者, 为了延长桥血管的寿命, 人们拓展动脉桥的使用, 但应当拓展至什么程度, 尚待进一步的探索。对于大多数需要行 CABG 的患者, 尤其是老年患者, 如果可以遵循二级预防措施, 那么传统的 LITA-LAD、其他血管采用大隐静脉桥的策略, 依然是非常可靠的。这些信息应当告知拟行 CABG 手术的患者, 他们不应被一些过时的数据和信息干扰。

## 参考文献

[1] Mueller RL, Rosengart TK, Isom OW. The history of surgery for ischemic heart disease. Ann Thorac Surg, 1997, 63(3): 869–878.

[2] Fihn SD, Blankenship JC, Alexander KP, et al. 2014 ACC/AHA/AATS/PCNA/SCAI/STS focused update of the guideline for the diagnosis and management of patients with stable ischemic heart disease: a report of the American College of Cardiology/American Heart Association Task Force on Practice Guidelines, and the American Association for Thoracic Surgery, Preventive Cardiovascular Nurses Association, Society for Cardiovascular Angiography and Interventions, and Society of Thoracic Surgeons. J Am Coll Cardiol, 2014, 64(18): 1929–1949.

[3] Online STS Adult Cardiac Surgery Risk Calculator: http://riskcalc.sts.org.

# 第 6 章
# 非体外循环下冠状动脉血运重建

*Gianluca Torregrossa    Timothy Lee    John D. Puskas*

## 发展史

冠状动脉旁路移植术（CABG）是治疗复杂冠状动脉疾病的标准术式。关于该术式的生存率、症状改善情况及生存质量，已有大量文献进行了阐述。

根据美国胸外科医师协会（STS）国家心脏病数据库的数据，这一在心脏停搏下完成的传统术式的疗效在不断提升，但CABG仍然存在一些并发症，尤其是围手术期脑卒中，这些并发症使得本应成功的冠状动脉血运重建效果打折，几乎所有的随机对照试验都提示CABG术后脑卒中的发生率高于经皮冠状动脉介入治疗（PCI）。

自20世纪90年代中期开始，人们对非体外循环下冠状动脉旁路术（OPCAB）的兴趣再度燃起。与此同时，多血管OPCAB的外科技术也在不断提升，这意味着外科医生在冠状动脉重建方面又多了一个选择，可以避免体外循环的并发症，尤其因减少了对升主动脉的操作从而降低了脑卒中的发生率。北美的很多医院使用了这项技术，2004年的比例达到历史最高水平（25%），此后又逐渐下降，主要是因为对于大多数外科医生来说，OPCAB在降低死亡率方面不如体外循环下冠状动脉旁路术（ONCAB）理想，这一被随机对照试验证实的结果让很多医生对OPCAB失去了热情，不再常规使用这一技术。此外，很多医生认为OPCAB对外科技术的要求更高，因此难以达到充分的冠状动脉血运重建。人们对OPCAB的担心是：与传统的CABG相比，该技术可导致桥血管长期通畅率下降，从而使再手术率升高、远期生存率下降；当术者经验不足时这一问题更为严重。尽管如此，通过风险校正，大量基于大中心数据及国家数据库数据的回顾性研究发现：OPCAB可降低死亡率及并发症发生率，尤其是对于高危患者。

尽管有数以百计的OPCAB研究，但对于其是否存在整体性优势，很多文献的结果却是非结论性的，甚至是矛盾的。很多研究面临的困境是，即使有后期的风险校正，却仍然无法消除因患者对术式的选择而导致的结果偏倚。目前，有很多新的前瞻性研究不断发表，但对于这项技术最终是否有优势这一问题，在很多医生眼里，仍然无解。

## 基本原则与理论依据

OPCAB所面临的最大挑战是，在一个内径只有1.25~2.5mm且运动中的血管上进行吻合操作。OPCAB依赖于在不影响心肌功能的情况下，保持靶血管在3D水平上的稳定性。靶血管的运动较为复杂，时快时慢，特别是在舒张末期充盈阶段，靶血管的快速收缩舒张表现得尤为明显。如果没有一个机械稳定装置，几乎不可能在这样微小的血管上进行精确的缝合操作。因此，将局部心室壁做适当的固定以减少心肌运动、优化靶血管的显露是不停搏手术的核心要素。

目前，有 3 类组织稳定器：

·负压吸引固定装置。

·下压固定装置。

·血管带 – 平板固定装置。

这些稳定装置有的是固定在胸骨牵开器上，有的则是固定在手术台上。

负压吸引固定装置"八爪鱼"（图 6.1a）是由美国 Utrecht 医学中心研发的。负压吸引固定装置可以稳定心室壁，并将靶血管置于装置中间的一个稳定区，该装置不会对心脏造成压迫。Ⅰ型"八爪鱼"（Medtronic, Minneapolis, MN）是一个双豆荚样稳定装置，固定于手术台侧面的导轨上，其优点是适用于各种入路的手术，包括腔镜入路。Ⅰ型"八爪鱼"头端的豆荚样结构可以自由地掰开，以便将固定的心表脂肪组织充分展开，最后在 Z 轴方向（垂直于术野）上完成固定器的锁定，大部分冠状动脉走行于脂肪组织中。Ⅱ型"八爪鱼"（Medtronic, Minneapolis, MN）则是一个单臂结构，固定于胸骨牵开器上，这一点与目前主流的稳定器相同，使用更方便。其头端的豆荚样结构依然可以掰开以调整稳定区的大小。Ⅰ型"八爪鱼"的吸引固定装置是左右分开的，而Ⅱ型则整合在一起。

下压固定装置易于使用，但会给心脏施加额外的压力。与负压吸引固定装置相比，该装置对心脏的抓捕性稍差，容易滑动（图 6.1b）。

血管带 – 平板固定装置是一种复合固定装置，可以在固定靶血管的同时将其阻断（图 6.1c）。但是由于平板大小的限制，该装置难以用于序贯血管桥吻合。

OPCAB 是一种可以改善部分患者预后的独特技术，欲成功应用于临床，需要投入相当的时间和精力进行学习。我们认为：只有当把 OPCAB 作为一种常规，才可能产生最大收益。对于一个已经习惯了平静、无血术野的外科医生来说，OPCAB 的确是一种挑战。另外，OPCAB 需要第一助手和第二助手能为术者在一个跳动的心脏上暴露出手术位点，同时需要优秀的麻醉医生管理血流动力学状态，并提醒外科医生是否存在潜在的血流动力学问题。因

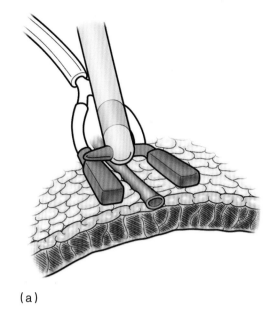

(a)

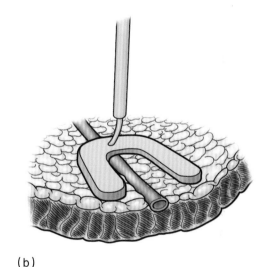

(b)

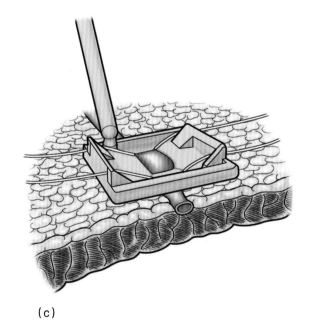

(c)

图 6.1

此,选择OPCAB的医生要坚信,虽然它是一项技术挑战,但克服该术式所固有的困难是值得的,因为患者可以因避免采用体外循环而受益。对于一个没有OPCAB经验的外科医生而言,在开始这一学习曲线的时候,应仔细筛选初期操作的患者,仔细研究患者的冠状动脉解剖及其他一些重要情况。

外科医生在进入手术室的时候,心里要有一整套手术计划,当遇到特殊情况时可足以变通。ONCAB手术中,吻合桥血管的顺序及血流动力学的管理都是非常清晰的;而OPCAB则需要仔细复习患者的冠状动脉解剖,了解患者存在的干扰因素,高度关注血流动力学指标的波动。在外科医生的早期实践中,应尽量避免操作外侧壁血管,尤其是当外侧壁有多条血管需要处理的情况,这个位置的操作很困难;对于严重左心室功能不全、左主干病变及其他复杂病变的患者,也应尽可能回避。早期实践OPCAB时,理想的病例是那些靶血管解剖条件良好、心室功能良好、吻合1~3根血管桥且没有外侧壁血管病变、初次行冠状动脉血运重建的患者。在对住院医师进行培训时,应考虑到:由于左前降支(LAD)位于心脏的最前面,所以LAD的吻合往往是最容易的;对角支其次,也比较容易操作;之后是下壁的血管,最后才是外侧壁的血管,这些血管难以显露,在非体外循环下不易操作。

当经验积累到一定程度后,就可以开始尝试高危患者及更具挑战性的操作,包括血流动力学处于边缘状态的病例、需要对后外侧壁及房室沟血管进行多血管操作的病例,以及左、右心室扩大的病例。病情严重的患者,包括严重左心室功能不全、肾功能不全、升主动脉粥样硬化、严重慢性阻塞性肺疾病、急性心肌梗死后的病例,可更多地从OPCAB中获益。对OPCAB来说,最难操作的情况包括:再次手术、冠状动脉细小且病变弥散、心脏扩大、缺血性心律失常、缺血性二尖瓣反流及漏斗胸。

## 术前评估及准备

OPCAB的术前评估要求制订细致的手术计划,

周密地考虑风险因素。对于65岁以上、吸烟、存在颈动脉杂音、有短暂性脑缺血发作或卒中史、左主干病变、患外周血管疾病、有颈动脉介入治疗史的患者,常规筛查双侧颈动脉超声。其他的术前评估与ONCAB相似。如果患者有心脏杂音、气促、主动脉瓣和(或)二尖瓣反流、行心导管检查时出现心室功能紊乱,应高度重视其术前超声心动图检查。应高度警惕存在右心室功能紊乱、瓣膜反流或肺动脉高压的患者,在OPCAB术中体位的调整有时会造成血流动力学参数迅速恶化。术前CT检查(无须增强)可用于判断是否存在升主动脉钙化,进而决定能否使用主动脉阻断钳。总之,应全面评估患者的术前状况、手术的紧急程度及心室功能状态,从而判断OPCAB是否具备可操作性。

需要急诊手术的患者,可能从OPCAB中获益更多,但在手术前务必有备选方案,以备患者在手术中突发无法耐受的情况。因近期心肌梗死而出现左心室功能不全的患者,其挑战性大于慢性左心室功能不全者,前者对于心脏的操作非常敏感,极易在术中发生心律失常。

## 手术计划

### 一般性原则

与其他心脏手术的相似之处是:所有患者都需要一系列的有创监测,包括动脉测压管、Foley尿管及中心静脉管。我们使用经食管超声心动图(TEE)对心脏瓣膜情况、心肌节段功能及肺动脉高压进行定量检查与评估。一部分患者需要使用肺动脉测压导管。

从我们的经验看,一个有经验的麻醉团队是维持血流动力学稳定、保证手术平稳顺利完成的关键因素。ONCAB需要外科医生、麻醉医生和灌注师的相互配合,而OPCAB则只有麻醉医生及外科医生,他们之间需要密切配合,以确保术中血流动力学状态的稳定。在OPCAB中,由于没有体外循环的辅助,只能通过其他方法来避免血流动力学状态的波动,防止由此带来的恶性后果。如果出现血流动力学状态的细微改变、肺动脉压力逐渐升高、需要不断增加正性肌力药物和血管收缩药物的剂量来维持血流动力学状态稳定，或出现心律改变，这类患者很可能出现循环状态的崩溃。一旦有这些情况发生，麻醉医生和外科医生应立即交流意见，在情况恶化前将其解决。在操作心脏之前，外科医生务必要告知麻醉团队可能出现的一些突发情况，以便麻醉医生做出积极应对，避免做出错误的反应（如推注血管收缩药）。体位的改变（如头低脚高位，即 Trendelenburg 体位）会导致回心血量的变化，进而影响心排出量和血压。事实上，当血流动力学状态不稳定时，首先要做的事情就是调整至 Trendelenburg 体位，使下肢的回心血量增加，达到类似自体输血的效果。将患者置于极端的 Trendelenburg 体位，可以迅速增加前负荷、心排出量和血压；反之亦然。此技术用于准备做桥血管近心端吻合、钳夹主动脉侧壁时，可迅速降低血压。

通常情况下，我们会避免大剂量补液，因为这将迫使术后强化利尿。对于大部分行 OPCAB 的患者，可通过积极地使用 Trendelenburg 体位、审慎使用 α 受体激动剂来获得稳定的循环状态。肺动脉高压、轻中度缺血性二尖瓣反流、左心室功能不全的患者，难以耐受术中的心脏操作和搬动，往往需要正性肌力药物的辅助。在行远心端吻合时，如果前负荷已经处于优化状态，可以使用缩血管药物，如去甲肾上腺素，来维持满意的血压。

由于缺少体外循环的帮助，在 OPCAB 术中应尽力维持正常体温，这一点至关重要。通常需要加热输液，加热麻醉吸入气体，术前、术中保持室温，并使用充气温毯。可以在消毒铺巾前将保温措施准备到位；获取大隐静脉后，用消毒敷料覆盖切口。

## 抗　凝

在我们医院，不同的术者采用不用的抗凝方案。对于较为初级的医生，给予体外循环要求的肝素剂量，以防在紧急状态下转为体外循环下手术。一些医生坚持使用全量肝素（400U/kg），使全血激活凝血时间（ACT）维持在 400s 以上；还有一些医生使用半量肝素（180U/kg）；而另有一些医生

选择在给予 10 000U 的初始剂量后，每 0.5h 给予 3000U，将 ACT 维持在 275~350s。根据凝血功能的恢复情况给予不同剂量的鱼精蛋白来中和肝素。

# 手　术

## 入　路

最常用的手术入路为胸骨正中切口（图 6.2 中的 A），便于操作任何一条主要的冠状动脉。另外，这一入路有助于更好地判断在将心脏向不同方向搬动时可能出现的功能状态，尤其是当采用一些新"技巧"时。轻微搬动心脏，既方便血管吻合，又不会对血流动力学状态造成损害。目前，对于单一血管疾病，可以采用左前外侧切口（B）、胸骨下段切口（C）及胸部后外侧切口（E）。也可以根据拟操作血管的位置，选择前外侧切口（B）、胸骨下段切口（D）、腹部横切口（F）；在治疗多支血管病变时，如果病变血管相距较近，而采用前胸切口无法将对角支与 LAD 之间的夹角展开，可以采用左后外侧切口。

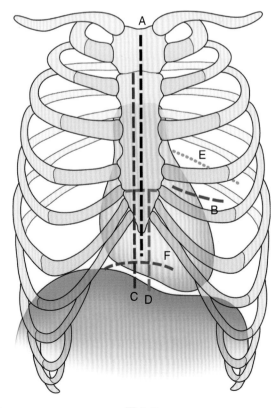

图 6.2

选择胸骨正中切口的另一个优点是可以使用熟悉的方法和牵开器（Rultract, Cleveland, OH）获取胸廓内动脉（ITA）（图6.3）。我们首选骨化ITA以使其长度最大化，同时优先采用"T"形或"Y"形吻合，保留胸壁的静脉引流以降低伤口感染的风险。

优先考虑原位移栽桥血管。将游离出来的ITA、桡动脉或5~10cm大隐静脉置于活动性较小的肺动脉上（将折叠的治疗巾或负压吸引稳定装置置于肺动脉主干上，充当稳定的操作平台）来完成"T"形或"Y"形吻合（图6.4）。"T"形和"Y"形吻合可以在手术最开始时完成，也可以最后再完成。可使用双针技术，首先完成后壁吻合（图6.4小图），这一方法能够更经济地使用桥血管（而骨化的桥血管有助于序贯吻合），也可以减少甚至避免对升主动脉的操作。事实上，OPCAB几乎可让全部的患者获得完全的冠状动脉血运重建，如果使用双侧ITA，可建立多达5条的动脉桥。

经胸骨正中切口手术时，一般先用双头针编织线在两条肺静脉汇合点以外3cm处缝一心包提吊线，在其间放置一条长吊带，并用橡胶锁带将其固定，这样就做成了一个三叉牵开器，使心脏在搬动时可以保持良好的稳定性（图6.5）。

将稳定器固定于胸骨牵开器上，调整心脏的位置后，将稳定器的头部置于靶血管处固定。保持负压吸引约15s，使负压起效。将负责心包提吊的3条吊带固定在手术巾上。最后显露3个主要的靶血管区：前壁（图6.6a）、下壁（图6.6b）和后壁（图6.6c）。将心脏放回心包腔后，远端右冠状动脉（RCA）可自动显露。在心尖部放置一个附加的吸

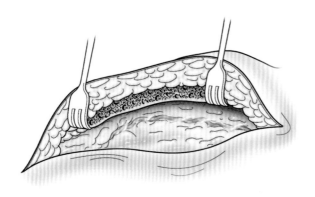

（a）

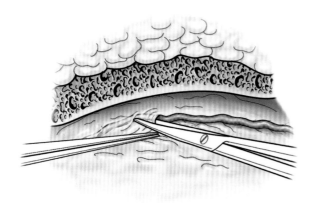

（b）

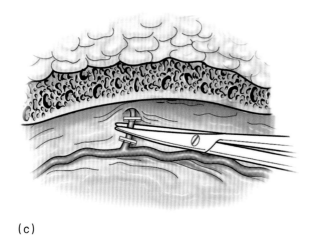

（c）

图6.3

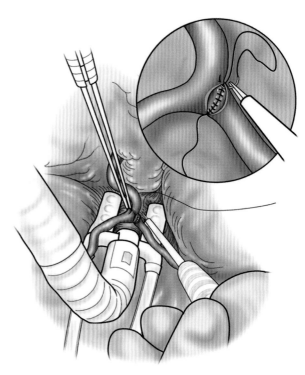

图6.4

引有助于固定心脏位置，以显露外侧壁和下壁。这个固定装置可使心脏处于较垂直的角度，有助于维持跳动心脏的几何架构。对于受损或扩张的心室，这一装置可使 OPCAB 期间血流动力学状态保持稳定（图 6.6d）。

在搬动心脏前，应加快静脉输液速度，使右心房压力达到 8~10 cmH₂O，并通过头低位来提高前负荷，向右旋转手术台以避免出现流入道梗阻（图

6.7）。右心房壁很薄，这使得右心房、右心室很容易"扭曲"或"受压"。TEE 可用于监测是否存在流入道梗阻的问题。如果心脏明显受压，可将右侧的心包朝下腔静脉方向切开，并打开右侧胸膜，使心脏"坠"入右胸腔。也可以事先将右侧心包的悬吊线松开。除非心室功能已受损，否则血流动力学状态会

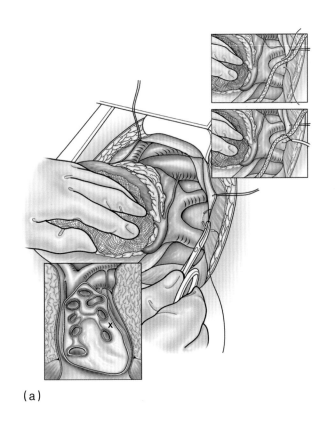

（a）

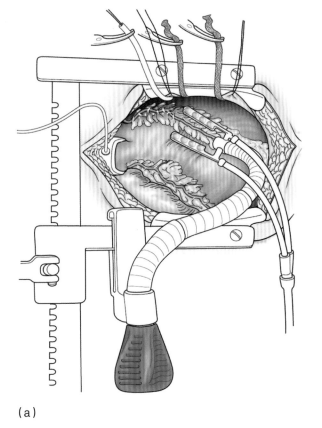

（a）

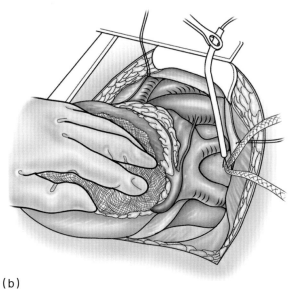

（b）

图 6.5

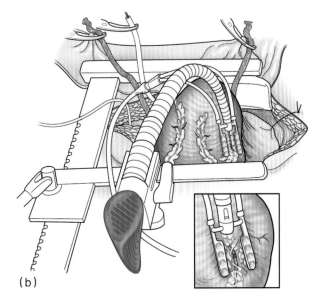

（b）

图 6.6

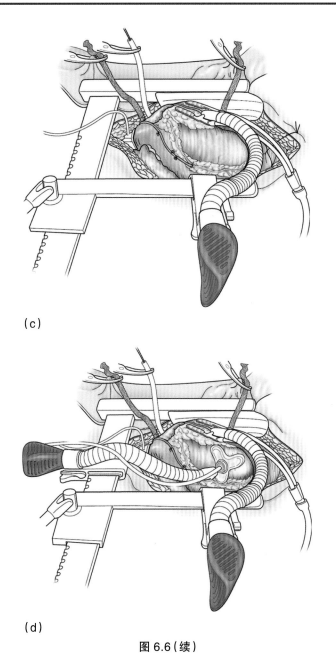

(c)

(d)

图 6.6（续）

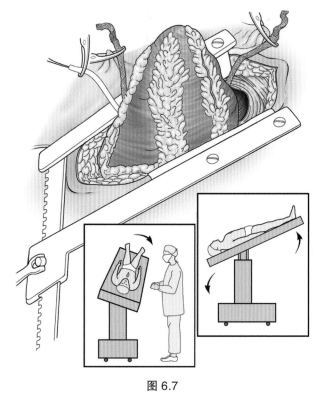

图 6.7

在 1~2min 得以恢复，并不需要使用正性肌力药物。建议将平均动脉压维持在 60~80mmHg。如果需要，首选的正性肌力药物为去氧肾上腺素，其没有变时效应，可单剂给入。如果继续需要药物辅助，可在搬动心脏前给予小剂量多巴胺，2~4μg/(kg·min)。这一阶段的操作，要求外科医生和麻醉医生密切合作。如果循环没有改善，必须将心脏恢复原位。应避免大剂量使用正性肌力药物，否则固定装置无法抓捕住"僵硬"的心肌。如果容量负荷达到 1000~1500mL，那么其所导致的"液体损伤"将与体外循环手术无异。

## 吻合点的管理

将桥血管置于心包腔内，测量桥的长度。如果使用的是游离的桥血管，那么升主动脉的近心端吻合通常放在最后来完成。现在的问题是：先做哪条血管的吻合？如果 RCA 没有被完全堵闭，那么 LAD 作为首选的靶血管是最为理想的。LAD 的吻合只需轻微搬动心脏，较易耐受。在将左 ITA（LITA）与对角支远心端进行吻合时，这个顺序的优势就更加明显，可以使更多的心肌得到灌注。

如果 RCA 为优势而又完全闭塞，LAD 只有中度狭窄，那么最好选择 RCA 作为第一条靶血管进行吻合，并应完成其近心端的吻合，以恢复 RCA 灌注，这样，当阻断 LAD 进行其远心端吻合时仍然可以保证心肌的血供。

通常将边缘支的吻合置于最后，这主要是因为需要将心脏做比较大幅度的搬动才能充分显露靶血管。

几乎全部的血管吻合均可采用"阻断－缝合"技术。如果血流动力学状态不稳定，应立即在冠状动脉切口内置入分流管，同时将近心端阻断带放松

（图 6.8a）。我们认为置入分流管会增加手术的复杂度，使远心端靶血管通畅性下降，因此并非常规使用。

有几种靶血管短时阻断的方法：无创微血管钳（Acland；Landmark Surgical Instrumentation and Equipment, Merseyside, UK）（图 6.8b），硅橡胶弹力紧缩带（图 6.8c），带垫片缝线（图 6.8d）及一次

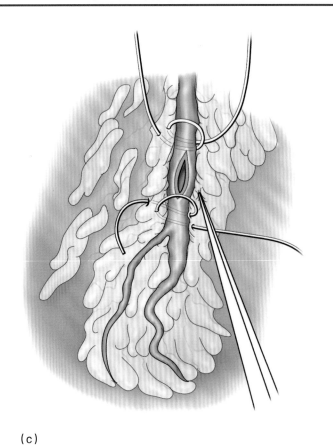

(c)

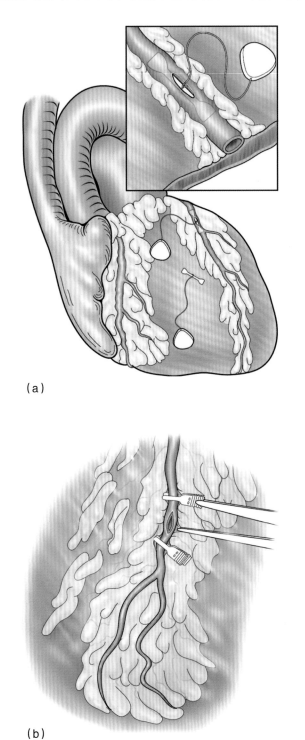

(a)

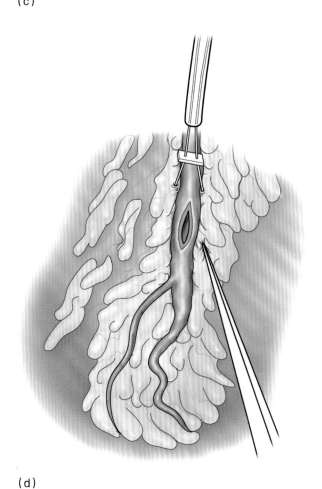

(b)　　　　　　　　　　　　　　　　　(d)

图 6.8

性血管夹（图 6.8e）。同时用无创微血管钳（Acland）将远心端阻断，使吻合点无血、干燥，与体外循环下手术相似。为了防止血管钳干扰提拉缝线，可以将其侧向一边。这样的阻断方式的一个优点是保证侧支血管灌注远心端。另外，在吻合时可以使用气雾喷头来保持术野的清晰（图 6.8f）。

## 吻 合

使用一条 7-0 或 8-0 缝线，用单针缝合技术完成吻合。LAD 及对角支序贯吻合时，可使用双针缝合技术。后壁起针，由冠状动脉腔外至腔内进行缝合（图 6.8g）。选择这样的缝合方法是考虑到血管与医生站位间的关系。吻合 RCA 远心端时，桥血管尖端处于最远处，因此采用双针技术优先缝合此处。

### 缝合效果评估

术中可以采用血管造影对疗效进行评估，但更为常用的方法是采用超声时差法进行桥血流量检测。在缝线打结前，结合同步测量的其他参数，如定量测定血流充盈模式、血流量 / 平均动脉压比值、评估桥血管流量、原病变冠状动脉流量、吻合口远端血管压力及应用超声时差法测得的桥血管血流量。

### 替代入路

#### 左前外侧胸部切口

LAD 是最重要的冠状动脉，如果需要单纯行 LITA-LAD 吻合，则最理想的入路是经第 4 或第 5 肋间左前外侧胸部小切口。气管插管选用双腔管。经此切口，可在直视下或通过胸腔镜辅助游离 LITA

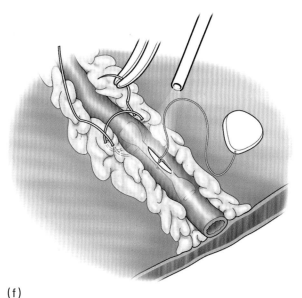

(e)

(f)

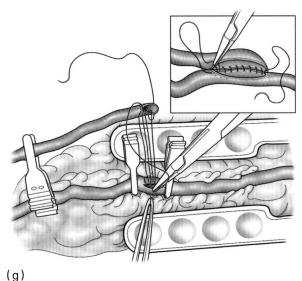

(g)

**图 6.8（续）**

（图 6.9a）。

通常需要将左侧胸腔打开，左肺停止通气并保持塌陷。从切口中仔细辨认 LITA。将伴行静脉夹闭并切断。逐渐撑开牵开器，分别向头侧和尾侧仔细游离以获得更长的 LITA（图 6.9b）。用精细的 DeBakey 镊子钳夹，并用电刀头轻铲，采用骨化动脉游离技术游离 LITA。分离胸廓内筋膜，用低功率电凝烧断细小的牵连筋膜。在细小分支血管上放置两个血管夹，在两者之间烧断，以防高温对 LITA 造成灼伤。轻抬固定于手术台或胸壁固定装置上的牵开器的头端叶片，可将 LITA 一直游离到第 1 肋间水平。尽可能长距离游离 LITA 是手术的关键，尤其是计划行 LAD 及对角支序贯吻合的手术。如果需要向尾侧游离出更长的 LITA，则用手术刀切断下方的肋软骨，一方面有助于伤口愈合，另一方面也可以避免 LITA 的损伤，在关胸时将肋软骨缝合至原位。创伤最小的技术是 Cohn 的“H 桥血管”制备，这项技术不需要游离 LITA，而是在 LITA 和靶血管之间置入一小段血管桥（图 6.9c），术中可能需要切除一小段肋软骨，因此，关胸时应非常小心，防止因此形成肺疝。

全身肝素化后，在 LITA 的远心端放置两个血管夹，在血管夹之间将之横断。将心包纵行切开，提

吊外侧的切缘后即可恢复双肺通气。确定 LAD 时，可以使用一个小的“花生米”探子，从右心室逐渐向左试探，感觉到下面的心肌质地变得更坚实了，就说明到了室间隔。将稳定器固定到位。通过一个单独的切口，将其右侧直的叶片置于 LAD 的左侧；而左侧预成形叶片则在该切口旁置于 LAD 右侧。将负压置于 −400 mmHg 后即可开始分离 LAD，用两

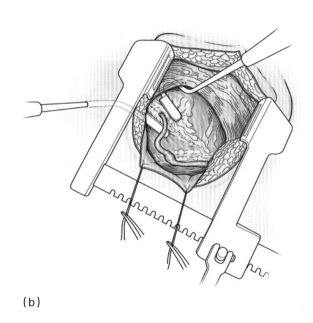

(b)

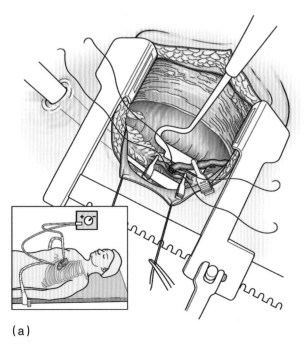

(a)

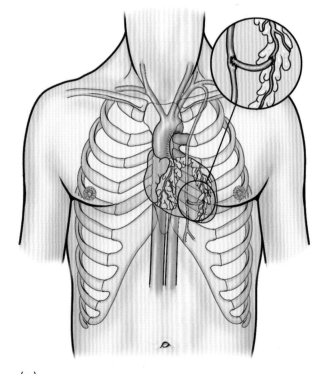

(c)

图 6.9

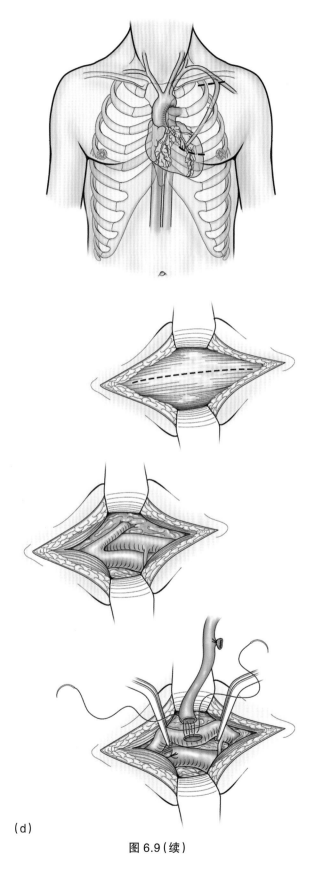

(d)

图 6.9（续）

把微血管钳做局部阻断后，完成 LITA 与 LAD 的吻合。打结前、后分别进行吻合质量参数评估。

序贯吻合仅适用于 LAD 与对角支夹角较小的

情况。首先完成 LITA 与对角支的侧 – 侧吻合。用负压稳定器将前外侧心肌向中线方向稍稍搬动即可获得理想的显露。此吻合口可以采用双针吻合技术，而在端 – 侧吻合时，则采用由根部起针的降落伞式标准吻合技术（见上文"吻合"一节）。

Cohn 的"H 桥"吻合技术尤其适用于有风险的 LAD 病变患者的抢救手术。这条桥血管位于 LITA 和 LAD 之间，长度较短，可以是桡动脉或大隐静脉（图 6.9c），因此，在切除肋软骨后，只需要显露小段 LAD。吻合时，首先吻合 LAD 端，然后是 LITA 端。竞争血流和"窃血"现象并不成为问题，舒张期血流的轻度增加有利于缓解心绞痛（图 6.9c）。

对于 LAD 单支病变的再次手术患者，或一侧 ITA 缺失的患者，可以使用锁骨下动脉或腋动脉作为血流供给血管，用桡动脉或大隐静脉作为桥血管（图 6.9d）。行锁骨下切口，置入牵开器，牵开胸大肌和胸小肌。动脉在同名静脉的上方，游离后做节段性阻断。为防止桥血管扭曲，将吻合口置于锁骨下动脉的后下方，近端吻合完成后停止左肺的呼吸。在下一肋间做一 2~3cm 的切口（防止所在的第 2 或 3 肋间空间过小），主刀医生经此切口送入一把长弯镊，将桥血管捏住，向下送入左前外切口处。注意检查肋间切口的止血情况。将桥血管与 LAD 在此吻合（图 6.9a）。

将稳定器撤除后测量桥血管流量，以防止稳定器影响远端心肌血液灌注。给入鱼精蛋白，初始剂量为 25mg。关闭心包，在心包内留 4cm ITA 以便于再次手术。经切口留置胸腔引流管后，关胸。

### 左后外侧切口

再次手术时可以采用左后外侧切口。取右侧卧位。建议使用双腔气管插管。在第 5 或第 6 肋间左后外侧做一 15cm 长切口，此切口易于显露旋支及其分支（图 6.10）。在膈神经后做一纵行心包切口。如果要做 LAD 和对角支的吻合，可将此切口向前延长，将心包切口向膈神经的腹侧打开。降主动脉作为供血源有时并不理想，备选的供给血管前文已述及。可选用桡动脉或大隐静脉作为桥血管。所使用的稳定器可固定于切口牵开器或手术台上。

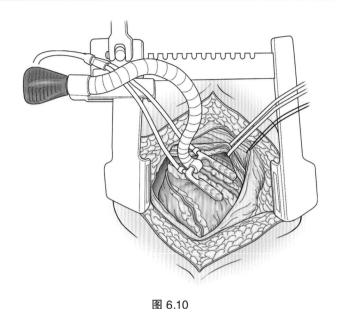

图 6.10

## 其他非胸骨正中切口入路

经皮冠状动脉腔内成形（PCTA）和冠状动脉支架的应用，激发了外科医生行微创冠状动脉旁路术（MIDCAB）的兴趣。这些术式省去了体外循环，避免了胸骨正中切口，加快了术后恢复，减少了住院时间。20 世纪 90 年代，人们将左胸切口作为替代入路，开展 OPCAB，主要是 LITA-LAD 的吻合。起初，特殊的牵开器和手术器械简化了 LITA 的获取，使 MIDCAB 成为可能。在达·芬奇机器人（Intuitive Surgical, Inc.）的辅助下，ITA 的获取变得更为成熟，可以获取 1 条或 2 条 ITA，同时使心脏前壁和侧壁靶血管的吻合成为可能。我们看到有医生将左前外侧切口作为再次手术的入路，进行左侧壁血管的吻合，这就避免了再次锯开胸骨而导致通畅的桥血管受到损伤。

## 术后管理

OPCAB 的术后管理与 ONCAB 的相似。OPCAB 术后非常重要的一点就是维持患者体温处于合理的水平。纵隔引流降至 100mL/h 并维持 4h 后，即开始常规服用阿司匹林（术后早期每天 162mg，以后每天 81mg）和氯吡格雷（术后早期每天 150mg，以后每天 75mg），此剂量并不会导致术后再开胸止血。由于没有体外循环所导致的凝血功能紊乱，患者术后常常会出现相对高凝状态，理论上讲，这对术后早期的患者是非常危险的，会影响桥血管的通畅度。Bednar 等证实，与 ONCAB 相比，OPCAB 术后早期 P- 外源凝集素细胞黏附分子（P-selectin）——一种血小板活性标志物——的表达明显升高，这提示患者处于高凝状态。鉴于此，我们建议在术后早期即开始服用阿司匹林和氯吡格雷，然后给予持续的两种抗血小板（双抗）治疗6 个月以上。在没有禁忌证的情况下，建议终身服用阿司匹林。

## 疗　效

在过去的 10 余年时间里，多个中心的成百上千例患者加入 OPCAB 和 ONCAB 的临床疗效对照研究中来。尽管文献众多，但并没有证据显示哪一种方案才是冠状动脉旁路术的最佳选择，尤其是对于低风险的患者。然而，对于高风险患者来说，近期的研究显示 OPCAB 可以降低死亡率和并发症发生率。

可以将这些研究分为前瞻性随机对照研究和回顾性观察分析。前瞻性研究避免了选择偏倚及回顾性、观察性研究固有的混杂因素，可以提供最精确的分析结果。但由于患者来源的限制，这些研究多为较小型的试验，无法为死亡率和并发症发生率可能存在的差异提供强有力的统计学证据。最近完成并公布的 3 项大型多中心随机对照试验——ROOBY、GOPCAB 和 CORONARY 研究，如果要说明死亡率和并发症发生率存在差异，其样本量要求超过 50 000 例；如果要探讨脑卒中和心肌梗死的发生率，样本量也要求达到这个数字。回顾性和观察性研究则要求提供所需的大样本量和长期随访，以发现可能是小的但有意义的差异。然而，回顾性研究受限于偏倚，而偏倚最主要表现为选择偏倚，即使使用倾向性配对或其他一些高级统计方法也无法控制这一问题。将两种研究方法结合，可以为临床实践提供有价值的信息。

# 结 论

OPCAB 可以避免与体外循环相关的死亡和并发症，但对技术要求更高。对于大多数患者和有充足经验的外科团队而言，OPCAB 的早期疗效与 ONCAB 相同，但对高危患者来说，OPCAB 更优。事实上，对于那些行 ONCAB 可能面临不良事件高风险的患者来说，OPCAB 的益处最为明显。需要强调的是：OPCAB 的无升主动脉接触技术、微创入路，可以降低围手术期死亡率；再结合多条动脉桥或全动脉桥技术后，其远期疗效更为理想。笔者认为，堪称艺术的冠状动脉旁路手术应是无主动脉接触的、多条动脉或全动脉的 OPCAB。若要通过 OPCAB 获益，就应确保吻合的精确性，这就要求对技术细节一丝不苟，并不断积累经验、遵守本文提及的操作原则。

# 延伸阅读

1. Calafiore AM, Di Giammarco G, Teodori G, et al. Left anterior descending coronary artery grafting via left anterior small thoracotomy without cardiopulmonary bypass. Ann Thorac Surg, 1996(61): 1658–1665.

2. Dewey TM, Mack MJ. Myocardial revascularization without cardiopulmonary bypass//Cohn LH. Cardiac surgery in the adult. 3rd edn. New York: McGraw-Hill, 2008: 633–654.

3. Diegeler A, Borgermann J, Kappert U, et al. for GOPCABE Study Group. Off-pump versus on-pump coronary artery bypass grafting in elderly patients. N Engl J Med, 2013(368): 1189–1198.

4. Halkos ME, Puskas JD, Yanagawa B. Myocardial revascularization without cardiopulmonary bypass//Cohn LH. Cardiac surgery in the adult. 5th edn. New York: McGraw-Hill, 2011: 519–538.

5. Head SJ, Davierwala PM, Serruys PW, et al. Coronary artery bypass grafting vs. percutaneous coronary intervention for patients with three-vessel disease: final five-year follow-up of the SYNTAX trial. Eur Heart J, 2014(35): 2821–2830.

6. Keeling WB, Williams ML, Slaughter MS, et al. Off-pump and on-pump coronary revascularization in patients with low ejection fraction: a report from The Society of Thoracic Surgeons National Database. Ann Thorac Surg, 2013(96): 83–89.

7. Lamy A, Devereaux PJ, Prabhakaran D, et al. for the CORONARY Investigators. Off-pump or on-pump coronary artery bypass grafting at 30 days. N Engl J Med, 2012(366): 1489–1497.

8. Lamy A, Devereau PJ, Prabhakaran D, et al. for the CORONARY Investigators. Five-year outcomes after off-pump or on-pump coronary-artery bypass grafting. N Engl J Med, 2016(375): 2359–2368.

9. Lytle BW, Sabik JF. On-pump and off-pump bypass surgery: tools for revascularization. Circulation, 2004(109): 810.

10. Ricci M, Karamanoukian HL, Abraham R, et al. Stroke in octogenarians undergoing coronary artery surgery with and without cardiopulmonary bypass. Ann Thorac Surg, 2000(69): 1471.

11. Shroyer AL, Grover FL, Hallter B, et al. vor the Veterans Affairs Randomized On/Off Bypasss (ROOBY) Study Group. On-pump versus off-pump coronary-artery bypass surgery. N Engl J Med, 2009(361): 1827–1837.

12. Stevens LM, Noiseux N, Avezum A, et al. on behalf of the CORONARY Investigators. Conversion after off-pump coronary artery bypass grafting: the CORONARY trial experience. Eur J Cardiothorac Surg, 2017(51): 539–546.

13. Van Dijk D, Spoor M, Hijman R, et al. for the Octopus Study Group. Cognitive and cardiac outcomes 5 years after off-pump vs. onpump coronary artery bypass graft surgery. JAMA, 2007(297): 701–708.

14. Yanagawa B, Nedadur R, Puskas JD. The future of off-pump coronary artery bypass grafting: a North American perspective. J Thorac Dis, 2016(8): S10.

*Philip A.R. Hayward　Sean D. Galvin　Brian F. Buxton*

## 发展史

随着人们对冠状动脉疾病（包括桥血管和自身冠状动脉）病理生理机制的认识及手术技术的不断演进，冠状动脉旁路术后患者的生存率和生活质量也在不断改善。早在 1946 年，Vineberg 就在临床中将胸廓内动脉（ITA）埋入左心室心肌内以期改善血供。1966 年，Green 等报道了将 ITA 与冠状动脉直接吻合的早期经验。然而，直到 30 年后，Loop 才报道了 ITA 优于其他桥血管的疗效。其后，Lytle 证实，应用双侧 ITA 作为血管桥可将 10 年生存率提高 10%。

Carpentier 最初使用桡动脉（RA），效果不理想；但到 1992 年，其同事 Acar 再次提出 RA 血管桥的概念，他们认为无创性操作及应用药物促进桥血管扩张可使 RA 表现出非常出色的通畅度。其他的动脉桥也在临床中得以应用，但均未被广泛接受。而今，大多数患者都接受了动脉桥的拓展使用（采用 2 条或更多的动脉桥）或全动脉桥理念，序贯移植技术及 "T" 形、"Y" 形和桥血管延长技术的应用使手术变得更易行。

## 基本原则与理论依据

使用动脉桥的基本原则是，在保证低死亡率和并发症发生率的前提下，确保桥血管持久通畅。目前的证据显示：与大隐静脉桥相比，动脉桥可以提供相同或更为理想的远期通畅率，并降低远期心血管事件的发生率。一项非随机生存分析研究比较了双侧和单侧 ITA 桥，发现双侧优于单侧，可显著降低死亡、再手术和血管成形的风险。同样，RA 在作为第 2 或第 3 条血管桥时也表现出良好的、优于大隐静脉桥的优势。RA 之所以成为比大隐静脉更理想的桥血管，更适用于第 2 和第 3 条血管桥的原因是：

- 可抵达每一个冠状动脉灌注区。
- 与冠状动脉的内径匹配。
- 全程血管内径统一。
- 容易获取。
- 包括伤口感染在内的伤口并发症发生率低。
- 利于术后早期活动。
- 患者满意度升高。

动脉桥的潜在并发症是组织缺血。以下是双侧 ITA 获取的相对禁忌证，这些问题的存在可能会导致胸骨缺血及伤口问题：

- 肥胖（BMI>35kg/m$^2$）。
- 严重的呼吸道疾病。
- 血糖控制不理想的糖尿病。
- 胸壁放疗。

骨化的 ITA 血管桥可以降低这些风险，而部分患者只能安全地接受 1 条 ITA 和 1 条或 2 条 RA。如果术前评估充分，获取 RA 后出现手部缺血的情况较为罕见。在一项涉及 2417 例 RA 血管桥的研究中，仅有 2 例发生指端缺血，其中一名患者患有硬皮病,此病有可能是禁忌证。

尽管采用全动脉化血管桥会增加手术的复杂度,但其术后早期死亡率和并发症发生率均会降低,更多的数据显示,最大限度使用动脉血管桥可改善远期生存率,并降低远期心血管并发症发生率。

## 术前评估及准备

### 概　述

拟行冠状动脉旁路移植术的患者可能并发其他严重疾病。术前评估应格外注意是否存在外周血管疾病,如存在,则提示可能存在胸外动脉的钙化和粥样硬化。胸部 X 线片可以提示慢性气道疾病和其他肺部疾病。如果患者有呼吸系统疾病,且拟使用双侧 ITA 时,应行肺功能检查。如果怀疑主动脉存在钙化,可行 CT 检查;如果是再次手术,则可以行 CT 冠状动脉造影,评估心脏主要结构与胸骨的关系及前次手术的血管桥位置。

### 评估血管桥

#### 胸廓内动脉

ITA 很少罹患动脉粥样硬化,但轻度的内皮增生比较常见。依据我们的经验,99% 的患者的 ITA 可以用作桥血管,很少会被弃用。使用原位 ITA 的一个重要禁忌证是主动脉弓或锁骨下动脉存在粥样硬化斑块。拟行再次手术的患者,通常需要行 CT 造影检查,以排除之前的手术曾对 ITA 造成损伤。

#### 桡动脉

与 ITA 相比,RA 有相对较高的血管内膜疾病患病率。血管内膜存在粥样硬化斑块多见于老年、糖尿病及外周血管病的患者。对于准备使用 RA 的所有患者,均应行改良 Allen 试验。如果检测结果异常(>10 s)或处于临界状态(5~9 s),应行多普勒超声检查以评估手部侧支发育情况。通过 RA 入路的冠状动脉造影越来越普及,这有可能造成 RA 的结构或功能异常。目前还不清楚在冠状动脉造影数月后,是否可以使用 RA 作为桥血管。如果缺乏其他备用桥血管而必须使用 RA,那么术前的 RA 超声

检查可以排除狭窄、确定堵闭和再通位置,但无法确定血管壁是否存在纤维化和瘢痕。

#### 大隐静脉

虽然动脉桥被广为接受,但所有的患者都应准备至少一侧下肢用于获取大隐静脉,以备万一动脉桥不能使用的情况发生。

### 旁路移植手术策略

动脉桥的拓展使用或全动脉桥策略,需要准确的术前筹划。与大隐静脉相比,动脉桥数量非常有限,且存在很多与血管获取有关的潜在风险和并发症。术前务必仔细回顾冠状动脉造影,确定靶血管,评估冠状动脉损伤的严重程度,从而确保在行复合 "Y" 形或序贯吻合时能避开狭窄;还应测量主动脉与靶血管吻合点之间的距离(通过左心室造影进行测量,也可使用超声心动图测量)。对于左冠状动脉系统狭窄超过 70%,或右冠状动脉系统狭窄超过 90% 的患者,适于使用动脉桥。

术前还要对主动脉钙化进行评估,判断是否可将桥近心端吻合于主动脉,术中可用心表超声再次确认。对于存在严重主动脉病变或钙化的患者,采用非体外循环下单侧或双侧 ITA(原位)及 RA 旁路移植术可以降低脑部动脉粥样斑块栓塞的风险(图 7.1)。根据这些评估结果确定手术方案,但在术中会根据冠状动脉及桥血管的情况进行调整。

## 麻　醉

有多种不同的麻醉方法可用于冠状动脉旁路手术。最基本的原则是提供以镇静剂为基础的麻醉,同时使用肌松剂,必要时给予吸入性麻醉药物。心率控制至关重要,术中心动过速会导致心肌缺血。术中监测心排出量,并行经食管超声心动图(TEE),所获得的监测数据可为外科医生和麻醉医生提供优化管理的准确依据,这些技术并不限于在行动脉桥时使用,但如果术后为了防止桥血管痉挛而使用了血管扩张药(如磷酸二酯酶抑制剂),则会影响上述监测结果。

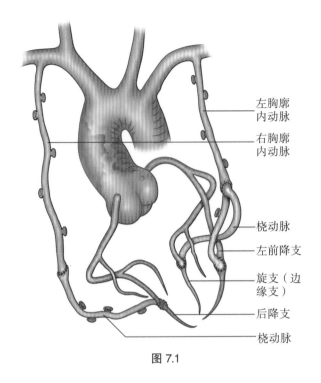

图 7.1

# 手 术

## 动脉桥血管的获取

### 胸廓内动脉

■ **解 剖** ITA 起源于锁骨下动脉的初始段，位于锁骨的胸骨端的后上方，在胸廓内静脉、颈静脉和头臂静脉的后方沿前内侧下行。膈神经从内侧至外侧斜行跨过 ITA，通常走行于 ITA 前方。ITA 在胸骨外缘 1cm 处、第 1 至第 6 肋软骨后、前肋间膜和肋间内肌之间垂直下行（图 7.2a）。当 ITA 下行至第 2 或第 3 肋软骨时，ITA 与胸膜分开，两者之间是胸内筋膜，下方为胸横肌（图 7.2b）。ITA 与两条同名静脉伴行，后者上行至第 3 肋软骨水平后合并成一条静脉，然后继续上行于 ITA 的内侧，汇入头臂静脉。应注意：右侧胸廓内静脉汇入点较左侧低。在第 6 肋间水平，ITA 分成两条终支动脉——肌膈动脉和腹壁上动脉。

心包膈动脉是 ITA 的第一分支，其发出点即为 ITA 可游离的最高点，此分支紧邻锁骨下静脉，位于其外侧或下方，伴行并滋养膈神经；上段 ITA 发出多条分支滋养胸骨柄、胸骨甲状肌和纵隔。

在前肋间隙，ITA 的穿支、胸骨支和肋间支形成血管网，共同滋养胸骨［图 7.3，根据 de Jesus RA, Acland RD. Anatomic study of the collateral blood supply of the sternum. *Ann Thorac Surg*, 1996, 59(1):163-168 修改绘制］。ITA 分支与后肋间动脉、肌膈动脉、腹壁上动脉连接。在切断分支时，应靠近 ITA，以保留供应胸骨的侧支，尽可能降低胸骨缺血的风险。

■ **外科技术** 获取 ITA 时，可以采用带蒂技术、半骨化技术及骨化技术。将一侧的胸骨抬高，将胸

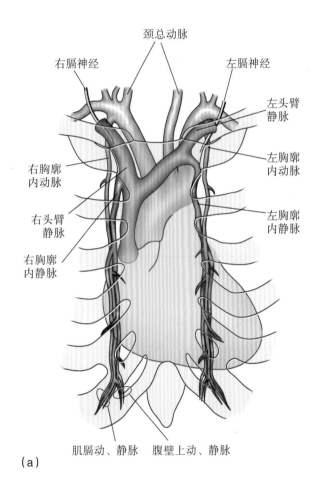

(a)

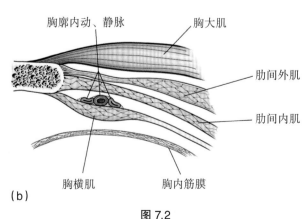

(b)

图 7.2

胸骨支　　　　　　　　　穿支

肋间支　　　　　　　　　胸骨支/穿支

胸骨支/肋间支　　　　　持续存在的后肋间动脉

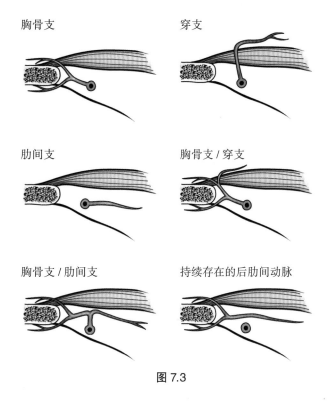

图 7.3

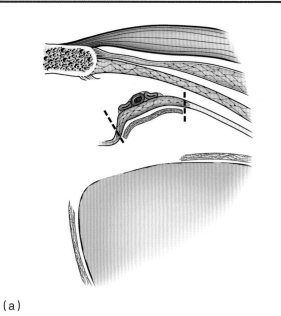

（a）

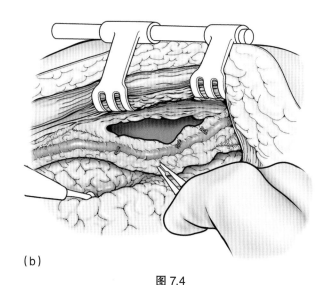

（b）

图 7.4

膜向外推开至 ITA 的外缘（图 7.4）。与带蒂技术相比，骨化和半骨化技术可以获得更长的 ITA，同时可以保留胸壁的侧支血供（图 7.5）。我们偏爱骨化技术，尤其是对于老年和糖尿病患者，这类患者的胸骨缺血更易引发感染。

　　用低功率电刀分离 ITA 与胸廓内静脉之间的筋膜，将 ITA 暴露出来。将静脉向上推即可在其下方与 ITA 之间找到分离平面（图 7.6）。夹住已经分离出来的胸内筋膜外侧缘，就可对 ITA 进行无创游离，用电刀烧断残余的纤维连接组织；在分支血管远心、近心侧各放一枚血管夹，并在两者之间剪断。

　　向上游离 ITA 至锁骨下静脉的上缘，至少要高于第 1 肋间分支（图 7.7）。ITA 在第 1 和第 2 肋间从胸膜中分离出来，只包裹着胸内筋膜，因此如果操作仔细，则无须进入胸膜腔。向下游离 ITA 至分支为肌膈动脉和腹壁上动脉的水平，如果长度已足够，可以保留腹壁上动脉的完整性。

　　一般在完成了左侧 ITA 获取后进行右侧 ITA 的获取（图 7.8）。由于心脏的非对称性，右侧 ITA 应尽可能长地获取，以便可以与左冠状动脉系统的血管及右冠状动脉远心分支进行直接吻合。其获取

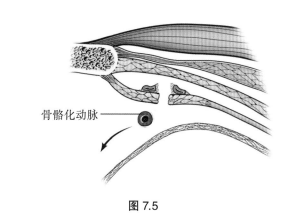

骨骼化动脉

图 7.5

技术与左侧相似，但在右侧 ITA 的近心端，应进一步剥离以获得最大的长度。在将第二和第一穿支切断后，向上继续分离，直至 ITA 完全进入右头臂静脉的下缘后方而无法看到。为了能分离右侧 ITA 的

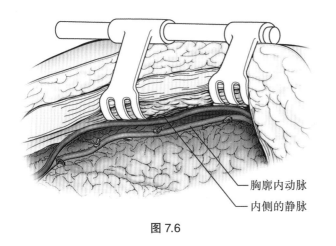

图 7.6

- 胸廓内动脉
- 内侧的静脉

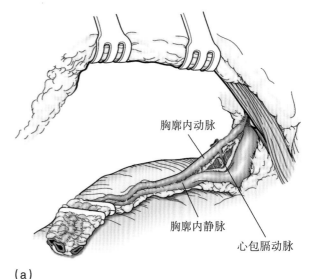

- 胸廓内动脉
- 胸廓内静脉
- 心包膈动脉

(a)

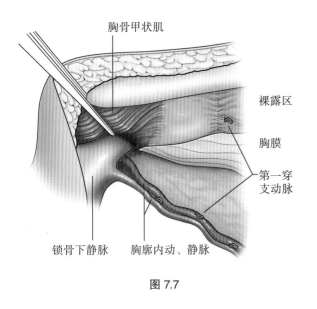

- 胸骨甲状肌
- 裸露区
- 胸膜
- 第一穿支动脉
- 锁骨下静脉
- 胸廓内动、静脉

图 7.7

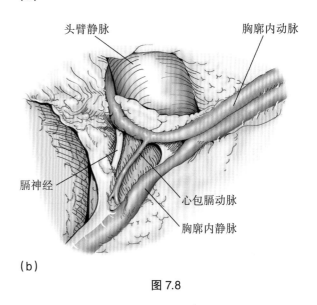

- 头臂静脉
- 胸廓内动脉
- 膈神经
- 心包膈动脉
- 胸廓内静脉

(b)

图 7.8

近心端，有必要切断右胸廓内静脉。在由 ITA、胸廓内静脉和膈神经包围而成的三角区内，将心包膈支、胸骨柄支、胸骨甲状腺支和纵隔支切断，这一步很重要。切断这些分支，进一步向上并向头臂静脉下缘后方游离 ITA，可额外获得 1cm 的长度。

完成了左侧 ITA 和（或）右侧 ITA 获取后，全身肝素化，在远心端将 ITA 横断。在其断端用一枚血管夹夹闭，使 ITA 可以在血压的作用下适当扩张，使用扩张血管的药物溶液冲洗 ITA 表面，并将其置于温的血基溶液中浸泡，备用。局部使用扩张血管的药物溶液，并用它保存动脉桥血管，如有需要，可将扩血管的药物溶液与肝素化血液或乳酸林格液按照 50/50 进行混合：乳酸林格液 150mL，肝素 5000U，罂粟碱 120mg（1 mmol/L）。

## 桡动脉

■ **解 剖** RA 在肘窝处起自肱动脉的分支，在手部形成掌深弓而终止。它走行于深筋膜的下方，周围被侧支静脉包绕。肱桡肌和前臂外侧皮神经覆盖 RA 的近心部分。桡神经的终末感觉神经支毗邻 RA 近心 1/3 部分的外侧（图 7.9）。

RA 存在大量解剖学变异。最常见也最重要的一种是高位起源的 RA，约占 14%，其中 11% 是起自肱动脉近心部分，2% 起自腋动脉，1% 起自肘窝上肱动脉的远心部分。而在肘窝处，RA 的位置通常是固定的。

在腕部和手部，RA 的侧支交汇是不固定的。以往的解剖学研究发现，有 67% 的人其全部手指血供来自由尺动脉形成的掌浅弓。最"经典"的掌浅

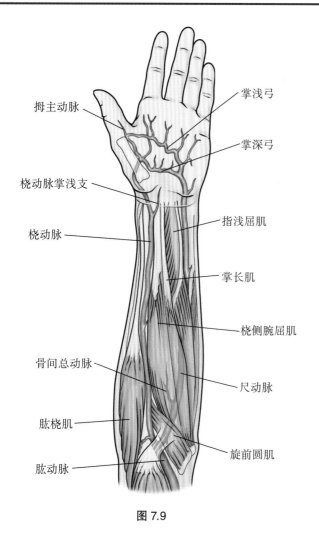

**图 7.9**

弓表现为 RA 的浅支汇入尺动脉的掌浅弓，但事实上并不常见（12.5%）；在 87.5% 的人中，由 RA 的掌深支和尺动脉共同形成完整的掌深弓。每一只手最少有一条大的侧支连通 RA 和尺动脉。

在获取 RA 时，有 3 个结构容易受到损伤：肘窝处前臂外侧皮神经、桡神经浅支和桡神经深支。虽然损伤桡神经深支的情况并不多见，然而一旦发生即会引起严重的并发症，它控制着前臂伸肌群的运动。在游离 RA 近心端时，应避免向肱动脉近心端过度牵拉。

■ **外科技术** 皮肤切口几乎与 RA 重叠，但应稍偏向 RA 的内侧（图 7.10a）。切开深筋膜后，即可看到 RA 及其伴行的同名静脉。要游离 RA，可在桡侧腕屈肌腱外侧将深筋膜切开（图 7.10b）。一些小的分支动脉垂直走行，供血肱桡肌，如果损伤这些分支，有可能造成组织血肿。采用半骨化技术获

取 RA，将伴行静脉与 RA 一同游离。对于 RA 的侧支血管，可在 RA 近心和远心端各置一枚血管夹，并在近 RA 侧夹闭侧支血管，继之切断；而对于小的分支血管，可使用电刀切断。使用超声刀（Harmonic Focus®; Ethicon Endo-Surgery Inc., Cincinnati, OH）分离 RA 确实是一种很好的体验，既迅速又无创。应用内镜来获取 RA 也越来越普及，非随机对照研究表明，该技术是传统开放切取技术的安全替代。

将皮肤切口向上提拉后，向远心端游离 RA 至腕部以上约 2cm 处；而近心端则可以游离至肱动脉分叉水平（图 7.11），见到桡返动脉和一个较大的静脉丛，往往提示已到达分叉水平。游离远心端并将其横断，将用血液或林格液等比稀释的罂粟碱溶液注入 RA 腔内，然后用一枚血管夹夹闭远心端。在 RA 近心端游离完成后，动脉血压的冲击使管腔有所扩大。通常在肱动脉分叉远心 1cm 处切断，如果需要更长的 RA，可以将桡返动脉一并切断。冲洗 RA，浸泡于罂粟碱溶液中备用。

**尺动脉**

偶尔，当我们没有其他选择时，会选取尺动脉作为桥血管。尺动脉在一部分人群中确实可以作为替代桥血管，但最大的担心是尺动脉靠近尺神经，

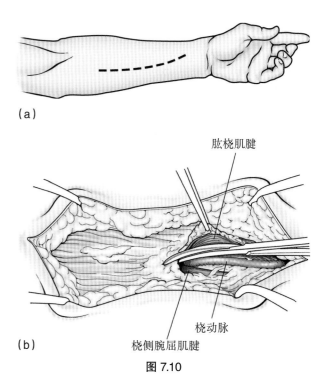

(a)

(b)

**图 7.10**

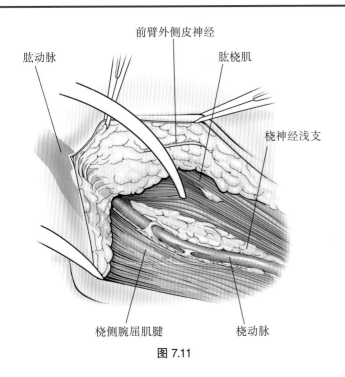

图 7.11

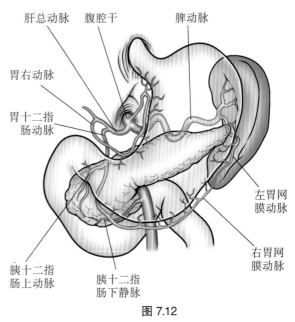

图 7.12

而后者控制着手内肌。无论是缺血还是直接损伤，都可能造成尺神经麻痹。基于这一原因，人们已停用尺动脉。

### 胃网膜动脉

有时，当 ITA 的长度不足以抵达心脏后壁冠状动脉，或者没有其他血管可以选择时，胃网膜动脉可作为另一条原位动脉桥供选择。

■ **解　剖**　右胃网膜动脉（RGEA）是胃十二指肠动脉的最大终支。RGEA 位于十二指肠后平面与胰前平面之间，沿胃大弯在两层大网膜之间，右胃网膜静脉与之伴行。RGEA 与源自脾动脉的左胃网膜动脉（LGEA）汇合，而脾动脉则发自脾门（图 7.12）。

■ **外科技术**　将胸骨正中切口向下延长 5cm。获取 ITA 后，切开腹膜，显露胃部，可于胃大弯处见 RGEA。用胃管抽空胃内容物。探查胃网膜动脉，评估其直径大小。将 RGEA 蒂从网膜上剥下，其内含伴行静脉，将分支结扎、切断，可用丝线、金属夹或超声刀完成。一般情况下，将 RGEA 从胃大弯的下 2/3 剥下，可以适当向远处延长，但不要超过幽门，过度延长有可能伤及胰十二指肠上动脉。在横膈做一 2~3cm 的开孔，将 RGEA 从前路或后路、经横膈孔送入心包腔内。后路和胃后（retrogastric）入路更

受推崇，可降低再次心脏手术或腹部手术时 RGEA 蒂受损的风险。RGEA 通常用于吻合心脏下壁的血管。

### 腹壁下动脉

腹壁下动脉（IEA）的大小和长度都有明显变异，对于大多数患者来说，IEA 因受限于长度而无法单独用作桥血管。IEA 最适当的使用是与左侧 ITA 共同使用，做 "Y" 形吻合或直接延长。事实上，这是一条很少使用的桥血管。

## 桥血管的吻合

在取下所有桥血管，并评估了冠状动脉后，才有可能对桥血管的吻合方式做出最后的决策。图 7.13 总结了各种血管吻合的方式。对于一个三支血管病变的病例，最终决策取决于使用哪一条血管来连接 LAD。传统方法认为左侧 ITA 和 LAD 是最佳匹配（金标准）。如果对角支存在独立的病变，或者 LAD 存在前后相邻的两段病变、并需要利用两段病变之间的血管段时，可以将左侧 ITA 做基础，然后行 "Y" 形吻合或序贯吻合。

根据标准方案，旋支中段或远段的边缘支病变可以使用原位右侧 ITA，但这是一个复杂的操作，需要将右侧 ITA 在心包横窦中穿行；也可向左跨越中线，深入胸腺脂肪组织，沿无名静脉向左行进入心包，与左心耳旁的边缘支近心端吻合。如果有另

外一条钝缘支也存在病变,则可以用 RA 桥,近心端在主动脉;也可用 RA 连接于右侧 ITA 上,做成"Y"形连接。最后,右冠状动脉的后降支或后外侧支可以用 RA 桥接主动脉,或者用原位的胃网膜动脉(对

此经验丰富的中心可采用)。

我们更倾向于较简单的连接方式,用原位右侧 ITA 连接 LAD(图 7.13a)。根据我院和其他一些医院的研究发现,右侧 ITA 与 LAD 连接时,其通畅度与左侧 ITA 相同,两者在组织学上是完全相同的,但前者内径和流量更大一些。走行路径如上述:跨越中线,穿行胸腺脂肪组织后,可以单独与 LAD 中段连接,也可先与对角支连接后再与 LAD "Y" 形连接。采用该方案时,可利用原位左侧 ITA 单独与旋支的一条边缘支连接,或与多条边缘支序贯连接,也可以使用 RA 与之 "Y" 形连接后,供血至另一个靶血管。可用 RA 连接右冠状动脉终支与主动脉完成血运重建,也可以使用原位的胃网膜动脉,但很少见。

第三种方式是用原位左侧 ITA 以最为传统的

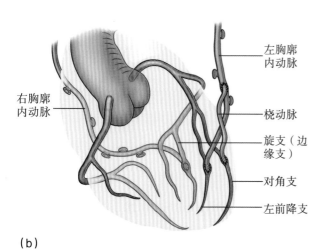

(a)

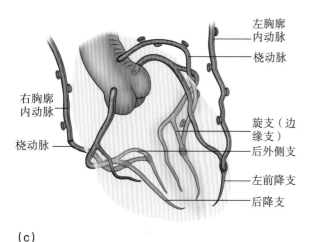

(b)

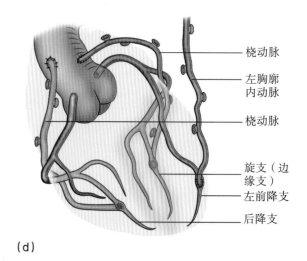

(d)

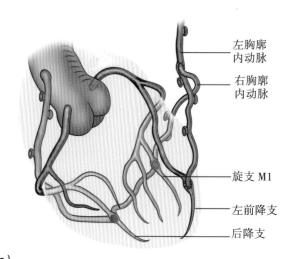

(c)

(e)

图 7.13

方法与 LAD 连接，而原位右侧 ITA 则与右冠状动脉连接。但事实上，右侧 ITA 与右冠状动脉主干的连接效果不尽如人意，我们的经验是约 60% 的病例通畅度受限，这可能是由于较粗的右冠状动脉带来的竞争血流。因此，可以使用 RA 与右侧 ITA 端 - 端吻合，延长后与后降支连接，这里的竞争血流不明显。但我们认为，使用双侧原位 ITA 获得理想疗效的前提是它们向左冠状动脉系统供血，因此这样使用右侧 ITA 可能无法充分发挥其效用。

当使用双侧 ITA 存在禁忌证时，可以使用左侧 ITA 和双侧的 RA 来完成全动脉化血管重建。在这种情况下，将左侧 ITA 与 LAD 吻合，RA 桥接主动脉和旋支的钝缘支或边缘支及右冠状动脉的终支。如果仍需要通过 "Y" 形连接为靶供区提供额外血供，可以利用右侧 ITA 远心端，即靠近肌膈动脉与腹壁上动脉分叉处的右侧 ITA，其长度为 2~3cm，这一操作并不会显著影响右半胸骨的血供，右半胸骨的血供来自右侧 ITA 近心段的大部分。

第四种方式的靶血管包括对角支、旋支的钝缘支及右冠状动脉的终支，所有的这些靶血管都需要长度充足的血管桥。最简单的方法是采用双侧 ITA 和双侧 RA，均以血管桥的方式连接靶血管和主动脉。但如果只有 3 条血管桥，再多的靶血管就只能通过序贯或复合吻合技术来解决了。序贯吻合的优点在于节省桥血管，减少吻合，进而缩短手术时间或主动脉阻断时间。但是，这些优势可能会被一些负面的问题所抵消，例如侧 - 侧吻合的复杂性、技术失误可能导致的两个靶血管血流都减少等。更重要的是，序贯吻合不同于端 - 端吻合，其中间的桥血管活动度很小，除非侧 - 侧吻合处的操作接近完美，否则很容易发生扭曲，而事实上，在停搏状态下很难准确预估血管桥的完美长度和角度。而 "Y" 形吻合技术的支持者们提出：可以在体外循环前行近心端吻合，这样可以减少体外循环时的吻合负担（即：不增加主动脉阻断时的吻合数量），"Y" 形吻合的另一个优势在于：可以在血运重建之前，检查 "Y" 形连接的两个分支血管的血流是否满意。此外，如果没有明显的长度不足或扭曲，"Y" 形连

接的血管可以很好地自动调整至理想的位置，避免扭曲；最后，所有的远心端吻合都可以是标准的端 - 侧吻合，这样就可减少技术失误。

"Y" 形吻合时，分支血管与主血管呈平行连接，但 "T" 形吻合时，则表现为垂直连接。两种连接方式各有支持者，关键在于靶血管和供血血管之间的桥血管长度，只有长度适当才能保证其吻合角度。一般情况下，"Y" 形吻合的吻合点更靠近心端，桥血管较长；而 "T" 形吻合时，桥血管较短，在供血血管较远心位置以直角连接方式吻合。应注意调整桥血管的长度和角度。

不论是否在体外循环下完成手术，如果可能，都应先完成复合桥血管的构建，然后再与靶血管吻合。但无论如何，都应明确最佳的桥血管走行路线，并准确估测桥血管的长度，避免 "Y" 形桥过短（对吻合口和供血血管造成牵拉）或过长（易扭曲）。对于非体外循环手术，理想的方式是在开始冠状动脉血运重建前，使用阻断钳部分阻断主动脉，或在其他阻断装置下（如 Heartstring；Maquet Getting Group, Germany）尽可能完成所有近心端吻合，从而在远心端吻合完成后可即时恢复心肌灌注。再次强调：术者必须正确判断桥血管的长度，在准备行复合血管桥或序贯吻合时尤其如此。

## 吻合技术

### 远心端吻合（端 - 侧吻合技术）

在无病变区靶血管上做一个 4~5mm 长（冠状动脉内径的 2~3 倍）的切口，修剪动脉桥的远心断端，使其断面的周长稍大于冠状动脉的周长（图 7.14）。

自体冠状动脉的开口与术者相对。用双针缝线进行吻合，从冠状动脉切口的近心处，也就是与术者最远点开始吻合（图 7.15a），从冠状动脉腔内向腔外缝合一针后，夹住备用（图 7.15b）；使用另外一个针从动脉桥血管的跟部起缝（图 7.15c），缝 2~3 针后，将桥血管送下并收紧缝线，然后使用正手缝合技术，连续从冠状动脉腔外至腔内缝合，直至冠状动脉切口的最远点（图 7.15d）。将桥血管向缝完的一侧拨开，显露出冠状动脉切口远端；用另

外备用的缝针从桥血管腔外向腔内进针，再从冠状动脉的腔内向腔外连续缝合，直至完成此吻合（图7.15e）。这样的缝合手法，有利于将第一个缝针的最后一个线圈收紧。

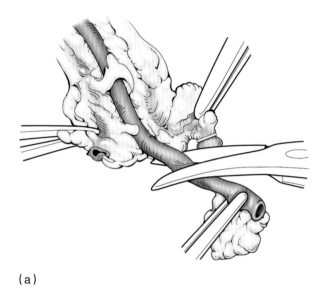

(a)

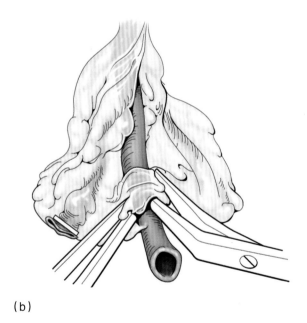

(b)

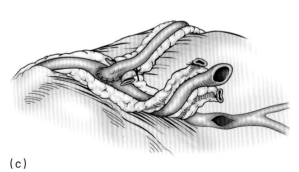

(c)

图 7.14

## 序贯吻合（侧－侧吻合技术）

序贯吻合可增加远心端的吻合数量，但并不增加动脉桥血管的长度。对于对角支，可以做平行吻合；对于其他靶血管，如旋支或右冠状动脉的分支，可使桥血管与靶血管呈30°、60°或90°夹角（"钻石"形吻合）。

■ **平行吻合技术** 平行吻合与标准的端－侧吻合几乎是一样的。当LAD与对角支成角较小时，可应用此技术。在平行吻合时，两个吻合点之间需要多一些桥血管组织来避免张力。两个靶点之间的桥应呈松弛的"S"形。此技术不适合发出位点较高或位置靠近外侧壁的对角支，否则会在侧－侧吻合时成角，"Y"形吻合更为理想。

左侧ITA与对角支吻合点的选择，应在心脏位于正常位置、且处于充盈状态下进行估测。ITA近心端与侧－侧吻合点之间的血管长度要足够，这样，心脏的充盈不会对桥血管造成牵拉。第一针是在冠状动脉和桥血管的腔内，正手连续缝合至跟部，完成左侧壁的吻合（图7.16）；上提ITA末端（游离端），有助于完成跟部吻合；用另一针完成内侧至跟部的血管吻合，打结。在侧－侧吻合的远心位缝制悬吊线来稳定左侧ITA桥的位置。在远端左侧ITA与LAD间进行端－侧吻合，至此完成序贯吻合。

■ **钻石技术** 钻石技术用于旋支的边缘支之间的吻合，这些血管相互平行，且位置很近；也可用于右冠状动脉后降支和后外侧支之间的吻合。在一般的侧－侧吻合时，需要有足够的血管长度来完成缝线圈，如果没有，则必须采用钻石技术。关于端－侧和端－端吻合时桥血管长度的判断，可以在心脏充盈时进行估测，或者用镊子将心包尽可能外推，然后进行估测。额外留出几毫米的长度，可方便检查吻合口的出血情况；当左心室过度扩张时，也应多留一些桥血管。

冠状动脉上的切口不应过大，以避免自身冠状动脉和吻合处桥血管发生扭曲。一般情况下，这个切口应与冠状动脉和桥血管的内径相同或稍大；侧－侧吻合可在端－侧吻合之前或之后进行。在处

理边缘支时，通常首先完成远心端吻合，然后将桥
血管向远离主刀医生的方向旋转，暴露侧 - 侧吻
合位点（图 7.17），最后完成近心端吻合。吻合时，
从冠状动脉切口的心尖方向，即与主刀医生最远
的一点开始。先行 3~4 针缝合后，将桥血管送下，
收紧缝线，外侧壁的吻合是缝至冠状动脉切口的最

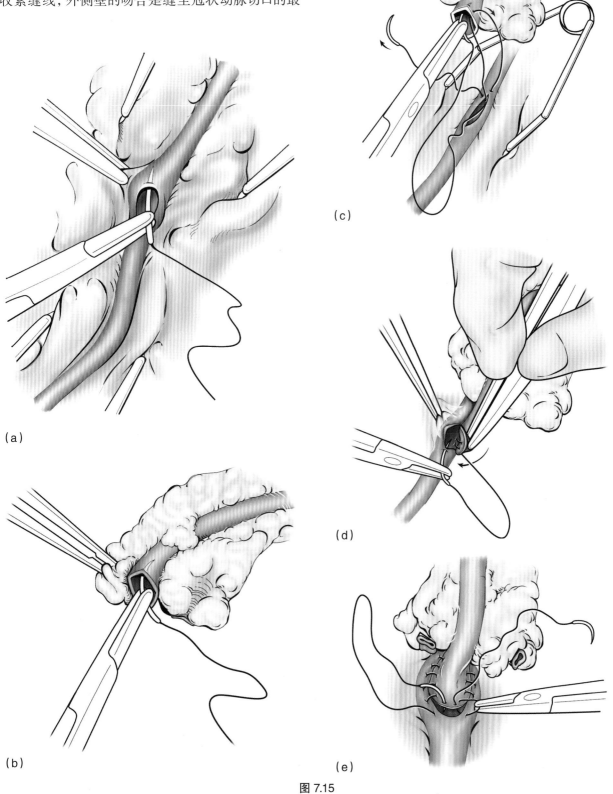

（a）

（b）

（c）

（d）

（e）

图 7.15

远端,将桥血管提起,完成右手侧的吻合,最后的缝合点是与主刀医生最近的位置,用缝线的另一针完成全部吻合。在打结时,要向桥血管内注血,使其充盈,避免吻合口收缩。阻断吻合口以远的冠状动脉来检查出血。采用钻石技术时,一般不需要额外缝针来固定桥血管。

### 近心端吻合

■ **主动脉上的吻合** 主动脉上的吻合是从离主刀医生最远的位置开始的,用单股缝线、正手缝合。连续缝合固定跟部后,正手缝合完成右侧壁,再完成左侧壁的吻合,在尖部打结。

■ **左侧胸廓内动脉:"Y"形桥** 在左侧 ITA 进入心包腔稍远处的胸壁上做一切口。可以在建立体外循环前,完成这条复合血管桥的制备。将左侧 ITA 置于皮肤切口的左侧,在 ITA 上做 4~5mm 切口;选择一条游离的动脉桥血管,如 RA 或一段远心端的 ITA,将一端修剪成斜面,与 ITA 上的切口匹配。吻合一般由 ITA 切口的远心端开始(吻合口的跟部),正手缝合至切口近心端(图 7.18)。将游离的动脉桥血管提起,显露尖部,可更精确地吻合。再使用正

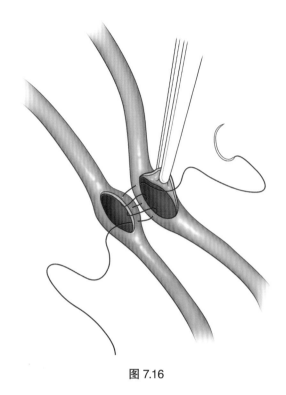

图 7.16

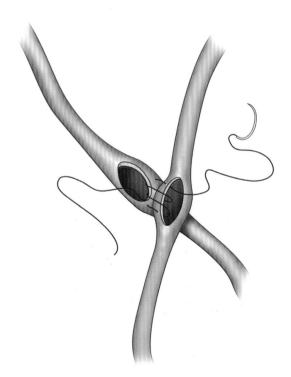

图 7.17

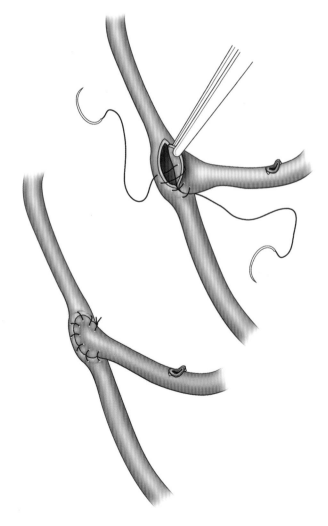

图 7.18

手技术,从近心点继续缝合到远心点,在尖部打结,完成缝合。

　　■ **桥血管的延长**　如果右侧 ITA 的长度不足以抵达右冠状动脉的终支,可以用一段游离的动脉桥血管将右侧 ITA 延长。一般只需要很短的游离动脉桥就可以使右侧 ITA 无张力地抵达右冠状动脉后降支或后外侧支的吻合点。

　　在获取桥血管并用罂粟碱溶液浸泡后,将扩张的右侧 ITA 远心端和游离动脉桥的近心端做 45° 切面。一般情况下,吻合从游离动脉桥的尖端开始,这一点是原位右侧 ITA 的跟部(图 7.19)。将左侧的血管壁吻合至右侧 ITA 的尖部,将两条血管一起向左旋转 180°,以暴露游离动脉桥跟部的缝线;用另一根缝线从游离动脉桥的尖部向下缝,完成右侧壁的吻合,放开右侧 ITA 的近心端阻断钳使血管充盈,然后打结。在吻合口的两侧各做一条提吊线,防止扭转。在进行桥血管与靶血管的端-侧吻合前,检查桥血管的远心段血流。

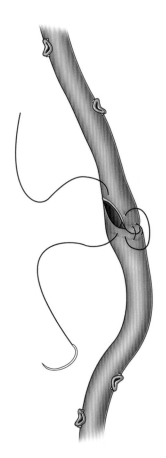

**图 7.19**

## 术后管理

　　对于应用动脉桥的患者,术后管理中很重要的一点是使平均动脉压高于 70mmHg、心指数高于 $2.5L/m^2$。如果患者的心指数低于 $2.5L/m^2$,在补足容量后,可用小剂量的变力扩血管药(inodilator),如米力农(磷酸二酯酶 III 抑制剂),在增加心肌收缩力的同时,扩张血管;也可以使用硝酸甘油,松弛血管平滑肌。对于全身和局部曾使用了血管扩张剂的患者,我们未见过发生血管痉挛的情况。对于血管过度扩张、心指数过高或无法提高其心排出量的患者,可使用去甲肾上腺素,将体循环血管阻力恢复至正常水平,将平均动脉压维持在 70~80mmHg。

## 疗　效

　　用原位左侧或右侧 ITA 作为 LAD 或旋支的边缘支的桥血管,其 10 年通畅率可达 90%~95%。用原位右侧 ITA 作为右冠状动脉主干或后降支的桥血管,通畅率有所下降(10 年通畅率分别为 80% 和 89%)。有研究比较了将右侧 ITA 和 RA 作为第 2 支桥血管的情况,得出了一些矛盾的结果,这说明很难控制变量的偏倚。正在进行的"动脉血运重建试验"(ART)是一项国际多中心随机对照研究,该试验结束后可给出有关单侧 ITA 与双侧 ITA 远期疗效的比较结果。包括 RA 在内的游离动脉血管桥,其 5 年和 7 年的通畅率均为 92.5%。多项随机研究比较了 RA 复合桥、游离右侧 ITA 和大隐静脉的早期疗效,其结果较为理想;然而,在 RAPCO 研究(RA 通畅性及临床疗效研究,是一项为期 10 年的随机对照研究)结果公布前,目前还没有对游离动脉血管桥和大隐静脉远期通畅性的直接比较研究。近期的一项荟萃分析结果显示:在中期通畅率和疗效上,RA 优于大隐静脉。我们医院及其他一些医院的冠状动脉造影随访显示:与静脉桥相比,动脉桥可以减缓自身冠状动脉病变的进程。因此,提高远期生存率是动脉桥的主要优点。

动脉桥在我院的应用已经超过 20 年。我们用 1 条或多条动脉桥完成的冠状动脉旁路移植手术达到 11 700 例，疗效良好。3 支血管病变的患者达到 6059 例。在 11 700 例患者中，3167 例接受了右侧 ITA 桥，超过 10 300 例接受了 1 条或多条血管桥，但应用尺动脉者仅为 23 例。总体死亡率为 1.6%，围手术期心肌梗死率为 0.8%，胸骨感染发生率为 1.1%，桥血管获取部位并发症发生率为 0.9%。上述结果证明：复杂的动脉桥旁路移植术并不会增加围手术期风险。根据我们的经验，动脉桥拓展或全动脉桥技术可以获得更优的通畅率、更低的桥血管床并发症发生率，且在无并发症发生的生存率方面更优。

应用一侧或双侧 ITA，辅以 RA 桥的动脉桥拓展或全动脉桥技术可用于大多数患者，但术前应仔细规划，认真地获取桥血管和吻合，同时应用一些技巧和经验来决定桥血管的长度、摆放形态及走行方向；在应用复合血管桥时，尤其应注意。在掌握了这些技术后，便可以改善远期生存率和心血管结局。

## 致　谢

感谢 Dr William Shi 和 Beth Croce 在本章写作过程中给予的帮助。

## 延伸阅读

1. Athanasiou T, Saso S, Rao C, et al. Radial artery versus saphenous vein conduits for coronary artery bypass surgery: forty years of competition – which conduit offers better patency? A systematic review and meta-analysis. Eur J Cardiothorac Surg, 2011(40): 208–220.

2. Buxton BF, Galvin SD. The history of arterial revascularization: from Kolesov to Tector and beyond. Ann Cardiothorac Surg, 2013: 2(4): 419–426.

3. Hayward PA, Buxton BF. Mid-term results of the Radial Artery Patency and Clinical Outcomes randomized trial. Ann Cardiothorac Surg, 2013: 2(4): 458–466.

4. Lytle BW. Bilateral internal thoracic artery grafting. Ann Cardiothorac Surg, 2013: 2(4): 485–492.

5. Taggart DP, Altman DG, Gray AM, et al. Randomized trial to compare bilateral vs. single internal mammary coronary artery bypass grafting: 1-year results of the Arterial Revascularisation Trial (ART). Eur Heart J, 2010: 31(20): 2470–2481.

6. Tatoulis J, Buxton BF, Fuller JA. The right internal thoracic artery: forgotten conduit, 5766 patients and 991 angiograms. Ann Thorac Surg, 2011(92): 9–17.

# 第 8 章

# 再次冠状动脉旁路移植术

*Murray H. Kwon    Richard J. Shemin*

## 发展史

从 20 世纪 50 年代后期开始, 冠状动脉旁路移植术 (CABG) 已逐渐成为一种常规手术。在过去的半个世纪, 不计其数的患者接受了 CABG 手术, 虽然静脉桥血管固有的局限性影响了其远期疗效, 但令人惊奇的是, 目前再次行 CABG 的比率却很低, 仅为 2.2%。取得这样的成绩有多方面的原因, 包括动脉血管桥的应用、经皮冠状动脉介入 (PCI) 技术的有效性, 以及更新和更好的降血脂药物及抗血小板药物的使用。驱动 PCI 增长的一个重要因素是再次 CABG 仍有较高的风险, 该人群的手术死亡率、心肌梗死的发生率和长时间辅助呼吸的应用率显著高于其他患者。再次手术对于心脏的创伤、对通畅的桥血管的损伤, 以及原有冠状动脉疾病的进展, 让此类手术更具挑战性。

## 基本原则与理论依据

鉴于上述原因, 在评估一名患者是否需要再次行 CABG 时, 有多方面的问题必须仔细考量, 而这些问题在第一次行 CABG 时并不存在。本章将重点阐述患者的评估、选择、手术技术及术后管理, 从而使这部分高危人群获得最为理想的风险 – 收益比。

## 术前评估及准备

每一台手术前, 都要认真思考以下问题:

·如果手术成功, 可以消除哪些主诉症状?

·需要采取哪些措施来保证安全地再次开胸?

·拟行旁路移植手术的靶血管状况如何?

·桥血管流量是否充足? 如胸廓内动脉 (ITA), 上次手术是否已经使用? 其余的静脉桥和动脉桥血管情况如何?

·如何处理原有的、不同通畅程度的大隐静脉桥?

清晰地知晓 CABG 的指征有助于手术决策。大多数患者是在复查冠状动脉造影后, 前来就诊并行再次外科手术的评估。之所以进行造影, 可能是因为患者主诉再次出现心绞痛, 且无创检查呈现阳性; 也可能是由于患者出现急性冠状动脉综合征而行急诊检查; 还有可能是缺血性心脏病的患者因病情恶化而行最终的结论性检查, 最后这类患者的风险最高。

对于所有拟行 CABG 的患者, 冠状动脉造影至关重要; 对于那些需要确认心肌活性的患者, 还需要进一步的检查。可以根据不同医院和医生的习惯行正电子发射计算机断层扫描 (PET)、心脏磁共振 (CMR) 和 (或) 多巴酚丁胺负荷超声心动图检查。很重要的一点是, 外科医生应对患者所做的各项检查结果进行深入分析和解读, 很少有人会对一个无活性心肌的区域做旁路移植手术。

医生们应从冠状动脉造影中发现桥血管堵塞的可能原因。如果一个患者的靶血管非常不理想，几乎没有血流，那么即使再次行旁路移植术，也很难成功。如果桥血管通畅，只是在吻合口有缩窄，那么这是可以让人放心的。通过造影，还要知道哪些血管可以用作桥血管及左侧 ITA 是否已经用作桥血管，如果确实如此，那么现在出现堵闭或表现出"细线征"(string sign)，可否使用右侧 ITA 做左前降支(LAD)的桥血管？

由于心脏的广泛粘连，有的部位很难评估。在术中，因瘢痕的限制，很难对全部的闭塞血管建立旁路，这就要求在术前知道哪一支血管已经被侧支血管代偿，哪一支血管正在建立代偿。在这样的情况下，仅对那些尚未建立侧支循环的血管进行旁路移植手术是一种明智的妥协。

在手术前还应知道还存有哪些可用作桥血管的动脉和静脉。对于静脉和桡动脉，应行超声检查评估血管内径和质量，同时对桡动脉行 Allen 试验，这有助于构思出对每一个血管桥的选择。

超声心动图有助于评估心肌功能，同时发现并发的血管疾病。我们常规行胸部 CT 扫描来确定解剖情况，同时高度关注再开胸时可能面临的特殊问题，如主动脉近心端及其他一些心脏结构。有时冠状动脉造影并不能清晰地显示左侧 ITA 的走行，但 CT 则不同，即使是没有增强的 CT 影像，通过观察金属血管夹，也有助于帮助确定左侧 ITA 是否与胸骨中线有一定的距离。总之，在再次 CABG 手术前的评估中，应仔细考量患者的状况、心肌的活性、靶血管、血管桥及解剖情况。

# 手　术

## 再次开胸

安全的开胸是手术成功的关键，应采取各种办法来避免再次开胸对重要器官的损伤，避免将手术进一步复杂化。术前影像学资料可用于判断升主动脉、无名静脉、右心室和（或）ITA 桥与胸骨的毗邻关系，同时发现是否有钙化灶影响主动脉的操作或主动脉阻断钳的放置。

笔者强烈建议将体外循环插管替代方案程式化，以便能迅速地建立体外循环，避免因出血或顽固性心律失常所导致的灾难。

在这样的理念指导下，应扩大消毒、铺巾范围。股总动脉和腋动脉可作为替代的动脉插管位点，至于具体选择哪一条血管则需要根据患者的解剖情况来决定。腹股沟插管的优点在于血管比较容易显露，可以相对快速地建立体外循环（图 8.1）。如果有严重的外周血管疾病或降主动脉存在大块附壁血栓，股动脉逆行灌注有可能导致脑血管栓塞，此时应考虑腋动脉插管。腋动脉入路的缺点是：很多医生在选择这个位点时，都喜欢先吻合一段 Dacron 人造血管，而不愿直接插入动脉管，这会浪费一定的时间，而且需要一定的初始抗凝以预防 Dacron 血管血栓，但这样做会加重胸骨切口的出血；同时也要注意关注插管侧上肢的血流情况。

有一些较为少见的情况，如主动脉与胸骨后壁粘连紧密，在开胸前需要全身肝素化，建立体外循环，降温至可随时停循环的低温状态，这就大大延长了体外循环时间；而且由于肝素化过早，出血的风险也会大大增加。因此，一定要慎用这一策略，尤

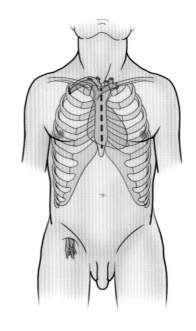

图 8.1

其是当患者存在一定程度的主动脉瓣反流时，更应避免。

如果选择腋动脉入路，可于锁骨下一指处，平行锁骨、从锁骨中线向外做一个 7cm 的皮肤切口至三角胸肌间沟，将胸大肌纤维分离，胸小肌部分切断。注意操作要轻柔，避免损伤臂丛。对于肥胖患者，可使用自动牵开器，用手持多普勒探头寻找血管位置。将腋动脉游离出来并过阻断带，静脉给予肝素 5000U，3min 后上 "C" 形阻断钳。纵向切开血管壁，将一段内径为 8mm 的 Dacron 人造血管端 - 侧吻合在腋动脉上，后续的主动脉插管可置于此人造血管中。术毕拔管后，将人造血管夹闭、缝合，以腋动脉壁补片的形式存在。

当完成了插管准备后，即可沿胸部瘢痕开胸（图8.2）。将固定胸骨的钢丝留于原位，可用于提示胸骨锯已经穿透胸骨后骨板。另一种锯胸骨的方法是保留后骨板，然后用大剪刀在直视下剪开这最后一部分，用这一方法时，切记不可在没有分离胸骨后粘连带的情况下将剪刀直接送入，否则会损伤心肌。

锯开胸骨后，可以使用剪刀或电刀将纵隔组织从胸骨后骨板上剥离（图 8.3）。我们通常使用电刀，这样既可以获得干燥的术野，又可以减少术后出血。在心脏外科手术中，任何时候都不要使用钝性分离。助手应注意不要过度向上牵拉，否则有可能在不经意间损伤下面的重要组织。向两侧分离，逐点击破，最终会发现心脏、大血管已从危险的境地中脱离出来。为了避免损伤 ITA 桥，务必要清楚其准确的

位置。很多医生认为，只需要游离几个厘米，能放入牵开器即可；但我们认为，在安全的情况下应尽可能游离，一方面避免因游离不充分而在旋开牵开器时撕裂组织，另一方面充分的游离为以后暴露左心室外侧壁提供了方便。在某些情况下，可以将体外循环开始时间前移，这是更安全、快速的方法。

如果发生了心肌出血，不应急于将牵开器旋开显露出血点，这样做往往只会加重心肌损害。事实上，此时反而应将牵开器适当旋闭一些，以降低破口的张力。将撕裂口周围的粘连松解，这样可以在无张力的情况下缝合裂口，这是成功修补的关键。可以使用 Hegar 扩张探条堵住出血口，然后再实施准确而有效的缝合止血。至关重要的一点是：外科医生应保持清醒，知道什么时候修补是无效的，什

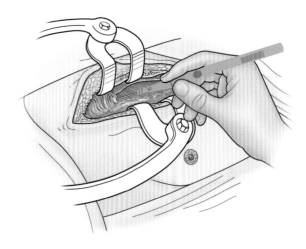

（a）

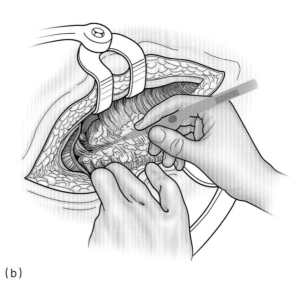

（b）

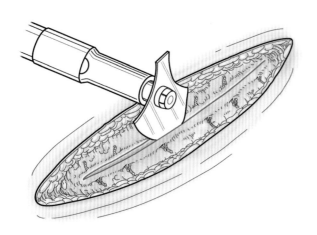

图 8.2

图 8.3

么时候应该迅速建立体外循环以安全地完成破裂口修补，重新回到正轨。

在游离升主动脉时，须谨慎从事（图 8.4）。要清醒地意识到：如果游离面过于"干净"，那通常意味着将血管中层与外层之间的平面误认为了血管外层面，这会使血管壁只剩下十分脆弱的部分中层和内膜，其后哪怕是十分细小的操作都会导致主动脉的破裂。真正的分离面是比较坚韧的。医生应知晓哪条通畅的静脉桥从升主动脉的哪个位置发出，应避免损伤，同时避免血栓脱落导致远端梗阻。有时，如果确知某一条静脉桥内存在可能脱落的粥样斑块，应事先将此桥血管切断，避免栓子在操作的过程中脱落至吻合口或靶血管。充分游离升主动脉，以获得足够的空间行主动脉插管、放置主动脉阻断钳和灌注针 / 根部引流。

近心端切断，这样可以防止粥样斑块栓塞。注意要充分游离升主动脉后壁，以便能将主动脉阻断钳完整置入，任何残留组织都可能导致阻断不充分，无法使心脏维持停搏状态。如果此前手术已经使用了左侧 ITA，而且仍然通畅，则必须将它游离出并阻断，防止将灌注液冲走，使心脏在两次停搏液灌注之间发生复跳（图 8.5）。在特殊情况下，如果无法找到或游离通畅的左侧 ITA，可采用深低温、全身高钾，间断逆灌心脏停搏液等技术。有研究发现：由于存在损伤桥血管的风险而难以安全地游离重要结构和阻断左侧 ITA 时，采用上述的替代措施可以达到与标准术式相同的疗效。控制 ITA 血流的另一个有效方法是使用带钝头缝针的弹力带环绕ITA。将环绕 ITA 两圈的弹力带收紧即可有效阻断血流，并不需要将其完全游离。

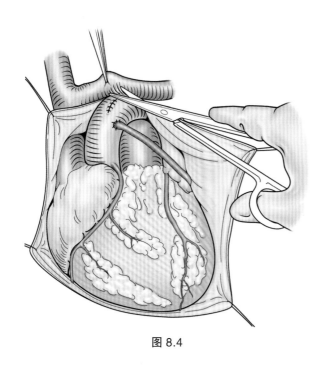

图 8.4

## 插管及心肌保护

游离完成后，在原主动脉插管上方再次插管，注意主动脉钙化灶和原血管桥。在升主动脉放置顺灌管的同时，经冠状静脉窦口放置逆灌管，进行心肌保护。单纯采用顺灌可能不仅会遇到血栓问题，还会出现各种灌注上的不确定，因此辅以逆灌被广为接受，这种混合灌注方法非常关键。对于粥样硬化严重但通畅的静脉桥，应在开始逆灌前在其

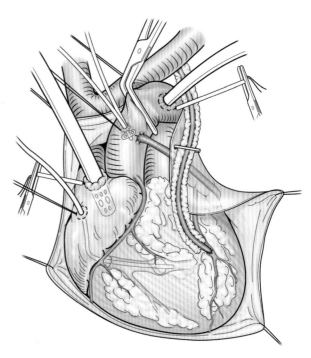

图 8.5

## 血运重建

当心脏在舒张期停搏后，即可以开始血运重建手术。沿着已经堵塞的血管桥，常常可以顺利找到被瘢痕组织包绕的靶血管。这里存在一个问题：对于通畅的静脉桥血管，在再次 CABG 时该如何处理？外科原则是：如果静脉桥已经超过 5 年，则必

须更换。但由于缺乏根据，同时对这一策略是否存在风险也不甚清楚，因此，这一"外科信条"并没有被广泛接受。大多数医生认为部分静脉桥血管存在一定的"特殊性"，因此对于哪些静脉桥要更换、哪些维持不动，持审慎的态度。

## 远心端吻合

远心端的吻合有多种方式。可以将原大隐静脉桥与冠状动脉的吻合口切开，仍将该吻合口作为吻合靶点（图 8.6a）；也可将原静脉桥横断，将剩余的远心端静脉桥作为新的吻合靶点（图 8.6b）。如果病变已经累及吻合点，则在冠状动脉更远心的位置选择另一个吻合靶点，可采用常规吻合技术。如果静脉桥通畅，但已发生粥样硬化，应考虑将原静脉桥结扎，以防止脱落的斑块栓塞（图 8.6c）。

目前存在一种尴尬的情况，即第一次手术时没有用左侧 ITA，而第二次手术时却必须要用它来替换病变的静脉桥（图 8.7）。有研究指出，第一次手术时左侧 ITA 与 LAD 连接的生存优越性，在第二次手术时同样存在。一些令人兴奋的数据甚至将 ITA 的使用推向"回收再利用"，即：如果第一次手术后，除了吻合口有狭窄，左侧 ITA 的其他部分都通畅，此时还可再次使用左侧 ITA。但是否能成功则取决于吻合口是否存在张力，是否有充足的血流。

需要考虑的一个问题是：这样一个"残缺"的 ITA，其术后早期的血流量可能是不足的。因此，有人建议在这种情况下，不要急于结扎已经发生病变的静脉桥；如果必须结扎原有的静脉桥，则要在近心点或对角支上再建一条静脉桥，直到新的左侧 ITA 可以提供足够的血流。但这种策略会产生竞争血流，这是否会影响 ITA 的通畅性，还不得而知。

## 近心端吻合

静脉桥的近心端很少会出现堵闭。因此，可以将新的静脉桥吻合在原有静脉桥的吻合口处。如果静脉桥长度不足，折中的方案是将新的静脉桥的近心端以端 – 侧吻合的形式吻合在原静脉桥的中段（图 8.8）。序贯吻合也可以用来应对这种情况，同时可以减少近心端吻合口数量。

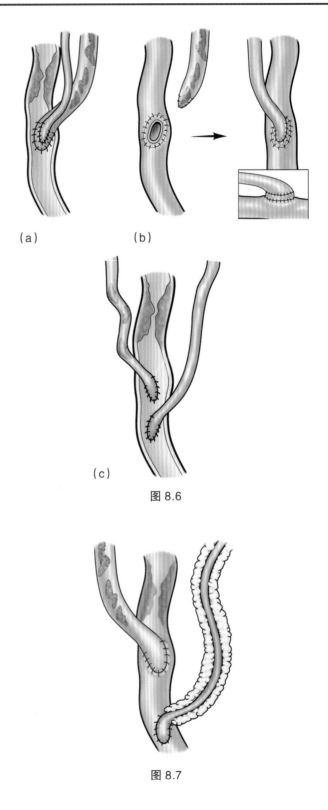

(a)　　　　　(b)

(c)

图 8.6

图 8.7

## 术后监护

再次 CABG 患者的术后管理，在很多方面与第一次手术时并无差别。但是，监护的级别应与患者的高危程度相匹配，这些患者更易发生死亡、呼吸衰竭、肾衰竭、脑卒中、再开胸止血及胸部切口深

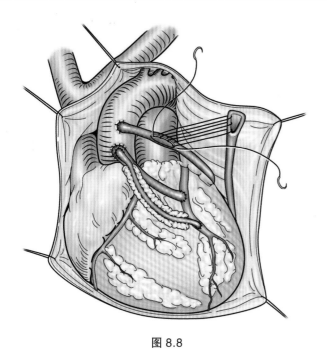

图 8.8

部感染。保持充分的警觉和仔细的监护至关重要。

# 疗 效

　　一项根据美国胸外科医师协会（STS）成人心脏外科数据库资料的分析显示：再次 CABG 术占总 CABG 的比例在逐年下降，从 2000 年的 6% 下降至 2009 年的 3.4%。这些再手术患者的病情更为严重，可表现为更严重的左主干病变、心肌梗死、心功能不全等，虽然如此，同期的死亡率却在下降。这些成绩要归功于术前、术中和术后管理水平的提升。然而，再次 CABG 的死亡风险是首次 CABG 手术的 3.5 倍。因此，尽管本章所提及的各种策略、技术有助于改善疗效，但最重要的因素仍然是仔细地筛选患者。我们要用更多的时间去思考"这一高风险手术可以使患者获得何种收益？"，这是非常重要的，它将有助于持续改善再次 CABG 手术的疗效。

# 参考文献

[1] Spiliotopoulos K, Maganti M, Brister S, et al. Changing pattern of reoperative coronary artery bypass grafting: a 20-year study. Ann Thorac Surg, 2011, 92(1): 40–47.

[2] Fazel S, Borger MA, Weisel RD, et al. Myocardial protection in reoperative coronary artery bypass grafting. J Card Surg, 2004, 19(4): 291–295.

[3] Kaneko T, Nauta F, Borstlap W, et al. The "no-dissection" technique is safe for reoperative aortic valve replacement with a patent left internal thoracic artery graft. J Thorac Cardiovasc Surg, 2012, 144(5): 1036–1041.

[4] Smith RL, Ellman PI, Thompson PW, et al. Do you need to clamp a patent left internal thoracic artery–left anterior descending graft in reoperative cardiac surgery? Ann Thorac Surg, 2009, 87(3): 742–747.

[5] Mehta ID, Weinberg J, Jones MF, et al. Should angiographically disease-free saphenous vein grafts be replaced at the time of redo coronary artery bypass grafting? Ann Thorac Surg, 1998, 65(1): 17–22.

[6] Sabik JF, Raza S, Blackstone EH, et al. Value of internal thoracic artery grafting to the left anterior descending coronary artery at coronary reoperation. J Am Coll Cardiol, 2013, 61(3): 302–310.

[7] Ghanta RK, Kaneko T, Gammie JS, et al. Evolving trends of reoperative coronary artery bypass grafting: an analysis of the Society of Thoracic Surgeons Adult Cardiac Surgery Database. J Thorac Cardiovasc Surg, 2013, 145(2): 364–372.

# 第 9 章

# 心肌梗死后室间隔缺损的修补

*Cynthia E. Wagner  Irving L. Kron*

## 发展史

心肌梗死（MI）后，由于施行全面的治疗手段来改善早期再灌注，心肌梗死后室间隔缺损（VSD）已成为透壁心肌梗死后一种少见的并发症。Cooley 等在 1956 年成功完成了首例心肌梗死后的 VSD 外科修补。早期的治疗原则是推迟 VSD 修补，其理论依据是：坏死组织需要时间来重建组织结构，而缺损周边的纤维组织是保证 VSD 补片可以稳固固定的组织学基础。但目前认为，对于那些可能由于多器官功能衰竭而出现病情迅速恶化的高危患者，应在心源性休克发生或恶化前尽早手术。近年来，多数患者首先使用主动脉内球囊反搏（IABP）。经皮 VSD 封堵成为越来越重要的治疗措施，根据患者就诊时的病情及解剖状况，将其作为终极治疗或稳定病情的手段。

## 基本原则与理论依据

室间隔前 2/3 区域由左前降支（LAD）供血，而后 1/3 由后降支供血。近 80% 的人群，其后降支是右冠状动脉的分支。心肌梗死后 VSD 根据相应的堵塞冠状动脉而分为前位 VSD 和后位 VSD；也可以分为简单型 VSD 和复杂型 VSD，简单型 VSD 是指室间隔只有单一位置的穿孔，而复杂型 VSD 则指室间隔上存在多个匐行的穿隔瘘道。心肌梗死的位置和面积决定了穿孔区的分流量和心室的功能状况，

根据这些解剖情况，临床症状可以表现为良性的心脏杂音直至心源性休克，后者是指即使经静脉给予正性肌力药物或使用 IABP，收缩压仍难以维持在 80mmHg 以上或心指数难以维持在 $1.8L/(min \cdot m^2)$ 以上。

后位 VSD 的表现通常较为复杂，可并发后内乳头肌断裂和二尖瓣反流，这是由于后内乳头肌只有单一的供血血管（右冠状动脉或旋支）。后位 VSD 可导致更高的死亡率，一项前瞻性研究证实了这一现象。不良预后的术前预测因素并不包括心肌梗死的面积和 VSD 分流量，也不包括左心室功能及冠状动脉病变的范围，而是与心源性休克及右心室功能不全的程度（通过游离壁运动指数、舒张末压和右心房压力来计算）密切相关。这项研究发现，后位 VSD 的死亡率与右心室梗死面积直接相关。对这一发现的解释是：右冠状动脉的堵塞使容量负荷超载的右心室的灌注恶化，导致右心室功能下降，进而导致左心室前负荷下降、心排出量下降及多器官功能衰竭，进而死亡。

前瞻性多中心随机对照研究——GUSTO-I 试验——是第一个分析早期再灌注后心肌梗死后 VSD 的研究。在该研究中，共有 41 021 例患者入组，84 例诊断为心肌梗死后 VSD，0.2% 的发生率低于以往的报道。在早期再灌注前，2% 的患者在发生透壁心肌梗死后 4~6d 出现心肌梗死后 VSD。GUSTO-I 试验中的大多数患者是在症状出现后 1d（中位时间）通过超声心动图诊断的，明显早于早

期再灌注。其他的诊断方法包括左心导管检查（心室造影可见左向右分流）、右心导管检查（从右心房到肺动脉，血氧饱和度逐步升高）。在那些行心导管检查的患者中，50% 存在单支血管病变，大部分人的病变血管为完全闭塞，而近 2/3 的患者其病变血管为 LAD。前壁心肌梗死、高龄及女性患者是发生心肌梗死后 VSD 的相关因素。无心绞痛病史或既往无心肌梗死者，更可能发生心肌梗死后 VSD，这可能与单支血管完全堵塞，且无广泛的侧支循环有关；更重要的是，GUSTO-I 结果显示：与药物治疗相比，心肌梗死后 VSD 患者手术修补的 30d 死亡率更低（47% vs. 94%），1 年死亡率也更低（53% vs. 97%）。这一重要发现影响了当前的治疗方案。

## 术前评估及准备

对近期有心肌梗死病史的患者，如果体检发现新出现的全收缩期杂音及心力衰竭症状，应立即行床边经胸超声心动图检查。一旦确诊心肌梗死后 VSD，初始治疗方案是立即使用正性肌力药物和 IABP，以降低后负荷、改善组织灌注，并减少心内分流。

大多数患者在入院后行心导管检查，以便在修补 VSD 的同时行冠状动脉旁路移植（CABG）。一些研究发现，同期行 CABG 有助于提高早期和远期生存率，但另一些研究却无法获得这样的结果。完全的血运重建可改善侧支血流，与仅处理导致心肌梗死的血管的旁路移植术相比，可降低死亡率。因此，必须仔细权衡同期行 CABG 的获益情况和更长时间体外循环带来的风险，根据冠状动脉病变的情况及血流动力学状态制订个性化的治疗方案。不应因心导管检查而推迟早期手术干预的时间。同样，一些患者可因乳头肌断裂或栓系而并发二尖瓣反流，应根据个体情况决定是否同期行二尖瓣修复。对于心室功能严重受损（左心室射血分数下降或右心室功能不全）的患者，在行 VSD 修补前应考虑是否需在术后早期安装心室辅助装置，临床上确实存在这种可能性。对于心源性休克和多器官功能衰竭

的患者，经皮 VSD 封堵可作为外科修补的过渡。但遗憾的是，我们缺少这方面的经验。

## 麻 醉

常规监测包括体表心电图、末梢血氧饱和度监测、$CO_2$ 监测、鼻腔和（或）膀胱温度监测。动脉测压通路可用于监测血压和复查血气，大多数情况下应置于左桡动脉，可以根据动脉插管的位置和是否计划同期行 CABG 进行位置调整。肺动脉导管是必需的，可用于监测肺动脉压、心排出量、中心静脉压及从右心房到肺动脉是否存在递增的血氧饱和度。另一重要的诊断工具是经食管超声心动图（TEE），它可以定量地测量分流情况（Qp : Qs），同时精确地判断 VSD 的位置、评估心功能状态，指导手术决策。

## 手 术

在轻度低温下建立高流量的体外循环。密切注意心肌保护。根据 VSD 的位置、游离壁梗死的范围和手术计划决定静脉插管的选择。沿前、后游离壁经过心肌梗死区做平行于室间隔和相应 LAD 或后降支的左心室切口，显露 VSD。对于小的 VSD，可以选择右心房入路。修补 VSD 的方法包括补片和梗死区旷置。

### 前位室间隔缺损

修补前位 VSD，可以选择平行于 LAD 的左心室切口入路。我们支持用补片修补 VSD（图 9.1a），彻底切除游离壁和室间隔上的坏死组织，直到可见新鲜有活力的心肌组织。在 VSD 左心室面置入一片大于 VSD 直径的自体心包片或人工合成补片，用带垫片的 2-0 聚丙烯缝线褥式缝合，进针点与 VSD 边缘相距几厘米以上。为了避免张力，可修剪补片的前缘，并将其置于左、右心室游离壁之间缝合固定，使用带垫片缝线进行褥式缝合。

如果需要大范围切除左心室前游离壁的梗死灶，要在切缘与 VSD 补片之间再置入一块补片以恢复左心室的几何构型。

也有人用多块补片来修补 VSD，还有人用黏结剂来减少残余分流，并避免 VSD 复通。在技术能力允许的情况下，可在左心室游离壁梗死区的心内膜面用 2-0 聚丙烯缝线做荷包缝合，将梗死区旷置，此技术与治疗左心室室壁瘤的 Dor 手术相似（图 9.1b）。将存活心肌对拢后，用毡片加固褥式缝合。大的 VSD 用心包或人工合成补片覆盖，单独缝闭间隔缺损。

## 后位室间隔缺损

修补后位 VSD 可以选择平行于后降支、近心底部的左心室切口入路（图 9.2）。由于显露的原因及靠近二尖瓣环、瓣下组织和后内乳头肌，因此这类 VSD 的修补比较复杂。我们偏向做梗死区旷置术，该技术最初由 David 等报道。将坏死的心肌做有限的切除，在左心室内置入一大片自体心包或人工合成补片，全周贴附于左心室内壁，重建左心室腔，将梗死区与左心室腔完全隔离。务必注意要充分保证

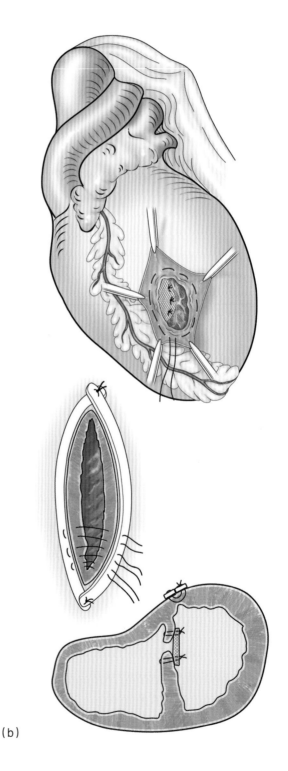

(a)　　　　　　　　　　　　　　　　(b)

图 9.1

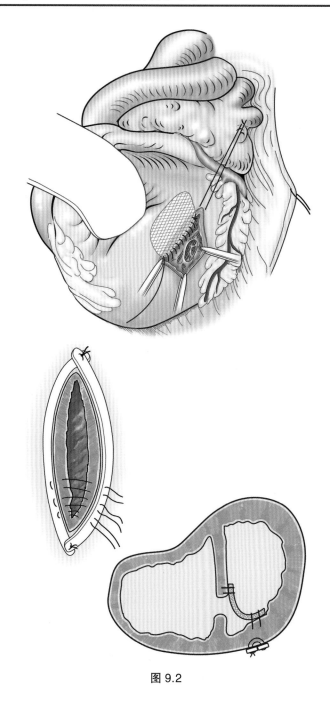

图 9.2

左心室容积，并注意避免相邻结构的扭曲。该技术的优点在于减少了对右心室和脆弱的室间隔的操作。

## 术后管理

部分患者可能存在 VSD 残余分流，需要一系列的超声心动图检查或肺动脉导管进行监测。在术后早期，要密切监测是否发生 VSD 复通。可以根据症状的严重程度及心室功能来决定是采取再次开胸手术还是经皮冠状动脉介入治疗（PCI）。一些患

者术后需要透析治疗以调整容量状态，促进心室的恢复。根据心排出量、机体灌注情况及超声心动图提示的心室功能状态，调整正性肌力药物用量，逐渐停用 IABP。由于有多条血管通路，因此存在脓毒症的风险，应经常评估感染指标，并及时应用广谱抗生素。

## 疗　效

尽管当前围手术期处置水平和手术技术都有了很大提升，但心肌梗死后 VSD 修补术后的死亡率仍居各种心脏手术之首。近期，一项基于美国胸外科医师协会（STS）数据库的回顾性分析，探讨了该疾病外科手术的疗效。研究涵盖了 1999—2010 年北美 666 个心脏中心、2876 名接受修补手术的患者，整体的手术死亡率为 43%，术后 30d 死亡或发生严重并发症的比例高达 77%。12% 的患者术后接受透析治疗，这是最常见的术后并发症。

在该研究中，65% 的患者术前接受 IABP 辅助，超过 50% 的患者在手术时处于心源性休克状态。50% 为急诊手术，35% 为亚急诊手术。与预期相符，死亡率与手术的紧急程度有关，急诊手术的死亡率超过 50%。有意思的是，死亡率与心肌梗死和手术之间的间隔时间呈负相关：心肌梗死发生 6 h 内手术，死亡率近 70%；24h 内手术，死亡率为 60%；7d 内手术，死亡率大于 50%；而如果超过 7d，死亡率低于 20%。这一发现可能反映了梗死面积（和心室功能）与 VSD 发生时间的关系，或者更可以理解为给处于心源性休克状态的不稳定的患者施行早期修补有可能增加死亡率。

术前使用 β 受体阻滞剂和降脂药与死亡率降低相关。在这组患者中，33% 有 PCI 治疗史，不足 10% 的患者曾行 CABG，这部分人群有生存优势。心导管检查发现：33% 的患者有 3 支血管病变。64% 的患者同期行 CABG，这部分人群的手术死亡率并未因此上升，当然，也没有表现出保护的效果。

在本研究中，行 VSD 修补患者的平均年龄为 68 岁，男性患者稍多。增加死亡率的风险因素包括

高龄、女性、心源性休克、肌酐增高（在多因素分析中发现术前透析有明显影响）、急诊手术、长时间体外循环和主动脉阻断及后位 VSD。

一项针对老年患者 VSD 修补术后远期疗效的研究结果显示：院内生存者多为心功能 NYHA Ⅰ级或Ⅱ级者；而年龄小于 70 岁与 70 岁以上者，并不存在显著差异（83% *vs.* 92%）。两组的远期生存率也没有差异。两组远期死亡的主要原因均为心源性，包括再次心肌梗死或心力衰竭。

一项针对 VSD 修补术后早期及远期死亡率和并发症发生率的研究结果显示：术后院内死亡的平均时间为术后 3.5d（0~27d）。在需要透析的患者中，超过 50% 在术后 30d 内死亡。5% 存在永久性中枢神经损伤，5% 存在一过性中枢神经损伤。在术后 30d 生存者中，实际生存和免于严重心血管事件的比例分别是：1 年时，95%、91%；5 年时，88%、61%；10 年时，73%、40%；15 年时，51%、19%。27% 的患者在术后中位时间 5.9 年发生室性心动过速，风险因素包括：LAD 堵塞和并发左心室室壁瘤并行切除术。这组人群中，大部分安装了自动除颤装置。46% 的患者在术后中位时间 3.9 年发生心力衰竭，风险因素包括高血压、术前左心室射血分数低于 40%、后位 VSD、残余 VSD。35% 的患者可见 VSD 残余分流或复发，半数患者接受了再次干预，与手术的间隔时间是 0~10 年，主要是根据症状的严重程度和心室功能决定是否再次干预。在接受再次干预的所有残余 VSD 患者中，发现 VSD 均由补片和梗死区之间的撕脱所致。

在过去的 10 年间，每年心肌梗死后 VSD 修补的手术量稳定在全部心脏外科手术的 0.1%，但同期的死亡率没有呈现出线性下降的趋势。各家医院一年的手术量为 0.09~3.7 例（限于加入 STS 数据库的医院）。未来，在改善这种高危、少见的缺血性心脏病并发症的疗效方面，围手术期管理及外科技术仍面临挑战。

## 参考文献

[1] Cooley DA, Belmonte BA, Zeis LB, et al. Surgical repair of ruptured interventricular septum following acute myocardial infarction. Surgery, 1957(41): 930–937.

[2] Moore CA, Nygaard TW, Kaiser DL, et al. Postinfarction ventricular septal rupture: the importance of location of infarction and right ventricular function in determining survival. Circulation, 1986(74): 45–55.

[3] Crenshaw BS, Granger CB, Birnbaum Y, et al. Risk factors, angiographic patterns, and outcomes in patients with ventricular septal defect complicating acute myocardial infarction. GUSTO-I (Global Utilization of Streptokinase and TPA for Occluded Coronary Arteries) Trial Investigators. Circulation, 2000(101): 27–32.

[4] David TE, Dale L, Sun Z. Postinfarction ventricular septal rupture: repair by endocardial patch with infarct exclusion. J Thorac Cardiovasc Surg, 1995(110): 1315–1322.

[5] Arnaoutakis GJ, Zhao Y, George TJ, et al. Surgical repair of ventricular septal defect after myocardial infarction: outcomes from The Society of Thoracic Surgeons National Database. Ann Thorac Surg, 2012(94): 436–444.

[6] Muehrcke DD, Blank S, Daggett WM. Survival after repair of postinfarction ventricular septal defects in patients over the age of 70. J Card Surg, 1992(7) : 290–300.

[7] Fukushima S, Tesar PJ, Jalali H, et al. Determinants of in-hospital and long-term surgical outcomes after repair of postinfarction ventricular septal rupture. J Thorac Cardiovasc Surg, 2010(140): 59–65.

# 第 10 章
# 机器人全腔镜下冠状动脉旁路移植术

*László Göbölös  Johannes Bonatti*

## 发展史

所有微创手术的共同目标是在尽可能小的创伤下完成手术干预，应用工作孔径路取代大切口。人们曾无数次尝试应用长杆胸腔镜设备行冠状动脉旁路移植（CABG）手术，均未成功；直到 1998 年，第一例机器人全腔镜下冠状动脉旁路移植术（TECAB）获得成功。其后，该技术不断演进，从单一血管到多支血管，从心脏不停搏到体外循环下停搏，均可成功完成。TECAB 还可与经皮冠状动脉介入术（PCI）结合，被人们称为"整合"或"镶嵌"手术。目前市场上已经有了更新一代的手术机器人系统，并具有不同操作所需的机器人手术软硬件（可能称其为"终端效应器"会更恰当），显著改进了视觉效果，可使术者更轻松地显露靶血管，也更符合人体工程学的要求。

## 基本原则与理论依据

我们目前的观点是：任何一个具备行 CABG 条件的患者均适合行 TECAB。但应牢记机器人手术的禁忌证（表 10.1）。可以看出，TECAB 是一种择期手术，并不适合再次手术。再次手术往往会给医生带来很大的技术挑战，导致手术时间长而枯燥，这是因为需要在腔镜下花费大量时间分离粘连。对于可能导致胸腔扭曲变形、容积减小的因素（胸部变形、巨大心脏或肺容积缩小），都应仔细考量。术前应充分分析正面和负面的因素，是否需要将患者置于长时间的体外循环、心肌缺血及长时间的手术，抑或选择微创方案。这种难以决策的困境在合并有其他疾病时表现得更为明显。遵照下表列出的各项禁忌证，我中心 25%~30% 的 CABG 患者适合选择机器人腔镜治疗方案。由于 TECAB 需要一个较长时间的学习过程，我们强烈建议在开始涉足此领域时应从简单手术做起，严格限于低风险患者。使用模拟手术的模型及实操实验室是缩短学习曲线的重要方法。

## 术前评估及准备

所有患者的术前评估与常规 CABG 是相同的。一般的术前评估包括既往病史、现病史、体格检查、标准的血液检测（血常规、肝肾功能、凝血功能、血型和交叉配血）、颈动脉多普勒检查、踝臂指数（ABI）、肺功能检查、超声心动图。为了检查患者是否适于行 TECAB，应行胸部、腹部和盆腔 CT。外科医生及团队和影像科医生会根据表 10.2 的清单对各项 CT 参数进行评估。

## 麻 醉

标准的心脏外科麻醉策略同样适用于 TECAB，应指定有经验的麻醉医生监督 TECAB 的麻醉。以下是 TECAB 麻醉需要格外关注的要点。

表 10.1　TECAB 的禁忌证

| 绝对禁忌证 | 相对禁忌证 |
| --- | --- |
| 心源性休克 | 行 IABP 辅助下状态不稳定 |
| 血流动力学状态不稳定 | 严重的左心室功能减退（EF<30%） |
| 严重肺功能不全（FEV₁<70%, VC<2.5L） | 巨大心脏（左心室与胸壁的距离小于 25mm） |
| 肺动脉高压 | 既往心脏手术史 |
| 胸廓变形（如漏斗胸） | 既往严重肺创伤 |
| 患多种疾病 | 既往胸部放疗 |
| 明显的全身性血管病变 | |
| 冠状动脉细小或弥漫性病变 | |
| 拟行心脏不停搏 TECAB 的患者存在心肌内冠状动脉 | |
| 拟行心脏停搏 TECAB 的患者，其升主动脉直径 >3.8cm 和严重的主髂动脉钙化 | |

注：TECAB= 全腔镜下冠状动脉旁路移植，IABP= 主动脉内球囊反搏，$FEV_1$= 第 1 秒用力呼气量，VC= 肺活量，EF= 射血分数

表 10.2　TECAB 术前胸、腹、盆腔 CT 造影的评估参数

| 心　脏 | 肺 | 血　管 |
| --- | --- | --- |
| 心脏的大小（心胸比，左心室与胸壁之间的距离） | 肺脏大小（胸内操作空间） | 右肺动脉水平的升主动脉内径 |
| 左胸廓内动脉与靶血管之间的距离 | 肺部疾病 | 主动脉粥样硬化病灶 |
| 靶血管的走行（心外膜或心肌内） | 胸腔疾病（粘连、斑块） | 髂股动脉的解剖及病变 |
| 心包脂肪垫的大小 | | 其他血管病变（动脉瘤、夹层等） |

·双腔气管插管。

·皮肤除颤贴片。

·持续经食管超声心动图（TEE）监测。

·近红外光谱（NIRS）监测脑部及双下肢血流。

TEE 是必需的监测设备，用于观察整体心脏功能和心室壁节段运动情况，同时监测主动脉腔内阻断球囊的位置。在整个手术过程中，外科医生和麻醉医生之间应保持良好的沟通，这一点非常重要，包括：

·确定何时开始单肺通气。

·设置 $CO_2$ 的充气压力。

·如果经股动脉行动脉插管，应监测下肢缺血情况。

·在 TECAB 过程中，监视主动脉腔内阻断球囊的位置，及时发现移位。

·控制心率，在心脏不停搏 TECAB 时评估心室节段运动情况，在长时间体外循环并单肺通气后进行呼吸管理。

# 手　术

## 硬件要求及操作模式

目前，市场上可充分满足 TECAB 需要的机器人只有一种型号（登录 www.intuitivesurgical.com 查询）。外科医生主要应用第三代达·芬奇 Si 手术系统行 TECAB。如图 10.1 所示，外科医生位于控制台

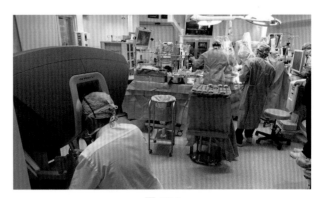

图 10.1

的后面,使用被称为"masters"的程序,外科医生的手动操作被转化为机器人胸内器械的动作,同时手术过程被 3D 成像以便术者观察。使用脚踏板切换器械操作、成像和电刀的使用。外科医生通过 3D 双目成像系统进行观察。第四代 Xi 系统还不能提供全部的 TECAB 手术器械。

如前述,TECAB 可以在体外循环或非体外循环下进行,也可以在心脏停搏和不停搏下实施。人们将心脏停搏(arrest heart)TECAB 称为 AH-TECAB,而将心脏不停搏(beating heart)TECAB 称为 BH-TECAB。我们强烈建议应同时学习两种手术方法,这样就可以使外科团队有更大灵活性,对待不同的患者时可调整手术策略。

BH-TECAB 有助于避免体外循环的并发症,但 BH-TECAB 对于技术的要求高于 AH-TECAB,同时在靶血管显露方面也不如 AH-TECAB 理想。外科医生应首先掌握心脏停搏下的血管吻合技术,然后再转向不停搏的操作。我们建议在 BH-TECAB 时,体外循环应准备就位,以防胸腔内操作空间存在限制或患者突发心肌缺血、血流动力学状态不稳定或严重的室性心律失常。在这种紧急抢救的状况下,应用机器人来建立体外循环是极具挑战性的,它需要更长的时间;如果血流动力学状态不稳定,有可能造成不必要的并发症。在我们看来,立即建立外周体外循环是一个非常有价值的措施。

虽然 AH-TECAB 需要一些特殊的技术和设备用于组织灌注,并需要应用腔内球囊或经胸主动脉阻断钳,但在心脏停搏下更加容易实施吻合。在开始做 TECAB 前,应该在其他手术(如小切口开胸继发孔型房间隔缺损修补、二尖瓣修复)中掌握上述技术。我们的经验是:在给右冠状动脉或旋支远心血管建立旁路时,停搏是唯一可靠的方法,只有这样才可使心脏完全松弛,从而可以充分地扭转和摆位。

### 手术步骤

#### 步骤一:患者的体位及术前准备

患者取常规仰卧位,将双上肢置于体侧,用抗

褥疮垫圈将左侧胸壁稍抬高。应始终考虑到有可能转为开胸手术,因此应采用传统 CABG 手术的消毒、铺巾方式,而常规 CABG 手术的器械也应就位。

#### 步骤二:设置工作孔及机器人就位

由团队中最富经验的医生在患者左侧胸壁设置工作孔,因为正确的开孔位是手术成功的关键步骤之一。在开工作孔前,要停止左肺通气,并将左肺气体完全排出,以防损伤,该环节必须经麻醉医生充分确认。摄像头孔位于左侧第 5 肋间腋前线。向胸腔内充入压力为 8mmHg 的 $CO_2$。如果此时血流动力学状态转差(如突发低血压),应立即调整 $CO_2$ 的压力以减轻对静脉回流的影响。探查胸腔,并在摄像机辅助下设置左、右器械孔,分别距离摄像头孔 4 指宽的头侧和尾侧,在腋前线和锁骨中线之间。然后将手术机器人就位,右操作臂持电刀,左操作臂持 DeBakey 镊子。图 10.2 显示了开孔的位置及在胸腔内放置器械的正确位置。图 10.3 可见机械臂已经就位。

#### 步骤三:获取胸廓内动脉

机器人摄像机镜头"向上"成 30° 角,通过观察血管搏动和走行,可定位胸廓内动脉(ITA)。将电刀功率调节至 15~20W,切开 ITA 表面的胸内筋膜及肌层。用骨化技术获取 ITA,施以轻度的机械牵拉,用电刀将 ITA 与胸壁之间的分支血管烧断(图

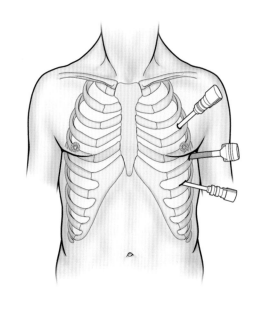

图 10.2

10.4）。很少情况下会使用血管夹来处置分支出血，即使是较大的分支也可通过电凝烧断。如果需要获取双侧 ITA，可广泛地切开胸膜反折来抵达右侧胸膜。获取双侧 ITA 的理想方式是首先获取右侧 ITA，然后再获取左侧，如果调转顺序，左侧的 ITA 可能会干扰视野和操作。注入肝素后，将 ITA 的远心端夹闭，用 Potts 剪刀将其剪断，置入左侧胸腔，由其自主扩张。

### 步骤四：器具孔设置

获取 ITA 后，在与摄像孔相对的位置、左侧胸骨旁设置 5mm 的器具孔。有文献报道，设置器具孔可明显缩短手术时间，通过该孔，可在手术过程中送入和取出有关物件（如缝线、"哈巴狗"、吸引

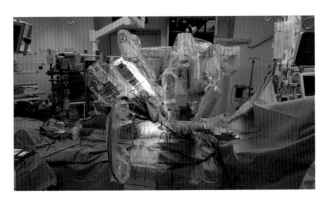

图 10.3

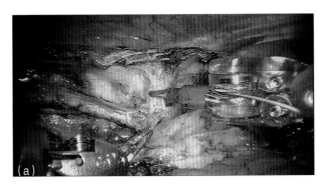

(a)

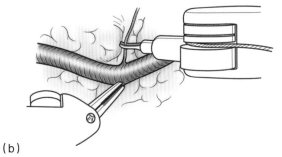

(b)

图 10.4

管、弹力血管带等）。

### 步骤五：切除纵隔脂肪和心包切开

将摄像头"向下"，即可清晰地看到心包脂肪垫及心包本身。左侧器械臂持长镊，右侧器械臂持电刀，切除心包脂肪垫。如果脂肪垫过大，启动体外循环即可缩小心脏、为胸内操作提供更大的空间，有助于切除脂肪垫。然后将右心室流出道上方的心包切开，先向胸骨后心包反折区扩大此切口，然后再向左外侧扩大。越靠近头侧，切口与膈神经越近，因此必须完全确认膈神经的位置。操作时，必须避开膈神经和左心耳，它们与切口相距甚近。

### 步骤六：建立外周体外循环及主动脉腔内阻断（球囊阻断）

术前 CT 造影可以确定主动脉及髂股动脉粥样硬化的程度。如果主髂动脉没有或只有轻度粥样硬化，可以通过股动、静脉插管建立体外循环，风险较低。常规经左腹股沟显露血管。为了防止淋巴液渗漏，应尽可能控制血管切口的长度。为了防止远端肢体灌注不足，所有患者均常规放置一条肢体末端灌注管，同时在手术全程应用 NIRS 监测肢体远端血供。经股静脉置入 25Fr 静脉插管，在 TEE 引导下，将其头端送至上腔静脉处；经股动脉置入带侧支的 21Fr 或 23Fr 动脉插管。连接体外循环管路。

在升主动脉安全地置入腔内球囊诱导心脏停搏，前提是升主动脉、主动脉弓及降主动脉没有粥样硬化灶，升主动脉直径最大不超过 38mm，主动脉瓣功能良好且没有结构性异常。将腔内球囊彻底放气后，在导引钢丝的辅助下，由主动脉插管的侧支送入。在 TEE 的密切监视下，将导引钢丝送入主动脉根部，然后将腔内球囊置于主动脉瓣上方，将心脏停搏液灌注管与体外循环的相应管路连接；持续测量主动脉根部和腔内阻断球囊的压力。务必避免从停搏液灌注管注入气体。

体外循环开机，逐步加大流量。在初始阶段应密切监视胸主动脉，一旦发生逆行性主动脉夹层，可在第一时间发现。如果静脉引流充分，出现低血压和左心室无射血的情况，将腔内球囊充气，并通过超声心动图确认球囊位置理想，然后注入心脏停

搏液。在注入腺苷（6mg/20mL 生理盐水）后，立即快速注入心脏停搏液，诱发心脏停搏。如果确认球囊位置稳定，可以开始降温，每 20min 重复注入一次停搏液。必要时可以经皮置入逆灌管，这样就可以根据需要同时启动顺灌和逆灌。

如果主髂动脉存在中至重度粥样硬化，我们强烈建议放弃股动、静脉入路而选择腋动脉。将一段直径 8mm 的人造血管与腋动脉中部行端 – 侧吻合，将动脉插管置于人造血管内，避免肢体灌注受到影响。腋动脉插管既可以顺行灌注胸主动脉，也可降低出现逆行性腹主动脉和髂动脉夹层的风险；在股动脉另置入一个 19Fr 的动脉鞘，将腔内球囊插管经此鞘置入。

如果 TEE 发现主髂动脉有严重钙化，降主动脉或主动脉弓有突起或不稳定的粥样硬化斑块，则禁忌使用腔内球囊。在这种情况下，我们选用 BH-TECAB。如前述，为安全起见，所有 BH-TECAB 患者手术时均置入体外循环插管，插管需在将全血激活凝血时间（ACT）调整至 300s，并用肝素盐水冲管后实施。如果必须启动体外循环辅助，则将 ACT 提高至 480s 以上。在行多支血管 BH-TECAB 时，做好体外循环的准备极其重要，如果在阻断靶血管时发生心肌缺血，或者胸腔内操作空间有限或发生严重出血时，这一准备就变得更为重要。在辅助循环期间，在开孔处、ITA 血管床及其他一些部位会出现明显的弥漫性出血，可间断性使用冠状吸引将左胸腔内的血液吸出。

**步骤七：确认并暴露靶血管**

无论是 BH-TECAB 还是 AH-TECAB，在显露心表不同的组织结构时，手术机器人系统的心脏稳定器都提供了非常有效的支持。在剑突角左侧两指处做一个 12mm 肋下开孔，将稳定装置经此置入。将摄像头调至"up facing"位后，可辅助置入稳定器。将肋下开孔与达·芬奇系统的第四机械臂相连。

为了获得最佳视野和最佳操作点，将摄像头设定为"face down"。在第四机械臂上的心脏稳定器的辅助下，可以充分地显露和操作左前降支（LAD）和旋支。用专用脚踏板控制稳定器，并将吸引英置

于靶血管的两侧。在 BH-TECAB 时，就是用这个方法将吻合区域稳定后进行吻合；此外，无论是 BH-TECAB 还是 AH-TECAB，均可通过该方法将靶血管置于一个方便操作的工作位置。

在行右冠状动脉旁路术时，可通过左侧 12mm 器械孔置入稳定器，此时机器人左器械臂可经肋下开孔送入。使用稳定器可以将右心室锐缘提起，这样就可以非常理想地显露后降支或后外侧支。到目前为止，我们仅将这一方法用于 AH-TECAB。在心脏不停搏手术时，这一方法应慎用，因为有可能导致右心室的意外穿孔。

当充分显露了靶血管后，即可用 Potts 剪刀将心外膜剪开。

**步骤八：机器人辅助腔镜下冠状动脉吻合**

在开始吻合冠状动脉前，将桥血管做最后的修剪。将被"哈巴狗"阻断的桥血管断面修剪成斜面，剖开桥血管，使断面总长度达到 4mm，这样可以使吻合端呈现"眼镜蛇头"样。此时应确认血管流量充分。

与传统的 CABG 方法相同，用 DeBakey 镊子和机器人手术专用刀切开靶血管。用 Potts 剪刀将切口延长至 4mm，与桥血管断端相匹配。从胸骨旁的器具孔将一条 7cm 长的双股聚丙烯缝线送入。用两把机器人专用显微手术镊（black diamond）完成冠状动脉吻合。

第一针起自冠状动脉切口的尖部，以反手由内向外缝合。将缝针安全地置于旁边的心外膜上，然后使用另一个缝针从桥血管的尖部由内向外缝合，而冠状动脉侧则是由外向内。完成三针降落伞式缝合后，将桥血管送下并收紧缝线，其后的吻合就较为容易。应使缝线保持一定的张力，避免后壁出血，这个位置的止血非常困难。图 10.5 显示了后壁缝合的方法。

图 10.6 和 10.7 分别显示了缝合的顺序和吻合结束时的状态。

当完成跟部缝合并绕至前壁后，将此针置于一个安全的位置，再用第一个针从尖部向跟部缝合，直至完成。可以用显微镊子的头来检查吻合口的

通畅度。仔细检查是否有绕线、压线的情况发生，如果有，可以用缝针做调整。点击以下的链接可以查看一段很有帮助的机器人冠状动脉吻合手术：http://www.youtube.com/watch?v=l6DiBz2JUnY 。

近年来，几乎全部的冠状动脉都可以通过机器人来完成血运重建，而不需要采用其他技术。最为常见的 TECAB 包括：左胸廓内动脉（LITA）与 LAD 的吻合（LITA-LAD）、右胸廓内动脉（RITA）与 LAD（RITA-LAD）联合 LITA 与对角支及旋支的吻合，以及 LITA-LAD 联合 RITA-RCA（右冠状动脉）。最后这一手术需要用到"Y"形桥。

无论是停搏还是不停搏完成旁路手术，在完成吻合后，都应牢记一些特殊的事项。在 AH-TECAB 时，当灌注停搏液至最后阶段时，即应切开靶血管，以降低损伤靶血管后壁的风险。当腔内球囊的压力不足时，可能导致静脉引流不充分，也可能导致主动脉根部的逆向血流，增加靶血管后壁损伤的风险。调整静脉引流管的位置可以改善总体引流，同时可以适当增加球囊的压力或使用弹力血管带，这样可以短时改善术野过多的回血。只有当术野清晰时，才能安全地完成吻合。

在 BH-TECAB 时，如果要获得无血的术野，可在靶血管的远心端、近心端各放置一条弹力血管带，

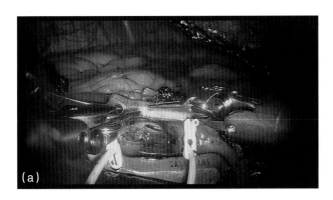

(a)

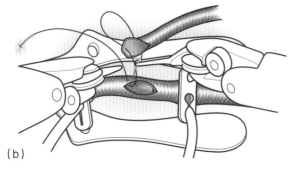

(b)

图 10.5

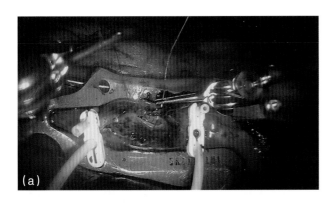

(a)

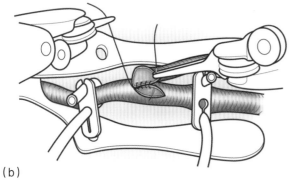

(b)

图 10.6

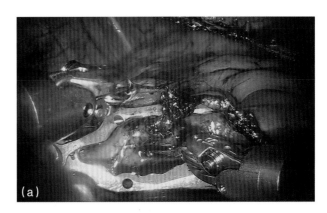

(a)

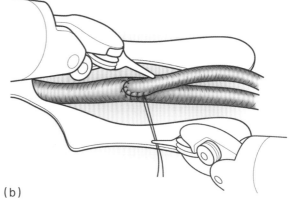

(b)

图 10.7

但在大多数情况下，只需要收紧近心端的血管带即可。切开靶血管，在腔内置入分流管，在置入分流管时，应先插入远心端，然后插入近心端，再放松血管带。BH-TECAB 进行血管吻合时，动作应非常轻柔、准确，防止意外损伤冠状动脉壁。可以短时给予艾司洛尔减慢心率以助于吻合。在一个跳动的术野上完成吻合非常具有挑战性，因此强烈建议在进行临床实操前强化训练。

### 步骤九：最后的任务

对于所有病例，应使用腔镜专用的超声探头进行桥血管血流的超声时差法测量，以保证手术效果。此超声探头可经肋下孔置入。

将柔软、可弯曲的吸引头经器具孔送入左胸腔，将胸膜腔内的积血吸出。

在手术结束时，撤除体外循环。将机器人床旁机械臂系统推开，撤除各种置于 ITA 血管床上的仪器，所有这些操作应在体外循环插管拔除、心脏充盈后进行，如果因为特殊原因而需要将仪器一一恢复至手术时的状态，有很大的困难。

由于体外循环和单肺通气，术后可出现明显的呼吸功能减退，但多为短时现象。

当患者血氧饱和度稳定、心脏泵功能理想时，即可给予鱼精蛋白。在这一阶段，应用机器人成像系统对胸腔内的创面做最后的检查，这既需要坐在操控台的医生，也需要在手术台旁的外科团队。在确认彻底止血后，即可撤除机器人，但工作孔仍需暂时保留，此时还需要使用摄像头做最后一次手动探查以避免 $CO_2$ 泄露，这非常重要。在摄像头的监视下，将开孔器逐个拔除，仔细检查开孔创面的出血情况，塞入止血材料（如 Fibrillar™、Surgicel™）。经摄像头孔插入胸腔引流管。在置管时，应恢复肺通气，膨胀的肺组织可以避免桥血管受损。在各个开孔创面注射局部麻醉药以减轻术后疼痛。

## 术后管理

TECAB 术后管理遵循标准的开胸 CABG 各项术后管理原则。由于单肺通气，可能出现肺不张，

通过呼吸治疗可得以恢复。应对插管的外周动脉和静脉进行评估。术后的疼痛往往是很剧烈的，尤其是摄像头放置区域，但一般在术后数日即可消除。微创手术后不需要对胸骨问题采取预防措施。

## 疗 效

手术机器人使微创 TECAB 具备可行性。在该技术面世初期，TECAB 被局限地使用在 LAD 单支血管桥手术。由于大多数患者需要行多血管 CABG，于是开发了更为复杂的机器人系统。21 世纪初，多血管 TECAB 的成功开拓，使我们可以将之应用于临床。其后的新技术使多支血管旁路手术既可以在心脏停搏下完成，也可以在不停搏下完成。而心脏稳定器的出现，使不停搏多血管 TECAB 又向前飞跃了一大步，当然，这一器械也同样可用于心脏停搏的手术。在复杂的镶嵌手术中，PCI 的使用进一步拓展了腔镜下多血管外科血运重建的治疗谱。我们应始终清楚地知道：多血管 TECAB 的手术时间明显长于单支血管的 TECAB，而转为开胸手术的发生率也因技术复杂度的提高而增加。但是，其术后早期和远期疗效与传统的开胸 CABG 手术相当。多血管 TECAB 的最大优势包括：保持了胸骨的完整性，即使高危患者仍可以使用双侧 ITA，恢复时间显著缩短。

## 延伸阅读

1. Bonatti J, Lee JD, Bonaros N, et al. Robotic totally endoscopic multivessel coronary artery bypass grafting: procedure development, challenges, results. Innovations, 2012(7): 3–8.

2. Bonatti J, Lehr E, Vesely M, et al. Hybrid coronary revascularization: which patients? When? How? Curr Opin Cardiol, 2010(25): 568–574.

3. Bonatti J, Schachner T, Bonaros N, et al. Robotic assisted endoscopic coronary bypass surgery. Circulation, 2011(124): 236–244.

4. Bonatti J, Wehman B, De Biasi AR, et al. Totally endoscopic quadruple coronary artery bypass grafting is feasible using robotic technology. Ann Thorac Surg, 2012(5): 111–112.

# 心脏瓣膜病的外科治疗

## Surgery for valvular heart disease

# 第 11 章
# 主动脉瓣置换

*Ismail El-Hamamsy    Maxime Laflamme    Louis P. Perrault*

## 外科解剖

主动脉瓣（AV）位于左心室出口。正常的主动脉瓣是一个三叶瓣结构，呈现为 3 个半月瓣。主动脉瓣是主动脉根部功能区的一部分，因此并不适于将其作为一个独立的解剖结构进行阐述。主动脉根部有 4 个主要组分：主动脉瓣环、主动脉瓣瓣叶、主动脉瓣窦（Valsalva 窦）及窦管交界（STJ）。左、右冠状动脉分别起自左、右冠状动脉窦，而没有发出冠状动脉的一个窦称为无冠窦。主动脉瓣环是主动脉瓣瓣叶的附着点，呈现"皇冠"样结构。3 个瓣叶的接触区称为瓣叶交界，其尖端所在平面代表 STJ。

交界下的三角区对于优化主动脉根部血流动力学状态起到重要作用，它们也是主动脉根部解剖的重要标志。无冠窦和右冠窦之间的三角区与膜部室间隔直接延续，希氏束在正常情况下走行在膜部和肌部的交界区。膜部间隔被三尖瓣环一分为二，一部分称为房室间隔区，另一部分为室间隔区。膜部间隔也与右纤维三角直接延续。在左、右纤维三角之间的主动脉瓣与二尖瓣前瓣相延续，二者之间的分隔区称为主动脉 – 二尖瓣帘，是一个 5~10mm 高的纤维结构。纤维三角在心动周期中，充当重要的机械铰链角色，使得两个瓣协调地共享左心室的上口，分别于收缩期扩大（主动脉瓣）和舒张期扩大（二尖瓣）。主动脉瓣基底环实际上是一个虚拟环，在每个瓣窦最低点下 1~2mm，在保留瓣膜的手术中，扮演着重要角色。

## 主动脉瓣病理

### 主动脉瓣狭窄

主动脉瓣狭窄（AS）多见于老年患者，是由于退行性变而致主动脉瓣瓣叶钙化。退行性 AS 的患者常常存在与动脉粥样硬化相关的风险因素。在 65 岁以上人群中，2%~7% 存在不同程度的 AS。AS 的第二个常见病因是先天性二叶主动脉瓣，常见于年轻患者，占人口的 1%~2%。风湿性瓣膜病在发达国家几近根除，但却是发展中国家主动脉瓣病变的一个常见病因。

AS 导致收缩期血流在穿过主动脉瓣时出现梗阻。在压力负荷的作用下，左心室最初的代偿机制表现为向心性肥厚增生。AS 的典型症状表现为心绞痛、晕厥、气促，由于病程进展缓慢，可多年无症状。一旦出现症状，如果没有及时进行外科治疗，生存率将显著下降。重度 AS 定义为主动脉瓣平均跨瓣压差大于 40mmHg，血流速度大于 4.0m/s，主动脉瓣有效瓣口面积小于 $1.0cm^2$ 或有效瓣口面积指数小于 $0.6cm^2/m^2$。

### 主动脉瓣关闭不全

主动脉瓣关闭不全（AI）的主要病因包括主动脉瓣瓣叶病变（先天性主动脉瓣发育不良、感染性心内膜炎、风湿性心脏病、自体免疫疾病），继发于 STJ 或基底环水平扩大的主动脉根部扩张（主动脉瘤、主动脉夹层、主动脉炎、结缔组织病）。急性 AI

可见于主动脉夹层、感染性心内膜炎和外伤。出现AI 时，可见舒张期由主动脉反流入左心室的血流。急性 AI 患者的左心室大小正常，但顺应性差；容量超负荷导致左心室舒张末期压力明显升高，并传递至左心房和肺循环，导致急性肺水肿和充血性心力衰竭。慢性 AI 时，左心室因长时间承受反流而有所适应。左心室对于容量超负荷的反应是代偿性扩张（离心性肥厚），并逐步发展成轻度的向心性肥厚。左心室进行性扩张减弱了舒张压向左心房和肺血管床的传递，但可导致左心室间质纤维化，进而导致左心室结构和功能的不可逆改变。

## 手术适应证

### 主动脉瓣狭窄

因 AS 而需要行主动脉瓣置换（AVR）的美国心脏病学会 / 美国心脏协会（ACC/AHA）I 类适应证包括：

·有症状的重度 AS。

·无症状的重度 AS 患者，因其他疾病（冠心病、其他瓣膜病、升主动脉疾病）需要施行心脏外科手术。

·无症状的重度 AS 患者，左心室收缩功能不全。

ACC/AHA IIa 类 AVR 适应证包括：

·无症状的重度 AS，运动试验阳性。

·中度 AS 患者，因其他疾病（冠心病、其他瓣膜病、升主动脉疾病）需要施行心脏外科手术。

### 主动脉瓣关闭不全

急性 AI 属急诊手术范畴，应立即行 AVR 或修复手术。因慢性 AI 需要行 AVR 或修复手术的 ACC/AHA I 类适应证包括：

·有症状的重度 AI。

·无症状的重度 AI，左心室收缩功能不全（射血分数 <50%）。

·重度 AI 患者，因其他疾病（冠心病、其他瓣膜病、升主动脉疾病）需要施行心脏外科手术。

ACC/AHA IIa 类 AVR 或修复手术的适应证包括：无症状 AI 患者，左心室功能正常但严重扩张（舒张末期直径大于 50mm 或经体表面积调整后的舒张末期直径大于 25mm/m²）。

## 瓣膜替代品

对于 AI 患者，如果可以保留自体主动脉瓣，应尽可能避免行人工瓣膜置换。有多种主动脉瓣修复技术，但这并非本章的讨论范畴。AVR 使用人工瓣存在多种严重的潜在并发症，包括：结构性瓣膜退化，非结构性功能不全（血管翳、瓣周漏、患者与瓣膜不匹配），人工瓣血栓，血栓栓塞，出血，人工瓣膜性心内膜炎。

可以选择的人工瓣膜有两大类：机械瓣和生物瓣。生物瓣可以细分为有支架瓣（猪瓣和牛瓣）、无支架瓣、同种异体瓣及自体肺动脉瓣（Ross 手术）。对于需要行主动脉根部置换的患者，以及主动脉瓣环过小的患者，无支架生物瓣可表现出更大的优势，可以避免患者与瓣膜不匹配；但这种瓣膜的应用与有支架瓣相比，手术过程复杂，所以应用并不广泛。同种异体瓣主要用于广泛累及主动脉瓣及主动脉 – 二尖瓣连接的心内膜炎，在这种情况下，可以将主动脉型同种异体瓣的二尖瓣部分用于患者二尖瓣前瓣重建。虽然人们认为同种异体瓣置换术后再发心内膜炎的风险低于人工瓣，但事实上几个系列研究并没有证实两种瓣膜疗效的差别。Ross 手术（应用自体肺动脉瓣行 AVR）是 AVR 的一种，其远期疗效非常出色，瓣膜相关并发症发生率低，血流动力学理想，无须抗凝；但是，由于操作复杂及可能存在再干预的风险，因此仅在大型心脏中心有此手术的经验。

在选择机械瓣和生物瓣时，医生应与患者认真讨论两种选择的风险和获益。生物瓣更易出现结构性瓣膜退化和再次手术，而机械瓣则更易出现血栓，需要终身服用华法林。一些新型的机械瓣对于国际标准化比值（INR）的要求较低（1.5~2.0），家用 INR 检测也越来越普及，但即使如此，出血的风险仍高于不服用抗凝药物的患者。除了考虑瓣膜耐久性和出血问题，在选择瓣膜时首先需要考虑的是患者的年龄。对于年轻患者，Ross 手术是首选，现已证明 Ross 手术可显著改善远期疗效。另外，随着经导管主动脉瓣置入（TAVI）的应用，在外科决策时也应列入选项。

## 手术技术

### 外科入路

AVR 可以选择胸骨正中切口入路，也可选择胸骨上段小切口入路，即切开上段胸骨至第 3 或第 4 肋间水平，还可以选择经右侧第 2 或第 3 肋间的前外侧切口。虽然有更小切口的微创手术在被逐渐引入，但胸骨正中切口仍是 AVR 的主要入路。

### 体外循环及心肌保护

除 Ross 手术需要切开右侧心腔来获取肺动脉瓣外，其他的 AVR 手术均无须开放右侧心腔，因此只需要置入一个二级静脉插管即可。在升主动脉远心端插入主动脉插管，在主动脉近心处插入心脏停搏液灌注管，对部分病例可以选择经右心房冠状静脉窦口置入逆灌管。经右上肺静脉置入左心室引流管。

当全部插管就位，全血激活凝血时间（ACT）大于 480s，即可以开始体外循环转机。此时应注意静脉引流，同时应避免左心室过度充盈。将主动脉与肺动脉之间的间隔游离出来，以便置入主动脉阻断钳。

我们选择 34℃ 低温循环，顺行灌注 4℃ 冷血心脏停搏液后间断逆灌。如果手术时间加长，主动脉已经切开，后续的灌注液可以通过冠状动脉口用一个软头的灌注管直接顺行灌注，以避免对冠状动脉造成微小创伤和继发医源性狭窄。

### 主动脉瓣的显露

对于无支架瓣和 Ross 手术，在 STJ 上方将主动脉横断即可很好显露主动脉根部。对于支架瓣置换，可将主动脉横断或做斜行（"曲棍球杆"形）

切口（图 11.1），这两种切口都是首先从 STJ 上方 1cm 处切开主动脉。如果 STJ 较为狭窄，则可将斜行切口下延入无冠窦，使较大的人工瓣膜可以轻松地置入。如果拟行主动脉根部扩张矫治，可将主动脉切口下延至主动脉瓣环水平或进一步延至二尖瓣前瓣。在交界处缝制提吊线有助于改善瓣膜和根部的显露。

### 瓣膜切除、修剪和测量

从瓣膜交界处开始切除主动脉瓣瓣叶。用剪刀将 3 个瓣叶从其附着点做整块剪除（图 11.2）。用咬骨钳将瓣环上的全部钙化灶去除，使缝线可以固定于稳定的组织上，避免瓣周漏。如果确实需要广泛清理创面，注意避免切断瓣环，同时避免钙化灶掉入左心室，否则可能在术后引起栓塞和冠状动脉口堵塞。

测量瓣环（图 11.3），选择合适大小的瓣膜。在选择瓣膜时，应考虑患者的体表面积（BSA）及瓣膜的有效开口面积（EOA）以避免患者与瓣膜不匹配。如果有可能出现患者与瓣膜不匹配，必须做主动脉根部扩大以置换较大的人工瓣。根部扩大的一个替代方法是用无支架生物瓣做全根部置换，同样可以

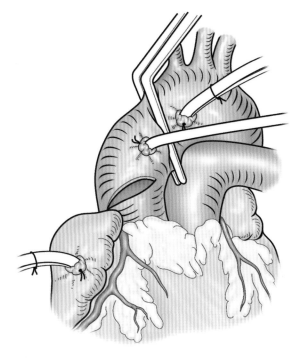

**图 11.1**

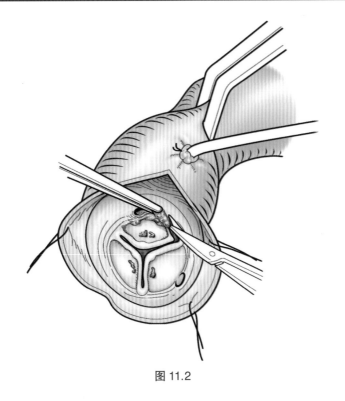

图 11.2

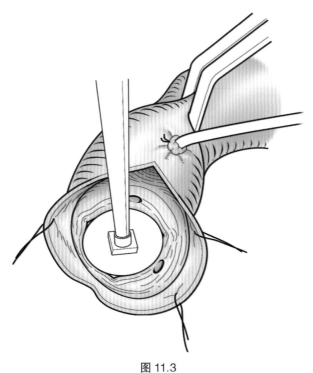

图 11.3

避免患者与瓣膜不匹配。如果考虑患者将来有可能通过瓣中瓣技术行再次瓣膜置换，那么第一次手术时就更有必要选择一个大的生物瓣。

## 瓣膜的置入

### 支架瓣

用带垫片的 2-0 Ticron 缝线做"U"形褥式

缝合，将人工瓣的缝合环牢固地固定于主动脉瓣环（图 11.4）。一般情况下，每一个瓣窦缝 4~5 针，每一针缝线都应确保牢固，但又不能缝过多的瓣环，避免在人工瓣下出现组织堆积，否则容易形成涡流进而导致血管翳的形成。在右冠瓣和无冠瓣交界处的缝线，应沿着瓣环进行缝合，而不在交界处的瓣下三角进行平面缝合，这样可以避免伤及传导束。缝线的垫片可以放在主动脉面，也可以放在心室面。我们选择将垫片放在心室面，这样有助于置入更大的瓣膜，但在置换机械瓣时，应将垫片置于主动脉面，可确保人工瓣放置到位，同时避免垫片掉入心室腔。

当全周缝线都已穿缝人工瓣的缝合环后，将人工瓣向下送入瓣环（图 11.5）。应注意不要过度用力，否则有可能导致瓣环撕裂或人工瓣变形。从每一个瓣窦的最低点开始打结，确保人工瓣放置完全到位，避免阻挡冠状动脉开口。

完成全部缝线打结后，必须可以看到冠状动脉开口（图 11.6）。如果怀疑有瓣周漏，可用一个小的直角钳探查缝线与缝线之间的空隙。

对于小主动脉瓣环，应考虑扩大主动脉瓣环。将主动脉切口向无冠窦的最低点方向延长。可以根

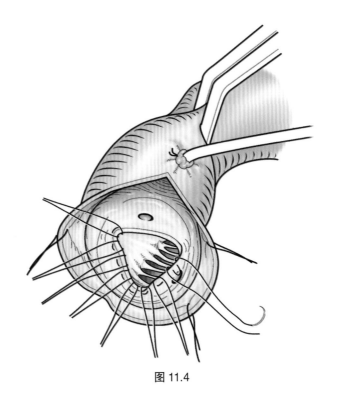

图 11.4

据拟扩大的程度来决定是将切口延长至瓣环抑或至二尖瓣前叶（图 11.7）。延长切口后，用一块菱形的 Dacron 补片或牛心包补片修补二尖瓣前瓣裂（图 11.8）。当双针向上缝合超越主动脉瓣环水平后，将人工瓣用上述的方法置入并打结固定。继续缝合补

片重建无冠窦（图 11.9），然后缝闭主动脉切口。应用将切口延长至二尖瓣前叶的方法可以置入大 1 号或 2 号的人工瓣。

**无支架瓣**

使用无支架瓣行 AVR 时，可采用全根部置换

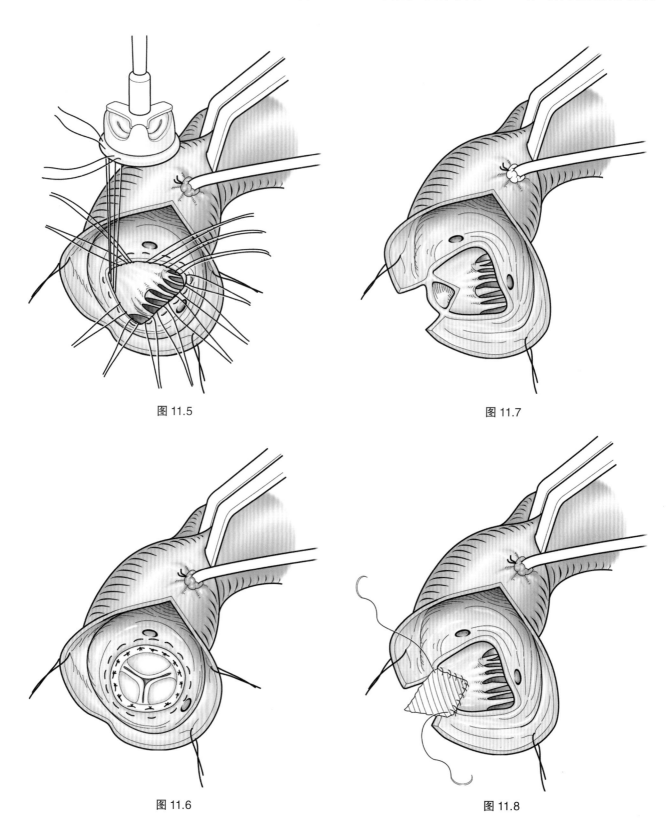

图 11.5

图 11.7

图 11.6

图 11.8

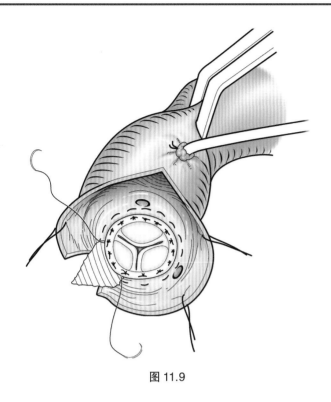

图 11.9

或冠状动脉下缝合技术。我们偏向于全根部置换技术，这样可以减轻瓣膜的扭曲，保证张力在各个瓣叶间均匀分布。用一条 4-0 聚丙烯缝线连续或间断地将人工瓣与主动脉瓣环缝合在一起。从左、右瓣窦交界处起针，将人工瓣置入正常的解剖位。但是，由于猪的左、右冠状动脉间距明显小于人类，因此应将这个异种瓣的冠状动脉残端结扎，然后另开两个孔吻合冠状动脉扣。也可以采用冠状动脉下吻合技术置入无支架瓣。

　　首先，将异种瓣的大部分 Valsalva 窦剪除，在瓣叶附着点上保留 2~3mm 窦壁（图 11.10）。在 3 个交界处各用 4-0 聚丙烯缝线缝一针，同时缝合在人工瓣的相应位置上（图 11.11）。将人工瓣送下，并在主动脉瓣环水平完成近心端的缝合（图 11.12）。用另一条缝线将异种瓣的上边缘与窦壁缝合，缝合轨迹呈"皇冠"形（图 11.13），从而保证冠状动脉口不受遮挡（图 11.14）。

## Ross 手术

　　■ **自体肺动脉的获取**　一旦确认置换主动脉瓣，即可在右肺动脉开口近心端 5mm 处，将主肺动脉（PA）横断。仔细探查肺动脉瓣。可用于 AVR 的肺动脉瓣必须是正常的三叶结构，且没有明显的穿

孔。向下分离肺动脉与主动脉之间的间隔至右心室肌肉水平。将一把直角钳经过肺动脉开口送入右心室，在瓣窦最低点下方 5mm 处将右心室游离壁顶起。仔细游离、获取肺动脉根部，近心端的肌肉组织不超过 5mm。使切缘靠近肺动脉瓣瓣叶可以明显降低第一间隔支受损的风险。修剪肺动脉根部下方的肌肉组织，保留约 2mm；保留肺动脉 STJ 上方

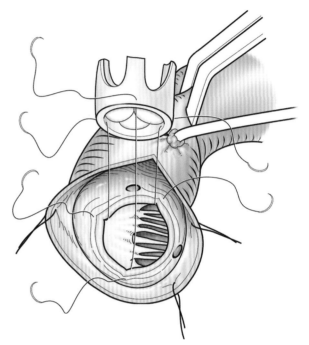

图 11.10

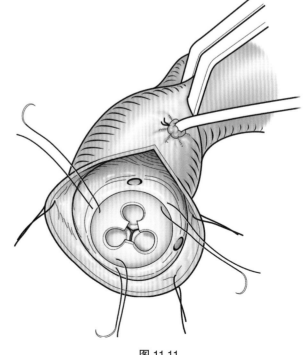

图 11.11

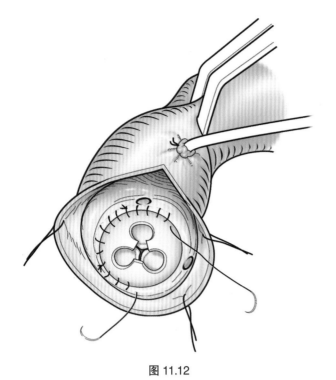

图 11.12

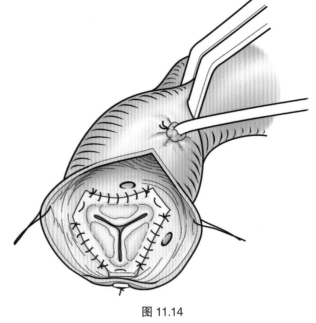

图 11.14

动脉瓣环下，保证 3 个交界的对称分布。用 5-0 聚丙烯缝线将自体肺动脉的远心端与升主动脉断端或 Darcon 血管吻合，用 6-0 聚丙烯缝线将冠状动脉扣吻合在相应的位置。如果主动脉瓣环比肺动脉瓣环大 2mm 以上，则对主动脉瓣环做瓣环成形，以缩小主动脉瓣环。把冠状动脉扣吻合在相应的窦内。术后 6~12h，应严格控制血压，使自体肺动脉进行适应性塑形。收缩压最高不应超过 100mmHg 或 110mmHg。

■ 同种异体肺动脉的置入　不论原肺动脉瓣环的直径是多大，都选用最大型号的同种异体肺动脉（28~30mm）来置换肺动脉根部。远心端和近心端都用连续缝合方式。在吻合远心端时，应注意不要造成环缩效应。

## 缝合主动脉切口、排气

用 4-0 聚丙烯缝线缝合主动脉切口。在放开主动脉阻断钳之前，进行排气。将静脉插管部分阻断，使心脏充盈，停止左心室引流，在行 Valsalva 操作的同时，开启主动脉根部吸引，同时摇晃心脏使左心房和左心室内的气体排出；如果有逆灌管，可用于排出冠状动脉内的气体。放开主动脉阻断钳，如果经食管超声心动图（TEE）见到有残余气体，则持续进行根部吸引，直至将气体完全排出。

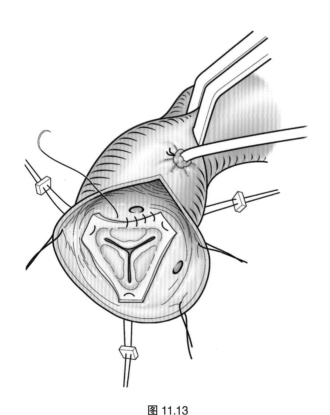

图 11.13

2~3mm 的组织，避免将肺动脉暴露于体循环压力。

■ 自体肺动脉的置入　和置入无支架瓣膜的技术要领相同，同样存在全根部置换和冠状动脉下置入两种备选技术。我们同样偏好全根部置换技术。用 4-0 聚丙烯缝线将自体肺动脉瓣间断缝合在主

# 延伸阅读

1. Anderson RH. Clinical anatomy of the aortic root. Heart, 2000, 84(6): 670–673.

2. Ashikhmina EA, Schaff HV, Dearani JA, et al. Aortic valve replacement in the elderly: determinants of late outcome. Circulation, 2011, 124(9):1070–1078.

3. Brennan JM, Edwards FH, Zhao Y, et al. Long-term safety and effectiveness of mechanical versus biologic aortic valve prostheses in older patients: results from the Society of Thoracic Surgeons Adult Cardiac Surgery National Database. Circulation, 2013, 127(16):1647–1655.

4. Carrier M, Pellerin M, Perrault LP, et al. Aortic valve replacement with mechanical and biologic prosthesis in middle-aged patients. Ann Thorac Surg, 2001, 71(5 Suppl): S253–256.

5. Chiang YP, Chikwe J, Moskowitz AJ, et al. Survival and long-term outcomes following bioprosthetic vs mechanical aortic valve replacement in patients aged 50 to 69 years. JAMA, 2014, 312(13):1323–1329.

6. Coutinho GF, Correia PM, Paupério G, et al. Aortic root enlargement does not increase the surgical risk and short-term patient outcome? Eur J Cardiothorac Surg, 2011, 40(2): 441–447.

7. Egbe AC, Pislaru SV, Pellikka PA, et al. Bioprosthetic Valve Thrombosis Versus Structural Failure: Clinical and Echocardiographic Predictors. J Am Coll Cardiol, 2015, 66(21):2285–2294.

8. El-Hamamsy I, Eryigit Z, Stevens LM, et al. Long-term outcomes after autograft versus homograft aortic root replacement in adults with aortic valve disease: a randomised controlled trial. Lancet, 2010, 376(9740): 524–531.

9. El-Hamamsy I, Clark L, Stevens LM, et al. Late outcomes following freestyle versus homograft aortic root replacement: results from a prospective randomized trial. J Am Coll Cardiol, 2010, 55(4):368–376.

10. Ganapathi AM, Englum BR, Keenan JE, et al. Long-Term Survival after Bovine Pericardial Versus Porcine Stented Bioprosthetic Aortic Valve Replacement: Does Valve Choice Matter? Ann Thorac Surg, 2015, 100(2): 550–559.

11. Glaser N, Jackson V, Holzmann MJ, et al. Aortic valve replacement with mechanical vs. biological prostheses in patients aged 50–69 years. Eur Heart J, 2016, 37(34): 2658–2667.

12. Head SJ, Çelik M, Kappetein AP. Mechanical versus bioprosthetic aortic valve replacement. Eur Heart J, 2017, 38(28): 2183–2191.

13. Korteland NM, Etnel JRG, Arabkhani B, et al. Mechanical aortic valve replacement in nonelderly adults: metaanalysis and microsimulation. Eur Heart J, 2017, 38(45): 3370–3377.

14. McClure RS, McGurk S, Cevasco M, et al. Late outcomes comparison of nonelderly patients with stented bioprosthetic and mechanical valves in the aortic position: a propen-sitymatched analysis. J Thorac Cardiovasc Surg, 2014, 148(5): 1931–1939.

15. Mazine A, Ghoneim A, El-Hamamsy I. The Ross Procedure: How I Teach It. Ann Thorac Surg, 2018, 105(5): 1294–1298.

16. Nguyen DT, Delahaye F, Obadia et al. Aortic valve replacement for active infective endocarditis: 5-year survival comparison of bioprostheses, homografts and mechanical prostheses. Eur J Cardiothorac Surg, 2010, 37(5): 1025–1032.

17. Puskas J, Gerdisch M, Nichols D, et al.Reduced anticoagulation after mechanical aortic valve replacement: interim results from the prospective randomized on-X valve anticoagulation clinical trial randomized Food and Drug Administration investigational device exemption trial. J Thorac Cardiovasc Surg, 2014, 147(4): 1202–1210; discussion 1210–1211.

18. Stassano P, Di Tommaso L, Monaco M, et al. Aortic valve replacement: a prospective randomized evaluation of mechanical versus biological valves in patients ages 55 to 70 years. J Am Coll Cardiol, 2009, 54(20): 1862–1868.

# 第 12 章
# 微小切口主动脉瓣手术

*Elizabeth H. Stephens*   *Michael A. Borger*

## 发展史

主动脉瓣置换（AVR）目前是发达国家第二常见的心脏外科手术。虽然 AVR 已经开展 50 余年，但直到 1996 年，Cosgrove 和 Sabik 才发表了第一篇关于主动脉瓣微创手术的文章，而在目前单纯行 AVR 手术的患者中，仅有 10% 应用微创技术。很难解释为什么 AVR 微创技术发展如此缓慢和难以被接受，可能与主动脉瓣微创手术的术野相对小且集中有关，而技术环节比传统方法更具挑战性可能是其难以被接受的一个原因，围手术期心肌梗死发生率高及体外循环时间长就佐证了这一观点。但有很多文献证实，微创 AVR 与传统 AVR 在有效性和安全性方面没有差异；而且证实微创 AVR 具有其他一些优势，例如更短的呼吸机辅助时间、ICU 停留时间短、出血及输血量少、康复更快、更美观等。虽然只有很少数的外科医生做微创 AVR，但近年来心脏外科界对此的兴趣似乎在逐渐增加，可能是由于有更多的患者有此需求，也可能是由于经皮 AVR 的快速发展。

关于"微创手术"，在文献中并没有一个统一的定义，但其核心要素就是不采用全胸骨切口来完成 AVR。有多种入路可以达到这一目标，包括胸骨上段切口、右胸外侧小切口、胸骨旁切口及胸骨横断切口等。大多数微创 AVR 采用第一种入路，而右外侧小切口正在被越来越多的人采用。微创技术可以被用于主动脉瓣成形、主动脉根部置换、升主动脉置换、近端主动脉弓置换等，但这些并不在本章讨论的范围。

为了让更多患者可以受益于微创 AVR，近期有多项技术进步面世。一些专用的设备，包括牵开器、体外循环插管、手术器械及新的缝合技术，让这些手术更具备可操作性。最吸引人的一项发明是"无缝线"技术或称"快速瓣膜释放"技术。多项研究表明，置换这些新型的生物瓣可明显缩短心肌缺血时间，有助于微创 AVR。

## 基本原则与理论依据

微创 AVR 的基本原则是：在实施安全有效的瓣膜手术同时，不增加并发症发生率。达到这一目标的关键是精细筹划以获得最理想的主动脉瓣显露。手术的速度不应该成为医生的主要关注点，尤其是对处于职业早期阶段的医生们。对于大多数单纯行 AVR 的病例来说，与微创相关的手术时间延长并不会对临床结局产生影响。虽然微创 AVR 存在一定时长的学习曲线，但与其他一些心脏外科手术（如微创二尖瓣手术、复杂的主动脉手术及高危再次手术等）相比，学习时间要短。再者，低仿真和高仿真外科模型的改进、外科导师制的强化、同行之间充分的交流，均有利于未来的心脏外科医生们获得更理想的学习曲线。

一些证据证实了微创 AVR 手术的合理性，如上所述，已有多项研究证实了该术式的临床获益。

一项纳入 4667 例患者的荟萃分析指出，微创 AVR 可显著缩短术后呼吸机使用时间，减少失血、ICU 滞留时间及住院时间，并可降低室上性心律失常发作率和早期死亡率。但是，微创 AVR 的心肌缺血时间和体外循环时间平均相应延长了 9min 和 11min。一项来自莱比锡的大型回顾性研究发现，经过倾向性配对比较，微创 AVR 的远期生存率更高，但机制不清。

还有其他一些理由支持微创 AVR。

· 一些研究发现微创 AVR 具有一些上文未提及的其他益处，包括：降低输血率、减轻疼痛、降低胸骨感染率、更好的生活质量，以及在更短的时间内即可恢复工作。

· 从心血管介入发展史可以发现，人们喜欢创伤更小的手术，这可以增加患者及其家属对手术的接受度，从而对心脏手术有更好的心理准备，术后也可以更快地接受运动康复。

· 手术创面的减少（尤其是右心室和右心房）可以减少粘连，如果未来需要再次手术，更容易开胸。

· 微创 AVR 需要的一些技术与其他类型的心脏外科微创手术相似，这些技术在将来可能会进一步增加。

· 建立成功的微创 AVR 手术团队，有利于增加转诊的心脏医生和外科同行对手术团队的认可度，增加团队手术量。

## 术前评估及准备

拟行胸骨上段微创 AVR 手术的术前评估与其他 AVR 相似，包括经胸超声心动图（TTE）、胸部 X 线片、常规血液检查；对于有症状的患者行肺功能检查，40 岁以上或存在其他心血管风险的患者行心导管检查。胸部 X 线片的检查时间要接近手术期，以准确判断主动脉钙化灶与胸骨体表标志之间的位置关系。如果医生怀疑存在过长的升主动脉或"水平的"心脏，应行 CT 检查。主动脉瓣位置的下移可能影响手术显露，出于安全考虑，必须避免采用此入路。

对于所有拟行右前外侧胸部微小切口的患者，均应行肺功能检查。此外，应行 CT 检查排除升主动脉左移的情况，在肺动脉分叉水平，应至少有一部分升主动脉位于胸骨右缘（图 12.1）。另外，在肺动脉分叉水平矢状面测量右侧第 2 肋间到主动脉瓣的距离应小于 10cm。

对于在微创 AVR 上很有经验的外科医生来说，如果是行单纯的 AVR，则微创入路适用于所有患者。对于尚处于学习阶段的医生，则应该避免为明显肥胖和主动脉瓣下移的患者施行微创手术。一旦熟练掌握了这项技术，那么就可以将微创路径用于再次手术、主动脉根部置换、升主动脉置换伴或不伴主动脉弓近心部分置换。

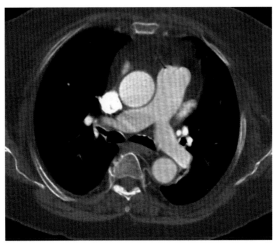

图 12.1　术前 CT 扫描证实：在肺动脉分叉水平，部分升主动脉位于胸骨右缘

## 麻　醉

微创 AVR 的麻醉与标准胸骨正中切口心脏手术的麻醉相同。对于大多数微创 AVR 入路（即胸骨上段切口和右前外侧小切口），单腔气管插管即可满足需要。如果手术过程中发现肺会干扰主动脉瓣的显露，可将一块湿纱布置于右侧胸腔。一些外科医生会要求麻醉医生在手术前即经皮插入一根冠状静脉窦逆行灌注管，但我们认为这样做没有必要，反而会干扰操作。我们选择经主动脉根部或冠状动脉开口顺行灌注心脏停搏液（见下文的"步骤三"）。

根据各家医院不同的策略决定拔除气管插管的时机。虽然可以在手术室内拔除气管插管，但对于单纯 AVR 的患者，我们更倾向使用短效麻醉药物，并采用快通道策略在恢复室或到达 ICU 后尽快拔管。

# 手　术

### 步骤一

行 6~8cm 皮肤切口，上缘在胸骨角上 1~2cm，向剑突方向延长 5~7cm（图 12.2）。用电刀切开皮下组织至胸骨。取胸骨中线，用电锯从胸骨切迹向下锯开，至第 4 肋间水平，将胸骨横断或部分横断，呈"J"或"T"形。

在心包切口的 4 个角缝制 4 条提吊线，用力上提，使纵隔组织尽可能靠近皮肤切口。仔细判断右心耳与切口的距离，以确定使用哪一种静脉插管（图 12.3）。

将静脉插管在心包与胸骨后之间穿行，然后到达右心耳（图 12.4）。也可以经切口在右心耳直接插入或在超声心动图引导下经皮插入股静脉插管。

### 步骤二

置入 Finochietto 胸骨牵开器，提吊心包，显露右心耳。如果可以充分显露右心耳，就可以在切口直接行右心房插管。如果确定在此插管，可以选择低侧高（low-profile）、椭圆形、钢丝加固的静脉插管，以避免妨碍操作。如果右心耳不能充分显露（可能是由于心脏下移或错误地在第 3 肋间横断胸骨），可以将静脉管在心包和胸骨之间的空隙穿行，然后插入右心房。要确保穿行通道在心包外，防止损伤右心室。成功穿行后，管道的末端要用管钳夹住，防止缩入皮下，也防止在插入右心房时出血。隧道插管技术有利于提供更理想的术野，但技术难度较大。也可以使用股静脉插管，其最大的优势在于完全远离术野，但会面临外周血管插管的各种并发症（损伤深静脉或造成腹股沟局部并发症）。如果选择右心耳插管，我们倾向于 32/40Fr 钢丝强化二级静脉插管（Medtronic, Minneapolis, MN）。体外循环

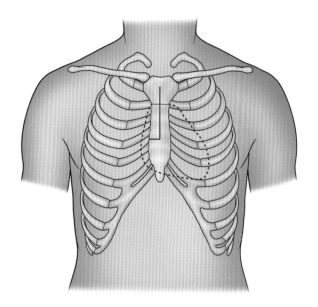

图 12.2

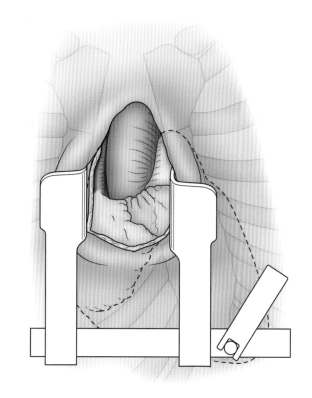

图 12.3

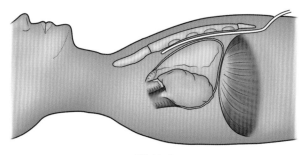

图 12.4

开始后，调整静脉引流的负压（–30~–50mmHg）。

**步骤三**

在升主动脉远心端或主动脉弓上缝制两个荷包缝线，助手用一个 Adson 弯钳将主动脉向下拉（图12.5），然后用标准的方法插入主动脉管。我们偏好18Fr 或 20Fr FemFlex 插管（Edwards Lifesciences, Irvine, CA），注意避免插管芯刺破主动脉后壁。用一个灌注 / 根部引流管（DLP 14G 主动脉根部插管，Medtronic, Minneapolis, MN）顺行灌注心脏停搏液，在手术将要结束时用此管排气。对于存在中度以上主动脉瓣反流的患者，我们通常在诱发室颤后，横行切开主动脉，经冠状动脉口直接灌注停搏液。可以使用留置式 Polystan 导管（Vitalcor Medical Technology in Motion, Westmont, IL），也可以临时放置"曲棍球杆"样的灌注头（Sorin, Mirandola, Italy）直接顺行灌注。我们不使用逆行灌注，主要是因为在微创入路手术中，插入逆灌管存在技术困难，而且从冠状静脉窦口流出的血液会使术野变得模糊。

我们偏好顺灌单剂冷晶体停搏液（Custodiol, Essential Pharmaceuticals, Ewing, NJ）或 Del Nido 冷血停搏液，这两种方法都可以提供安全有效的心

肌保护，缺血时间可以达到 90min。初始灌注量为1.5 L Custodiol 或 1.0 L Del Nido 停搏液，对于左心室肥厚异常严重者可以增加剂量。如果术者计划延长主动脉阻断时间，可以在第一次灌注后 60~90min给予第二次灌注（500 mL）。另一种方案是使用含血停搏液经冠状动脉开口顺行灌注，每 20min 重复灌注一次。

在选择微创入路时，经右上肺静脉置入左心室引流管较为困难，我们选择在阻断升主动脉后，立即置入左心室引流管，防止左心房内气体滞留。如果难以经右上肺静脉置管，有 3 种备选方案：

·经主动脉瓣口置入左心室引流管（整个手术过程都存在于术野之中）。

·经主肺动脉置入引流管（不如左心室引流有效）。

·经左心房顶部置入引流管（在主动脉和右心房之间插入）（图 12.6）。

**步骤四**

体外循环开始后，在升主动脉远心端放置主动

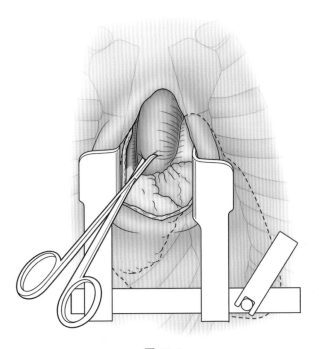

图 12.5

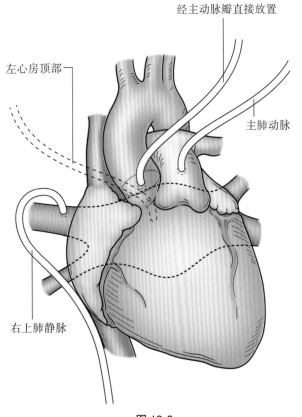

图 12.6

脉阻断钳,使用垂直高度较小、可变形的阻断钳可减少对术野的妨碍。根据医生的个人习惯,切开主动脉。我们偏好在右冠状动脉口上方 1cm 处横行切开主动脉壁。对于主动脉瓣关闭不全的患者,用"蘑菇头"或"曲棍球杆"导管经冠状动脉开口灌注心脏停搏液(图 12.7)。切开主动脉后,使用 $CO_2$ 持续吹术野,以降低气栓的风险。

### 步骤五

用瓣膜剪将主动脉瓣瓣叶剪除(图 12.8)。用咬骨钳将主动脉瓣环上的钙化灶逐一清除。此时,我们首选用冲洗球冲掉左心室的所有组织碎片。停止左心室引流,将负压吸引置于左心室出口,将冲洗的盐水吸除。在主动脉瓣 3 个交界的最高点缝制 3 条提吊线,以增加主动脉瓣环的显露,但我们认为这并非必需。在瓣环上褥式缝合带垫片的缝线,将垫片留在心室面(图 12.9、图 12.10)。用一个类似

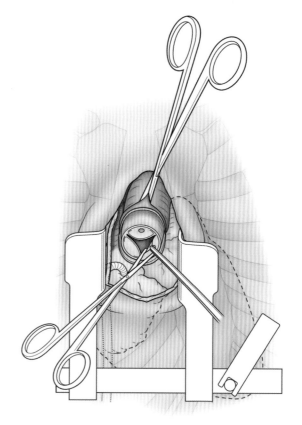

图 12.8

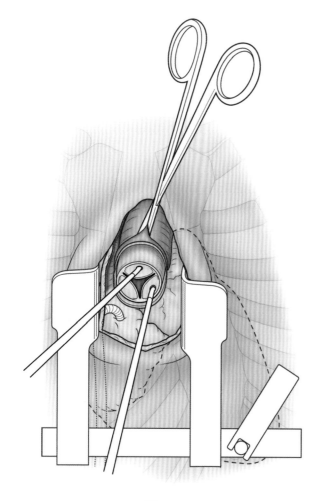

图 12.7

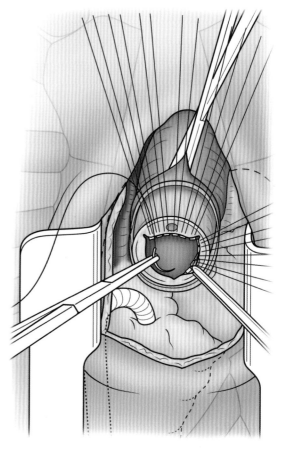

图 12.9

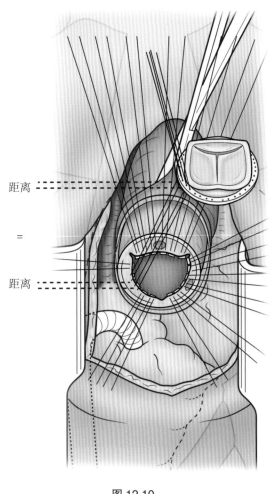

图 12.10

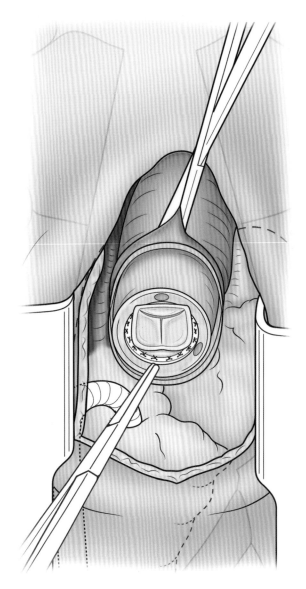

图 12.11

提 "鞋拔" 的动作将人工瓣放置入位, 用镊子尖夹住两条缝合线间的缝合环, 用力下压, 同时保持向上提拉的缝线张力。打结固定人工瓣后, 用一把直角钳探入冠状动脉口, 确保没有阻挡 (图 12.11)。全周检查缝合环与瓣环之间是否留有空隙, 防止瓣周漏。如果使用无缝线主动脉瓣和自动打结器, 可以简化此步骤。

**步骤六**

双层缝合关闭主动脉切口以充分止血。第一层缝合时, 我们通常用 4-0 聚丙烯缝线做水平褥式缝合, 第二层则采用压线技术连续缝合 (图 12.12)。

在开放主动脉阻断钳之前, 应充分排气。减少静脉引流, 使心脏充盈, 用纱布块压迫左心室, 同时膨胀双肺并保持正压状态。也可以用手指轻压左心室心尖部协助排气。这些操作开始前, 应停止左心室引流, 而在主动脉阻断钳放开前, 大幅度增加根

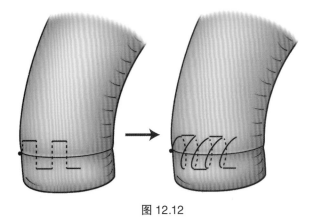

图 12.12

部吸引的负压。在主动脉开放时, 左心室引流逐步增加 (图 12.13)。主动脉开放后, 用经食管超声心

动图（TEE）评估心腔内气体残留情况。在右心室充分引流的情况下，在其心外膜放置起搏导线。在将起搏导线穿出胸壁时，应注意不要损伤胸廓内动脉（图12.14）。当TEE证实左心室的气体已充分排出，可用常规手段撤停体外循环。

### 步骤七

充分止血后，给予鱼精蛋白。对于使用隧道技术插入静脉插管的患者，可将胸腔引流管与静脉引流管缝在一起，在拔除静脉管时将胸腔引流管拉入心包腔（图12.15）。起搏导线也用同样的方法送至体表。

### 步骤八

用6条钢丝拉闭胸骨：2条在胸骨柄，2条在胸骨角下，2条在"T"形胸骨断缘处。相邻的2条拧合在一起，形成"8"字缝合（图12.16）。常规缝合皮下及皮肤。

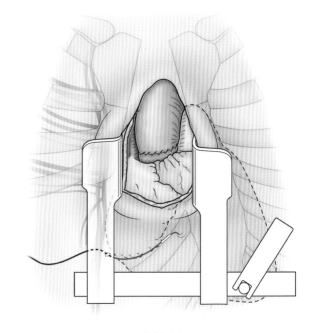

图 12.14

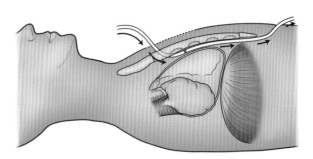

图 12.15

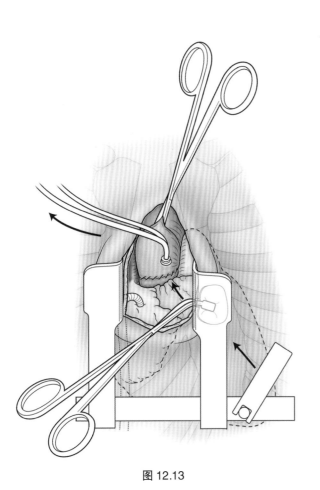

图 12.13

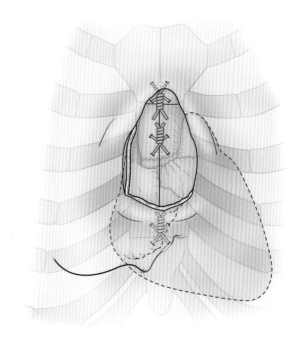

图 12.16

## 术后管理

将患者转运至心胸外科 ICU, 有时也可送入心脏手术恢复室。采用快通道策略, 离开手术室后 2~6h 即可拔除气管插管, 部分患者可以在手术室内拔除。一般情况下, 在术后第 1 天上午即可将患者转移至心胸外科过渡病房。积极进行物理治疗, 通常使用肺活量训练器, 并鼓励尽早下床活动。如果胸腔引流管引流量小于 250mL/12h 或 <20mL/h, 胸液为血性浆液, 我们会在术后 24h 内拔除胸管。患者在出院前均保持无线心电监护, 起搏导线在出院前拔除, 之后行超声心动图检查 (排除可能的心包渗出)。对于行生物瓣置换的患者, 我们并不常规给予抗凝药物。

## 疗　效

研究证实, 微创 AVR 是安全、有效的技术手段, 并具有多方面的临床优势。其潜在的缺点主要是手术时间、体外循环时间和主动脉阻断时间延长, 而这一现象在初学者身上表现得尤为突出。

多项回顾性和前瞻性研究比较了传统手术方式和微创 AVR。Doll 等回顾性比较了 175 例微创 AVR 和 258 例全胸骨正中切口的患者。微创 AVR 组的死亡率、并发症发生率、呼吸衰竭发生率、输血率、ICU 和住院时间均低于或短于传统组; 主动脉阻断时间稍长 (5min), 手术时间稍长 (14min), 但体外循环时间没有显著性差异。患者的选择偏倚影响了该回顾性研究的说服力, 但其后一些小型、随机对照研究证实了他们的结论。

Tabata 等主持的一项大型单中心研究纳入了 1005 例患者, 证实微创 AVR 有出色的短期和长期疗效, 术后随访超过 11 年。这组病例中, 包含了 130 例 (13%) 再次 AVR 患者, 62 例 (6%) 同时行升主动脉手术, 说明此技术同样可以用于复杂手术。笔者的研究结果也令人非常满意: 中位住院时间为 6d, 手术死亡率为 1.9%, 再开胸止血率为 2.4%, 气胸发生率为 1.3%, 而深部胸骨感染发生率为 0.5%; 同时, 体外循环时间明显缩短, 出血和手术死亡率均下降。这也证实这一技术确实存在一定时间的学习曲线。

Bakir 等回顾比较了 506 例微创 AVR 和传统 AVR 患者, 发现微创组的主动脉阻断时间和体外循环时间更短、出血更少、住院时间更短。同样, Glauber 等应用倾向性匹配方法比较了 192 例微创 AVR (采用右胸前外侧小切口) 和传统 AVR 患者。微创组房颤发生率和输血率低, 辅助呼吸和住院时间短, 死亡率方面无差异。近期, Merk 等主持的一项大型倾向性匹配研究比较了 479 例微创 AVR 和对照组患者。微创组的中期生存率高于传统 AVR 组 [5 年生存率: $(89.3 \pm 2.4)\%$ vs. $(77.7 \pm 4.7)\%$], Cox 回归分析发现风险比为 0.47; 同时证明微创组失血更少, 主动脉阻断时间稍长 (3min), 与此前研究结果相似。

截至目前, 鲜有随机对照研究比较微创 AVR 和传统 AVR。但 Bonacchi 等对 80 例患者进行随机分组, 分别接受两种术式, 证明在体外循环和主动脉阻断时间方面无显著性差异, 但微创组总手术时间长。微创组输血率低, 辅助呼吸时间短, 术后 1h 和 12h 疼痛感降低, 术后 5d 呼吸功能更理想。Machler 等将 120 例患者随机分配至微创 AVR 和传统 AVR 组, 显示两组在体外循环时间、主动脉阻断时间和手术时间方面无显著性差异; 但微创组辅助呼吸时间短、失血少、止痛药使用少。Aris 等的一项小型随机对照研究比较了 40 例患者, 结果显示微创组主动脉阻断时间稍长, 但在输血、疼痛、正压通气压力及体外循环时间方面没有统计学差异。

Murtuza 等在 2008 年进行的一项荟萃分析发现: 微创 AVR 在围手术期死亡率方面稍有优势 [OR (比值比) 为 0.72 (范围 0.51~1.0), $P=0.05$], 但在缩短 ICU 和住院时间及呼吸机辅助时间、减少输血上有显著性差异; 代价是主动脉阻断时间、体外循环时间和总手术时间延长。

总之, 微创 AVR 具有良好的美容效果, 可减少出血、减轻疼痛, 缩短 ICU 和住院时间, 但可能导致体外循环和主动脉阻断时间延长。虽然微创 AVR

是一项安全有效的技术手段，但学习曲线的存在要求医生清晰地意识到，在患者选择和手术操作方面存在着潜在风险。

# 参考文献

[1] Cosgrove DM 3rd, Sabik JF. Minimally invasive approach for aortic valve operations. Ann Thorac Surg, 1996(62): 596–597.

[2] Borger MA, Moustafine V, Conradi L, et al. A randomized multicenter trial of minimally invasive rapid deployment versus conventional full sternotomy aortic valve replacement. Ann Thorac Surg, 2015, 99(1): 17–25.

[3] Murtuza B, Pepper JR, Stanbridge RD, et al. Minimal access aortic valve replacement: is it worth it? Ann Thorac Surg, 2008(85): 1121–1131.

[4] Merk DR, Lehmann S, Holzhey DM, et al. Minimal invasive aortic valve replacement surgery is associated with improved survival: a propensity-matched comparison. Eur J Cardiothorac Surg, 2015, 47(1): 11–17.

[5] Doll N, Borger MA, Hain J, et al. Minimal access aortic valve replacement: effects on morbidity and resource utilization. Ann Thorac Surg, 2002, 74(4): S1318–1322.

[6] Tabata M, Umakanthan R, Cohn LH, et al. Early and late outcomes of 1000 minimally invasive aortic valve operations. Eur J Cardiothorac Surg, 2008(33): 537–541.

[7] Bakir I, Casselman FP, Wellens F, et al. Minimally invasive versus standard approach aortic valve replacement: a study in 506 patients. Ann Thorac Surg, 2006(81): 1599–1604.

[8] Glauber M, Miceli A, Gilmanov D, et al. Right anterior minithoracotomy versus conventional aortic valve replacement: a propensity score matched study. J Thorac Cardiovasc Surg, 2013(145): 1222–1226.

[9] Bonacchi M, Prifti E, Giunti G, et al. Does ministernotomy improve postoperative outcome in aortic valve operation? A prospective randomized study. Ann Thorac Surg, 2002(73):460–465.

[10] Machler HE, Bergmann P, Anelli-Monti M, et al. Minimally invasive versus conventional aortic valve operations: a prospective study in 120 patients. Ann Thorac Surg, 1999(67):1001–1005.

[11] Aris A, Camara ML, Montiel J, et al. Ministernotomy versus median sternotomy for aortic valve replacement: a prospective, randomized study. Ann Thorac Surg, 1999(67): 1583–1587.

# 第 13 章

# TAVR：经股动脉及其他入路

*Chase R. Brown    Wilson Y. Szeto*

## 发展史

1960 年，第一例体外循环下人工机械主动脉瓣置换手术获得成功。5 年后，第一例应用猪心包制作的生物瓣成功植入。然而，在其后的 40 年间，人工主动脉瓣的设计和迭代过程缓慢，而且均需要在体外循环辅助下才能完成植入。2002 年，Cribier 彻底改变了这一领域的状况：他对一例无法通过外科手术行主动脉瓣置换（SAVR）的患者施行了经导管主动脉瓣置换（TAVR）。这向人们展现了一个崭新的未来：对于极其危重的主动脉瓣狭窄（AS）患者，可以通过以导管为基础的微创入路行主动脉瓣置换，而不需要体外循环。其后，多项随机对照研究证实了 TAVR 对于中高危患者的安全性和有效性。由于世界人口老龄化问题持续，TAVR 将进一步改良，在更大的范围用于主动脉瓣病变的患者。因此，掌握这一技术对所有胸心外科医生都很重要，以便用于合适的病例。

## 基本原则与理论依据

全部拟行 TAVR 的患者，应为有症状的重度 AS 或 D 级主动脉瓣疾病。在 2014 年的美国心脏协会 / 美国心脏病学会（AHA/ACC）心脏瓣膜病指南中，从解剖、血流动力学及症状方面定义了重度 AS。D 级主动脉瓣疾病有 3 种类型，其共同的特征表现是由于风湿性病理改变或钙化导致瓣叶活动度下降，并出现症状。大多数情况下会表现为胸痛、晕厥、劳力性气促及运动耐力下降。D1 级代表有症状、主动脉瓣开口面积（有效瓣口面积）$\leq 1.0 cm^2$（有效瓣口面积指数 $\leq 0.6 cm^2/m^2$）、主动脉瓣血流速度 $\geq 4.0 m/s$、平均跨瓣压差 $\geq 40 mmHg$。D2 级代表有症状、主动脉瓣有效瓣口面积 $\leq 1.0 cm^2$，但由于左心室射血分数下降（<50%），血流速度和压力阶差均下降，因此在静息时主动脉瓣血流速度 <4.0m/s，在超声心动图多巴酚丁胺负荷试验时可见血流速度 $\geq 4.0 m/s$。D3 级是一个非常具有挑战性的疾病阶段，有症状、主动脉瓣有效瓣口面积 $\leq 1.0 cm^2$、射血分数正常（>50%）、血流速度下降（<4.0m/s），其他确诊要求是：主动脉瓣有效瓣口面积指数 $\leq 0.6 cm^2/m^2$，在血压正常的情况每搏射血指数 $<35 mL/m^2$，无其他可解释原因的症状。

TAVR 于 2011 年被首次批准，其后，由于试验证明了在低风险人群应用球囊扩张式（Edwards Sapien, Edwards Lifesciences, Irvine, CA）和自膨胀瓣膜（CoreValve, Medtronic, Minneapolis, MN）的安全性和有效性，TAVR 的适应证发生了迅速的演变。目前在美国，获得商用许可证的 TAVR 产品包括 Edwards 的 Sapien 3 和 Medtronic Evolut PRO，可用于中、重度 AS 患者和采用 SAVR 将面临极高危险、且预计术后寿命大于 1 年的患者。在这两个产品占据主要国际市场的同时，还有其他一些产品，但鉴于这些产品在美国市场仍然处于临床试验阶段，因此本文不做讨论。

如果一名患者诊断为 D 级重度 AS，第一步是进行风险评估以判断患者是否适合 SAVR 或者 TAVR。应由结构性心脏病团队来完成评估，包括外科医生、内科医生、介入治疗医生、影像学专家及心脏麻醉医生。风险评估是根据美国胸外科医师协会的风险评分（STS 评分）来预测 SAVR 术后的 30 d 死亡率。此外，还应评估患者的衰弱指数（frailty index）、合并疾病及发生手术相关并发症的可能性。中等风险 AS 患者的 STS 评分为 4%~8%，轻度衰弱或 1 个重要器官功能不全，手术相关并发症的发生风险较低。高危患者是指 STS 评分大于 7%，中重度衰弱，2 个以上重要器官功能不全，存在手术相关风险。极高风险或不可手术是指 1 年死亡率超过 50%，3 个或 3 个以上重要器官功能不全，严重衰弱或存在极高的手术相关并发症发生风险。衰弱指数由患者的认知功能、日常活动、体能和营养状态来决定。在讨论选择 SAVR 或 TAVR 时，还应考虑患者本人的意愿，65 岁及以下者机械瓣可能更为适合；是否需要同期做其他手术［如冠状动脉旁路移植（CABG）或其他瓣膜手术］也需考虑。TAVR 的主要禁忌证是成功手术后预期生存时间少于 1 年，或 2 年生存率低于 25%。一般来说，对于小于 80 岁的患者，低至中度风险、无多发疾病、无心脏手术既往史，可考虑行 SAVR。高龄（大于 80 岁）、中高度风险、有多种并发疾病，以及有既往正中开胸心脏外科手术史者，适合行 TAVR。但对于 TAVR 的随访及瓣膜 10 年以上耐久性等问题，目前尚无数据。

## 术前评估及准备

TAVR 术前应首先使用经胸超声心动图（TTE）进行评估，确定主动脉瓣的形态学（二瓣或三瓣）、瓣膜功能、主动脉窦 / 根部解剖及大小。除非由于患者体质原因或瓣膜钙化导致 TTE 无法良好显影，否则没有必要一定使用经食管超声心动图（TEE）。TTE 可以提供主动脉瓣环大小等数据，也可以使用门控 CT 血管造影（CTA）测量瓣环的大小。主动脉瓣环内面积、周长、最长直径和最短直径均需准确计算。Sapien 瓣膜是根据瓣环的包绕面积进行选择，而 Evolut R 则是根据瓣环的周长来选择的（图 13.1）。除了瓣环的数据，还需要测量 Valsalva 窦、窦管交界及冠状动脉开口与瓣环的相对高度。完整的术前计划还包括胸部、腹部及盆腔的 CTA 检查，对主动脉全程及双侧股动脉的扭曲程度进行评估，同时用门控 CTA 评估心脏。还应评估髂动脉的位置、形态、钙化灶、血管扭曲度及最

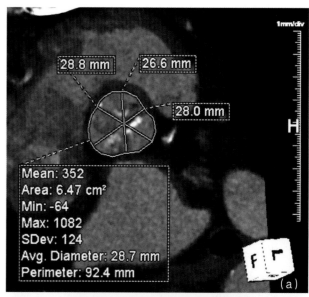

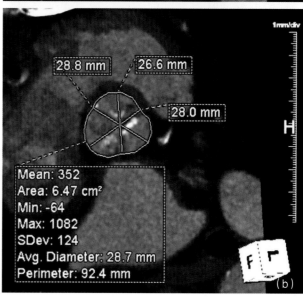

图 13.1　采用门控 CT 血管造影（CTA）测量主动脉瓣环，以确定人工瓣膜的大小。（a）Edwards Sapien 根据瓣环的面积来选择，CoreValve 则根据瓣环周长来选择；（b）通过冠状面影像来测量主动脉瓣环、窦管交界和升主动脉的直径

小直径。患者还应进行冠状动脉造影以排除冠状动脉疾病。如果有一支或多支冠状动脉存在流量受限的情况，应与心脏团队讨论治疗方案，包括在 TAVR 之前或之后进行经皮冠状动脉介入（PCI）、CABG，以及是否有必要行 SAVR 或镶嵌手术。目前，尚无证据来指导冠状动脉血运重建和 TAVR 的决策。

## 确定入路

多项研究表明，如果髂股动脉解剖状况允许，经股动脉入路的 TAVR 有着最好的疗效和最少的并发症。随着输送装置内径的减小，75%~85% 的患者的解剖状况适合选择经皮股动脉入路或直接切开股动脉行 TAVR。如果选择股动脉入路，轻度到中度的髂股动脉钙化(非全周钙化)是可以接受的，但直径最小必须达到 5.5mm（或 6mm），具体应根据各个装置进行调整。如果髂动脉存在中度至重度的扭曲，同时存在明显的钙化，则禁止经此入路施行 TAVR，因为插入输送装置时可能导致动脉破裂，故应选择其他入路；但如果髂动脉虽然存在严重的扭曲却没有钙化，通常可以通过硬质导丝将其塑形、变直（图 13.2）。

如果髂动脉严重钙化、扭曲，且直径过小，则应考虑其他入路。在我们医院，我们首选直接切开左侧或右侧腋动脉。如果 CTA 提示腋动脉存在严重钙化且直径过小（<6mm），则经心尖或经主动脉入路是我们的第三选择。对于存在陶瓷主动脉、升主动脉严重扭曲或曾行胸骨正中切口入路手术的患者，经心尖入路更为理想。对于存在慢性阻塞性肺疾病（COPD）或射血分数低的患者，经心尖入路并非理想的选择。近来出现经颈动脉和经腔静脉入路的报道，可在其他入路均存在禁忌时使用。但事实上，所有这些备选入路的使用不足 2%，本章不做讨论。

### 瓣膜的选择

美国市场目前有两种 TAVR 瓣膜：球囊扩张式 Sapien 系列（S3）（Edwards Lifesciences, Irvine, CA），是将猪心包固定于圆柱形短钴铬合金支架上

（图 13.3）；自膨胀 CoreValve Evolut PRO（Medtronic, Minneapolis, MN），是将猪心包固定于长镍钛合金支架上（图 13.4）。在瓣膜选择上，并没有绝对的适应证，在很大程度上取决于患者的解剖及医生的习

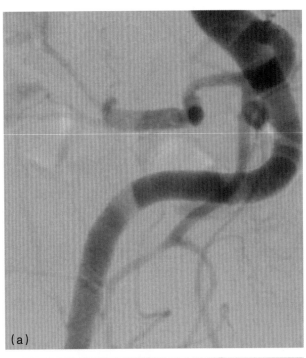

(a)

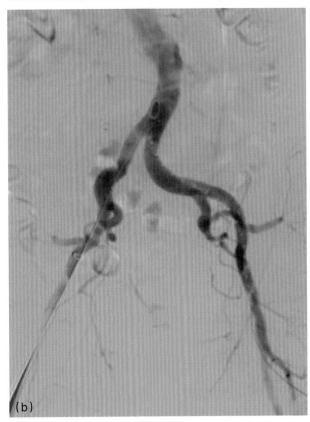

(b)

**图 13.2**　经股动脉入路。(a)右侧髂动脉存在严重扭曲（但没有钙化）并不是经股动脉入路的禁忌证；(b)送入硬质导丝将右髂动脉拉直，以输送瓣膜装置

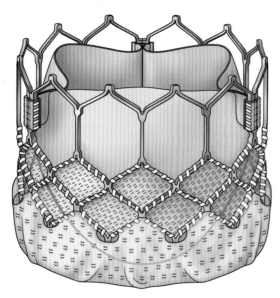

**图 13.3** 球囊扩张式 Edwards Sapien 3 瓣膜

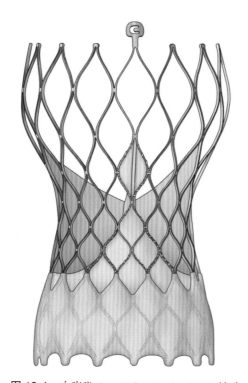

**图 13.4** 自膨胀 CoreValve Evolut PRO 瓣膜

惯。一般情况下，球囊扩张式 Sapien S3 瓣膜更适合升主动脉严重成角（>70°）或严重扩张（>43mm）的患者。另外，Sapien 是唯一一个被美国允许用于经心尖入路放置的瓣膜。自膨胀的 CoreValve Evolut PRO 适用于主动脉瓣环严重钙化的患者，这是因为球囊扩张装置在理论上可能导致此类患者的主动脉破裂。CoreValve 可在最后释放前重新捕获，其输送鞘为 14Fr，可在直径 ≥ 5.5mm 的股动脉置入

（相比，Sapien 的 16Fr 输送鞘要求股动脉直径在 6.0mm 以上）。

## 麻 醉

TAVR 的麻醉经历了不断的演变。早期，TAVR 采用全身麻醉，并置入肺动脉导管、TEE；而目前，多采用监护性麻醉（MAC）和清醒镇静的"快通道"简捷方式，并不置入肺动脉导管和 TEE。在我们医院，即使是在高危和极高危患者行经股动脉 TAVR 时，也均采用 MAC 和清醒镇静，鲜有例外。术中在放置瓣膜后对其位置和功能进行评估时，TEE 已被 TTE 取代。如果患者术后血流动力学状态稳定，没有出现传导异常，可直接送入过渡病房，观察 6~12h。如果采用经腋动脉、经主动脉和经心尖入路，则需要全身麻醉，但无须单肺通气。如果左心室功能不全或有严重肺动脉高压，可留置肺动脉导管。如果选择经心尖入路，TEE 有助于确定心尖部左心室、瓣膜的放置及心功能状态。尽管如此，当需要在全身麻醉下完成 TAVR 时，应尽一切努力在手术室内或术后 6h 拔除气管插管。

TAVR 的一个主要并发症是当瓣膜置于主动脉瓣环中或进行快速心室起搏时，出现血流动力学崩溃或长时间低血压。当瓣膜装置置于主动脉瓣环，可导致狭窄进一步加重，同时出现主动脉瓣关闭不全，进而出现明显的血流动力学崩溃，需要给予正性肌力药物及收缩血管药物，在极少数的情况下，需要紧急建立体外循环。另外，所有患者都应在术前预置除颤贴片，偶见导丝操作或快速心室起搏诱发室颤，需电除颤转律。在我们医院，为了能及时应对这些潜在风险，我们通常会在镶嵌手术室进行操作，而心脏团队在旁待命。

## 手 术

### 经股动脉入路

经股动脉是创伤最小的入路，在解剖状况允许的情况下应优先选择。根据 CTA 和造影结果，选择

钙化较少、扭曲度较小的一侧用于输送瓣膜装置，而另一侧则用于插入诊断导管。消毒、铺巾后，将 X 线机的"C"臂就位。在拟置入诊断导管的一侧股动脉插入 6Fr 鞘管，股静脉插入 7Fr 的鞘管。将临时起搏电极经股静脉鞘送入右心室心尖，调整感知阈和起搏捕获阈。然后，在 X 线机的辅助下，经股动脉鞘管送入 6Fr 猪尾导管到右冠窦以备辅助球囊扩张瓣膜，或到达无冠窦以备辅助自膨胀瓣膜。通过主动脉造影来调整"C"臂角度，为瓣膜放置做好准备（图 13.5）。获得 3 个主动脉瓣瓣叶最低点在同一平面的图像至关重要。在另一侧的股动脉置入一个 6Fr 的鞘管，用超声判断股总动脉的位置，应确保穿刺点位于股深动脉分叉处的近心端，同时应保证穿刺点没有钙化灶。一次穿刺成功至关重要，否则可能导致穿刺动脉并发症或需要外科切开、直视插管。除非存在明显的粥样硬化灶或钙化灶，否则我们总是会选择穿刺的方式，同时使用两枚 Perclose Proglide 血管缝合器（Abbot Vascular, Santa Clara, CA）对穿刺部位进行预止血。当然也可以选择外科切开显露股动脉的方法。将 160cm、0.35in（英寸，1in=2.54cm）"J"形导丝送入鞘管后，用系列扩张器扩张股动脉直至可以置入 16Fr 的鞘管以送入

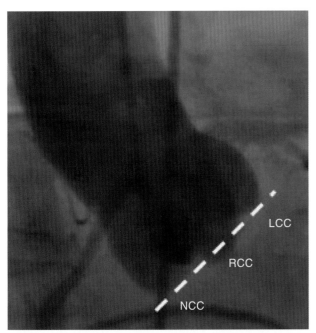

图 13.5　通过主动脉造影确定最佳的观察角。重要的一点是，此造影平面应使 3 个主动脉瓣瓣叶的最低点在一个平面上（LCC= 左冠瓣；RCC= 右冠瓣；NCC= 无冠瓣）

Sapien S3 瓣膜，或置入 14Fr 鞘管以送入 CoreValve Evolut R 瓣膜。然后注入肝素，将全血激活凝血时间（ACT）调整至 250~300s。

高度注意瓣膜穿过主动脉瓣开口时的情况。在导丝引导下，将 Amplatz Left-1（AL1）导管送入升主动脉，然后用 160cm、0.35in 直头导丝做替换，并在其穿过主动脉瓣开口后，将 AL1 也送入左心室，然后用 260cm、0.35in Amplatz 加硬"J"形导丝做替换，此导丝的头端为宽头猪尾盘。有时需要用另一条猪尾导管协助调整猪尾盘在左心室内的位置。此时启动心室快速起搏，并行主动脉瓣球囊扩张，但这一操作会导致严重的主动脉瓣关闭不全，同时会增加栓塞的风险，应尽可能避免使用。当主动脉瓣钙化极其严重或无法决定使用哪一型号的瓣膜时，主动脉瓣球囊扩张是非常有用的手段。如果在球囊的周边可见造影剂漏入左心室，则提示应选择较大的一个瓣膜。

接下来，在导丝的引导下，将瓣膜输送系统置于主动脉瓣环水平，应小幅度、轻柔操作。在 X 线下全程跟踪瓣膜经扭曲、成角的髂动脉进入主动脉、主动脉弓。一名医生在送入瓣膜的同时，另一名医生应密切注意位于左心室内的导丝，避免其向前移位而刺穿左心室壁。在瓣膜穿过主动脉瓣环时，应对导丝施以轻柔的反压（backpressure），这有助于将瓣膜装置置于交界的中心位。

每一个瓣膜的最佳锚定位置各不相同，一定要遵循产品手册的要求。如有条件，可应用 TEE 和 X 线显影来确定瓣膜的位置。CoreValve Evolut PRO 在瓣环下 3~5mm 锚定（图 13.6），而 Sapien S3 则要求 20% 在瓣环下的左心室流出道，80% 在瓣环上（图 13.7）。在最后释放前，应行主动脉造影来最后确认瓣膜放置位置正确。

确认瓣膜放置位置正确后，一名术者进行微调，另一名术者进行释放。在释放瓣膜时，一个好习惯是将原瓣膜的钙化点作为参照点以确保人工瓣膜所处位置稳定。对于球囊扩张式瓣膜，初始的心室快速起搏频率设定在 180~220/min，使收缩压降至 70mmHg 以下，压差降至 20mmHg 以下。完全可

控的、缓慢的球囊充气可以使瓣膜位置保持稳定，避免过大的移动。将球囊完全充气后，保持 4s，然后快速放气。对于自膨胀瓣膜，快速心室起搏的作用较小，可以把初始频率设定在 100~120/min。CoreValve Evolut PRO 的释放应缓慢，必要时再行一次主动脉造影，当瓣膜放置 2/3 后，即会进入功能状态，但仍然可以将其捕获并调整位置。

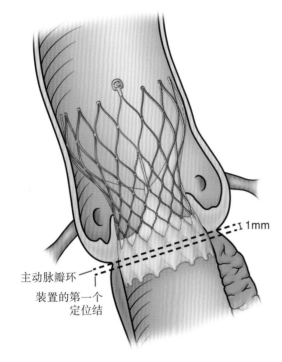

**图 13.6** CoreValve Evolut PRO 释放后的最佳位置

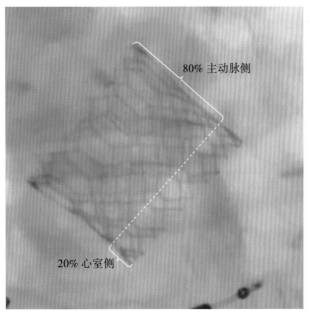

**图 13.7** Sapien S3 释放后的最佳位置。虚线代表主动脉瓣环

释放瓣膜后，可将输送装置退出，但盘形导丝仍然置于左心室中。用 TTE 或 TEE 评估瓣膜的位置和功能，确认瓣叶的活动状态并判定是否存在瓣周漏及瓣膜关闭不全。术毕时行主动脉造影，再次确认瓣膜位置及冠状动脉开口的通畅性。TAVR 术后，微量和少量的瓣周漏是可以接受的，但如果存在中度至严重的瓣周漏，在离开手术室前必须解决。放置瓣膜后，可以用球囊进行仔细的再扩张，但这样仅可解决部分瓣周漏问题。

确认瓣膜的功能和位置在可接受的范围后，可将全部的输送系统装置退出，给予鱼精蛋白中和肝素。如果没有证据证明存在传导阻滞，可移除起搏导线；将 Perclose ProGlide 的装置侧缝线打结，并确认止血效果。再次行双侧股动脉造影来评估主动脉远端和髂股动脉是否存在夹层或穿孔。如果没有上述问题，缝合动脉切口或压迫止血。

### 经腋动脉入路

作为第二优选入路，经腋动脉入路是各种替代入路中创伤最小的。对于因曾行胸骨正中切口手术、陶瓷主动脉、射血分数降低而禁忌采用股动脉入路的患者，此入路是最为理想的选择。

首先，经股动脉置入猪尾导管，行主动脉造影；经股静脉将心室起搏导线置入右心室心尖部。虽然左、右腋动脉都可以进行操作，但对于输送装置来说，左腋动脉的稳定性更好，不需要担心输送鞘对颈总动脉造成梗阻。在锁骨下一横指、锁骨中线处做一切口，纵向分离胸大肌纤维，将胸小肌向外侧牵拉，或将其切断以获得最佳显露。注意不要损伤臂丛内侧束和外侧束，这两个结构常常在腋动脉的上方。必要时可以将臂丛的一些胸肌神经穿支切断，后期并发症较少。在腋动脉的远心和近心端分别置血管带，并在拟插管位缝制荷包，无须放置垫片。给予肝素，将 ACT 提高至 250s 以上。应用 Seldinger 技术，穿刺并置入 7Fr 鞘管。如前所述，将 6Fr AL1 导管穿过主动脉瓣口，然后送入 0.35 in 有宽大猪尾盘的 Amplatz 加硬 "J" 形导丝至左心室。将 7 Fr 鞘替换成厂家提供的专用鞘，CoreValve 系统为 14 Fr，Edwards Sapien 系统为 16 Fr。然后在 X

线引导下，将瓣膜沿加硬导丝送入（图 13.8）。如果选择左腋动脉，那么鞘管的最近心位应达到无名动脉起始处的主动脉；如果选择右腋动脉，这个血管鞘可能会对右颈总动脉造成梗阻，因此最多只能将头端送至右锁骨下动脉开口处。瓣膜就位后其放置方法如前文。图 13.9 显示了 Edwards Sapien 瓣膜的放置情况。

如果超声心动图和主动脉造影提示人工瓣膜功能和位置可接受，即可退出输送装置，并将腋动脉荷包打结。手术结束前应再行造影检查以确认没有主动脉夹层和腋动脉狭窄，这一点非常重要。

## 经主动脉入路

当股动脉和腋动脉都不适合作为入路时，经主动脉入路是较好的选择。如果患者纵隔情况较差、主动脉前存在桥血管或升主动脉严重钙化，不应使用此入路。如果此前曾行经胸骨正中切口的手术，将会增加分离的困难，但不是绝对禁忌证。

取平卧位，肩部垫高使颈部向背侧伸展。如前述，经股动、静脉入路行主动脉造影并置入心室起搏导线。做 5cm 皮肤切口（从胸骨角上 3cm 至胸骨角下 2cm），将胸骨上段锯开并向右呈 "J" 形至第 2 肋间横断胸骨（图 13.10），置入一把儿童用胸骨

牵开器，显示主动脉，提吊心包以获得最佳显露。确认并游离无名静脉以显露升主动脉远心段；给予肝素，使 ACT 大于 250s。用手指触摸主动脉壁以查看有无钙化灶。在无名动脉起始处的主动脉上缝制 2 个荷包，并在其中刺入 18G 穿刺针，在短的 0.35in "J" 形导丝的引导下，送入 7Fr 鞘管。将一

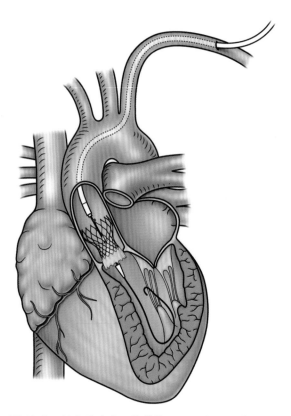

**图 13.9**　经左腋动脉入路释放 CoreValve Evolut PRO

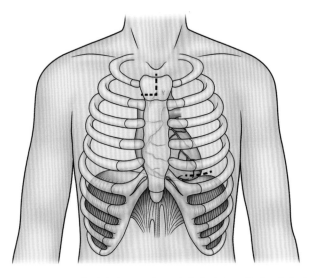

**图 13.10**　经主动脉和经心尖入路的皮肤切口位置。"J" 形胸骨小切口用于经主动脉入路，左侧第 5 肋间 5cm 切口用于经心尖入路

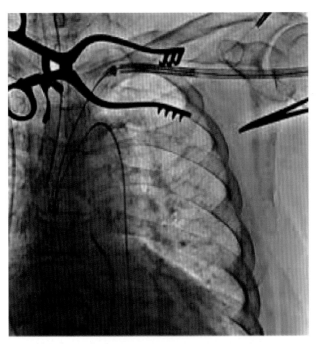

**图 13.8**　X 线显示经左腋动脉入路。将 CoreValve Evolut PRO 在硬质导丝的引导下置入主动脉瓣环，准备释放

个 0.35in 软头直导丝和 6Fr AL1 导管送入，穿过主动脉瓣口至左心室内。用 0.35 in Amplatz 宽盘猪尾加硬导丝替换后，将各厂家专用的主动脉血管鞘送入主动脉内 2cm，然后将瓣膜缓慢送入，并穿过主动脉瓣环后释放（图 13.11）。

图 13.12 显示在 X 线引导下释放 Edwards Sapien 3 瓣膜。在球囊充气前，应确保球囊已经完全送

出鞘管。正因如此，在使用球囊扩张式瓣膜时，应保证升主动脉穿刺点与主动脉瓣环的距离至少达 6cm。瓣膜的定位、放置及放置后评估方法如"经股动脉入路"一节中所述。中和肝素并将导丝和鞘管退出。打结荷包缝线，经右侧第 3 肋间置入胸腔引流管，放置在主动脉的前面。用 2~3 条钢丝拉闭胸骨后缝合皮下及皮肤切口。

## 经心尖入路

经心尖入路是 TAVR 的第 4 种入路选择。近期的荟萃分析显示其疗效弱于其他入路。对于年老、体弱的患者，此入路可致心脏破裂，而左心室出血是最主要的并发症。但由于采用顺行释放技术，其术后脑卒中及瓣周漏的发生率最低。该入路的主要禁忌证为重度 COPD 及低射血分数。目前，美国仅允许 Edwards Sapien 3 经心尖入路置入。

如上所述，经股动脉行主动脉造影、股静脉置入起搏导线，并固定于右心室心尖。在左侧第 5 肋间行 5cm 皮肤切口显露心尖（图 13.10）。准确地定位左心室心尖是此技术成功的关键，X 线引导和 TEE 有助于解决这一问题。用 2 根带垫片的 3-0 聚丙烯缝线呈垂直关系深入心肌缝合，但不应缝入心腔，并注意不要伤及左前降支（图 13.13）。

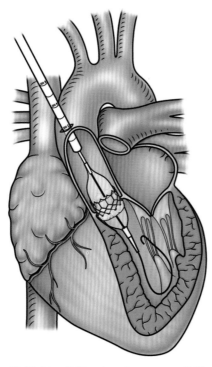

**图 13.11** 放置 Edwards Sapien 3 瓣膜

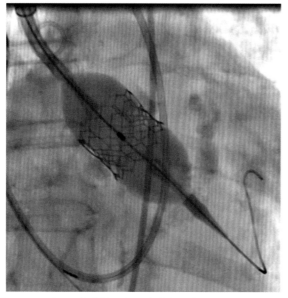

**图 13.12** 在 X 线引导下放置球囊扩张式 Edwards Sapien 3 瓣膜。注意：在放置瓣膜前，球囊必须完全位于输送鞘外

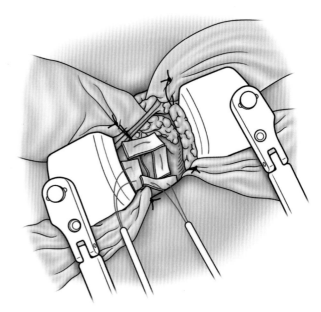

**图 13.13** 左侧第 5 肋间切口，用肋骨牵开器撑开。在左心室心尖褥式缝合 2 根带大垫片的缝线

FDA 新近授权了一种叫 Permaseal（Micro Interventional Devices, Newtown, PA）的装置，简化了经心尖入路的切口缝闭。该装置在导丝的引导下送入左心室心肌，并在其中释放 8 根预打结的 2-0 编织涤纶缝线（图 13.14）。在荷包缝线的中心刺入 18G 穿刺针，将 0.35in 软 "J" 形头导丝送入，并在 X 线引导下穿过主动脉瓣口。给予肝素，将 ACT 调整至 250s 以上，在 7Fr 右 Judkins 导管的引导下，将导丝送入降主动脉，直至腹主动脉。用长 260cm、直径为 0.35 in 的 Amplatz 软 "J" 形头加硬导丝做替代，用 Edwards 心尖鞘替代 Judkins 导管，送入左心室腔约 4cm。由于瓣膜放置的方向与其他入路不同，因此在插入心室前应在 X 线下仔细检查瓣膜是否已经置于输送装置。图 13.15 显示了在左心室心尖荷包中间的装置鞘。将瓣膜顺行置入主动脉瓣环（图 13.16）。

瓣膜的定位、释放及释放后的评估方法如 "经股动脉入路" 一节所述（图 13.17）。中和肝素，退出导丝和鞘管。在打结心尖缝线时，将心室起搏频率设定为 120~160/min，以降低左心室的充盈度。如果情况允许，缝闭左心室旁心包；另做皮肤切口，经此置入左胸腔引流管。用 2-0 缝线对合肋骨，常规关胸。

## 术后管理

心脏传导阻滞的发生率为 10%~20%，及早发现至关重要。如果患者在手术室或恢复室内出现传导阻滞，可经右颈内静脉置入临时起搏导线；如果心律失常呈持续状态，在出院前应安装永久起搏器。由于经股动脉是最常用入路，因此腹股沟血肿是主要的并发症，如果怀疑有假性动脉瘤，应行超声检查。如果确实存在假性动脉瘤，且直径大于 1cm，注射凝血酶可获得良好的疗效。只有极少病例需要外科干预。

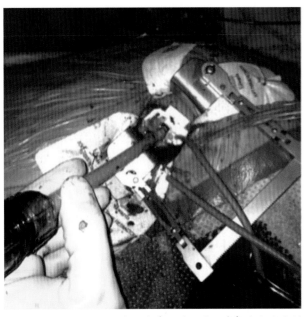

图 13.15　瓣膜经左心室心尖穿入左心室，并穿过主动脉瓣开口置入

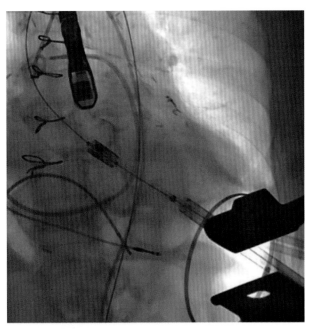

图 13.16　X 线显示 Edwards Sapien 3 瓣膜经心尖入路安放在主动脉瓣环

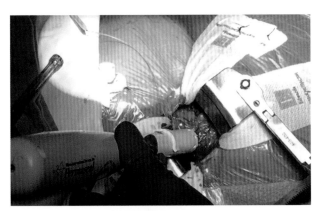

图 13.14　Permaseal 装置简化了经心尖入路。该装置置入 8 根预打结的 2-0 编织涤纶缝线

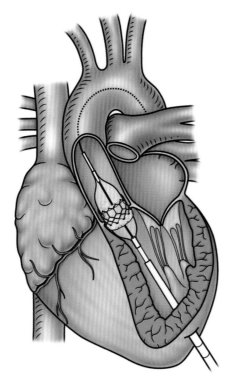

**图 13.17** 经心尖入路放置 Edwards Sapien 3 瓣膜

鉴于目前关注瓣叶表面血栓形成的问题，患者术后应行抗血栓治疗。目前 TAVR 术后抗血栓的策略是：术后 3~6 月，每天服用氯吡格雷 75mg；终身服用阿司匹林，每天 81mg。服用双香豆素和阿司匹林的房颤患者可不使用氯吡格雷。所有患者在出院前均应行 TTE 检查，术后 1 个月行心电图检查，以后每年复查一次。即使是合并多种疾病的高危患者，也可在术后 3~5d 出院。

# 疗　效

经股动脉是最安全的入路，这一点已无须进一步强调。近期一项纳入约 17 000 例 TAVR 患者的荟萃分析结果显示：经股动脉入路的患者，30d 和 1 年的死亡率分别为 4.7% 和 16.4%；而其他入路则为 8.1% 和 24.8%。这项研究表明，与经股动脉和经腋动脉入路相比，经心尖入路的表现最差。多项研究已证实了这一结论。因此，对于所有拟行 TAVR 的患者，应首选经股动脉入路。

# 延伸阅读

1. Chandrasekhar J, Hibbert B, Ruel M, et al. Transfemoral vs nontransfemoral access for transcatheter aortic valve implantation: a systematic review and meta-analysis. Can J Cardiol, 2015(31):1427–1438.

2. Holmes DR Jr, Mack MJ, Kaul S, et al. 2012 ACCF/AATS/SCAI/STS expert consensus document on transcatheter aortic valve replacement. J Am Coll Cardiol, 2012(59): 1200–1254.

3. Leon MB, Smith CR, Mack MJ, et al. Transcatheter or surgical aortic-valve replacement in intermediate-risk patients. N Engl J Med, 2016(374): 1609–1620.

4. Mack MJ, Leon MB, Smith CR, et al. 5-year outcomes of transcatheter aortic valve replacement or surgical aortic valve replacement for high surgical risk patients with aortic stenosis (PARTNER 1): a randomized controlled trial. Lancet, 2015(385): 2477–2484.

5. Nishimura RA, Otto CM, Bonow RO, et al. 2014 AHA/ACC Guideline for the management of patients with valvular heart disease: executive summary. Circulation, 2014(10): 2438–2488.

6. Otto CM, Kumbhani DJ, Alexander KP, et al. 2017 ACC expert consensus decision pathway for transcatheter aortic valve replacement in the management of adults with aortic stenosis. J Am Coll Cardiol, 2017, 69(10): 1313–1346.

# 第 14 章

# 主动脉瓣修复

*George J. Arnaoutakis*　*Joseph E. Bavaria*

## 发展史

Theodore Tuffier 因在 1913 年为一名主动脉瓣狭窄的患者实施了人类首例主动脉瓣修复术而被人们所认识，当时的手术是用手指在升主动脉前壁内压，将狭窄的主动脉瓣"撕裂"。在 Gibbon 和 Lillehei 于 20 世纪 50 年代中期开展体外循环并将其广泛推广之前，人们对主动脉瓣反流的矫治主要集中于闭式治疗。由于难以通过这些方法治疗主动脉瓣反流，因此，直到体外循环和心肌保护技术趋于完善后，开放式的主动脉瓣修复才得以发展。此后，一系列关于主动脉瓣关闭不全（AI）的手术矫治技术面世，例如交界缝合治疗主动脉瓣脱垂，或通过切除无冠瓣和无冠窦缩小主动脉根部及主动脉近心段，将主动脉瓣变成二叶瓣。

但是，主动脉瓣修复技术一直没有得到广泛的接受，这主要是由于人们看到主动脉瓣置换的疗效非常令人满意而同时又担心主动脉瓣修复的复杂度和耐久性。20 世纪 90 年代，保留主动脉瓣的主动脉根部置换得到了巨大发展，随着人们对主动脉瓣及根部复合体功能性解剖认识的深入，再次燃起了业内对主动脉瓣修复的兴趣。为了能将瓣膜手术的方法标准化，人们根据功能状态对主动脉瓣反流的类型进行了划分，这类似于 Carpentier 对于二尖瓣反流的分类。主动脉瓣修复可以避免瓣膜置换所固有的一些风险，如感染性心内膜炎、出血和血栓等。因此，作为主动脉瓣置换的替代手段，主动脉瓣修

复有着独特的吸引力，尤其是对于年轻患者。

## 基本原则与理论依据

### 外科解剖

可将主动脉瓣根部复合体理解为一个整体，对外科解剖及错综复杂的几何关系的理解有助于成功施行主动脉瓣修复及主动脉根部重建。主动脉根部包括 4 个清晰的解剖结构——主动脉瓣环（AA）、主动脉瓣瓣叶、主动脉 Valsalva 窦和窦管交界（STJ）。心室 - 主动脉连接（VAJ）是指一圈完整的结缔组织带，人们常将之简称为主动脉瓣环，主动脉瓣环连接主动脉根部与左心室流出道，约 45% 与心室肌肉连接，另 55% 与纤维组织连接。组织学研究证实，主动脉瓣根部的纤维与二尖瓣前叶和膜部间隔（膜部间隔的右侧面被三尖瓣隔瓣瓣环分为上下两部分：膜部间隔心房部和膜部间隔心室部）延续，而膜部间隔与肌部间隔相连接。解剖上的主动脉瓣环并不是在一个水平面，而是呈"扇贝"样。当前所谓"功能性主动脉瓣环"包括了 STJ、VAJ 及"皇冠"样主动脉瓣环，而此瓣环则是各个主动脉瓣瓣叶的附着缘（图 14.1）。

主动脉瓣的瓣叶为半月瓣，每一个瓣叶均附着在主动脉瓣环上，而主动脉瓣环为扇贝样结构。每一个瓣叶在主动脉瓣环上的附着的中点即扇贝样结构的最低点，而所谓的扇贝样结构是指从瓣叶的中点（即最低点），向两侧到瓣叶的交界所形成的结

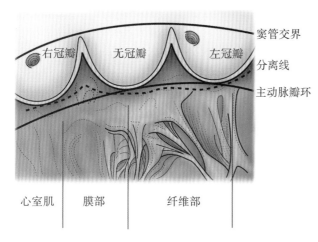

图 14.1　主动脉瓣功能依赖于瓣环与瓣叶的解剖学关联。为成功施行主动脉瓣修复，将主动脉瓣环理解为一个整体，即功能性主动脉瓣环，包括心室-主动脉连接（VAJ）、主动脉瓣瓣叶附着的"皇冠"样主动脉瓣环及窦管交界（STJ）

构。相邻的两个瓣叶在扇贝结构的最高点相连，称为瓣叶交界。在两个相邻的瓣环之下是三个三角形区域，位于相邻两个瓣叶之间。这些三角形区域属于左心室结构，左冠瓣和右冠瓣下方的三角形为肌肉组织，是室间隔的一部分，而另外两个三角形区域则是纤维组织。三个瓣叶交界的高点平面即为 STJ，它意味着主动脉根部的结束和升主动脉的开始。在主动脉瓣环和 STJ 之间的动脉壁部分称为 Valsalva 窦。

主动脉根部不同部分之间的几何关系和功能是密不可分的。主动脉瓣瓣叶面积是主动脉根部大小的主要决定因素。主动脉瓣瓣叶基底部的长度通常是游离缘的 1.5 倍，而游离缘恰恰连接相邻两个交界。因此三个瓣叶游离缘的长度取决于主动脉瓣环和 STJ 的大小。

对于儿童和年轻人，瓣叶最低点主动脉瓣环的横径是 STJ 直径的 1.2 倍，随着年龄的增加，这两个位置逐渐趋于相同，比值约为 1。游离缘的长度一定要超过主动脉瓣口的直径，因为当主动脉瓣关闭时，每个瓣叶的游离缘都是从交界到主动脉根部的中心，再延伸到另一个交界。

主动脉窦对于保证冠状动脉的血流有着重要的作用，同期所产生的涡流辅助主动脉瓣叶在舒张期关闭。年轻人群的主动脉根部有着非常好的弹性，

在收缩期扩张、舒张期收缩；但这种弹性随着年龄的增长而降低，因此，高龄患者的主动脉根部顺应性会下降。

## 病理生理学

由于缺少标准方法来对 AI 的机制进行分类，因此阻碍了主动脉瓣修复技术的发展。模仿 Carpentier 对二尖瓣疾病的分类方法，El Khoury 提出 AI 的病因学分类（图 14.2），有助于理解导致 AI 的各类原因，同时建立了一套命名系统。更重要的是，这一分类为指导修复提供了系统保障。

Ⅰ型 AI 中，瓣叶的结构和活动度均正常，但是一个或多个功能性主动脉瓣环出现扩张或瓣叶穿孔，这些穿孔见于感染性心内膜炎或创伤。Ⅰa 亚型是因升主动脉瘤样扩张，导致 STJ 水平瓣膜交界外移，出现中心对合不良。这种 AI 机制见于升主动脉瘤、巨型主动脉综合征、长期高血压所致升主动脉扩张及长度增加。Ⅰb 亚型是因 Valsalva 窦和 STJ 扩张所导致。Ⅰc 亚型是因 VAJ 扩张所导致。如果没有Ⅱ型或Ⅲ型病因，那么Ⅰa-c 型所表现的 AI 反流束为中心性；Ⅰd、Ⅱ型和Ⅲ型，AI 反流束为偏心性。要牢记：一个患者的 AI 可能存在多种因素，进而同时出现中心和偏心性反流。

### 马方综合征

如果没有 VAJ 或 STJ 的扩张，单纯的 Valsalva 窦扩张并不会导致 AI。马方综合征患者由于血管中层存在严重的退行性变，VAJ 水平的主动脉瓣环常常会扩张，即产生所谓的"主动脉环扩张"。在这种情况下，左心室流出道的纤维结构比例将会增加，因此，瓣环肌部（周长的 45%）与纤维部（周长的 55%）的正常比例关系将会改变，纤维部比例增加。

### 二叶主动脉瓣综合征

二叶主动脉瓣（BAV）综合征的患者可存在多种因素导致的 AI，这主要是基于 BAV 的 3 种表型：升主动脉瘤和轻度主动脉根部扩张（Ⅰa 型 AI）；单纯升主动脉瘤（Ⅰa 型 AI）；单纯根部主动脉瘤，升主动脉直径正常（Ⅰb 型 AI）。

二叶主动脉瓣患者也可能只有单纯的 VAJ 扩张而没有升主动脉瘤或 Valsalva 窦瘤，因此导致Ⅰc 型

| AI 分类 | I 型<br>瓣叶活动正常伴功能性主动脉瓣环扩张或瓣叶穿孔 | | | | II 型<br>瓣叶脱垂 | III 型<br>瓣叶活动受限 |
|---|---|---|---|---|---|---|
| | Ia | Ib | Ic | Id | | |
| 机制 | 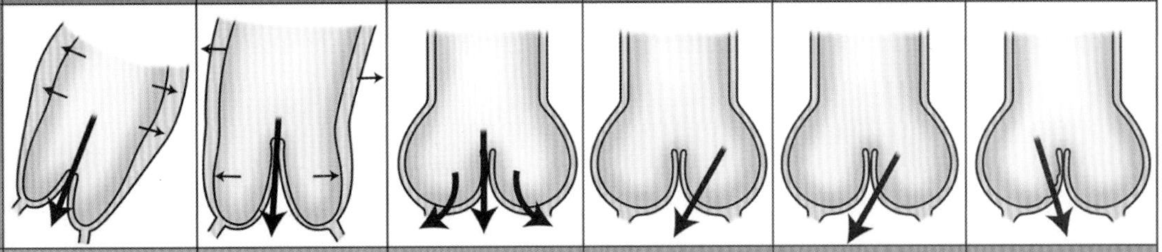 | | | | | |
| 修复技术<br>（主要） | STJ<br>重塑<br><br>升主动脉<br>移植 | 保留主动脉瓣：<br><br>重新移植<br>或<br>用 SCA 重塑 | 瓣环成形 | 补片修复<br><br>自体或牛心包<br>补片 | 脱垂修复<br><br>折叠<br>三角形切除<br>游离缘悬吊<br>补片 | 瓣叶修复<br><br>修剪<br>Delalcificato<br>补片 |
| （次要） | SCA | | STJ<br>瓣环成形 | 瓣环成形 | 瓣环成形 | SCA |

图 14.2 El Khoury 主动脉瓣关闭不全病因学分型，用于指导主动脉瓣修复策略。I 型：主动脉瓣瓣叶和活动度正常情况下的 AI，根据具体病因再分为亚型；II 型为瓣叶活动度增加所导致；III 型为瓣叶活动度受限所致。AI= 主动脉瓣关闭不全；STJ= 窦管交界；SCA= 交界下瓣环成形。经 Elsevier 许可，引自：Boodhwani M, de Kerchove L, Glineur, et al. Repair-oriented classificiation of aortic insufficiency: impact on surgical techniques and clinical outcomes. J Thorac Cardiovasc Surg, 2009(137): 286-294

AI。也可能存在瓣叶脱垂或 II 型 AI。两个瓣叶，通常是有嵴的瓣叶的游离缘变长，从而形成瓣叶脱垂。

## A 型主动脉夹层

A 型夹层中，AI 经常是由于一个或多个交界的剥离所导致，而最常见的交界是与无冠瓣相关的交界。瓣叶的剥离导致瓣叶脱垂或 II 型 AI。许多急性 A 型夹层的患者，发病前即已存在主动脉根部或升主动脉的扩张，因此会出现 I 型 AI。

## 其他情况

强直性脊柱炎、Reiter 综合征、成骨不全症、类风湿性关节炎、系统性红斑狼疮、特发性巨细胞主动脉炎等结缔组织病可导致 AI，通常是由于主动脉瓣瓣叶瘢痕化及继发性活动受限所致，一般导致 III 型 AI。主动脉瓣下室间隔缺损所致 AI 是由于右冠瓣相接的主动脉瓣环向下、向外移位所致，瓣叶变长而产生脱垂。

## 适应证与患者的选择

除非在一些非常特殊的情况下，主动脉瓣修复术均应遵循目前的诊疗指南。目前推荐以下的 AI 患者应行主动脉修复术，包括：有症状的重度 AI、无症状的重度 AI 伴左心室功能减退（射血分数 <50%）或左心室进行性扩张。如果主动脉瓣可以修复，重度 AI 应考虑尽早治疗，但主动脉瓣修复术仅对一小部分主动脉瓣疾病患者有满意的疗效。对于单一主动脉瓣脱垂或主动脉瓣瓣叶正常但根部扩张引起的 AI，主动脉瓣修复术有非常高的价值。

主动脉瓣狭窄的患者，很少会行主动脉瓣修复。对于原发病为冠心病的老年患者，如果 3 个主动脉瓣瓣叶仅有轻度钙化，可采取机械性钙化灶剥离。如果钙化灶局限于主动脉瓣环和瓣叶基底，可以将其手工剥离；但如果钙化灶涉及瓣叶体或游离缘，应考虑主动脉瓣置换。

经食管超声心动图（TEE）至今仍是探究主动

脉根部和 AI 机制的最理想工具。虽然 TEE 诊断属于心内科医生和麻醉医生的工作范畴，但如果要成功地施行主动脉瓣修复，心脏外科医生必须能娴熟、独立地解读超声影像。应对主动脉根部的每个组分进行仔细揣摩，分析主动脉瓣功能异常的具体原因。瓣叶数量、瓣叶厚度、游离缘形态及瓣叶在整个心动周期的活动范围都是判断主动脉瓣是否具有修复可能性的重要线索。而主动脉窦、STJ 和升主动脉的形态同样至关重要。测量 VAJ、Valsalva 窦、STJ 的直径和瓣叶的高度。如果可能，应估算瓣叶游离缘的长度。通过超声心动图，可以轻松地诊断STJ 扩张。如果主动脉窦、瓣叶和瓣环正常，而 AI 为中心性，只需要将 STJ 的直径做适当的缩减就可以改善瓣叶的对合，这种情况多见于升主动脉瘤和巨大主动脉综合征的患者。

如果超声发现 STJ 和主动脉窦扩张，而主动脉瓣瓣叶正常，也可以行主动脉瓣修复，但有可能需要较为复杂的主动脉根部重建，这种情况见于马方综合征。如果 STJ 直径超过 50mm、主动脉瓣瓣叶薄弱并过度延展，在交界区可见压力性穿孔，主动脉瓣修复的成功概率将会下降。如果交界区可见多个大的穿孔，应考虑放弃主动脉瓣修复而转行主动脉瓣置换。

如果二叶主动脉瓣的瓣叶因脱垂而致关闭不全，超声心动图提示瓣叶柔软、纤薄、无钙化，则同样可行主动脉瓣修复。罹患主动脉瓣下室间隔缺损和 AI 的儿童患者，同样可以行主动脉瓣修复。风湿性瓣膜炎和其他非风湿性主动脉瓣疾病，一般不适合行修复术。对于心室功能明显减退或合并多种疾病的患者，也不适合行修复术。如果在主动脉开放后发现修复效果不理想，而患者机体储备无法耐受再次长时间的心肌缺血，则不可再次尝试主动脉瓣修复。

## 术前评估及准备

40 岁以下、无冠心病风险因素者，术前无须常规行冠状动脉造影，但老年患者则不然。有意愿行

主动脉瓣修复的患者，术前，应清楚地告知他们修复手术有无法实施或失败的可能性，最终的决策要在手术室仔细探查瓣膜后决定。正因如此，术前应与患者明确人工瓣膜的选择以便适时进行置换。对于所有择期手术的患者，术前应明确是否存在口腔卫生状况差及其他可能导致术后细菌感染的病灶。

## 麻 醉

麻醉的药物和方法与其他体外循环手术一样。术中采用 TEE 确诊，同时评估是否可以行修复术。欲获得理想的修复效果，TEE 是不可或缺的。

## 手 术

为了使主动脉瓣修复效果可以持久，必须达到如下目标：

· 瓣环稳定（必要时缩小瓣环）。
· 矫正瓣叶异常。
· 优化有效瓣叶高度和对合面积。有效瓣叶高度是指在 TEE 长轴切面测量的对合最高点与瓣环平面的距离，对合带是指在舒张中期对合的瓣叶长度（图 14.3）。

取胸骨正中切口。微创手术时，可以选择胸骨上段切口来完成主动脉瓣和主动脉根部手术。充分的显露是手术成功的关键。体外循环要素包括升主动脉远端或横弓部的动脉插管、静脉插管、逆行灌注管，以及左心室引流管。有多种方法可以充分引流左心室，但我们偏好选择右上肺静脉置管。无论主动脉瓣叶或根部的病因如何，在交界上方 1cm 处做较大的横行切口均可获得理想的显露。即使没有主动脉瘤，我们也倾向于将主动脉完全横断，这样有助于游离主动脉根部。不同医院有不同的停搏液灌注策略。对于重度 AI 的病例，我们选择通过逆行灌注初始剂量的停搏液实现电机械停搏，局部降温，在切开主动脉后经冠状动脉开口顺行灌注心脏停搏液。在心脏停搏期间，可通过逆灌和冠状动脉开口间断顺灌冷血停搏液达到心肌保护的效果。我

们偏好使用手持冠状动脉灌注管,也可以使用尖端膨大的灌注管,将其送入冠状动脉并固定于相邻的主动脉壁。

## 瓣叶分析

仔细评估主动脉根部的各个组分,主动脉瓣修复的关键是瓣叶的质量。评估瓣叶数量、质量、厚度和柔软度,并仔细观察瓣叶是否存在穿孔。检查瓣叶活动度时,最好先将 3 个交界提吊至正常位置,操作方法是:在每一个交界的上方,水平褥式缝合 4-0 带垫片聚丙烯缝线,向外牵拉(图 14.4),这既可以起到牵拉的作用,也可以动态评估瓣叶的解剖。如果瓣叶存在脱垂,可用后文述及的方法进行矫治。测量游离缘的长度(图 14.5)。理论上,将相邻瓣叶游离缘对合可以发现瓣叶脱垂。VAJ 和 STJ 的直径应小于瓣叶游离缘的平均长度,否则应进行外科缩环。

Ⅰa 型 AI 源自升主动脉瘤,治疗方法为升主动脉置换。通过牵拉 3 条交界提吊线,使主动脉瓣瓣叶呈现正常的生理对合状态,测量并选择合适大小的人造血管置换升主动脉。可以使用任何一种测瓣器,而我们通常使用 Freestyle 猪瓣根部测量器。在测量时,应非常仔细,如果所选择的人造血管直径过大,可能导致残留 AI;而如果选择过小,可能导致主动脉瓣上狭窄或诱发瓣叶脱垂。在吻合时,应保持针距相同,不均匀的针距可导致瓣叶脱垂。

## 瓣叶脱垂的修复

通过缩短游离缘可以矫治瓣叶脱垂。可将瓣叶的中心部分用细的聚丙烯(Prolene)或 Gore-Tex 缝线进行全层折叠。为了确定瓣叶折叠的程度,可在相邻两个不脱垂的瓣叶中点缝 7-0 聚丙烯缝线,径向轻轻提拉,然后沿着与未脱垂瓣叶平行的方向轻

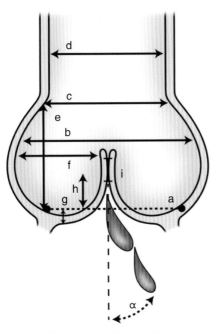

**图 14.3** 用以指导手术的超声测量值。a= 主动脉瓣环;b=Valsalva 窦;c= 窦管交界;d= 升主动脉;e=Valsalva 窦高度;f= 对合尖与主动脉壁的距离;g= 瓣叶膨出,通过测量瓣叶最低点的凸起处至对应的主动脉瓣环的距离来判断;h= 瓣叶对合最高点到瓣环的距离(有效高度);i= 对合带。本图源自 JACC: Cardiovascular Imaging, Vol 2, Jean-Benoît le Polain de Waroux, MD, et al. Mechanisms of recurrent aortic regurgitation after aortic valve repair, pp. 931–939 (版权: Elsevier, 2009)

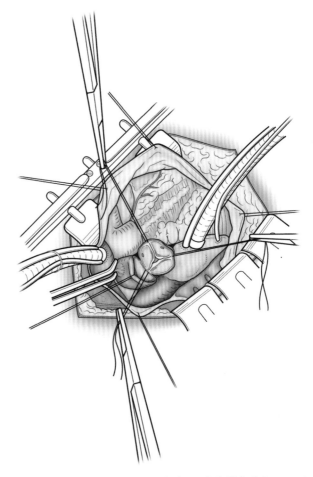

**图 14.4** 建立体外循环,心脏停搏后,在窦管交界上 1cm 处做横行切口,保留主动脉后壁 2~3cm,也可将主动脉完全横断以充分显露。用 4-0 聚丙烯缝线在每一个交界上缝制提吊线,轻轻牵拉,评估瓣叶解剖。应探查瓣叶的几何结构、对合、穿孔、活动度和钙化

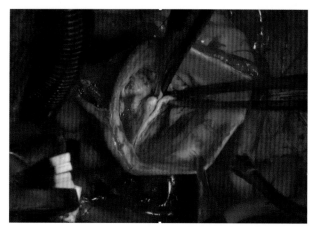

图 14.5 将未脱垂的瓣叶作为参照进行比较。适当向两个方向牵拉瓣叶来确定游离缘的长度。比较后确定脱垂瓣叶游离缘的冗余长度，折叠以增加瓣叶有效高度

轻延展脱垂的瓣叶；在脱垂瓣叶触及相邻正常瓣叶中心点的位置，由主动脉侧向心室侧缝一条 5-0 聚丙烯缝线，将提拉线角度反转，用同样的方法找到另一个对位点，用之前的 5-0 缝线再从心室侧缝向主动脉侧，两个缝合点之间的瓣叶即为冗余组织，将这条缝线打结即完成游离缘的折叠（图 14.6）。如果需要额外的折叠，也可以用同样的方法，直到对合缘长度相同。

如果瓣叶非常薄，在瓣叶的两面各置一小条心包片，然后行水平褥式缝合。游离缘短缩的程度取决于相邻正常瓣叶游离缘的长度。如果较薄的瓣叶或交界处有穿孔的瓣叶轻度脱垂，可用 6-0 聚四氟乙烯（PTFE）缝线沿着游离缘，从一个交界到另一个交界做双层缝合（图 14.7）。

二叶主动脉瓣的患者，脱垂的往往是前瓣叶，这一瓣叶经常有一个嵴，此处需要切开。如果切开导致瓣叶组织不足，可用补片将瓣叶扩大，但人们对这一方法的持久性有所担心。将脱垂瓣叶的游离缘长度修正后，可将交界下方的三角区也一并折叠以增加对合面积。折叠的方法是从主动脉根部外侧向腔内水平褥式缝合带垫片缝线，应包括主动脉瓣环稍下方的交界区。有报道指出，交界下成形的中远期疗效差于腔内和腔外瓣环成形。因此，交界下瓣环成形术的适应证仅限于单纯瓣叶脱垂和 VAJ 直径较小的患者。

## 主动脉瓣环成形

早期的研究显示，主动脉瓣下瓣环成形术的疗效较全瓣环稳定成形术差。对于主动脉瓣环轻度扩张（直径小于 27mm）的患者，主动脉瓣下瓣环成形可以发挥一定的作用。对于主动脉根部瘤的患者，我们建议使用 Tirone David 提出的保留瓣叶的再植入技术进行根部置换（见第 22 章）。本手术的细节将在其他章节中阐述，但在此我们还是可以看到近心端的吻合线发挥了全周腔外瓣环短缩及固定的作用。有些医生偏爱 Yacoub 提出的重塑技术，他们认为这种根部重建技术可以提高主动脉根部的顺应性，对左心室功能的长期改善有益。但这一技术并没有瓣环的短缩和稳定作用，因此，一些医生将这一重塑技术和全周腔外瓣环成形技术融合在一起使用。

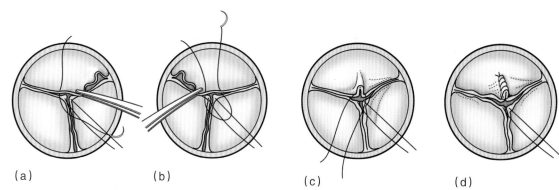

|     |     |     |     |
| --- | --- | --- | --- |
| (a) | (b) | (c) | (d) |

图 14.6 （a）在相邻两个正常参照瓣叶的中点缝 7-0 聚丙烯缝线，将脱垂的瓣叶轻轻牵拉，游离缘平行，在触及参照瓣叶中点的位置缝 5-0 聚丙烯缝线；（b）将参照瓣叶的提吊线牵向另一个方向，去比照脱垂瓣叶的另一半游离缘，在触及参照瓣叶中点的位置，将此前的 5-0 聚丙烯缝线再次反缝；（c、d）打结定位的 5-0 缝线，将冗余瓣叶组织叠向主动脉侧，进行折叠缝合，根据需要确定折叠的长度

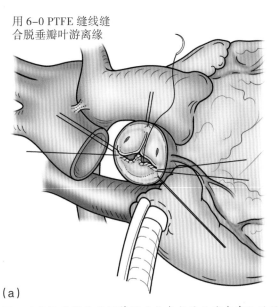

用 6-0 PTFE 缝线缝
合脱垂瓣叶游离缘

(a)

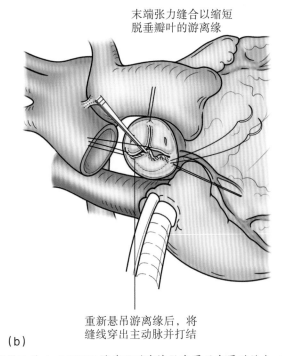

末端张力缝合以缩短
脱垂瓣叶的游离缘

重新悬吊游离缘后，将
缝线穿出主动脉并打结

(b)

图 14.7　对于轻度脱垂的纤薄瓣叶或在交界处存在穿孔的瓣叶，可用双层 6-0 PTFE 缝线沿游离缘做交界至交界的缝合；（b）缩短游离缘长度：用镊子钳夹游离缘中点的同时，收紧 PTFE 缝线，当达到理想的长度时，在交界处打结。PTFE= 聚四氟乙烯

对于没有升主动脉瘤或 Valsalva 窦瘤的患者，单纯施行扩张 VAJ 瓣环成形术即可获得满意的瓣环短缩和稳定作用。有多种腔内瓣环成形和腔外瓣环成形技术。HAA RT300 主动脉瓣环成形装置（BioStable Science & Engineering, Austin, TX）是一种商业化的腔内瓣环成形装置，可重建主动脉瓣环根部的几何架构，改善瓣环稳定性。在欧洲，已经有商业化的腔外缩环成形装置（Extra-Aortic™, CORONEO Inc., Montreal, Canada），但我们倾向于在确定了理想的瓣环大小后，选择同型号 Dacron 人造血管，剪取 4~5 个波纹环用作成形环。用电刀游离主动脉根部的深部，重点游离室间隔肌肉区域，注意不要进入右心室腔。游离的深度应达到 VAJ 水平，这样才可以将一个腔外固定装置置入并达到稳定瓣环的目的。冠状动脉下也应游离，并在每条冠状动脉上套上血管带。在 VAJ 下约 2mm 处，将几针 2-0 涤纶线做水平褥式缝合，从左心室流出道腔内缝到左心室流出道腔外。应避免缝线过度靠近冠状动脉。在缝合膜部时，应尽力避免损伤传导束。将 Dacron 血管条剪断后，从冠状动脉的下方包绕主动脉根部，用 5-0 聚丙烯缝线将断端缝合，恢复血

管条的完整性。将之前穿缝的涤纶线与 Dacron 血管环缝合在一起，打结固定（图 14.8a-d）。打结时，可以将一个 Hegar（Jarit Instruments, Hawthorne, NY）探条送入左心室流出道。缩小 VAJ 至理想大小后，应对瓣叶进行再评估，确保瓣环成形没有导致瓣叶脱垂。

人造血管的选择非常重要，它是获得理想的成形效果且不会引起左心室流出道过窄和瓣叶脱垂的关键。通常的原则是人造血管的内径比主动脉内径大 5~7mm。一个理想的主动脉瓣环内径，应考虑患者的体表面积。在完成主动脉断端吻合前，应再次评估瓣叶：将盐水注入主动脉根部，同时将左心室引流速度加到非常高的水平，如果主动脉根部的盐水没有减少，则证明瓣叶对合良好。

缩小并稳定主动脉瓣环的另一个方法是主动脉瓣环缝合成形。此技术同样需要广泛、充分地游离主动脉根部，其游离面应向下达到无冠瓣最低点平面。在左、右瓣叶交界的下方、主动脉外壁处起针，将一条 PTFE 缝线的一个针顺时针穿行在右冠状动脉的下方，另一针则逆时针穿行左冠状动脉的下方，每一针都缝入室间隔心肌内，最后在无冠窦最

低点对应的主动脉外膜处将缝线的两端打结。在打结时，应在左心室流出道内置入 Hegar 探条，以防止主动脉瓣环的过度环缩。

对于存在主动脉根部瘤的患者的另一种腔外瓣环稳定技术是 Florida 袖状成形术。充分游离主动脉根部，但在 STJ 水平使主动脉窦和冠状动脉扣维持原状。探查瓣叶是否存在病变。在瓣叶附着点的下方 2mm 处从心室侧向主动脉侧缝 6 条缝线，

然后穿缝 Dacron 人造血管。将选定的探条送入主动脉后，打结，防止过度环缩主动脉瓣环。在人造血管壁上做两个"钥匙孔"样的裂隙，使冠状动脉可经此穿行（图 14.9），在冠状动脉的下方做简单缝合闭合裂隙。在 STJ 水平，做水平褥式缝合，将主动脉

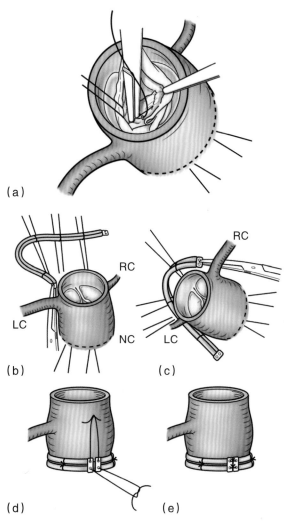

(a)

(b)　(c)

(d)　(e)

图 14.8 （a、b）在主动脉瓣下做 5~9 针水平褥式缝合，用于固定主动脉根部成形的腔外成形环。将主动脉根部向深部充分游离。对于二叶主动脉瓣病例，一般褥式缝合 5~6 针；对于三叶瓣，则缝合 7~9 针。缝线的水平在瓣叶附着点下 2~3mm，在接近室间隔膜部时，注意不要损伤传导束。（c）将 Dacron 血管环切断，从冠状动脉的下方穿行，环绕在主动脉根部。（d）用 5-0 聚丙烯缝线将 Dacron 血管环的断端缝合，恢复其完整性。（e）将主动脉根部的涤纶线穿缝 Dacron 血管环，打结。如果担心将主动脉瓣环过度缩小，可将一 Hegar 探条置入左心室流出道，然后打结。LC=左冠窦；NC=无冠窦；RC=右冠窦

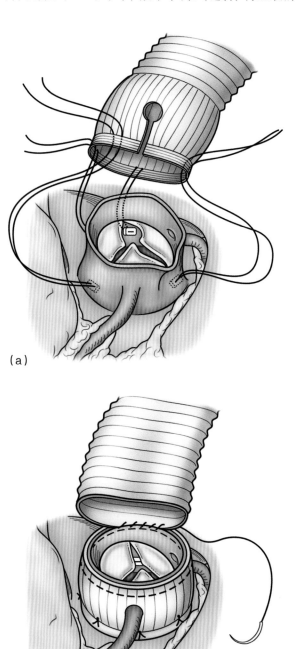

(a)

(b)

图 14.9 （a）与腔外环主动脉环成形一样，在主动脉瓣缝制固定线。待袖状人造血管暂时就位后再制作左冠状动脉的"钥匙孔"。置入人造血管后，用 5-0 聚丙烯缝线将"钥匙孔"下方的裂口缝合。（b）连续水平褥式缝合提吊主动脉及交界。将主动脉近心断端与远心断端或用于升主动脉或半弓置换的人造血管吻合，重建窦管交界

和袖状人造血管的远心端吻合, 注意各个交界的位点均匀。此术式的优点在于简化, 无须将冠状动脉再移植, 但目前尚无远期疗效数据。

## 评　估

主动脉成形术毕, 必须行 TEE 评估。微量反流是可以接受的。另外, 应格外注意瓣叶的形态, 如果仍存在瓣叶脱垂, 那么经过一段时间的发展, 主动脉瓣反流会再次出现。因此, 应再次在体外循环下进一步缩短游离缘长度。如果在没有瓣叶脱垂的情况下存在中心性反流, 通常是对合面积不足引起的。对于这种情况, 可在 TEE 指导下进一步缩小 STJ 的直径, 而无须在再次体外循环下操作。在 STJ 水平暂时折叠人造血管, 同时用多普勒超声心动图进行瓣膜功能评估。

另外, 还可依据 TEE 的测量数据预测成形的远期效果。术后 VAJ 水平的瓣环直径大于 28mm 是远期不良预后的独立风险因素; 有效瓣叶高度小于 9mm 是成形失败的独立预测因素。可在术中常规使用瓣叶测量器 (Fehling Instruments, Karlstein, Germany) 测量瓣叶有效高度, 这是极其重要的一个步骤, 以保证成形的耐久性。

## 术后管理

主动脉瓣修复术后的管理策略与其他体外循环下心脏直视手术相同。应积极撤离呼吸辅助。多数患者只需在 ICU 内停留 1d, 之后即可转入普通病房。根据需要给予止痛药和心血管药物。对于此类患者, 除了使用阿司匹林, 我们并不常规服用抗凝药。多数患者可以在术后 5~7d 出院。

## 疗　效

对于有实力的心脏中心, 主动脉瓣修复手术的早期疗效令人非常满意。多项研究表明, 该手术较为安全, 并发症发生率低, 院内死亡率也相对较低 (1%)。关于远期疗效, 文献报道较少。一项多中心国际 AVIATOR 注册研究分析了连续 232 例采用常规入路的主动脉瓣修复术疗效。瓣下腔外主动脉瓣成形用于缩小和稳定瓣环。75.4% (175 例) 的患者接受瓣叶成形。30d 手术死亡率为 1.4%, 7 年实际生存率为 90%。主动脉根部瘤免于再手术率为 90.5%, 主动脉瘤的免于再手术率为 100%, 升主动脉瘤合并单纯 AI 术后免于再手术率为 97.5%。瓣叶的形态不会导致疗效差异。引入系统性有效瓣叶高度的测量, 可将免于再手术率从 86% 提高至 99%。对于远期疗效尚需进一步的监控。随访研究发现了术后耐久性的预测因素, 如有效瓣叶高度大于 9mm; 而使用人工材料修补瓣叶、瓣环直径大于 28mm, 以及交界位置不恰当对耐久性有负面影响。远期疗效数据有助于解释失败的原因, 为进一步改进外科技术奠定了基础。

## 参考文献

[1] Boodhwani M, de Kerchove L, Glineur D, et al. Repair-oriented classification of aortic insufficiency: impact on surgical techniques and clinical outcomes. J Thorac Cardiovasc Surg, 2009, 137(2): 286–294.

[2] Boodhwani M, El Khoury G. Aortic valve repair: indications and outcomes. Curr Cardiol Rep, 2014, 16(6): 490.

[3] David TE, Coselli JS, Khoury GE, et al. Aortic valve repair. Semin Thorac Cardiovasc Surg, 2015, 27(3): 271–287.

[4] Lansac E, Di Centa I, Sleilaty G, et al. Long-term results of external aortic ring annuloplasty for aortic valve repair. Eur J Cardiothorac Surg, 2016, 50(2): 350–360.

[5] Le Polain de Waroux JB, Pouleur AC, Robert A, et al. Mechanisms of recurrent aortic regurgitation after aortic valve repair: predictive value of intraoperative transesophageal echocardiography. JACC Cardiovasc Imaging, 2009, 2(8): 931–939.

[6] Schneider U, Feldner SK, Hofmann C, et al. Two decades of experience with root remodeling and valve repair for bicuspid aortic valves. J Thorac Cardiovasc Surg, 2017, 153(4): S65–S71.

[7] Vallabhajosyula P, Szeto WY, Habertheuer A, et al. Bicuspid aortic insufficiency with aortic root aneurysm: root reimplantation versus Bentall root replacement. Ann Thorac Surg, 2016, 102(4): 1221–1228.

# 第 15 章
# 二尖瓣置换

*T. Sloane Guy*

## 发展史

最早的二尖瓣手术是在非体外循环下行二尖瓣交界闭式扩张,该术式是由波士顿的 Elliot Cutler 和英格兰的 Souttar 分别在 1923 年和 1925 年提出并实施的。虽然来自波士顿的 Dwight Harken 在 20 世纪 40 年代和来自费城的 Charles Bailey 在 50 年代对该手术进行了一定的改进,但由于死亡率过高而基本被废弃。

随着人工心肺机的使用及 Starr-Edwards 球笼瓣的出现,人们于 1960 年成功地完成了第一例二尖瓣置换。目前,这种瓣膜仅在少数国家使用,大多数国家已用低瓣架、倾斜式瓣将其取代,后者的血栓栓塞发生率更低,噪声也更小。

20 世纪 70 年代,生物瓣研发成功,这使得患者术后不再需要服用华法林。首先面世的生物瓣是 Hancock,紧随其后的是 Carpentier-Edwards 生物瓣。

## 基本原则与理论依据

在大多数情况下,瓣膜修复(如果有可能实施)的疗效明显优于瓣膜置换。但对一部分患者,瓣膜置换有明显的优势,如瓣叶严重毁损及钙化的风湿性心脏病;还有其他一些优先考虑瓣膜置换的疾病,包括功能性 Carpentier I 型和 III b 型病变合并左心室扩张,此类患者在修复术后需要再次手术的

比率很高。一些复杂的二尖瓣病变(如双瓣叶脱垂),虽可做修复,但难度较大,仅限于在大型心脏中心、由经验丰富的医生来实施。

### 二尖瓣狭窄

对二尖瓣狭窄进行干预的一般适应证为:瓣口面积小于 1.5cm$^2$、平均跨瓣压差 >10mmHg、充盈压升高(肺动脉楔压)和(或)有症状。如果瓣膜的形态适合经皮球囊扩张成形术,那么这将是一个很好的选择。但是,由于大部分患者存在瓣叶钙化、左心耳血栓等,他们仅适于行外科手术。二尖瓣直视交界切开是一个选择,尤其适用于年轻患者,但术后疗效的耐久性高度依赖于瓣膜的形态,因此置换常常是一个更优的选择,尤其是使用机械瓣进行置换。

### 二尖瓣反流

目前,大多数因二尖瓣反流而拟行手术的患者,应首先考虑二尖瓣修复而非置换,尤其是罹患黏液样变的患者,这类疾病对于一个"高手"来说,95% 以上可以被成功修复。如果患者有症状、心脏扩大、肺动脉压升高或存在新发房颤,均可视为存在明确的手术适应证。如果患者没有上述情况,只有当瓣膜修复的预计成功率高,且在大型心脏中心治疗时才考虑手术。

感染性心内膜炎所致二尖瓣反流,如果存在心力衰竭、巨大赘生物、内科治疗无效或瓣膜脓肿时,通常需要行瓣膜置换。

### 生物瓣置换指征

当患者年龄大于 65 岁或存在服用抗凝药禁忌证时,应考虑选择生物瓣置换。生物瓣在年轻患者的体内退化速度快,而这类患者常常有更强烈的拒服华法林的要求。意欲怀孕的女性和依从性差的患者应考虑生物瓣。感染性心内膜炎瓣膜病患者可以选择机械瓣或生物瓣,但由于部分患者有近期使用静脉毒品的情况,不良的依从性使华法林用量的调整存在困难,建议选择生物瓣。在感染性心内膜炎复发率方面,两种方案并无差异。

### 机械瓣置换指征

对于瓣膜需要置换(而非修复)、年龄小于 65 岁、无抗凝药使用禁忌证(包括依从性差)、愿意接受机械瓣者,或已经接受主动脉瓣机械瓣置换,不因其他原因(如房颤)而需要服用双香豆素者可以考虑行机械瓣置换。对于因其他原因在服用双香豆素,但有明显出血倾向者,应考虑生物瓣。对于因肥厚型梗阻性心肌病(HOCM)而出现左心室流出道梗阻的患者,应考虑行机械瓣置换,事实上,对于大多数此类患者,手术后梗阻将会消除。

## 术前评估及准备

对于大多数 40 岁以上、存在明显冠心病家族史的患者,以及存在其他高风险因素的患者,应行心导管检查。除了需要发现冠心病外,还需要确定是否存在严重的二尖瓣环钙化(MAC)及左优势型冠状动脉。MAC 可将原本简单的手术显著复杂化;而对于左优势型冠状动脉患者,如果术中进针过深伤及旋支,有可能造成严重的心肌梗死。术前了解这些情况对于选择合理的治疗方案至关重要。心导管造影通常可以很容易地确诊重度 MAC。

所有患者术前均应行超声心动图检查。经食管超声心动图(TEE)和(或)3D 重建可以评估复杂的瓣膜病理改变,进而预测瓣膜修复和置换的概率。如果胸部 X 线片或造影提示可能存在主动脉钙化,应行胸部 CT 平扫检查。

## 麻 醉

拟行二尖瓣置换的患者采用吸入性全身麻醉。应进行动脉测压,并置入有温度探头的 Foley 尿管,常常需置入肺动脉导管。应在手术开始前行 TEE 检查,再次确认瓣膜的病理状况,术后评估人工瓣膜功能,并排除瓣周漏。TEE 还有助于在体外循环停机前判断是否在心腔内留有气泡及评估心功能状态。此外,TEE 还可用于发现术后急性室壁运动异常,如果出现,则提示旋支可能受损。

## 手 术

### 切 口

#### 全胸骨正中切口

可以采用多种入路行二尖瓣置换术,而全胸骨正中切口是最标准的入路,被很多医生常规采用;但我们仅当存在有微创入路禁忌证[射血分数极低、胸壁存在致密粘连、严重 MAC、并发冠状动脉疾病需行冠状动脉旁路移植(CABG)、升主动脉直径 >40mm]时采用此入路。图 15.1a 显示了该切口,图 15.1b 为开胸后的显露情况,同时显示了标准的双腔静脉插管和顺行及逆行灌注管。

#### 胸骨上段小切口

如图 15.2 所示,胸骨上段小切口可用于二尖瓣手术。选择左心房顶切口显露二尖瓣,本章将对此进行详述。可以经此切口插入体外循环插管,也可选择外周血管进行插管。选取该入路时,通常无须开放右心房,也无须阻断上腔静脉,因此双腔静脉插管并非必需。

#### 胸骨下段小切口

胸骨下段小切口(图 15.3)可用于微创二尖瓣置换。在下段胸骨前做 6~8cm 皮肤切口,从剑突至第 2 肋间,将胸骨以 "T" 形或倒 "T" 形部分锯开,保持胸骨柄的完整性。通过 Waterston 沟或房间隔进入左心房。McCarthy 微创胸骨切口二尖瓣牵开器（Kapp Surgical Instruments, Cleveland, OH）有助于术野显露。可经中心或外周血管入路插入体外循环插管。

### 肋间切口

20 世纪 60 年代，二尖瓣手术的经典入路是经右侧第 4 或第 5 肋间做前外侧肋间切口（图 15.4）。鉴于二尖瓣的解剖，这一切口是暴露二尖瓣的最佳

入路。胸骨正中切口的引入使得这一切口被逐渐废弃，但对于之前曾行开胸手术，尤其是 CABG 的患者，在那些没有经右胸切口行微创二尖瓣手术经验的医院，这一切口依然有优势。对于再次手术的患者，可以选择 Waterston 沟入路，并采用低温（26℃）室颤停搏技术。可经中心或外周血管入路插入体外循环插管。

### 胸部小切口

右前外侧（第 4 或 5 肋间）的胸部小切口有时

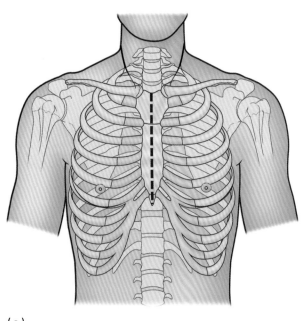

（a）

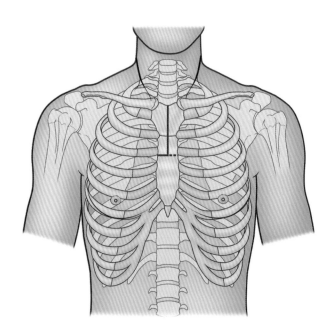

图 15.2

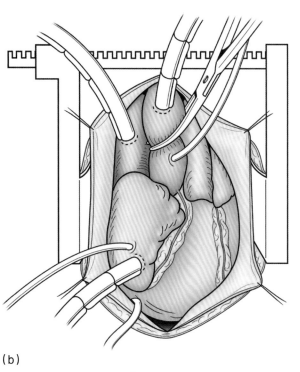

（b）

图 15.1

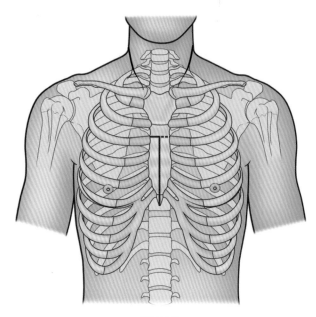

图 15.3

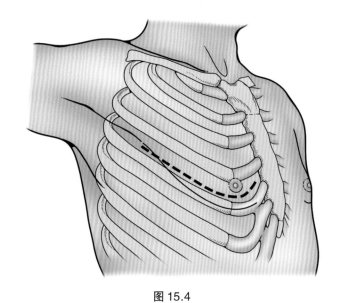

图 15.4

也可以作为替代入路（图 15.5a）。通常皮肤切口的长度在 5~10cm，但肋间切口则大得多，以便充分撑开肋间隙。可以使用软组织牵开器，如 Alexis 牵开器（Applied Medical, Rancho Santa Margarita, CA）或 CardioVations 牵开器（Edwards Lifesciences, Irvine, CA）。有多种外科技术配合此小切口，通常使用较长的内镜专用器械，还可使用内镜摄像头来改善视野。虽然一些医院坚持采用经中心血管插入体外循环插管，但外周血管插管（股动脉、股静脉）已经是相当常规的标准策略。可以使用经胸主动脉阻断钳或 CardioVations 腔内阻断导管（Edwards Lifesciences），辅以经皮冠状静脉窦逆灌管灌注心脏停搏液。还有很多医生将机器人辅助和胸部微创切口相配合，使瓣膜操作更容易，毕竟机器人的器械远较直杆腔镜器械灵活。图 15.5b 演示了切口位置。

## 机器人全腔镜入路

对于单纯的二尖瓣置换，部分医院选择"机器人全腔镜"辅助入路（图 15.6），即在机器人手术系统下采用一个极小的工作孔（35mm 长），辅以外周插管、腔内阻断和经皮逆灌。瓣膜置换的操作窗大于修复手术的操作窗（15mm），主要是为了将人工瓣膜送入体内。这一手术需要对术者和团队进行强化训练。

在瓣环上缝线，从操作孔引出，以严格的线性

排列，置于切口下方；将所有的缝线按顺序放置在两个缝线顺序引导器上，将这些缝线穿缝人工瓣膜后，将人工瓣膜送入术野，就位。床边团队的助手打结，也可以使用内镜打结器打结，或者使用打结速度更快的 Cor-Knot 装置（LSI Solutions, Rochester, NY）；与此相比，控制台医生的打结速度则往往慢得多。

## 显露二尖瓣

后房间沟是二尖瓣手术的传统径路（图 15.7）。可以在有限的分离后切开左心房，也可以较为广泛地分离后房间沟，这样可以改善术野显露，降低导致肺静脉狭窄的风险。

左心房顶入路，虽然并不被大多数心脏中心

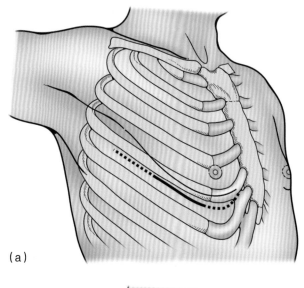

（a）

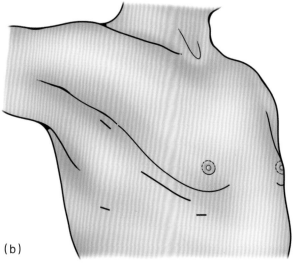

（b）

图 15.5

采用,但确是一个简单的显露二尖瓣的入路(图 15.8),切口位于上腔静脉和主动脉之间,距离主动脉基底部约 1cm。游离主动脉,并上一条硅胶弹力带,将弹力带向左侧牵拉,同时将主动脉阻断钳向左旋转。在左房顶的中部做一切口,然后向上腔静脉方向延伸,切口的另一端向外侧延伸至左心耳(远离心室);用多条提吊线和钩状牵开器或神经根牵开器拉开切口,显露二尖瓣。此切口不需要行双腔静脉插管,因此可以选择胸骨上段小切口。

也可以切开右心房和房间隔来显露二尖瓣(房间隔入路,图 15.9)。应采用双腔静脉插管,并配合以阻断带。常规右心房切口,从右心耳基底部开始向下腔静脉方向延伸,至下腔静脉插管的外侧。在卵圆窝做一切口(永远不要在其内侧做切口),向上、下延伸。注意不要涉及三尖瓣、冠状静脉窦和 Koch 三角。在切口的 4 个角上缝制提吊线,将房间隔组织和右心房壁一同牵拉,并用手持牵开器牵拉房间隔。

如果担心显露不满意,最好的办法就是将房间

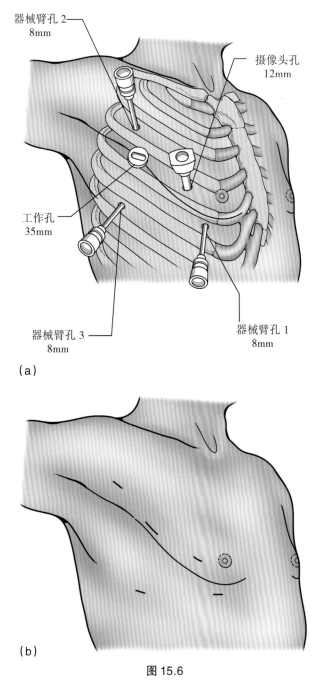

图 15.6

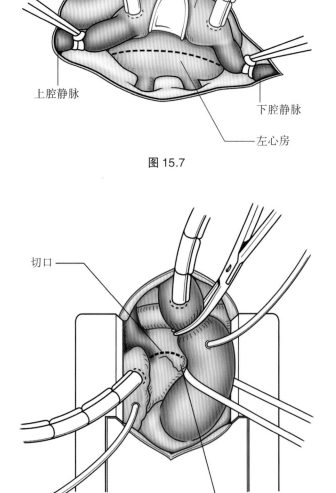

图 15.7

图 15.8

隔切口上延（图 15.10）。将房间隔切口（图 15.9）和左心房顶切口（图 15.8）融合在一起。右心房切口从右心耳延伸到下腔静脉插管外侧，缝制提吊线，在卵圆窝做一切口，向上延长，经过右心耳的中线后延至左心房顶，端点距离主动脉约 1cm，刚好在左心耳的旁边。在左心房 / 房间隔切口上做一提吊线。助手用手持钩状牵开器协助显露二尖瓣。

对于预期显露困难或难以行二尖瓣置换的病例，如重度 MAC 或曾行左胸廓内动脉旁路移植术的患者（他们的心脏不易向左翻转），可选择此切口，但由于需要将房间隔切口上延，有可能损伤窦房结动脉，而导致房室传导阻滞的风险轻微升高。一些外科团队常规选择此入路行二尖瓣手术，可以获得非常满意的显露。

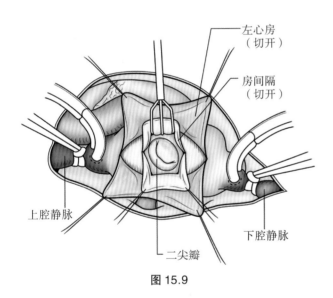

图 15.9

左心房
（切开）

房间隔
（切开）

上腔静脉

下腔静脉

二尖瓣

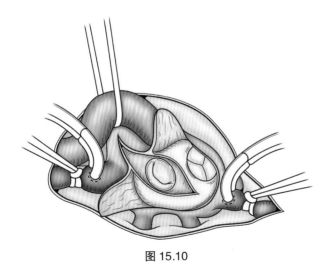

图 15.10

## 瓣膜植入技术

外科医生应清楚地意识到二尖瓣周围的重要解剖结构（图 15.11），在进行缝合操作时应格外小心。难度在于这些结构都不可见，只能靠"知道"它们的常规位置来避免。一个常见的并发症是旋支（尤其是右优势型冠状动脉）损伤或弯折，这可能是由于瓣膜缝线造成的损伤，也可能是在结扎左心耳时造成的损伤。另一个并发症是在主动脉开放后出现显著的主动脉瓣关闭不全，这常常是由于缝针高于二尖瓣前瓣和主动脉 – 二尖瓣帘，钩到无冠瓣或左冠瓣所致。较少见的并发症包括将冠状静脉窦逆灌管缝入瓣膜缝线内、传导束损伤等。

在可能的情况下，二尖瓣置换应采用"保留腱索"的技术（图 15.12）。此技术的优势在于保留了左心室的机械支架结构，降低远期心室扩张的发生率，提高术后早期和远期生存率。另外，将二尖瓣前瓣和后瓣组织置入瓣环缝线内，有助于避免瓣周漏和房室连接中断。该技术有多种实施方法，图中有详细描述。我们的做法是将二尖瓣前瓣与相应瓣环分开，将前瓣向后覆盖在后瓣的上方，位置选择应顾及收缩末期腱索的自然分布情况，然后将前、后瓣一同缝入后瓣的缝线中（不做缝线翻转时，将缝线垫片置于心室侧）。必要时应修剪前瓣。

二尖瓣置换缝线可做翻转（瓣环内，将垫片置于心房侧）（图 15.13）或不翻转（瓣环上，将垫片置于心室侧）（图 15.14）。每一种方法都有其优缺点。翻转缝合技术的优点在于可以减少残留的瓣叶组织干扰人工机械瓣的工作，事实上，无论选择哪一种人工机械瓣，都会或多或少存在这样的担心；翻转技术有可能在一定程度上降低瓣周漏的发生率，但

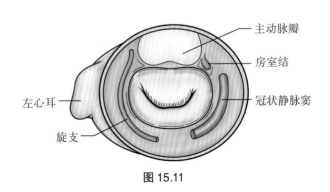

图 15.11

主动脉瓣

房室结

冠状静脉窦

旋支

左心耳

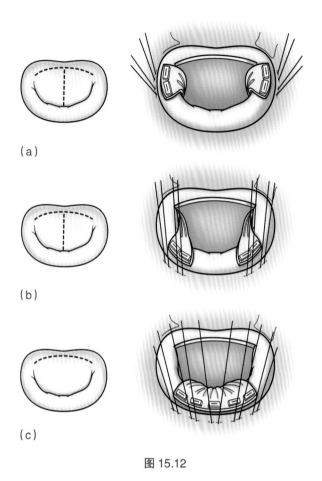

（a）

（b）

（c）

图 15.12

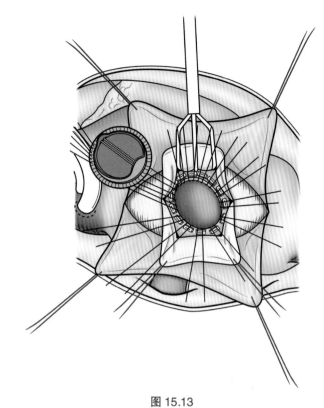

图 15.13

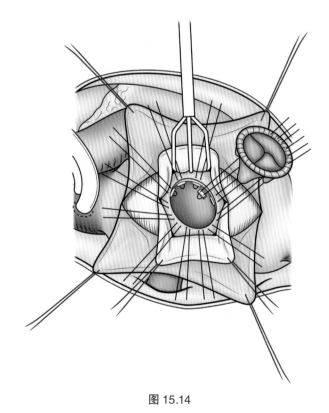

图 15.14

是否真能达到这个效果，还存在争议。翻转技术能明显增加房室沟区的张力，因此，其缺点就是可能导致房室连接中断，但这一观点也同样未得到证实。另外，如果瓣环较小，可能需要使用环内技术。而无翻转技术则较为简单，可降低房室沟区的张力，并可用于人工机械瓣和生物瓣。

## 术后管理

二尖瓣置换术后的管理策略与其他心脏手术相同，术后早期包括：密切观察出血情况，维持充足的充盈压和心排出量，必要时使用正性肌力药物（尤其是当患者术前存在重度二尖瓣反流和射血分数下降时），密切观察患者的神经系统状态。

术后出现房颤较为常见。围手术期使用 β 受体阻滞剂可降低房颤发生率。有的中心会预防性使用胺碘酮。维持钾离子在正常水平非常关键。必要时可行电复律。

无论置换何种瓣膜，术后均应服用双香豆素抗凝，并将国际标准化比值（INR）调整至 2.5~3.5。我们通常在术后第 1 或第 2 天开始服用双香豆素，如果在术后第 3~4 天没有达到治疗水平，可加用肝素。

置换机械瓣的患者术后应终身服用双香豆素；置换生物瓣的患者如果没有房颤，可在术后 3 个月时停用，此时的缝合环已经内皮化。

## 疗　效

如果没有冠状动脉疾病，二尖瓣置换早期死亡率低于 5%。多数研究证明，二尖瓣置换与 CABG 同期手术的院内死亡率约为 9%，死亡原因多为并发疾病而非技术失误。近年来，随着心肌保护技术和围手术期管理水平的提高，死亡率在逐渐下降；而保留腱索的技术可以降低早期死亡率。需要急诊手术的患者（腱索断裂合并急性肺水肿、急性心肌梗死致乳头肌断裂等），死亡和并发症发生率显著增加。二尖瓣置换远期生存率（10 年）为 50%~75%，15 年免于再次手术率为 30%~80%，可能取决于患者的年龄和所选择的瓣膜。

关于机械瓣置换术后血栓栓塞和脑卒中的发生率，不同研究之间有很大差异，但总体是每年 2% 左右。生物瓣置换术后，这一情况的发生率明显低于机械瓣置换，但确有发生。感染性心内膜炎的发生率低于 1%。

虽然越来越多的患者接受二尖瓣修复治疗，但对于一部分人群，二尖瓣置换仍是治疗二尖瓣疾病的重要手段。在术前决策时，应时刻记住：①避免死亡；②有效地改善患者的症状；③尽可能减少并发症的出现。

在这样的原则下，二尖瓣置换仍然是相当多患者的最佳选择。

## 延伸阅读

1. Bonow RO, Carabello BA, Chatterjee K, et al. Focused update incorporated into the ACC/AHA 2006 guidelines for the management of patients with valvular heart disease: a report of the American College of Cardiology/American Heart Association Task Force on Practice Guidelines (Writing Committee to Revise the 1998 Guidelines for the Management of Patients With Valvular Heart Disease): endorsed by the Society of Cardiovascular Anesthesiologists, Society for Cardiovascular Angiography and Interventions, and Society of Thoracic Surgeons. Circulation, 2008, 118(15): e523–661.

2. Enriquez-Sarano M, Sundt TM 3rd. Early surgery is recommended for mitral regurgitation. Circulation, 2010, 121(6): 804–811; discussion 812.

3. Fedak PW, McCarthy PM, Bonow RO. Evolving concepts and technologies in mitral valve repair. Circulation, 2008, 117(7): 963–974.

4. Gudbjartsson T, Absi T, Aranki, S. Mitral valve replacement// Cohn L. Cardiac surgery in the adult. 4th edn. New York: McGraw-Hill Medical, 2011: 1031–1068.

5. Maltais S, Schaff HV, Daly RC, et al. Mitral regurgitation surgery in patients with ischemic cardiomyopathy and ischemic mitral regurgitation: factors that influence survival. J Thorac Cardiovasc Surg, 2011, 142(5): 995–1001.

6. Murphy DA, Miller JS, Langford DA, et al. Endoscopic robotic mitral valve surgery. J Thorac Cardiovasc Surg, 2006, 132(4): 776–781.

# 第 16 章

# 二尖瓣修复

*Javier G. Castillo*　*David H. Adams*

## 发展史

有记载的首例二尖瓣手术是由 Elliot Cutler 于 1923 年在 Peter Bent Brigham 医院（波士顿）完成的，患者患有风湿性心脏病，继发性二尖瓣狭窄（MS）。Cutler 选择左心室入路，用一把腱刀将二尖瓣的前、后瓣部分切开。1925 年，Henry Souttar 在 London 医院对一例相似的病例，用手指进行了第一例二尖瓣闭式扩张手术。遗憾的是，手术虽然成功，但术后却发生了严重并发症，医学界因此并不认同这一术式，而充斥的怀疑使得此后也并无患者转诊至这家医院接受上述手术。1948 年，经历了多次失败的尝试，Charles Bailey 终于在费城 Episcopal 医院开启了现代二尖瓣交界成形术的先河。不久，其他医生，包括巴黎的 Charles Dubost 和波士顿的 Dwight Harken 改良了手术技术，开始用二尖瓣修复术治疗二尖瓣疾病。1957 年，Walton Lillehei 在体外循环的辅助下，完成了首例直视下二尖瓣环成形术。

在那个时代，虽然心血管专家们对于二尖瓣修复术的接受度快速提升，但在 20 世纪 60 年代早期，由于人工瓣膜的飞速发展，使大多数人认为瓣膜置换是治疗二尖瓣疾病的首选方案。然而，早期文献报道，二尖瓣置换的死亡率高达 30%，同时会出现大量围手术期并发症。一些外科先驱们，包括 Dwight McGoon、Robert Frater 及 Alain Carpentier，继续他们对二尖瓣修复术的研究。

Carpentier 被大多数人誉为"二尖瓣外科重建之父"，他提出了二尖瓣修复的基本原则、瓣叶切除技术、瓣环成形技术及腱索处理技术等；此外，他还建立了二尖瓣病因评估体系，被人们称为"二尖瓣反流的病理生理学三要素"，强调了区分导致疾病的原因（病因学）、所致病变和这些病变如何影响瓣叶活动度（功能异常）的重要性。

目前，二尖瓣修复术是治疗二尖瓣疾病，尤其是退行性变的金标准。近期的研究显示，所有的瓣叶脱垂都有可能进行修复，而在有经验的中心，其死亡率不到 1%。

## 基本原则与理论依据

二尖瓣反流（MR）导致左心室容量损失，但左心室的代偿又导致容量超载。轻、中度 MR 可以在相当长时间里被良好地耐受，但终末期重度 MR 可导致死亡。在疾病早期，MR 所导致的单纯容量超载被左心室腔扩大所代偿，出现左心室舒张期快速充盈、每搏射血量增加；但心肌重构最终导致收缩期排空受阻。这种不恰当的适应性几何改变与过度活跃的肾上腺素分泌共同导致心肌收缩力下降。重度 MR 可以分为 3 个临床阶段：急性期、慢性代偿期和慢性失代偿期。每一个不同时期对应着不同的管理策略和外科治疗方法。如果 MR 可以及时治疗，这一进程可被逆转。

重度 MR 表现为机械功能障碍，可通过外科途径加以解决,包括二尖瓣修复或二尖瓣置换。由于缺少随机对照研究而导致人们对两种治疗策略存在争议,尤其是对功能性 MR 的患者,但是二尖瓣修复优于置换,而这一点在退行性变的患者身上表现得尤为突出,原因如下:

- 可能降低了围手术期风险。
- 提高了无并发症生存率。
- 免于人工瓣膜相关的大量并发症。
- 术后左心室功能更理想。

尽管人们对于二尖瓣置换和修复的疗效有着较为广泛的共识,但我们应清楚意识到,由于医生技术欠佳或经验不足,仍有大量患者接受了不必要的瓣膜置换。因此,应根据超声心动图发现的问题预估瓣膜修复的可能性,使患者对外科疗效有合理的预期。近期的研究发现,在大型心脏中心,几乎 100% 的二尖瓣退行性病变可接受修复术,而手术死亡率低于 1%。针对不同的瓣膜病理和患者情况,匹配相应外科技术和有经验的医生,可确保更高的瓣膜修复率。

## 术前评估及准备

一般情况下,经胸超声心动图可以充分满足术前对瓣膜病变及左心室功能的评估。对于 45 岁以上的患者,应了解其冠状动脉的解剖情况,对于年龄较长的患者行 CT 以排除主动脉或肺部病变。对于较为健康的患者,并没有其他必需的特殊检查。

## 麻　醉

与其他直视心脏手术的麻醉策略无异。

## 手　术

### 二尖瓣疾病的分类

结构性病变因瓣叶对合面积缩小或瓣叶开闭受限进而发生 MR 或 MS。在手术前,必须对病变进行非常严格的评估(明确病变及其位置、程度),只有这样才可能有机会实施成功的修复手术,并为每一名患者制订个性化的治疗方案。如上文所述,Carpentier 提出了 MR 的病理生理学三要素,在强调区分病因、病变和功能异常的同时,这套分析方法还可以帮助医生选择最理想的技术手段以成功实施修复。二尖瓣修复作为一种手术操作,非常通用,但其背后有大量技术手段作为支撑。我们将基于二尖瓣瓣叶活动异常(功能异常)的分类方式(图 16.1),有序地描述和分析各种技术。

各种瓣叶功能障碍的差别是基于游离缘与二尖瓣环的关系。

- I 型功能障碍:瓣叶活动正常,而大量 MR 的最常见原因是某一瓣叶穿孔(如感染性心内膜炎)或瓣环严重扩张(如慢性房颤),进而出现中心性反流
- II 型功能障碍:瓣叶活动增加,一般继发于腱索过长或断裂(如弹力纤维缺乏)或黏液样变(如 Barlow 病),反流束的方向是朝向脱垂瓣叶的对侧。
- III 型功能障碍:瓣叶活动受限,一般是由于瓣下附件牵扯(IIIa 型,风湿性瓣膜病或其他炎症性疾病导致瘢痕和钙化)、心室重构导致乳头肌移位(瓣叶牵拉)或心室扩张(IIIb 型,缺血性或扩张型心肌病)。

### 二尖瓣的显露

在所有操作前,应设法获得理想的二尖瓣显露,这是手术成功的关键。二尖瓣修复术有多种入路选择,包括水平房间隔切口入路、上部房间隔切口入路及 Sondergaard 房间沟入路等,其中 Sondergaard 房间沟入路最为高效(最佳的显露、最小的创伤)。

游离后房间沟,将左、右心房分离至卵圆窝水平,将右心房向前内侧牵拉,显露右上肺静脉与左心房的连接(图 16.2a)。

分离、显露左心房顶,在右上肺静脉和后房间隔沟之间做一切口。操作时不要意外损伤左心房后

| 功能障碍 | 常见病变 |
|---|---|
| **I 型**<br>瓣叶活动正常 | 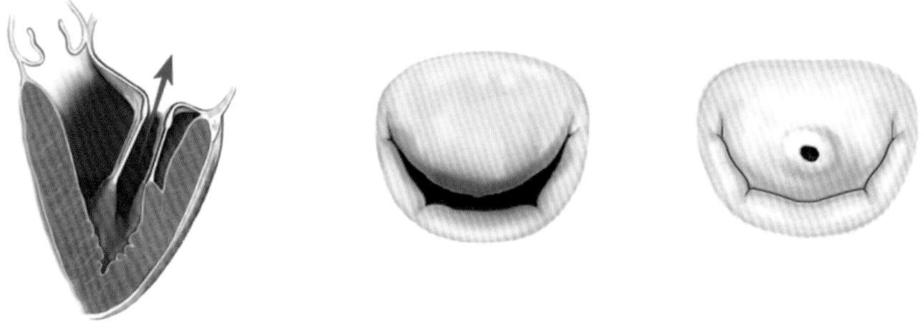 |
| **II 型**<br>瓣叶活动增加<br>（瓣叶脱垂） | 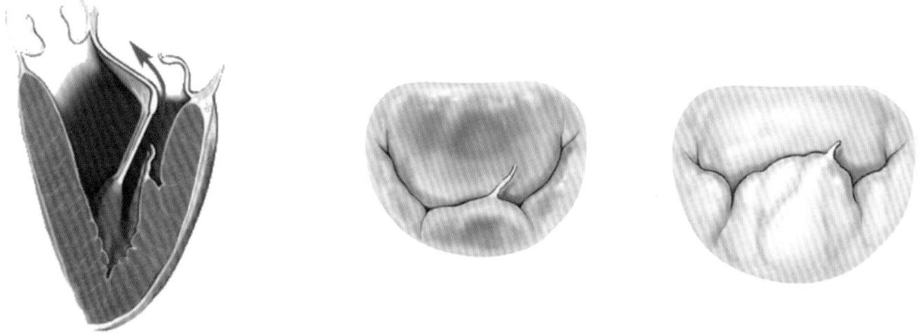 |
| **IIIa 型**<br>瓣叶活动受限<br>（开放受限） | 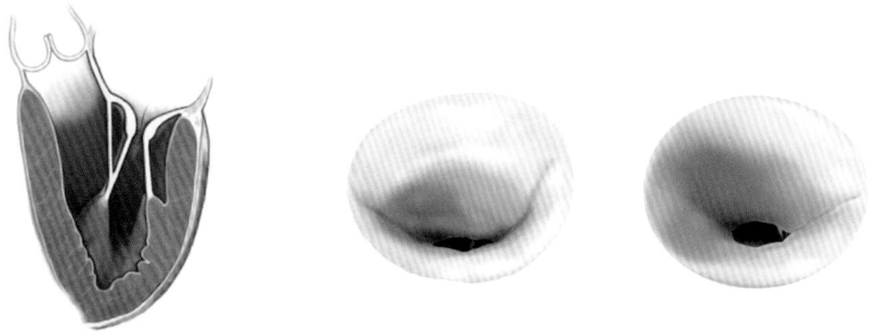 |
| **IIIb 型**<br>瓣叶活动受限<br>（闭合受限） | 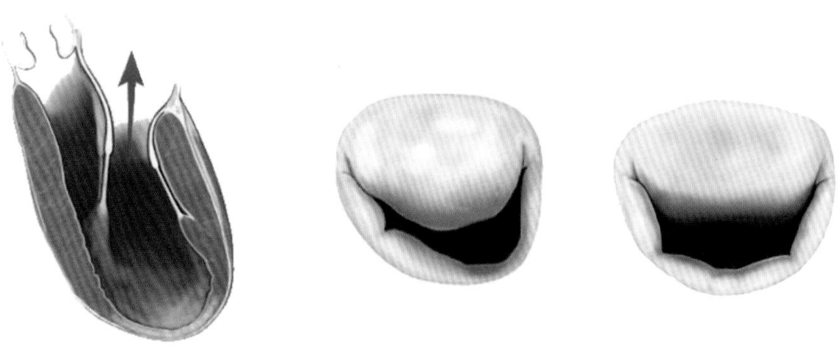 |

图 16.1

壁（图 16.2b）。

　　纵向延长切口，使切口呈弧形，向上至距离上腔静脉约 1cm 处，向下至右下肺静脉与下腔静脉之间的中点处（图 16.2c）。

　　如果需要进一步显露左心房，需要将上、下腔静脉外侧的心包反折钝性松解 2~3cm（图 16.2d）。

## 瓣膜分析

　　首先通过超声心动图进行瓣膜分析。而术中的瓣膜探查应全面、系统（瓣环、瓣叶、腱索、乳头肌），在确认超声心动图发现的同时，进一步探查各种异常情况（图 16.3）。这将有助于准确评估瓣膜是否具有修复的可能性，同时制订修复策略、选择最合适的修复技术。首先探查左心房心内膜，查找反流束冲击点、增厚区域、血栓及钙化灶。如

果存在过度膨胀的瓣叶，可在后瓣环缝制提吊线，在获得理想显露的情况下，进行瓣膜分析。

　　随后分析二尖瓣环，包括形状、对称性、扩张程度，同时要确认重度钙化灶，在这些部位缝制瓣环成形线时应格外小心。用神经拉钩将瓣叶提起进行检查。首先确认和检查病变节段（A1~3、P1~3、前后交界）。向左心室内注入盐水来判断"功能性"病变部位，同时检查瓣叶的纤维环附着部是否向左心房方向移位。然后检查腱索是否有延长或（和）断裂。对一些复杂的病变，应注意增厚、纤维化、融合及钙化的腱索。最后探查乳头肌，确定是否存在钙化、融合和（或）位置异常。

### Ⅰ型瓣膜功能障碍——瓣环扩张

　　每一个行二尖瓣修复的患者都应重塑二尖瓣

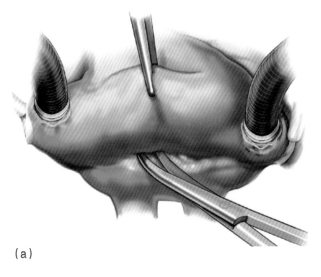

(a)

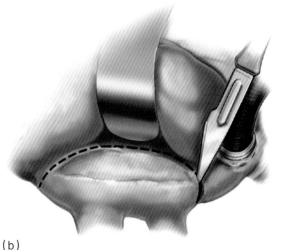

(b)

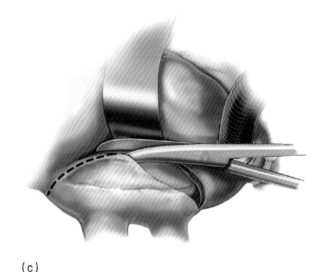

(c)

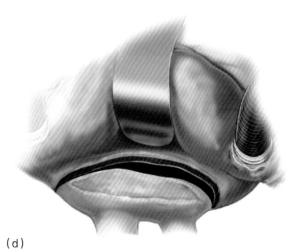

(d)

图 16.2

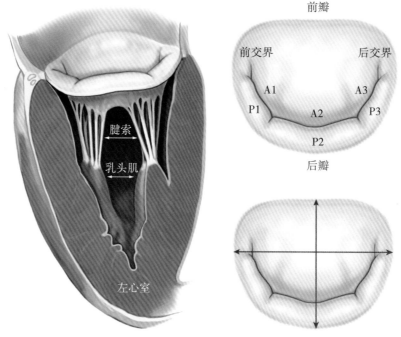

图 16.3

环，恢复其原本的大小和形状，以保证瓣叶有充分的活动度，通过人工装置来稳定瓣环（尤其是后瓣环），以避免再次出现 MR。I 型瓣膜功能障碍和单纯的瓣环扩张仅通过瓣环的重塑即可成功修复（图16.4a）。

沿二尖瓣环进行缝合（褥式缝合 12~15 根 2-0 涤纶编织线）时，应充分暴露整个二尖瓣环，并辨识瓣环的准确位置（与瓣叶的附着点约 2mm）。横向夹住瓣叶（尽可能靠近瓣环）向心室侧牵拉，充分暴露瓣环将有助于缝线缝合。在处理前瓣缝线时，采用反手，针尖指向心室（避免伤及主动脉瓣）；后瓣环的缝合遵从相同的技术原则，但应稍深至纤维支架；在缝合交界时，采用正手，针尖向下；最后缝前交界缝线，同样是正手，针尖必须朝向心室以避免伤及旋支（图 16.4b）。

根据基底的长度（两个交界的距离）及前瓣的高度来选择成形环的型号（图 16.4c）。

完成瓣环成形后，向心室内注入盐水，应看到瓣叶对合良好，对合缘对称且弯向后瓣（图 16.4d）。

### I 型瓣膜功能障碍——瓣叶穿孔

导致 I 型瓣膜功能障碍的第二个常见原因是瓣叶穿孔，多因感染性心内膜炎所致。感染通常导致前瓣（心房侧）出现赘生物——脓肿，最终形成真性瘤，常常伴有穿孔（图 16.5a）。

早期外科干预的时机通常选在分离并确认病原体，且开始合理的抗生素治疗后。清除感染组织，要求最少保留 2mm 的肉眼可见健康组织（图16.5b）。

将一块自体心包片用 0.625% 戊二醛溶液（Poly Scientific, Bay Shore, NY）处理 10min，然后用盐水冲洗。按照穿孔区的形状和大小修剪自体心包片（应考虑到 2~3mm 的缝合缘），然后用 5-0 聚丙烯缝线将其缝合在瓣叶上（图 16.5c）。

### II 型瓣膜功能障碍——前瓣脱垂

鉴于前瓣的解剖，边缘不可过度修剪，因此，每一种处理脱垂前瓣的成形策略都是最小程度地切除或完全不切除瓣叶组织。这种不切除策略主要包括腱索转移（chordal transfer）、腱索调转（chordal transposition）及用聚四氟乙烯缝线制作人工腱索（Loop 技术及其改良技术）。如果确有切除部分瓣叶的必要，那么切除的部位也应局限于粗糙面，行三角形切除（不影响瓣体）（图 16.6a）。

腱索转移，是指将较粗大的二级腱索切断后，转移至前瓣脱垂区的游离缘（用 5-0 聚丙烯缝线）。

腱索调转或后瓣翻转技术，是腱索转移的替代方法：首先在后瓣找到一个独立腱索或附带边缘腱索的节段（通常是与前瓣脱垂区相对的位置，以保证腱索长度匹配），在充分游离并探查其腱索后，将这一后瓣组织用 5-0 聚丙烯缝线缝合在前瓣的游离缘（图 16.6b）。

聚四氟乙烯缝线制作人工腱索技术被越来越多地应用于二尖瓣修复。首先，用 CV-5 双股聚四氟乙烯缝线穿缝乳头肌尖端的纤维组织，然后将两针分别缝在脱垂区瓣叶的游离缘（两针的距离约为 3mm），然后打两个滑结（图 16.6c）。

如果是单纯前瓣脱垂，我们一般先行瓣环成形术，进行功能测试（用盐水测试）以确定人工腱索的长度。将一节胶管连接在冲洗器上，向左心室内注入盐水；用神经拉钩调整人工腱索的长度，

最后最少打 6 个线结来固定人工腱索的长度（图 16.6d）。

Loop 技术的引入是为了避免在调整人工腱索长度时出现问题（导致在修正腱索长度时发生意外失误）。用 3 条 CV-5 缝线预制人工腱索圈，并将其固定在乳头肌上（必须使用垫片），另一端固定在脱垂瓣叶的游离缘（用 5-0 聚丙烯缝线）（图 16.6e），然后完成二尖瓣修复（图 16.6f）。

**II 型瓣膜功能障碍——P2 脱垂**

后瓣脱垂（尤其是单纯的 P2 脱垂）是 MR 的最常见原因（图 16.7a）。

有几种备选的成形技术，包括腱索技术（见前文）、瓣叶折叠技术（McGoon 技术）及瓣叶切除

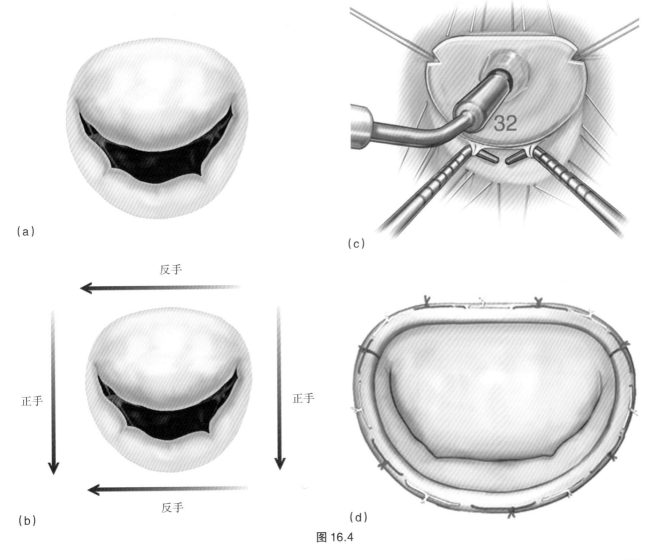

(a)

反手

正手　正手

反手

(b)

(c)

(d)

图 16.4

技术（三角形和四边形切除）。McGoon 技术用于修复非常局限的瓣叶脱垂，是用 5-0 聚丙烯缝线做"叠瓦"样缝合，将脱垂的瓣叶折叠（图 16.7b、c）。

三角形切除是一项非常实用的技术。切除的瓣叶位于两个功能良好的腱索之间，仅约数毫米，深及瓣体的中部（图 16.8a）。

根据欲折叠的瓣叶状况，选用 5-0 聚丙烯缝线做间断或连续缝合，重建瓣叶的连续性（图 16.8b）。如果瓣叶存在钙化或挛缩，则应尽量避免连续缝合。完成缝合后，用神经拉钩评估瓣叶的连

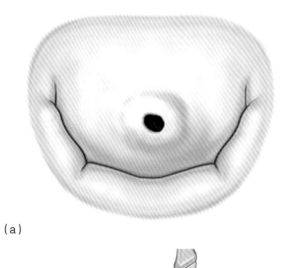

(a)

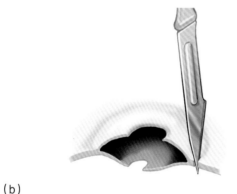

(b)

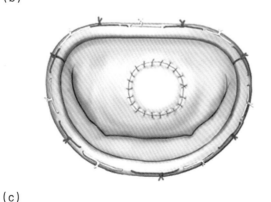

(c)

图 16.5

续性，并检查是否存在遗漏的问题。

### II 型瓣膜功能障碍——后瓣脱垂

如果后瓣存在广泛的脱垂（冗余组织），则需要选择更为"激进"的瓣叶切除技术，包括四边形切除、瓣环折叠和瓣叶滑动成形。在各种瓣叶切除技术中，四边形切除是治疗后瓣脱垂最常用的手段。但是，由于人们越来越多地采用人工腱索技术，很多外科医生会尽可能保留自身瓣叶组织，进而放弃复杂且需要大量组织切除的技术。在完成瓣膜分析后，行四边形切除，直至后瓣环（图 16.9a）。

通常，将瓣叶最凸起的部分切除，保留旁边有正常腱索的瓣叶，其中一个切除缘常常是瓣叶裂或瓣叶切迹（图 16.9b）。

瓣叶切除后，如果残缺宽度不大于 2cm，可采用折叠技术，以避免缝合后的瓣叶张力过高。在切除区的瓣环处，用 2-0 涤纶编织线间断缝合（图 16.9c）。

用 5-0 聚丙烯缝线缝合瓣叶（图 16.9d）。

瓣叶滑动成形技术有助于避免成形术后的后瓣高度过高、张力过大，常用于更为广泛的瓣叶脱垂及瓣叶黏液样病变（图 16.10a）。

将目标区域（常常包括较深的瓣叶切迹）行四边形切除，通常是脱垂最严重或瓣叶最凸起的区域（图 16.10b），切除的宽度常在 1cm 左右（其他冗余组织容后处理），注意不要将异常组织全部切除。如果其他部位还有较深的瓣叶切迹，首先行"8"字缝合，这样就可以将其视为一个整体来处理。

如果在保留的瓣叶节段中仍有高度超过 15mm 的区域，可行滑动成形（非对称性），将其高度缩减至 12~15mm。用角度剪将保留的瓣叶和瓣环连接剪开，往往从 P2 的左侧开始，朝向前交界方向（图 16.10c），此时的瓣叶受到一级和二级腱索的牵制，而基底腱索则连于瓣环侧。剪断二级腱索以增加瓣叶的活动度，这样可避免滑动成形后的瓣叶活动受到二级腱索的限制。此时，如果 P1~P2 的部分区域过高，可以在基底部分剪除以保证瓣叶高度的均一性。

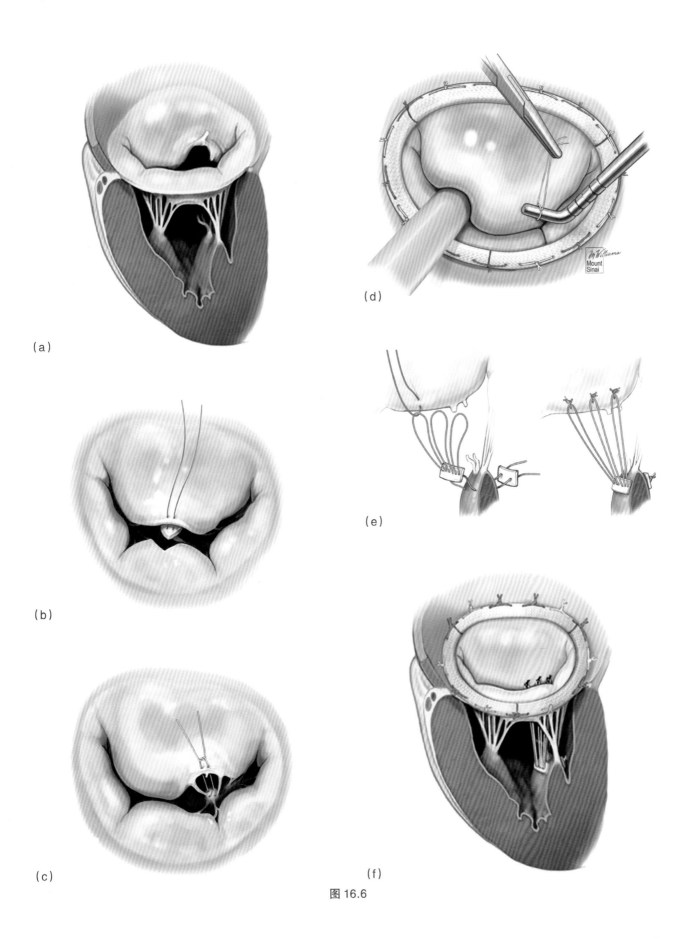

图 16.6

用 4-0 聚丙烯缝线将瓣叶与瓣环双层缝合在一起，确保每个部分都没有过高的张力。对瓣叶高度过高的区域可通过将"吃针"深度提高至 5mm 以上来补救，而其他区域的"吃针"深度可维持在 1~2mm。用 5-0 聚丙烯缝线连续缝合，重建两个瓣叶的交界（图 16.10d）。检查重建的后瓣，确保每一处都有良好的支撑。如果有失支撑区域或腱索薄弱

的区域（即使没有脱垂），可将之前切断的二级腱索转移至这些部位，或者用目前最常用的人工腱索技术来加强支撑。

## Ⅲa 型瓣膜功能障碍——交界融合

大部分导致Ⅲa 型瓣膜功能障碍的疾病（交界融合，瓣叶增厚和卷曲，腱索增粗、短缩或融合）为风湿性。瓣叶开放受限经常导致 MS 和 MR 同时出现。在这种情况下，瓣膜交界切开成形是一个重要的治疗方案。用神经拉钩把交界牵开有助于判断交界线（切口）。用 11 号尖刀切开融合的交界，与瓣环的距离约 5mm（图 16.11a）。

交界切开后，在切线的两侧应各有一条腱索。

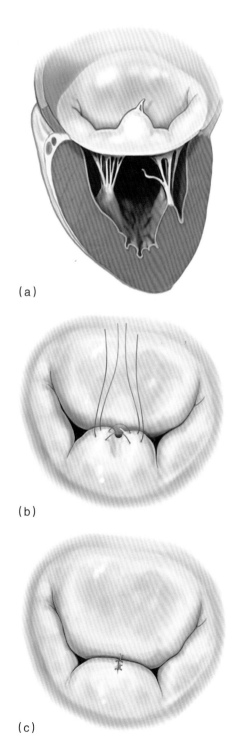

(a)

(b)

(c)

图 16.7

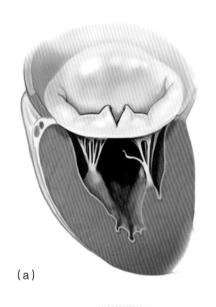

(a)

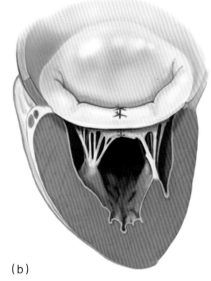

(b)

图 16.8

然后将乳头肌劈开，使交界下留有孔洞，避免将来再融合（图 16.11b）。

如果同时出现瓣膜狭窄和关闭不全，或单纯狭窄合并瓣环扩大，需要进行交界重建（交界切开可能会导致瓣环进一步扩大和 MR）。这种情况也见于广泛的瓣叶脱垂或急性感染性心内膜炎，最佳的技术是"魔术"（magic）缝合或交界成形术，缝合时选用 5-0 聚丙烯缝线（图 16.11c）。

### Ⅲa 型瓣膜功能障碍——严重瓣叶活动受限

Ⅲa 型瓣膜功能障碍中的瓣叶牵拉，主要是由瓣下附件异常（腱索增粗、短缩、融合）导致。这种情况下，可以通过切除二级腱索、劈开融合增生的乳头肌和对单纯增粗的腱索做开窗来恢复瓣叶的活动度（图 16.12a）。

如果通过对瓣下结构的操作仍无法恢复瓣叶的活动度，应考虑用心包补片来延长瓣叶。在瓣叶上缝制提吊线（5-0 聚丙烯缝线），将瓣叶尽可能展开，在离瓣环 5mm 处，做一平行于瓣环的切口，切口大小需根据瓣叶的活动受限程度来调整。

所有的二级腱索应全部切除以获得足够的瓣叶游离度（图 16.12c）。

修剪自体心包片（详见前文）呈半月形，其大小应在符合瓣叶缺口的基础上，增加 2mm 的缝合缘，用 4-0 聚丙烯缝线连续缝合补片，在瓣叶侧用锁扣

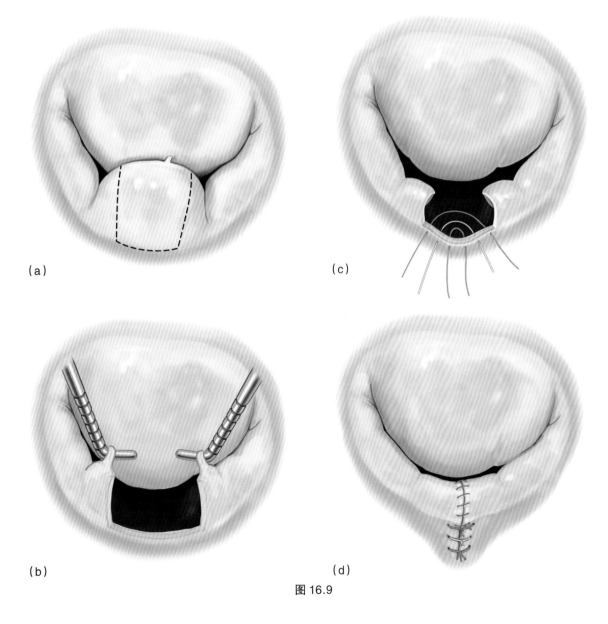

(a)

(b)

(c)

(d)

图 16.9

缝合法以避免可能出现的荷包效应（图 16.12d）。

### Ⅲb 型瓣膜功能障碍——后瓣栓系

由于心室发生变化而导致缺血性 MR 的首要原因是乳头肌移位。乳头肌的尖部向后外侧、心尖方向移位，两个乳头肌之间的距离增大。乳头肌将瓣叶向心尖方向栓系（限制了瓣叶游离缘的活动），这样的代偿动作是为了防止瓣叶向瓣环的心房侧脱垂，从而改善对合（图 16.13）。

缺血性 MR 瓣叶的活动受限导致对合面积减少，因此需要使用全周成形环来减小瓣环（减小 1~2号）；或使用原瓣环尺寸的非对称成形环以保证术后获得充足的对合面积。由于瓣环扩张，有可能导

致张力升高，因此瓣环上的缝线针距要小，尤其是在 P3 节段，将相邻缝线交叉可以更加牢靠地保证疗效（图 16.13b）。

在应用小于瓣环大小的硬质成形环的同时，可以配合使用多种技术，包括：如果对合线呈现"曲棍球杆"样变形，可切断前瓣的二级支撑腱索；如果存在严重的瓣叶栓系，可缝合后瓣全部的瓣叶裂隙或深凹；如果仍存在残余反流，可切断游离缘的腱索（以腱索转移或使用人工腱索替代）（图16.13c）。

### 二尖瓣修复的目标

对于 MR 患者，最重要的治疗目标是通过二尖

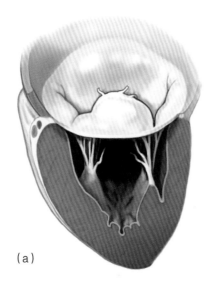

(a)

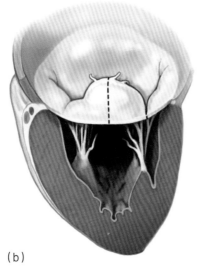

(b)

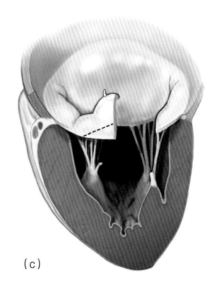

(c)

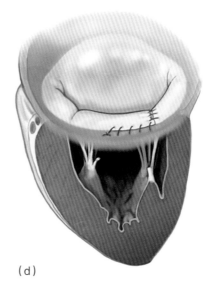

(d)

图 16.10

瓣成形, 纠正瓣叶闭合不良, 并获得持久的疗效。鉴于此, 手术应恢复自体瓣膜的形态, 使其满足以下要求:

·通过盐水及有色颜料测试, 证实瓣叶闭合功能良好。

·有良好的对合面。

·对称的闭合线, 前瓣面积 ≥ 80% 瓣口面积。

·无瓣叶膨出瓣环平面。

·收缩期无瓣叶前移情况发生。

要评估手术是否达到上述要求, 应在术中做两次测试, 分别是盐水测试和有色颜料测试。盐水测试是指向心室内注入盐水, 观察是否满足上述的全部要求。有色颜料测试是指当心室被盐水充盈达到最大程度时, 用颜料笔沿闭合线在瓣叶上标记, 然后用神经拉钩提起腱索, 测量对合线下的瓣叶高度, 应至少大于 6mm (在超声心动图检查时, 部分标记线以上的瓣叶也会参与对合, 因此超声心动图要求这一数值达到 8mm), 同时要求对合线以上的前瓣

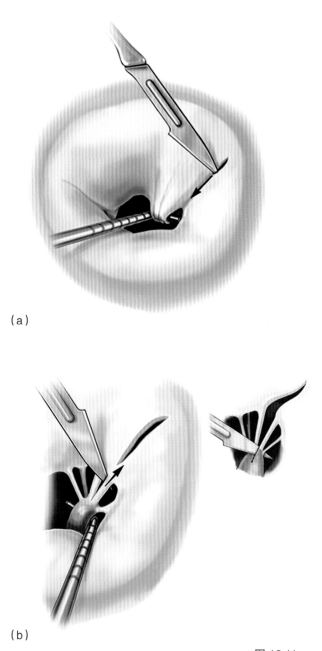

(a)

(b)

(c)

图 16.11

高度不超过 10mm，否则会显著增加前瓣在收缩期前移的风险。

## 术后管理

为了获得最佳的疗效，应遵循严格的术后管理策略。术后早期恢复阶段，患者可能出现多种并发症，这与术前状态有关，也可能继发于体外循环或外科手术。因此，有必要针对这样的情况制订合理的治疗管理方案。将心血管方面及其他关乎康复的重要因素优先考虑。如果患者心室功能理想、尿量满意、氧合充分（理想的动脉血气数值）、神经系统状态满意，应在术后尽早拔除气管插管；如果心室功能欠佳，应在给予扩血管药物［优选血管紧张素转化酶抑制剂（ACEI）类药物］降低后负荷的同时给予正性肌力药物。如果术后肺动脉高压持续存在，可吸入一氧化氮，这是一项非常有效的治疗措施。另外，高容量负荷的存在要求患者在出院后数周都应继续服用利尿剂。

慢性或阵发性房颤在慢性 MR 患者中较为常见，这是由于左心房压力升高，左心房组织受到进行性牵拉、进而扩张所导致。在行二尖瓣修复的患者中，

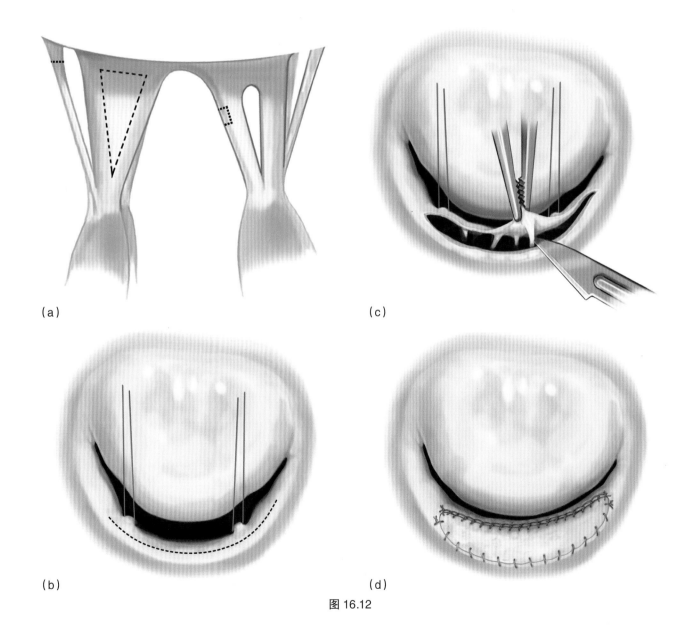

(a)

(b)

(c)

(d)

图 16.12

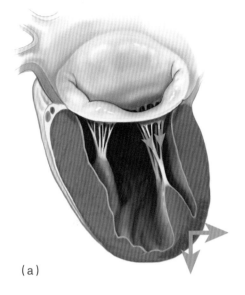

(a)

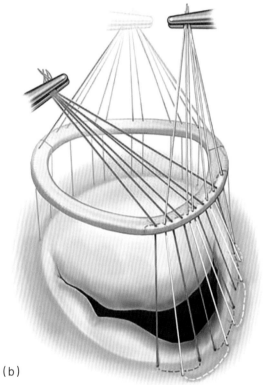

(b)

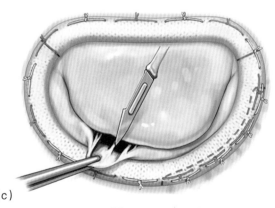

(c)

图 16.13

20%~40% 患有房颤。近期的一项研究表明,在二尖瓣成形同期行外科消融术后,近 90% 的患者可以恢复窦性心律。20% 的患者在术后可出现新发的房颤。在这种情况下,心率控制策略包括使用 β 受体阻滞剂或胺碘酮,顽固发作的患者应服用抗凝药物。应非常谨慎地使用静脉抗凝剂,避免纵隔出血。对于术后房颤持续 2~3 月或更长的患者应行电复律,但是在复律前,应行经食管超声心动图(TEE)检查确认心房内无血栓。

抗凝是术后管理的一个重要方面,不同的心脏中心有不同的抗凝策略。对于窦性心律且无风险因素的患者,我们单独使用阿司匹林,对于术前或术后房颤的患者,则服用华法林。术后 3 个月时应行心律评估,以确定哪些患者应继续服用华法林。应与心脏内科医生协调电复律事项。

## 疗　效

目前的研究结果表明,不论何种病因,二尖瓣修复术的死亡率都很低。一些术前因素可能明显影响 MR 患者术后中期和远期的生存率,这些因素包括左心室功能不全(左心室射血分数小于 60%)、心功能为Ⅲ级或Ⅳ级、有效反流口面积 ≥ 40mm²、左心室舒张末期直径大于 40mm、左心房指数 ≥ 60 mL/m²、左心房内径 >55mm、肺动脉高压或运动性肺动脉高压及房颤。术前存在症状的患者(尤其是左心室射血分数 <50% 的患者),即使术后症状缓解,其死亡率也会增高,而没有症状或症状较轻的患者,寿命有可能恢复至正常水平。在大型心脏中心,退行性病变的患者接受二尖瓣修复术后,其效果(中度以下的 MR)维持 5 年者可达 90%~95%,每年的复发率为 1%~1.5%。高失败率多见于:未使用成形环,采用了腱索短缩技术(现在已经很少见),前瓣病变,无法行瓣叶折叠者(多见于风湿性病变的患者)。

## 致　谢

衷心感谢 M. Williams 为本章配图。

## 延伸阅读

1. Carpentier AC, Adams DH, Filsoufi F. Carpentier's reconstructive valve surgery. Maryland Heights: Saunders Elsevier, 2010.

2. Castillo JG, Anyanwu AC, Fuster V, et al. A near 100% repair rate for mitral valve prolapse is achievable in a reference center: implications for future guidelines. J Thorac Cardiovasc Surg, 2012, 144: 308–312.

3. Castillo JG, Anyanwu AC, El-Eshmawi A, et al. All anterior and bileaflet mitral valve prolapses are repairable in the modern era of reconstructive surgery. Eur J Cardiothorac Surg, 2014, 45(1): 139–145.

4. O'Gara PT, Grayburn PA, Badhwar V, et al. ACC Expert Consensus Decision Pathway on the Management of Mitral Regurgitation: a report of the American College of Cardiology Task Force on Expert Consensus Decision Pathways. J Am Coll Cardiol, 2017; 70: 2421–2449.

5. Castillo JG, Adams DH, Carabello BA, et al. Degenerative mitral valve disease. In: Fuster V, Walsh RA, Harrington RA (eds). Hurst's the heart. 14th edn. London: McGraw-Hill Medical, 2017: 1215–1237.

6. El-Eshmawi A, Castillo JG, Tang GHL, et al. Developing a mitral valve center of excellence. Curr Opin Cardiol, 2018(33): 155–161.

# 第 17 章

# 微小切口二尖瓣手术

*Arman Kilic    Pavan Atluri    W. Clark Hargrove III*

## 发展史

自 20 世纪 90 年代早期开始, 越来越多的普外科手术在腹腔镜下完成, 成功率也在不断提高, 这激发了人们发展微小切口心脏外科手术的热情。同期, 心脏外科的先驱们尝试了使用多种入路完成心脏手术, 包括胸骨旁切口、部分胸骨切口、右胸切口及胸部小切口等。技术的发展使经皮体外循环成为可能, 近来, 主动脉腔内阻断技术、停搏液灌注技术及左心引流技术的发展更加精化了微创心脏外科手术。对于二尖瓣微创手术(MAMVS), 我们可利用 Heartport 平台、经右胸小切口完成。

## 基本原理与理论依据

### 患者的选择及禁忌证

一些 MAMVS 的相对禁忌证是针对某些缺乏外科技术经验的医生而言, 而另外一些则与医院和医生的经验无关。例如, 对于一些初学者来说, 应首先尝试单纯的 MAMVS, 而不要进行需同期行三尖瓣或房颤矫治的二尖瓣手术; 在进行复杂的二尖瓣微创修复之前, 应首先尝试简单的二尖瓣修复术, 如 P2 的三角形切除伴瓣环成形术。病态肥胖会给 MAMVS 带来技术挑战, 初学者应选择体重相对较轻的病例。

严重的外周血管疾病会限制股动脉插管, 是 MAMVS 的禁忌证。对于射血分数低(<25%)、中度

以上主动脉瓣关闭不全、严重右心室功能不全、严重的二尖瓣环钙化及重度肺动脉高压的患者, 通常应回避 MAMVS。存在严重肺部疾病、无法耐受单肺通气者, 有右侧开胸手术病史者都不能采用经右胸小切口行二尖瓣手术。胸部畸形, 如漏斗胸, 可能会影响术野显露。巨大腹部血管翳、腹股沟疝或既往有腹股沟切开史, 会使股动脉插管受到限制。

## 术前评估及准备

术前评估始于全面的病史回顾和体格检查, 以确定是否存在 MAMVS 的潜在禁忌证, 对此前文已述。应注意患者的体质情况, 对于女性患者, 须留意是否有乳房假体。对于 40 岁以上的男性和绝经后女性, 应行左心导管检查。一些医生会要求所有患者行术前心导管检查, 以确定冠状动脉的优势类型、旋支近心段与二尖瓣环的相对关系, 以及是否存在严重的二尖瓣环钙化。对有严重肺动脉高压和左、右心功能衰竭的患者, 应行右心导管检查。

其他术前检查包括高质量的经胸或经食管超声心动图(TTE 或 TEE), 这是制订外科方案的基石, 有助于说明与外科技术相关的一些关键点。二尖瓣的病变、病因, 二尖瓣环的大小, 是否存在二尖瓣环钙化、瓣叶增厚、腱索延长或断裂、收缩期前向移动的风险因素等信息, 都可以通过超声心动图获得。所有这些信息, 应经术前 TEE 再次确认。三维超声心动图已越来越多地应用于二尖瓣的评估。

胸部、腹部及盆腔 CT 检查有助于确定髂股动脉是否适于外周插管。如果存在严重的弯曲、钙化、直径过小的问题，应避免股动脉插管。还应评估胸主动脉是否有钙化，是否可以使用 Chitwood 阻断钳或腔内阻断球囊。由于主动脉直径大于 4cm 的患者不适用腔内阻断球囊，因此术前应进行测量。对于特殊的患者，术前还应行颈动脉双功能彩色多普勒扫描和肺功能检查。

## 麻 醉

经右胸入路的手术，为了获得理想的术野显露，常常需要左肺单肺通气，因此建议插双腔气管插管。常规建立中心静脉通路和有创性动脉压监测。我们要求麻醉团队在消毒、铺巾前，常规在超声辅助下，经右颈内静脉置入 16~18 Fr 的上腔静脉插管。

## 手 术

### 体 位

垫高右侧躯干，取改良 30° 左侧卧位。将患者向手术台右侧稍稍移位，以缩小与主刀医生的距离。在铺巾前，我们常规用消毒记号笔标记胸骨上切迹、剑突、胸骨中线、右锁骨下缘、肋骨边缘、腋前线、乳头边缘和股动脉搏动点，特别是右腹股沟内的搏动点（图 17.1）。

### 切 口

在右腹股沟韧带水平的股动、静脉上方，做斜行的腹股沟切口，游离股动脉和股静脉。为了避免

因过度游离所导致的血清肿、淋巴渗出和神经损伤等并发症，我们会尽可能控制腹股沟切口的游离幅度。在确认了股部血管后，将关注点转移至胸部。

在右胸做一小切口（图 17.2）。男性患者，从乳头下向外做一 6cm 切口；女性患者，在乳房下皱褶稍上方做同样长度的切口，选择这一位置可以明显降低不适感，否则文胸的下缘刚好接触伤口，会造成明显不适。完成皮肤切口后，用电刀游离皮下组织，停止右肺通气后，经第 4 肋间进入胸腔。先做一小切口，伸入食指探查膈肌顶。偶尔会因切口与膈肌过近，而选择高一肋间进入胸腔。如果确认此肋间适合操作，则向内侧和外侧扩大切口。

在胸部小切口外侧端下方两肋间处，用 11 号尖刀戳一小切口，将 Krile 经此切口刺入胸腔，然后置入 $CO_2$ 充气管。将一软组织牵开器送入胸部小切口。在此切口同一肋间外侧端数指宽处，也就是稍离开软组织牵开器的位置，用 11 号尖刀再戳一小切口，将 Krile 送入后，置入摄像头，以 0° 将其固定于摄像机固定支架上，此支架间接固定于手术台

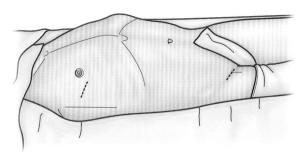

**图 17.1**

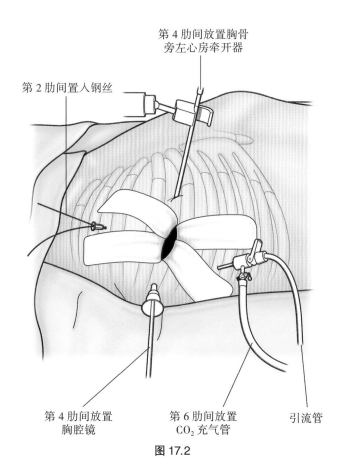

第 2 肋间置入钢丝

第 4 肋间放置胸骨旁左心房牵开器

第 4 肋间放置胸腔镜

第 6 肋间放置 $CO_2$ 充气管

引流管

**图 17.2**

右侧导轨上。如果横膈干扰视野，可在其上"8"字缝一条 1 号 Vicryl 提吊线，打结以防止出血，然后用一倒钩将其拉出胸壁，用止血钳固定在手术巾上。在胸部小切口的内上胸壁上刺入一根 16G 套管针，经此针的套管送入一条 24G 的钢丝，用一把长的 Krile 从胸部小切口抓住钢丝，再从切口送出胸腔外。将缝线引导器贴在胸壁内，再将钢丝固定于上部缝线引导器上。

## 插　管

在右侧腹股沟切口置入一把 Weitlaner 牵开器，在股静脉上用 4-0 聚丙烯缝线缝制荷包，并穿过紧缩带；用两条 5-0 Gore-Tex 带小垫片缝线在股动脉穿刺点两侧各做一个"U"形缝合，并在"U"形开口端再各穿一个小垫片，这样每条缝线就有一组垫片，并分别穿过紧缩带。重要的一点是，这两条缝线均只缝血管外膜，这样可以获得良好的止血效果。在收紧紧缩带时，避免过度用力，否则会撕裂股动脉。

将连接了注射器的穿刺针刺入股静脉，经此穿刺针送入长导丝，在超声心动图引导下，经下腔静脉进入右心房。用扩张鞘扩大股静脉开口后，在导丝的引导和超声心动图的监视下，送入 25Fr 静脉插管。用一个"Y"形接头将此插管与上腔静脉插管连接（图 17.3）。由于需要经常调整管路的位置，因此我们一般不会缝合固定下腔静脉插管。

再用一个穿刺针在两个"U"形缝合之间刺入股动脉，经此穿刺针送入长导丝，在超声心动图引导下，送入降主动脉。如果拟使用 Chitwood 阻断钳，我们会用扩张鞘扩大股动脉穿刺口，然后插入 16Fr 或 18Fr 动脉插管。但是，如果拟使用腔内球囊阻断，则在扩张股动脉穿刺口后，插入静脉插管密封鞘（obturator）或白芯插管（white inner cannula），此插管内有静脉鞘，我们用大剪刀将其修剪，用于最后扩张股动脉。然后将 Heartport 动脉插管在钢丝的引导下送入股动脉。在送入的过程中，如果遭遇阻力，可用 11 号尖刀扩大穿刺口。成功置入后，逆时针旋开插管侧支上的螺帽，回血排气。收紧紧

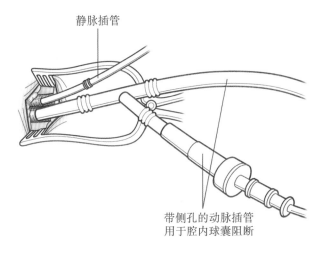

静脉插管

带侧孔的动脉插管
用于腔内球囊阻断

图 17.3

缩带，并用 2-0 丝线将其固定于皮肤上。

向阻断球囊的管道内打水排气，然后插入侧孔内，送至 15cm 标记线处。此时用超声心动图监视降主动脉，将阻断球囊内的钢丝向前送入。用超声心动图监视升主动脉，当导丝送至升主动脉，超声捕捉到钢丝影像后，将钢丝送入窦管交界（STJ）上方。切勿将导丝送入主动脉瓣口，否则可能造成主动脉瓣穿孔。将阻断球囊沿导丝向前送至 STJ 上方，顺时针旋转固定螺帽以固定球囊导管的位置。

## 显　露

启动体外循环，将心脏排空，这样可使心脏与心包的距离增大，以避免电刀操作意外损伤心脏。在心包上缝制提吊线，提拉心包可使其与心脏的距离进一步加大。在膈神经前用电刀做 2~3cm 心包切口，向下延至膈肌水平，向上延伸以充分显露升主动脉。如果使用 Chitwood 阻断钳，我们会向更上方延长心包切口。

在心包切缘的中上部用 Ti-Cron 线提吊，固定在缝线引导器上。在心包切口的下端上、下各缝制一条 Ti-Cron 提吊线。

用 11 号尖刀在摄像头孔和 $CO_2$ 吹气孔之间做一个靠外侧的皮肤切口，插入一个倒钩将提吊线拉出胸壁固定在 Rummel 上。用手持吸引器钝性游离下腔静脉。用电刀分离 Waterston 房间沟。

如果使用 Chitwood 阻断钳，在升主动脉上用 2-0 带垫片缝线缝制荷包，插入心脏停搏液灌注针，并用紧缩带固定。之所以选用 2-0 缝线是因为我们在术毕会用 Cor-Knot 固定此荷包缝线。在 $CO_2$ 吹气孔上方偏外侧做一小的皮肤切口，经此送入 Chitwood 阻断钳，将其弧面向下，上钳为活动齿，下钳为固定齿。为了减少对肺动脉的损伤，将阻断钳自心包横窦插入。注意不要损伤左心耳。主动脉阻断后，顺行灌注心脏停搏液。

如果使用腔内球囊阻断，可在超声心动图引导下，经蓝色注射口注入 30mL 肝素盐水，充盈球囊。必要时需调整球囊的位置。球囊的理想压力为 300~400mmHg。经红色注射口注入 10mL 腺苷，然后通过球囊导管注入心脏停搏液。在注入停搏液时，球囊的位置经常会发生改变，因此应在超声心动图实时指导下调整球囊在升主动脉中的位置。

注入足够量的停搏液后，用长柄 11 号尖刀切开左心房，将一个冠状吸引头置于左心房，用 Potts 剪扩大左心房切口，向上朝上腔静脉方向扩大，向下在右下肺静脉和下腔静脉之间剪开。在心房上切缘的中点用 Ti-Cron 缝线 "8" 字缝合提吊线，固定于缝线引导器上。术者左手入胸腔触摸右胸廓内动脉及胸骨边缘，用 11 号尖刀在胸骨右缘做一小切口，经此将 Krile 送入胸腔，再将一左心房金属牵开器密封鞘经此切口送入，再经胸部小切口通过一个长柄送入牵开器（图 17.4），将密封鞘与左心房牵开器固定在一起，上提牵开器牵开左心房切口显露二尖瓣。将金属片固定于臂架上，臂架固定在手术台的左侧导轨上，以此保证牵开器位置固定。经 $CO_2$ 吹气孔送入一个冠状吸引至左下肺静脉。将摄像头从 0° 调节至 30°。

## 二尖瓣修复

二尖瓣修复的方法与经胸骨正中切口二尖瓣修复一样。使用神经拉钩进行系统的瓣膜分析。我们首先缝瓣环缝线，对于退行性二尖瓣病变，我们选择用瓣环成形带；对于缺血性二尖瓣病变，我们选择用硬质全环。在常规开胸手术时，A1/P1 区域最

难显露；但对于右胸小切口入路，P3 区域最难显露。因此，我们首先缝右纤维三角缝线，这里的显露最理想，然后以逆时针方向缝针。将这些缝线置于术野下方的缝线引导器上，这样可以协助术野显露。完成了最初的 3~4 针瓣环缝线后，用之前放置的 24G 导丝将这些缝线环绕后，拉出胸壁，用 Kelly 钳固定在手术巾上。这样做有利于避免术野被这些缝线遮挡，也防止在缝其余的瓣环缝线时出现交叉。将其余的缝线缝好。在缝 P3 缝线时，左心房组织经常会影响显露，可使用 Heartport 镊将心房组织推开，以显露瓣环。提拽相邻的瓣环缝线也有助于把将要穿缝的瓣环带入术野。

瓣叶修复技术与常规开胸手术时的方法相似，同样是包含前后瓣叶人工腱索重建、三角形或四边形切除、瓣叶裂修补等。事实上，对于一个有经验的外科医生，在开胸手术时所使用的各种瓣膜修复方法都可以用于右胸小切口手术；但对于微创小切口技术的初学者，我们建议首先操作一些较为简单的病例，如单纯瓣环成形，或 P2 脱垂行三角形切除及瓣环成形。随着经验的积累，可以操作更加复杂的病例。在缝制人工腱索时，我们喜欢用 5-0 Gore-Tex 缝线在乳头肌上做一个 "U" 形缝合，然后在瓣叶脱垂处做一 "8" 字缝合。向心室内注水进行测

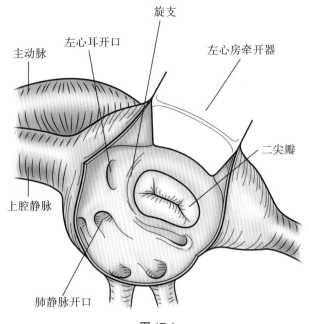

图 17.4

试，获知理想的腱索长度后，用 Heartport 长镊夹住 Gore-Tex 缝线进行打结，此结刚好落于镊子尖，即为理想长度的人工腱索。再次注水测试，确保腱索长度正确。

测量成形带的长度。我们通常用一段丝线测量后，打结，移出体外进行测量，在测量器上的定位出现滑动时，这一方法尤其有效。将 P1 附近的导丝撤掉，将 P1 的缝线依次递给助手，将其固定在缝线引导器上。将瓣环上的缝线穿缝成形带后，送下至瓣环处。我们习惯使用 Cor-Knot 自动打结器，这有助于快速打结，缩短主动脉阻断时间。如果没有这一装置，也可以使用传统的打结器。

注水测试瓣膜功能状况，如果效果满意，将软头普通负压吸引送入左心室，将测试用的盐水吸出。用两条 3-0 聚丙烯缝线连续缝合左心房切口，在切口的中部，将缝线置于紧缩带内。心房切口的端点处用“8”字缝合，之后向中部连续缝合。在收紧紧缩带前，使左心房充盈、排气。撤除主动脉阻断钳之前，在心室表面放置双极起搏导线。用镊子夹住起搏器穿针下方的柔软组织，用一个倒钩经过一个小的皮肤切口将起搏导线拉出体外，此切口在胸部小切口的下方。开放并移除主动脉阻断钳，或将阻断球囊放空。超声心动图评估瓣膜修复状况，充分排气后，撤停体外循环。常规拔除体外循环插管。在拔除股动脉插管后，应评估远端股动脉搏动情况，如果搏动消失或微弱，应将其阻断，重新用 5-0 Prolene 缝线间断缝合。心房切口可以用牛心包片加固止血。

对于男性患者，我们会经原左心房牵开器置入口放置 Blake 纵隔引流管；对于女性患者，我们在胸部小切口下部和 $CO_2$ 吹气孔内侧之间另做一切口，经此置入 Blake 引流管。所有患者都经 $CO_2$ 吹气孔置入一成角胸腔引流管。用两条 Ti-Cron 缝线缝闭心包切口。用牙医使用的小镜子和摄像头检查切口和胸廓内动脉，确保无出血。胸廓内静脉的出血有时可以用充气的 Foley 球囊来止血。如果存在明显的静脉或胸廓内动脉出血，应缝扎止血。在关闭切口前，给予长效麻醉剂进行局部阻滞麻醉。用 1 号 Maxon 圈套线拉闭肋骨以预防肺疝。

## 二尖瓣置换及同期的其他手术

可应用微创入路进行二尖瓣的机械瓣或生物瓣置换。此操作与前文的二尖瓣修复术相似。在可能的情况下，我们会保留全部的腱索。在切开前瓣 A2 处后，我们会将前瓣一分为二地切开，然后将瓣叶和相应腱索分别转移至 P1 和 P3 的瓣环。瓣环上的缝线可采用或不采用翻转缝合。后瓣的缝线应带上游离缘，这样可将瓣叶“卡”在其中，防止人工瓣叶的活动受到阻碍。虽然瓣膜置换是 MAMVS 初学者的最佳病例，但如果存在瓣环钙化，则是 MAMVS 的禁忌证，即使对有经验的外科医生也不例外。

同期手术，如消融术、左心耳结扎和三尖瓣手术，都可以通过右侧小切口完成。结扎左心耳时，用吸引头将升主动脉顶起，通过心包横窦将左心耳拉至术野，在其基底部放置大的左心耳夹。也可以在左心房内，缝制两条 Prolene 缝线，打结，双层缝闭左心耳。三尖瓣修复和置换也可经此胸壁切口完成，但需要分别阻断上、下腔静脉。对于 MAMVS 初学者来说，应从单纯的二尖瓣手术开始，避免同期进行其他手术。

## 术后管理

大多数 MAMVS 患者的术后管理与其他心脏外科手术相同。对于理想的病例，可在术后 6h 内拔除气管插管。虽然术中施行了长效的肋间神经阻滞麻醉，但术后仍需使用其他常规止痛方案。房颤是常见的问题，遵循常规进行处理。可在术后第 1 天或第 2 天拔除起搏导线。当每日胸管引流量小于 250mL 时，即可拔除引流管。由于胸膜渗出和容量负荷超载，应积极使用利尿剂，这是非常重要的环节。对于采用右胸小切口的患者，术后无须预防胸骨并发症，可在术后第 2 周拆除物理制动装置。

## 疗 效

虽然 MAMVS 确定存在一定时间的学习曲线，但多中心研究表明，此入路具有明确的安全性和可操作性。东卡罗来纳大学和宾夕法尼亚大学的一项合作研究结果表明，对于初次、单纯的二尖瓣手术，死亡率为 0.2%。一项基于 10 篇文献、涵盖 1358 例 MAMVS 和 1469 例胸骨正中切口的研究表明，虽然在体外循环时间和主动脉阻断时间方面，MAMVS 组较传统手术组延长，但在死亡率、脑卒中发生率、房颤发生率、再开胸止血发生率及 ICU 和住院时间方面，两组无显著性差异。美国胸外科医师协会（STS）的一项涉及 28 000 例二尖瓣手术的报道发现，虽然 MAMVS 的体外循环时间和主动脉阻断时间更长；但校正的手术死亡率与传统方法相似，输血量减少，住院时间更短，而脑卒中发生率高，尤其

是在心脏不停搏和室颤下完成的手术。在医疗费用方面，术后的低费用抵消了 MAMVS 术中的高费用，因此两种方法的费用相似。随着外科技术和设备的进步，MAMVS 的疗效将有望进一步改善。

## 延伸阅读

1. Ailawadi G, Agnihotri AK, Mehall JR, et al. Minimally invasive mitral valve surgery I: Patient selection, evaluation, and planning. Innovations (Phila), 2016, 11(4): 243–250.
2. Atluri P, et al. Port access cardiac operations can be safely performed with either endoaortic balloon or Chitwood clamp. Ann Thorac Surg, 2014, 98: 1579–1583.
3. Wolfe JA, Malaisrie SC, Farivar RS, et al. Minimally invasive mitral valve surgery II: Surgical technique and postoperative management. Innovations (Phila), 2016, 11(4): 251–259.

# 第 18 章

# 机器人辅助二尖瓣手术

*Kaushik Mandal  W. Randolph Chitwood Jr.*

## 引　言

机器人辅助的微创心脏外科手术通过远程控制具有 7 个自由活动度的机械臂，以及操作台提供的高分辨率、三维、放大的手术视野，使得手术更易实施。机器人手术使患者的满意度提高，堪称心脏外科发展的典范。其优势在于切口小、术后疼痛减轻、恢复更快、美观，以及可以尽早恢复工作状态。

从使用长器械、直视的微创外科向机器人手术的转变始于 21 世纪初，机器人手术得益于腔镜、腔镜器械及改良的经外周插管的体外循环技术的开展。美国近 20% 的二尖瓣手术采用微创的方法，其中一半来自机器人辅助。

## 达·芬奇™ 手术机器人系统

二尖瓣所在的瓣环平面近似胸部矢状面，因此，3~4cm 的前外侧胸部切口工作孔可以很好地满足手术的需要。而这个切口越向外侧移动，视角就越正对瓣环。在这种情况下，机器人的长杆器械克服了由于工作孔与二尖瓣距离增加所带来的限制。目前，达·芬奇 SI™ 手术机器人（Intuitive Surgical, Mountain View, CA, USA）是美国食品药品监督管理局（FDA）批准的唯一一款可用于心脏外科手术的机器人。该手术系统包括医生操作控制台、床旁器械车及显像平台。外科医生手指和手腕的运动被微型传感器记录并转化为数字信号，使操作机械臂完成相应运动尺度的无抖动操作。该系统避免了使用腔镜长杆器械时常见的支点效应和器械剪切力。手腕式终端效应器可以使显微器械做出枢轴旋转动作，从而在有限的空间内提高了灵活度，真正做到了"双手善缝"。

在手术期间，外科医生坐在操作台旁，控制拥有 7 个自由活动度的手腕式机械臂进行各种动作。床旁助手和洗手护士更换器械，并提供二尖瓣修复所需的各种物品。达·芬奇系统测量外科医生的运动，并在向机械臂发出运动指令前，将人类所固有的抖动过滤掉。两个平行的摄像头可提供高分辨率的 3D 影像。活动的心房牵开器可以快速地调整位置，以获得最佳的瓣膜显露，较用于传统腔镜手术的固定牵开器有明显的优势。

缺少触觉反馈似乎是机器人系统的局限，但外科医生很快就可以学会通过视觉来判断组织的变形度和打结时缝线的张力状态。通过使用 Cor-Knot™ 装置（LSI Solutions, Victor, NY）可以克服瓣环打结时的困难，而预制的聚四氟乙烯（PTFE）缝线圈（Leyla）可以方便、快速地关闭左心房切口。这些技术革新明显缩短了手术时间。2000 年 5 月至 2012 年 12 月间，800 例患者在东卡罗来纳心脏病研究所完成了机器人辅助的二尖瓣手术。

## 早期疗效

第一例机器人辅助的二尖瓣手术是 Carpentier

及同事于 1997 年使用当前的达·芬奇手术机器人的原型机完成的。2000 年,东卡罗来纳大学外科团队应用第一代达·芬奇手术机器人系统完成了美国首例全机器人二尖瓣手术。2002 年,一项重要的多中心医疗器械豁免试验研究结束,FDA 批准达·芬奇系统用于心脏外科手术。

越来越多的文献证明了应用本系统可以缩短恢复时间、减少术后疼痛。Murphy 等报道,在其应用达·芬奇系统所做的二尖瓣手术中,超过 60% 的患者可以在术后 4d 出院。Cheng 等在最近的一项荟萃分析中发现,与应用传统手术方法行二尖瓣手术相比,机器人手术可以明显减少出血、输血,降低房颤发生率,缩短恢复时间。不论选择哪一种入路,二尖瓣修复术后的耐久性和理想的临床疗效均为主要的评价指标。两项大型的单中心研究发现,与传统手术方法相比,机器人手术在围手术期和远期死亡率方面相同,在远期免于再手术方面也是相同的。8 年免于再手术方面优于传统组,早期死亡率和 1 年死亡率也优于传统组。但需要说明的是,大多数应用机器人手术的患者是经过筛选的,并不包括高危患者。Cheng 指出,这些患者年龄较轻,肾衰竭和肺部疾病的风险较低。最大规模的单中心机器人二尖瓣手术的报道来自东卡罗来纳心脏病研究所。连续 540 例患者的再手术率为 2.9%,短期和远期死亡率分别为 0.4% 和 1.7%,这一结果优于 Cheng 在荟萃分析中报道的数据——30 d 死亡率为 1.2%,再手术率为 2.3%。

机器人手术存在明显的学习曲线。Cheng 和我们自己的数据显示,二尖瓣修复术失败率分别会在第 74 例和第 100 例后有所下降。在手术时间方面,包括体外循环时间和主动脉阻断时间,机器人辅助微创组较胸骨正中切口组长。

# 术前评估及准备

## 术前评估

机器人二尖瓣手术的术前评估与传统方法基本相同,但有几点例外。必须行外周血管插管进行体外循环,如果患者血管存在明显的粥样硬化,术前应行 CT 血管造影。Cleveland 医疗中心一项涵盖 141 例择期微创心脏手术患者的研究显示,由于 CT 血管造影(CTA)的发现,20% 的患者会转为胸骨正中切口。这些发现包括明显的主动脉及髂动脉粥样硬化和二尖瓣环钙化。另外,对曾行右侧开胸手术或右侧胸腔粘连的患者、存在乳房植入物者,都应避免机器人手术。在东卡罗来纳医院,我们对有明显肺部疾病的患者,术前行肺功能检查。肺功能检查还可以提示患者是否可以耐受单肺通气。如果术前肺功能异常[第 1 秒用力呼气量(FEV$_1$) < 预计值的 40%,一氧化碳弥散量(DLCO) < 预计值的 40%],应提醒外科医生这些患者的单肺通气可能会发生问题。对于年轻患者,可以选择性行 CTA,但对于大多数患者来说,应行冠状动脉造影。对一些可能存在肺动脉高压的患者,我们会行右心导管检查。如果患者存在重度肺动脉高压、慢性阻塞性肺疾病和右心室扩大,我们一般会选择胸骨入路的手术方式。

## 超声心动图的术前决策

经食管超声心动图(TEE)对于指导二尖瓣手术决策有着不可替代的重要作用,目前,其评估体系已充分建立。在 TEE 评估时,我们采用 Carpentier 功能和拓扑分型。术前 2D(图 18.1 和图 18.2)及 3D TEE(图 18.3)是制订二尖瓣修复计划的必需手段。同时辅以二尖瓣定量 3D 超声成像(图 18.4),更加有助于决策。图 18.5 的 2D 和 3D 测量是我们对每一例二尖瓣修复术所做的手术"蓝图"。将每一束反流(裂隙)标记出,确定每一个瓣叶的活动情况,明确瓣叶脱垂或活动受限的程度。测量每个瓣叶节段(P1~P3, A1~A3),同时高度关注 A2 的长度和 P1~P3 的高度(即瓣环到对合缘的距离)。在食管中段 120° 切面上测量 A2 长度,在此基础上增加 7mm,用于指导选择瓣环成形带的型号(图 18.1)。测量二尖瓣环和主动脉瓣环平面的成角(图 18.2)。最后,测量瓣环直径、流出道室间隔厚度及对合点到室间隔的距离(C-Sept)。所有 TEE 的检查结果都会传送至机器人控制台——Tile-Pro$^{TM}$

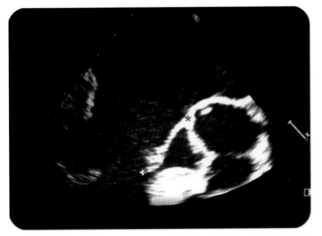

**图 18.1**　食管中段 TEE120°切面，测量二尖瓣前叶的长度

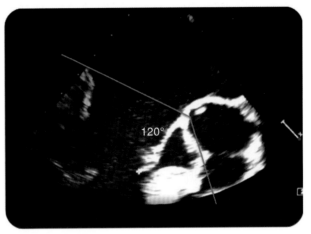

**图 18.2**　测量主动脉与二尖瓣平面夹角，评估术后收缩期前移（SAM）的风险

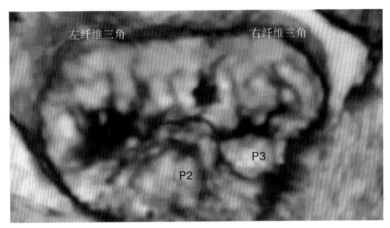

**图 18.3**　3D 超声心动图提示 P2 脱垂

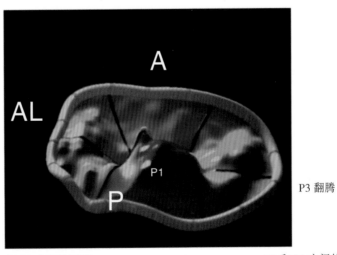

**图 18.4**　应用 MVQ™(Philips) 软件重建二尖瓣的 3D 模型

**食管中段 120° 长轴切面**　　　　　　　　　　　　　　　　　　**参考值**

LVOT _____　　<2.2cm（除以 0.8= 纤维三角间距估值）

A2 _____　　2.5~3.0cm，舒张早期，瓣叶伸展

P2 _____　　1.0~1.5cm，舒张早期，瓣叶伸展

瓣环（短 / 高）_____　　<3.8cm，舒张早期，瓣叶开放

瓣环钙化? _____

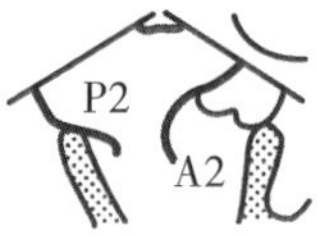

**食管中段 60° 交界切面**

P1 _____　　1.0~1.5cm，舒张早期，瓣叶伸展

P3 _____　　1.0~1.5cm，舒张早期，瓣叶伸展

瓣环（长 / 低）_____　　<4.0cm

瓣环钙化? _____

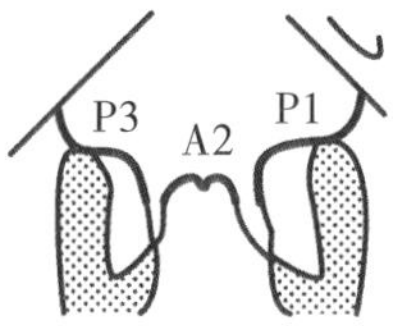

**食管中段 0° 四腔心切面**　　左心房 _____　　<5.2cm，收缩末期

**3D 模型**

瓣环　　长 / 低_____（cm）（瓣环前外侧至后内侧直径）

高度_____（mm）

短 / 高_____（cm）（瓣环前后直径）

MV 与 Ao 成角_____希望大于 120°

交界长度_____（mm）

瓣叶　　总长度 =L3OT（mm）　　　　　　显露长度 =L3OE（mm）

A2 _____　　　　　P1 _____

P2 _____　　　　　P3 _____

最大脱垂_____（mm）

**MR 类型**　　　　1: 中心性　　2: 脱垂　　3: 限制性（A: 风湿性，B: 缺血性）

**3D 实时**　　　　交界瓣叶? _____　　瓣叶裂隙? _____

**增加 SAM 风险的因素**　　　　AL>3.0　　　　　　C-Sept<2.5cm　（室间隔至左心室侧前对合缘距离）

PL>1.6　　　　　　MV 与 Ao 成角 <120°

AL/PL<1.3

估计瓣环 / 瓣叶 =LVOT/0.8，交界距离，瓣环短轴高度，前瓣叶面积

**图 18.5**　二尖瓣修复术计划清单。LVOT= 左心室流出道，MR= 二尖瓣反流，SAM= 二尖瓣前叶收缩期前移，AL= 前叶，PL= 后叶，MV= 二尖瓣，Ao= 主动脉

（Intuitive Surgical, Sunnyvale, CA），这有助于修复术中回顾这些影像学资料。TEE 还可以提醒我们主动脉瓣反流和左心室肥厚的存在，这两个问题关乎心肌保护策略。

## 麻　醉

取平卧位，右胸抬高（图 18.6）。为了改善外科显露，将右上肢置于体侧，右肩后展。为了避免损伤臂丛和颈部张力过高，在右肩下置肩垫。放置左、右体外除颤电极贴片，两者的虚拟连线应穿过心脏，在手术开始前即应连接除颤仪。如果选择右前外侧胸部小工作孔，右肺应被隔离。右肺隔离最常用的技术是使用双腔气管插管或右支气管封堵器。在撤离体外循环后，曾行单肺通气的病例往往需要检查是否存在出血。图 18.7 演示了麻醉准备状态，包括双腔气管插管、TEE 探头、Swan-Ganz 肺动脉导管、经右颈内静脉行上腔静脉插管。

## 手　术

### 体外循环

有多种方式建立体外循环静脉回路。我们用 23Fr 或 25Fr RAP™ 股静脉插管（Estech, San Ramon, CA）作为下腔静脉引流管。在插股静脉插管时，应在 TEE 引导下，将导丝送入右心房，应用

Seldinger 技术将静脉插管在导丝的引导下置入。我们选择经右颈内静脉（双穿刺法）插入薄壁（15 Fr 或 17 Fr）Bio-Medicus™ 插管（Medtronic, Minneapolis, MN）至上腔静脉远心端。图 18.7 和图 18.8 显示了静脉插管就位后的情况。使用负压抽吸技术辅助静脉引流。使用长的经皮插管及负压抽吸可将静脉引流提高 20%~40%。相比之下，如果用单一股静脉插管，只要将主要侧孔置于右心房中部，插管的顶部开口置于上腔静脉近心端，同样可以获得满意的引流效果。心房活动牵开器会影响引流，但通常在调整位置后即可解决这一问题。经颈静脉放置大引流口的静脉插管不无风险。在置管时，应防止造成颈内静脉或上腔静脉穿孔。从安全的角度出发，应在 TEE 引导下置入导丝和插管。在颈内静脉插管前，应给予小剂量肝素。如果需要切开右心房同期进行三尖瓣修复术，应置腔静脉阻断带，防止气体进入静脉管路。

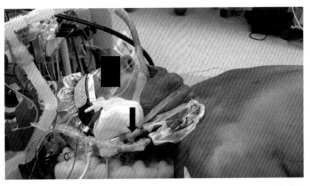

**图 18.7**　麻醉：双腔气管插管、TEE 探头、Swan-Ganz 导管、右颈内静脉、上腔静脉插管均已就位

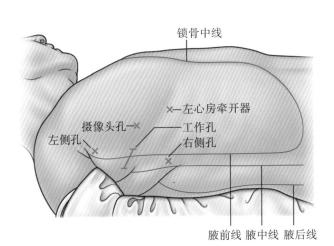

**图 18.6**　右胸前外侧切口的体位，已经标记各个工作孔

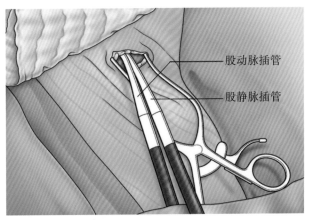

**图 18.8**　右腹股沟股动脉和股静脉插管。在 TEE 的引导下，将静脉插管置入右心房

在行股动脉插管时,应在插管前即启用TEE进行观察,将导丝置入主动脉远端。动脉插管的泵压升高常常是主动脉逆行夹层形成的第一征象,因此,当体外循环一开始,就应使用TEE观察和评估主动脉。早期发现并转为顺行灌注可减少这种灾难性并发症带来的损害。

在使用外周血管插管时,我们常规监测双下肢血氧饱和度以降低缺血的风险。使用近红外光谱(NIRS)探头(INVOS® Cerebral/Somatic Oximeter, Medtronic, Minneapolis, MN)及双导监测仪实时监测头部及双下肢血氧饱和度情况(图18.9)。我们对于外周血氧饱和度的明显下降(降至基线的20%以下)保持高度的警觉。一旦发生,我们会用一个5Fr的鞘管对插管侧远心股动脉进行灌流,这一方法使我们没有遭遇任何一例出现严重下肢损伤的病例。Mohr等报道了与外周血管入路和使用腔内阻断装置进行行动脉逆行灌注相关的并发症,纽约大学的医生报道了在微创瓣膜手术中使用中心主动脉插管可以将神经系统并发症发生率从4.7%降至1.2%。Murphy等提出,应筛选出逆行灌注可能导致栓塞的高风险患者,以避免使用股动脉插管。

## 主动脉阻断

我们首选Chitwood经胸主动脉阻断钳(Scanlan International, Minneapolis, MN),穿入胸壁后,在直视或腔镜引导下到达升主动脉。与腔内阻断球囊相比,Chitwood阻断钳的费用更低,且手术时间和主动脉阻断时间更短,但其缺点是需要经过工作孔另外放置一个主动脉根部引流管,用于左心引流及在升主动脉顺行灌注心脏停搏液。

带有腔内阻断的Port Access系统(Edwards Lifesciences, Irvine, CA),专为微创心脏外科手术设计,1997年开始用于临床。该系统是经大的"Y"形动脉插管(EndoReturn, 21Fr或24Fr)的侧支送入腔内阻断球囊导管至升主动脉。在送入的过程中,需要TEE的引导,同时应保持高度的警觉,及时发现球囊移位及误灌注。

在比较这两种主动脉阻断方法的安全性时,应考虑到Port Access系统的使用需要明显的学习曲线。Port Access国际注册资料显示,在学习曲线的前半段,医源性主动脉夹层发生率约为1.3%,而后半段则降至0.2%。这可以视为学习曲线的典型情况。

除了在心脏停搏状态下完成手术,还可以选择心脏不停搏手术。其优点是保证冠状动脉存在持续的供血,但缺点是术野不干燥,同时有可能导致气栓。再次手术或存在轻至中度的主动脉瓣关闭不全的患者,我们采用低温室颤停搏技术,不需要阻断主动脉,同样可以获得良好的疗效。医生们应注意左心房牵开器的位置,不要导致主动脉瓣反流的增加。可以通过电室颤仪或特殊的Swan-Ganz导管进行快速起搏来诱发室颤。

## 心肌保护

我们通常将患者的体温降至26~28℃。持续吹入温的$CO_2$以防止摄像头起雾,同时将单侧胸腔的

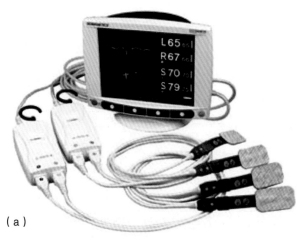

(a)

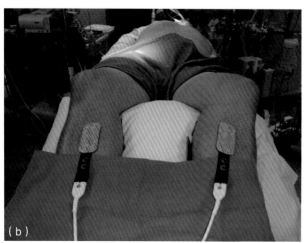

(b)

**图18.9** 监测下肢动脉血氧饱和度

空气排出。经工作孔，在升主动脉用 3-0 PTFE 缝线缝制荷包，在其中插入长的根部引流管 / 心脏停搏液灌注管，灌注心脏停搏液。也可以选择经皮置入冠状静脉窦导管，逆行灌注心脏停搏液。在右侧颈内静脉插入 11Fr 导管鞘后，送入 EndoPledge 冠状静脉窦导管（Edwards Lifesciences, Irvine, CA）。该导管为三腔导管，有一个尖端球囊，可以封堵冠状静脉窦，还可以测量导管远端压力，并可灌注心脏停搏液。采用这项技术时，在逆行灌注的同时，机器人瓣膜修复术可以连续进行。最常使用 TEE 来指导冠状静脉窦口的插管。在充盈灌注管球囊后，如果远心端的测压管出现心室化压力波形，就表示已经充分堵闭了冠状静脉窦口。虽然 EndoPledge 在理论上可行，但在临床中并未被广泛接受，人们担心会造成冠状静脉窦穿孔、置管困难，以及在术中很有可能出现移位。很多外科医生认为，当冠状动脉正常时，没有逆行灌注的必要。

在机器人二尖瓣手术时，我们首选顺行灌注 Custodiol® HTK 心脏停搏液。这是一种细胞内液，含有低浓度的钠、钙、钾、镁。在这一正常渗透压的停搏液中，混有高浓度的氨基酸缓冲剂，如组氨酸 / 盐酸组氨酸、色氨酸 /α− 酮戊二酸，还有高渗溶液（甘露醇）。用 10~15min 缓慢给予单剂 2~2.5L 冷停搏液，电机械活动静息可以达到 1h，这使得外科医生可以集中精力、不间断地完成手术操作。如果有心电活动，可以补充给予 100~300mL。注入如此大剂量的低钠溶液经常导致血钠和 pH 值下降；也可以使用标准的含血停搏液，但外科手术经常会因频繁注入停搏液而被迫中断，而且容易增加冠状动脉进气的风险。已有数据支持 Custodiol® HTK，认为它是安全有效的。

## 机器人辅助二尖瓣修复术：技术

在右侧腋前线外第 4 肋间做一 4cm 工作孔（胸部小切口）。在以下的位置置入器械套管（图 18.10）。

· 左机械臂：第 3 肋间（腋前线）。

· 右机械臂：第 5 肋间（腋中线）。

· 活动牵开器机械臂：第 5 肋间（锁骨中线）。

将达·芬奇设备车就位，置于手术台的左侧，所有器械都经上述的这些套管送入。将 3D 高清摄像头角度调至 30°，可以通过工作孔或在第 5 肋间另开一孔置入。二尖瓣手术时，我们使用 Resano（8mm）Endowrist™ 手术钳，将其从左机械臂孔送入术野；Endowrist™ 弯剪或 Suture-cut™ 针持，从右机械臂孔送入。在开始体外循环前，将活动牵开器最后置入胸腔。

当体外循环（28℃）将心脏放空后，在膈神经前 3cm 处切开心包。在心包背侧缘缝 3 条 2-0 编织圈套线，穿出胸壁，向外侧牵拉，有助于显露主动脉、右上肺静脉及房间沟（图 18.11）。由机器人用 3-0 带垫片的 PTFE 缝线缝制"H"形心脏停搏液插管荷包，其在升主动脉上的位置就在 Rindfleisch 脂肪垫的近心处。将一条长的 Medtronic 导管（Medtronic, Minneapolis, MN）从工作孔或另一孔送入术野、固定（图 18.12）。床边助手将一把经胸主动脉阻断钳从第 3 肋间腋后线送入，穿过上腔静脉 – 心包连接到达主动脉。在影像的引导下，机械臂将主动脉抬高，将阻断钳的一个齿经横窦送入（图 18.13）。此时应该清楚地看到右肺动脉和左心耳。阻断主动脉后，以 25 mL/kg 灌注 HTK 心脏停搏液，1h 后给予小剂量补充灌注。

用 Endowrist™ 弯剪沿着右上肺静脉朝向后房间沟进行小范围的分离。放射状剪开左心房，注意不要损伤肺静脉。然后将活动牵开器（图 18.14）置入左心房显露二尖瓣及其附件，将积血吸引头

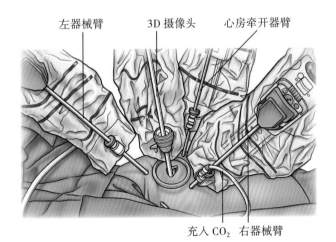

左器械臂　　　3D 摄像头　　　心房牵开器臂

充入 CO₂　右器械臂

**图 18.10**　机器人辅助二尖瓣修复术的典型设置

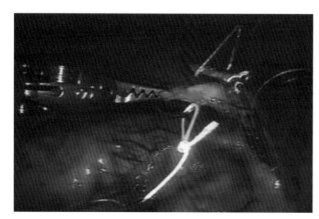

图 18.11　用 Leyla 套提吊心包

（sump sucker）置于左上肺静脉。修复完成后，用 4-0 PTFE 圈套线缝合左房切口。

### 后瓣修复

所有术中修复操作均基于术前 TEE 测量的结果，见图 18.5。80% 的退行性二尖瓣关闭不全表现为后瓣病变。在很多情况下，单纯行三角形切除就可矫正单纯的节段性脱垂（图 18.15）。我们建议对后瓣中部脱垂或腱索断裂的病例，首先采用这一成形方法，然后向心室内注水进行测试。如果某个瓣叶节段的高度仍然在 2cm 以上，可采用折叠成形技术（图 18.16）降低瓣叶的高度，或进行另一节段的三角形切除。也可能会采用其他技术来保证一致的对合线。

如果 P1 和 P3 很小，而 P2 非常大，可以考虑采用"理发"切除技术（图 18.17）或缝制多条 PTFE 人工腱索。如果后瓣多个扇区出现脱垂或瓣叶高度大于 2cm，应行多次折叠成形以确保最佳对合线。在将成形带置入后，做最后一次折叠成形来修正后叶扇区的高度。如果不采用多次三角形切除成形或折叠成形，可以采用 Frater-David 技术缝制多条人工腱索（图 18.18）。如果存在脱垂极其严重的 Barlow 瓣叶，扇区结构明显延长，我们仍会采用经典的中部扇区（P2）切除术，并行后瓣环滑动成形（图 18.19）。但是，对于中度严重的 Barlow 瓣膜，则使用多点三角切除成形、折叠成形和（或）多条人工腱索技术。

对于大多数二尖瓣成形，我们会选用置于两个纤维三角之间的 Cosgrove™ 瓣环成形带（Edwards

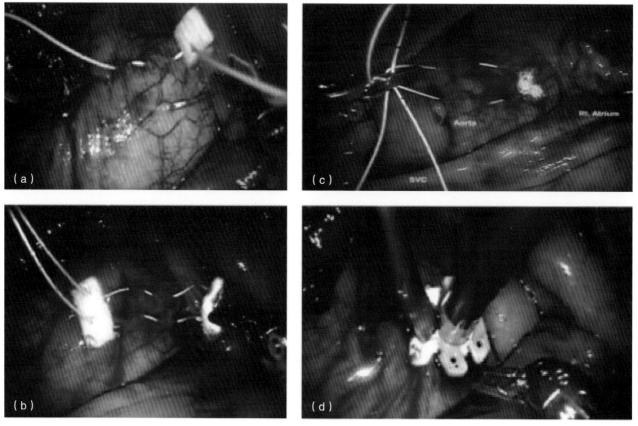

图 18.12　用 3-0 Gor-Tex 缝线缝制心脏停搏液顺行灌注插管荷包

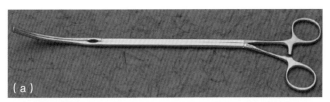

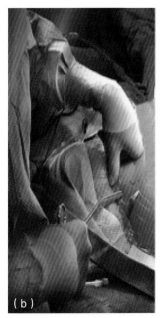

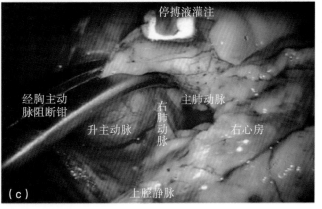

图 18.13　Chitwood 经胸主动脉阻断钳：插入胸腔并阻断主动脉

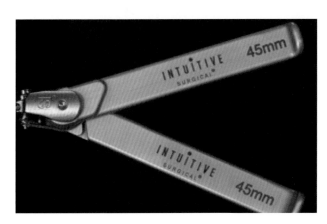

图 18.14　左心房活动牵开器

Lifesciences, Irvine, CA）进行支撑。我们会使用 2-0 编织线（Cardioflon, Peters, Paris, France）进行多点深缝，来固定成形带，然后用 Cor-Knot™（LSI Solutions, Victor, NY）的钛夹锁定缝线（图 18.20 和图 18.21）。一些操作机器人手术的外科医生喜欢连续缝合、体外打结。

**前瓣修复**

对于单纯的二尖瓣瓣叶脱垂、脱垂幅度小于 2mm 或 3mm 的患者，我们首先会放置成形带，然后进行注水试验，确定对合状态。大多数患者可仅依靠成形带即可获得满意的疗效。如果仍存在明显脱垂，可对瓣叶的某个区域行三角形切除、二级腱

索转移、置入人工腱索，或综合使用这些技术（图 18.22）。对于年长患者，尤其是存在严重合并疾病的患者，我们使用瓣叶中点缘对缘技术（"Alfieri"），修复后加用成形环。如果由于乳头肌延长导致多条腱索对应的瓣叶脱垂，矫治包括乳头肌短缩（折叠）（图 18.23）或置入多条 PTFE 人工腱索。如果前瓣大片区域脱垂，可将粗糙带切除，将前瓣向瓣环方向移动。每一个成形操作完成后，我们都会行注水测试。

对于大多数交界脱垂，可行 Carpentier "魔术"缝合（Lembert 缘对缘缝合技术）（图 18.24），或者在交界区置入 PTFE 人工腱索或乳头肌折叠。很少会使用滑动成形技术治疗单一后扇叶交界区脱垂。

### 机器人辅助再次手术中的二尖瓣修复

对于再次手术的患者，如果筛选得当，并不排除机器人手术；而事实上，这一入路具有明显的优点。多项研究表明，与经胸骨正中切口的再次、三次手术相比，经右胸切口入路的死亡率相同或更低。在感染、输血和住院时间方面均有所改善。

我们团队报道：在 15 年间，167 例曾行胸骨正中切口手术的患者，采用右前外侧小切口行再次手术，30 d 死亡率为 3.0%，其中有 19 例为机器人手术。在最近的 5 年间，85 例患者无 30 d 死亡情

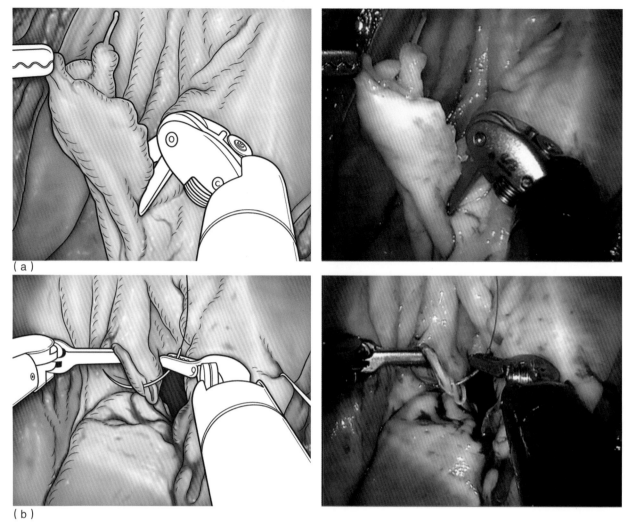

（a）

（b）

图 18.15 三角形瓣叶切除、成形

况发生，同时脑卒中发生率也较低。但需要说明的是，与经胸骨的再次开胸手术相比，右胸小切口时的肺部并发症发生率显著增加。Svensson 等报道，与 2444 例经胸骨正中切口行再次二尖瓣修复术的患者相比，80 例经右胸小切口行二尖瓣再次手术的患者，其手术失败率和脑卒中发生率均有所升高；但两组的手术死亡率相似（右胸切口组：6.7%，胸骨正中切口组：6.3%）。对于曾选用左胸廓内动脉（LITA）行旁路手术的患者，如果 LITA 仍通畅，则需要做额外考虑，因为经右胸小切口入路无法阻断 LITA，需考虑强化降温（26℃）或采用不停搏策略。

之前的手术可造成前胸壁粘连，从而影响右心室的显露，并难以缝制临时起搏导线。可以通过在术前置入有起搏功能的 Swan-Ganz 导管来解决这一问题。同样，前次手术会给上、下腔静脉阻断造成

困难，有报道在机器人手术中采用"哈巴狗"来阻断腔静脉。在不停搏下行三尖瓣手术时，切开右心房后可采用"腔静脉无阻断"技术。我们的灌注师在体外循环管路中接入一个硬壳静脉贮血器，可通过负压辅助静脉引流来解决管路进气的问题。可以将下腔静脉插管退入肝脏中部，并在右心房内增加一个吸引。上腔静脉可以保持开放，也可以使用阻断球囊。

## 撤除体外循环

撤除体外循环与直视手术并无特殊不同。但是，由于体外循环时间和主动脉阻断时间的延长，应考虑体外循环撤除后的药物使用、辅助通气、液体及血制品的管理。如果使用了有起搏功能的 Swan-Ganz 导管，心脏的充盈可能导致电极与心室

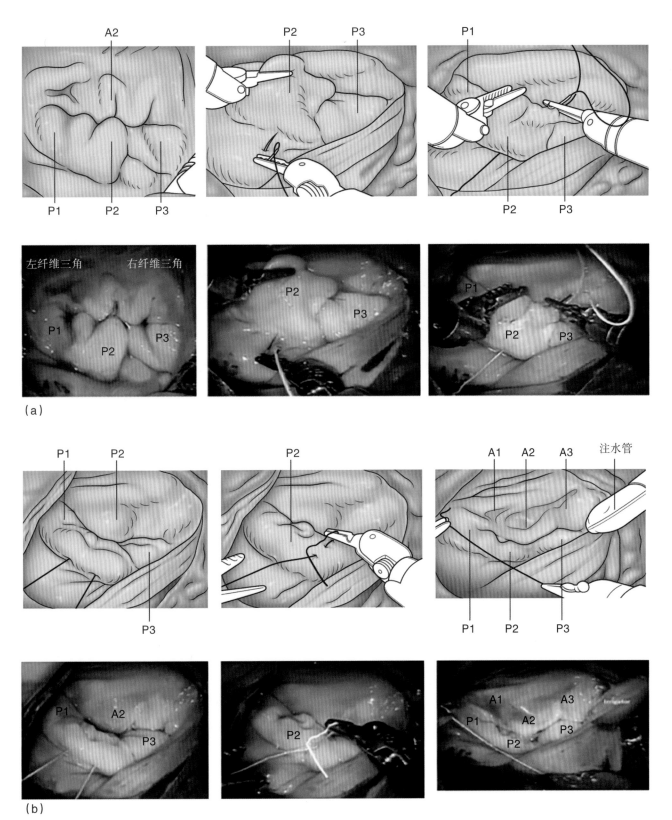

图 18.16 后瓣折叠成形

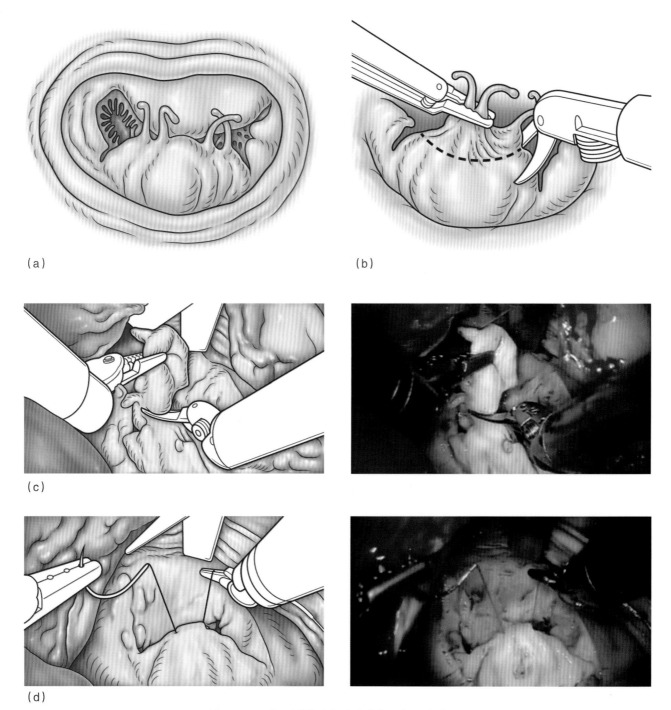

（a）

（b）

（c）

（d）

图 18.17 　"理发"技术切除和修复巨大脱垂的 P2

壁的接触不良,需要适时调整电极位置。应尽早恢复双肺通气。左心房的排气通常并不成为问题,但是左心室尖无法显露。如果患者存在主动脉瓣反流,可经二尖瓣口置入左心室引流管,对于左心室受损或肥厚的患者,这一点应格外重视。

由于主动脉无冠瓣与左纤维三角距离很近,因此术后必须做 TEE 来排除是否存在新发生的主动脉瓣关闭不全;同样,由于旋支与瓣环的外侧和后部相邻,因此术毕应通过 TEE 评估室壁运动情况,以排除冠状动脉损伤。在撤除体外循环前,应评估右肺静脉的通畅性。

关胸时,通常需要单肺通气。如果之前存在右心室功能不全或心腔间存在残余分流,此操作会加大心脏负担(低氧血症和肺内分流),诱导心脏出现代偿反应。必要时给予通气侧肺持续呼气末正压或间歇性恢复右侧通气。

手术结束后,可以使用气道交换导管,应将双腔气管插管换成单腔气管插管。在上腔静脉插管处应仔细止血。在将患者转运回 ICU 前,应对插管侧下肢的动脉搏动情况做出评估。很多患者可以在手术室内拔除气管插管,但术后有可能因胸壁出血而再次插管、手术,因此应慎重行事。

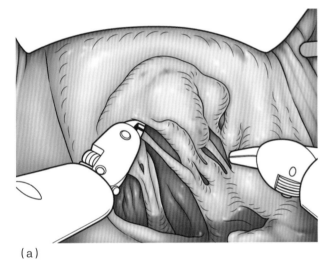
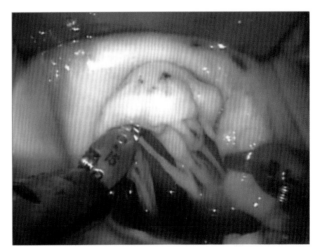

(a)

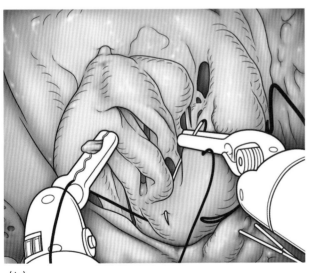
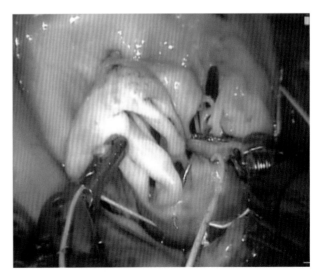

(b)

图 18.18　机器人辅助缝制人工腱索

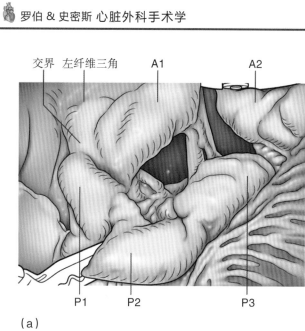
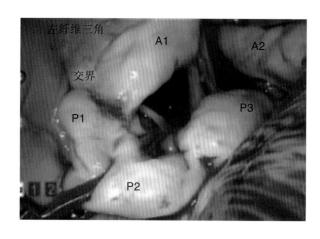

（a）

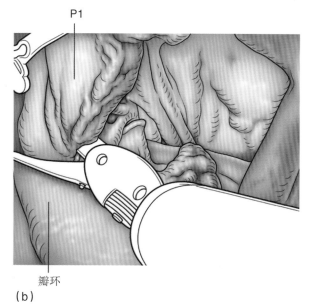
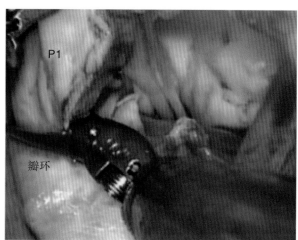

（b）

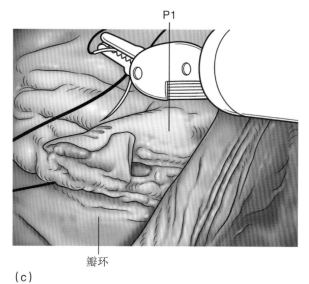
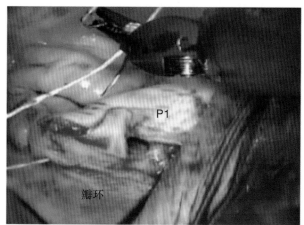

（c）

图 18.19 后瓣滑动成形

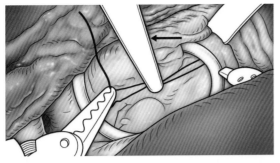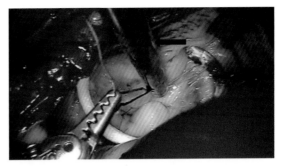

**图 18.20**　用 Cor-Knot™ 固定成形环（箭头）。

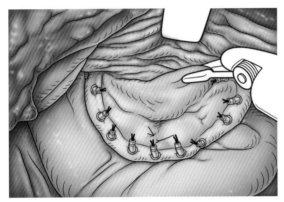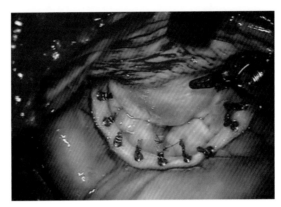

**图 18.21**　用 Cor-Knot™ 完成固定成形环。

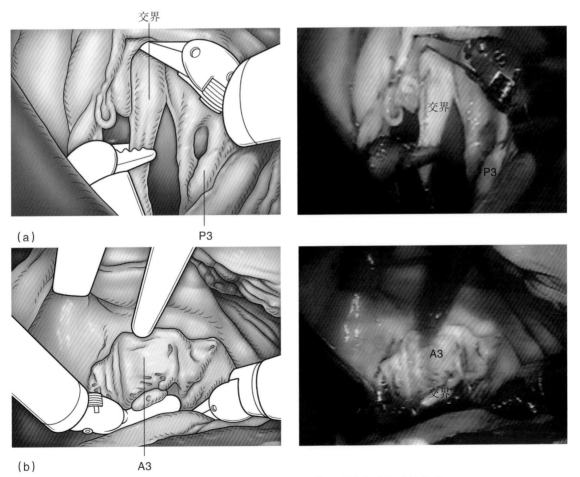

（a）

（b）

**图 18.22**　采用三角切除和二级腱索转移技术进行前瓣成形

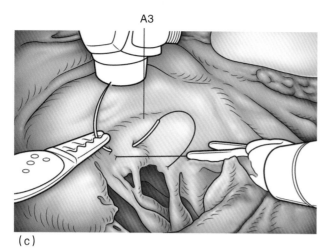
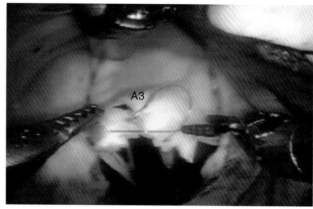

(c)

图 18.22（续）

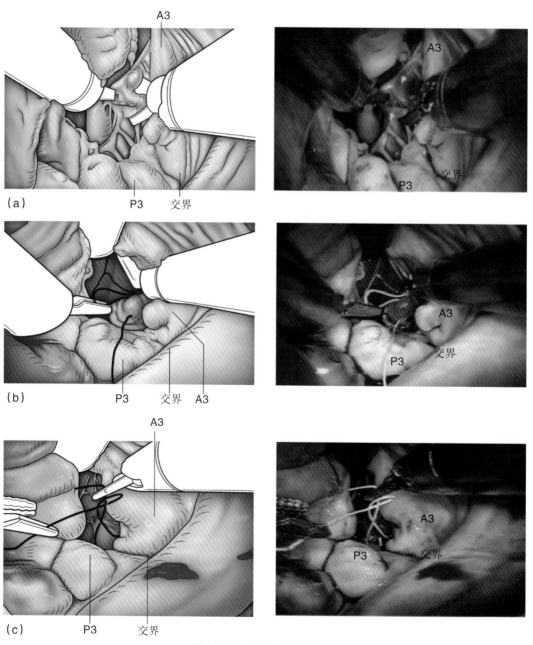

（a）　　　　P3　交界

（b）　　　　P3　交界　A3

（c）　　　P3　交界

图 18.23　乳头肌折叠成形

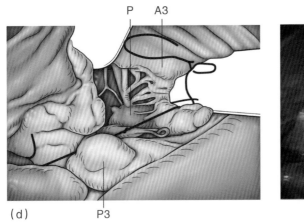
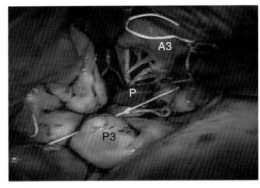

（d）

图 18.23（续）

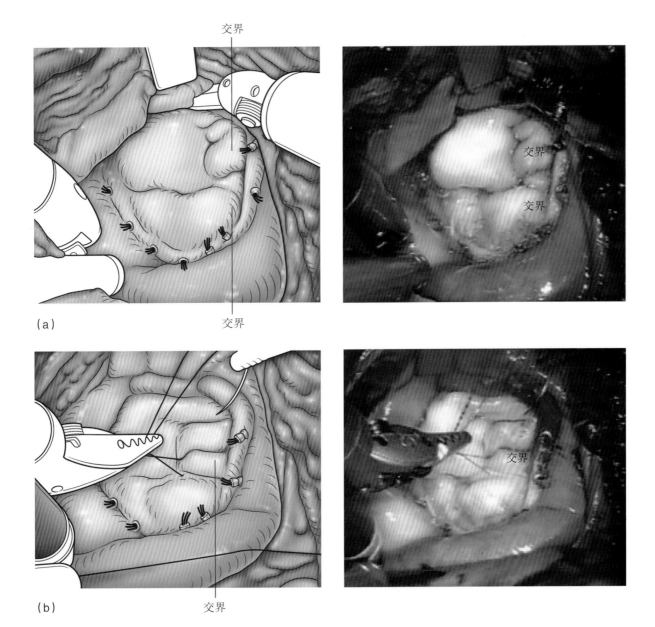

（a）

（b）

图 18.24 应用"魔术"（magic）缝合矫治交界脱垂

## 术后疼痛管理

最简单的疼痛管理方法是关胸时在肋间局部注射麻醉剂。也可在关胸前在胸膜外或皮下放置留置针，长时间给予镇痛药物。

## 总　结

机器人辅助二尖瓣手术已迅速成为"金标准"，其手术结果成为评价瓣膜修复质量的基准。机器人手术后的患者可以快速恢复，疼痛减轻，且修复的耐久性也很好。更重要的是，机器人手术的死亡率和并发症发生率与传统技术无异。Mayo 诊所在近期发表的文章中指出，随着工业的进步，机器人心脏手术的性价比更高。

目前，机器人手术多集中于几个大型的心脏中心。随着其优势的显现，毫无疑问会有越来越多的医院拥有相关设备和技术。工业技术的发展、患者的需求会进一步推动其发展。伴随着良好的疗效和设备的进步，我们需要在培训方面增加投入，以健全整个机器人手术团队。一个组织良好、步调一致的团队是成功的必要条件。

## 参考文献

[1] Suri RM, Antiel RM, Burkhart HM, et al. Quality of life after early mitral valve repair using conventional and robotic approaches. Ann Thorac Surg, 2012, 93(3): 761–769.

[2] Arom KV, Emery RW. Minimally invasive mitral operations. Ann Thorac Surg, 1997, 63(4): 1219–1220.

[3] Chitwood WR Jr, Wixon CL, Elbeery JR, et al. Video-assisted minimally invasive mitral valve surgery. J Thorac Cardiovasc Surg, 1997, 114(5): 773–780; discussion: 780–782.

[4] Chitwood WR Jr, Elbeery JR, Moran JF. Minimally invasive mitral valve repair using transthoracic aortic occlusion. Ann Thorac Surg, 1997, 63(5): 1477–1479.

[5] Mohr FW, Falk V, Diegeler A, et al. Minimally invasive portaccess mitral valve surgery. J Thorac Cardiovasc Surg, 1998, 115(3): 567–574; discussion: 574–576.

[6] Navia JL, Cosgrove DM 3rd. Minimally invasive mitral valve operations. Ann Thorac Surg, 1996, 62(5): 1542–1544.

[7] Schwartz DS, Ribakove GH, Grossi EA, et al. Minimally invasive cardiopulmonary bypass with cardioplegic arrest: a closed chest technique with equivalent myocardial protection. J Thorac Cardiovasc Surg, 1996, 111(3): 556–566.

[8] Glower DD, Siegel LC, Frischmeyer KJ, et al. Predictors of outcome in a multi-center port-access valve registry. Ann Thorac Surg, 2000, 70(3): 1054–1059.

[9] Gammie JS, Zhao Y, Peterson ED, et al. J. Maxwell Chamberlain Memorial Paper for adult cardiac surgery. Less-invasive mitral valve operations: trends and outcomes from the Society of Thoracic Surgeons Adult Cardiac Surgery Database. Ann Thorac Surg, 2010, 90(5): 1401–1408, 1410.e1; discussion: 1408–1410.

[10] Smith JM, Stein H, Engel AM, et al. Totally endoscopic mitral valve repair using a robotic-controlled atrial retractor. Ann Thorac Surg, 2007, 84(2): 633–637.

[11] Kilic L, Sahin SA, Gullu U, et al. Leyla loop: a time-saving suture technique for robotic atrial closure. Interact Cardiovasc Thorac Surg, 2013(17): 579–580.

[12] Carpentier A, Loulmet D, Aupecle B, et al. Computer assisted open heart surgery: first case operated on with success. C R Acad Sci III, 1998, 321(5): 437–442 [in French].

[13] Chitwood WR Jr, Nifong LW, Elbeery JE, et al. Robotic mitral valve repair: trapezoidal resection and prosthetic annuloplasty with the da Vinci surgical system. J Thorac Cardiovasc Surg, 2000, 120(6): 1171–1172.

[14] Nifong WL, Chitwood WR, Pappas PE, et al. Robotic Mitral Valve Surgery: a United States multicenter trial. J Thorac Cardiovasc Surg, 2005, 129(6): 1395–1404.

[15] Modi P, Hassan A, Chitwood WR Jr. Minimally invasive mitral valve surgery: a systematic review and meta-analysis. Eur J Cardiothorac Surg, 2008, 34(5): 943–952.

[16] Yamada T, Ochiai R, Takeda J, et al. Comparison of early postoperative quality of life in minimally invasive versus conventional valve surgery. J Anesth, 2003, 17(3): 171–176.

[17] Walther T, Falk V, Metz S, et al. Pain and quality of life after minimally invasive versus conventional cardiac surgery. Ann Thorac Surg, 1999, 67(6): 1643–1647.

[18] Vleissis AA, Bolling SF. Mini-reoperative mitral valve surgery. J Card Surg, 1998, 13(6): 468–470.

[19] Murphy DA, Miller JS, Langford DA. Endoscopic robotic mitral valve surgery. J Thorac Cardiovasc Surg, 2006, 132(4): 776–781.

[20] Cheng DC, Martin J, Avtar L, et al. Minimally invasive versus conventional open mitral valve surgery: a meta-analysis and systematic review. Innovations, 2011, 6(2): 84–103.

[21] Suri RM, Schaff HV, Dearani JA, et al. Survival advantage

and improved durability of mitral repair for leaflet prolapse subsets in the current era. Ann Thorac Surg, 2006, 82(3): 819–826.

[22] Galloway AC, Schwartz CF, Ribakove GH, et al. A decade of minimally invasive mitral repair: long-term outcomes. Ann Thorac Surg, 2009, 88(4): 1180–1184.

[23] Iribarne A, Karpenko A, Russo MJ, et al. Eight-year experience with minimally invasive cardiothoracic surgery. World J Surg, 2010, 34(4): 611–615.

[24] Nifong WL, Rodriguez E, Chitwood WR. 540 consecutive mitral valve repairs including concomitant atrial fibrillation cryoablation. Ann Thorac Surg, 2012, 94: 38–43.

[25] Charland PJ, Robbins T, Rodriguez E, et al. Learning curve analysis of mitral valve repair using telemanipulative technology. J Thorac Cardiovasc Surg, 2011, 142(2): 404–410.

[26] Cheng W, Fontana GP, De Robertis MA, et al. Is robotic mitral valve repair a reproducible approach? J Thorac Cardiovasc Surg, 2010, 139(3): 628–633.

[27] Chitwood WR Jr, Rodriguez E, Chu MW, et al. Robotic mitral valve repairs in 300 patients: a singlecenter experience. J Thorac Cardiovasc Surg, 2008, 136(2): 436–441.

[28] Moodley S, Schoenhagen P, Gillinov AM, et al. Preoperative multidetector computed tomography angiography for planning of minimally invasive robotic mitral valve surgery: impact on decision making. J Thorac Cardiovasc Surg, 2013, 146(2): 262–268.

[29] Eltzschig HK, Rossenberger P, Loffler M, et al. Impact of intraoperative transesophageal echocardiography on surgical decisions in 12 566 patients undergoing cardiac surgery. Ann Thorac Surg, 2008, 85(3): 845–852.

[30] Minhaj M, Patel K, Muzic D, et al. The effect of routine intraoperative transesophageal echocardiography on surgical management. J Cardiothorac Vasc Anesth, 2007, 21(6): 800–804.

[31] Freeman WK, Schaff HV, Khandheria BK, et al. Intraoperative evaluation of mitral valve regurgitation and repair by transesophageal echocardiography: incidence and significance of systolic anterior motion. J Am Coll Cardiol, 1992, 20(3):599–609.

[32] Wang Y, Gao CQ, Wang JL, et al. The role of intraoperative transesophageal echocardiography in robotic mitral valve repair. Echocardiography, 2011, 28(1): 85–91.

[33] Jassar AS, Brinster CJ, Vergnat M, et al. Quantitative mitral valve modeling using real-time 3D echocardiography: technique and repeatability. Ann Thorac Surg, 2011(91): 165–171.

[34] Toomasian JM, McCarthy JP. Total extrathoracic cardiopulmonary support with kinetic assisted venous drainage: experience in 50 patients. Perfusion, 1998, 13(2):137–143.

[35] Chaney MA, Minhaj MM, Patel K, et al. Transoesophageal echocardiography and central line insertion. Ann Card Anaesth, 2007, 10(2): 127–131.

[36] Mohr FW, Onnasch JF, Falk V, et al. The evolution of minimally invasive valve surgery: 2 year experience. Eur J Cardiothorac Surg, 1999, 15(3): 233–238; discussion: 238–239.

[37] Grossi EA, Loulmet DF, Schwartz CF, et al. Evolution of operative techniques and perfusion strategies for minimally invasive mitral valve repair. J Thorac Cardiovasc Surg, 2012, 143(4 Suppl): S68–70.

[38] Reichenspurner H, Detter C, Deuse T, et al. Video and roboticassisted minimally invasive mitral valve surgery: a comparison of the Port-Access and transthoracic clamp techniques. Ann Thorac Surg, 2005, 79(2): 485–490; discussion: 490–491.

[39] Galloway AC, Shemin RJ, Glower DD, et al. First report of the Port Access International Registry. Ann Thorac Surg, 1999, 67(1): 51–66; discussion: 57–68.

[40] Levin R, Leacche M, Petracek MR, et al. Extending the use of the pacing pulmonary artery catheter for safe minimally invasive cardiac surgery. J Cardiothorac Vasc Anesth, 2010, 24(4): 568–673.

[41] Siegel LC. Coronary sinus catheterization for minimally invasive cardiac surgery. Anesthesiology, 1999, 90(4): 1232–1233.

[42] Plotkin IM, Collard CD, Aranki SF, et al. Percutaneous coronary sinus cannulation guided by transesophageal echocardiography. Ann Thorac Surg, 1998, 66(6): 2085–2087.

[43] Lebon JS, Coutre P, Rochon AG, et al. The endovascular coronary sinus catheter in minimally invasive mitral and tricuspid valve surgery: a case series. J Cardiothorac Vasc Anesth, 2010, 24(5): 746–751.

[44] Casselman FP, La Meir M, Jeanmart H, et al. Endoscopic mitral and tricuspid valve surgery after previous cardiac surgery. Circulation, 2007, 116(11 Suppl): I-270–275.

[45] Viana FF, Shi WA, Hayward PA, et al. Custodial versus blood cardioplegia in complex cardiac operations: an Australian experience. Eur J Cardiothorac Surg, 2013, 43(3): 526–531.

[46] Gazoni LM, Fedoruk LM, Kern JA, et al. A simplified approach to degenerative disease: triangular resections of the mitral valve. Ann Thorac Surg, 2007(83): 1658–1664.

[47] Chu MWA, Gersch KA, Rodriguez E, et al. Robotic "haircut" mitral valve repair: posterior leafletplasty. Ann Thorac Surg, 2008(85): 1460–1462.

[48] David TE, Armstrong S, Ivanov J. Chordal replacement with polytetrafluoroethylene sutures for mitral valve repair: a 25-year experience. J Thorac Cardiovasc Surg,

2013(145): 1563–1569.

[49] Mihaljevic T, Pattakos G, Gillinov AM, et al. Robotic posterior mitral leaflet repair: neochordal versus resectional techniques. Ann Thoracic Surg, 2013(95): 787–794.

[50] Gregorini R, Chiappini B, De Remigis F, et al. Multiple triangular resection: a reliable technique for correction of multiple prolapse of the mitral valve. J Cardiovasc Med, 2009(10): 804–805.

[51] Mihaljevic T, Blackstone EH, Lytle BW. Folding valvuloplasty without leaflet resection: simplified method for mitral valve repair. Ann Thorac Surg, 2006(82): 46–48.

[52] Mihaljevic T, Jarrett CM, Gillinov AM, et al. A novel running annuloplasty suture technique for robotically assisted mitral valve repair. J Thorac Cardiovasc Surg, 2010(139): 1343–1344.

[53] Spencer FC, Galloway AC, Grossi EA, et al. Recent developments and evolving techniques of mitral valve reconstruction. Ann Thoracic Surg, 1998(65): 307–313.

[54] Sharony R, Grossi EA, Saunders PC, et al. Minimally invasive reoperative isolated valve surgery: early and mid-term results. J Card Surg, 2006, 21(3): 240–244.

[55] Bolotin G, Kypson AP, Reade CC, et al. Should a video-assisted mini-thoracotomy be the approach of choice for reoperative mitral valve surgery? J Heart Valve Dis, 2004, 13(2): 155–158; discussion: 158.

[56] Burfeind WR, Glower DD, Davis RD, et al. Mitral surgery after prior cardiac operation: port-access versus sternotomy or thoracotomy. Ann Thorac Surg, 2002, 74(4): S1323–1325.

[57] Arcidi JM Jr, Rodriguez E, Elbeery JR, et al. Fifteenyear experience with minimally invasive approach for reoperations involving the mitral valve. J Thorac Cardiovasc Surg, 2012, 143(5): 1062–1068.

[58] Svensson LG, Gillinov AM, Blackstone EH, et al. Does right thoracotomy increase the risk of mitral valve reoperation? J Thorac Cardiovasc Surg, 2007, 134(3): 677–682.

[59] Umakanthan R, Petracek MR, Leacche M, et al. Minimally invasive right lateral thoracotomy without aortic crossc-lamping: an attractive alternative to repeat sternotomy for reoperative mitral valve surgery. J Heart Valve Dis, 2010, 19(2): 236–243.

[60] Gullu AU, Senay S, Kocyigit M, et al. A simple method for occlusion of both venae cavae in total cardiopulmonary bypass for robotic surgery. Interact Cardiovasc Thorac Surg, 2012, 14(2): 138–139.

[61] Sostaric M, Gersak B, Novak-Jankovic V. The analgesic efficacy of local anesthetics for the incisional adminis-tration following port access heart surgery: bupivacaine versus ropivacaine. Heart Surg Forum, 2010, 13(2): E96–100.

[62] Sostaric M. Incisional administration of local anesthetic provides satisfactory analgesia following port access heart surgery. Heart Surg Forum, 2005, 8(6): E406–408.

[63] Ganapathy S. Anaesthesia for minimally invasive cardiac surgery. Best Pract Res Clin Anaesthesiol, 2002, 16(1): 63–80.

[64] Suri RM, Burkhart HM, Daly RC, et al. Robotic mitral valve repair for all prolapse subsets using techniques identical to open valvuloplasty: establishing the benchmark against which percutaneous interventions should be judged. J Thorac Cardiovasc Surg, 2011, 142(5): 970-979.

[65] Suri RM, Thompson JE, Burkhart HM, et al. Improving affordability through innovation in the surgical treatment of mitral valve disease. Mayo Clin Proc, 2013, 88(10): 1075–1084.

# 第 19 章

# 三尖瓣手术

*Takeyoshi Ota    Valluvan Jeevanandam*

## 解　剖

三尖瓣结构包括三个瓣叶、纤维三尖瓣环及瓣下结构，瓣下结构包括腱索、乳头肌、右心房和右心室（图 19.1）。

隔瓣是三个瓣叶中最小的，呈半圆形，它与室间隔上方的纤维三角直接连接。这样的结构决定了隔瓣几乎不会被三尖瓣环的扩张所累及，因此，可以它为标准来评估瓣环的扩大程度。前瓣是三个瓣叶中最大的，呈四边形；后瓣呈三角形，稍小于前瓣。

从心房侧观察，后瓣位于右外侧。

乳头肌存在多种解剖变异，但大致可以分为三组：前乳头肌、后乳头肌和间隔乳头肌。前乳头肌发出腱索至前、后瓣叶，后乳头肌发出的腱索可至后、隔瓣叶，间隔乳头肌或室间隔上发出腱索至前、隔瓣叶。经常有一些副腱索源自右心室游离壁和（或）调节束。

三尖瓣环并不是一个平面结构，而是一个复杂的三维结构，是心房、心室和瓣膜之间错综的纤维延续（图 19.2）。瓣环的最低点是前隔交界，而最高点则是与右心室流出道相对应的前瓣环的中间区域。在心动周期中，瓣环的周长和面积会发生改变，收缩期分别会减少 20% 和 30%。

有两个与三尖瓣环毗邻的重要解剖结构——房室结与传导束，主动脉瓣和窦。房室结位于 Koch 三角的顶点，而 Koch 三角的三个边分别是 Todaro 腱、三尖瓣隔瓣及冠状静脉窦口。房室传导束（希

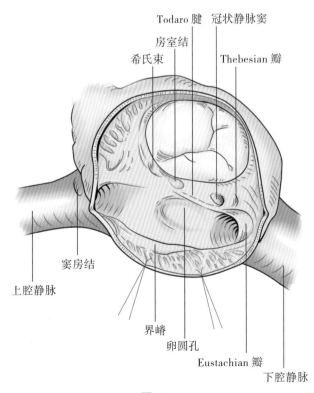

**图 19.1**

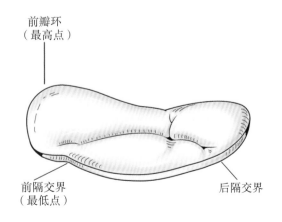

**图 19.2**

氏束)从房室结发出,朝向中心纤维体,在室间隔膜部下方的心室走行(图19.1)。在瓣环成形、置换或室间隔膜部缺损修补时有可能伤及传导系统,导致心律失常。主动脉瓣和窦(无冠瓣和右冠瓣及其交界,无冠窦)与三尖瓣前瓣距离很近。在瓣环成形时,应务必小心操作,避免损伤上述结构。

# 病因学

## 三尖瓣反流

与二尖瓣的情况相似,Carpentier 的功能性分类法同样用于三尖瓣反流的分类(图19.3)。根据瓣叶的活动情况,分类如下。

- Ⅰ型:瓣叶活动正常的三尖瓣反流。
- Ⅱ型:瓣叶活动增加 / 脱垂的三尖瓣反流。

- Ⅲa 型:舒张期瓣叶活动受限的三尖瓣反流。
- Ⅲb 型:收缩期瓣叶活动受限的三尖瓣反流。

功能性三尖瓣反流的最常见原因是三尖瓣功能障碍。主要的病理学因素是瓣环扩张(Ⅰ型)。由于隔瓣与纤维三角直接延续,因此隔瓣的瓣环不会发生扩大,三尖瓣环的扩大主要发生在前瓣环和后瓣环(图19.4)。功能性三尖瓣反流的原因包括右心室功能不全、各种原因导致的肺动脉高压及左心系统的瓣膜病。另外,有多种"可逆"因素也会影响三尖瓣反流的程度,包括心排出量、心室收缩力、血容量及后负荷。这就导致经常难以评估三尖瓣外科干预的适应证。

器质性三尖瓣反流常与各种原因导致的三尖瓣自身病变有关。风湿性三尖瓣病变总是与二尖瓣病变同时出现,常导致三尖瓣反流,多为Ⅲa 型,也会导致三尖瓣狭窄。累及三尖瓣的马方综合征及黏液

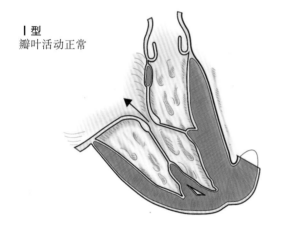

**Ⅰ型**
瓣叶活动正常

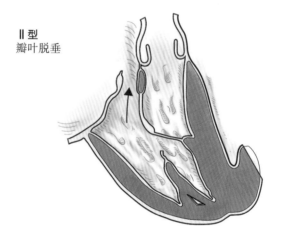

**Ⅱ型**
瓣叶脱垂

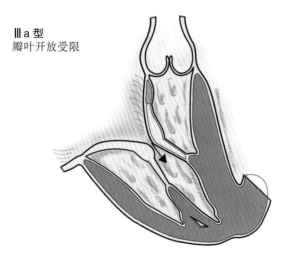

**Ⅲa 型**
瓣叶开放受限

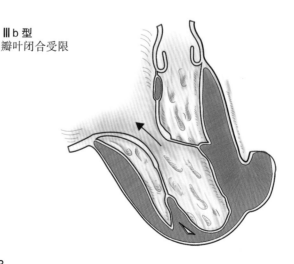

**Ⅲb 型**
瓣叶闭合受限

图 19.3

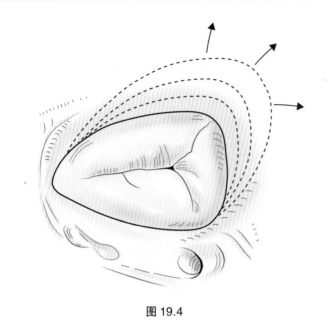

**图 19.4**

样变也会导致瓣叶脱垂、腱索延长或断裂，进而出现三尖瓣反流。起搏器或除颤器的右心室心内膜电极会造成三尖瓣瓣叶扭曲变形、对合不良，也可引起三尖瓣反流。因此建议在外科拟行三尖瓣手术时，不要将电极撤除，否则可能对瓣叶和瓣下结构造成损伤。外科医生们应清楚地意识到：对于有心内膜起搏导线的患者，即使是成功的三尖瓣修复，术后 5 年的复发率也会高达 42%。胸部钝性伤、心脏肿瘤、胸部放疗和一些类似芬氟拉明或苯丁胺的药物，都会造成器质性三尖瓣反流。

### 三尖瓣狭窄

　　导致三尖瓣狭窄最主要的原因是风湿性心脏病，因此通常会伴有二尖瓣病变，也可以伴有主动脉瓣病变，但这种情况非常少见。解剖学特征包括腱索融合和短缩、瓣叶增厚等，导致瓣叶活动受限，极少数情况下也可存在钙化。重度三尖瓣反流的患者，其舒张期平均跨瓣压差可超过 5mmHg。心脏肿瘤和感染性心内膜炎同样可以造成三尖瓣狭窄。

### 三尖瓣感染性心内膜炎

　　三尖瓣感染性心内膜炎可导致三尖瓣反流和（或）狭窄，这种情况并不常见，主要见于静脉吸毒的人群。在三尖瓣受累的感染性心内膜炎患者中，约 50% 与静脉吸毒有关，而非吸毒相关性感染性心内膜炎多累及左心系统。最常见的致病菌为金黄色葡萄球菌，其次是草绿色链球菌。

## 手术适应证

　　关于三尖瓣病变的外科干预时机，目前尚无定论。除非是由于三尖瓣本身结构存在病变并导致重度三尖瓣反流，否则大多数患者应首先使用药物治疗，而后进行外科干预，这是因为很多导致三尖瓣反流的病因具有可逆性。外科治疗应主要是针对内科治疗无效的重度或中重度三尖瓣反流患者。外科手术的适应证取决于是否要进行其他瓣膜的手术（如二尖瓣或主动脉瓣），因为左心系统瓣膜病解除后，三尖瓣反流往往会有所缓解。根据美国心脏病学会（ACC）/ 美国心脏协会（AHA）及欧洲心脏病学会（ESC）和欧洲心胸外科学会（EACTS）指南，当左心系统瓣膜接受手术时，仅对合并重度三尖瓣反流（Ⅰ类，B 级）的患者实施外科干预。ACC/AHA 指南同时建议，对于合并肺动脉高压和（或）三尖瓣环扩张的轻中度三尖瓣反流患者，在行左心系统瓣膜手术的同时，行三尖瓣环成形术（Ⅱb 类，C 级）。经胸超声心动图四腔心切面显示瓣环直径大于 40mm（大约相当于隔瓣中部至前、后瓣交界的距离），或者是在两腔心切面测得从前瓣环中点到后隔交界的距离超过 70mm。两个指南都建议：对于原发性三尖瓣病变，对有重度反流、存在症状的患者应行三尖瓣手术（Ⅱa 类，C 级）；对于无症状、肺动脉收缩压小于 60mmHg 或轻度三尖瓣反流的患者，不建议手术（Ⅲ类，C 级）。但是也有研究表明，不论是否存在症状，中重度三尖瓣反流都会增加死亡率。另外，明显的三尖瓣反流将使成功的二尖瓣手术疗效变得很差，需要在后期对三尖瓣进行再次手术干预。因此，应对这类患者进行密切随访，在发生不可逆的右心室衰竭和（或）器官损伤前适时进行手术治疗。

　　三尖瓣狭窄通常是因风湿性心脏病，在大多数情况下也存在二尖瓣狭窄。对于有症状的重度狭窄，建议手术治疗。而治疗的方法为三尖瓣置换。

　　对于三尖瓣感染性心内膜炎和活跃的静脉吸毒

患者,其手术适应证与其他感染性心内膜炎的适应证基本相同。但对于继续静脉吸毒导致再发性感染性心内膜炎而需要手术治疗的患者,目前仍存在伦理和操作方面的问题。除了一些临床特例,对于持续静脉吸毒的患者,除非其有意停用毒品并意欲接受戒毒治疗,否则并不建议施行手术。当出现外科医生决定不为那些依从性差、再发感染性心内膜炎患者施行手术时,伦理咨询委员会的介入会有所帮助。

## 外科显露和体外循环技术

三尖瓣手术的入路和显露取决于同期手术,也取决于医生和患者的选择及要求。

如果患者需要同期行冠状动脉旁路移植术(CABG)和(或)主动脉瓣手术,胸骨正中切口可以最佳显露心脏各个部分,因此也是最常用的入路。微创入路,如胸骨下段小切口和右胸切口,也可以完成手术,这要根据患者的要求和医生的选择来定,也取决于是单纯的三尖瓣手术还是同期行二尖瓣手术。对于再次手术的患者,右胸切口可以避开粘连,同时避免胸骨再次切开时可能造成的右心室损伤。

### 胸骨正中切口

传统三尖瓣显露采用胸骨正中切口、升主动脉插管及双腔静脉插管并阻断,这是旷置右心房的必需操作。左心的瓣膜修复或置换,可在中低温及心脏停搏状态下,通过顺行和(或)逆行灌注完成。可经后房间沟或房间隔入路显露二尖瓣,而主动脉瓣则通过主动脉上横切口进行操作。在完成左心瓣膜手术和(或)CABG后,开放主动脉。从右心耳至下腔静脉插管位、距离房室沟 2~3cm 处做一斜行右心房切口,显露三尖瓣。可在复温和等待恢复心律期间完成三尖瓣手术。在不停搏状态下进行三尖瓣手术,一旦错误缝合导致传导异常,可及时发现。也可以在主动脉阻断时完成三尖瓣手术,这样做可以获得更好的外科显露,但付出的代价是阻断时间的延长。需要根据外科医生的习惯、患者的状态及疾病

的复杂程度来最终决定是在停搏还是不停搏下进行三尖瓣手术。

### 右胸切口

右前 / 外侧微创入路在二尖瓣和三尖瓣手术中被广泛采用,可采用直视、腔镜辅助或机器人辅助。通常选择股动脉和静脉置入动、静脉插管。需要两条静脉插管,一条从股静脉置管至下腔静脉,另一条通过颈内静脉置管,也可以经胸部切口直接插入上腔静脉。可以应用常规阻断上、下腔静脉的方法旷置右心房。使用单柄主动脉阻断钳,如 Chitwood 阻断钳,有助于手术操作。

## 三尖瓣环成形

### De Vega 技术

De Vega 三尖瓣环成形可用于轻至中度三尖瓣反流的患者,尤其是在三尖瓣手术仅为其他手术的同期手术时。这一术式简单、经济,适用于三尖瓣修复后的完整性不至影响良好的远期预后的患者。

使用 2-0 或 3-0 带 Teflon 垫片的双针涤纶缝线。从后隔交界至前隔交界进行连续荷包缝合,进针点在瓣环和右心室游离壁连接处(距离瓣膜附着点 1~2mm),避开隔瓣环(图 19.5)。第二针的缝合线与第一针平行,高出 1~3mm,两条缝合线的进出针顺时针方向交替(图 19.6)。进针深度为 2~3mm,每一条缝合线缝 10~12 针。两针在前隔交界处穿缝另一个垫片收紧两条缝线将产生荷包效应缩短前、后瓣环。收缩后的三尖瓣口可以较紧贴地放入两指或三指,也可以使用瓣环成形测量器、Hegar 探条或其他具有同样作用的替代方法(图 19.7)。很多情况下,只需要用前述方法将前瓣环外侧和后瓣环基底部缝合就可以获得满意的疗效(图 19.8)。可以使用自体心包片或 Teflon 毡片进行加固(图 19.9)。

### 应用成形环和成形带行瓣环成形

对于中度或重度三尖瓣反流的患者,建议使用成形环或成形带进行瓣环成形,尤其是当三尖瓣环

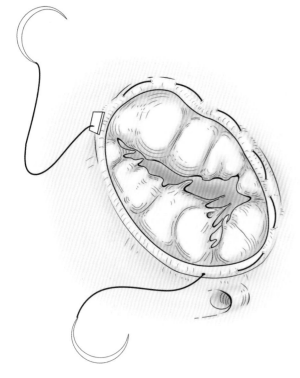

图 19.5

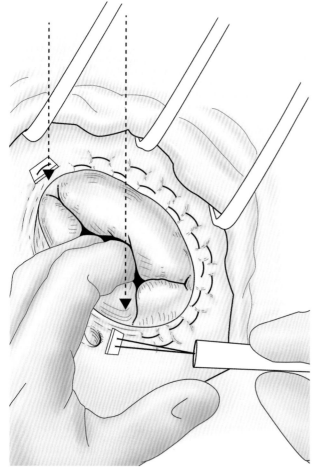

图 19.6

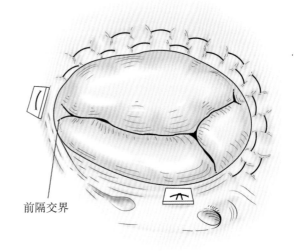

前隔交界

图 19.7

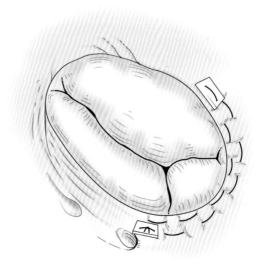

图 19.8

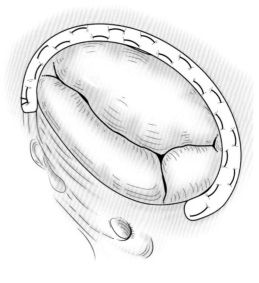

图 19.9

成形是主要手术时。成形环和成形带可明显缩小瓣环,效果持久。有多种产品可供选择,包括硬环 [ 如 Edwards MC3 Tricuspid (Edwards Lifesciences, Irvine, CA)、Medtronic Contour 3D (Medtronic, Minneapolis, MN)]、软环 (Medtronic Duran Ancore)、软带 [Cosgrove-Edwards annuloplasty system (Edwards Lifesciences, Irvine, CA)]、半硬环 (Medtronic Tri-Ad) 等。这些装置都要求避免在房室结区的缝合,以防损伤传导系统。根据隔瓣基底部长度或附着于前乳头肌腱索的瓣叶面积(通常对应的是前瓣的大部分和后瓣的一小部分)来选择成形环或成形带的型号。

用多条 3-0 Ticron 缝线沿三尖瓣环做水平褥式缝合,瓣环上的针距较宽,而成形环或成形带上的针距则较小,从而起到缩环的作用(图 19.10)。轻柔、横行地夹取、牵拉瓣叶有助于确定瓣叶附着点。应有一定的进针深度以避免撕裂。同时应注意不要损伤毗邻结构(主动脉根部、右冠状动脉、房室传导系统)。

为了避免这些损伤,可将进针方向指向右心室。将成形环或成形带送下并打结(图 19.11)。主要是通过缩小后瓣环来达到缩环的目的,因此成形术后,三尖瓣的关闭主要依赖前瓣和隔瓣。

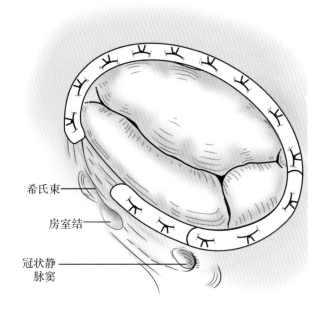

希氏束

房室结

冠状静脉窦

图 19.11

## 二叶化技术

第三种三尖瓣成形技术很少被使用,即三尖瓣二叶化。将后瓣环折叠后,后瓣被去除,将三叶瓣转变为二叶瓣。用 2-0 带垫片聚丙烯缝线从前后交界的瓣环处进针,从后瓣出针,再穿缝后隔交界处瓣环(图 19.12)。通常需要再缝一针用于加强并进一步缩小瓣环。另外一种更简单的方法是在后瓣环处做 “8” 字缝合,消除后瓣环和后瓣(Kay 技术)。这一操作并不在房室结区,但即使如此,也应格外小心,缝针不可以超越冠状静脉窦口。在修复完成后,三尖瓣直径应恢复正常。

## 三尖瓣置换

一项基本而重要的原则是:只要可以修复,则应尽可能避免置换。应在发生不可逆的右心室功能衰竭或重要器官衰竭前(如充血性肝硬化)进行外科干预。三尖瓣置换的死亡率明显高于三尖瓣修复。尽管如此,如果三尖瓣出现严重变形而无法修复,瓣膜置换就被迫成为必需的选择。根据瓣环的大小选择人工瓣。在可能的情况下,尽量保留瓣下组织,以保证右心室功能。在缝合、固定人工瓣膜时,可将原三尖瓣组织一同缝合,这将有助于稳定人工瓣膜。

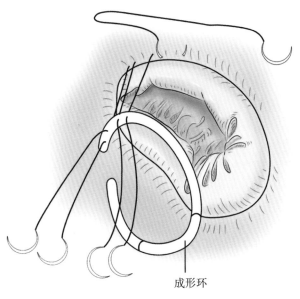

成形环

图 19.10

环，但是隔瓣附着区不同，为了避免传导阻滞，缝线置于瓣叶上，将这些缝线穿缝人工瓣的缝合环（图19.13）。将人工瓣送下至瓣环，打结固定。如果选择生物瓣，注意不要让瓣膜的支柱损伤室间隔组织。另一种缝合方法是：在隔瓣附着区间断缝合带垫片缝线，前、后瓣则采用连续缝合（图19.14）。另一种并不常用的技术是将人工瓣的缝合环置于冠状静

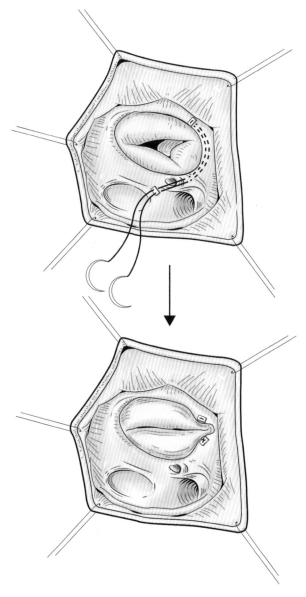

图 19.12

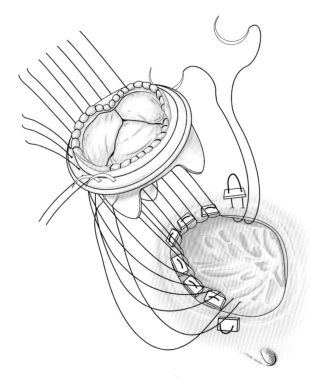

图 19.13

如果担心三尖瓣前瓣可能造成右心室流出道梗阻，可以将瓣叶切除，仅保留腱索附着区的瓣叶组织。在某些情况下，例如感染性心内膜炎，需要将三尖瓣瓣叶和瓣下组织完全切除时，应保留 2~3mm 瓣叶组织，将缝线置于残留的瓣叶上，防止损伤传导系统。慢性三尖瓣病变的患者，其右心室会明显扩大，很容易置入生物瓣的三个支柱；但如果情况不是这样（例如由于感染性心内膜炎导致的急性右心功能衰竭），则应考虑选择人工机械瓣。应格外注意：如果机械瓣置于三尖瓣环，不要让保留的三尖瓣瓣下组织影响人工机械瓣瓣叶活动。

用 2-0 带 Teflon 垫片的涤纶缝线间断缝合瓣

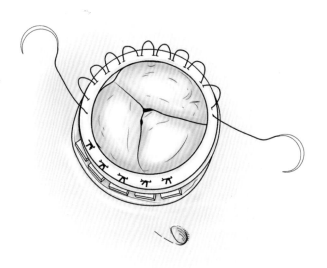

图 19.14

脉窦上的右心房,以避免损伤传导系统。术毕时应考虑缝制永久性心外膜起搏导线,这是因为三尖瓣置换后,持续存在迟发性房室传导阻滞的风险,尤其是同期行二尖瓣置换的患者,风险更高。可在左季肋区预制起搏器囊袋,将心外膜电极预埋于此,必要时使用。

三尖瓣人工瓣膜的选择原则与其他瓣膜的选择遵循相同原则。考虑的要点包括但不限于此:年龄、抗凝药物的使用、心理状况和社会状况。一般来说,机械瓣建议用于无抗凝禁忌证的年轻患者。目前普遍接受的观点是,在三尖瓣位置使用生物瓣,术后无须抗凝。但事实上,在生存者中,97% 在服用抗凝药。就生存率而言,一些报道指出生物瓣的远期生存率高于机械瓣;但大多数的研究表明两者之间并无生存率差异。长期随访结果显示,三尖瓣位置应用生物瓣的耐久性尚可,但经常出现因形成血管翳而导致的非结构性功能障碍。与机械瓣相比,生物瓣的再手术率高。应意识到,如果选择人工机械瓣,那么以后就没有任何机会置入右心室起搏电极。另外,三尖瓣使用机械瓣时,即使达到抗凝目标要求,血栓栓塞发生率仍然很高。因此,瓣膜的选择应采用个性化的定制方案,综合考虑医生的临床判断、患者年龄、心脏病类型、病因、合并疾病及患者的文化背景等。

## 其他外科技术

### 三尖瓣切除

在过去,外科切除三尖瓣是治疗三尖瓣感染性心内膜炎的方法之一,尤其是对于有可能持续静脉吸毒的患者。大多数患者在一段时间内,可以很好耐受三尖瓣缺失;但有 30% 的患者会出现失代偿,尤其是当出现肺血管阻力升高、肺动脉瓣关闭不全时,将会出现右心衰竭。当前,三尖瓣赘生物切除、修复和置换是治疗三尖瓣病变的主要方法。

### 流入阻断技术

流入阻断技术用于切除三尖瓣上赘生物、血栓和撤除起搏电极。感染性心内膜炎累及三尖瓣时,外科治疗方案往往是将感染灶切除,同时尽可能保留三尖瓣组织。当存在脓毒血症时,外科干预可能导致肺功能进一步恶化,这主要是由于血液暴露于体外循环管路所致。另外,体外循环还可以通过激活补体系统及细胞因子宿主反应导致炎性反应,进一步加重感染。因此,可采用流入阻断技术,在非体外循环下完成手术。

经胸骨正中切口开胸,游离上腔静脉和下腔静脉,并置环缩阻断带。在右心房缝制 4 条提吊线;给予 10 000U 肝素后,阻断上、下腔静脉,在提吊线之间切开右心房,显露三尖瓣,将赘生物切除,用抗生素溶液冲洗右心房。

"安全"的阻断时间为 2min,在完成心内操作后,用一个长的平齿钳将右心房切口夹闭,开放腔静脉阻断带。如果需要,可重复上述动作一次,再获得 2min 的操作时间。用 4-0 聚丙烯缝线缝闭右心房切口。缝合心包切口。

此术式可以在切除感染灶的同时,保留三尖瓣组织,并避免了体外循环的缺点。但在很多情况下,例如三尖瓣存在明显坏损、较大的未闭卵圆孔、存在明显的左心系统瓣膜病时,这一技术并不适用。

## 三尖瓣手术外科疗效

### 三尖瓣环成形

由于三尖瓣环成形多数是与左心系统瓣膜手术同期进行,因此,难以评估单纯三尖瓣环成形术对生存的影响。对于轻至中度三尖瓣反流,De Vega 瓣环成形术的耐久性是可以接受的,其远期免于再手术率为 75.7%~91.6%,而生存率理想。Chang 等报道,就免于再手术生存率而言,应用心包条强化的疗效(86.8%)优于 De Vega 技术(71.9%)。大量研究结果显示,单纯缝合技术(De Vega 技术、二叶化技术)与应用成形环或成形带相比,后者明显优于前者。McCarthy 等比较了成形环或成形带(Carpentier-Edwards 成形环、Cosgrove 成形带)和单纯缝合成形(De Vega 技术和 Peri-Guard 瓣环成形术）在远期耐久性方面的表现：在各种成形术后，均有 14% 的患者术后早期即存在残余三尖瓣反流。随着时间推移，在反流严重程度方面，用成形环或成形带患者处于较稳定或发展较慢的状态，而缝合成形则较为快速地恶化，两组存在显著性差异。反流加重的风险因素包括术前反流严重、左心室功能不良、应用永久起搏器及未采用成形环或成形带的三尖瓣环成形术。一般而言，远期生存率往往与多因素相关，如左、右心室功能不全，肺动脉高压及器官功能障碍，因此很难将三尖瓣疾病病史、目前的三尖瓣功能障碍和未来的死亡联系在一起。但一些关于远期生存率的研究显示，成形环或成形带技术优于 De Vega 技术。

## 心脏移植中的三尖瓣修复

原位心脏移植术后经常存在三尖瓣反流，发生率为 36%~98%。有多种原因导致三尖瓣反流，包括供心功能障碍伴右心室扩张、肺动脉高压、严重的供体与受体不匹配，以及由于右心房吻合而导致的三尖瓣和右心房几何结构的改变。多项研究表明，中度以上三尖瓣反流与右心衰竭症状、肝肾功能不全及远期生存率下降有关。近期的一项随机前瞻性研究表明，对供心进行预防性三尖瓣环成形可以立即改善供心功能，同时证明右心室有更理想的功能状态，可降低手术死亡率并缩短再灌注时间。术后 1 年和 6 年时的三尖瓣反流发生率及心源性死亡率均下降。预防性 De Vega 瓣环成形术，用时少、费用低，应作为原位心脏移植的常规辅助方法。

## 植入左心室辅助装置时的三尖瓣修复

终末期心力衰竭需要植入左心室辅助装置（LVAD）的患者，其心室通常会扩大，导致明显的继发功能性三尖瓣反流。植入 LVAD 后，由于室间隔左移，会导致右心室功能受损。但是，继发性肺动脉压力的下降使右心室后负荷下降，右心室心肌的功效可以维持。正因如此，可使三尖瓣反流在术后减轻或恢复正常，而无须外科干预。但另一方面，由于 LVAD 增加了左心排出量，导致静脉回心血量增加，右心室前负荷增加，会使三尖瓣反流恶化。

LVAD 植入后，右心衰竭仍是一个非常重要的问题，有报道指出，LVAD 植入术后，右心室衰竭的发生率可高达 20%~30%。数项研究表明，在植入 LVAD 的同时行三尖瓣手术，并不会增加外科手术死亡率，可降低术后右心室衰竭的发生率，改善临床疗效。因此，从理论上说，同期行三尖瓣手术有利于 LVAD 植入患者改善生存率，但并没有文献证明其对远期生存率有益。

## 三尖瓣置换

由于大多数三尖瓣反流都可以通过三尖瓣环成形获得良好的效果，因此三尖瓣置换并不是一个很常见的手术；而可能需要三尖瓣置换的三尖瓣狭窄，发生率很低。传统的三尖瓣置换往往伴随着高死亡率和并发症发生率，目前，虽然内科和围手术期管理水平有了很大提升，但这一问题仍然没有解决。一项覆盖 11 项研究的荟萃分析表明，早期死亡率为 19.2%。10 年远期生存率为 38%~65%。Chang 等报道了相对可观的结果：15 年远期生存率为 73.8%，瓣膜血栓发生率为 1.28/100（患者·年），抗凝相关性出血为 0.37/100（患者·年），作者并没有说明获得此更好疗效的原因，但他们的原则是对重度三尖瓣反流进行早期干预，防止进行性右心室衰竭。

## 参考文献

[1] Tei C, Pilgrim JP, Shah PM, et al. The tricuspid valve annulus: study of size and motion in normal subjects and in patients with tricuspid regurgitation. Circulation, 1982, 66(3): 665–671.

[2] Jouan J, Pagel MR, Hiro ME, et al. Further information from a sonometric study of the normal tricuspid valve annulus in sheep: geometric changes during the cardiac cycle. J Heart Valve Dis, 2007, 16(5): 511–518.

[3] Fukuda S, Saracino G, Matsumura Y, et al. Three-dimensional geometry of the tricuspid annulus in healthy subjects and in patients with functional tricuspid regurgitation: a real-time, 3-dimensional echocardiographic study. Circulation, 2006, 114(1 Suppl): I492–498.

[4] Love CJ, Wilkoff BL, Byrd CL, et al. Recommendations for extraction of chronically implanted transvenous pacing and

defibrillator leads: indications, facilities, training. North American Society of Pacing and Electrophysiology Lead Extraction Conference Faculty. Pacing Clin Electrophysiol, 2000, 23(4 Pt 1): 544–551.

[5] McCarthy PM, Bhudia SK, Rajeswaran J, et al. Tricuspid valve repair: durability and risk factors for failure. J Thorac Cardiovasc Surg, 2004, 127(3): 674–685.

[6] Dounis G, Matsakas E, Poularas J, et al. Traumatic tricuspid insufficiency: a case report with a review of the literature. Eur J Emerg Med, 2002, 9(3): 258–561.

[7] Palaniswamy C, Frishman WH, Aronow WS. Carcinoid heart disease. Cardiol Rev, 2012, 20(4): 167–176.

[8] Knight CJ, Sutton GC. Complete heart block and severe tricuspid regurgitation after radiotherapy: case report and review of the literature. Chest, 1995, 108(6): 1748–1751.

[9] Connolly HM, Crary JL, McGoon MD, et al. Valvular heart disease associated with fenfluramine-phentermine. N Engl J Med, 1997, 337(9): 581–588.

[10] Mathew J, Addai T, Anand A, et al. Clinical features, site of involvement, bacteriologic findings, and outcome of infective endocarditis in intravenous drug users. Arch Intern Med, 1995, 155(15): 1641–1648.

[11] Ota T, Gleason TG, Salizzoni S, et al. Midterm surgical outcomes of noncomplicated active native multivalve endocarditis: single-center experience. Ann Thorac Surg, 2011, 91(5): 1414–1419.

[12] Vahanian A, Alfieri O, Andreotti F, et al. Guidelines on the management of valvular heart disease (version 2012): the Joint Task Force on the Management of Valvular Heart Disease of the European Society of Cardiology (ESC) and the European Association for Cardio-Thoracic Surgery (EACTS). Eur J Cardiothorac Surg, 2012, 42(4): S1–44.

[13] Bonow RO, Carabello BA, Chatterjee K, et al. 2008 Focused update incorporated into the ACC/AHA 2006 guidelines for the management of patients with valvular heart disease: a report of the American College of Cardiology/American Heart Association Task Force on Practice Guidelines (Writing Committee to Revise the 1998 Guidelines for the Management of Patients With Valvular Heart Disease): endorsed by the Society of Cardiovascular Anesthesiologists, Society for Cardiovascular Angiography and Interventions, and Society of Thoracic Surgeons. Circulation, 2008, 118(15): e523–661.

[14] Nath J, Foster E, Heidenreich PA. Impact of tricuspid regurgitation on long-term survival. J Am Coll Cardiol, 2004, 43(3): 405–409.

[15] King RM, Schaff HV, Danielson GK, et al. Surgery for tricuspid regurgitation late after mitral valve replacement. Circulation, 1984, 70(3 Pt 2): I193–197.

[16] Byrne JG, Rezai K, Sanchez JA, et al. Surgical mana-gement of endocarditis: the Society of Thoracic Surgeons clinical practice guideline. Ann Thorac Surg, 2011, 91(6): 2012–2019.

[17] Schmitto JD, Mokashi SA, Cohn LH. Minimally invasive valve surgery. J Am Coll Cardiol, 2010, 56(6): 455–462.

[18] Modi P, Rodriguez E, Chitwood WR Jr. Robot-assisted cardiac surgery. Interact Cardiovasc Thorac Surg, 2009, 9(3): 500–505.

[19] De Vega NG. Selective, adjustable and permanent annu-loplasty. An original technic [sic] for the treatment of tricuspid insufficiency. Rev Esp Cardiol, 1972, 25(6): 555–556.

[20] Cohn LH. Tricuspid regurgitation secondary to mitral valve disease: when and how to repair. J Card Surg, 1994, 9(2 Suppl): 237–241.

[21] Kay JH, Maselli-Campagna G, Tsuji KK. Surgical treat-ment of tricuspid insufficiency. Ann Surg, 1965, 162: 53–58.

[22] Vassileva CM, Shabosky J, Boley T, et al. Tricuspid valve surgery: the past 10 years from the Nationwide Inpatient Sample (NIS) database. J Thorac Cardiovasc Surg, 2012, 143(5): 1043–1049.

[23] Barratt-Boyes BG, Rutherford JD, Whitlock RM, et al. A review of surgery for acquired tricuspid valve disease, including an assessment of the stented semilunar homograft valve, and the results of operation for multival-vular heart disease. Aust N Z J Surg, 1988, 58(1): 23–34.

[24] Carrier M, Hébert Y, Pellerin M, et al. Tricuspid valve repla-cement: an analysis of 25 years of experience at a single center. Ann Thorac Surg, 2003, 75(1): 47–50.

[25] Rizzoli G, Vendramin I, Nesseris G, et al. Biological or mechanical prostheses in tricuspid position? A meta-analysis of intra-institutional results. Ann Thorac Surg, 2004, 77(5): 1607–1614.

[26] Brown ML, Dearani JA, Danielson GK, et al. Comparison of the outcome of porcine bioprosthetic versus mechanical prosthetic replacement of the tricuspid valve in the Ebstein anomaly. Am J Cardiol, 2009, 103(4): 555–561.

[27] Kaplan M, Kut MS, Demirtas MM, et al. Prosthetic replacement of tricuspid valve: bioprosthetic or mechanical. Ann Thorac Surg, 2002, 73(2): 467–473.

[28] Filsoufi F, Anyanwu AC, Salzberg SP, et al. Long-term outcomes of tricuspid valve replacement in the current era. Ann Thorac Surg. 2005, 80(3): 845–850.

[29] Garatti A, Nano G, Bruschi G, et al. Twenty-five year outcomes of tricuspid valve replacement comparing mechanical and biologic prostheses. Ann Thorac Surg, 2012, 93(4): 1146–1153.

[30] Chang BC, Lim SH, Yi G, et al. Long-term clinical results of tricuspid valve replacement. Ann Thorac Surg, 2006,

81(4): 1317–1324.

[31] Solomon NA, Lim RC, Nand P, et al. Tricuspid valve replacement: bioprosthetic or mechanical valve? Asian Cardiovasc Thorac Ann, 2004, 12(2): 143–148.

[32] Nakano K, Ishibashi-Ueda H, Kobayashi J, et al. Tricuspid valve replacement with bioprostheses: long-term results and causes of valve dysfunction. Ann Thorac Surg, 2001, 71(1): 105–109.

[33] Wright JS, Glennie JS. Excision of tricuspid valve with later replacement in endocarditis of drug addiction. Thorax, 1978, 33(4): 518–519.

[34] Arneborn P, Björk VO, Rodriguez L, et al. Two-stage replacement of tricuspid valve in active endocarditis. Br Heart J, 1977, 39(11): 1276–1278.

[35] Stern HJ, Sisto DA, Strom JA, et al. Immediate tricuspid valve replacement for endocarditis. Indications and results. J Thorac Cardiovasc Surg, 1986, 91(2): 163–167.

[36] Lange R, De Simone R, Bauernschmitt R, et al. Tricuspid valve reconstruction, a treatment option in acute endocarditis. Eur J Cardiothorac Surg, 1996, 10(5): 320–326.

[37] Kirklin JK, Westaby S, Blackstone EH, et al. Complement and the damaging effects of cardiopulmonary bypass. J Thorac Cardiovasc Surg, 1983, 86: 845–857.

[38] Asimakopoulos G. Systemic inflammation and cardiac surgery: an update. Perfusion, 2001(16): 353–360.

[39] Wan S, LeClerc JL, Vincent JL. Inflammatory response to cardiopulmonary bypass: mechanisms involved and possible therapeutic strategies. Chest, 1997, 112: 676–692.

[40] Raman J, Bellomo R, Shah P. Avoiding the pump in tricuspid valve endocarditis: vegetectomy under inflow occlusion. Ann Thorac Cardiovasc Surg, 2002, 8(6): 350–353.

[41] Gokalp O, Yurekli I, Yilik L, et al. Comparison of inflow occlusion on the beating heart with cardiopulmonary bypass in the extraction of a mass lesion or a foreign body from the right heart. Eur J Cardiothorac Surg, 2011(39): 689–692.

[42] Bernal JM, Gutiérrez-Morlote J, Llorca J, et al. Tricuspid valve repair: an old disease, a modern experience. Ann Thorac Surg, 2004, 78(6): 2069–2074.

[43] Morishita A, Kitamura M, Noji S, et al. Long-term results after De Vega's tricuspid annuloplasty. J Cardiovasc Surg (Torino), 2002, 43(6): 773–777.

[44] Chidambaram M, Abdulali SA, Baliga BG, Ionescu MI. Longterm results of De Vega tricuspid annuloplasty. Ann Thorac Surg, 1987, 43(2): 185–188.

[45] Chang BC, Song SW, Lee S, et al. Eight-year outcomes of tricuspid annuloplasty using autologous pericardial strip for functional tricuspid regurgitation. Ann Thorac Surg, 2008, 86(5): 1485–1492.

[46] Tang GH, David TE, Singh SK, et al. Tricuspid valve repair with an annuloplasty ring results in improved longterm outcomes. Circulation, 2006, 114(1 Suppl): I577–581.

[47] Sarralde JA, Bernal JM, Llorca J, et al. Repair of rheumatic tricuspid valve disease: predictors of very long-term mortality and reoperation. Ann Thorac Surg, 2010, 90(2): 503–508.

[48] Ghanta RK, Chen R, Narayanasamy N, et al. Suture bicuspidization of the tricuspid valve versus ring annuloplasty for repair of functional tricuspid regurgitation: midterm results of 237 consecutive patients. J Thorac Cardiovasc Surg, 2007, 133(1): 117–126.

[49] Lewen MK, Bryg RJ, Miller LW, et al. Tricuspid regurgitation by Doppler echocardiography after ortho-topic cardiac transplantation. Am J Cardiol, 1987, 59: 1371–1374.

[50] Chan MC, Giannetti N, Kato T, et al. Severe tricuspid regurgitation after heart transplantation. J Heart Lung Transplant, 2001, 20: 709–717.

[51] Marelli D, Esmailian F, Wong SY, et al. Tricuspid valve regurgitation after heart transplantation. J Thorac Cardiovasc Surg, 2009, 137(6): 1557–559.

[52] Huddleston CB, Rosenbloom M, Goldstein JA, et al. Biopsy-induced tricuspid regurgitation after cardiac transplantation. Ann Thorac Surg, 1994, 57(4): 832–836.

[53] Aziz TM, Saad RA, Burgess MI, et al. Clinical significance of tricuspid valve dysfunction after orthotopic heart transplantation. J Heart Lung Transplant, 2002, 21(10): 1101–1108.

[54] Sahar G, Stamler A, Erez E, et al. Etiological factors influencing the development of atrioventricular valve incompetence after heart transplantation. Transplant Proc, 1997(29): 2675–2676.

[55] De Simone R, Lange R, Sack RU, et al. Atrioventricular valve insufficiency and atrial geometry after orthotopic heart transplantation. Ann Thorac Surg, 1995, 60: 1683–1686.

[56] Anderson CA, Shernan SK, Leacche M, et al. Severity of intraoperative tricuspid regurgitation predicts poor late survival following cardiac transplantation. Ann Thorac Surg, 2004, 78(5): 1635–1642.

[57] Jeevanandam V, Russell H, Mather P, et al. A one-year comparison of prophylactic donor tricuspid annuloplasty in heart transplantation. Ann Thorac Surg, 2004, 78(3): 759–766.

[58] Jeevanandam V, Russell H, Mather P, et al. Donor tricuspid annuloplasty during orthotopic heart transplantation: longterm results of a prospective controlled study. Ann Thorac Surg, 2006, 82(6): 2089–2095.

[59] Piacentino V 3rd, Williams ML, Depp T, et al. Impact of tricuspid valve regurgitation in patients treated with implantable left ventricular assist devices. Ann Thorac

Surg, 2011, 91(5): 1342–1346.

[60] Kormos RL, Teuteberg JJ, Pagani FD, et al. Right ventricular failure in patients with the HeartMate II continuous-flow left ventricular assist device: incidence, risk factors, and effect on outcomes. J Thorac Cardiovasc Surg, 2010, 139(5): 1316–1324.

[61] Kaul TK, Fields BL. Postoperative acute refractory right ventricular failure: incidence, pathogenesis, management and prognosis. Cardiovasc Surg, 2000, 8(1): 1–9.

[62] Krishan K, Nair A, Pinney S, et al. Liberal use of tricuspidvalve annuloplasty during left-ventricular assist device implantation. Eur J Cardiothorac Surg, 2012, 41(1): 213–217.

[63] Piacentino V 3rd, Ganapathi AM, Stafford-Smith M, et al. Utility of concomitant tricuspid valve procedures for patients undergoing implantation of a continuous-flow left ventricular device. J Thorac Cardiovasc Surg, 2012, 144(5): 1217–1221.

[64] Piacentino V 3rd, Troupes CD, Ganapathi AM, et al. Clinical impact of concomitant tricuspid valve procedures during left ventricular assist device implantation. Ann Thorac Surg, 2011, 92(4): 1414–1418.

[65] Rizzoli G, De Perini L, Bottio T, et al. Prosthetic replacement of the tricuspid valve: biological or mechanical? Ann Thorac Surg, 1998, 66(6 Suppl): S62–67.

# 第 20 章

# 应用自体肺动脉瓣行主动脉瓣置换术

*Zohair Y. Al Halees*

## 发展史

主动脉瓣置换可以有效地改善重度、有症状主动脉瓣病变患者的自然病程，但是通常情况下，术后生存状况较一般人群差。可改善的程度常常与所选用的瓣膜有关。直至今日，并没有哪一种瓣膜堪称"理想"，但应用自体肺动脉瓣行主动脉瓣置换术（Ross 手术，由 Ross 于 1967 年首次描述）是最接近理想的术式。这一瓣膜"安静"、无血栓形成、多数不需要抗凝，无论是处于运动还是静息状态都有良好的血流动力学表现，并具有生长潜能。

在这一术式提出之初，与之伴随的是极高的死亡率和并发症发生率。而且，Ross 所描述的方法是在主动脉根部的冠状动脉下移植，对外科技术的要求甚高。一些人认为，这是将一个瓣膜的疾病转变为两个瓣膜的疾病。因此，很少有人实施 Ross 手术。但随着良好的远期随访结果的公布，这一术式再次燃起人们的热情。而全主动脉根部置换技术的提出，使得其术后早期结果比冠状动脉下移植技术更合乎预期，Ross 手术被广泛接受和采用，几乎所有类型及不同年龄段的主动脉疾病都在采用这一术式，其受青睐的程度甚至有些"盲目"。

随着随访时间的延长，人们发现：这些术后患者的主动脉根部会发生进行性扩张，经常因伴发主动脉瓣关闭不全（AI）而需要再次手术。人们发现这一术式显然并不适合所有病理类型的主动脉瓣病变，而要获得出色的远期疗效，有赖于患者的选择。

## 基本原则与理论依据

主动脉瓣置换有多种实施方案，包括人工机械瓣和生物瓣置换。毋庸置疑，现代的机械瓣有着出色的血流动力学表现，适用于很大范围的人群，无论是男性还是女性，年轻还是年迈；但术后需要抗凝，这是它最主要的缺点，尤其是对年轻人和育龄妇女而言。生物瓣则不需要抗凝，但会随着时间推移出现退变，而且越是年轻，退变的速度就越快。因此，无论哪一种选择，都可能面临远期并发症，如瓣膜退变、感染，需要再次手术。

Ross 手术是主动脉瓣置换的一种良好的替代方案，该手术是唯一一个可以提供长期稳定的活力瓣膜的术式。自体肺动脉瓣与正常主动脉瓣相似，具有良好的血流动力学特性，即使在心排出量增加的情况下也可以表现出这一特点。由于其具有生长潜能，因此适用于严重、不可修复的儿童主动脉瓣病变。而 Ross 手术联合 Konno 主动脉心室连接部成形——改良 Ross-Konno 技术或简化 Ross-Konno 技术——适用于罹患主动脉瓣环发育不良、复杂左心室流出道梗阻（LVOTO）的低龄儿童。对于年轻患者，Ross 手术较机械瓣有着更好的生存优势。

早期，人们期盼自体肺动脉瓣的寿命优于其他的人工瓣膜，但遗憾的是，长期随访资料证实，全主动脉根部置换的 Ross 术后可能存在新的主动脉根部扩张和主动脉瓣关闭不全，而冠状动脉下移植技术和主动脉根部内包裹技术（肺动脉根部位于主动脉根部内）可以避免这种扩张。

我们在过去的20多年间为超过600例患者实施了Ross手术。早期，我们对各种病理改变的主动脉瓣疾病都应用Ross手术，其中近85%的患者为风湿性病变，大部分患者存在主动脉瓣关闭不全和扩大的主动脉瓣环及左心室。这一人群的再手术率较高，再手术多发生于风湿性病变和主动脉根部扩张的患者。

在再次手术时，发现自体肺动脉瓣也出现了风湿性瓣膜病变，这意味着肺动脉瓣对风湿热同样易感。鉴于此，我们将这一术式禁用于风湿性主动脉瓣膜病变。我们还发现了其他一些导致自体肺动脉瓣功能障碍的因素，包括单纯主动脉瓣关闭不全、扩张的主动脉根部直径大于27mm（16mm/m²）、并发严重的风湿性二尖瓣反流。我们认为，由于主动脉根部扩张存在其内在的导致扩张的病因，即使是在Ross术后，这种病理变化仍会继续。我们并不建议此类患者行主动脉瓣缩环。我们认为，根部扩大的患者并不适合Ross手术，如果合并单纯的主动脉瓣关闭不全，那么就更加不适合此术式。

以主动脉瓣狭窄为主要诊断的患者，尤其是存在先天性病变者，其远期疗效非常好，几乎不需要针对自体肺动脉瓣行再次手术。基于此，我们目前Ross手术的主要适应证就是先天性主动脉瓣疾病。之前曾行人工主动脉瓣置换的患者，由于主动脉根部被稳定化，避免了瓣环的进行性扩大，因此仍然适于Ross手术。

有报道指出，儿童和年轻患者在Ross术后可出现自体肺动脉瓣的进行性扩大，而这是Ross术后人们最主要的担忧。正因为如此，年轻患者行Ross手术有下降的趋势。改良的Ross手术是将自体肺动脉在植入前套入Dacron人造血管（28~32mm，直管或带Valsalva窦的人造血管），以减轻远期扩张的发生。我们的患者人群资料可以证实，自体肺动脉会伴随新生儿、婴儿及儿童的生长而生长。我们并没有见到自体肺动脉出现不匹配的

过度生长而导致进行性主动脉瓣关闭不全的情况。因此，我们更相信这些问题主要是由于患者的选择和外科技术等原因。

根据我们的经验和文献资料，我们将患者分为适合Ross手术者、可能适合者和不适合Ross手术者。

### 适合Ross手术者

·任何年龄罹患先天性主动脉瓣疾病，合并及不合并LVOTO者。本条甚至适用于部分新生儿和婴儿。

·主要病变为主动脉瓣狭窄，瓣环小于27mm（16mm/m²）（包括二叶主动脉瓣）。

·主动脉瓣狭窄患者行球囊扩张后出现关闭不全。

·再次主动脉瓣手术，包括此前曾行人工瓣膜置换，且主动脉瓣环小于27mm。

·主动脉瓣感染性心内膜炎且主动脉瓣环小于27mm。这是应用自体肺动脉瓣的良好适应证，因为自体肺动脉瓣较其他人工瓣膜有更好的活力，且可以更好地抵抗感染。

### 可能适合但不是理想的Ross手术者

·风湿性主动脉瓣病变，以狭窄为主要病变。

·主动脉瓣关闭不全，瓣环小于27mm。这些患者可能需要行根部加固，伴或不伴窦管交界加固。

### 不适合Ross手术者

·风湿性主动脉瓣关闭不全，尤其是当主动脉瓣环扩张至27mm（16mm/m²）以上，且左心室扩大伴或不伴重度二尖瓣反流。

·退行性二叶主动脉瓣病变，瓣环扩张大于27mm。

·结缔组织病，如马方综合征、类风湿性关节炎及红斑狼疮。

此术式应限制在60岁以下的患者中使用，超过这个年龄，Ross手术的一些优势就会丧失，而有很多人工生物瓣可表现出同样优异的特性。其他的相对禁忌证包括严重的三支冠状动脉疾病、多瓣膜置换、左心室功能严重减退、多器官功能衰竭。

Ross手术的主要绝对禁忌证为肺动脉瓣解剖

异常。如果肺动脉瓣为四叶瓣、瓣叶过多穿孔或交界附着点扭曲，则不可使用。虽然大动脉转位患者的二叶肺动脉瓣可用于主动脉瓣，且其远期疗效尚可，但在 Ross 手术时，我们不建议使用二叶肺动脉瓣替换主动脉瓣。

## 术前评估

其适应证与其他主动脉瓣手术相似。应行仔细的经胸超声心动图（TTE）检查，并获得所有必需的数据。评估肺动脉瓣，确保其可用于自体瓣置换，不应有轻度（1+）以上的反流。根据需要行血流动力学评估。必要时行冠状动脉造影以排除冠心病。如果需要更多资料，可行经食管超声心动图（TTE）。偶尔需要 CT 或 MRI 检查。

## 麻 醉

Ross 手术的麻醉与其他心脏直视瓣膜置换术相似。如果需要，应在术前置入 TEE 探头，体外循环结束后可用于即时评估手术效果。

## 手 术

常规胸骨正中切口开胸。悬吊心包，肝素化。在近无名动脉起始处插入主动脉插管、双腔静脉插管。通常选择左心房引流。降低体温至 32~28℃。通过顺行和（或）逆行灌注心脏停搏液，含血停搏液或晶体停搏液均可使用。

有 3 种自体肺动脉瓣植入技术。

·用 2 条缝线的冠状动脉下植入（图 20.1）：此技术的优点在于，术毕，在自体肺动脉瓣周围保留了正常的主动脉组织。相信这一技术可以预防主动脉根部进行性扩张。

·内包裹技术：理论上可以保证主动脉根部和自体肺动脉根部都保持原状。主动脉根部过小的患者不适合选用此技术（图 20.2）。

·全主动脉根部置换：这是我们经常使用的技术，将在后文做详细阐述。

建议在心脏停搏前，游离主动脉近心端的脂肪垫，以确认右冠状动脉的发出部位；游离主肺动脉与升主动脉之间的间隔，并适当游离左、右肺动脉分支，这有助于在获取自体肺动脉瓣后，重建右心室流出道（图 20.3）。

阻断主动脉并灌注心脏停搏液后，在右冠状动

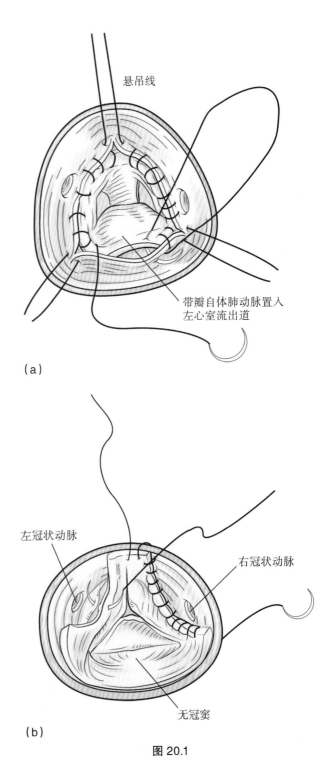

（a）

（b）

**图 20.1**

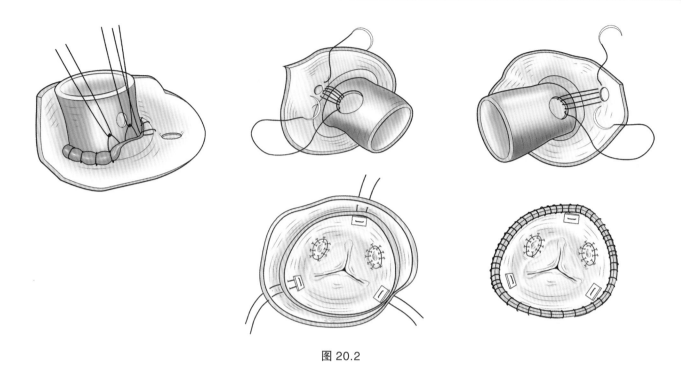

图 20.2

脉开口上方 1.5cm 处做主动脉横切口，探查主动
脉瓣。如果主动脉瓣不可修复，则将主动脉瓣瓣叶
切除，通过冠状动脉口再灌注一次心脏停搏液（图
20.4）。

## 肺动脉瓣的获取

切开肺动脉主干，并在瓣膜交界上方几毫米处
将其横断。仔细探查肺动脉瓣，确保其解剖结构正
常，适合自体肺动脉瓣移植（图 20.5a）。如果肺动

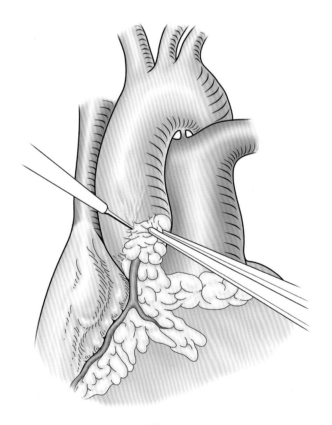

图 20.3

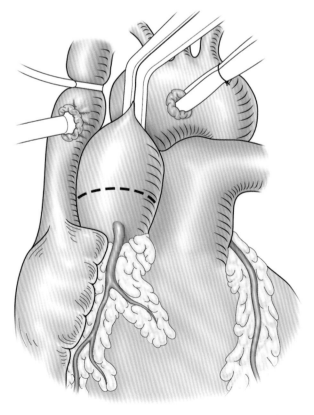

图 20.4

脉瓣为二叶瓣，除此以外并无其他的解剖异常，而 Ross 手术又确定为最合适术式，可以考虑使用这个二叶的肺动脉瓣，但我们并不这样建议，起码到目前还并不确定此类病例的远期疗效。如果存在更加严重的异常，例如异常的交界附着、瓣叶过大或过小，这类病变会导致 Ross 术后早期失败，因此不应使用。如果肺动脉瓣不适合 Ross 手术，则缝闭肺动脉切口，在多种人工机械瓣中选择最理想的一种行主动脉瓣置换。

如果肺动脉瓣适合 Ross 手术，则将肺动脉近心断端向前牵扯，从其后部开始游离，深至室间隔部心肌。游离应尽可能靠近肺动脉，避免伤及左冠状动脉。这一部位的游离应使用电刀，将心外膜上的一些小血管烧断，否则可能会在术后发生灾难性出血（图 20.5b）。

完成肺动脉后部的游离后，将一直角钳从肺动脉口送入至瓣环下 4~5mm 处，将右心室流出道前壁顶起，在这一点上做一小的横切口（图 20.5c）。

切开右心室后，即可轻松地看到肺动脉瓣，向前、后扩大此切口，始终与肺动脉瓣环保持 4mm 左右的距离，注意勿损伤心表主要冠状动脉分支。

将右心室流出道后壁的部分室间隔肌肉与肺动脉瓣一起剥离，完成自体肺动脉瓣的获取。第一间隔穿支从左前降支发出，横向穿行，供血至三尖瓣的圆锥乳头肌。在穿行点起始部，常常可见一脂肪垫，并存在一分离平面。务必小心操作，在分离时，如果能保持这一分离平面，则可以较为轻松地避免损伤第一间隔穿支。在主动脉和肺动脉瓣环之间经常存在纤维连续（即圆锥腱），可能需要将其锐性切断（图 20.5d）。

获取自体肺动脉瓣及肺动脉后，在瓣环下 2~3mm 处修剪其下方的肌肉，最好斜行削薄肌性瓣环，这样在置入左心室流出道时可以避免造成瓣下狭窄（图 20.6）。

将左、右冠状动脉开口连同周边的主动脉壁一并切取，形成两个较大的冠状动脉扣，以备移植至自体肺动脉上。如果可能，可以保持无冠窦的完整性，从而对自体肺动脉起到支撑作用

（图 20.7）。

在将自体肺动脉瓣植入主动脉瓣环时，最大的担心来自两者之间的匹配状况。可接受的最大差异是 3~4mm。不应该为迁就较大的主动脉瓣环而切取过多的肺动脉瓣下肌肉组织，否则会导致进行性主动脉根部扩大和自体肺动脉瓣的损坏。应使自体肺动脉瓣管道尽可能短，仅在交界上方几个毫米（如果升主动脉扩张需要置换，可以吻合一段人造血管）。虽然有很多的办法可以缩小主动脉瓣环，但我们并不建议这样做。事实上，当主动脉根部大于 27mm 时，就不应考虑行 Ross 手术。

自体肺动脉瓣环大于主动脉瓣环的情况常见于因主动脉瓣狭窄伴小主动脉瓣环而行手术者，此时切除主动脉瓣常常可以使主动脉瓣环有所扩大，以匹配自体肺动脉瓣。对于大多数病例，在右冠窦左侧切开 5~6mm 主动脉瓣环即可使扩大的瓣环与自体肺动脉瓣匹配。如果患者罹患主动脉瓣狭窄合并复杂的 LVOTO（图 20.8a），应大幅度地剖开室间隔，由于主动脉瓣和肺动脉瓣都已经切除，此时的显露将令人感觉非常愉快。用手指触摸到室间隔，并在手指间切开以避免造成室间隔缺损（简化 Ross-Konno 技术）。只需将左心室流出道扩大至与自体肺动脉瓣环相匹配即可，由于肺动脉瓣具有生长潜能，并不会导致再狭窄（图 20.8b-d）。

注意植入自体肺动脉瓣的角度，应使冠状动脉开口可以顺畅地连接肺动脉瓣窦。在自体肺动脉瓣每个交界的下方各缝一针，然后缝合在主动脉瓣环的对应点上，向外牵拉提吊线。由于每一个肺动脉瓣窦大小相同，而病理因素所致主动脉瓣窦很少会大小相同，因此应注意调整这三条定位线的位置，使肺动脉瓣良好地置于主动脉瓣环中。无论是采用间断还是连续缝合，都应严格遵照原主动脉瓣环的高度（图 20.9）。

在吻合自体肺动脉瓣时，每一针都应在瓣窦底，非常靠近肺动脉瓣的附着缘，应确保没有右心室的肌肉被缝线缝入，这样就可以使自体肺动脉瓣被原主动脉瓣环所支撑（图 20.10）。

如果主动脉瓣环已经扩大至临界状态，应进行

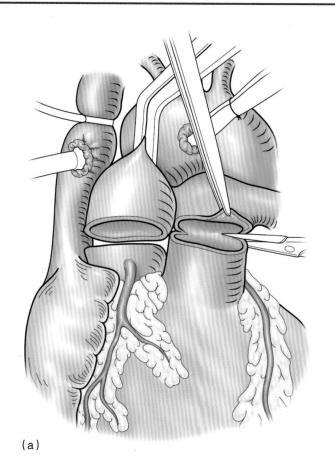

(a)

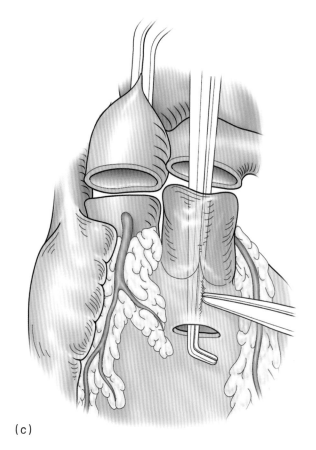

(c)

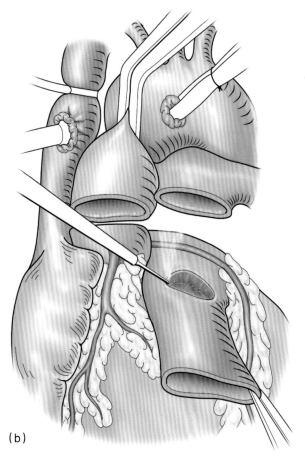

(b)

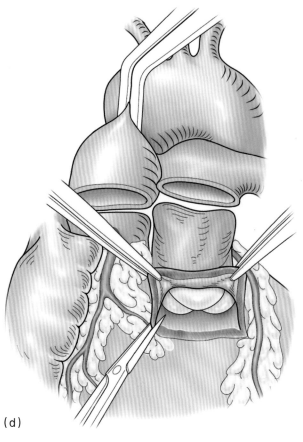

(d)

图 20.5

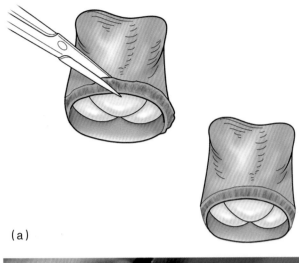

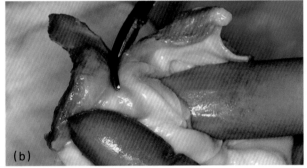

图 20.6

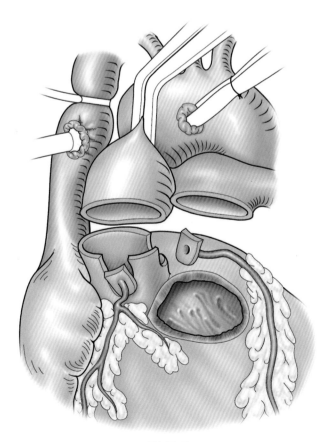

图 20.7

瓣环固定，即将缝线缝在一条 Dacron 带上或 Teflon 垫片上。也可以采用间断缝合技术，将 Dacron 带置于缝线圈内进行打结，将主动脉瓣环修整至理想大小。在缝合的全程应密切注意瓣叶的情况，确保没有瓣叶的损伤（图 20.11）。对于低龄儿童患者，通常不采用瓣环固定技术。

将左、右冠状动脉扣吻合在新的主动脉根部，也可以先吻合左冠状动脉，然后将自体肺动脉的远心端吻合后，使其膨胀，以便更好地确定右冠状动脉的吻合点，再行吻合，此位置可能比正常位置稍高（图 20.12）。

完成冠状动脉吻合后，将自体肺动脉的远心端与升主动脉吻合。可将升主动脉前壁做楔形切除，以匹配自体肺动脉。如果两者存在一定程度的不匹配，可以用一条 Teflon 垫片或 Dacron 人造血管包绕吻合口缝合（加固窦管交界，图 20.13）。儿童一般不需要此操作。升主动脉重建接近完成时，可经剩余的主动脉吻合口灌注心脏停搏液，以判断主动脉根部充盈是否会造成主动脉瓣关闭不全，同时也可以检查出血点。

此时可以开放主动脉，检查吻合线情况，确保没有主动脉瓣关闭不全。必要时应调整灌注压力，以配合吻合口的加固止血。应注意：在右心室流出道重建开始前，应仔细检查出血点。可以在主动脉阻断的情况下完成右心室流出道重建。

可用同种异体肺动脉重建右心室流出道（图 20.14）。近来，改良的冷冻贮存方法使同种异体组织的抗原性进一步下降，远期疗效得到改善。选择大小合适的成人同种异体肺动脉，解冻后修剪，使其长度和宽度与肺动脉瓣下肌肉组织匹配。如果主动脉开放，膨胀的主动脉根部会使肺动脉分叉部难于显露，更加难以将肺动脉分叉和同种异体肺动脉吻合在一起，因此，我们首选在主动脉阻断下完成全部手术过程。将同种异体的肺动脉远心端和近心端用聚丙烯缝线连续缝合。近心端后壁的吻合应注意需浅缝室间隔肌肉，避免伤及左前降支的间隔穿支。如果没有同种异体材料，可以考虑其他的替代材料，如 Contegra® 带瓣牛颈静脉。

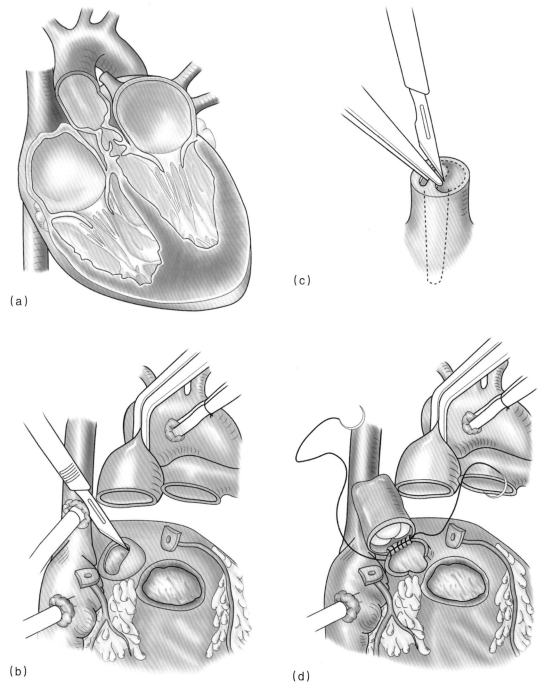

(a)

(c)

(b)

(d)

图 20.8

完成同种异体肺动脉的植入后，将患者体温恢复至正常，拔除引流管，撤离体外循环。常规在手术室内行 TEE 检查以评估自体肺动脉瓣的功能状态，通常情况下，仅可能存在极微量的反流。如果见到中至重度关闭不全，应立即翻修或置换其他人工瓣膜。

## 术后管理

此术式中存在大量的吻合口，应仔细检查出血。可局部使用凝血材料强化止血。抗纤溶药物有助于止血。术后管理方案与其他瓣膜手术相似。应避免高血压，这不仅仅是因为高血压可能加重出血，也因为可能造成自体肺动脉瓣的扩张。人们估计自体

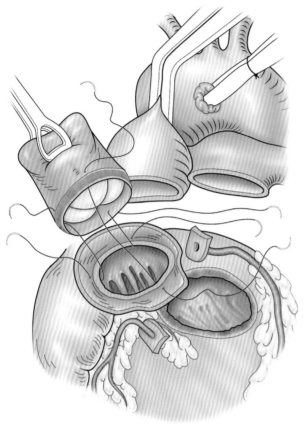
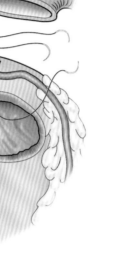

图 20.9

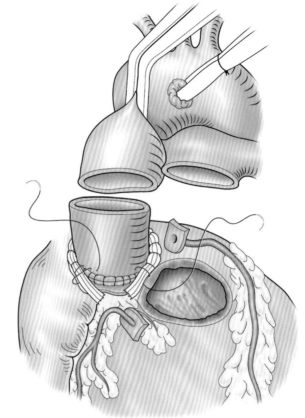

图 20.11

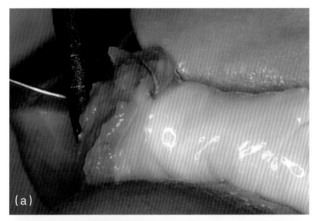

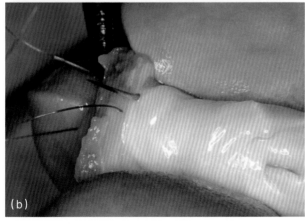
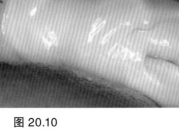

图 20.10

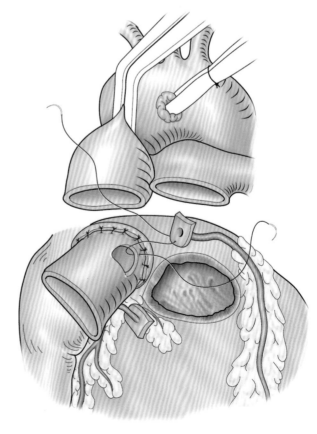

图 20.12

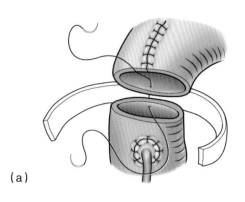

（a）

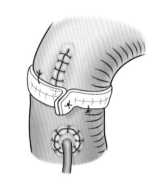

（b）

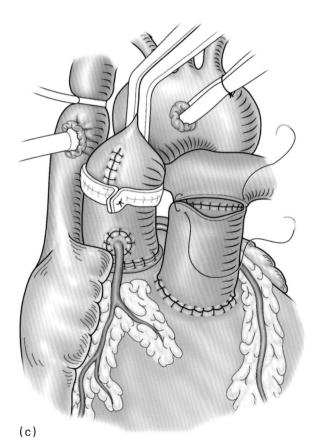

（c）

图 20.13

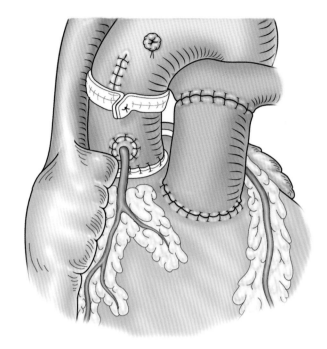

图 20.14

肺动脉瓣往往需要几个月的时间来适应高主动脉压的环境。因此，在整个适应过程中，应注意控制血压。

如果血流动力学状态稳定，无大量胸腔引流液，建议早期拔除气管插管。术后早期的心律失常较常见，通常较轻，且多数不需要长时间药物治疗。

## 儿童患者的疗效

在大多数的系列研究中，Ross 手术的风险不高于甚至可能会低于其他类型的主动脉瓣置换。手术死亡率不超过 2.5%，而在部分心脏中心，死亡率接近 0。但新生儿和婴儿的风险较高，多与左心室功能和二尖瓣的状态有关。如果需要同期行二尖瓣手术，则会使手术风险明显增加。对于相同的人群，其术后的并发症与其他类型主动脉瓣置换无异。

由于血栓栓塞的发生率非常低，因此一般无须抗凝治疗。与瓣膜相关的并发症很少，生存率表现非常出色。在一项应用倾向性评分比较儿童患者 Ross 手术和机械瓣置换远期疗效的研究中发现，Ross 手术较机械瓣置换有更好的生存优势。

经常性的超声心动图随访是必需的，在术后早期，每 3~6 个月复查一次，以后每年一次。

　　Ross 术后最主要的担忧来自因自体肺动脉瓣远期的扩张和关闭不全而再次手术。但这些情况多发生在早期的一些研究中，那时的人们对于 Ross 手术存在过热的追捧。通过适当的筛选和合理的外科操作，并注意其中的一些细节问题，上述的担忧便不成问题。

　　Ross 手术最大的不足是肺动脉流出道的寿命不够理想。进行性退变将导致同种异体血管发生狭窄和（或）反流。但是，由于 Ross 手术的患者有着正常的肺血管床、正常的血管阻力和多数为正常的右心室，因此其同种异体血管的使用最耐久。术后，常常可以见到跨右心室流出道压差的存在，但多数并不明显。只有不到 10% 的患者压差大于 36mmHg，这部分患者需要干预。同样可以见到，在初期的压差增加后，进程趋缓，并逐渐稳定。而肺动脉反流往往可以被很好地耐受。

　　试图用球囊扩张以解除梗阻的努力通常是无效的，需要外科干预；更换管道或用补片扩大狭窄区的死亡率非常低。较少发生需通过再手术来处理右心室流出道的情况，在我们的病例系列中，10 年以上发生率约为 12%。

　　新兴的技术使同种管道和异种管道的寿命延长。已经出现组织工程学的瓣膜。经皮导管置入肺动脉瓣可以降低人们对于这一问题的担忧。

　　Ross 手术后患者的满意度很高，他们可以恢复正常的生活，几乎没有限制。运动员术后的运动耐力表现出色，可达到正常水平。

## 延伸阅读

1. Al-Halees ZY, Pieters F, Qadoura F, et al. The Ross procedure is the procedure of choice for congenital aortic valve disease. J Thorac Cardiovasc Surg, 2002(23): 437–442.

2. Al-Soufi B, Al-Halees ZY. Mechanical valves versus Ross procedure for aortic valve replacement in children. J Thorac Cardiovasc Surg, 2009(137): 362–370.

3. Elkins RC, Knott-Craig CJ, Howell CE. Pulmonary autografts in patients with aortic annulus dysplasia. Ann Thorac Surg, 1996(61): 1141–1145.

4. Elkins RC, Lane MM, McCue C. Pulmonary autograft reoperation: incidence and management. Ann Thorac Surg, 1996(62): 450–455.

5. Fadel BM, Al-Halees ZY. The fate of neoaortic valve and root after the modified Ross-Konno. J Thorac Cardiovasc Surg, 2013(145): 430–437.

6. Kouchoukos NT, Davila-Roman VG, Spray TL, et al. Replacement of the aortic root with a pulmonary autograft for aortic valve disease in children and young adults. N Engl J Med, 1994, 330(1): 1–6.

7. Oury JH, Hiro SP, Maxwell JM, et al. The Ross procedure: current registry results. Ann Thorac Surg, 1998, 66(6 Suppl): S162–165.

8. Ross D, Jackson M, Davies J. The pulmonary autograft: a permanent aortic valve. Eur J Cardiothorac Surg, 1992(6): 113–116.

9. Schmidtke C, Bechtel JF, Noetzold A, et al. Up to seven years of experience with the Ross procedure in patients >60 years of age. J Am Coll Cardiol, 2000(36): 1173–1177.

# 第 21 章
# 感染性心内膜炎瓣膜病

*Nishant Saran  Alberto Pochettino*

## 基本原则与理论依据

感染性心内膜炎（IE）是指心内膜被微生物侵袭而表现出的炎症反应。多数情况下累及心脏瓣膜。其发生率为 3~7/10 万（人·年），1 年死亡率接近 30%。IE 高危人群包括风湿性心脏病、人工瓣膜置换术后、先天性心脏病、异常瓣膜、心血管系统内留置人工装置及静脉吸毒者。高龄人群的发生率及死亡率高。

IE 可累及左、右心瓣膜，既可以是自体瓣膜，也可以是人工瓣膜。感染数天后即出现症状者属于急性 IE，而病程缓慢达数周者，则属于亚急性 IE。右心系统 IE 可累及三尖瓣和肺动脉瓣，多见于静脉吸毒及长期留置静脉内管路的人群。在自体瓣膜感染性心内膜炎（NVE）中，25%~35% 为医源性。在全部 IE 中，16%~30% 为人工瓣膜感染性心内膜炎（PVE）。PVE 多见于瓣膜植入术后 6~12 个月，其后趋于稳定，其感染途径和微生物与 NVE 相似。在植入人工瓣膜 2 个月内发生 PVE 多因术中感染或术后早期罹患菌血症。

金黄色葡萄球菌是医源性 NVE 和注射毒品所致右心系统心内膜炎的主要致病菌，凝固酶阴性葡萄球菌是人工瓣膜植入 12 个月内 PVE 的主要致病菌，65%~85% 为甲氧西林耐药。链球菌仍然是社区获得性 NVE 的最主要致病菌。其他致病菌包括肠球菌和 HACEK 菌群（嗜血杆菌属、嗜沫凝聚杆菌、共生放线菌，心杆菌属、埃肯菌属和金氏杆菌属）。

链球菌、金黄色葡萄球菌和肺炎球菌感染一般表现出急性病程，部分金黄色葡萄球菌感染偶尔会表现为亚急性。里昂葡萄球菌（一种凝固酶阴性菌）或肠球菌所致感染性心内膜炎也会表现为急性。亚急性心内膜炎一般是由草绿色链球菌、肠球菌、凝固酶阴性葡萄球菌和 HACEK 菌群所致。

IE 往往发生在内皮受损部位，这些部位有的是微生物的直接侵蚀点，有的是血小板 - 纤维蛋白复合体在受损部位的附着。而这些血小板 - 纤维蛋白复合体可形成赘生物，如果赘生物内没有致病原，此类赘生物称为 "非细菌性血栓性心内膜炎"（NBTE），但是这些赘生物将来可能被病原体入侵而成为 IE。这一病理过程常常发生在已经存在病变的区域，如瓣叶反流或狭窄的部位。恶病质及其他一些慢性疾病所导致的高凝状态可以造成 NBTE，这一情况又被称为 "消耗性心内膜炎"。IE 的赘生物通常出现在房室间隔的心房面及反流的半月瓣的心室面。从高压区向低压区变化的过程中，低压区的解剖结构更易形成赘生物（包括主动脉缩窄的远心端、未闭动脉导管的肺动脉端、心内左向右分流的低压侧）。在赘生物的内核一般存在耐抗生素的感染灶，也可能在表面有增殖的病原体不断向血中脱落。病原体可以进一步增殖后形成脓肿，从受累的瓣环侵入心肌组织，也可以通过连接组织波及邻近的瓣膜，如主动脉 - 二尖瓣连接。最常受累的瓣膜为主动脉瓣，其他依次为二尖瓣、三尖瓣及肺动脉瓣。

通常，患者首先表现为持续发热、寒战、盗汗及血培养阳性，而后可闻及新出现的心脏杂音，并表现出心力衰竭征象。超声心动图可见瓣膜病变及异常漂动的回声影。有时，脱落的栓子会造成神经系统异常、肾功能障碍及其他外周征象，也可能出现典型的 Oslerian 征。通常采用改良的 Duke 诊断标准诊断 IE。大多数无心力衰竭、没有大的赘生物（>10mm）的患者都适合内科治疗。外科治疗的适应证为：

- ·脓肿向瓣周扩散，或形成窦道。
- ·巨大的活动赘生物（>10mm），存在很高的脱落风险。
- ·持续的脓毒血症。
- ·因明显的瓣膜结构病变而导致严重的心力衰竭。
- ·无症状的脑缺血发作。
- ·PVE。大多数 PVE 需要亚急诊手术（指 24h 内需要执行的手术），尤其是血培养金黄色葡萄球菌阳性者，或瓣环与人工瓣将撕脱者。

在颅内出血发生后 4~6 周行外科手术，会导致病情恶化，因此，外科团队应与神经内科、神经外科保持密切沟通，以确定最佳的手术时机。

## 术前评估及准备

采用经食管超声心动图（TEE）详细描述所有的瓣膜病变，而赘生物的描述是重中之重。如果怀疑存在脓肿，应立即行心电门控 CT 扫描。所有有心脏手术史的患者也应行心电门控 CT 扫描。应详细描述人工瓣膜及其他瓣膜的受累情况，明确是否存在假性动脉瘤。如果感染波及瓣环及其周围，TEE 可以发现人工瓣膜瓣架的摆动如果患者大于 40 岁，应考虑行冠状动脉造影，但前提是根据主动脉瓣赘生物的情况，认定安全才可施行。冠状动脉 CT 可以作为备选方案。

必须行血培养，并启动相应的抗生素治疗。在外科手术前，最好消除所有心脏以外的感染灶。部分患者由于已经接受抗感染治疗，血培养可能呈现

阴性，白细胞扫描有助于确定感染灶。如果患者情况允许，应尽可能在血培养转阴后手术。但是，如果持续存在菌血症，且抗生素治疗无效，活动赘生物存在脱落栓塞的危险和（或）存在脓肿，则均为亚急诊手术的强适应证。术后继续抗感染治疗对获得良好的疗效非常重要。

左心系统行人工机械瓣置换术后的 PVE，如果正在口服抗凝药物，则患者存在很高的脑出血风险。建议立即换用肝素，同时启动抗生素治疗，并做出外科手术的决策。

## 外科原则

对于所有 IE 患者，有两条基本处理原则：清除所有感染、坏死组织，直至抵达健康组织边缘；清除所有前次手术的植入物，包括垫片和缝线。

坚持遵循上述两条基本原则，至于采用何种手术方式（瓣膜修复抑或置换）、选择哪一种人工瓣膜都不会对手术死亡率造成明显的影响。

## 手　术

### 手术入路

大多数患者采用胸骨正中切口，此入路具有最大的灵活性。再次开胸时，需特别注意开胸入路的安全性。在高危的情况下，可以采用股动、静脉或腋动脉入路插管。通常在升主动脉或主动脉弓近心处插入动脉管，对于大多数主动脉瓣 IE 病例，用一条二级静脉插管即可满足手术的要求。如果存在大的未闭卵圆孔（PFO），或者是二尖瓣或三尖瓣 IE，或者存在、怀疑存在感染窦道时，应行双腔静脉插管。左心室引流非常关键，但为了降低远端栓塞的风险，可以考虑在主动脉阻断后再置入引流管。

### 心肌保护

由于大部分此类手术复杂且耗时，因此应确保良好的心肌保护。我们通常选用冷血停搏液，初始剂量为 $150\text{mL/m}^2$，约 2/3 经冠状动脉开口顺行注

入，余量通过冠状静脉窦逆行灌注。每20~25min重复灌注一次，保证心肌处于低温和安静状态。采用中度低体温循环，尤其是对于较复杂的重建手术，这样可以阻止在两次停搏液灌注之间心肌温度的上升。还有一些外科医生偏好使用Del Nido停搏液，每40~50min重复灌注一次。对于复杂和长时间的手术，因其有效性并未得到证实，所以我们仍依赖冷血停搏液。

## 主动脉根部置换

早期研究发现：虽然使用同种异体血管有可能因发生严重钙化，而使再次手术的风险有所增加，而且可能存在较高的并发症发生率，但却能降低主动脉瓣IE的再次感染率。近期的研究比较了带机械瓣管道、非同种生物瓣管道及同种异体带瓣管道在治疗主动脉根部脓肿时的并发症发生率、远期死亡率等，发现三者之间并无明显统计学差异。因此，我们目前对于不希望接受术后抗凝的患者选用猪源带瓣管道进行主动脉根部置换，其他人群选用带机械瓣管道。当脓肿波及室间隔或穿过主动脉－二尖瓣连接，使二尖瓣前瓣大部分受体损伤时，可选用同种异体带瓣血管，同时将与此带瓣血管相连的二尖瓣用作补片，来修补室间隔或患者自体二尖瓣前瓣。

### 手术过程

再次开胸时，应谨慎操作，如果存在假性动脉瘤，则应更加仔细。在可能的情况下，充分游离右心房，显露上腔静脉近心段。如果存在严重的主动脉瓣关闭不全，应尽快游离右上肺静脉，尽早置入左心引流管。

充分游离升主动脉远段，通常选择在无名动脉起始稍远处插入主动脉插管。经冠状静脉窦插入逆灌管。体外循环开机后，即经右上肺静脉置入左心室引流管。阻断主动脉，在其近心端做一切口，逆行灌注冷血心脏停搏液。当显露冠状动脉开口后，转为顺灌模式。

如果拟行主动脉根部置换，需将升主动脉完全横断（图21.1a）。游离升主动脉远心断端与右肺动脉的连接，将升主动脉向头侧牵拉。充分游离主动

脉根部。在游离主动脉－肺动脉间隔时，注意勿损伤左冠状动脉（图21.1b）。

探查主动脉瓣，评估感染波及的范围。探查二尖瓣前瓣以确定感染是否扩散至此。切取左、右冠状动脉扣，并充分游离，以备将其无张力地吻合至新的主动脉根部（图21.2）。

此处的组织脆弱、易碎。彻底清除全部感染组织是手术成功的关键。切除主动脉瓣，并清理主动脉瓣环，直至看到健康组织（图21.3a–c）。仔细检查左心室流出道的其他部分，查看是否有残余的可疑感染组织。用盐水充分冲洗。如果清除的组织为感染病灶，我们会关停冠状吸引后，使用碘附溶液彻底冲洗创面。

测量主动脉根部。如果有明显的组织缺损，可用牛心包片修补、重建左心室流出道、室间隔膜部和二尖瓣前叶，然后行标准的根部置换（图21.3d）。

在主动脉腔内，用2-0带垫片Ethibond缝线全周穿缝左心室流出道、室间隔膜部、二尖瓣前叶。进针应确保深度，并注意针距，此部位的健康状态很不理想。一般情况下，需全周褥式缝合15~18针（图21.4a、b）。

全部缝线就位后，逐一穿缝带瓣血管的缝合环。如果选择猪源带瓣血管，我们会在打结前将Hegar探条经瓣口送入左心室，防止打结导致的荷包环缩效应，也防止过度打结损伤心肌，但是在打结近肺动脉的几针缝线时，不要使用Hegar探条，因为探条与左心室流出道的成角会影响打结操作，造成组织撕裂。

用5-0聚丙烯缝线将左冠状动脉扣吻合至主动脉根部，随后完成右冠状动脉扣的吻合（图21.4c）。我们一般会避免使用组织胶或永久置入的止血材料，主要是担心这类产品会导致后期形成假性动脉瘤或感染灶。因此，每一针都应非常小心，避免深部出血。

完成冠状动脉扣的吻合后，用4-0聚丙烯缝线将猪源带瓣血管远心端与升主动脉远心断端吻合（图21.5）。

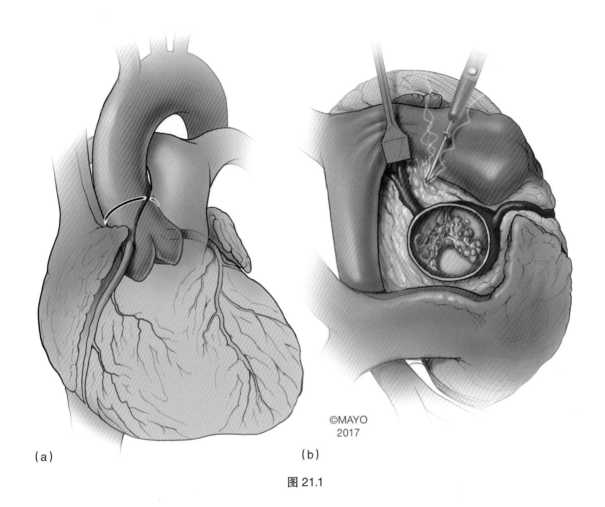

(a)　　　　　　　　　　(b)

图 21.1

## 二尖瓣手术

　　如果 IE 侵蚀至二尖瓣的某一个瓣叶或造成了穿孔，应考虑用心包片进行修补，以获得良好的远期疗效，提高对再次发生 IE 的抵抗力。如果感染波及人工瓣膜，应将此人工瓣膜拆除，并清除全部的垫片、缝线等外源材料。拆除人工瓣膜后，应对二尖瓣环进行仔细的评估，将所有感染组织清除，直至出现健康组织。必要时，可使用心包条（自体心包或牛心包）重建瓣环。此心包条应较宽，足以覆盖原瓣环组织，并留有边界，以便将其与人工瓣膜的缝合环缝合在一起。可用 4-0 聚丙烯缝线连续缝合，将心包条上面的心房部分、下面的心室部分及原瓣环缝合在一起（图 21.6）。测量瓣环大小，用 2-0 Ethibond 缝线将人工瓣膜缝合固定。

## 三尖瓣手术

　　对于静脉吸毒者和起搏器电极感染者，三尖瓣是最常见的受累瓣膜。如果起搏器电极感染，应将其完全移除。三尖瓣修复的疗效优于置换，因此，只要有可能，即应选择瓣膜修复。也有报道将年轻的静脉吸毒者的三尖瓣切除，但并不置入人工瓣，但我们始终不认同这一策略，如果三尖瓣不能修复，我们则选择生物瓣进行置换。可以选择稍小的人工瓣，使跨瓣压差至少保持在 3mmHg 或 4mmHg；但如果压差过小，瓣叶不能充分开放，反而有可能形成血栓。

## 肺动脉瓣手术

　　这是 IE 最少累及的瓣膜。大多数情况下，应置换生物瓣，以便将来可以经导管行瓣中瓣置换。用 3-0 聚丙烯缝线将人工瓣膜连续缝合在肺动脉干的某个位置，并不限于瓣环水平。用一块牛心包片修补肺动脉前壁切口。

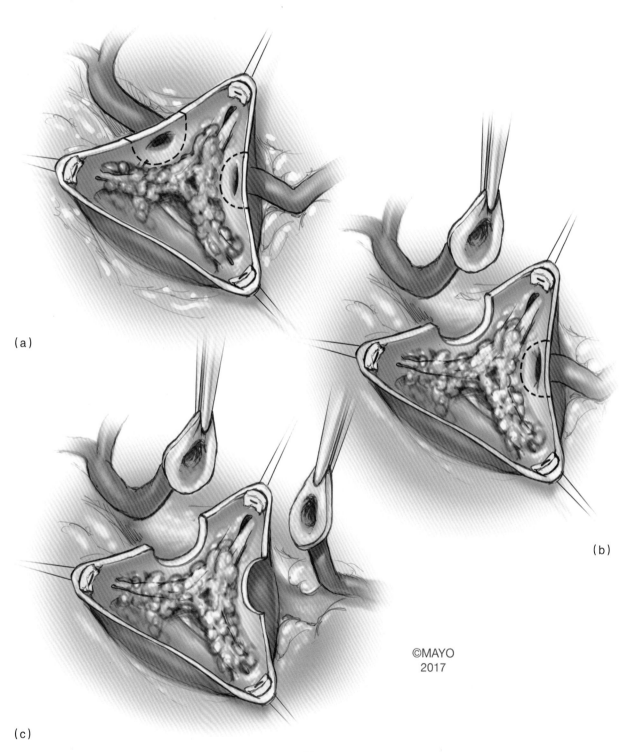

(a)

(b)

(c)

©MAYO
2017

图 21.2

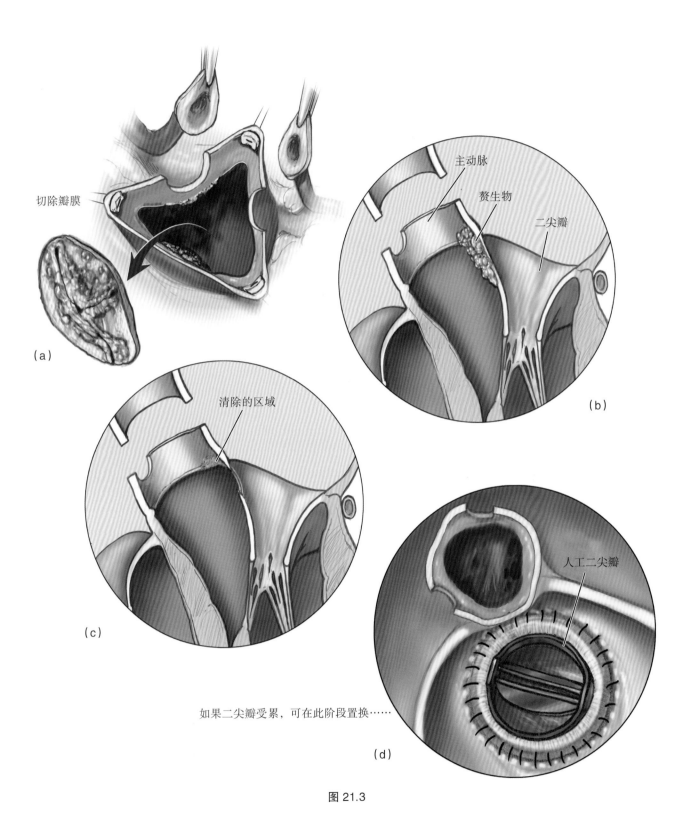

切除瓣膜

（a）

主动脉

赘生物

二尖瓣

（b）

清除的区域

（c）

人工二尖瓣

如果二尖瓣受累，可在此阶段置换……

（d）

图 21.3

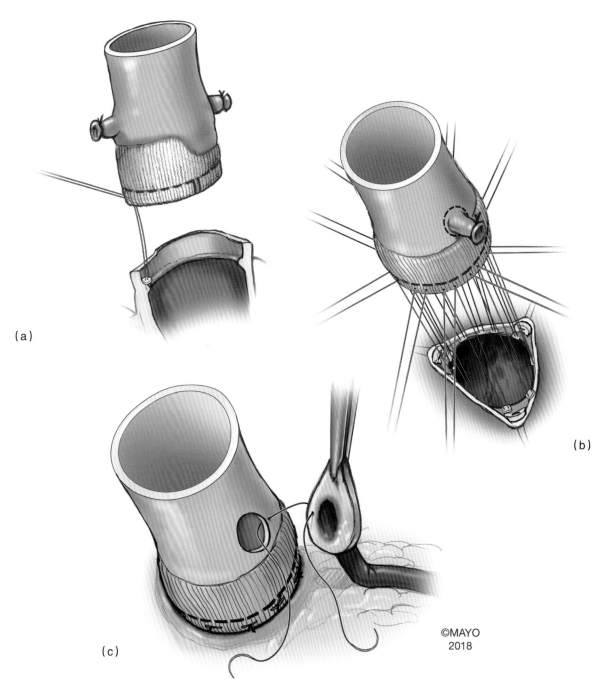

（a）

（b）

（c）

©MAYO
2018

图 21.4

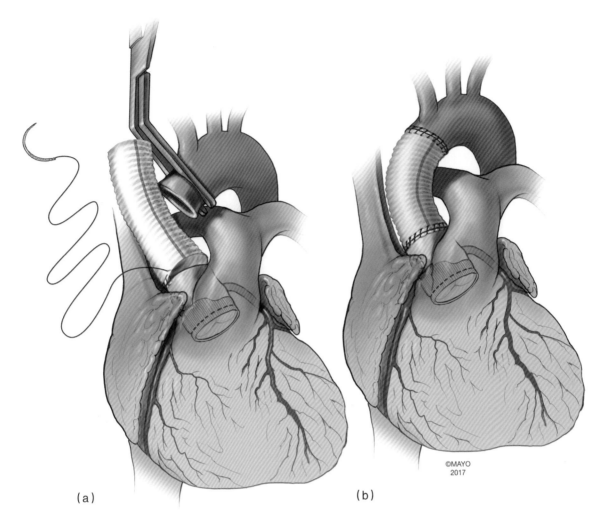

图 21.5

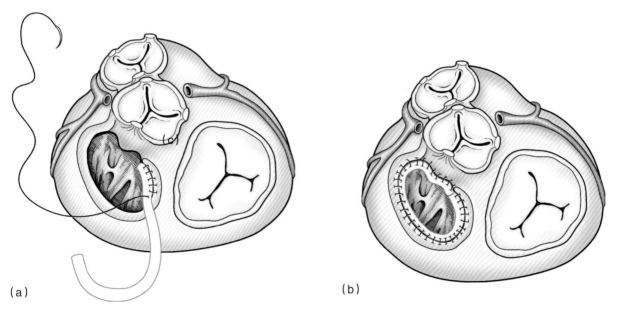

图 21.6

## 疗　效

大部分研究表明，活动性 IE 外科手术的整体死亡率为 6%~25%，远期生存率约为 70%。在脓肿或心内窦道形成前，越早手术预后越好。如果患者术前整体情况出现恶化，将进一步增加外科干预的风险。术前应用抗生素的时间和强度与最终疗效无关。如果已经明确无望获得无菌的术野时，就不应再推迟手术。

## 延伸阅读

1. Aksoy O, Sexton DJ, Wang A, et al. Early surgery in patients with infective endocarditis: a propensity score analysis. Clin Infect Dis, 2007, 44(3): 364–372.

2. Baddour LM, Wilson WR, Bayer AS, et al. Infective endocarditis in adults: diagnosis, antimicrobial therapy, and management of complications: a scientific statement for healthcare professionals from the American Heart Association. Circulation, 2015(132): 1435.

3. Jassar AS, Bavaria JE, Szeto WY, et al. Graft selection for aortic root replacement in complex active endocarditis: does it matter? Ann Thorac Surg, 2012, 93: 480–487.

4. Musci M, Weng Y, Hübler M, et al. Homograft aortic root replacement in native or prosthetic active infective endocarditis: twenty-year single-center experience. J Thorac Cardiovasc Surg, 2010, 139: 665–673.

5. Prendergast BD, Tornos P. Surgery for infective endocarditis: who and when? Circulation, 2010, 121: 1141–1152.

# 第 22 章

# 保留瓣叶的主动脉根部置换

*Ibrahim Sultan    Thomas G. Gleason*

## 发展史、基本原则与理论依据

20 世纪 80 年代，Magdi Yacoub 爵士提出了保留瓣叶的主动脉根部置换（VSRR）这一新型术式。他报道了 10 例患者，并提出了主动脉根部重塑的概念。90 年代，Christopher Feindel 和 Tirone David 提出使用涤纶人造血管行主动脉根部置换，这是对主动脉根部动脉瘤、主动脉瓣关闭不全的患者在保留主动脉瓣的情况下，置换主动脉根部。此后，人们提出了多种改良置换、重塑技术，并在全世界多中心广泛使用。这是一个非常有吸引力的手术，对于生存预期大于 15 年的年轻患者来说，主动脉瓣修复是一个更加耐久的治疗方案。

## 术前计划及准备

VSRR 一般只能对经过筛选的患者实施，其手术时间较长，尤其是遇到主动脉病变复杂的患者。术前应将凝血功能（包括血小板功能）调整至正常水平。手术前，应停用抗血小板药物和抗凝药。在所有瓣膜手术前，应注意口腔卫生。如果患者年龄超过 40 岁或有冠心病家族史，应行冠状动脉造影以排除阻塞性冠状动脉疾病。所有患者均行三维 CT 检查，以便准确测量主动脉不同解剖标志的位置。超声心电图可用于评估是否可以做 VSRR，应特别注意主动脉瓣瓣叶、Valsalva 窦、瓣环和窦管交界。测量、评估瓣叶对合的高度和面积。仔细探查主动脉瓣反流及反流形态，这将有助于判断是否存在一个或多个瓣叶脱垂或活动受限，确定反流形成的原因，同时可以发现病因是相对简单的瓣环扩张抑或 Valsalva 窦扩张，后者往往导致主动脉瓣中心性反流。

## 手 术

### 切口与插管

我们行 VSRR 的标准入路为胸骨正中小切口。分离胸腺，切开心包并向右侧提吊。全身肝素化后，在主动脉弓小弯侧行主动脉插管。如果本次手术拟行主动脉弓置换，可在心包外升主动脉插管。在右心耳插入二级静脉插管。开始体外循环。如果没有计划行主动脉弓置换，我们通常并不降低患者的体温。我们不使用左心室引流管，事实上，因为我们感受不到其益处。但是，会经过主动脉瓣口置入一个冠状吸引头。

给予诱导剂量的含血心脏停搏液进行心肌保护，术中通过冠状动脉口直接灌注或经冠状静脉窦逆行灌注，每 20min 灌注一次。可在室间隔处放置温度探头来监测心肌温度。

### 游离主动脉、切除主动脉瘤

进一步游离主 - 肺动脉间隔，阻断主动脉。如果没有主动脉瓣反流，可在主动脉根部插入一根较大的灌注针顺行灌注心脏停搏液。如果有主动脉瓣反流，则首先给予逆行灌注，然后经冠状动脉开口直接灌注心脏停搏液。在窦管交界水平横断主动脉后，将远心断端的升主动脉进一步游离至阻断钳高度。将主动脉与右肺动脉分离，清理横窦。

从 Valsalva 窦中切取左、右冠状动脉，并游离 3~4mm。游离主肺动脉后方的软组织，与左心室流出道平行，可以很好地获取左冠状动脉扣。同样，把右心室从近心端主动脉游离出来，可以很好地获取右冠状动脉扣。将动脉瘤组织从三个瓣窦或两个瓣窦（当主动脉瓣为二叶瓣时）中切取出来，从交界到瓣环的最低点，注意保留近主动脉瓣环 2mm 的组织。

## 瓣叶分析

仔细分析主动脉瓣，观察其对称性、是否脱垂、是否存在开放受限、有无钙化或穿孔。一旦确认主动脉瓣的病变是可修复的，即在瓣膜修复前优先将人造血管与主动脉瓣环吻合。瓣膜交界的穿孔一般并不会造成明显的主动脉瓣反流，因此，如果存在数量少、面积小的穿孔并不影响主动脉瓣修复的决策。如果一个或多个瓣叶存在脱垂，可以通过切除冗余瓣叶来获得良好的修复效果。

## 主动脉根部的准备与置换

在心室 - 主动脉连接（VAJ）最低点之下 2mm 处全周游离主动脉瓣环。这一深部游离非常关键，可在 VAJ 下方建立一个平面，通过将修剪的人造血管植入 VAJ 平面下方，从而完成适当的瓣环成形。在处理右心室和室间隔膜部时，这一操作有很大的挑战性。

与重塑技术相比，我们偏好使用植入技术，这样就可将整个主动脉根部的结构完全置于一个人造血管之中。每一个成形后的瓣叶的长度和深度决定了人造血管型号的选择，也就决定了瓣环的内径。我们通过植入血管公式来确定其直径，这一公式源自 Milton Swanson 和 Richard Clarke 所做出的开创性工作，他们揭示了主动脉根部结构之间的空间关系。关于这一公式及其有效性此前已有详述。简言之，即视主动脉瓣叶的高度为主动脉根部结构

的常数，最简单的公式是人造血管的直径等于瓣叶高度的 2 倍加 1~2mm。选择一个直的涤纶编织人造血管，在计算出最终瓣环直径后制作新的瓣窦。瓣叶高度除以 0.7 即为瓣环的直径。而一般情况下，瓣叶的高度为 13~18mm，因此，人造血管的直径应为 28~38mm（图 22.1）。

按照上述方法游离主动脉根部，沿瓣环全周缝制 21 条 2-0 不带垫片的 Ti-Cron 缝线（Medtronic，

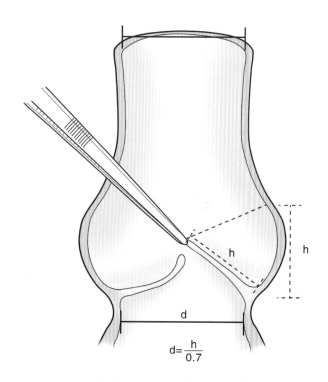

$$d = \frac{h}{0.7}$$

(a) $\quad d' = 2 \times (0.73 \times d) = 2h + 1 \sim 2 \, (mm)$

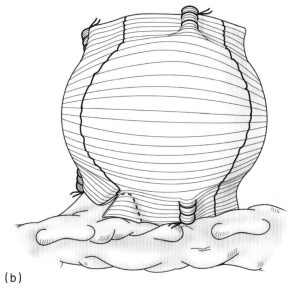

(b)

**图 22.1　计算人造血管的直径**

Minneapolis, MN, USA），每一针均在瓣环下 2mm，缝线轨迹似"花冠"样。计算出瓣环直径后，在人造血管的基底部和新的窦管交界水平缝制褶，从而形成新的瓣窦。对于三叶瓣结构，缝制三个褶，形成三个窦；如果是二叶主动脉瓣，则缝制两个褶，形成两个窦，两个褶将瓣周分为 2/5 和 3/5 两个部分。

将瓣下的缝线穿缝人造血管，缝线轨迹也似"花冠"样（图 22.2a）。在人造血管内切出一个沟，用于容纳左 - 右交界。将人造血管送下至 VAJ 水平，固定、打结（图 22.2b）。完成瓣环成形，将交界悬吊

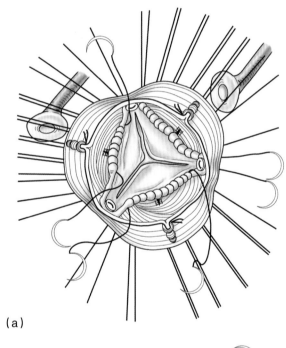

(a)

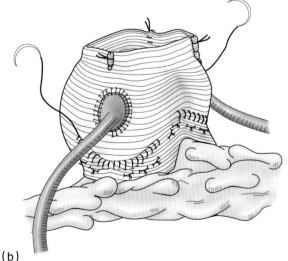

(b)

**图 22.2**　全周用无垫片缝线缝合后穿缝人造血管（a），将人造血管送至瓣环水平，打结固定（b）

至人造血管的窦管交界水平。

## 瓣膜分析和修复

再次探查瓣膜状态并分析其病理情况。主动脉瓣修复不在本章阐述范围。本章仅简要讨论修复术的入路问题。

### 瓣叶穿孔及窗孔

瓣叶穿孔一般是感染所致。如果由感染性心内膜炎侵蚀引起，这个瓣叶可能无法保留，而需要行改良的 Bentall 手术。如果瓣叶交界处存在小的窗孔，但并不参与主动脉瓣反流，无须处理。对于参与反流的窗孔，可用 6-0 Gore-Tex 缝线（Gore, Flagstaff, AZ）进行加固缝合。如果窗孔很大，则不可行 VSRR。

### 瓣叶脱垂

主动脉瓣脱垂可以发生在一个瓣，也可以发生在全部三个瓣叶上。二叶瓣脱垂更容易矫治，以不脱垂的瓣叶作为参照，将脱垂的瓣叶进行修剪，可获得大致对称且良好对合的结果。

·瓣叶折叠：可在瓣叶中心部或交界处用细的 Gore-Tex 缝线折叠瓣叶。如果脱垂程度较轻，或存在冗余瓣叶，这一方法简单有效。如果 Arantius 小结非常明显或存在钙化，不可选择中心折叠。打结时，应将结置于主动脉侧，但应避免落在瓣叶的最前端，避免造成湍流或溶血。

·三角形切除：与二尖瓣的经典三角形切除技术相似。将 Arantius 小节周边冗余组织做三角形切除，用 6-0 Gore-Tex 缝线将切缘缝合。这一技术多用于二叶主动脉瓣，以不脱垂的瓣叶作为参照。

·游离缘强化加固技术：用 6-0 Gore-Tex 缝线沿瓣叶游离缘从一个交界至另一个交界往返缝合。此技术有助于缩短游离缘，同时可以缝闭参与主动脉瓣反流的瓣叶窗孔。

## 第二条缝合线

该缝线的作用为止血，因此应格外小心操作。用 4-0 聚丙烯缝线从每一个新窦的最低点向交界往返缝合，直至完成瓣环与瓣叶的全周加固。其间我们也会根据止血需要对个别点加用间断缝合。缝

合时注意不要造成瓣环的扭曲,进而影响刚刚完成修复的瓣叶(图 22.3)。

## 冠状动脉再植

首先再植左冠状动脉扣。修剪冠状动脉扣,留取 2~3mm 边缘。在人造血管上找到合适的吻合点,用眼科电凝器将此处的人造血管烧穿,直径应稍大于冠状动脉口,操作时应小心不要伤及瓣膜和第二条缝合线。用 5-0 Prolene 缝线将冠状动脉扣连续缝合在人造血管上。打结前,用神经拉钩探查缝合效果,确认无出血,收紧缝线,不应留有线圈。用同样的方法吻合右冠状动脉扣,位置应稍高。注意在心脏充盈后射血时,右冠状动脉不应形成折角。

## 主动脉吻合

如果术中同期进行主动脉弓置换,将远心和近心的人造血管端切成斜面,无须修剪断端,用 2-0 聚丙烯缝线连续缝合。如果不置换弓,则将主动脉修剪至主动脉阻断钳水平,必须将所有的动脉瘤组织全部切除。将人造血管远心端修剪成接近斜面后,用 4-0 聚丙烯缝线将其与主动脉吻合。采用嵌套缝合法达到良好的止血效果。

## 排 气

结束主动脉吻合时,应将心脏和人造血管内的气体彻底排出。让心腔充盈,采用逆灌心脏停搏液、手动通气等方法来排气。排气后,顺行、逆行同时灌注热停搏液,将冠状动脉内气体排出。放开主动脉阻断钳,恢复心脏灌注。

## 撤停体外循环

在体外循环后并行期间,仔细检查所有可见吻合口的止血情况,及时修补。经过充分的再灌注后,使心脏充盈、射血,撤停体外循环。有时在撤停时需要给予正性肌力药物。只要出现室性心律失常或心室收缩功能差,应立即怀疑冠状动脉再植出现问题,在撤停体外循环前必须解决。

分别缝制两条心房和两条心室心外膜电极。采用经食管超声心动图(TEE)检查瓣膜的对合情况及对合高度,确保没有跨瓣压力阶差或反流。一旦确认成形效果满意,可拔除体外循环插管并给予鱼精蛋白。

在吻合血管时,我们不使用 Teflon 毡片,因为我们不认为这些材料是必要的。而且,再次手术时,这些毡片明显增加了手术的难度。缝合胸腺分叶,并将人造血管前的心包缝闭,缝至右心室前方,防止在人造血管和胸壁之间形成瘢痕粘连。

## 术后管理

VSRR 的术后管理与其他主动脉近心段置换手术一样,重点管理心律、心排出量及酸碱平衡。我们很少会给这类手术后的患者输血。手术时留置一条 Blake 引流管,通常在患者恢复运动后,或引流量明显减少后即拔除。积极处理房颤,出院前完成电复律。

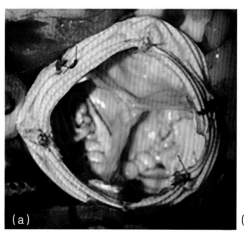
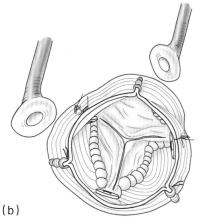
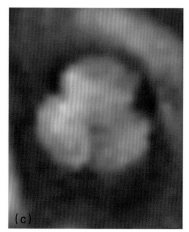

图 22.3 完成了新窦重建及第二条缝线后的图像,术中直视图(a),示意图(b),影像(c)

出院后 4 周回院复查经胸超声心动图，确定主动脉瓣的功能状态，以后定期复查。此类患者应长期随访，如果出现主动脉瓣反流，应积极跟踪并妥善处理。

## 延伸阅读

1. David TE, David CM, Feindel CM, et al. Reimplan-tation of the aortic valve at 20 years. J Thorac Cardiovasc Surg, 2017, 153(2): 232–238.

2. Gleason TG. New graft formulation and modification of the David reimplantation technique. J Thorac Cardiovasc Surg, 2005(130): 601–603.

3. Gleason TG. Current perspective on aortic valve repair and valvesparing aortic root replacement. Semin Thorac Cardiovasc Surg, 2006, 18(2): 154–164.

4. Sarsam MAI, Yacoub M. Remodeling of the aortic valve annulus. J Thorac Cardiovasc Surg, 1993(105): 435–438.

5. Sultan I, Comlo KM, Bavaria JE. How I teach a valvesparing root replacement. Ann Thorac Surg, 2016, 101(2): 422–425.

# 心力衰竭的外科治疗

**Surgery for heart failure**

# 第 23 章
# 心脏移植

*Arman Kilic   Pavan Atluri*

## 发展史

1967 年, Christiaan Barnard 在南非开普敦成功完成了人类第一例心脏移植, 一名 55 岁的患者接受了一名 25 岁因车祸丧生的年轻人的心脏。受体术后仅生存了 18d。人们最初对于心脏移植的热情遭遇了无情的现实——组织排斥反应和与之相关的低生存率。结果, 心脏移植数量从 1968 年的 100 例骤然下降至 1970 年的 18 例。直到出现免疫抑制治疗并逐渐趋于成熟, 全球范围的心脏移植数量才再次上升。近年来, 每年有近 5000 例心脏移植, 1 年存活率达到 85%~90%。

尽管移植术后疗效满意, 但这项针对终末期心脏病的治疗方案仍然存在一些问题。首要的问题是供心短缺, 这几乎成为心脏移植的 "阿喀琉斯之踵"。虽然全球每年的手术量已达到 5000 例, 但目前有近 50 000 例患者在等待供心, 这鲜明地揭示了供需之间的不匹配。另一个重要的问题是, 高危患者的过渡手段有待优化。此外, 人们并不清楚应当选择哪一种辅助平台, 如体外膜肺氧合 (ECMO)、经皮介入, 或植入式心室辅助装置 (VAD), 尤其是一些罹患心源性休克、末梢器官功能障碍的患者, 此类病例原本适合心脏移植。对这些患者的管理手段和治疗方法各异, 不同的医院之间, 甚至在同一医院、不同的医生之间也各不相同, 这在一定程度上说明目前缺乏大型试验证据和循证指南。尽管如此, 心脏移植仍不失为一个成功的手段, 延长

了终末期心力衰竭患者的生命, 使其获得长时间生存的可能, 同时提高了生活质量。

## 基本原则与理论依据

### 受体的选择

应通过多学科协作委员会对可能适合心脏移植的患者进行评估, 这些学科和人员包括心脏外科、心脏内科、专科护理、协调员、护士及社工。一般情况下, 适合心脏移植的患者应为罹患终末期心脏病、预计生存期小于 1 年的患者, 具体而言, 以下患者应考虑心脏移植: 心源性休克需要机械辅助循环和 (或) 持续静脉注射正性肌力药物的患者; 内科治疗后, 仍表现为顽固、进行性或 D 级心力衰竭的患者; 反复发生致命性心律失常, 经内科治疗包括使用植入式除颤器无明显疗效的患者; 存在顽固性心绞痛且无进一步内科或外科治疗指征的患者。对于尚可运动的心力衰竭患者, 目前经常使用峰值氧耗量来对有限运动能力进行评估; 峰值氧耗量低于 12 mL/(kg·min) 预示着不良预后, 其预期生存率低于心脏移植。

心脏移植存在几个禁忌证。如果患者同时存在不可逆的肝或肾功能不全, 单纯的心脏移植术后死亡风险很高。在这种情况下, 部分心脏中心采取同时移植心脏和肝脏或心脏和肾脏的做法。同样, 如果患者存在严重不可逆的肺实质病变, 也是单纯心脏移植的禁忌, 应考虑同时行心 – 肺联合移植。近

期罹患或处于活动期的恶性肿瘤患者,也是心脏移植的禁忌,由于免疫抑制剂的使用会导致恶性肿瘤复发,因此生存预期很短。

心脏移植的绝对禁忌证为合并内科治疗(血管扩张剂)无法逆转的肺动脉高压患者。这些患者在心脏移植术后,由于肺血管阻力处于高水平,右心急性衰竭的风险将会增加。虽然目前对于肺血管阻力的阈值存在争议,但普遍认为如果肺阻力大于 3 Woods,心脏移植术后会出现不可接受的高死亡风险。对于存在不可逆肺动脉高压的患者,部分病例可以考虑行心 - 肺联合移植。

心脏移植的相对禁忌证包括:严重的外周血管疾病、严重的脑血管疾病、恶病质或病态肥胖、目前或近期有吸烟史、酒精成瘾或管制药品滥用或使用毒品、活动性肺栓塞、活动性或近期感染、控制不良或合并器官损害的糖尿病、精神病、依从性不良,以及缺少社会救助者。对于存在全身系统性疾病,如获得性免疫缺陷综合征(没有获得良好控制的 HIV 感染),预计的生存期小于 2 年者,一般不行心脏移植。虽然越来越多的近期数据认为,高龄患者心脏移植术后可获得可接受的疗效;但一些人仍将高龄(>70 岁)视为手术禁忌。

### 供体的选择

与受体的选择一样,供体的选择同样是决定整体疗效的重要因素。对于供心的评估不应仅局限于心脏本身,还应包括对供体整体状态的评估。排除供体的一些重要因素包括身高、体重,ABO 血型,乙型肝炎病毒、丙型肝炎病毒及 HIV 血清学检测阳性等。成人受体与供体的体型匹配要求是体重相差在受体体重的 30% 以内。其他需要考虑的供体因素包括年龄、死亡原因、性别、住院的病程、是否使用正性肌力药物及一些实验室检查结果。关于年龄,有充分的证据显示,供体的年龄越大,疗效越差。但如果受体和供体的年龄相仿,则可接受的年龄界值因医院的不同而有所差异。应将供体的年龄与其他因素综合考虑,如预计的冷缺血时间等,这样就可以清楚地意识到供体器官的边缘状态处于何种

程度,以及这一供心是否应该用于某一个特定的受体。很多中心采取用边缘性供体匹配边缘性受体的策略,特别是在估计找到另一个合适供体的概率渺茫的情况下,因为要满足供心抗原致敏性低、血型及其他要求,势必要延长等待时间。

## 术前评估及准备

受体术前评估的首要内容是回顾之前述及的各项指征,确保患者的病情适合心脏移植。有多种风险模型用于风险分层及预后估测,如心脏移植术后死亡预测指数(IMPACT),或 IMPACT 评分。评估包括实验室检查结果,重点关注末梢器官功能、血清学检查、胸部 X 线片、心电图、超声心动图及心导管检查。免疫学评估包括血型、人类白细胞抗原(HLA)类型、群体反应性抗体(PRA)测定等。通常也进行虚拟交叉配型来确认抗体特异性。如果患者正在使用 VAD,术前应行胸部 CT 检查,以确定装置流出道血管近心端的走行、主动脉及其他重要结构的解剖状态,这有助于再次开胸的操作。

供体的评估检查包括胸部 X 线片、动脉血气及超声心动图。男性超过 45 岁、女性超过 50 岁,或有冠心病风险因素者,应行心导管检查。有轻度冠心病或轻度左心室射血分数降低的心脏可作为供心使用,但如果有明显的冠状动脉病变或心功能减退,则不可用于移植。

## 麻　醉

部分拟行心脏移植的患者已经接受机械辅助呼吸,对于没有接受的患者,则应在手术室内置入气管插管。建立桡动脉测压和中心静脉通路,置入 Swan-Ganz 导管。对于曾行心脏手术的患者,部分医生选择在术前即建立股动脉或者同时建立股静脉通路,一旦在开胸时损伤了重要器官,可以迅速建立体外循环。有的医生会在腹股沟上开一个小口,暴露股动、静脉,在开胸前即建立体外循环,如果术前 CT 提示重要器官与胸骨后骨板非常接近,

这样的操作就更为有益。很多拟行心脏移植的患者已经植入自动除颤器或起搏器。如果患者依赖起搏器，而这个起搏器只有起搏功能而没有除颤功能，应将一磁铁置于起搏器上方，将起搏模式转变为非同步起搏，以配合电刀的使用。如果使用了具有起搏、除颤功能的起搏器，放置磁铁会使起搏器失去除颤功能，因此需要心脏内科医生在手术室内用专门的遥感设备将起搏器调整为非同步模式。

# 手 术

## 供心的获取

在拟获取供心前，应对全部的病历记录进行全面、彻底的回顾，包括人口学资料、脑死亡证明、血型及家属的知情同意书。复习全部实验室和影像学检查，包括超声心动图、心导管资料等。全程保持与受体团队的充分沟通至关重要，以协调手术操作的时机。

采用胸骨正中切口，并将双侧胸膜腔打开。切开心包，在近膈肌处向两侧切开，以最大限度地显露心脏，并用 0 号丝线提吊心包，用止血钳固定在手术巾上。探查冠状动脉，并检查是否存在解剖异常。游离上腔静脉，用 0 号丝线结扎奇静脉并切断。游离下腔静脉。分离主动脉 – 肺动脉间隔，以便放置主动脉阻断钳。在升主动脉插入心脏停搏液灌注管，管路排气后连接（图 23.1）。

与腹部操作团队协调后，静脉给予 30 000U 肝素。阻断或结扎上腔静脉，在膈肌与右心房之间切断下腔静脉。如果不获取肺脏，则经肺静脉置入左心引流管；如果拟同时获取肺脏，则经左心耳置入左心引流管。如果是后者，则只需钳夹左心耳后在远端切开；一经切开下腔静脉，只需要将心耳钳松开即可完成引流。阻断升主动脉远端，顺行灌注 2L 心脏停搏液。经下腔静脉置入两个吸引头，防止温血进入胸腔。将大量冰屑倒入纵隔和胸膜腔，以保持脏器低温。不时地触摸心脏，避免其过度充盈。如果有明显的过度充盈，可以手动按压以排空心脏，同时检查左心引流是否充分，务必避免供心因此受损。

完成停搏液灌注后，将胸腔内的冰屑移除。放开主动脉阻断钳，拔除停搏液灌注管。如果之前没有结扎上腔静脉，可在奇静脉交汇处上方结扎、切断。将下腔静脉完全切断，保证下腔静脉与右心房和冠状静脉窦尚留有一段距离。主动脉在远心处横断，可以是在升主动脉远心端，也可以在弓部，或者在降主动脉近心处，包含弓部的 3 个分支。在分叉处将肺动脉横断。如果不做肺移植，则在肺静脉做左心引流，此时将两侧的肺静脉完全切除。如果准备行肺移植，则在游离 Sondergaard 沟后，从右侧向左心房做一切口，然后转向下，保持始终可以看到下腔静脉，但又不进入右心房。将心脏拉向右侧，在左肺静脉与左心房反折和左心耳之间做一切口，这一切口同样下行，与右侧的切口相交。注意辨别肺静脉开口，在做左心房切口时不应与肺静脉开口过近，否则可能造成肺静脉狭窄。

## 受体心脏的摘除

心脏移植通常采用双腔静脉插管，这也是我们

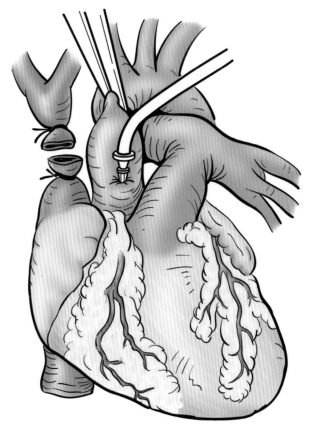

图 23.1

的首选，在此将重点阐述该技术。对于曾行心脏手术（开心）或正在使用 VAD 的患者，术前应行 CT 检查，以评估重要结构与胸骨后骨板之间的距离，这些重要结构包括主动脉、无名静脉、VAD 流出道人造血管、冠状动脉旁路血管、右心室和右心房。至少应经皮穿刺建立股动、静脉通路。如果一些重要结构与胸骨距离过近，有些医生会切开并显露股动、静脉的穿刺点。一旦意外损伤 VAD 流出道血管或右心室，可以在最短的时间紧急建立体外循环。在植入 VAD 时，流出道人造血管最好放置在胸骨中线的右侧（图 23.2）。

开胸（对于再次手术而言，还需游离粘连带）后，静脉推注肝素，行主动脉及上、下腔静脉（或股动、静脉）插管，上、下腔静脉置 Rummel 紧缩带（图 23.3）。如果在股静脉插管，则经胸骨正中切口行上腔静脉插管，将两者用"Y"形接头连接。对于再次手术的病例，心尖周围的粘连通常不会严重影响体外循环。

体外循环开机后，如果存在 VAD，则将其停机，并阻断流出道人造血管。用阻断钳阻断主动脉，用 Rummel 紧缩带阻断上、下腔静脉。在右心房中部做一切口，将此切口向右后延长至右下肺静脉下缘。将切口另一端向房室沟方向延长，但不要与房室沟距离过近，然后转向下，至冠状静脉窦方向。切开右心房后，即应开始修剪下腔静脉袖后壁，后壁切口从右下肺静脉下缘向冠状静脉窦方向延伸。在做切口时，应时刻记住尽可能多保留一些后壁组织，使之后的下腔静脉吻合容易一些，就技术层面而言，这一位置的吻合是整个手术中最困难的一步。

在上腔静脉 - 右心房移行处，横断上腔静脉，将其后方的软组织游离。如果装有内置除颤器，将导线从上腔静脉中尽量扯出，并尽可能靠近近心端剪断。在窦管交界处横断主动脉，如果装有 VAD，则在流出道人造血管吻合处横断主动脉。在肺动脉瓣交界上方将肺动脉横断。切开卵圆窝进入左心房，向上延长切口至左心房顶，然后转向左心耳。切开左心房后，即可看到二尖瓣环和肺静脉开口。在二尖瓣环上方 1~2cm 处剪开左心房后壁，形成左心房袖，

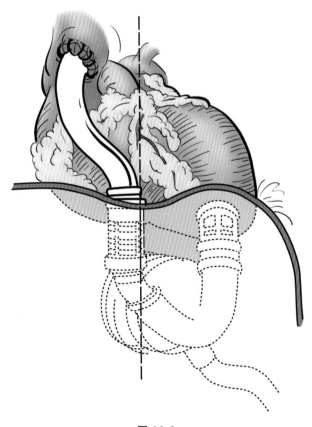

图 23.2

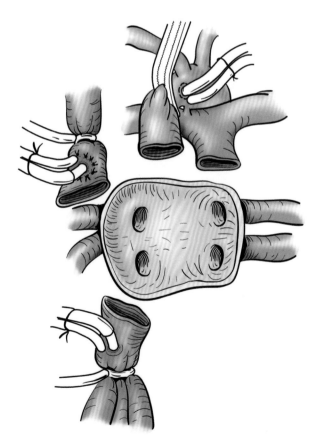

图 23.3

将此切口向左心耳上缘延伸，时刻注意肺静脉开口的位置。此时助手可将食指和中指插入横断的主动脉和肺动脉瓣口，将心脏上提，有助于方便地完成受体心脏摘除。心脏摘除后，用电刀烧灼左心房袖的残端及其包裹的脂肪组织，否则术后可能会发生难以处理的出血。从右上肺静脉置入左心室引流管，将其尖端置于心房袖后壁处，有助于在吻合左心房时保持术野的干燥。

## 供心的植入

将供心从器官袋中取出，放入装有冰屑的器械盆中。检查心脏是否存在受损情况，重点检查下腔静脉处的残余组织情况，并定位冠状静脉窦。还应检查上腔静脉和结扎的奇静脉情况。分离主动脉和肺动脉之间的软组织。修剪主动脉，将弓部组织剪除；将左、右肺动脉汇合部剖开，在肺动脉瓣交界上方5mm处将其横断（图23.4）。如果是通过肺静脉置入左心引流管，则可用一把镊子从供心的一个肺静脉口插入，从另外一个肺静脉开口穿出，用剪刀将两个肺静脉口之间的心房后壁剪开，重复操作至将4条肺静脉的口完全剖开形成左心房袖，这些组织必须经过修剪，用于与受体左心房后壁吻合。如

果此前受心采用左心耳切口做左心引流，则用4-0聚丙烯缝线将左心耳开口缝闭。

将供心摆正位置，供心的左心耳正对着受体的左上肺静脉，然后用3-0聚丙烯缝线吻合左心房。后部的缝合为"叠瓦"样，使心内膜与心内膜相对，将左心引流管从二尖瓣口送入左心室后固定。完成左心房吻合后，用4-0聚丙烯缝线吻合下腔静脉。通常我们会在右侧9点钟位缝制提吊线，一来用于定位、防止扭转，二来用于提醒吻合匹配。从左侧3点钟起缝，首先完成后壁吻合（图23.5），如果担心吻合口狭窄或吻合端大小明显不匹配，可在供心下腔静脉的前壁做一切口至右心房。如果仍然存在狭窄，则用牛心包做吻合口扩大补片。

将供心的上腔静脉内腔展开，测量后横断，用5-0聚丙烯缝线从左侧3点钟起缝（图23.6）。同样是在右侧9点钟缝制提吊线，防止荷包效应，并提醒吻合匹配。如果担心缺血时间过长，可在放开主动脉阻断钳后，最后完成这一吻合。

在肺动脉的右侧缝制提吊线后，用4-0聚丙烯缝线吻合肺动脉（图23.7a）。应避免吻合的主肺动

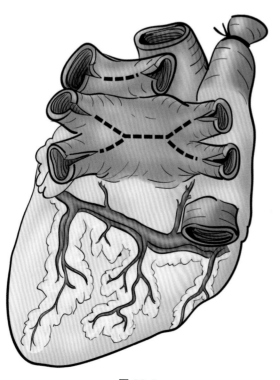

图23.4

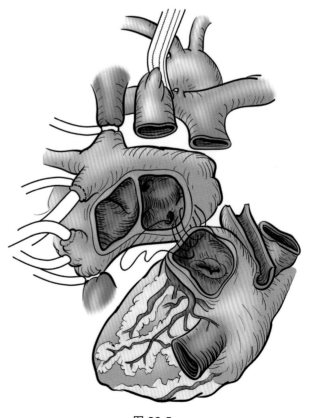

图23.5

脉过长,否则可能会造成其内折。在复温的同时,用
4-0 聚丙烯缝线完成主动脉的吻合(图 23.7b)。在
主动脉吻合时,如果有一些组织冗余是可以接受的,
这样可以方便对后壁出血点的检查和缝合。

吻合完成后,给予 500mg 甲泼尼龙,插入根部
引流插管,放开主动脉阻断钳,放置临时性心房和
心室起搏导线(图 23.8)。经过一段时间充分的再
灌注,可撤停体外循环,常规拔除插管。

## 术后管理

### 原发性移植物功能障碍

心脏移植术后即刻出现的担忧为原发性移植
物功能障碍,其一般表现为经过一段时间的再灌注,
双心室功能状况恶化、血流动力学状态不稳定。为
了撤离体外循环,可以使用主动脉内球囊反搏辅助
左心室功能。对于更严重的病例,需要延迟关胸,
如果不能撤离体外循环,应转为 ECMO 进行辅助。

### 右心室衰竭

部分病例,尤其是当肺血管阻力升高时,右心
室会在移植术后出现衰竭。经食管超声心动图

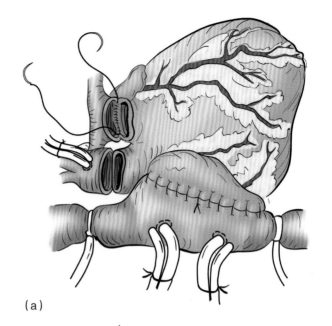

(a)

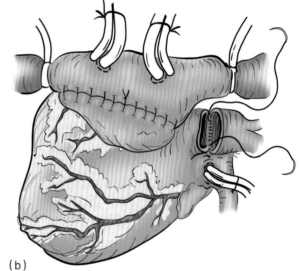

(b)

图 23.7

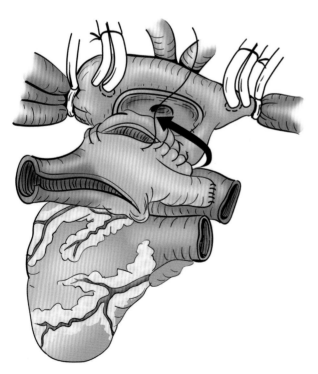

图 23.6

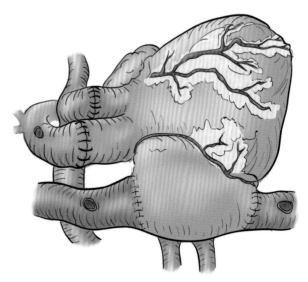

图 23.8

（TEE）可证实右心室收缩功能减退，而左心室表现出充盈不足及过度收缩。这种状况将会伴随出现低心排出量综合征、中心静脉压升高。一般情况下，右心室功能会在一段时间后改善，在易感期应积极使用血流动力学辅助。药物治疗可以理想地降低肺血管阻力，同时给予右心室正性肌力药物。典型的改善右心室功能的药物包括多巴酚丁胺、米力农、吸入性一氧化氮、吸入性前列腺素（依前列醇）。在右心管理方面，利尿和避免容量超负荷同样重要。对于更为严重的病例，可使用临时右心室辅助装置。

## 出 血

另外一个担忧来自出血，尤其是再次手术的患者。很多患者的基线凝血状态异常，给予鱼精蛋白排除外科出血后，我们首选合成凝血因子VII或凝血酶原复合体浓缩物。这些药物的优点是可以避免加重由于输入多重血制品所导致的容量超负荷。在输血时，应输入去除白细胞的血制品；如果患者的巨细胞病毒阴性，应输入巨细胞病毒阴性的血制品。

## 心律失常

术后早期，应使用变时性药物，如异丙肾上腺素，将心率维持在 90/min 以上。即使患者表现为窦性心律，术中仍然要放置心房和心室起搏导线。如果出现持续的心动过速，应尽快确定有无免疫排斥的可能。

## 免疫抑制及排斥

免疫抑制剂包括糖皮质激素、抗增殖药物、钙调磷酸酶抑制剂。近半数的受体还接受诱导治疗，这可以改善免疫耐受性，同时避免在术后早期使用肾毒性药物。术后早期，应密切监视超急性排斥和急性排斥反应。超急性排斥反应是因术前即存在针对供体血管内皮细胞的抗体，从而导致在数分钟至数小时内即发生移植物功能障碍的情况。急性细胞排斥反应最为常见，可发生于术后1周内至数年时，它是针对供心单核细胞的炎症反应，在移植术后第1年的发生率高达30%。经颈静脉心内膜活检是诊断急性细胞排斥反应的金标准，初期每周活检1次，之后变为每2周1次，应持续数月。急性抗体介

导的排斥反应可在移植术后数天至数月间发生，是通过直接针对供心血管内皮细胞或人类白细胞抗原的抗体来启动的。

## 肾衰竭

心脏移植术后，1%~15% 的患者因肾衰竭而需要血液透析，死亡率高，并增加罹患慢性肾衰竭的风险。对高危患者或术后早期即出现肾功能恶化的患者，使用单克隆或多克隆抗体，有助于延迟使用有肾毒性的免疫抑制剂。心脏移植数天后，即应开始利尿治疗，将中心静脉压维持在 5~12mmHg。如果患者少尿或无尿，或血清肌酐激增，应尽早考虑血液透析来进行液体管理和肾脏替代疗法。

## 疗 效

心脏移植术后1年生存率为85%~90%，3年生存率为75%。早期死亡的危险因素包括高龄、女性、术前存在肝肾功能不全、因缺血性或先天性疾病导致的心力衰竭、机械辅助通气、使用主动脉内球囊反搏或 ECMO 作为移植的过渡。供体的危险因素包括年龄、缺血时间、左心室肥厚及肌钙蛋白升高。早期死亡的最常见原因包括移植物失败、排斥和感染。远期死亡则多见于移植物血管病变、感染和恶性肿瘤。有报道显示，在生存者中，约90% 术后1年无功能受限，35% 可恢复工作。

## 延伸阅读

1. John R Liao K. Orthotopic heart transplantation. Oper Tech Thorac Cardiovasc Surg, 2010(15): 138–146.
2. Kilic A, Allen JG, Weiss ES. Validation of the United States-derived Index for Mortality Prediction After Cardiac Transplantation (IMPACT) using international registry data. J Heart Lung Transplant, 2013, 32(5): 492–498.
3. Lund LH, Edwards LB, Kucheryavaya AY, et al. The Registry of the International Society for Heart and Lung Transplantation: Thirtieth Official Adult Heart Transplant Report – 2013; focus theme: age. J Heart Lung Transplant, 2013, 32(10): 951–964.

## 发展史

心 – 肺移植的外科技术最初由 Demikhov 和 Lower 使用犬类动物模型在 1940—1960 年发展起来,随后 Shumway、Reitz 等在斯坦福大学应用灵长类动物模型,更好地了解了心 – 肺移植手术对人类的潜在影响。灵长类动物同人的解剖和生理相似,例如没有犬类动物模型中因术后无 Hering-Breuer 反射引起的呼吸抑制,使实验动物术后存活时间更长,并得以改进外科技术及术后管理。

临床上第一例心 – 肺移植由 Denton Cooley 于 1968 年 8 月 31 日实施,受体为 2 个月大的先天性心脏病(CHD)合并肺动脉高压(PAH)的患儿,术后仅存活了数小时。接着 Lillehei 和 Barnard 分别于 1969 年和 1971 年进行进一步尝试,但均未获得成功。直到 1981 年 3 月 8 日,Bruce Reitz 等才为一例终末期肺动脉高压的患者成功实施了心–肺移植。不到 1 个月该团队再次成功完成一例心 – 肺移植手术,至此心 – 肺移植手术流程被确定下来。

第一例心 – 肺移植的成功是斯坦福团队在 20 世纪 70 年代坚持不懈实验的结果,其间,他们成功解决了诸如血管和气管的吻合技术挑战,也克服了一些免疫学难题;在某种程度上,1981 年环孢霉素的使用改善了术后免疫抑制方案。从此人们获得了宝贵的经验,心 – 肺移植手术被应用于终末期心肺疾病患者。根据国际心肺移植协会(ISHLT)近期的报告,世界范围内已有超过 3800 例患者接受了心 –

肺移植手术。

心 – 肺移植最初的适应证是终末期肺血管疾病,如原发性肺动脉高压,以及房间隔或室间隔缺损合并艾森曼格(Eisenmenger)综合征。心 – 肺移植最初也广泛用于囊性纤维化(CF)、慢性阻塞性肺疾病(COPD)、特发性肺纤维化(IPF)等肺疾病,主要是因为单纯的肺移植技术落后于心 – 肺移植。随着 1983 年 Cooper 报道一系列单肺移植及 1985 年 Patterson 等报道一系列双肺移植取得成功后,肺移植取代心 – 肺移植成为单纯的晚期肺实质疾病的首选治疗方法。

ISHLT 近期一份关于心 – 肺移植适应证的报告对 1982 年 1 月至 2015 年 6 月间 ISHLT 注册登记的所有心 – 肺移植病例(3733 例)进行了总结,结果显示,CHD 合并艾森曼格综合征占 35.4%,肺动脉高压占 27.4%,囊性纤维化占 13.5%,心肌病占 5.7%,COPD 占 4.2%,间质性肺疾病占 3.9%,其他占 10%。在最近(2004—2015)的一项报告中,ISHLT 注册登记的心 – 肺移植病例中近 50% 为 CHD 患者,仅有 12%~14% 为肺动脉高压患者。由于肺移植经验的增加及器官短缺,之前考虑心 – 肺移植的终末期肺动脉高压患者现在更多选择双肺移植,心 – 肺移植的适应证限制在重要的肺血管解剖畸形或右心室重度(大面积)扩张和功能不全的患者。

限制性或阻塞性肺疾病合并轻度至中度左室功能不全(射血分数 >40%)或伴有冠状动脉疾病

的患者也在一定程度上由心－肺移植转为肺移植。术前介入及支架的使用、肺移植同期通过旁路移植行血管重建等进一步限制了目前心－肺移植的适应证。这些变化反映在心－肺移植数量的急剧下降上，与 1997 年的 151 例相比，2014 年和 2015 年全球共完成 50 例。

## 基本原则与理论依据

目前心－肺移植的适应证包括不适合行单独心脏或单独肺移植的晚期心肺疾病。最常见的是患有不可逆性心肌功能障碍或无法外科矫治的心脏瓣膜或心脏腔室畸形等先天性心脏病，合并肺疾病或严重肺动脉高压的患者可考虑进行心－肺移植。从功能角度看，考虑心－肺移植的患者一般为纽约心脏协会（NYHA）心功能Ⅲ～Ⅳ级，预计的生存期短于 2 年，且无移植禁忌。

确定移植的时机具有一定的挑战性，尤其是对肺动脉高压患者。但是对于临床症状和功能进行性恶化，出现房性或室性心律失常，有晕厥及右心功能衰竭征象，如最大限度药物治疗后心功能仍持续处于 NYHA Ⅳ级，尤其是当心指数低于 $2L/(min \cdot m^2)$ 及右心房压力大于 15mmHg 时应考虑移植。

即使一些患者适合心－肺移植，在决策是否行心－肺移植时仍需谨慎。CHD 尤其是发绀型 CHD 有其特有的挑战性。在肺动脉闭锁和晚期法洛四联症（TOF）中，长期的缺氧会促使弥漫性粗大的肺侧支循环形成，这些血管由于出血风险高，常被认为是心－肺移植的禁忌。对于冠状动脉疾病、心脏瓣膜病、无心肌功能障碍的间隔缺损，合并肺实质或肺血管疾病需要移植，除非心脏病变广泛或手术复杂（弥漫性冠状动脉疾病或多瓣膜病），一般选择心脏外科手术同期肺移植而不选择心－肺移植。

慢性心肌病合并肺血管阻力（PVR）升高的患者：PVR>5 Woods、PVR 指数 >6，或跨肺压（TPG）>16mmHg 或 20mmHg，是心脏移植的禁忌证，除非使用肺血管扩张药物可以逆转（PVR<2.5 Woods）。

心－肺移植是这些患者的首选手术。

值得注意的是，作为一个基本概念，心－肺移植也被用于所谓"多米诺"手术的一部分。该手术包括将整个心－肺植入患有终末期肺部疾病的患者体内，然后将切除的正常心脏移植给一个需心脏移植的受体。这项技术在提倡用心－肺移植而不是双肺移植治疗囊性纤维化的医学中心应用，这些中心主要在欧洲。这项技术的支持者认为，中度右心室肥大的心脏对肺动脉高压有更好的耐受性，是跨肺压升高的心脏移植受体的理想选择。这一手术方式现已基本被废弃。

## 术前评估及准备

### 供体的选择

心－肺移植供体的选择是基于 ABO 血型相容性、供体心和肺的功能特点、供体大小及免疫学和人类白细胞抗原（HLA）的匹配度。肺评估包括适当的 X 线片检查、支气管镜检查、CT 检查及氧激发试验等。对供肺评估时，最重要的考虑因素是：在有足够氧合（$PaO_2$ >300mmHg）的情况下，无严重的肺部感染、误吸和挫伤，以及肺的顺应性。心脏的评估基于超声心动图、45 岁以上或伴有冠心动脉疾病高危因素的供体的冠状动脉造影，以及血流动力学参数。对于心－肺移植，供体心脏功能应得到良好的维护（左心室射血分数 >50%），无明显的瓣膜异常、冠状动脉疾病或右心室功能障碍，对于仅采用小剂量血管收缩药物即可维持供体血流动力学稳定的情况是可以被接受的。

与心脏或肺移植相比，心－肺移植供体大小匹配的定义尚不明确。我们在心－肺移植中选择供体的策略是基于移植标准匹配合适的肺。我们通过标准化的测量来评估供体与受体的胸腔大小，即在供体近期的胸部 X 线片上测量胸腔的高度和横径，根据受体的胸廓特征，允许有 10%~20% 的差异。在一些肺动脉高压患者中可见受者心脏严重扩大，在某些情况下可以选择大一些的供肺。另一方面，由于供肺没有慢性肺血管疾病，因此不太严格考虑供者与受者在心脏移植匹配时的标准体重差（25%~30%），可以选用小一些的供心。

在免疫配型方面，术前需要确认受体是否存在供体特异性抗体（DSA）。如果存在致敏情况，根据供者的 HLA 和受者的 DSA 存在史，进行虚拟交叉配型。有时考虑使用供者和受者的血液进行前瞻性交叉配型，尤其是在致敏程度较高的受者中。

## 麻醉与监测

心 – 肺移植在全身麻醉下进行。根据所使用的技术选择使用单腔或双腔气管插管。采用气管吻合的胸骨切开术进行心 – 肺移植的患者需要单腔管，而采用双侧胸廓切开术（"蚌式"切口）的患者通常采用左侧双腔气管插管。对于气管畸形患者及少数其他患者，如果需要单肺通气，可以使用带有支气管阻塞器的单腔管。

在心 – 肺移植过程中，充分的监测至关重要。理想情况下，可以置入 2 条动脉测压管（桡动脉和股动脉）来准确评估围手术期血压。在植入心肺后，经右颈内静脉置入 Swan-Ganz 导管，该导管为方便术后管理提供了重要的信息，包括肺动脉压力、心排出量及中心静脉压力。经食管超声心动图（TEE）常规用于评估术后移植物功能和确认心脏已充分排气。

## 手　术

### 切口与外科入路

#### 胸骨正中切口

胸骨正中切口是用于心 – 肺移植的传统切口，由于其技术简单、术后疼痛较轻，目前仍在许多中心使用（图 24.1）。该切口在首次手术时可以充分显露心脏及胸腔，但对于曾行心胸外科手术、胸膜固定术或胸腔严重粘连的患者，此切口难以显露胸腔后方。胸骨正中切口时常采用气管直接吻合方式，尽管在体外循环辅助显露下可以完成双侧支气管序贯吻合。但气管吻合口相关潜在并发症如吻合口裂开的发生率高达 25%~30%，因此气管吻合被视为胸骨正中切口的致命缺陷，其具有高并发症发生率，且死亡率高达 25%。

#### 双侧胸廓切口（"蚌式"切口）

随着双肺移植经验的积累，双侧胸廓切口是目前我们进行心 – 肺移植的首选方法。患者取仰卧位，双臂内收，也可以外展以便于显露后肺门结构。

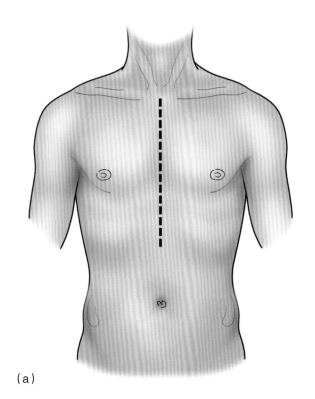

(a)

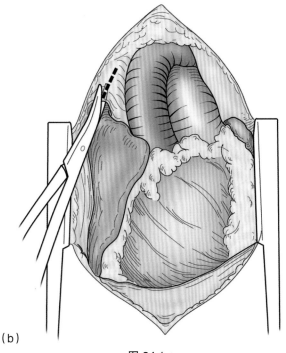

(b)

**图 24.1**

在双侧乳下经第 4 或第 5 肋间切口向腋部延伸并横断胸骨，通常选择在第 4 肋间水平，并结扎双侧胸廓内动脉（ITA）的远心、近心端（图 24.2）；进入胸腔后向后方内部开胸（切开肋间肌），尽量保留背阔肌和前锯肌。该切口可以提供良好的显露，便于分离包括胸腔后方在内的粘连，并可以序贯吻合支气管。与气管吻合相比，支气管吻合的并发症较少（5%~15%），并可通过放置胸管或支架等保守策略进行治疗，死亡率较低。该切口的主要缺点是术后经常出现急性或慢性疼痛、胸骨对位不良或哆开，这些并发症发生率可达 20%，有时需要再干预。

### 胸腔探查

开胸后，倒 "T" 形切开心包，心包缘用 3-0 丝线牵引。打开双侧胸膜并延长切口，向上至无名静脉水平，向下至胸膜膈肌反折处，充分显露双侧胸腔和肺门。电刀分离纵隔和胸腔粘连。在某些情况下，胸膜粘连可高度血管化，尤其是在发绀型 CHD 或既往行胸膜固定术的患者，一般在肝素化前应尽可能广泛地进行分离。对于这类患者，使用双腔气管插管单肺通气有助于显露和分离胸膜后壁，

以缩短体外循环时间。如果采用"蚌式"切口，我们也会进行肺门游离，游离肺动脉和肺静脉并套带，只要患者能耐受单肺通气，应尽可能多地为肺切除术做准备。对于采用胸骨正中切口和严重肺动脉高压患者，我们更倾向于立即进行插管和建立体外循环，因为显露的范围更有限，且患者可能由于严重的肺动脉高压而无法耐受单肺通气。

### 插管建立体外循环

肝素化（300U/kg）后，在升主动脉远心端或主动脉弓近心端插入 20~22 Fr 主动脉插管。将上腔静脉自心包反折中游离，在近无名静脉汇入处插入上腔静脉插管，成人可以选用 24 Fr 插管。如果上腔静脉部分或完全梗阻无法插管时，可在无名静脉插入 20~22 Fr 静脉插管，这种情况常见于上腔静脉内有植入型心律转复除颤器导线或多条颈内静脉通路的患者。在下腔静脉与右心房交界处插入 32 Fr 静脉插管。无论采用何种心房吻合技术（双房法和双腔法）均采用这种插管策略（图 24.3）。固定管道，当全血激活凝血时间（ACT）大于 450s 后，转机并降温至 30℃，停止通气。

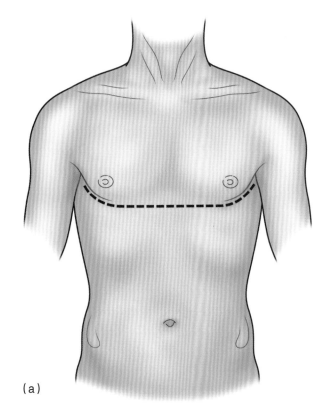

(a)

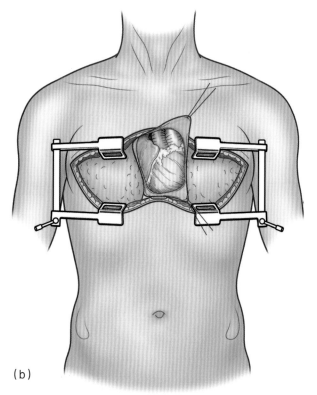

(b)

图 24.2

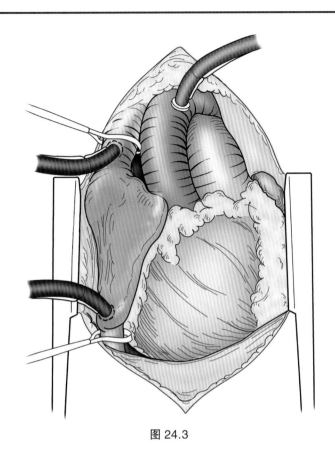

图 24.3

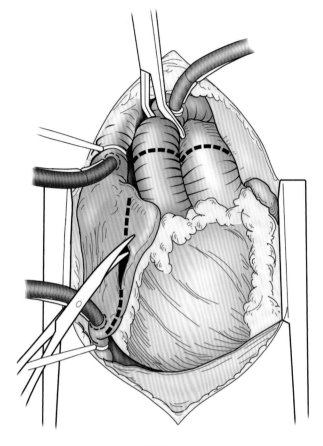

图 24.4

## 受体心脏切除

转机后开始切除受体心脏。如果采用胸骨正中切口，先切除心脏，接着切除双侧肺。在分离心脏和肺门时，应注意保护膈神经和左侧喉返神经。为了避免损伤神经，切除心脏前我们在心包上标记出膈神经的位置和走行。

上腔静脉和下腔静脉过带，游离主 - 肺动脉间隔，在插管的近心端阻断远端升主动脉。收紧上腔静脉和下腔静脉套带后从右心耳至下腔静脉 - 右心房交界处做一切口，将该切口延伸至冠状静脉窦，注意与下腔静脉插管部位距离 1~2cm，以便后续的右心房吻合。然后在窦管交界处横断升主动脉，在肺动脉瓣上 1~2cm 处横断肺动脉（图 24.4）。将心脏向左侧牵拉，切开左心房顶，沿二尖瓣后瓣环（房室沟）切开，将此切口和之前的冠状静脉窦切口连接（图 24.5），将心脏从心包腔内移除。

切除心脏后，接着分离心包后壁和心包腔内的血管。从左心房后壁沿中线切开，向两侧小心游离至后心包反折处（图 24.6a）。注意此前标注的膈神经走行，避免损伤。向上完全游离主 - 肺动脉间隔

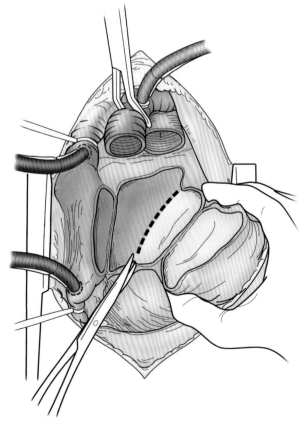

图 24.5

及主动脉、肺动脉，在分叉处切断肺动脉。在动脉韧带连接处（自内侧观凹陷处）切下一纽扣状血管壁，左侧喉返神经走行于韧带旁主动脉弓下方，注意避免损伤。保留韧带的纽扣状血管壁的直径最少为 1cm，切取时避免使用电刀（图 24.6）。此时需要决定心脏移植时右心房重建的吻合方式。

如果采用双房法，将右心房同左心房分离并保持其完整，在右肺切除术后经后心包开口游离并放入右肺（移植时）（图 24.7）。我们一般采用双腔法：在上腔静脉 – 右心房交界处电刀横断上腔静脉并向上游离，在下腔静脉插管上方 2cm 将其横断，一般是在下腔静脉 – 右心房交界处（图 24.8）。用电刀将残余的右心房袖同左心房分离。分别在上腔静脉和下腔静脉的 12 点钟位置缝制标记线，为心脏移植时吻合腔静脉提供标志。完成心脏切除及对心 – 肺移植时需要吻合的血管进行游离后，处理左、右肺门结构及双侧肺切除。如果计划气管吻合，需在心包后方游离出气管。

## 双侧肺切除

牵拉心包牵引线显露右肺门，开始双肺切除。双侧膈神经已标记。钝性分离，并用低能量电刀将肺动脉、肺静脉自心包游离。在近气管分叉处钝性分离支气管。用"花生米"将迷走神经从肺门后钝性分开，避免将其损伤。在膈神经下心包反折处做一相对较宽的切口。右侧的膈神经更靠近肺门，延伸至膈肌的走行更靠后，因此需小心操作。用 TA30 闭合器闭合右支气管，远端切断，以避免术野污染。之前已经游离肺动脉、肺静脉和左心房袖，此时可以完成肺切除（图 24.9a）。

左肺切除同右肺。牵拉心包，用低能量电刀钝性分离左侧肺门。注意膈神经走行，避免损伤。右侧膈神经一般走行稍高。在膈神经下方约 2cm 处开一中等大小的心包切口，左侧供肺经此切口进入左侧胸腔。左侧心包切口应允许左供肺通过即可，应避免大开口；或在完成移植后部分缝合，以避免术后形成心脏或肺疝。游离支气管并用 TA30 闭合器横断，分离左肺静脉、左肺动脉，完成左肺切除（图 24.9b）。术后出血和血胸的常见出血点是肺门

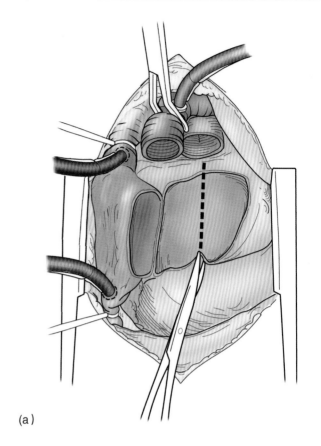

(a)

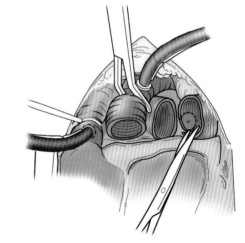

(b)

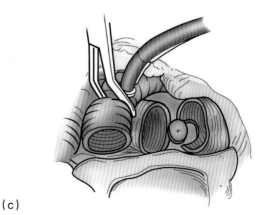

(c)

图 24.6

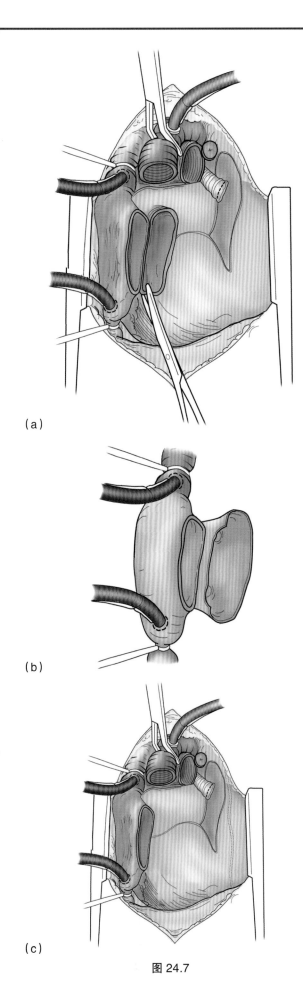

(a)

(b)

(c)

图 24.7

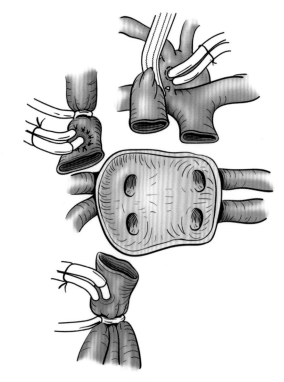

图 24.8

后部和双侧肺韧带, 应仔细止血。

完成肺切除后, 如果拟行气管吻合, 则需游离气管。切开主动脉和上腔静脉之间的后心包, 用电刀在气管隆嵴周围的软组织上做横切口（图24.10）, 这一切口应尽可能低, 以保证远端气管的血供。钝性、骨化分离隆嵴和支气管残端。因迷走神经靠近气管后壁和分叉, 因此操作时应避免使用高能量电刀过度牵拉。完成纵隔游离后, 彻底止血。

如果计划实施双侧支血管吻合（我们的首选方法）, 因支气管吻合在心包腔外, 可完整保留气管及纵隔。游离支气管的方法同双肺移植。双肺切除后, 肺门处仅残留支气管。分离支气管时避免向近心端解剖和操作, 对支气管动脉彻底止血。保持支气管缝合状态至供心－肺放入胸腔。

## 供体心－肺的准备

供体的心－肺准备相对简单, 因为大多数结构在获取过程中保持完整。在仔细检查、评估获取时可能造成的损伤后, 切除多余的心包以方便显露肺门, 尤其是在拟行双支气管吻合时。在无名动脉起始部横断主动脉, 尽可能多地保留主动脉。与心脏移植时准备供心不同, 肺动脉和左心房完整保留,无须修剪。

如果计划行双腔静脉吻合,则完整保留供体下腔静脉和上腔静脉。注意探查供心是否有卵圆孔未

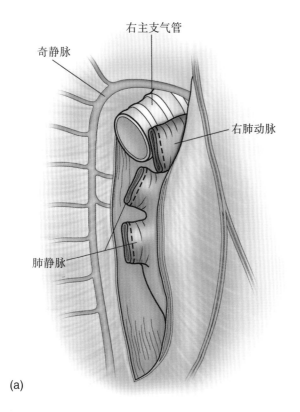

右主支气管

奇静脉

右肺动脉

肺静脉

(a)

闭,如有,需用 4-0 聚丙烯缝线缝闭。如果计划行双房吻合,在右心房中部由下腔静脉至右心耳做一斜行切口(图 24.11),将上腔静脉用 4-0 聚丙烯缝线连续缝合。

唯一需要准备的其他结构是气管(如果计划行气管吻合)和双侧支气管(如果计划行双侧支气管序贯吻合)。在供体气管隆嵴上 2cm 处横断气管,吸除气道内的分泌物,并用盐水冲洗,修剪气管保留 1~2 个气管环(图 24.11)。如果采用双侧支气管序贯吻合,剪除供体左、右支气管上的吻合钉,吸除气管分泌物后用 10mL 盐水冲洗,在距叶支气管发出部约 2 个气管环处横断支气管。

完成了供体心 – 肺的准备后,将器官置于无菌容器中,表面覆盖冰屑。接着处理受体气管或支气管,注意维持气管或支气管闭合状态,以避免纵隔或胸腔污染。

**受体气管或支气管的准备**

供体的心 – 肺修剪好准备移植后,用 15 号刀

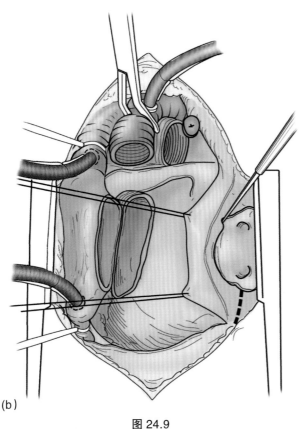

(b)

图 24.9

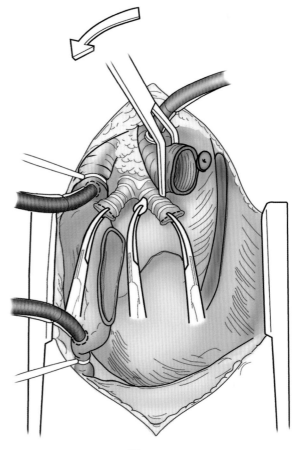

图 24.10

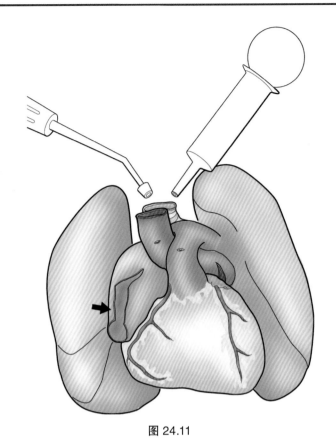

图 24.11

片在隆嵴上将受体气管切开,软骨部用剪刀继续切开。切开气管的膜部,注意避免牵拉气管残端而导致气管膜部回缩。处理气管残端时避免使用电刀和广泛剥离,以保留气管有限的血供。完成气管切开后切除隆嵴(图 24.12)。

如果计划行双侧支气管吻合,我们发现由于显露有限,在供体心－肺放入胸腔之前更容易准备双支气管残端。用纱布覆盖一侧支气管残端,直至先

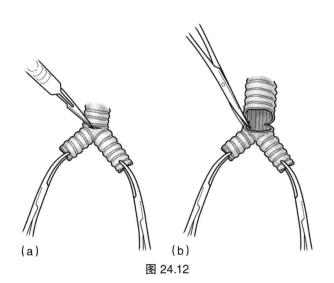

(a)　　　　(b)

图 24.12

完成一侧吻合。在吻合器的近端用角度可调的手术刀按所要求的长度切开支气管。在右侧,距离隆嵴2~3 个气管环切开。在准备期间,将纵隔的淋巴结松解,以便可以完全地吻合。用电刀和血管夹对支气管动脉止血,以防大量出血。应避免过度剥离受体的支气管以防止缺血性并发症的发生。吸除支气管内分泌物,适当调整双腔气管插管。

## 心－肺移植

切除心脏和双肺后(图 24.13),将供体心－肺器官放入胸腔。首先通过右侧膈神经下方的心包切口将右肺放入右侧胸腔。如果保留了右心房袖(图 24.14),应非常轻柔地将右肺从右心房袖下穿过心包开口放入右侧胸腔。助手牵拉心包牵引线,术者左手持供心,右手将左肺经心包切口送入左侧胸腔。应仔细检查各肺叶的方向,避免扭转。接着将左侧心包切口部分缝合以防术后心脏疝。供体心－肺就位后,用冰泥覆盖。

## 气道的吻合

### 气管吻合

在供心的主动脉上缝制牵引线,牵拉显露以完成气管吻合(图 24.15)。气管吻合从左侧软骨－膜移行部开始,用 3-0 聚丙烯缝线完成后壁的膜部缝合,接着完成前壁软骨部的吻合。气管吻合完成后,用 3-0 聚丙烯缝线缝合供体与受体气管周围的软组织,覆盖吻合口。麻醉师采用支气管镜检查气管,将残余的分泌物和血液吸除,并检查吻合口是否完好。我们通常不通过通气来检查吻合口,因为支气管镜下容易观察到明显的裂隙。怀疑有任何气道问题时需要通气测试。

### 支气管吻合

如果计划行支气管吻合,则无须对气管进行操作,支气管序贯吻合类似于标准双肺移植。准备好受体与供体支气管。将供体心－肺置入受体胸腔后,用 3-0 聚丙烯缝线自膜部至软骨部连续缝合支气管。支气管吻合均为端－端吻合,确保膜部与膜部、软骨部与软骨部对应(图 24.16)。吻合完成后,在10 点钟和 2 点钟位置用 3-0 聚丙烯缝线加固 2 针,

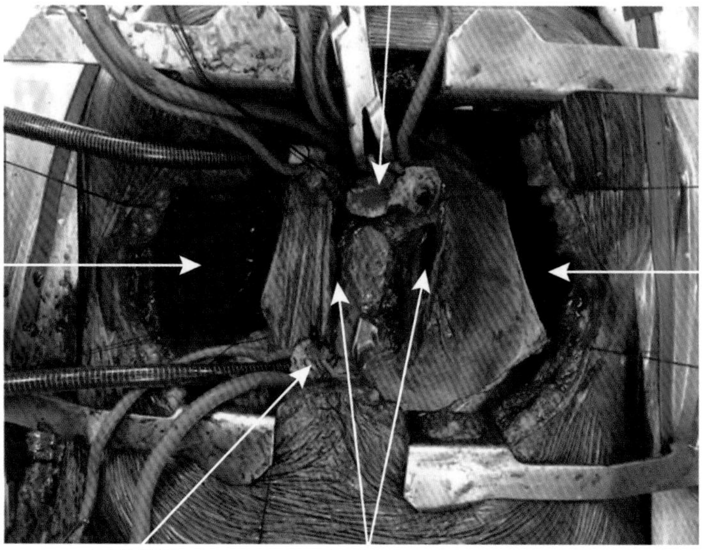

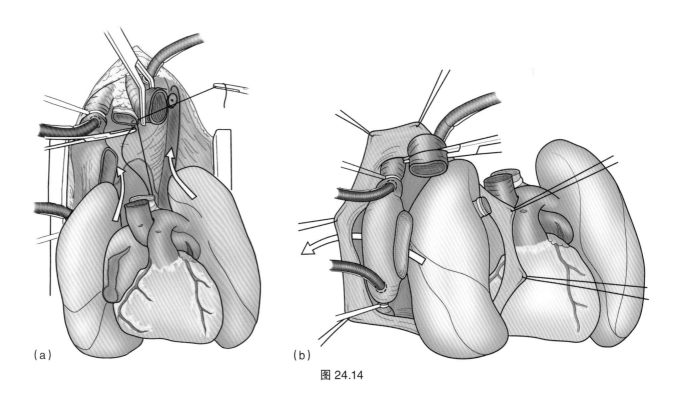

主动脉

右侧胸腔

左侧胸腔

下腔静脉　　　切开心包

图 24.13

(a)　　　　　　　　　(b)

图 24.14

缝合支气管周围的软组织和心包以覆盖吻合口。气管镜检查吻合口及供、受者支气管走向。

### 右心房重建：双房技术和双腔静脉技术

#### 右心房吻合（双房技术）

当采用双房技术吻合右心房时，用 4-0 聚丙烯缝线缝闭供体上腔静脉。修剪供体时，在供心右心房上做一自下腔静脉外侧缘至右心耳的切口，切口

大小应与受体心房袖匹配；用 3-0 聚丙烯缝线从后上侧开始吻合（图 24.17）。吻合时应注意避免供心右心房过度牵拉及变形。

#### 上腔静脉 – 下腔静脉吻合（双腔静脉技术）

上腔静脉 – 下腔静脉吻合（双腔静脉技术）是我们首选的右心房重建技术。该技术可以降低房性心律失常、房室传导阻滞和三尖瓣反流的发生率，

并便于心内膜活检。双腔法需要在切除受体心脏时保留足够的下腔静脉袖和足够长的上腔静脉。切除受体心脏时，在受体下腔静脉的 12 点钟位置缝制牵引线，吻合从受体的 3 点钟位置起，该位置通常同冠状静脉窦对应，自后向前完成吻合。上腔静脉的吻合需要吻合口大小匹配、上腔静脉长度足够及供体与受体的上腔静脉方向一致，以避免扭曲。用 4-0 或 5-0 聚丙烯缝线自受体 3 点钟位置起自后向前连续吻合，间断锁定吻合口以防止荷包效应（图 24.18）。

## 主动脉吻合

进行主动脉吻合时，将受体与供体的主动脉对齐，应保证新建主动脉足够长，在处理吻合口后壁出血时便于牵拉显露。我们的经验是较长的主动脉可以降低吻合口张力，降低术后出血的风险。复温至 37℃，用 4-0 聚丙烯缝线连续缝合主动脉。通常从 5 点钟位置自后向前完成吻合（图 24.19）。

## 恢复灌注及排气

排气是恢复灌注的重要步骤，因为主动脉开放后，大量的气体不仅会造成体循环栓塞，还可造成冠状动脉栓塞。完成主动脉吻合后，在主动脉根部插入根部吸引管和灌注插管，经右上肺静脉放置左心室引流管。经升主动脉灌注 1000 mL 温血恢复心脏灌注，并在肺动脉近心端插入引流管，该引流管随后将用于复温时肺灌注和停机前患者的灌注。

患者取头低脚高体位（Trendelenburg 体位），放开上腔静脉和下腔静脉的阻断带使心脏充盈。行 Valsalva 操作，放开主动脉阻断钳恢复灌注，保持各引流管正常引流。在恢复供体心－肺及全身灌注

(a)

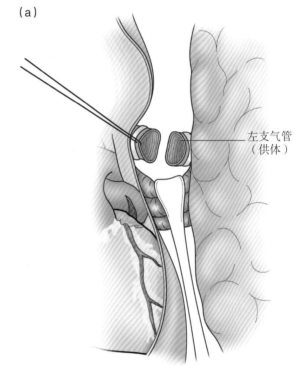

左支气管
（供体）

(b)

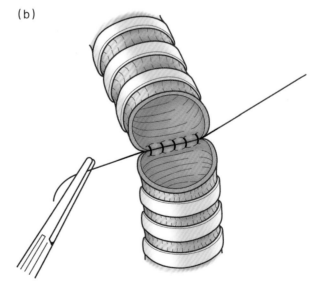

**图 24.16**

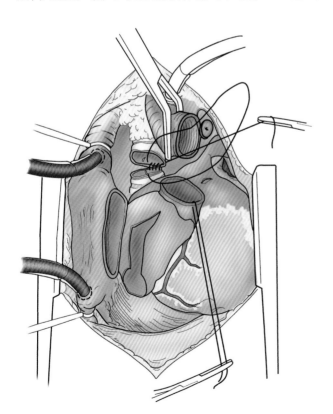

**图 24.15**

期间,将肺动脉引流管(15~17Fr)与根部灌注管连接,以500 mL/min的流量灌注供肺。

临时起搏导线固定在右心房和右心室的下壁并经切口下方引出。调整起搏频率,维持心率

在90~110/min,恢复通气,初始参数:呼吸频率为16~18/min,潮气量为5~6mL/kg,吸氧浓度(FiO$_2$)为40%~50%。从小到中剂量开始使用正性肌力药物,包括肾上腺素、米力农、异丙肾上腺素等,或者依据各中心常规。同时我们常规使用一氧化氮,起始浓度为0.02‰~0.04‰,以改善肺移植术后早期常见的氧合–灌注不匹配。

当器官充分再灌注、心脏收缩有力时,停止肺灌流并拔除插管、准备停机。心脏充盈后用TEE评估心腔内残气,然后拔除右上肺引流管,维持主动脉根部引流。复温至正常后停机。停机过程中必须避免心脏过度膨胀。

TEE确认心肺功能良好、血气分析结果满意后,拔除静脉插管,用鱼精蛋白(3mg/kg)中和肝素。输注血制品,包括新鲜冷冻血浆、冷沉淀、血小板等,改善凝血功能。最后拔除主动脉插管。

## 关　胸

在关胸之前,放置理想、数量充足的胸腔引流管很关键,这样可及时发现术后出血情况,并可防止心包压塞或血胸。如果采用胸骨正中切口,使用

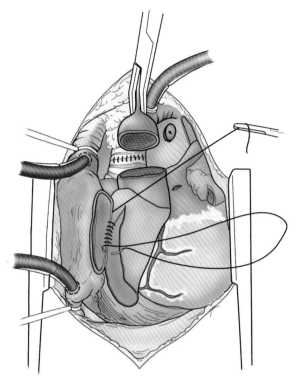

图 24.17

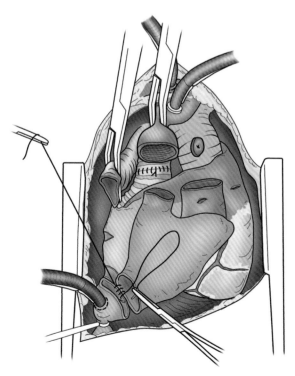

图 24.18

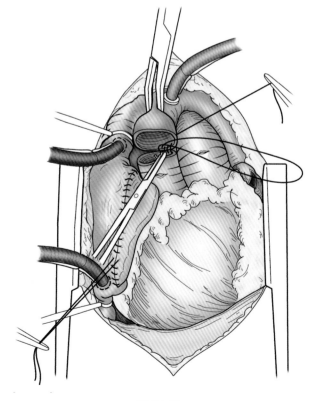

图 24.19

2 条胸腔引流管和 2 条纵隔引流管。胸腔引流管使用 32Fr 直角胸管置于后肋膈角，24Fr Blake 引流管沿椎旁沟至胸腔顶。纵隔引流管包括一条朝向右心房的 32Fr 前引流管，和另一条经心包膈肌表面朝向心尖的后引流管。如果进行双侧胸廓切开和双支气管吻合，则在每侧肺门前增加一个 28Fr 的胸管。

胸骨正中切口用 6~7 条钢丝标准闭合胸骨，"蚌式"切口的肋间用 5 条丝线（乙烯、对苯二甲酸乙酯）间断"8 字"缝合，胸骨则用 3 根 6 号钢丝对合（译者注：国内成人一般用 7 号钢丝）。用可吸收缝线缝合肌层和皮下组织，用皮肤钉闭合皮肤切口。如果供肺过大或出现原发性移植物功能障碍（PGD），或者血流动力学不稳定，我们会毫不犹豫地延迟关胸。

如果术中使用双腔气管插管，术后则更换为单腔气管插管。术后立即行支气管镜检查并留置鼻胃管，在支气管镜引导下防止管道进入气管。

## 术后管理

心－肺移植术后早期管理必须重点关注血流动力学的稳定、充分的器官灌注，以及心－肺缺血－再灌注损伤的预防。心－肺缺血－再灌注损伤通常表现为移植后早期出现的心功能障碍、呼吸衰竭伴低氧血症和肺水肿。在移植后的最初 6~12h，患者需保持镇静并机械通气，密切监测所有血流动力学参数。一般而言，平均动脉压 >65mmHg 或 70mmHg，中心静脉压为 8~15mmHg 时较为理想。可采用不同的联合方式使用小到中等剂量的肾上腺素、异丙肾上腺素、米力农及血管收缩药物。我们术中联合使用肾上腺素 [0.03~0.1μg/（kg·min）] 和米力农 [0.125~0.5μg/（kg·min）] 以增加心肌收缩力，并使用低剂量异丙肾上腺素 [0.01~0.02μg/（kg·min）] 提高心率。目标心指数为 >2.2L/（min·m²）。心指数的进行性下降可能是早期心脏 PGD、胸腔内出血、血胸引流不畅或心包压塞的初期表现，应立即行 TEE 和胸片检查评估病因，并及时进行相应处理。

机械辅助通气采用保护性肺通气策略：低潮气量（5~6mL/kg）、高频率（16~20/min）、呼气末正压（PEEP）维持在 10~15cmH₂O，采用维持氧分压 >80mmHg 的最低吸氧浓度。理想情况下，如果机体可以耐受，尽量将吸氧浓度控制在 40%~50%，这在理论上避免了由自由基引起氧中毒的风险。如果需要提高吸氧浓度至 80% 以上才能使氧分压高于 70mmHg，且 X 线片提示出现双侧肺渗出增多，这可能是 PGD 的征象。这些变化需要密切观察，因为它们可能迅速进展到需要体外膜肺氧合（ECMO），ECMO 是术后 PGD 时我们首选的支持方式。

在足够的液体复苏和可能影响肺功能的液体过量之间需要找到精准的平衡，这取决于患者的临床病程。我们曾经一直尝试使肺移植的患者尽可能保持"干"，避免过多输入液体。由于大剂量正性肌力药物和缩血管药物会影响末梢器官功能，增加肾衰竭的风险，最严重的是气道缺血导致的气管坏死和吻合口裂开，这些会明显增加并发症发生率和死亡率，故目前并不建议随意使用。因此，我们通常提供足够的液体来维持正常的血流动力学，避免大量使用缩血管药物。如果供体肺功能处于边缘状态应尝试减少液体入量。

术后 12~24h 如果血流动力学状态稳定，确认没有活动性出血、无血胸、无心功能不全或肺动脉高压征，可以尝试撤离呼吸机。因为肺动脉高压可能会反弹并导致右心室功能不全，术后第 2 天开始逐渐减量并停用一氧化氮。

需要注意的是，PGD 可能发生在术中，也可能发生在术后（24~72h），影响心脏或（和）肺。一般来说，一个器官功能障碍必然会在一定程度上影响另一个器官，有时很难区分哪个器官最先受损。严重 PGD 时应考虑选择静动脉 ECMO（VA-ECMO），对心脏和肺同时辅助。一般采用主动脉和右心房中心插管。

### 免疫抑制

我们目前的免疫抑制方案是在麻醉诱导时给予巴利昔单抗（basiliximab；20mg 静脉注射，术后第 4 天再次使用），巴利昔单抗是一种人－鼠嵌合单克隆抗体,特异性拮抗 T 细胞的白细胞介素 2（IL-2）受体。移植器官恢复灌注后给予甲泼尼龙（1000mg 静脉注射）。

患者转入 ICU 后开始术后免疫抑制治疗：术后 24h 内口服他克莫司 [0.1mg/（kg·d），分两次服用 ]，维持血药浓度在 12~15μg/L；同时口服麦考酚酸酯（1000mg，每天 2 次）；返回 ICU 后即给予甲泼尼龙（125mg 静脉注射，每天 3 次），逐渐减量，以口服泼尼松替代，2 周后逐渐减量至 20mg/d。对于高致敏患者调整为术中和（或）术后兔抗胸腺细胞球蛋白（rATG）淋巴细胞诱导和血浆置换。

## 疗 效

随着时间的推移，心 - 肺移植后的结果有所改善，随着各移植中心处理复杂患者的专业知识和经验增多，治疗效果持续提升。ISHLT 第 33 次成人肺与心 - 肺移植报告（2016 年）详细介绍了 1982—2014 年 3775 例首次心 - 肺移植的结果。受者术后 3 个月生存率为 71%，1 年生存率为 63%，3 年生存率为 52%，5 年生存率为 45%，10 年生存率为 32%。随着移植时代技术的不断进步，心 - 肺移植术后的生存率也有所改善，近 10 年的中位生存期已提高到 5.8 年，术后生存超过 1 年患者的中位生存期超过 10 年。与单纯肺移植相比，虽然心 - 肺移植的早期死亡率更高，但远期生存更好。根据病种分析，年轻的囊性纤维化患者、肺动脉高压或 CHD 患者生存率高于 COPD 或心肌病患者。

对于有两种最常见适应证（CHD 和肺动脉高压）的心 - 肺移植受者，移植后 3d 内最常见的明确死亡原因是移植物衰竭（肺或心脏）及技术并发症。第 1 年后，闭塞性细支气管炎（OB）/ 闭塞性细支气管炎综合征（BOS）、晚期移植物衰竭（肺或心脏）和非巨细胞病毒感染是最常见的死亡原因。心血管原因导致的死亡占死亡人数的一小部分，但很重要。

斯坦福小组最近回顾了他们应对急性排斥反应的经验，文章显示，在术后 5 年仅有 33.8% 的患者无急性肺排斥反应，而 66.7% 的患者无急性心脏排斥反应。两种器官排斥反应都在 5 年后趋于平稳。根据他们的经验，术后第 1 年出现排斥反应的次数与预后高度相关。中位生存时间从无排斥反应的 8.6 年下降到有 1 次排斥反应的 7.2 年，有 2 次排斥反应的 3.1 年，有 3 次排斥反应的 1.3 年，有 4 次排斥反应的 1.1 年，呈显著降低趋势。

随着时间的推移，诊断急性排斥反应的方法发生了变化。最初，对移植心脏进行连续心肌内膜活检以监测移植物排斥反应，并在心脏排斥得以诊断时推测肺也有排斥。自 20 世纪 90 年代末以来，经纤维支气管镜支气管肺活检已成为诊断急性肺排斥反应的标准方法，并将监测重点转向更容易发生排斥反应的肺。正因为如此，80 年代有 45.7% 的排斥反应被诊断为心脏排斥，而 90 年代只有 16.5% 的排斥反应被诊断为心脏排斥。总的来说，心脏似乎受到移植肺的保护，肺浸润通常先于或阻止了心肌浸润。

肺移植功能障碍（如 OB/BOS）在远期死亡中扮演了重要角色，这是心 - 肺移植相对于心脏移植的独特性。OB 是肺慢性排斥反应的表现，与早期巨细胞病毒感染、细胞和抗体介导的排斥反应的临床或亚临床发作密切相关。在早期阶段，OB 可能对强化免疫抑制有反应，但遗憾的是，一旦发展为 OB 则没有有效的治疗方法，病情会逐渐恶化。

与心脏移植相比，心脏移植物血管病变在心 - 肺移植后较少见，占晚期死亡原因的 2%~4%。移植物血管病变通常发生在已发展为晚期 OB 的患者中。心 - 肺移植受者的冠状动脉血管病变（CAV）发生率低于 BOS。心 - 肺移植 1 年后，8% 的受者发生 BOS，而 CAV 发生率为 3%；3 年后，27% 的受者发生 BOS，而 CAV 发生率为 7%；5 年后，42% 的患者发生 BOS，CAV 发生率为 9%；10 年后，62% 的患者发生 BOS，而 CAV 发生率仅为 27%。

综上所述，对于不能单独进行心脏或肺移植的心肺疾病患者，心 - 肺移植是一种有效的治疗方式。近年来，如果在经验丰富的中心进行，移植后 10 年的存活率高达 40%，且生活质量良好。不幸的是，由于考虑接受胸部器官移植的患者增加及器官持续短缺，目前的分配体系更倾向于单器官移植，从而限制了心 – 肺移植的开展。因此，我们看到世界范围内心 – 肺移植手术的数量显著下降。重新评估目前的分配体系及更好地提升边缘供体器官的利用技术，可能使越来越多需要心脏和肺移植的患者获得治疗机会。

## 拓展阅读

1. Deuse T, Sista R, Weill D, et al. Review of heart-lung transplantation at Stanford. Ann Thorac Surg, 2010, 90(1):329–337.

2. Griffith BP, Magliato KE. Heart-lung transplantation. Oper Tech Thorac Cardiovasc Surg, 1999, 4(2): 124–141.

3. Weill D, Benden C, Corris PA, et al. A consensus document for the selection of lung transplant candidates–2014; an update from the Pulmonary Transplantation Council of the International Society for Heart and Lung Transplantation. J Heart Lung Transplant, 2015, 34(1): 1–15.

4. Yusen RD, Edwards LB, Dipchand AI, et al. The Registry of the International Society for Heart and Lung Transplantation: Thirtythird Adult Lung and Heart-Lung Transplant Report–2016; Focus theme: Primary diagnostic indications for transplant. J Heart Lung Transplant, 2016, 35(10): 1170–1184.

5. Yusen RD, Edwards LB, Kucheryavaya AY, et al. The Registry of the International Society for Heart and Lung Transplantation: Thirtysecond Official Adult Lung and Heart-Lung Transplantation Report–2015; Focus theme: Early graft failure. J Heart Lung Transplant, 2015, 34(10): 1264–1277.

# 第 25 章
# 肺移植

*Edward Cantu*

## 发展史

1963 年 James Hardy 在密西西比大学首次报道了人类肺移植技术的成功。此后，由于围手术期死亡率太高，其临床应用明显受限。这种局面直到 1983 年多伦多总医院 Joel Cooper 团队首次在临床上取得肺移植成功才得以改善。临床上的成功确立了肺移植作为终末期肺疾病的有效治疗方式。随后在外科技术、供体器官保护、器官灌注及围手术期和术后管理上均出现了长足的进步。

## 基本原则与理论依据

将患者列为肺移植候选者是一个复杂的过程，不仅要考虑临床因素，还要考虑社会心理和程序上的因素。一般来说，肺移植的候选者是患有终末期肺部疾病的患者，在不进行肺移植的情况下，2 年内死亡风险大于 50%，且肺移植术后存活 3 个月以上的概率大于 80%；如果存在非肺部相关疾病，经内科治疗可存活 5 年以上。绝对禁忌证包括活动性或近期（2~5 年内）发生的恶性肿瘤、多器官功能衰竭（计划联合器官移植者除外）、无法矫治的心肌缺血风险和出血风险、高致命性慢性感染、存在限制术后治疗依从性的社会心理因素、体重指数（BMI）大于 35kg/m$^2$ 及恶病质。国际心肺移植协会（ISHLT）指南和共识对其他许多相对禁忌证提出建议并将进一步讨论。需要指出的是，这些关于禁忌证的证据有其局限性，指南是以专家意见为基础，因此各中心可以依据个体情况做出相应调整。

移植术式（单肺或双肺）的选择取决于患者情况。尽管对于大多数非感染性肺疾病未合并肺动脉高压的患者而言，单肺移植是安全的，但双肺移植对于大多数患者来说仍是首选手术方式。双肺移植围手术期死亡风险过高或者生存获益不显著，以及病情严重不允许等待合适供体时可以选择单肺移植。

与患者沟通时需要充分说明终身服用免疫抑制剂的风险及手术并发症。尽管术后免疫抑制方案有很大改进，但仍有糖尿病、骨质疏松症、高血压、高脂血症、肾损伤及衰竭、胃肠反应、感染及恶性肿瘤等风险。此外，还有手术的风险，包括出血、卒中、原发性移植物功能障碍、急性肾损伤、膈神经损伤、气道狭窄或裂开、肺炎和死亡。

## 术前评估及准备

在所有的心胸外科手术中，肺移植是其中需要诊断评估最准确的一种情况。虽然对诊断的全面回顾不在本章叙述范围，但一些关键的诊断结果将决定手术计划，应予以重视。

重度肺动脉高压的患者在麻醉诱导时发生心脏停搏的风险极高。我们的经验是，有外科医生在现场且股动、静脉通道已建立的情况下才能开始麻醉诱导。胸膜严重钙化和粘连会明显增加肺切除的操作难度。在这种情况下，我们预期手术时间会延长，并使用氩束来控制出血。如果需要同时手术矫治卵圆孔及少见的房间隔缺损（存在明显分流），需要调整术中辅助循环的插管策略。如果股动、静脉有明显的钙化或病变，应避免外周插管。

## 麻　醉

麻醉药物及技术与心脏直视手术类似。常规建立大口径静脉通路，放置肺动脉和桡动脉导管。管道放置应综合考虑移植方式、供肺质量和术后需要机械辅助的可能性。例如，左肺移植时桡动脉导管放置于右侧；如果术后需要体外膜肺氧合（ECMO），肺动脉导管或深静脉导管应经左侧颈内静脉置入。

与右侧支气管相比，由于左支气管较长，气管插管误入左侧的情况并不多见，我们的做法是全部病例均选用左侧双腔支气管插管，并使用纤维支气管镜对气管插管的位置进行确认。对于气管畸形或小儿等不适合双腔支气管插管的情况，可用单腔气管插管加支气管阻塞器，通过调整气管插管的位置隔离一侧肺。然而外科团队要认识到隔离效果并非很理想，术中可能需要 ECMO 或体外循环进行呼吸循环辅助。

手术期间受体的管理比较复杂，外科医生与麻醉医生应保持及时、有效的沟通。术中麻醉管理的基本原则包括：尽可能减少晶体液的输入，积极使用正性肌力药物维持血流动力学稳定，合理补充红细胞及凝血因子。在评估心功能及液体管理方面，经食管超声心动图（TEE）在评价心功能、指导液体管理及调整正性肌力药物中很关键。

## 手　术

### 手术体位及准备

根据患者病情及手术方式选择手术体位。我们均选用仰卧位，上肢屈曲固定在变温毯上。这种体位有利于单肺移植和双肺移植手术体位及准备的标准化，可优化手术流程（图 25.1a、b）。颈部、胸部、腹部及双腹股沟常规消毒、铺巾。因上肢动脉血压监测可能不准确，我们选择左侧股动脉监测动脉血压（图 25.1c）。如果患者心肺功能非常差，在血管条件允许的情况下，必要时在麻醉诱导前可在右侧股静脉、左侧股动脉留置鞘管（图 25.2）。

### 切口与显露

单侧肺移植时根据下肺静脉位置选择第 4 或第 5 肋间前开胸（一般来说，限制性肺疾病选择第 4 肋间，阻塞性肺疾病选择第 5 肋间）。双侧肺移植可选择保留胸骨的双侧前开胸（图 25.3a）或标准横

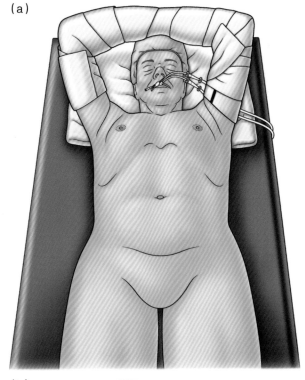

(a)

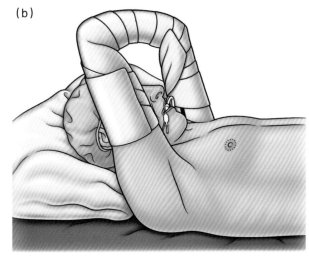

(b)

**图 25.1**

(c)

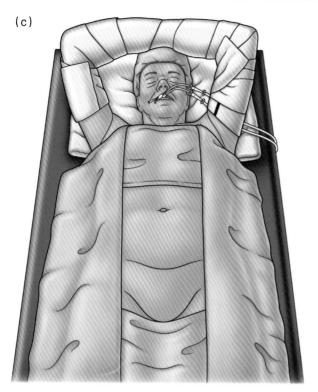

图 25.1（续）

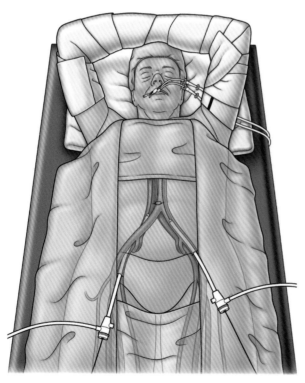

图 25.2

断胸骨前开胸（图 25.3b）。手术入路根据术中是否需要循环辅助及手术显露决定。一般对于阻塞性肺疾病选择保留胸骨的前开胸，而限制性肺疾病和肺血管疾病选择"蚌式"开胸。女性患者选择乳房下

缘（皱褶处）切口，皮瓣上翻，类似于乳房切除，应注意乳腺穿支止血。

切开皮肤后用电刀切开肋间肌进入胸腔，向前后延长切开肋间肌以便于放置牵开器，可保留背阔肌和前锯肌。选择"蚌式"开胸时，游离、结扎或夹闭胸廓内动、静脉并切断。电刀分离前纵隔胸膜至胸廓内静脉水平。放置牵开器后电刀分离胸腔粘连。

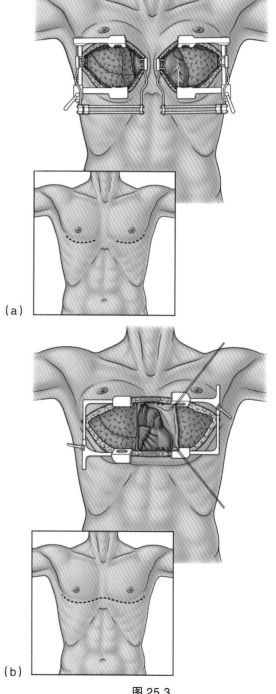

(a)

(b)

图 25.3

在分离靠近膈神经的纵隔粘连时应小心膈神经损伤。

可在膈穹隆处 "8" 字缝合 0 号牵引丝线，经下一肋间穿出胸壁并固定可增加显露（图 25.4）。在单肺通气和助手协助显露下完成肺门游离（图 25.5）。注意辨认并保护膈神经。肺动脉和肺静脉套带，用电刀切断下肺韧带。用 Rummel 套带试阻断肺动脉以确定心肺功能是否稳定（图 25.6）。如果心肺功能不稳定则放松套带，改行对侧肺手术，采用药物（一氧化氮、正性肌力药物）改善心肺功能或建立机械循环辅助（ECMO/ 体外循环）。理想的情况下，完成全部血管的游离时供体器官应到达手术室。

### 受体肺切除

供体器官到达手术室后，确认 ABO 血型并评估供体器官适合移植后，可开始受体肺切除。双侧肺移植根据受体肺功能、供体肺质量、技术难度及单肺通气耐受度来决定肺切除顺序。

用切割缝合器分离切断肺动、静脉，最大限度保留血管。接着下调吸入氧浓度，在上叶支气管发出部位用电刀将支气管切断（图 25.7）。这种方式可预留用 Allis 钳夹持的部位，从而可对受体支气管进行精确的锐性离断，防止支气管损伤。（图 25.7a 小图）。切除受体肺做培养并送病理，抗生素盐水冲洗胸腔。

处理肺静脉时将肺静脉周围与心包充分游离（至斜窦），为后续用无损伤沙氏心耳钳（Satinsky clamp）夹闭左心房提供足够的空间。在肺静脉上缝制牵引线以显露术野。游离肺动脉并牵引。最后用手术刀距气管隆嵴 1~2 个气管环处切断支气管，在前方（软骨部）缝制牵引线。确认气管插管的位置并清理气道分泌物。检查并彻底止血。

### 移植供肺

左、右肺移植技术类似。因心脏位置及左心耳的阻挡，左肺移植操作难度会有所增加。用 3-0 聚丙烯缝线从膜部 - 软骨部交界处开始，连续端 - 端吻合支气管（图 25.8）。用 2 针 3-0 聚丙烯缝线间断加固吻合口，同时用心包包埋支气管，以便将来再次移植。

用心脏停搏液灌注管经肺动脉内灌注 400 mL 冷血，一方面可以维持供肺低温，另一方面清除供肺左心房袖碎片（图 25.9）。牵拉显露肺动脉，并用小到中号侧壁钳阻断。修剪供肺肺动脉至合适长度，以避免因太长导致扭曲梗阻。用 5-0 聚丙烯缝线端 - 端吻合肺动脉（图 25.10）。吻合完成后用橡皮钳固定缝线暂不打结，以备排气。

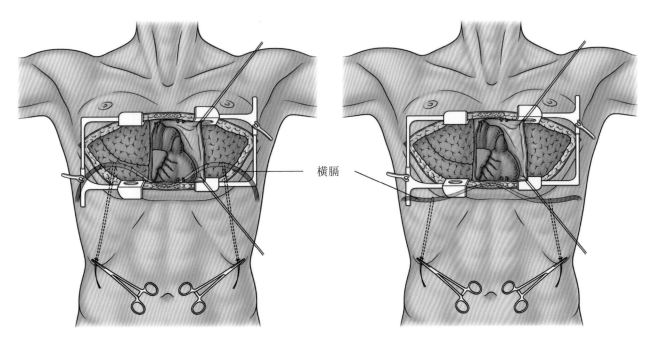

横膈

图 25.4

膈神经　　上肺静脉　　左支气管主干　　左肺动脉　　主动脉

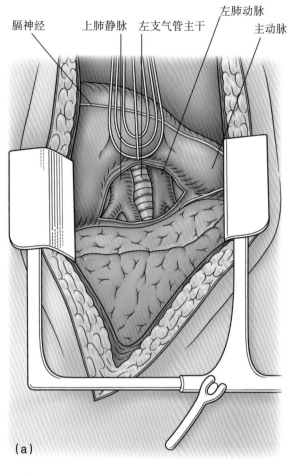

(a)

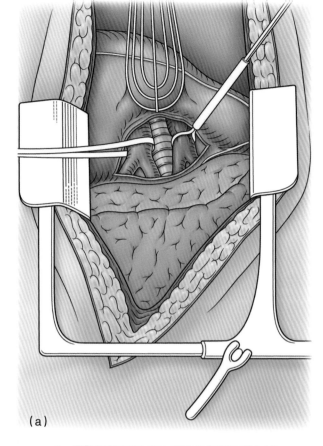

(a)

膈神经　　右支气管主干　　右肺动脉　　右上肺静脉

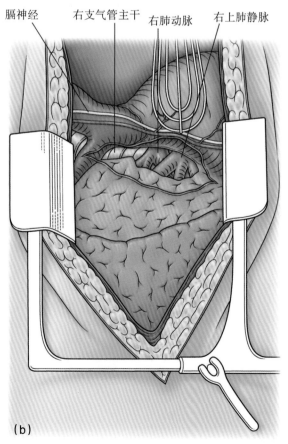

(b)

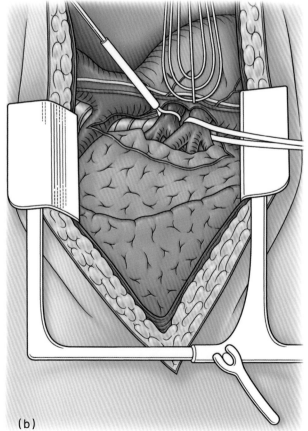

(b)

图 25.5　　　　　　　　　　　　　　　　　　　　图 25.6

吻合左心房后，向侧方牵拉受体肺静脉，放置沙氏心耳钳。注意确认心耳钳远端有足够的左心房袖。用牵引线固定阻断钳以增加显露。修剪供体左

心房袖，用 4-0 聚丙烯缝线行"叠瓦"状吻合，保证、受体心房袖内膜贴合（图 25.11）。完成后壁吻合后输注 500mg 甲泼尼龙。

经肺动脉吻合口缝线间隙插入灌注针，顺行灌注常温血进行移植肺排气（图 25.12）。排气和冲洗完移植肺血管中碎片后，左心房缝线打结并移除左心房侧壁钳。暂不松开肺动脉阻断钳，经肺动脉吻合口继续逆行灌注直至排气至无气泡和碎片溢出。接着进行控制性肺灌注，即在 5~10min 逐渐松开肺动脉阻断钳。轻柔、低浓度氧手控通气恢复呼吸。

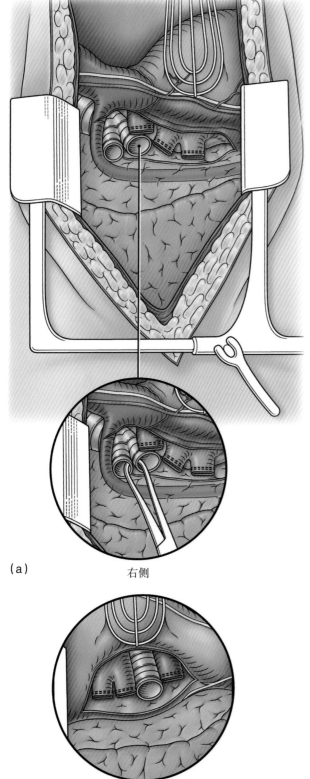

（a）　　　　　右侧

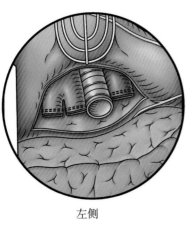

（b）　　　　　左侧

图 25.7

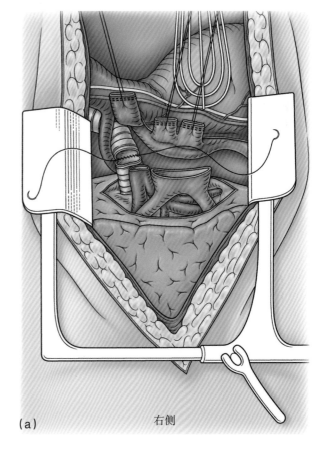

（a）　　　　　右侧

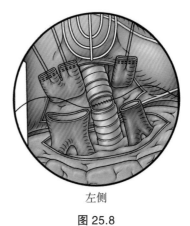

（b）　　　　　左侧

图 25.8

然后恢复呼吸机辅助通气，呼吸机参数设定为：呼气末正压（PEEP）5~10cmH$_2$O，潮气量 5~7 mL/kg（供体体重）。检查吻合口及心包切缘并充分止血，TEE 确认心脏功能良好及血流通畅。

行双侧肺移植时，对侧肺单肺通气，试阻断术侧肺动脉 10min，确认心肺功能稳定后按上述方法进行受体肺切除及供肺移植。

## 关 胸

完成肺移植后，用抗生素盐水冲洗胸腔。双侧

胸腔各常规放置 3 条引流管：28Fr 引流管经前方置于胸腔顶部，32Fr 直角引流管置于胸腔后部，24Fr Blake 引流管沿膈面经后方置于胸腔顶部。"蚌式"切口双肺移植时，用 3 条 6 号钢丝"8"字缝合对合胸骨，视污染情况用 5 号编织线或 1 号可吸收缝线（聚葡糖酸酯）在肋骨间间断缝合几针。可吸收缝线分层缝合筋膜层、皮下和真皮层，用皮肤钉缝合皮肤。

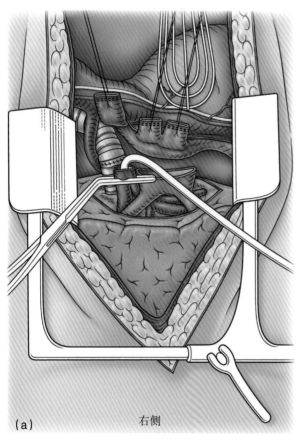

(a)　　　　　右侧

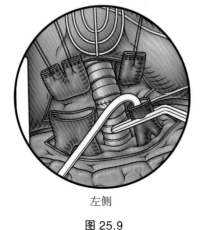

(b)　　　　　左侧

图 25.9

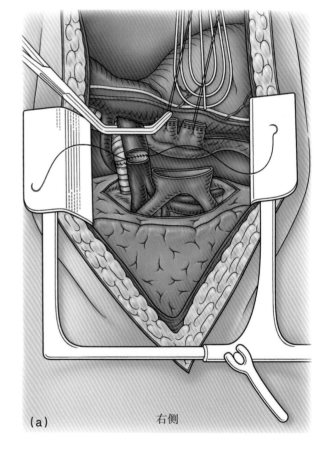

(a)　　　　　右侧

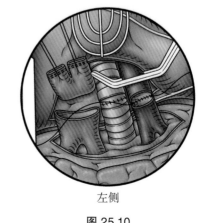

(b)　　　　　左侧

图 25.10

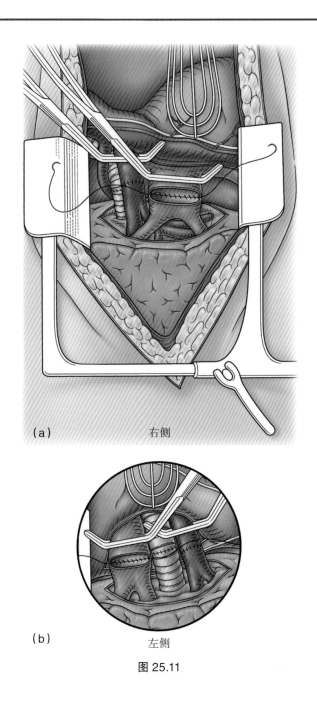

（a）　　　　　　　　　右侧

（b）　　　　　　　　　左侧

图 25.11

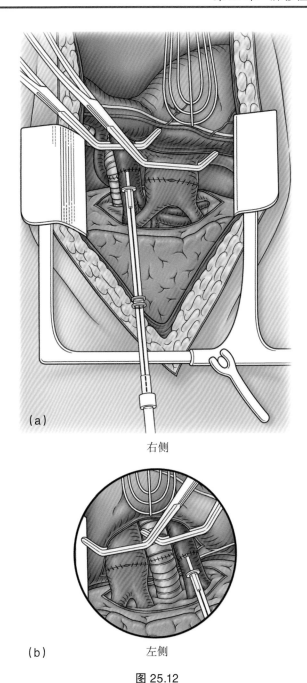

（a）

右侧

（b）　　　　　　　　　左侧

图 25.12

## 供肺的获取

### 显　露

经胸骨正中切口显露胸部器官，倒 "Y" 形切开心包，向外延至膈水平，并缝制提吊线。打开两侧胸膜腔，上至胸廓内动脉起始部，下至膈肌。顺序检查双肺并注意任何异常（实变、梗死、结节、水肿及顺应性等）。可疑病变应送病理检查。膨胀肺以消除肺不张，抽取不同部位血液做血气分析。我们评估供体适用的标准是：在 100% 氧浓度、55cmH$_2$O

PEEP 时，PaO$_2$>300mmHg。

### 灌　注

一旦确定供肺适合移植，即开始准备获取。用电刀游离主动脉、肺动脉、上腔静脉和下腔静脉，并沿房间沟游离（图 25.13a），这样可以降低获取时两种常见的损伤（肺动脉分叉处右肺动脉损伤和心房袖前壁不足）。各获取小组准备好插灌注管之前，应对供体全肝素化（250~300U/kg）。在升主动脉上用 4-0 聚丙烯缝线常规缝制荷包，用于灌注心脏停搏液；在肺动脉上插入灌注针，确保双侧肺动脉灌注充分。阻断之前经肺动脉直接注入 500μg 前列腺素。结扎或阻断上腔静脉,切断下腔静脉,阻断升主动脉,灌注心脏停搏液;切开左心耳引流,灌注肺保护液(图 25.13b)。肺保护液量约为 3L

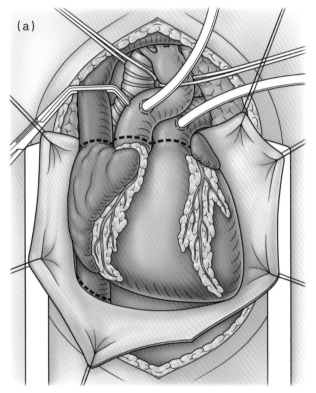

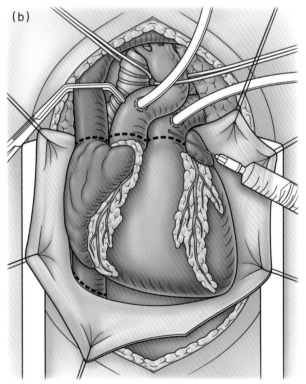

图 25.13

(35~50mL/kg),并向胸腔内倒入冰屑。左心房引流液清亮时表明肺灌注良好。

## 供肺切取

心肺灌注充分后,获取时应保证心肺均有足够的组织以保证移植的顺利进行。拔除灌注管,在结扎和(或)阻断部位近心端横断上腔静脉和主动脉,接着在肺动脉分叉处横断肺动脉。将心脏向右侧牵拉,在冠状静脉窦和肺静脉开口之间切开左心房,切口向右肺静脉延伸;再将心脏向左侧牵拉,沿房室沟切开左心房,完成心脏的获取,将供心移出(图 25.14a)。

经肺静脉开口逆灌肺(图 25.14b)。通常需要灌注 250~500mL 保护液使肺动脉流出液清亮,并探查肺动脉内可能形成的栓子。

切开心包显露气管。钝性分离气管,最少显露气管隆嵴以上 3 个气管环。缓慢退出气管插管,用 TA30 闭合器闭合气管。注意在肺膨胀至正常潮气量的 70%~80% 时闭合气管,避免肺过度膨胀致肺损伤。气管近端同样用 TA30 闭合器闭合,在两闭合器缝钉之间切断气管,保持气管断端闭合以防止术野受到污染(图 25.14c)。

切断下肺韧带,保留食管前的后纵隔组织,将供肺取出。将肺用 3 层无菌袋 4℃保存转运至受体医院修剪备用。如果双肺需要在供体所在医院分配给不同的受体,裁剪方法如下文所述。

## 供体的修剪

到达受体所在医院后进行 ABO 血型鉴定,并将供肺置于无菌准备台。沿后心包中线及左、右肺静脉之间的左心房中线、肺动脉中间嵴处切开,分开左右肺动、静脉。用 TA30 闭合器在近气管隆嵴处支气管切断左支气管(图 24.14c 虚线)。如果需要双侧肺均保持膨胀状态(供肺分配给多位受体),在原闭合器缝钉远端再次闭合,在两闭合器缝钉之间用手术刀切断支气管。然后探查血管,剪除多余组织。双肺分别用腹垫覆盖并置于冰盐水屑中,4℃保存(或单独包装转运)。

## 术后管理

　　肺移植术后的管理较为复杂，需要多学科协作，本节不做详细讨论，仅概述一些基本原则。

　　当患者术后转运至 ICU 后，立即监测血流动力学，完成初始实验室检测和影像学检查，有效心肺复苏以早期撤除心肺辅助。多数患者可在术后 24h 内脱机，在拔除气管插管前，应行纤维支气管镜检查，吸出分泌物，检查吻合口。充分镇痛是肺移植术后管理的基础。镇痛不充分时，患者无法有效深呼吸、排出分泌物及配合理疗。为了减轻镇痛药物的不良作用，需使用促胃肠动力药物及大便软化剂。选用标准化的免疫抑制方案，根据各医院的实际情况调整。为了降低误吸风险及预防吸入性肺炎，我们通常是在确认吞咽功能正常后让患者开始进食。对于已经存在或新发吞咽困难或食管蠕动障碍患者，在恢复前应使用胃管进行营养支持。在患者能充分排出气道分泌物前应积极进行支气管镜干预。此外需要积极预防深静脉血栓。当病情稳定，可以在家康复治疗时，可准予出院。

## 疗　效

　　在过去的 30 年间，肺移植的疗效得到明显提升。ISHLT 对不同时代（1990—1998 年，1999—2008 年，2009—2014 年）的 Kaplan-Meier 生存曲线进行了比较，证实初次肺移植中位生存时间由 4.2

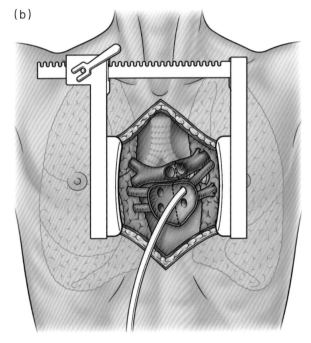

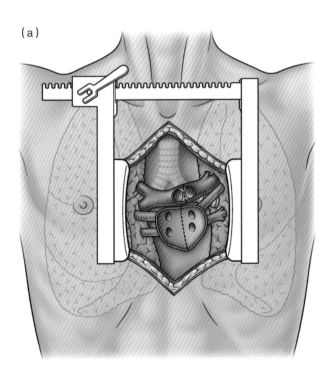

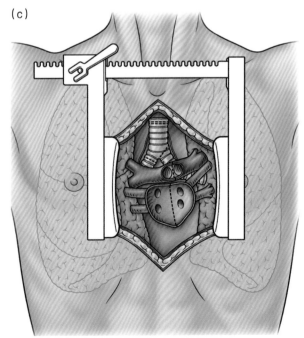

图 25.14

年增至了6.1年。术后存活3年的患者中80%可以恢复正常活动,其中25%重返工作岗位。但是,供体的持续短缺、原发性移植物功能障碍的不可预测性,以及慢性移植物功能障碍仍是肺移植的主要挑战,这些挑战是我们努力的方向。随着对这些挑战了解更多,肺移植的疗效也将会有更大的改善。

## 延伸阅读

1. Diamond JM, Lee JC, Kawut SM, et al. Clinical risk factors for primary graft dysfunction after lung transplantation. Am J RespirCrit Care Med, 2013(187): 527–534.
2. Erasmus ME, van Raemdonck D, Akhtar MZ, et al. DCD lungdonation: donor criteria, procedural criteria, pulmonary graft function validation, and preservation. Transpl Int. 2016(29): 790–797.
3. Kotloff RM, Blosser S, Fulda GJ, et al. Management of the potential organ donor in the ICU: Society of Critical Care Medicine/ American College of Chest Physicians/ Association of Organ Procurement Organizations consensus statement. Crit Care Med, 2015(43):1291–1325.
4. Orens JB, Boehler A, de Perrot M, et al. A review of lung transplant donor acceptability criteria. J Heart Lung Transplant, 2003(22): 1183–1200.
5. Pasque MK. Standardizing thoracic organ procurement for transplantation. J Thorac Cardiovasc Surg, 2010(139): 13–17.
6. Weill D, Benden C, Corris PA, et al. A consensus document for the selection of lung transplant candidates: 2014 –an update from the Pulmonary Transplantation Council of the International Society for Heart and Lung Transplantation. J Heart Lung Transplant, 2015(34): 1–15.

# 第 26 章
# 永久性恒流左心室辅助装置

*Erin M. Schumer   Mark S. Slaughter*

## 发展史

1963 年，deBakey 将第一台左心室辅助装置（LVAD）用于心脏手术后休克的患者。心力衰竭的患者有不断增加的趋势，LVAD 已成为治疗这种灾难性疾病的新手段。充血性心力衰竭机械辅助治疗随机评估试验（REMATCH）证实 LVAD 优于内科药物治疗。第一代装置为搏动性血流，试图模仿心脏生理。与内科治疗进行比较，人们发现 LVAD 可提高生存率，但由于其体积过大而限制了患者的选择，主要用于体型较大的男性患者。由于这种 LVAD 是气体驱动，其耐久性较差。

第二代和第三代 LVAD 则为恒流泵。这些装置体积较小，可用于更多的人群，包括妇女和儿童。由于技术的改进，电池寿命更长，辅助的时间更长，晚期心力衰竭患者的总体生存质量更好。恒流装置一经推出，即占据了市场的主导地位，其份额超过 90%。

## 基本原则与装置的选择

对于有活动需求的患者进行长期左心室辅助，要求装置具有长时间的可靠性、便携性，并能提供充足的流量。目前市场上广为使用的两种装置为：HeartMate Ⅱ™（HM Ⅱ）LVAS（Thoratec Corporation, Pleasanton, CA, USA） 和 HeartWare HVAD™（Heart Ware Inc., Framingham, MA, USA）。新近获批的 Heart Mate Ⅲ（HM Ⅲ）LVAS（Thoratec Corporation, Pleasanton, CA, USA）持续获得更大市场认可。这三种泵的流入道均置入左心室心尖部，与泵体连接，通过流出道和一段人造血管，与升主动脉连接在一起。驱动电缆经上腹部皮下穿出患者身体。

这几种泵有几个明显的不同。HM Ⅱ 作为第二代装置，为轴流泵，在植入时通常需要在腹膜外制作囊袋。HVAD 和 HM Ⅲ 为第三代装置，体积更小，使用离心泵，通常置入心包腔内。HM Ⅱ 和 HVAD 的生存结局相似，但并发症发生率不同：HVAD 的脑卒中发生率更高，而 HM Ⅱ 的驱动电缆感染率更高，两者均存在明显的临床症状。HVAD 的体积稍小，无论是第一次手术还是再次手术，均更适于经胸微创入路。另外，也有应用 HVAD 行双心室辅助的报道，而 HM Ⅱ 由于体积大，并不适用于双心室辅助。HM Ⅲ 的早期结果是理想的，血栓栓塞发生率更低；但与 HM Ⅱ 相比，其生存率和致残性脑卒中发生率相似。总之，LVAD 的选择应个体化，这也强调了患者选择的重要性。

## 术前评估及准备

LVAD 的适应证因人而异，目前尚存争议。以往，LVAD 适用于 NYHA 心功能Ⅳ级的心力衰竭患者，也包括顽固性心律失常和（或）心绞痛、心力衰竭导致的末梢器官功能衰竭，或心脏外科术后心源性休克患者。根据治疗的目标，将 LVAD 的使用分为心脏移植前的过渡治疗（BTT）、终极治疗（DT）、达到心功能恢复的过渡治疗，以及决策前的过渡治疗。机械辅助循环联合注册系统（INTERMACS）评分体系有助于确定适宜的患者及 LVAD 的使用时机。优化的患者选择是长期 LVAD 辅助成功的关键因素，其实现基于一系列的诊断学检查。

将评估中需考量的因素分为心源性和非心源性两类。心源性因素包括右心室功能、瓣膜功能及结构、心内分流及心律失常。经食管超声心动图（TEE）在术前评估中起到了关键作用。不可逆的及严重的右心功能衰竭是 LVAD 的禁忌证，这类人群应考虑行双心室辅助、全人工心脏或心脏移植。非心源性因素包括末梢器官功能，尤其是肺、肾及肝功能，营养状态及体质，同时要考虑社会和精神因素。必须通过使用正性肌力药物来改善末梢器官功能，如果存在休克，甚至应考虑主动脉内球囊反搏和（或）体外膜肺氧合（ECMO）。

## 手 术

血流动力学监测包括肺动脉导管、动脉测压管及 TEE。麻醉诱导，消毒、铺巾后，取胸骨正中切口开胸。如果选用 HMⅡ，通过锐性和钝性分离，在腹膜外制作囊袋（图 26.1）。植入 LVAD 经常是再次开胸，因此在分离左心室时应格外慎重。完成游离后，全身肝素化。

在尽可能高的位置、近主动脉弓处插入主动脉插管（图 26.2）。对于大多数病例，选用一条二级静脉插管即可满足手术需要，但双腔静脉插管可以获得更理想的引流，在需要右心室辅助的情况下，可以在右心耳处置入心室辅助装置插管。启动体外循环，如果需要进一步游离左心室，可在这一时间段完成，心脏虽然还在跳动，但已经获得了充分的排空。此时还可以将驱动电缆在腹直肌下穿行，并在左上季肋区穿出至体表（图 26.3）。

将心脏抬高，使左心室心尖处于切口中线位置。在选定流入道插管位点后，用带垫片的 Ethibond® 缝线围绕此位点缝合一周（图 26.4）。流入道插管

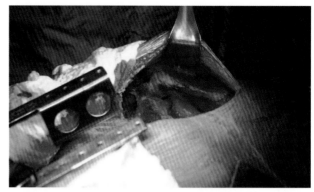

**图 26.1** 锐性、钝性分离制作腹膜外囊袋，安装 HM Ⅱ

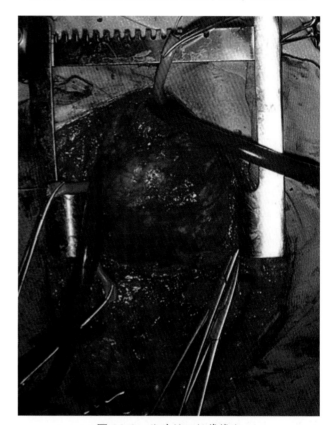

**图 26.2** 体外循环插管策略

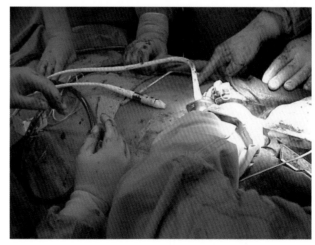

**图 26.3** 用隧道打孔器将驱动电缆送至上腹部，应与肋弓保持一定距离，以避免摩擦

角度非常关键，必须置于左心室心尖并指向左心室流出道，这将决定手术能否成功。将缝线穿缝LVAD 缝合环后，将缝合环送下并打结固定。植入HM II 时，在放置缝合环之前应先进行心室打孔。

取头低脚高位（Trendelenberg 体位），准备行心尖打孔。将心脏放空，在心尖处做一"十"字切口。用专用的打孔器做左心室部分室壁切除（图26.5），然后探查左心室内交错的纤维、血栓及可能干扰血流的肌肉，如果存在应去除。左心室排气，将LVAD 的流入道插入缝合固定环（图 26.6），调整泵体角度后，固定。将心脏放置回正常解剖位置。

将流出道人造血管排气，测量人造血管的长

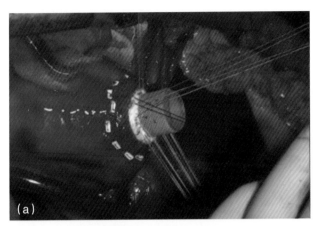

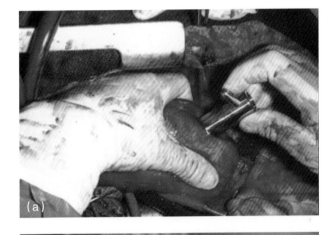

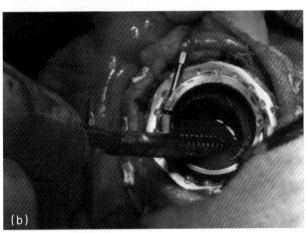

图 26.4　环绕左心室心尖缝制一圈缝线，缝线穿缝缝合环，并打结固定。(a) HM II；(b) HVAD

图 26.5　用打孔器打孔。(a) HM II；(b) HVAD

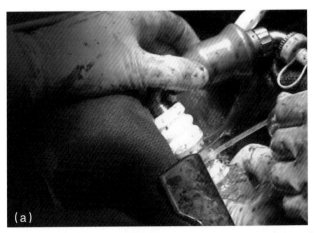

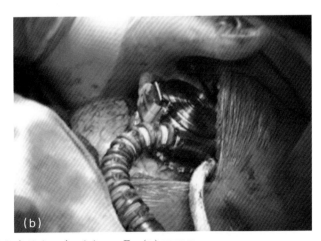

图 26.6　将泵流入道置入心室切口并固定在缝合环中。(a) HM II；(b) HVAD

度、夹闭、切断。半阻断升主动脉大弯，并做一切口，用 4-0 Prolene 缝线做端 – 侧吻合（图 26.7）。

恢复正常通气，吸入前列腺素，并给予正性肌力药物。将驱动电缆送出术野，与控制器连接。复温至正常体温。在加大 LVAD 转速以达到充足流量的同时，撤停体外循环。

停止体外循环后，在中和肝素前，做短时右心室功能评估。肺动脉高压本身并不是右心室辅助的明确适应证。严重出血及因之带来的大量输血经常导致右心室衰竭，应在体外循环停机前妥善处理。给予鱼精蛋白后拔除体外循环插管。将折弯止（bend relief）和流出道人造血管置于 20mm 的 Gelweave 人造血管中。在左、右胸腔和纵隔均放置引流管，充分止血后，关胸。

## 术后管理

植入 LVAD 后，ICU 的血流动力学状态监测非常关键。可根据肺动脉导管数据和 TEE 资料微调泵的转速、输液量、正性肌力药物和血管收缩剂。优化泵转速以保证室间隔处于居中状态，减少二尖瓣反流，并保证组织器官的充分灌注。HMⅡ、HVAD 和 HMⅢ 的平均转速分别为 8000~10 000r/min、

2200~2800r/min、3000~9000r/min。如果同时有主动脉内球囊反搏导管，应将其工作状态调至无效收缩的波动状态（flutter），并尽早拔除。

另外，应通过 TEE 评估右心室功能。植入 LVAD 后，右心室衰竭的发生率可达 0.49/100（患者·月），且难以预测。通过仔细调节呼吸机设置来降低肺血管阻力，同时应非常谨慎对待液体管理。吸入一氧化氮或静脉输注前列腺素类药物有助于降低肺血管阻力，但如果内科药物治疗无效，应考虑植入右心室辅助装置。目前，HVAD 是最常用的右心室辅助装置，而 HMⅡ 不可用于右心室辅助支持。

术后出血一经减少，即应开始抗凝治疗，因此，术中的仔细止血对于术后管理非常重要。当患者病情稳定后，可将抗凝治疗过渡至长期服用华法林，通常是在术后 48~72h 后。目标国际标准化比值（INR）为 2.5~3.5。可同期给予抗血小板药物。

其他的术后管理包括：术后 72h 内应用广谱抗革兰阳性和革兰阴性菌的抗生素，以减少感染的发生；每天消毒驱动电缆创面并更换敷料，应教会患者及其陪护者这一操作。当临床状态稳定后，应尽早恢复肠道营养。最后需要说明的是：无论是在住院期间还是出院后，多学科团队是植入 LVAD 成功的关键要素。

## 疗　效

恒流心室辅助装置的疗效持续改善，目前 1 年预期生存率可达 80%，而作为心脏移植前的过渡治疗的生存率稍高于作为终极治疗时。HMⅡ、HVAD 和 HMⅢ 之间并没有显著的生存差异。目前并没有对 HVAD 和 HMⅢ 进行直接比较。约 29.2% 的患者在植入 LVAD 1 年内发生不良事件，最主要是出血、感染和心律失常。但与早期的恒流泵相比，这些问题的发生率在持续下降。

目前正在研究针对尚具有活动能力的心力衰竭患者植入 LVAD。

尚具有活动能力的心力衰竭患者应用 LVAD 及

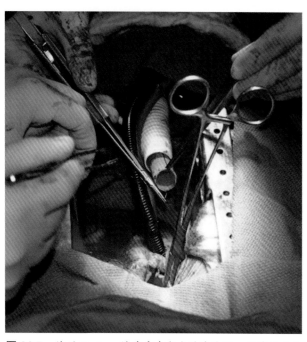

图 26.7　使用 Prolene 缝线完成与主动脉的端 – 侧连续吻合

药物治疗的风险评估和疗效比较试验（ROADMAP）证实：对于终极治疗患者，HMⅡ与最佳内科治疗相比，生活质量有所改善，但不良事件发生率升高，且无生存率改善。正在进行的机械辅助循环相关医疗设备研究（MedaMACS），旨在检验未使用机械辅助循环的患者在进行最佳内科药物治疗后的疗效，结果发现：INTERMACS 4 级和 5 级的患者，应用心室辅助装置可产生生存获益。数据提示对尚具有活动能力的心力衰竭患者，及早植入心室辅助装置可以获得更大的益处，但是，患者的选择仍是成功的关键要素。

总之，对于晚期心力衰竭患者，LVAD 可以改善其生活质量，提高生存率。但对于设备和患者的选择仍存在不同的意见。随着技术的改进，LVAD 治疗可能是更多心力衰竭患者的选择，有助于减少不良事件，整体提高心力衰竭的治疗水平。

# 参考文献

[1] DeBakey ME. Development of mechanical heart devices. Ann Thorac Surg, 2005(79): S2228–2231.

[2] Rose EA, Gelijns AC, Moskowitz AJ, et al. Long-term use of a left ventricular assist device for end-stage heart failure. N Engl J Med, 2001(345): 1435–1443.

[3] Slaughter MS, Rogers JG, Milano CA, et al. Advanced heart failure treated with continuous-flow left ventricular assist device. N Engl J Med, 2009(361): 2241–2251.

[4] Kirklin JK, Naftel DC, Pagani FD, et al. Seventh INTERMACS annual report: 15 000 patients and counting. J Heart Lung Transplant, 2015(34): 1495–1504.

[5] Slaughter MS, Pagani FD, McGee EC, et al. HeartWare ventricular assist system for bridge to transplant: combined results of the bridge to transplant and continued access protocol trial. J Heart Lung Transplant, 2013(32): 675–683.

[6] Lalonde SD, Alba AC, Rigobon A, et al. Clinicaldifferences between continuous flow ventricular assist devices: a comparison between HeartMate II and HeartWare HVAD. J Card Surg, 2013(28): 604–610.

[7] Stulak JM, Davis ME, Haglund N, et al. Adverse events in contemporary continuous-flow left ventricular assist devices: a multi-institutional comparison shows significant differences. J Thorac Cardiovasc Surg, 2016(151): 177–189.

[8] Mehra MR, Goldstein DJ, Uriel N, et al. Two-Year Outcomes with a Magnetically Levitated Cardiac Pump in Heart Failure. N Engl J Med, 2018(378): 1386–1395.

[9] Shah P, Birk S, Maltais S, et al. Left ventricular assist device outcomes based on flow configuration and pre-operative left ventricular dimension: an Interagency Registry for Mechanically Assisted Circulatory Support Analysis. J Heart Lung Transplant, 2017, 36(6): 640–649.

[10] Go AS, Mozaffarian D, Roger VL, et al. Heart disease and stroke statistics – 2014 update: a report from the American Heart Association. Circulation, 2014(129): e28–e292.

[11] Estep JD, Starling RC, Horstmanshof DA, et al. Risk assessment and comparative effectiveness of left ventricular assist device and medical management in ambulatory heart failure patients: results from the ROADMAP study. J Am CollCardiol, 2015(66): 1747–1761.

[12] Stewart GC, Kittleson MM, Cowger JA, et al. Who wants a left ventricular assist device for ambulatory heart failure? Early insights from the MEDAMACS screening pilot. J Heart Lung Transplant, 2015(34): 1630–1633.

# 第 27 章
# ECMO 和短时机械辅助循环

*Christian A. Bermudez   Jeffrey Poynter*

现代机械辅助循环（MCA）始于 20 世纪 50 年代早期，当时体外循环首次用于辅助直视心脏手术矫治先天性心脏畸形。60 年代，心脏外科取得了巨大的发展，随之而来的便是对于短期和长期辅助循环的需求；然而，那时人们研发耐久性心室辅助装置和其后的全人工心脏的努力仅取得了有限的进展，于是人们转向了研发短时循环辅助装置，旨在维持心源性休克患者的生命，避免器官衰竭，为心肌功能的恢复赢得时间。

主动脉内球囊反搏（IABP）是第一个短期 MCA 装置，于 1968 年应用于临床，通过增加心排出量、减少心肌做功来增强心脏功能。80 年代，随着经皮植入技术的引入，IABP 获得了快速发展，IABP 至今仍然是世界范围应用最广泛的辅助循环装置。与此同时，体外循环的氧合器技术也取得了长足进展。始于 70 年代早期的膜式氧合器的研发，延伸出更为便携的体外循环系统——体外膜肺氧合（ECMO），其可在静脉和动脉循环之间提供高效的旁路血流，同时使血液氧合，从而为心脏和呼吸功能提供支持。这一装置也可用于 ICU，1971 年人们首次在 ICU 内为一名严重肺挫伤患者应用了 ECMO。最初，ECMO 主要用于严重呼吸功能衰竭的病例，而后逐渐拓展用于内科治疗无效的、急性难治性心源性休克成人患者，也常用于复杂心脏手术后无法脱离体外循环的患者。由于需显著抗凝而导致的出血及早期氧合器的失效，使 ECMO 的发展在数年间受到限制。近年来，随着在设计及插管、泵

和氧合器生物相容性上的改进，ECMO 技术的应用更广，已成为 MCA 装置中的主力，在严重心源性及肺源性疾病的治疗中广泛使用。

20 世纪八九十年代，人们将注意力集中在可长期使用的 MCA 的研发和临床使用上，并研发成功左心室辅助装置（LVAD），其应用搏动性血流，可进行长期循环辅助，显著改善了临床结局。其中，首先面世的是一种体外搏动泵（Thoratec PVAD），之后是体内植入式搏动泵 [HeartMate XE™ 和 HeartMate XVE™（Thoratec Corporation, Pleasanton, CA）及 NOVACOR]，它们获得了美国食品药品监督管理局（FDA）的批准，用于心脏移植的等待期治疗（BTT）；而 HeartMate XVE™ 则为永久性终极治疗手段（REMATCH 试验）。耐久性 LVAD 的研发仍在持续进展中，经历了轴流技术（HeartMate™）和离心技术 [HeartWare®（HeartWare Inc., Framingham, MA）] 的演化，现已获得出色的长期生存疗效。

对于很多严重失代偿的患者和不适合使用 LVAD 的患者来说，心室辅助装置并不是一个选项，他们需要一种短期的、创伤较小的 MCA。20 世纪初，一些与耐久性 LVAD（轴流和离心血流）具有相似概念的技术成功地应用于短时 MCA，它们采用经皮置入，如 ImpellaRecover®（Abiomed Inc., Danvers, MA）、TandemHeart®（LivaNova），还有一些体外辅助装置，如 Centrimag™（Thoratec Corporation, Pleasanton, CA）。ECMO 和这些短时辅助循环装置在急性失代偿性状态中扮演重要角

色，它们可稳定病情，为确定最为合适的治疗方案赢得时间。

目前短时 MCA 仍然有较高的并发症和死亡风险，随着患者选择的细化、内科药物治疗的精化、早期干预及装置的改进，这种挽救生命的治疗手段的并发症发生率已降低。此外，早期应用 MCA 还可改善疗效，并降低医疗费用。该领域的发展使 MCA 设备的使用呈爆炸式增长，已作为促进心功能恢复的有效措施，同时也偶可用于心脏移植的过渡期治疗。

## 短时机械辅助装置的选择

### 主动脉内球囊反搏

IABP 有两个组件：球囊导管和控制装置。IABP 为双腔导管（7.5~8.0Fr），在其末端有一个聚乙烯材料制成的球囊。应用氦气为球囊充气。球囊的充气和放气时间点基于心电图或由血压触发。球囊在舒张期开始时充气，对应的电生理期为复极化；紧随舒张期，球囊在左心室收缩期开始会快速放气，这一时间点恰为体表心电图的 R 波尖端。IABP 的血流动力学效应包括：提高舒张期血压及冠状动脉灌注，降低左心室后负荷及心肌氧耗，并在一定程度上增加心排出量。IABP 在一定程度上降低心室负荷，但可以增加平均动脉压及冠状动脉血流。如果要获得有效的 IABP 辅助，要求患者的左心室尚存一定功能，同时心电稳定。一般通过股动脉穿刺置入 IABP，但在临床上也有经腋动脉或主动脉直接置入的情况，尤其是对于患有外周血管疾病的患者。

### 体外膜肺氧合

ECMO 的管路系统包括可产生非搏动性血流的离心泵和用于气体交换的膜式氧合器。ECMO 可以是静脉－静脉形式（VV），仅用于改善氧合；也可以是静脉－动脉形式（VA），用于改善氧合及循环辅助。如果是双心室功能不全，VA ECMO 是心源性休克和氧合功能不全患者的理想辅助选择，可提供全面的心肺支持。目前，各种品牌的泵均有良好的生物相容性，能够被机体充分耐受，因此并没有证据证实哪一种产品优于其他。ECMO 氧合器的巨大进步，源于聚甲基戊烯（PMP）纤维，这种可在数日至数周内不间断工作的材料造就了此领域的巨变。插管设计和制造质量的提升使管径更细，从而减少了血管并发症。对于心源性休克患者，可经股动、静脉插管实现 VA ECMO；如果存在外周血管疾病，可以经锁骨下动、静脉或腋动、静脉插管。中心插管（主动脉和右心房）方式主要用于心脏外科手术后心力衰竭的辅助。ECMO 越来越多地用于急诊室，抢救重度心源性休克或心脏停搏，此时，可在床旁置入 15~19Fr 动脉插管及 22~25Fr 静脉插管。

ECMO 也存在一定局限性。氧合器和泵的有效工作要求较高强度的抗凝，尤其是 VA ECMO，其部分凝血活酶时间（PTT）要求控制在 50~70s，或全血激活凝血时间（ACT）控制在 180~220s。ECMO 有较高的出血和血栓栓塞风险。因此，与其他短时 MCA 装置相比，VA ECMO 的辅助时间受到很大的限制。经股动脉插管的 ECMO，逆行血流会导致部分患者的左心室压力升高，与其他 MCA 装置相比，左心室负荷降低不充分，尤其是对极重度左心室功能障碍和左心室不收缩的患者来说，情况更为严重。在这种情况下，应同时使用其他辅助装置（Impella®），也可以通过改良的心尖插管技术直接降低左心室负荷，或转为中心插管。

### Impella®

Impella® 是一种基于导管的小型轴流血泵，在升主动脉置入后，其尖端经主动脉瓣口进入左心室，将左心室内的血液顺行泵入升主动脉，达到降低左心室负荷的目的（图 27.1）。Impella® 可为急性心力衰竭并发休克的患者提供临时性血流动力学辅助，也可用于支持高危患者行经皮冠状动脉介入（PCI）或其他经皮介入操作。该装置有 3 种型号：Impella 2.5®、Impella 3.5(CP)® 和 Impella 5.0® 或 5.0LD®（图 27.1c）。Impella 2.5® 和 Impella CP® 可经皮置入动脉，而 Impella 5.0® 则需要外科切开置入。

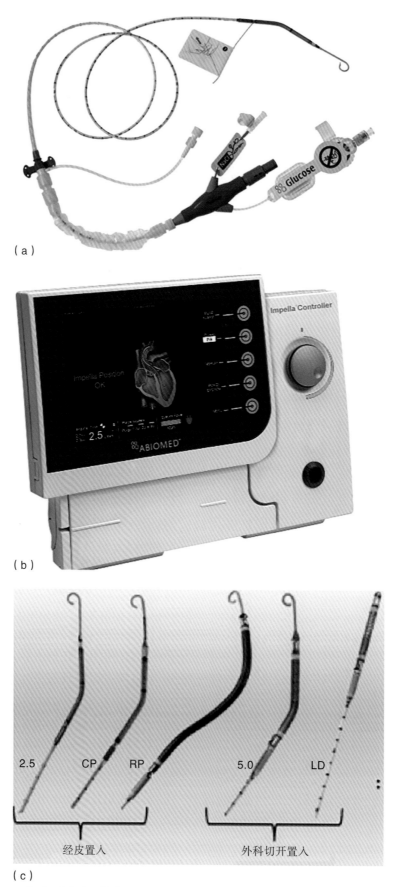

图 27.1　Impella® 装置。(a)基于导管的轴流泵;(b)控制器;(c)可选择的泵。经 ABIOMED 许可使用

Impella RP®（22Fr 轴流泵）近期投放市场,可经股静脉置入右心室和肺动脉。美国 FDA 批准其用于急性心肌梗死或 LVAD 植入术后右心室衰竭患者的右心辅助循环（图 27.1c）。

### TandemHeart®

TandemHeart® 是一种具有 LVAD 功能的经皮置入短时 MCA 装置,可将血液从左心房引流出以后加压泵入股动脉。该装置为放置在体外的由液膜轴承带动的离心血流泵,流入道（21Fr）穿房间隔置入左心房,流出道（17Fr）与股动脉相连,可提供高达 3.5L 的逆向血流（图 27.2a-c）。TandemHeart® 主要用于心源性休克和高危 PCI 患者的短时辅助。近期,一种双腔插管设计的 Protek Duo 导管（29Fr 或 31Fr; TandemLife, Pittsburgh, PA）面世,其经右侧颈内静脉置入肺动脉近心端,与 TandemHeart®

连接后可作为右心室辅助装置（RVAD）,能够提供 4~4.5L/min 的流量支持（图 27.2d）。

### CentriMag™

CentriMag™ 是一种多功能、磁悬浮、体外放置的离心泵,其置入需要外科切开。可用于左心室和右心室辅助,而目前其改进型可以提供短时双心室辅助（BiVAD）。其血流（在标准临床状况下可达 6L/min）和生物相容性,以及无轴承设计,使血栓风险降低,因此,CentriMag™ 已成为最常用的外科置入 MCA 装置,可以提供稳定的短期或中期（数周至数月）辅助,在一些临床状况下较其他短时 MCA 有明显优势。其多功能特性使其可以充当短时 LVAD、RVAD 及 BiVAD,甚至可用其离心泵进行 ECMO。该系统已在世界范围内广泛使用。

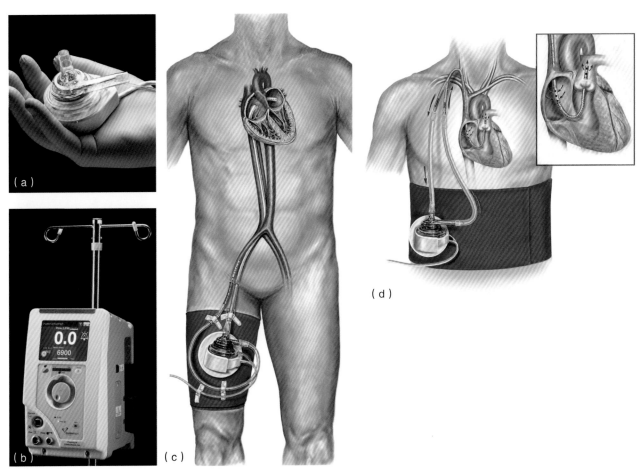

**图 27.2**　TandemHeart® 系统。(a) 离心泵;(b) 控制器;(c) 左心房到股动脉（穿房间隔入路,左心室辅助装置）;(d) 从右心房到肺动脉使用 Protek Duo 双腔导管（右心室辅助装置）。CardiacAssist Inc./Tandemlife 版权所有,经许可使用

## 基本原则与理论依据

急性心力衰竭和心源性休克病情进展迅速，可导致器官功能障碍，而继发的机体炎症反应可导致器官发生不可逆损害及死亡。以往，正性肌力药物和血管收缩药物被视为血流动力学状态不稳定和心源性休克患者的一线治疗。但对于严重的心源性休克患者，大剂量正性肌力药物并未显示出获益；相反，有可能因冠状动脉和外周血管的收缩而对机体造成伤害。因此，对于血流动力学状态极其不稳定的患者，越来越多的医生考虑使用 MCA。

ECMO 和其他短时 MCA 装置可用于稳定病情，逆转病情的恶化。及时、安全地置入 MCA 可以改善心脏的过度充盈状态，限制梗死区域，降低肺淤血风险，维持器官灌注，最终稳定生理状况，使心肌得以恢复或赢得时间考虑使用其他手段，包括心脏移植或使用长期 LVAD。

### 短时机械辅助循环的适应证

不同的短时 MCA 有着不同的适应证和局限性，应根据患者的临床情况来确定。有几类特殊的人群可能受益于短时 MCA，包括高危 PCI 患者（MCA 可使这些患者避免术中出现心功能失代偿）以及由于心源性休克而导致的急性心功能失代偿患者。短时 MCA 还广泛用于因急性心力衰竭引发的严重休克状态。

短时 MCA 最常用于急性心肌梗死和合并左心室功能障碍或机械性并发症（室间隔缺损、急性二尖瓣反流）的心源性休克患者。MCA 也可以用于治疗其他形式的急性心力衰竭，包括：失代偿性非缺血性心肌病、暴发性心肌炎、分娩后心肌病、致死性室性心律失常、药物中毒所致的重度心功能不全及大面积肺栓塞。其他较为常见的使用情况为：心脏外科术后心源性休克或无法脱离体外循环，心脏移植术后出现原发性移植物功能障碍或免疫排斥反应所致心室功能不全。近年来，ECMO 已成为体外心肺复苏的重要手段，如果患者对传统的心肺复苏反应较差，且不存在禁忌证时，应考虑 ECMO。

如果选择得当，短时 MCA 可以明显增加心排出量，并减轻左心负荷。它可以维持重要器官的灌注，避免休克综合征，降低心内充盈压进而减轻肺淤血，缩小左心室容积，降低室壁应力及心肌氧耗，增加冠状动脉灌注，最终缩小梗死面积。

尽管存在上述益处，但 ECMO 和其他的短时 MCA 并不适合全部患者。它们费用高昂、具有潜在并发症，且如果选择不当则收效甚微，所有这些都可能会影响患者的恢复。一般情况下，经皮置入装置，尤其是需要大口径插管和动脉插管的装置（ECMO、Impella®、TandemHeart®），往往可能会并发严重的血管并发症，以及出血和栓塞等并发症。感染的情况时有发生，尤其是辅助时间较长的患者，在某些情况下，唯一的解决办法就是更换装置。虽然技术上不断在改善，但如何平衡继发于肝素化的出血、血栓栓塞及血管并发症仍然充满了挑战。

为了避免无效辅助、改善疗效，我们医院非常强调 MCA 包括 ECMO 的禁忌证。我们最常用的 MCA 装置是 VA ECMO 和 Impella®。VA ECMO 的禁忌证包括：75 岁以上患者（除非是心脏外科手术失败），活动性恶性肿瘤且估计生存期不足 1 年，严重的肺静脉梗阻性疾病，慢性呼吸衰竭，严重的慢性肝病，急性主动脉夹层，重度主动脉瓣关闭不全，正在发生的颅内出血，有明确目击见证的心肺复苏超过 60min 且无自主心跳恢复的迹象，无目击见证的心脏停搏超过 5min，需要透析的肾衰竭，以及体重超过 140kg 的患者。Impella® 的禁忌证包括：左心室血栓，主动脉瓣机械瓣置换术后，严重外周血管疾病，髂动脉弯曲，右心室衰竭，病理性肥胖，中度至重度主动脉瓣关闭不全，主动脉瓣狭窄或钙化，股动脉或腋动脉直径小于 7mm（若选用 Impella 5.0®）。

## 术前评估及准备

理想的情况是在即将发生严重心力衰竭前做出判断，这样可进行有序而充分的病史回顾，评估患者有效恢复的概率，并确认患者未来是否可能需要心脏移植或 LVAD 辅助。

详细的病史应包括心脏或血管疾病干预史、是否曾使用肝素及过敏情况（肝素诱导的血小板减少症）。如果已经置入主动脉瓣机械瓣，则排除使用 Impella® 的可行性；如果放置了股动脉支架或曾行腹主动脉瘤修补术，则排除选用经股血管入路的辅助装置。

如果考虑使用经皮 MCA 时，应首先排除外周血管疾病。如果血流动力学状态严重失代偿或心脏停搏，应首先检查是否存在神经系统并发症的体征（瞳孔放大、无对光反射及大小不对称），如存在，则不能使用临时性 MCA。超声心动图可确诊严重左心室功能障碍，同时应排除严重主动脉瓣关闭不全，这种情况不适合大多数经皮 MCA；如发现左心室血栓，则不适合放置 Impella®。胸部 X 线片可评估肺部情况（淤血），这将有助于 MCA 的选择。有时，仅能获得非常有限的病史资料，尤其是对心脏停搏而考虑行 ECMO 的患者。在辅助开始前，应明确患者不存在禁忌证和外周血管疾病，这些可能是最重要的信息。

## 装置的选择

在选择 MCA 装置时，需要考虑不同的因素，包括：血流动力学状态，所需辅助的程度（左心室、右心室和双心室辅助），装置提供的血流方式对血流动力学的影响，是否需要提供氧合辅助，辅助的时长及技术要点（插管的困难程度和速度），辅助的最终目标（恢复心肌功能或过渡至长期辅助装置）。

表 27.1 中总结了短时 MCA 的基本特性。一般情况下，如果患者处于急性心力衰竭的休克早期，IABP 是最常用的选择，可获得稳定的血流动力学状态，尤其是对于急性心肌梗死的患者，可获得理想的冠状动脉血流。但 IABP 的局限性在于仅能使心排出量和机体灌注中度提高，且 IABP 要求同时使用大剂量的正性肌力药物，这削弱了严重心源性休克患者的疗效。因此，如果患者罹患重度心源性休克，需要加大血管收缩药物剂量和（或）存在器官灌注不足的征象（乳酸升高、尿量减少）时，应考虑使用其他短时 MCA 和 ECMO。

如果患者仅表现为明显的左心室功能障碍，可考虑将 Impella® 和 TandemHeart® 作为一线选择。虽然 Impella 2.5® 可替代 IABP 服务于心源性休克患者，但近期的研究发现：其血流动力学改善有限，且存在增加血管并发症和出血的风险。近来，Impella CP®（与 Impella 2.5® 使用相同的经皮置入输送系统）在心源性休克中的使用量增加，其可减轻左心室负荷，但对最终疗效却没有明确的改善。因此，对于非常严重的以左心室功能障碍为主的心源性休克患者，Impella 5.0®（通过股动脉和锁骨下动脉插管）是更理想的选择；越来越多的文献报道显示，Impella 5.0® 可逆转内环境紊乱，进一步减轻

表 27.1　常用 MCA 装置的特性

| | TandemHeart® LVAD | Impella 2.5–3.5 CP® | ECMO | Impella 5.0® | CentriMag® |
|---|---|---|---|---|---|
| 床旁置入 | 否 | 否 | 是 | 否 | 否（外科） |
| 流量（L/min） | 3~3.5 | 2.5~3.5 | 3~6 | 4~5 | 4~6 |
| 减轻左心室负荷 | 是 | 是 | 部分减轻 | 是 | 是 |
| 右心室辅助 | 否 | 否 | 是 | 否 | 是 |
| 呼吸支持 | 否 | 否 | 是 | 否 | 否 |
| 辅助时长 | 数天至数周 | 数天至数周 | <2 周 | 数周 | 数周至数月 |
| 插管入路 | 经皮 | 经皮 | 经皮 / 胸骨正中切口 | 经人造血管 | 胸骨正中切口 |
| 插管型号 | 17~21Fr LVAD | 9Fr 导管 | 15~17Fr 动脉插管 | 9Fr 导管 | 21Fr 鞘管 |
| | 29~31Fr RVAD | 12~14Fr 鞘管 | 22~25Fr 静脉插管 | 21Fr 鞘管 | |

改编自参考文献 [3]。MCA= 机械辅助循环；ECMO= 体外膜肺氧合；LVAD= 左心室辅助装置；RVAD= 右心室辅助装置

心室负荷，但同样没有结论性的证据支持。

TandemHeart® 是与 Impella 5.0® 相当的辅助装置。需要说明的是，由于其采用经房间隔置管技术，因此需要非常有经验的介入医生进行操作，而在紧急情况下，这些医生并非总在场。在一家有经验的医院开展的随机研究发现：TandemHeart® 可明显改善疗效，且其血管并发症和出血情况较少。

对于重度心源性休克（包括心脏停搏）患者，ECMO 仍然是最常用的短时 MCA 装置。虽然 ECMO 多用于心源性休克和双心室衰竭，尤其是合并低氧血症的患者（常见因左心室充盈压升高引发肺淤血所致）；但由于 ECMO 安装简单，所以也经常用于单纯的左心室或右心室功能不全。ECMO 可以提供高达 6L/min 的流量，由于它可以改善氧合能力，因此可迅速逆转重度心源性休克状态。但需要说明的是：如果 ECMO 采用外周股血管入路，其逆向血流可能会增加左心室舒张末压，无法充分地减轻左心室负荷，从而加重已经存在的二尖瓣反流和肺淤血。在这种情况下，应考虑其他外周血管入路，如腋动脉，或采用中心插管（主动脉），甚至加用其他辅助装置（Impella®），也可行左心室心尖插管来改善这种不良状态。

虽然 ECMO 是目前唯一的经皮置入的双心室辅助装置，但已经有其他产品面世。Impella RP®（股静脉插管）已经获准行右心室辅助，其可提供 4L/min 的辅助流量，与左心室的 Impella® 装置配合，即可完成双心室辅助。TandemHeart® 则可以通过双腔 Protek Duo 插管（经颈内静脉置入）提供 4~5L/min 的右心室辅助。

最后，需要通过外科操作置管的短时 MCA 装置，如 Centrimag™，适用于因严重心室功能不全而需要高流量辅助的患者。这些装置获批用于最长达 14d 的心室辅助，但其可安全辅助的时长远超过这一时限，因此，对于预期恢复时间较长（心肌炎）或直接过渡至心脏移植的患者，这些装置可能是最佳的选择。如果采用合适的置入技术，患者可在术后恢复活动，这将有利于机体康复。左心室心尖置管可以充分减轻左心室负荷，适用于左心室严重扩张的

患者，也适用于经皮穿刺辅助持续肺淤血的患者。

## 麻 醉

理想状态下，ECMO 和其他经皮 MCA 应在全身麻醉或深度镇静下，在手术室或导管室内操作。对于严重休克的患者，如果需要急诊切开血管置管或开胸置管，我们首选全身麻醉。如果在行 PCI 时需实施 MCA，行镇静和局部麻醉即可安全置管。如果患者心跳已停止或即将停止，仅局部麻醉即可。

建立动脉测压通路。如果采用外周股血管入路行 VA ECMO，则应选择置入右侧桡动脉或肱动脉测压，这有助于及时发现中枢性低氧血症；如果选择右侧腋动脉入路置入 VA ECMO 或 Impella®，则应在左侧桡动脉或股动脉测压。

## 手术技术

### 主动脉内球囊反搏的置入

在经皮置入 IABP 导管前，冲洗导管的中心腔，将球囊抽空并保持其真空状态；在插入导管前，应确保单向阀门就绪。用改良 Seldinger 技术穿刺股动脉，送入导丝（0.025in，1in=2.54cm；145~175cm；3mm）至降主动脉近心端，在可能的情况下，通过 X 线或经食管超声心动图（TEE）来确认导管位置。有多种型号的球囊导管（7Fr，30mL；7.5Fr，30mL 或 40 mL；8Fr，50mL）可供选择，并根据 IABP 尺寸选择 7.5Fr 或 8Fr 导入鞘。对于体重较大的患者，建议使用导入鞘，可避免球囊导管在经过软组织时弯折或受损。

在导丝指引下，将主动脉内球囊送入左锁骨下动脉起始稍远处，用专用的固定装置将导管与皮肤固定；将测压管路与导管的远心端口连接，将球囊管路和心电图导线分别与 IABP 控制器连接。将球囊反搏节律设定为 1∶3，启动反搏，观察动脉压力波形。如果升高的舒张压超过收缩峰压，说明导管放置理想。可通过胸部 X 线片或 TEE 确认导管位

置。IABP 管的理想位置是距离左锁骨下动脉开口远心端 2~4cm。确认好位置后，即可根据需要将反搏节律调节至 1:1 或 1:2。当需要延长 IABP 使用时间时，如果没有活动性出血，可以考虑使用肝素。

如果患者存在外周血管疾病，或者拟长时间辅助并下床活动，可考虑经腋动脉置入 IABP，这需要在直视下切开、置管。在锁骨下（左右均可）行 5cm 切口，用 5-0 聚丙烯缝线将一段直径为 6~8mm 的 Dacron 人造血管与锁骨下动脉端－侧吻合，然后将 IABP 管在导丝和 X 线透视引导下送入降主动脉（图 27.3）。

## VA ECMO 插管

可以根据临床病情和患者血管情况选择不同的插管方式来运转 VA ECMO。对于成人非术后心源性休克（急性心肌梗死、心肌炎及其他疾病），最常用的经皮插管入路为股血管（图 27.4）。如果存在外周血管疾病或外周血管管径较细，可通过手术切开的方式经锁骨下动脉插管，但为了防止锁骨下动脉损伤，往往需要吻合一段 Dacron 人造血管（图 27.5）。对于经胸骨正中切口行心脏手术的患者，如果在术中或术后出现心源性休克，可行中心插管，即主动脉和右心房插管；当然，其他入路也是备选方案。

## 经皮股血管插管

如果选择经皮外周股动脉插管实施 ECMO，可采用改良 Seldinger 技术行股动脉插管。应用超声心动图有助于探查血管结构、减少血管并发症、避免插管错误，因此应鼓励使用（图 27.6）。用 16~18G 穿刺针刺入股动脉后（图 27.7a），送入一导丝（0.035in）至股动脉近心端（图 27.7b）。

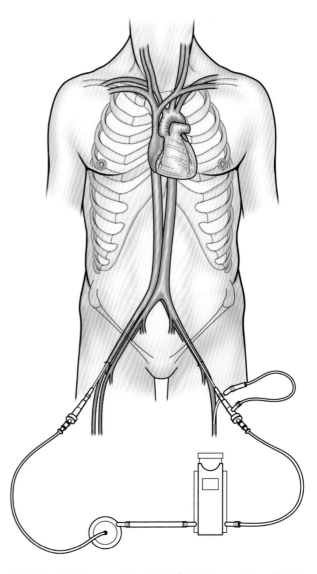

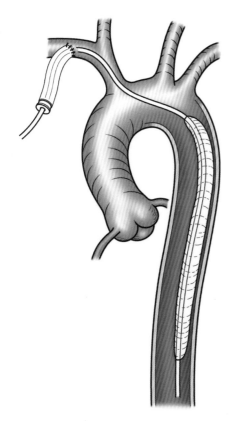

**图 27.3** 经锁骨下动脉置入主动脉内球囊反搏（直视切开技术）

**图 27.4** 股动脉－股静脉外周置管的静脉－动脉体外膜肺氧合（VA ECMO）。通常采用经皮穿刺插管技术，必要时也可切开置管

应用扩张鞘扩大股动脉穿刺点（图 27.7c）。肝素化（10 000U，目标 ACT 为 180~250s），在导丝的引导下插入动脉插管（图 27.7d），在插入时，应使导丝保持一定的张力，并旋转动脉插管。对于体重较小的（<60kg）患者，我们会选择 15Fr 或 16Fr 动脉插管；对于体重较大的患者，则选用 17~19Fr 插管。将此插管与皮肤固定。抽出导引内芯后，用管钳夹闭插管防止出血。如果可能，可用 X 线透视确认插管位置；在紧急情况下，通过看到回流鲜红色血液和较高的压力来确认没有误入静脉。

股静脉插管所采用的技术与股动脉插管技术相似。在紧急情况下，我们在同侧置入动、静脉插管，通常选择右侧腹股沟。对于病情较稳定的患者，我们会选择右侧股静脉和左侧股动脉插管（图 27.8），这有助于动脉插管侧静脉血液的回流，降低下肢缺血的风险。将一穿刺针刺入股静脉，采用

改良 Seldinger 技术，将一 0.035in 导丝送入，经下腔静脉抵达右心房，密切观察是否出现室性期前收缩（早搏）。在可能的情况下，建议用 X 线透视或 TEE 指导操作。对于肥胖患者，建议使用硬质导丝（0.035in 的 Amplatz 或 Lunderquist 导丝），这样可以避免在送入的过程中发生弯折。对于体重较小（<60kg）的患者，我们选用 22Fr 多孔静脉插管；而对于体重较大的患者，则选用 25Fr 多孔静脉插管。在皮肤上做一小切口，将静脉插管送入，并将其尖端送入右心房中部。将导丝和内芯撤除，夹闭插管并将其固定在皮肤上。连接 ECMO 管路。

ECMO 的管路包括离心泵和氧合器，在连接插管前已预先排气。夹闭管路后剪断，分别与动、静脉插管连接，注意不要有气体进入管路。为了防止过度引流造成室性心律失常，应缓慢开机转流。

高度关注股动脉插管侧下肢的灌注情况。经过技术改进后，我们会对所有经外周血管实施 VA ECMO 的患者常规插入远端动脉灌注管，这不仅是基于我们过往的经验，而且越来越多的证据也表明，远端灌注有助于降低严重的血管并发症发生率。在紧急情况下，可以在完成了动、静脉插管后再插远端灌注管；对于非紧急情况，我们会在股动脉尚保持充盈状态时，先在远端股浅动脉置入灌注管。

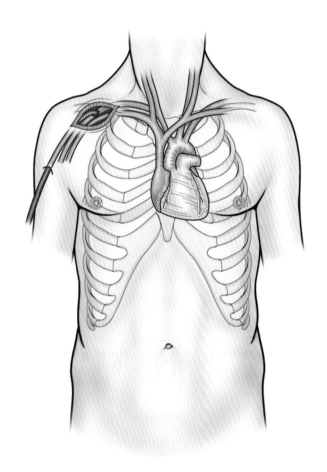

图 27.5　锁骨下动脉插管。将一段 Dacron 人造血管与锁骨下动脉吻合（切开置管）。经皮穿刺股静脉或颈内静脉置入静脉管

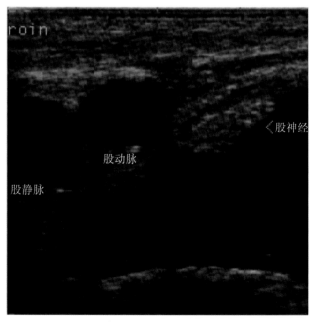

图 27.6　腹股沟超声显示股静脉、股动脉和股神经，股神经通常位于最外侧

在超声指引下,确认血管位置;应用改良 Seldinger 技术向远心端送入 0.035in 导丝,并置入一 7~9Fr 的鞘管(图 27.9)或灌注管(图 27.10)。务必确认导丝的走行,因为其易于误入股深动脉,进而导致下肢缺血。如果在手术室内完成置管操作,或担心可能存在下肢灌注不足,我们常规行造影检查(图 27.11),确保插管位置得当。为了避免血管并发症,我们会在 ECMO 全程使用近红外光谱仪持续监测双下肢灌注。

经股血管实施 VA ECMO 的心源性休克患者,由于其原发的肺损伤或继发于心功不全、严重肺水肿、肺淤血的肺损伤,可出现明显的肺内分流,使得未经氧合的血液直接充盈左心室,从而导致主动脉根部和头部血管被低氧血充盈(图 27.12),可能造成中枢性低氧。一种被称为 VAV ECMO 的改良 ECMO 模式(图 27.13)可以减少低氧血液的肺内分流。在右颈内静脉置入另一插管(16~18Fr),通过 0.375in "Y" 形接头与 ECMO 的动脉管连接。这样,氧合的血液会分别进入股动脉和右颈内静脉。使用 Hoffman 血管钳控制进入右颈内静脉的血流量,以维持体循环压力。在颈内静脉置管的方法与股静脉置管相似,均采用改良 Seldinger 技术。

## 直视切开行股动脉及腋动脉插管

如果担心股血管的内径或难以确定血管结构,可以通过直视切开技术建立 VA ECMO。有多种插管方法:直接切开,显露血管后直接插管;切开并显露血管后,用 Seldinger 技术插管(半 Seldinger 技术);切开并显露血管后,端 - 侧吻合人造血管(Dacron)后插管。

行直视插管时,可采用纵行切口或斜切口。置入软组织牵开器,用电刀和钝性分离显露股动脉、股静脉。如果拟切开血管、直接插管,可在切口的远心和近心端放置阻断钳或血管套带,纵行切开血管、置入插管后,收紧远心和近心端套带,也可用丝线结扎。由于结扎了股动脉,远心端灌注完全中断,因此,有必要置入另一条灌注管(图 27.14)。

半 Seldinger 技术是将直视切开技术和 Seldinger 技术综合,完成股动脉和股静脉插管(图 27.15)。

用 16~18G 穿刺针刺入血管后,送入一条 0.035in 导丝,扩张穿刺点后,在导丝指引下送入动脉和静脉插管。用 5-0 聚丙烯缝线在穿刺点血管壁上缝制荷包,收缩后可减少出血,并有助于日后拔管时止血。用多条丝线将插管与皮肤缝合固定,防止其移位。

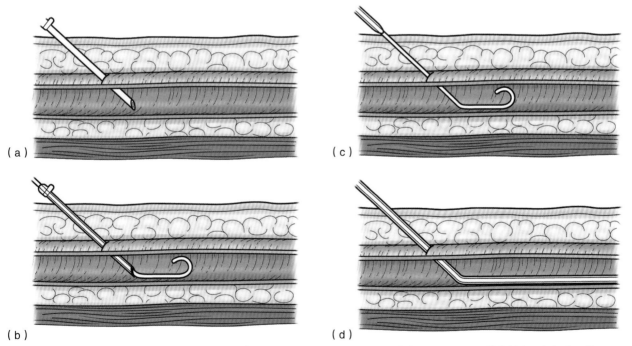

**图 27.7** Seldinger 技术。(a)穿刺针刺入股血管;(b)将导丝向近心端送入;(c)扩张鞘扩大血管穿刺点;(d)将插管置入血管内

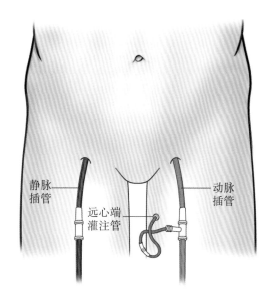

静脉插管

远心端灌注管

动脉插管

**图 27.8** 双侧插管的 VA ECMO

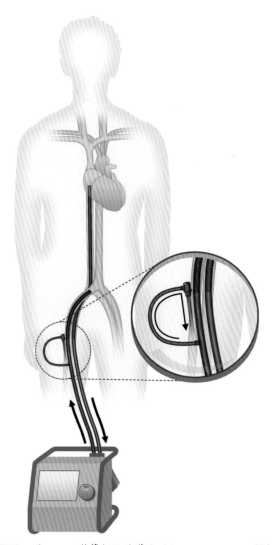

**图 27.9** 用 7~8 Fr 鞘管行远端灌注。经 Springer Nature 授权，引自：Napp LC, et al. Cannulation strategies for percutaneous extracorporeal membrane oxygenation in adults. *Clin Res Cardiol*, 2016, 105(4): 283-296.

如果患者的股动脉内径较小，则将一段 Dacron 人造血管以端 - 侧吻合方式缝合在股动脉侧壁上，将动脉插管送入人造血管。在腹股沟处（左右均可）做一 5cm 皮肤切口，确认并游离股动脉后，给予肝素。在拟定切口的远心端和近心端阻断股动脉，做 8~10mm 长的血管切口，用 5-0 聚丙烯缝线将一段直径 10mm 的 Dacron 人造血管以 70°斜面与股动脉吻合（图 27.16）。在确认无吻合口出血后，将 20Fr 动脉插管插入人造血管，并用多条丝线结扎、固定。

右侧腋动脉也可作为 ECMO 动脉直视插管的靶血管（图 27.17）。做 3~5cm 的纵行皮肤切口，游离胸大肌肌纤维后，可以显露下方的腋动脉和锁骨下静脉。将锁骨向上牵拉，通常还需要将锁骨下静脉向下牵拉，然后仔细游离腋动脉。注意应避免向内侧牵拉，否则易损伤前斜角肌上的膈神经。这一节段的腋动脉一般无重要分支，但应注意可能存在甲状颈干分支；如遭遇，需避免其损伤。肝素化后，

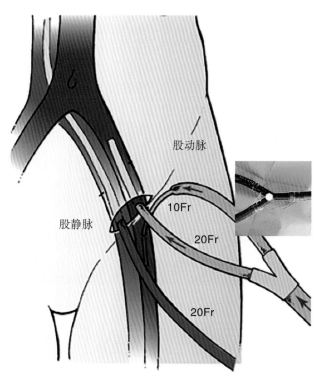

股动脉

股静脉

10Fr

20Fr

20Fr

**图 27.10** 使用灌注管行远端灌注。经 McGraw-Hill Education 授权，引自：McGee JEC, Moazami N. Temporary Mechanical Circulatory Support//Cohn LH, Adams DH. Cardiac Surgery in the Adult. 5e. New York: McGraw-Hill Education. 2017. 小图经 Springer Nature 授权，引自：Napp LC, et al. Annulation strategies for percutaneous extracorporeal membrane oxygenation in adults. *Clin Res Cardiol*, 2016, 105(4):283-296.

阻断拟定切口的远心和近心端，做 8~10mm 的血管切口，用 5-0 聚丙烯缝线将一段直径为 10mm 的 Dacron 人造血管以 70° 斜面与腋动脉端 – 侧吻合。在确认无吻合口出血后，将 20~22Fr 动脉插管插入

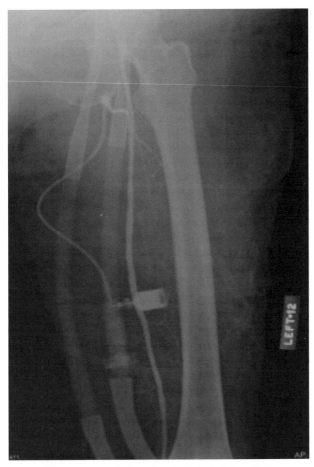

**图 27.11**　通过造影确认插管在动脉内的位置

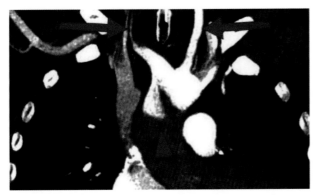

**图 27.12**　中枢性低氧血症（南北综合征），由外周 VA ECMO 患者的原发性和继发性肺损伤、肺内分流增加所致。经 Springer Nature 授权，引自：Napp LC, et al. Cannulation strategies for percutaneous extracorporeal membrane oxygenation in adults. *Clin Res Cardiol*, 2016, 105(4): 283-296.

人造血管，并用多条丝线结扎、固定。经另一皮肤切口将人造血管拉至体表。为了避免右上肢过度灌注，我们常规用血管紧缩带将吻合口远心段的血管内径缩小 50%。需要说明的一点是，应在切口内置入引流，因为此吻合有出血趋势，可反复形成血肿对血管和神经造成压迫。回流至 ECMO 的静脉插管则可经皮穿刺置于股静脉或右颈内静脉。

### VA ECMO 的中心插管

中心插管的 VA ECMO 常用于心脏外科手术后的心源性休克。由于其动脉血流方向与主动脉血流方向相同，因此可以更理想地减轻左心室和右心室负荷，优于股动脉插管的 ECMO。

经胸骨正中切口显露心脏，在升主动脉上用

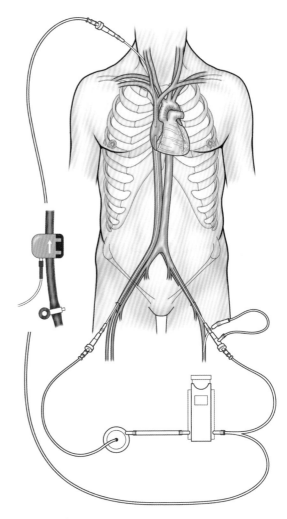

**图 27.13**　VAV ECMO。在股动、静脉插管的基础上，增加一条颈内静脉插管，用于灌注动脉血。此插管多为经皮置入。通过流量计监测进入颈静脉的流量，并通过血管钳来调整流量

4-0 聚丙烯缝线缝制两个同心的荷包，并套入紧缩带。将此插管区的主动脉外膜剥离。虽然可以使用标准的外科手术用主动脉插管，但我们认为使用 18~22Fr 锥形的直头主动脉插管更为理想，这种插管更易从腹壁穿出。肝素化（10 000U，静脉输注）后，用穿刺针在荷包中心区刺入主动脉管腔，将一导丝轻柔地送入降主动脉近心端，用 TEE 确认位置。依次使用 PicA 插管包（Medtronic, Minneapolis, MN）中的扩张器，每次操作时都应保持导丝的位置不变。完成穿刺点扩张后，将主动脉插管送入主动脉腔内。应务必保证插管在中央位置，不要碰到主动脉壁，也不能伸入头部分支血管。收紧紧缩带，并用两条

丝线将其与主动脉插管固定在一起，在紧缩带中部使用无菌锁扣或 4~5 枚大号血管夹锁定缝线和紧缩带，将缝线反折后，再用血管夹固定在紧缩带上。

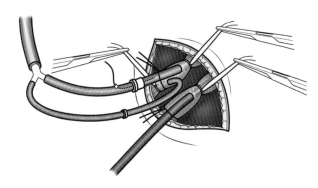

图 27.14　应用直视切开股动脉插管技术置入远心端灌注管

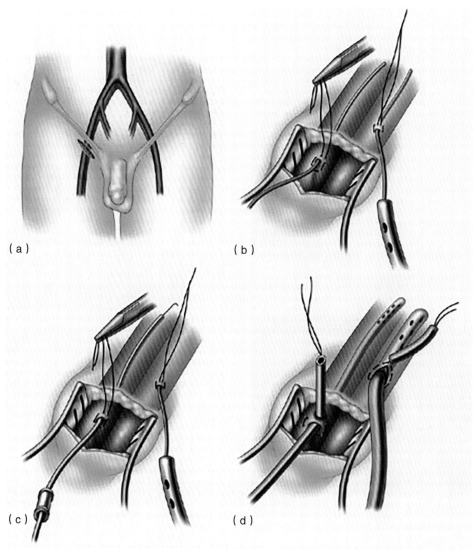

（a）　　　　　　　　　　（b）

（c）　　　　　　　　　　（d）

图 27.15　应用半 Seldinger 技术置入动脉和静脉插管。直视切开，显露股血管，在导丝指引下置入插管（与经皮穿刺置管技术相似），并用 5-0 聚丙烯缝线缝合荷包控制出血。经 Springer Nature 授权，引自：Kypson AP, et al. Cardiopulmonary perfusion during robotic cardiac surgery//Chitwood WR Jr. Atlas of robotic cardiac surgery. Heidelberg: Springer Nature, 2014

静脉引流管一般选择大号静脉插管(28~32Fr)。在右心耳或右心房中部,用 4-0 带垫片编织线缝制荷包,并套入紧缩带。在荷包中心切开右心房,朝下腔静脉方向插入静脉插管,用两条丝线将插管与紧缩带固定在一起,而紧缩带末端的处理方式同动脉插管。用 26~40Fr 直胸管引导插管经腹部皮肤穿入胸腔,再依上述方法插管(图 27.18)。夹闭 ECMO 管路,剪开,排气后与插管连接,启动 ECMO。

如果 ECMO 充分引流仍不能缓解左心室过度充盈状态,应在左心室心尖部置入第 2 条引流管(图 27.19)。在心尖部缝制 2~3 条 4-0 带垫片聚丙烯缝线,并套入紧缩带。用至少 2 条丝线将插管与紧缩带固定在一起。将此左心室引流管和右心房引流管一同连接至 ECMO 静脉回流管路。其他改善左心室和右心室过度充盈的方法包括在肺动脉或右上肺静脉置入第 2 条静脉插管。

一般情况下,采用 Esmarch 片覆盖临时关闭胸部切口。将 Esmarch 片与皮肤缝合在一起。由于插管在 Esmarch 片下穿行至体外,因此要尽量减少

Esmarch 片与插管间的缝隙。最少使用 5 条 0 号丝线将插管牢固地缝合固定在皮肤上。有时,外科医生会通过另外的切口将插管引出体外,在这种情况下,外科医生应在缝合固定插管前仔细确定插管位置。胸部切口可用临时补片覆盖,也可以暂时缝合皮肤或彻底关胸。无论是部分还是彻底关胸,应在此操作前置入 3 条以上的纵隔引流管(心脏下方和前

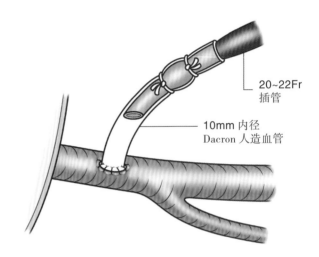

**图 27.16** 直视切开行股动脉插管,用一段直径为 10mm 的 Dacron 人造血管

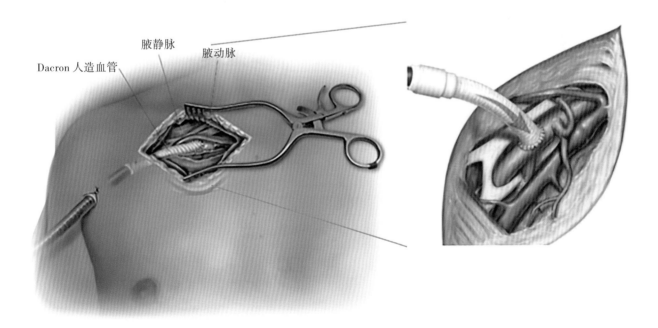

**图 27.17** 直视切开锁骨下动脉 / 腋动脉置管,使用一段直径为 10mm 的 Dacron 人造血管。左图: © 2016 Chand Ramaiah and Ashok Babu。修改自: ECMO cannulation techniques; originally published by IntechOpen under the terms of the Creative Commons Attribution 3.0 License.DOI: 10.5772/64338. https://www.intechopen.com/books/extracorporeal-membrane-oxygenation-advances-in-therapy/ecmocannulation-techniques。右图: 源自 LeMaire SA, et al. Surgical adhesive//Coselli JS, LeMaire SA. Aortic arch surgery: principles,strategies, and outcomes. Chichester: Wiley-Blackwell, 2008.(经 John Wiley and Sons 授权使用)

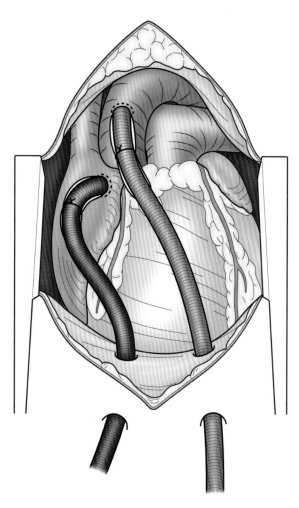

**图 27.18　采用右心房 – 主动脉中心插管的 VA ECMO**

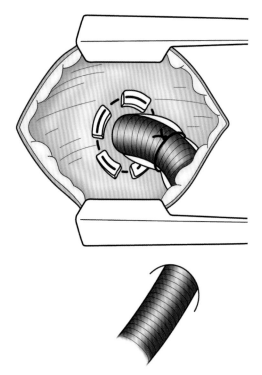

**图 27.19　左心室引流管**

方），防止术后早期心包压塞和 ECMO 流量的减少。

## Impella® 的置入

### Impella 2.5® 或 Impella CP® 的置入

可按照标准的置管步骤经股动脉将 Impella® 2.5 和 CP® 送入升主动脉，穿过主动脉瓣口，留置于左心室。也可以通过直视切开锁骨下动脉的方式，采用前述的人造血管置入，这与此前述及的经腋动脉置入 Impella 5.0® 方法相同。

在开始导管操作步骤前，首先建立股动脉通路。在一条 0.035 in 导丝的引导下，插入一个 5~8Fr 的导引鞘管，预扩张穿刺点后，将导引鞘管撤除。依次插入、拔出 8Fr、10Fr 和 12Fr 扩张鞘，然后插入 13Fr 剥离导引鞘。如果拟置入 Impella CP®，则使用 14Fr 导引鞘。在操作时，应手持鞘管，将其滑动送入股动脉中。注射肝素，当 ACT ≥ 250s 后，将鞘管内芯拔除，在 0.035in 导丝的导引下送入诊断导管（6Fr AL1 或多用无侧孔导管，或 5Fr 无侧孔猪尾导管）至左心房。将诊断导丝拔除，将诊断导管留置于左心室。将一条 0.018 in 定位导丝弯折后，送入左心室心尖部，抽出诊断导管。将此定位导丝插入猪尾导管尖端的红色 EasyGuide 腔，直至导丝穿出红色管腔并接近标牌。手持 Implla® 导管的同时，轻柔地拔除标牌和导管柄，将 EasyGuide 腔抽出。将导管经止血阀送入股动脉，在定位导丝引导下，应用导丝固定技术，穿过主动脉瓣口。在穿行主动脉瓣口时，应在 X 线监视下，确保导管的流入区位于主动脉瓣环下 3.5cm，位于左心室腔中部，与二尖瓣腱索无纠缠。注意不要让导丝在左心室内打圈。拔除定位导丝。最后可通过 X 线透视确认 Impella® 的位置，并确认在 Impella® 自动控制器上可见主动脉压力波形。

### 直视下切开股动脉置入 Impella 5.0®

Impella 5.0® 可在直视下经股动脉或经腋动脉切开置入。做 3~5cm 皮肤切口，显露股总动脉。用 5-0 聚丙烯缝线在拟插管部位缝制荷包，套入较短的紧缩带，并在拟插管部位近心和远心端置入血管套带。注射肝素，使 ACT 升至 250s 以上。在股动脉荷包中点刺入穿刺针后，送入 0.035in 导丝，并退出穿刺针。在导丝的引导下，送入诊断猪尾导管（6Fr AL1 或多用无侧孔导管，或 5Fr 无侧孔猪尾导管），将导丝和导管一同送入左心室。用 0.018 in 定位导丝做置换后，拔出诊断导管。在导丝的末端穿入 Impella 5.0®。收紧血管套带后，在动脉穿刺点做一横切口。放松近心端血管套带，将装置送入股动脉（图 27.20a）。将定位导丝插入 Impella 5.0® 的导管，用手指捏住，避免抓捏装置的流入区。将定位导丝从装置的流出区内芯中穿出（图 27.20b），与导管上的黑色标志直线保持一致。导管可以采用必要的过度伸展以确保导丝从导管的流出区内芯穿出。在 X 线透视辅助下，将装置送入左心室，流入区应在主动脉瓣下 3.5~4cm。拔除导丝后，即可启动装置。将位置控制鞘管送入股动脉后，如上述收紧荷包线和紧缩带。缝合伤口，并将位置固定装置的翼缝合固定在皮肤上。将无菌的袖套送入位置锁定装置，确认装置位置无误后，旋紧位置固定环，锁定装置位置。

除了可以直接插入股动脉外，Impella 5.0® 也可以通过一段人造血管来置入（图 27.20c）。在这种情况下，外科医生首先解剖出股动脉，放置近心端和远心端血管套带，将一段 10mm×20cm 的 Dacron 人造血管的端面斜切后，与股动脉行端 - 侧吻合。将标准的 6Fr 鞘经人造血管送入股动脉，用于在置入 0.035in 导丝时控制出血，而后将 5Fr 猪尾导管采用前述的方法送入左心室。将一 0.018 in 的导丝固定于左心室后，从导丝的末端装入 Impella 5.0®，经人造血管送入左心室。

无论采用哪一种技术，都应仔细止血后缝合腹股沟切口。如果存在出血，应在切口位放置闭式引流管。

### 直视下切开腋动脉置入 Impella 5.0®

切开显露腋动脉，在近心端和远心端分别置入血管套带和（或）血管钳，纵行切开腋动脉（图 27.21a），将一段 10mm×20cm 的 Dacron 人造血管与腋动脉行端 - 侧吻合（图 27.21b）。无须修剪人造血管。在吻合口远心处的人造血管上放置一把软

齿血管钳。将装置套包内的 8Fr 剥离鞘管插入人造血管（图 27.21b）。使用套包中的专用人造血管锁闭器将人造血管和鞘管固定在一起，然后移除血管钳。经 X 线透视指引，在一条 0.035in 尖端为"J"形的导丝的引导下将 5Fr 诊断猪尾导管经鞘管、主动脉瓣口送入左心室。用 0.018in 定位导丝将 0.035in 导丝做替换，抽出猪尾导管。用软齿血管钳再次阻断人造血管。将一个 8Fr 硅涂层扩张器送入剥离鞘，再经剥离鞘送入人造血管，用硅油润滑止血阀有助于置入 Impella®。

将导丝的末端送入 Impella 5.0®，然后将 Impella 5.0® 送入鞘管。在将装置完全送入止血阀之前，应保持人造血管持续处于阻断状态，防止出血。将 Impella® 驱动仓送入止血阀后，即可开放人造血管。在 X 线透视和导丝的引导下，将装置送入左心室。调整装置的位置，使流入道位于主动脉瓣环下约 3.5cm 处；然后抽出导丝，启动辅助装置。再次用软齿血管钳在人造血管吻合口上方夹闭人造血管，同时将血管锁闭器和剥离鞘管移除（图 27.21c）。将人造血管剪短，避免其突出至皮肤表面。收缩血管套带，移除血管钳，将定位鞘管送入修剪后的人造血管中（图 27.21d），用 0 号丝线结扎、固定定位装置。缝合皮下、皮肤切口。将装置的固定翼与皮肤缝合在一起（图 27.21e）。再次确认装置在左心室内的位置。送入无菌袖套，通过旋紧位置固定环将导管固定到位。

### 置入 Impella RP® 行右心室辅助

在置入 Impella RP® 进行右心室辅助前，用液体冲洗 Impella® 导管。建立股静脉入路，在 0.035in 导丝的引导下，送入 5~8Fr 导引鞘，对穿刺血管做预扩张，拔除导引鞘，依次插入和拔除 8Fr、12Fr、16Fr、20Fr 扩张鞘，最后置入 23Fr 带芯导引鞘。在插入 23Fr 导引鞘的同时，握住鞘柄，插入静脉。注射肝素，使 ACT 达到 250s 以上，然后抽出 23Fr 导引鞘的内芯。将一尖端有球囊的漂浮导管经 23Fr 导引鞘送入，在导丝的引导下，将其送入左肺动脉（首选）或右肺动脉。将 0.035in 诊断导丝抽出后，将诊断导管或尖端球囊漂浮导管留置于肺动脉内，

将一条 0.027in 的定位导丝弯曲后，经导管送入左肺动脉深部直至导丝处于相对松弛的状态。抽出诊断导管或漂浮导管。用无菌水冲洗插管后，将导管从定位导丝的末端装载，这一步骤有时需要两个人共同完成。将导丝尾部送入 Impella RP® 导管中，用手指捏住，保持稳定。助手可以手持驱动仓近端来协助稳定导管。而术者则将注意力集中在导丝的送入，此时如果需要将导管过度伸展，可由助手来完成此操作。将导管经止血阀送入股静脉，并用导丝固定技术沿定位导丝向前推送。在 X 线透视引导

下，当导管进入右心室后，旋转导管，使其尖端向上，穿过肺动脉瓣。使导管的流出区位于肺动脉瓣环上约 4cm 处。当泵体全部进入腹部下腔静脉后，即可校正感应器。拔除定位导丝，通过 X 线透视确认装置位置。

## TandemHeart® 的置入

### TandemHeart® 的置入：LVAD 辅助模式

当拟安装 TandemHeart® 用于 LVAD 时，可采用改良 Seldinger 技术建立左股动脉和右股静脉

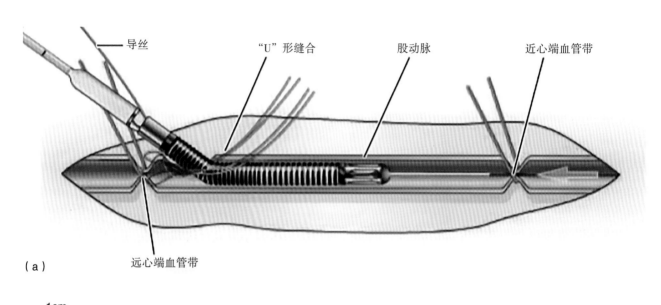

（a）

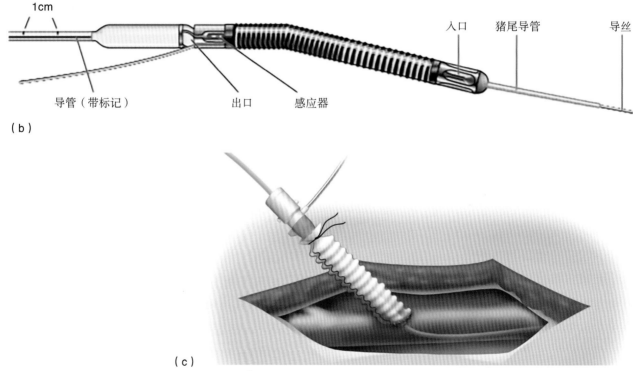

（b）

（c）

**图 27.20** 直视切开股动脉置入 Impella 5.0®。（a、b）直接插管；（c）经侧壁人造血管置入。经 ABIOMED 许可使用

通路。注射肝素，确保 ACT 大于 400s。经过一系列的动脉穿刺点扩张后，插入动脉管。从插管内倒流出少量血液后，将动脉插管夹闭。建立股静脉通路，在 X 线透视引导下，送入导引钢丝后，将 Mullins 导管（Medtronic, Minneapolis, MN）送入，并将其尖端定位于卵圆窝。用房间隔穿刺针（Cook, Bloomington, IN）做房间隔穿刺，扩张穿刺口后，将导丝送入左心房（经行左上肺静脉）。撤除穿刺针和 Mullins 鞘管。在导丝的导引下，用一个二级扩张器进一步扩大房间隔开孔，使其最大化，然后将扩张器移除。再次在导丝的引导下，将一个 21Fr 的导引插管送入左心房。通过血气分析结果、压力波形、X 线透视和超声心动图确认穿隔插管的尖端位于左

心房。通过压力转换器确认可以从左心房获得充足的辅助流量。将导丝和扩张器后退至血管阻断钳的远心位。使止血阀鞘管就位，控制出血，在要求的夹闭区将插管夹闭，并拔除锁闭器和导丝。完全夹闭插管后即可移除止血阀。

当穿隔插管就位后，即可逐级扩大动脉穿刺点，然后置入 17Fr 动脉插管。让血液从动脉插管内倒流少许后，将其夹闭。将动、静脉插管牢固固定后，与泵连接，连接时应确保管路中没有任何气体。启动离心泵，将转速设定在 5500r/min。再次检查，如果管路和泵中不存在气泡，缓慢开放流出道插管阻断钳。逐渐加快转速直至预期的辅助流量。将泵和管路固定。

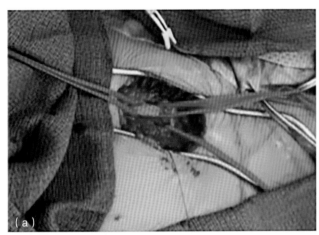

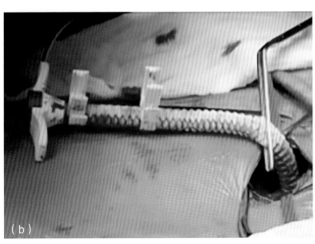

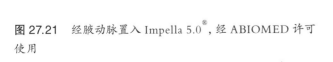

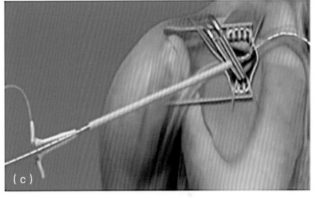

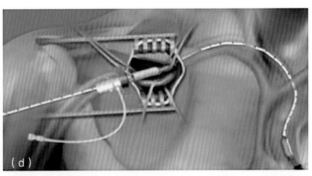

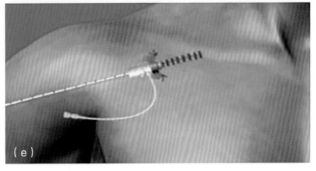

图 27.21　经腋动脉置入 Impella 5.0®，经 ABIOMED 许可使用

## TandemHeart® 的置入：应用 Protek Duo 插管实现 RVAD 辅助模式

在应用 Protek Duo 插管实现 RVAD 辅助时，可采用改良 Seldinger 技术将 0.035in 导丝经右颈内静脉置入，在 X 线透视引导下，送入主肺动脉。在导丝的引导下，将一条 6Fr 多功能导管或单向 Swan-Ganz 导管送入主肺动脉远心端（图 27.22a）。拔除导丝后，用一条 0.035 in 硬质 Amplatz 或 Lunderquist 导丝做置换，其间应保证导管位置固定。将导管撤出，逐级扩张静脉穿刺点。注射肝素，使 ACT 大于 400s。在导丝的引导下，插入 Protek Duo 插管，在 X 线透视引导下将其送入主肺动脉远心处。目前有 29Fr 和 31Fr 双腔 Protek Duo 插管可供选择（图 27.22b）。通过压力波形、超声心动图和血管造影确认导管尖端位于主肺动脉远心处（图 27.22c）。立即在穿刺处将导管固定。将导丝和导引鞘退至插管阻断区之外，但暂时保留止血阀在原位以控制出血。从近心端移除止血阀，使其少量回血，夹闭导管。将插管与泵的流入、流出口连接。保持流出道仍处于夹闭状态，开放流入道，启动离心泵，转速为 5500r/min。再次检查管路内无气体后，缓慢开放流出道阻断钳，逐步增加转速直至达到预期流量。固定插管、管路和泵头。

## 置入 CentriMag™ 心室辅助装置

CentriMag® 心室辅助装置需要以外科手术方式置入。虽然近期有采用微创手术的报道，但多数采用胸骨正中切口入路。手术通常需要体外循环支持，尤其是对于血流动力学失代偿的患者，但如果单纯行 RVAD 或 LVAD，有时可以在非体外循环下完成。

CentriMag™ 心室辅助装置可用于不同原因的原发性心源性休克或继发于心脏手术后的心源性休克，可行左心室辅助、右心室辅助或双心室辅助。有多种插管技术（图 27.23）。一般情况下，可以采用标准的体外循环插管技术。不需要事先选定插管型号，往往是根据患者的具体情况及辅助模式来确定。在左心室辅助模式下，我们选用可弯曲、钢丝加固的插管用于动脉插管，而选用大孔径、低阻力的插管用于静脉插管。对于心脏外科术后出现的心力衰竭，可直接使用原体外循环插管；否则，可用 28Fr 或 32Fr 插管做左心房引流，置入的位置则选择在上肺静脉和下肺静脉之间的移行处（图 27.23b），也可以直接置入左心室（这是我们选用的入路）（图 27.23c），使用 20Fr 或 22Fr 细长的一体式动脉插

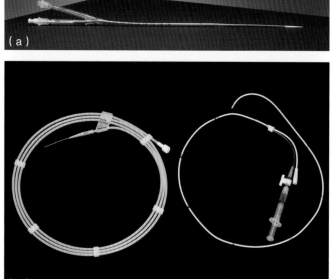

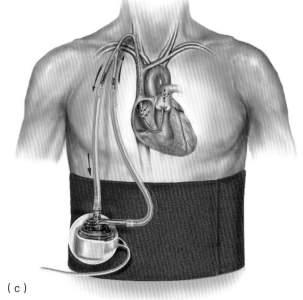

**图 27.22** 置入 TandemHeart® 行经皮右心室辅助。（a）Protek Duo：双腔插管；（b）肺动脉漂浮导管和 COOK® 0.035 in Lunderquist 导丝，用于引导插管；（c）导管尖端置于主肺动脉远心端。CardiacAssist Inc./TandemLife 版权所有，经许可使用

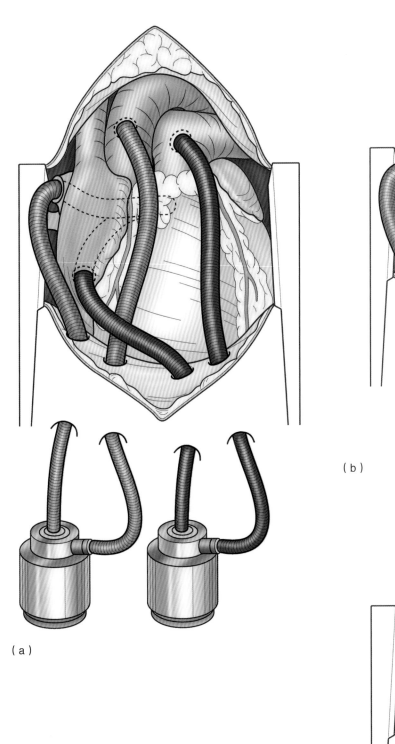

（a）

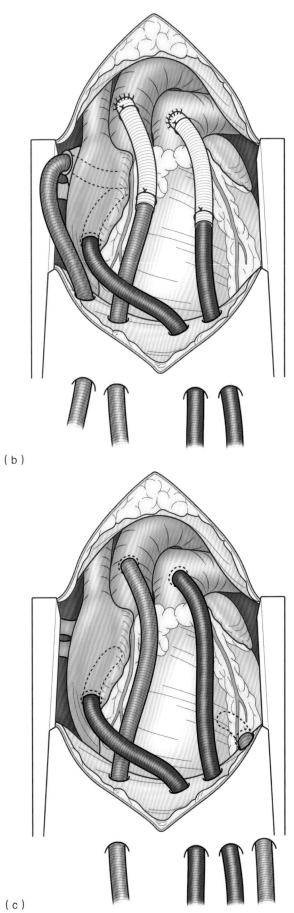

（b）

（c）

**图 27.23**　CentriMag™ 插管技术

管,最好置入升主动脉。如果此位置不可使用,则可选择股动脉。当进行右心室辅助时,将20Fr动脉插管置入肺动脉。每一个插管位点均使用4-0聚丙烯缝线或编织缝线缝制荷包,并用紧缩带固定插管,此技术在前文已述及。如果考虑长时间辅助,则将一段直径为10mm的Dacron人造血管吻合于主动脉或肺动脉,用丝线将插管固定于人造血管(图27.23b)。对于能够活动的患者,此方法由于避免了插管与靶血管壁的直接接触而降低了出血风险。在左心室心尖部置管也采用相似的技术,围绕插管位点用Dacron做环周加固,以降低术后出血的风险。一般情况下,我们在行左心室心尖插管时,会用两条4-0带垫片聚丙烯缝线做"U"形缝合,并不会增加操作的不便。

用盐水预充管道后将插管与泵头连接。降低体外循环辅助流量至1~2L/min,使心腔充盈,然后启动CentriMag™。逐步增加泵的转速至理想的心排出量,并确认没有超吸。监测左心房压,将其维持在10~15mmHg。随着流量的增加,操作者应密切注意泵流量、血压,并关注是否存在超吸。术后早期,血流动力学状况变化较为频繁,因此应密切监测辅助泵的流速和心脏的总排出量、中心静脉压、肺动脉压及动脉血气。用4~5条或更多的丝线将插管固定在皮肤上。以常规方式(心脏下方、外侧和上方)置入3~4条引流管,防止术后心包、胸腔积液或心包压塞。

## 术后管理

MCA术后最主要的问题是出血。必须严格止血,因此,术中应确保严密止血。有时在ICU中,必需在无菌下重新打开切口止血,并重新缝合,必要时可回到手术室内处理插管位点出血。一般情况下,我们在手术结束时用鱼精蛋白完全中和肝素,并在术后12~24h给予肝素抗凝治疗。在氧合器、血泵、管路和插管中可见纤维蛋白沉积和血栓,根据这些问题出现的位置及患者病情的稳定程度,来决定在ICU抑或手术室内进行更换。血栓栓塞性和出

血性脑卒中均可能发生,但前者的发生率高于后者。前文已述及,采用外周血管插管可能会造成远端肢体灌注不足。可常规使用近红外光谱监测肢体灌注,除非操作难度大、有可能造成血管损伤,否则应常规经股浅动脉顺行灌注远端肢体。插管位远心端肢体缺血的发生率曾高达30%,且近半数需要外科干预。但随着远端灌注技术的应用,此并发症的发生率已低于10%。

通过维持心脏的收缩和充分的抗凝可以预防心腔内血栓的形成。一般情况下,在没有出血的顾虑时,我们将PTT维持在50~60s或ACT在250s以上。左心房和左心室的充分引流也是预防血栓形成的重要因素。置入IABP、Impella®,或通过在肺动脉、肺静脉或在左心室心尖部置入另一条引流管而转为中心插管,都可以增加左心腔引流。应审慎地输入液体,以避免右心衰竭,为了避免此类并发症,可应用正性肌力药物、利尿剂、透析及应用肺血管扩张剂。

通过采用感染控制技术,包括使用浸润敷料,可使经皮置管的MCA很少合并感染。而采用直视切开的股血管置管则容易在撤离辅助装置、缝合皮肤切口后并发伤口感染。

使用短时MCA的患者病情稳定后,应采取积极的措施防止MCA相关并发症的出现,从而增加终极治疗目标的选择。只要有可能,应尽快达到终极治疗目标。心肌功能恢复是最为理想的目标,可通过血运重建、积极地降低心脏负荷及使用长效正性肌力药物来达到这一目标,但是,这些患者最终转为长期MCA治疗或心脏移植的情况也并不少见。

## 疗 效

因严重心源性休克而需要ECMO或其他短时MCA装置的死亡率并不相同,取决于患者的临床状况、年龄、并发疾病、启动MCA的时机及辅助的效果;同时与并发症的预防能力,以及向恢复、长期LVAD支持及心脏移植的过渡速度有关。以往的研究证实总体生存率仅为30%~40%,但随着人们对

MCA 装置的效能和局限性有了更深入的认识，以及围手术期管理水平的提高，在有经验的医院，生存率已达到 50%~60%。

此类患者最常见的死亡原因包括多器官功能衰竭、致命性出血及晚期脓毒症。近来，总体疗效有了明显提高，这归功于：采取更为积极的治疗策略以提供更加充分的复苏和流量辅助，防止血管并发症；应用广谱抗生素降低感染并发症；以团队为基础的治疗模式，可以更早地转为永久性辅助装置或心脏移植。使用 ECMO 或其他短时循环辅助装置的关键点是：提高团队专业化技术水平、保持对患者的奉献精神，以及对无效循环辅助的识别能力。

## 延伸阅读

1. Abrams D, Combes A, Brodie D. Extracorporealmembrane oxygenation in cardiopulmonary disease in adults. J Am Coll Cardiol, 2014, 63(25 Pt A): 2769–2678.

2. Cheng JM, den Uil CA, Hoeks SE, et al. Percutaneous left ventricular assist devices vs. intra-aortic balloon pump counterpulsation for treatment of cardiogenic shock: a meta-analysis of controlled trials. Eur Heart J, 2009, 30(17): 2102–2108.

3. Doersch KM, Tong CW, Gongora E, et al. Temporary left ventricular assist device through an axillary access is a promising approach to improve outcomes in refractory cardiogenic shock patients. ASAIO J, 2015, 61(3): 253–258.

4. Napp LC, Kühn C, Hoeper MM, et al. Cannulationstra-tegiesfor percutaneous extracorporeal membrane oxygenation in adults. Clin Res Cardiol, 2016, 105(4): 283–296.

5. Rihal CS, Naidu SS, Givertz MM, et al. 2015 SCAI/ACC/HFSA/STS Clinical expert consensus statement on the use of percutaneous mechanical circulatory support devices in cardiovascular care (endorsed by the American Heart Association, the Cardiological Society of India, and Sociedad Latino Americana de Cardiologia Intervencion; affirmation of value by the Canadian Association of Interventional Cardiology–Association Canadienne de Cardiologie d'intervention). J Card Fail, 2015, 21(6): 499–518.

# 第 28 章
# 左心室重建

*Edwin C. Mcgee Jr.    Patrick M. Mccarthy*

## 发展史

1958 年, Denton Cooley 在体外循环下行左心室室壁瘤线性缝合术, 完成了首例左心室重建 (LVR)。其后, 室壁瘤外科修补技术并无较大的改变; 直至 1985 年, Jatene 和 Dor 分别报道了在行瘤样室间隔重建的同时进行了左心室游离壁的重建。

## 基本原则与理论依据

随着人口的老龄化, 心力衰竭的患病率越来越高。在美国, 有近 600 万人受累。

应用神经激素拮抗剂是内科治疗心力衰竭的基石, 也是基于临床指南的治疗策略, 所有心力衰竭患者均应采用。冠状动脉疾病是导致心力衰竭的首要原因, 也是因心力衰竭需要行心脏移植的第二位常见原因。就生存时间和生活质量而言, 心脏移植是治疗严重心力衰竭 (D 级) 的金标准; 但是, 供体数量的不足及终身接受免疫抑制治疗带来的并发症限制了心脏移植的应用。左心室辅助装置 (LVAD) 在小型化、生物相容性及并发症防控等方面取得了很大的进步, 但过于昂贵, 且需要特殊管理。冠状动脉旁路移植术 (CABG) 是治疗心力衰竭最主要的方法, 对于缺血性心肌病患者, 其可对缺血却有望恢复的心肌进行血运重建, 从而调动 "冬眠" 的心肌细胞, 缓解心力衰竭和 (或) 改善恶性室性心律失常, 达到提高生存率的目的。

但是, 并非所有罹患缺血性心肌病的患者均有望获得改善。左前降支供血区的透壁心肌梗死有可能发展成为真性室壁瘤。目前, 针对 ST 段抬高的心肌梗死行快速介入血运重建已经成为标准治疗, 但在此之前, 上述室壁瘤的发生更常见。即使如此, 如果 ST 段抬高的心肌梗死患者就诊延迟或误诊, 仍有可能发生左心室室壁瘤。单纯行血运重建治疗并不能使透壁梗死区或室壁瘤区域发生逆向重构。LVR 正是用于积极重构继发于透壁心肌梗死而失去动力的室壁瘤区域。

根据 Laplace 定律, 球形区域的表面张力与其半径成正比, 而这正是 LVR 背后的理论基础。切除室壁瘤、减小左心室腔的大小可使室壁张力下降, 进而降低了进一步扩张的风险。另外, 切除失去动力的区域也会使心脏收缩功能有所加强, 否则这些区域每次心室收缩时的弹性扩张会抵消部分心排出量。本章中, 我们将阐述 LVR 的患者选择、术前准备、手术治疗及围手术期管理。

## 术前评估及准备

拟行 LVR 的患者, 术前所行的一系列检查与拟行其他心脏手术的患者相同, 包括完整的病史资料、体格检查、常规的实验室检查、胸部 X 线片、心血管造影、超声心动图及颈动脉多普勒。必须行右心导管检查。我们团队不会为以下情况的患者行 LVR: 失代偿性心力衰竭, 需要使用正性肌力药物才能将心指数维持在 2L/(min·m²)以上或维持器官的正常灌注。此外,行 LVR 的患者必须在左心室外侧壁及下壁有存活的心肌组织。

## 麻醉

LVR 需要全身麻醉,并全面监测血流动力学参数,包括动脉测压及肺动脉导管血氧饱和度测量。另外,我们常规置入股动脉测压管,对于应用了大量血管扩张剂,体外循环术后可能存在血管麻痹综合征的患者,此测压管可用于确认血压情况。为了避免血管麻痹,我们常规在术前 48 h 停用血管紧张素转化酶抑制剂(ACEI)。股动脉测压管还有助于置入主动脉内球囊反搏(IABP),以便在体外循环结束后辅助左心室做功。一般情况下,我们会在体外循环停机后给予小剂量肾上腺素,并在必要时辅以米力农。术中经食管超声心动图(TEE)作为常规监测,有助于辨识所合并的瓣膜病变,判断心室腔内是否存在附壁血栓及心内分流情况。术后 TEE 可用于评估瓣膜修复或置换的疗效、血运重建的疗效,同时可辅助排出心腔内气体。

## 手术

经标准胸骨正中切口开胸,获取旁路桥血管。给予体外循环所需剂量的肝素(300U/kg)。经右心耳常规插入三级静脉引流管。缺血性心肌病患者常常合并慢性缺血性二尖瓣反流(Carpentier Ⅲb 型)及功能性三尖瓣反流。对于存在中度以上瓣膜反流的患者,我们常规行上、下腔静脉插管,以便探查瓣膜病变。经右心房置入心脏停搏液逆灌管,在升主动脉远心端插入主动脉根部引流 / 心脏停搏液顺灌管。加固的可弯曲式吸引管有助于瓣膜手术和 LVR 的操作。

当全血激活凝血时间(ACT)超过 480s 后,即可开始体外循环。一般情况下,可以维持正常体温。同时使用顺行和逆行冷血心脏停搏液灌注,每 15min 重复灌注一次。首先完成冠状静脉桥血管的

远心端吻合,如果存在二尖瓣病变,则将此静脉桥的另一端与灌注管路连接,否则,可继续完成近心端吻合。如果拟行 LVR,我们通常会将左胸廓内动脉吻合于左室侧壁最理想的血管,多为最大的钝缘支,而左前降支则使用大隐静脉桥。

心脏停搏后,启用主动脉根部吸引,首先要做的左心室切口区清晰可见。用外科标记笔描记此区域(图 28.1)。将心腔充盈后,行 Valsalva 操作,加大主动脉根部吸引。

用手压迫左心室协助排气。最后注射一剂添加了一些物质成分的温停搏液,先是逆行灌注,然后是顺行灌注。调整患者体位至头低脚高位(Trendelenburg 体位),开放主动脉,如果出现室颤,行电复律。

在心包腔内放置腹垫或缝制提吊线,将左心室心尖上抬。在左前降支外侧数厘米处的室壁瘤中间,用尖刀做一切口(图 28.2),用剪刀扩大此切口至梗死组织与健康组织的移行处。我们选择在心脏跳动状态下行 LVR,这样可以更清晰地辨认梗死与健康组织的交界。事实上,无论是通过触摸还是观察跳动的心脏,都会很容易发现健康组织的边界。

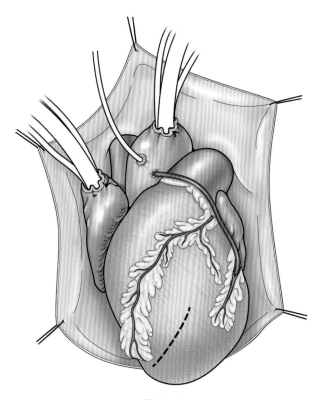

图 28.1

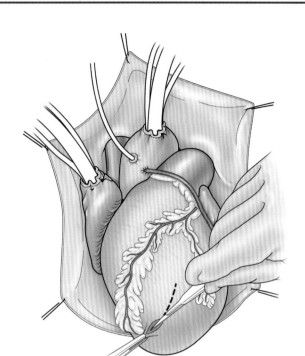

图 28.2

另外，此时恢复心脏的灌注，可以减轻术后的低心排出量状态。

用一个加固的可弯曲式吸引管，从左心室切口中将心腔的血液吸出。只要主动脉根部存在压力，那么因空跳而发生气栓的风险会非常低。当心室切口处于开放状态时，我们非常注意不可降低体循环灌注压，如果未向主动脉瓣施压，心腔内的气体会进入主动脉根部，进而造成气体栓塞。

用 2-0 缝线拉闭心室切口的边缘（图 28.3a），如果存在附壁血栓，应仔细清除。从 12 点处开始，用 0-0 聚丙烯角针缝线做两个周径较小的环扎缝合，进针深入瘢痕组织与正常心肌的交界（图 28.3b），缝针的深度和宽度都可多达 1cm。由于瘢痕组织非常坚韧，而且面积较大，因此建议"大针"缝合。第一圈环扎缝线完成后，收提缝线末端，充分止血；在第一环扎线外近 1cm 处做第二圈环扎线，收拉手法与第一圈缝线相同。然后依次打结（图 28.3c）。一般情况下，当这两圈环扎线打结完成后，残余的心室壁缺口直径应小于 1cm。

如果操作正确，所有梗死、无活力的心肌组织都已经旷置在循环外。

然后，修剪两条 Teflon 毡片，约 1cm 宽，长度应稍长于心室切口。用 2-0 聚丙烯缝线做水平褥式缝合，在第一条环扎线水平将 Teflon 毡片和心肌组织缝合在一起（图 28.4a），一般情况下需要 5~6 针水平褥式缝合，在心室切口的两端，进针方向与切口成 45°；而在切口的中部，进针方向与切口成 90°（图 28.4b）。最后用 2-0 缝线双层连续缝合，穿缝毡片和心肌组织。必要时缝合数针进行止血（图 28.4c）。

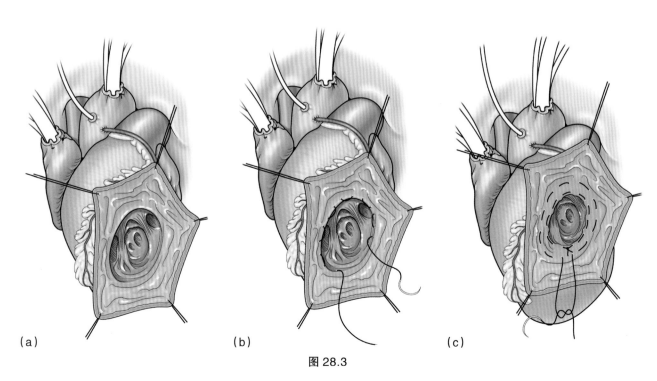

(a)　　　　　　　(b)　　　　　　　(c)

图 28.3

根据需要,行三尖瓣的手术操作,心腔排气后,撤离体外循环。我们会使用小剂量肾上腺素和米力农。我们认为,治疗低心排出量综合征的最好办法就是预防其发生。在撤停体外循环前,给予一定的 α 受体激动剂,以确保充分的灌注压。

如果瘤壁存在严重的钙化,应将钙化灶清除,只有这样才能将瘤体缩小并将其闭合。一般情况下,我们使用低频电刀来完成钙化灶的清除。在清除室间隔的钙化灶时,应非常小心,否则会造成室间隔缺损。对于非常大的室壁瘤和严重钙化,我们会在第二条环扎线打结后,使用 2-0 缝线将 Gelweave Vascutek™ 补片(Vascutek Ltd, a Terumo company, Scotland, UK)连接缝合(图 28.5),然后在此补片之上再行褥式闭合,方法如前文所述。我们并不认同使用商业化的 mannequins 有助于行 LVR。

## 术后管理

应审慎使用正性肌力药物以严格维持血流动力学状态,这有助于预防在关胸及术后即刻,心指数或平均动脉压可能出现下降时进行过度容量复苏。因心室切开而在术后出现低心排出量综合征的情况较为少见。如果出现,我们将首先排除技术方面

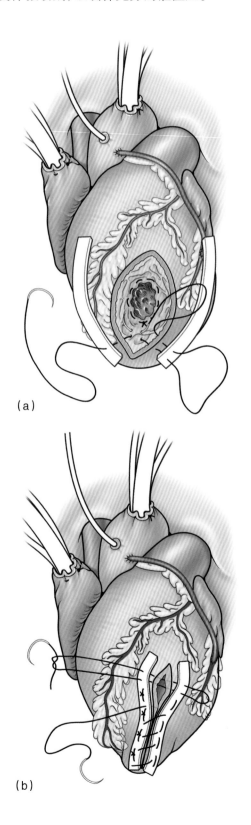

(a)

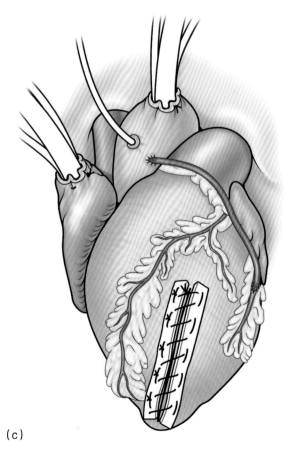

(b)

(c)

图 28.4

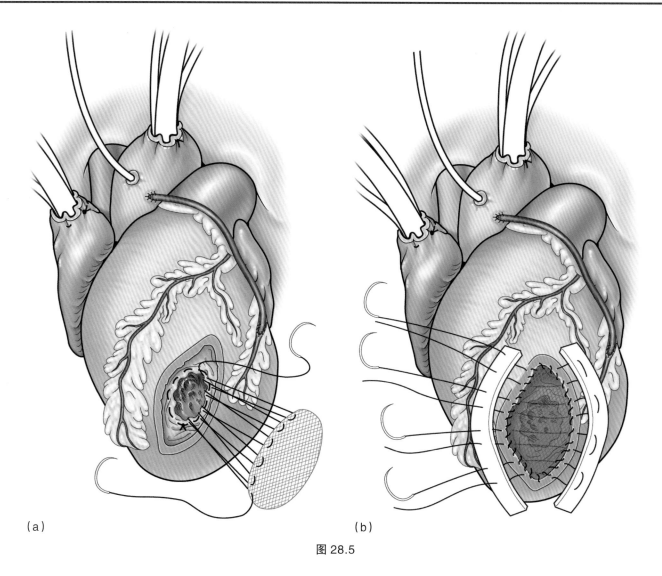

（a）　　　　　　　　　　　　　　　（b）

图 28.5

的问题，会逐一检查血管桥的通畅性及流量情况。对于使用常规剂量米力农和肾上腺素而无法逆转的低心排出量综合征，我们会积极使用 IABP。事实上，我们很少因低心排出量综合征而使用 IABP，但对于术后出现血管麻痹综合征的患者，我们会使用 IABP。如果血流动力学或血压仍难以维持，我们会尽快安装临时心室辅助装置。一般情况下，可以在辅助数天后撤离辅助，但如果需要长期辅助，我们会安装植入式恒流 LVAD。以前，人们为了安装 LVAD 的流入道，会拆除 LVR；但近年来，我们采用 Frazier 等提出的方法，在左心室膈面安装 LVAD 的流入道。

　　应仔细止血，防止心包压塞，否则会导致血流动力学状态恶化并进入恶性循环，进而出现心源性休克。如果患者在小剂量正性肌力药物的辅助下可

以获得稳定的血流动力学状态，且器官功能状态正常，可以拔除肺动脉导管，其后的数日可以逐步减停静脉用米力农，术后可用襻利尿剂快速利尿，使患者的体重恢复至术前水平，甚至更低一些。指南所定义的内科药物治疗包括使用 β 受体阻滞剂、ACEI 类药物，可随着米力农的减量开始启用。当病情稳定后，可以出院回家，或在康复门诊进行治疗。对于尚未使用植入式自动复律除颤器的极少数 LVR 患者，一些医生主张应常规植入，但我们会推迟向电生理医生做出上述建议。

## 疗　效

　　回顾性研究证明 LVR 具有良好的治疗作用。RESTORE 试验是一项国际多中心注册研究，纳

入了 1998—2003 年的 1198 例因缺血性心肌病行 LVR 的患者。95% 的患者同时行 CABG，23% 的患者同时行二尖瓣手术。30 d 死亡率为 5.3%。射血分数从术前的（29.6±11）% 增加至（39.5±12.3）%（P<0.001）；29% 的患者左心室收缩末期容积指数（LVESVI）显著下降，从术前的（80.4±51.4）mL/m² 降至（56.6±34.3）mL/m²（P<0.001）；NYHA 心功能评级上升（术前Ⅲ级和Ⅳ级约占 67%，术后Ⅱ级达 85%）。5 年生存率为（68.6±2.8）%。LVR 对于运动能力减弱的室壁瘤的治疗效果优于无功能的室壁瘤。

多伦多大学的 Mickleborough 报道了 285 例因缺血性心肌病而行 LVR 的病例。其中 92% 同时行 CABG，2% 同时行二尖瓣手术。手术死亡率为 2.8%，5 年生存率为 82%。67% 的患者有明显的症状改善，NYHA 评级平均上升（1.3±1.1）级，射血分数上升（10±9）%。

克利夫兰诊所的 O'Neil 及同事报道了 1997—2003 年 220 例行 LVR 的病例。30 d 死亡率为 1%，5 年生存率为 80%。其中 86% 同时行 CABG，49% 同时行二尖瓣手术。术后射血分数从（21.5±7.3）% 增加到（24.7±8.86）%（P<0.01）。术前 66% 的患者心功能为 NYHA Ⅲ级或Ⅳ级，术后 85% 的患者为 NYHA Ⅰ级或Ⅱ级。

来自约翰·霍普金斯医院的团队在心脏移植前行 LVR 的患者中报道了相似的结果，且这样可以显著降低医疗费用。

近期完成的 STICH 试验，是由美国国家心脏、肺、血液研究所（NHLBI）资助的一项国际多中心随机研究，旨在探究缺血性心肌病的最佳治疗方式。将无左主干病变或不稳定性心绞痛的患者，随机分配至单纯药物治疗组或药物治疗联合 CABG 组。本试验的假设之一为：在药物治疗的基础上加行 CABG，有助于降低总体死亡率及因心血管原因而住院的比例。被随机分配至外科治疗组的患者，根据其有明显的前壁失功能或功能减弱而进一步随机分配至 LVR 组或单纯行 CABG 组。本试验的第二个假设是：对于心室前壁失功能或功能减弱的

患者，行 LVR 较单纯行 CABG 可获得更高的生存率，因心血管原因住院的比例更低。与内科治疗相比，行 CABG 患者的整体生存率并无改善，但住院率和因心血管原因的死亡率较低。与单纯行 CABG 相比，加行 LVR 并不会降低死亡率和因心血管原因的住院率。行 LVR 者，左心室容积下降 19%；而单纯行 CABG 者仅下降 6%。STICH 试验所获得的负面结果为 LVR 的治疗获益蒙上了阴影。

但是 STICH 存在几个问题。在试验之初，样本量增加缓慢，为了能快速增加样本量，研究者有选择性地在部分患者中进行了心肌活性检测，而非全部患者。在 1212 例患者中，仅 601 例患者接受了单光子发射计算机断层扫描（SPECT）来检测心肌活性。因此，STICH 试验并未显示 LVR 的获益，可能是由于前壁存在存活心肌的患者接受了 LVR。此外，从 RESTORE 和其他一些研究中可以看到：LVR 对于前壁基本无动力的患者的作用小于动力下降的患者。因此，如果在 STICH 试验中，大部分接受 LVR 的患者是前壁无动力的患者，那么整体的改善度有可能下降。

对于术后左心室收缩末期容积指数 ≤ 70mL/m² 者，LVR 的生存优势大于单纯行 CABG。当然，对于一些左心室已发生严重重构，病情发展已经超过了可逆点的患者，最好的治疗方案是植入 LVAD 和（或）心脏移植。

## 总　结

对于部分缺血性心肌病患者，LVR 是一项有益的治疗手段。对于前壁缺少存活心肌、外侧壁和下壁存在存活心肌，但动力下降的患者，如果尚无失代偿，或表现为正性肌力药物依赖，我们将对其实施 LVR。

## 致　谢

感谢 Patricia Alvarez 女士对本章书稿的编审。

# 参考文献

[1] Cooley DA, Collins HA, Morris GC, et al. Ventricular aneurysm after myocardial infarction: surgical excision with the use of temporary cardiopulmonary bypass. J Am Med Assoc, 1958(167): 557–560.

[2] Lloyd-Jones D, Adams RJ, Brown TM, et al. Heart disease and stroke statistics: 2010 update – a report from the American Heart Association. Circulation, 2010(121): e46–e215.

[3] Velazquez EJ, Lee KL, Deja MA, et al. Coronary-artery bypass surgery in patients with left ventricular dysfunction. N Engl J Med, 2011, 364(17): 1607–1616.

[4] Caldeira C, McCarthy PM. A simple method of left ventricular reconstruction without patch for ischemic cardiomyopathy. Ann Thorac Surg, 2001, 72(6): 2148–2149.

[5] Gregoric ID, Cohn WE, Frazier OH. Diaphragmatic implantation of the HeartWare ventricular assist device. J Heart Lung Transplant, 2011, 30(4): 467–470.

[6] Athanasuleas CL, Buckberg GD, Stanley AW, et al. Surgical ventricular restoration in the treatment of congestive heart failure due to post-infarction ventricular dilation. J Am Coll Cardiol, 2004, 44(7): 1439–1445.

[7] Mickleborough LL, Merchant N, Ivanov J, et al. Left ventricular reconstruction: early and late results. J Thorac Cardiovasc Surg, 2004, 128(1): 27–37.

[8] O'Neill JO, Starling RC, McCarthy PM, et al. The impact of left ventricular reconstruction on survival in patients with ischemic cardiomyopathy. Eur J Cardiothoracic Surg, 2006, 30(5): 753–759.

[9] Williams JA, Weiss ES, Patel ND, et al. Surgical ventricular restoration versus cardiac transplantation: a comparison of cost, outcomes, and survival. J Card Fail, 2008, 14(7): 547–554.

[10] Velazquez EJ, Lee KL, O'Connor CM, et al. The rationale and design of the Surgical Treatment for Ischemic Heart Failure (STICH) trial. J Thorac Cardiovasc Surg, 2007, 134(6): 1540–1547.

[11] Jones RH, Velazquez EJ, Michler RE, et al. Coronary bypass surgery with or without surgical ventricular reconstruction. N Engl J Med, 2009, 360(127): 1705–1717.

[12] Bonow RO, Maurer G, Lee KL, et al. Myocardial viability and survival in ischemic left ventricular dysfunction. N Engl J Med, 2011, 364(17): 1617–1625.

[13] Michler RE, Rouleau JL, Al-Khalidi HR, et al. Insights from the STICH trial: change in left ventricular size after coronary artery bypass grafting with and without surgical ventricular reconstruction. J Thorac Cardiovasc Surg, 2013, 146(5): 1139–1145.

# 第 29 章

# 肥厚型心肌病的外科治疗

*Robert J. Steffen   Nicholas G. Smedira*

## 概 述

肥厚型心肌病是一种遗传疾病，发生率约为1/500，表现为左心室壁过度肥厚，合并二尖瓣前叶收缩期前移（SAM）。如果在增厚的室间隔和SAM的共同作用下，导致左心室流出道（LVOT）出现压力阶差升高，即成为肥厚型梗阻性心肌病（HOCM），将出现不同程度的心力衰竭症状。外科治疗的目标是通过切除部分肥厚的室间隔，达到消除升高的压力阶差、解除症状的目的。

## 术前评估

患者可因气促就诊，可通过超声心动图确诊HOCM。在回顾病史时，患者经常主诉劳力性气促，而在服用抗高血压药物后症状加重；可闻及心脏杂音，行 Valsalva 动作时杂音加重。

经胸超声心动图是诊断HOCM的必要措施。最关键的测量指标是室间隔厚度、LVOT压力阶差、二尖瓣是否存在SAM、二尖瓣反流程度，以及是否存在乳头肌异常。

室间隔宽度的正常上限是1.3cm，肥厚可以表现为局限性或在室间隔某一节段单发，也可以表现为整个心室壁的弥漫性增厚。特定深度的室间隔厚度往往从心底至心尖、从前壁到下壁有所变化。术中通过经食管超声心动图（TEE）来了解患者室间隔的独特几何构型，是安全完成手术操作的关键，

后文将详述。

无论是在静息还是运动状态，HOCM 患者 LVOT 的压力阶差都是升高的。对于可以运动的患者，应行运动平板试验下超声心动图检查；如果患者无法运动，可行 Valsalva 动作或给予一定量的硝酸戊酯。其目的是在降低前负荷、增加心率、降低后负荷的情况下，测量高动力心脏的 LVOT 压力阶差。

LVOT的高速血流会将二尖瓣前瓣吸入LVOT，SAM 不仅会进一步加重 LVOT 的狭窄程度，还会影响其与二尖瓣后叶的对合，导致血流向后的二尖瓣反流。

约10%的肥厚型心肌病患者合并乳头肌异常，乳头肌可以表现为裂开样、过度活动并向心尖移位。可能存在异常的乳头肌及腱索，会加重 LVOT 梗阻，其病理与室间隔增生无关。

## 手 术

根据克利夫兰诊所的手术资料，男性稍多见，手术年龄为（50±14）岁。大部分患者的心功能评级为 NYHA Ⅱ级（54%）或 Ⅲ级（35%，有心力衰竭症状）。LVOT 峰值压力阶差为（68±43）mmHg，室间隔厚度为（2.3±0.5）cm。几乎全部患者均在静息状态下存在 SAM，80%~90% 存在轻度以上二尖瓣反流。

大部分因HOCM 行外科手术所采用的术式为单纯室间隔肌肉切除。10%~20% 的患者需要同期

行二尖瓣手术,这部分人群的平均年龄高于整体人群约 10 岁,他们的室间隔厚度更有可能小于 2.0cm。最常见的需手术的二尖瓣病变为限制性病变或瓣叶延长,这可能与长时间 SAM 使瓣叶与室间隔接触相关。大部分瓣膜病变可以修复。

HOCM 患者术后心力衰竭症状可明显改善,LVOT 压力阶差下降,二尖瓣反流减轻。术后室间隔厚度为 (1.6±0.3)cm,残余压力阶差为 (17±11) mmHg,80%~90% 的患者心功能为 NYHA Ⅰ级或Ⅱ级。术后无二尖瓣反流的人群占比从 20% 增加至 45%,而大部分残余二尖瓣反流仅为轻度或轻中度。

随着时间的延长,LVOT 的峰值压力阶差和室间隔厚度会进一步下降。术后 5 年,80% 的患者表现为 NYHA Ⅰ级或Ⅱ级,96% 的患者无须再次手术。如果患者继续存在房颤,其预后较窦性心律者差。整体生存率与相同年龄的对照组相似。

手术可以降低心脏做功,可即时改善症状,并可以长时间改善,可获得正常的预期寿命。

术中依赖 TEE 引导心肌的切除。最关键的测量指标包括室间隔厚度,以及在室间隔上水平或向心尖部垂直移动探头时,室间隔厚度发生何种程度的变化,同时可以看到切除的深度与右冠瓣最低点的距离,这是 SAM 与室间隔的接触点。

选择 135° 切面观察前室间隔(图 29.1a),选择 0° 四腔心切面观察后室间隔(图 29.1b),这非常重要。室间隔从前间隔(右心室流出道下方)至后间隔(膜部间隔下方),厚度会减少 3~4mm。对于术者来说,后室间隔较易显露,而前室间隔则较难,正是由于这一原因,容易在后间隔处造成医源性室间隔缺损。因此,在室间隔肌肉切除时,应将重点放在前室间隔处,在向后室间隔移动的过程中,切除的厚度要有所变化。

手术采用胸骨正中切口及常规主动脉及静脉插管。体外循环开始、心脏停搏后,经右上肺静脉置入左心房引流管,以改善左心室术野显露。在右冠状动脉开口上方 1.5cm 处做一横行主动脉切口,牵拉主动脉壁和右冠瓣。助手使用一拉钩提拉右冠

瓣,显露室间隔(图 29.2)。

可以分三步完成室间隔肌肉切除,即首先在中间做一长条切除,然后分别在其两侧扩大切除范围(图 29.2)。第一操作点选择在右冠瓣最低点下方 1.5~2.0cm 处。根据 Morrow 最初的技术描述,是在右冠瓣最低点下方 3mm 处开始操作,这有可能对主动脉瓣造成不利影响,尤其是右冠瓣,同时可能损伤希氏束。一般情况下,SAM 与室间隔的接触点在右冠瓣下 1.5~2.0cm 处,因此,应在高于此点的位置进行操作,也就是右冠瓣最低点下方约 1.5cm 处。

第一阶段的切除是用 10 号刀片来完成,刀刃对向左心室腔(图 29.3)。刀片最厚部分的宽度为 8mm,因此,当刀片完全没入室间隔肌肉后,提示所要切除的肌肉厚度即为 8mm(图 29.4)。

室间隔的肥厚增生可有多种形式:可在室间隔基底处出现局限性的膨出,也可在心腔中部或心尖处肥厚,当然也可能是波及整个心室壁的弥漫性肥

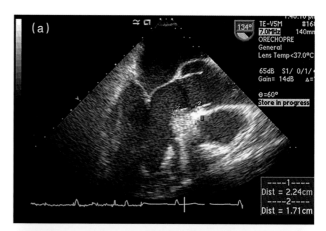

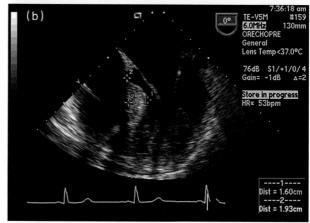

图 29.1

厚。由于术中无法显示清楚,因此必须在术前通过超声对肥厚的几何构型做到完全了然于心。

当中间切除部分的两边深度达到预期后,用15号刀片和长齿镊将此部分肌肉切除(图 29.5)。

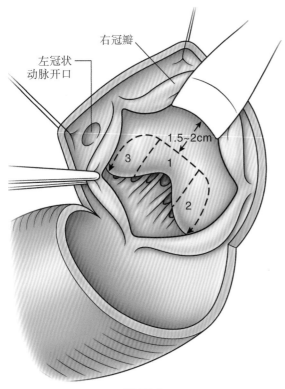

图 29.2

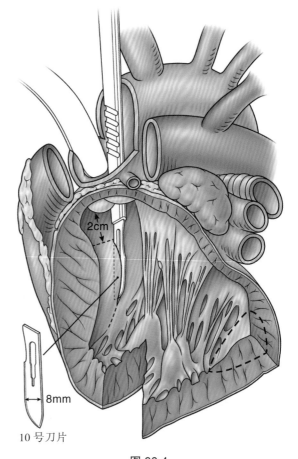

图 29.4

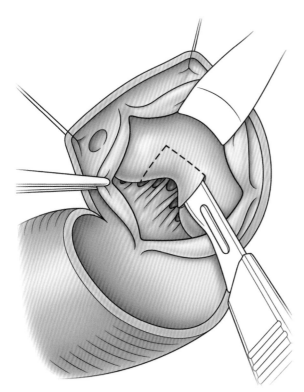

图 29.3

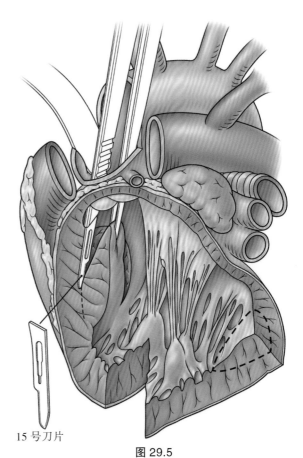

图 29.5

切除中间部分的心肌后，则剩下两侧与纤维三角之间的部分心肌（图29.6），必须将两个纤维三角之间的肌肉完全切除。无论保留哪一侧的肌肉，都可能会造成流出道残余梗阻，而这是造成残余梗阻最常见的原因。

下一步完成从中间切除区的边缘向后室间隔区的肌肉切除（图29.7）。如前所述，此处的切除厚度应较前室间隔切除厚度薄3~4mm。

最后完成中间切除区至左纤维三角区的肌肉切除（图29.8）。如果是弥漫性、心腔内中段肥厚或心尖部肥厚，切除的区域必须深入左心室，最少达到乳头肌中部水平。对于一个排空的心腔，乳头肌中部的深度相当于充盈的舒张期心脏乳头肌尖端的深度。如果残余了心腔中部区域的心肌未切除，LVOT的压力阶差不会消除。由于左心室中部及心尖部难于显露，可用一把圈镊夹住一块纱布，从心脏外将心尖向主动脉方向顶起，这样就可以在较深的地方进行操作了。

完成心肌切除后，应对二尖瓣进行评估。常常

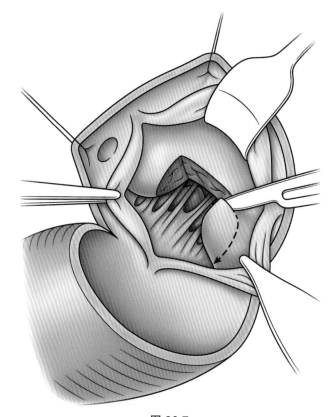

图 29.7

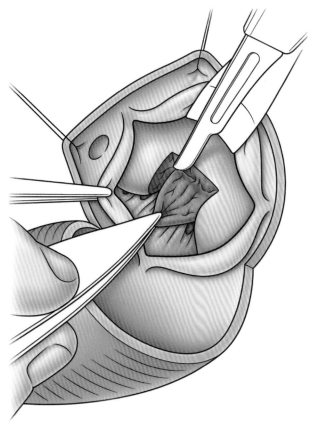

图 29.6

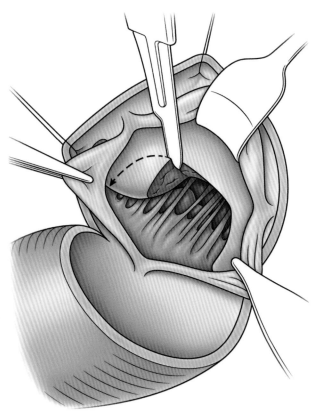

图 29.8

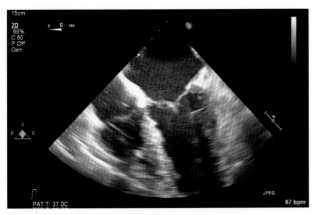

图 29.9

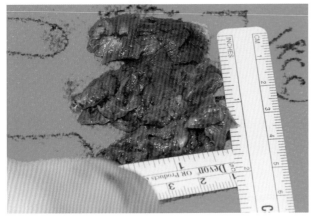

图 29.10

有一些异常腱索连接于乳头肌和室间隔之间，可将其切除。可以显露二尖瓣前叶的二级腱索，这些腱索可能使前叶跨越 LVOT，对二尖瓣活动造成限制，应将其切除。

　　大多数 HOCM 存在二尖瓣反流，主要是因 SAM 所致。室间隔肌肉的切除可治愈半数术前存在二尖瓣反流的患者。而术后残余的二尖瓣反流往往仅为轻度。在我们的研究队列中，随着随访时间的延长，术后二尖瓣反流呈现稳定的态势，既没有改善，也没有恶化。

　　对于术后存在重度和极重度的二尖瓣反流，可采用常规技术进行处理。要么使用一个较大的成形带，要么完全不用，否则很容易将患者置于 SAM 的风险中。如果瓣膜无法修复，则进行置换。

　　缝合主动脉切口，放开主动脉阻断钳，撤离体外循环。在拔除插管前，应对 LVOT 进行评估，排除残余梗阻的存在。首先测量静息状态下的压力阶差，然后进行压力应激下的测量。为诱发高动力状态，可给予多巴胺 20μg/(kg·min)，同时使用硝酸甘油诱导轻度低血压。如果压力阶差正常，即可拔除动、静脉插管；如果仍然存在压力阶差，应判断梗阻原因。评估是否可以通过进一步的室间隔肌肉切除来改善残余梗阻（图 29.9）；如果仍存在 SAM 所致的压力阶差升高，则应行瓣膜置换。

　　术后应测量所切除心肌组织的质量（图 29.10），一般情况下为 4~24 g，平均为 7~8 g。

## 延伸阅读

1. Desai MY, Bhonasle A, Smedira NG, et al. Predictors of longtermoutcomes in symptomatic hypertrophic obstructivecardiomyopathy patients undergoing surgical relief of leftventricular outflow tract obstruction. Circulation, 2013(128):209–216.

2. Kaple RK, Murphy RT, DiPaola LM, et al. Mitral valve abnormalitiesin hypertrophic cardiomyopathy: echocardiographic features andsurgical outcomes. Ann Thorac Surg, 2008(85): 1527–1536.

3. Kwon DH, Setser RM, Thamilarasan M, et al. Abnormal papillarymuscle morphology is independently associated with increasedleft ventricular outflow tract obstruction in hypertrophiccardiomyopathy. Heart, 2008(94): 1295–1301.

4. Kwon DH, Smedira NG, Thamilarasan M, et al. Characteristics andsurgical outcomes of symptomatic patients with hypertrophiccardiomyopathy with abnormal papillary muscle morphologyundergoing papillary muscle reorientation. J Thorac Cardiovasc Surg, 2010, 140(2): 317–324.

5. Maron BJ, Gardin JM, Flack JM, et al. Prevalence of hypertrophiccardiomyopathy in a general population of young adults.Circulation, 1995(92): 785–789.

6. Smedira NG, Lytle BW, Lever HM, et al. Current effectiveness andrisks of isolated septal myectomy for hypertrophic obstructivecardiomyopathy. Ann Thorac Surg, 2008(85): 127–134.

# 第 30 章

# 充血性心力衰竭：功能性二尖瓣反流的外科治疗技术

*Sarah T. Ward    Alexander A. Brescia    Matthew A. Romano    Steven F. Bolling*

## 发展史

既往的研究已充分证明：对于充血性心力衰竭（CHF）患者，即使是少量的功能性二尖瓣反流（FMR）也会造成有害的影响。多项研究证明：FMR 不仅仅是严重 CHF 的征象，也是 CHF 导致死亡的独立风险因素。二尖瓣反流（MR）的严重程度决定着患者的生活质量，同时也会对生存造成影响。此外，缺血性 FMR 的严重程度与心力衰竭的住院时间强烈相关。虽然 FMR 预示着这些左心室功能不全及心力衰竭患者预后不良，但遗憾的是，并没有证据证明 FMR 矫治之后可以改善预后。

历史上，当人们对于心室功能与瓣环 – 乳头肌连续性的相互依存关系知之甚少时，FMR 的外科治疗手段往往是行不保留瓣膜的二尖瓣置换，于是，射血分数较低的患者行二尖瓣置换并去除瓣下附属结构，便导致了令人望而生畏的高死亡率。为了解释这一现象，人们提出了 FMR 的"安全阀效应"理论，但这却是错误的。基于这一理论，人们错误地认为：二尖瓣关闭不全对于衰竭的心室可以起到在收缩期减轻压力负荷的作用，而二尖瓣置换消除了这一"安全阀"效应，进而导致术后心室功能受损；因此，对于心力衰竭和 FMR 患者，便不再鼓励行二尖瓣置换。

## 基本原则与理论依据

人们对 FMR 手术适应证所持的态度较原发性退行性变 MR 的更加审慎，这主要是因为人们意识到，外科疗效与左心室重构存在潜在的关联。二尖瓣手术可以迅速地矫治继发性 FMR，但从未清晰地证明，减轻或消除 FMR 可以改变病程的发展或提高生存率。此外，继发性 FMR 手术疗效的差异是否是由于缺血和非缺血性心肌病所造成的，也尚不得而知。对于严重缺血性 MR 实施手术 [ 同期行或不行冠状动脉旁路移植术（CABG）] 的 1 年死亡率高达 17%。因此，对于存在 FMR 和心力衰竭的患者，行二尖瓣修复是否有益并不清楚。Wu 等指出：对于 FMR 患者，二尖瓣修复并不会降低死亡率，但他们没有检验 MR 复发所带来的影响。对于缺血性心肌病患者，有多项非随机研究显示：与单纯行 CABG 相比，行 CABG 联合二尖瓣修复并不会改善 FMR 患者远期的功能状态，也不会提高生存率。但同时有一些研究显示：与药物治疗或单纯行 CABG 相比，行二尖瓣修复有助于提高生存率。Trichon 证实：对于缺血性心肌病患者，行 CABG 联合二尖瓣修复的生存优势仅体现在与药物治疗的比较上；而当与单纯行 CABG 相比时，并无差异。虽然开展了相关的随机试验，但尚无定论。Fattouch 开展的一项覆盖 102 例患者的单中心、效能较弱的研究中发现，行 CABG 联合二尖瓣修复并无益处。Deja 在 STICH 的一项子课题研究中认为：与单纯行 CABG 相比，同期行 CABG 与二尖瓣修复具有生存优势，但是否行二尖瓣修复则是基于医生的选择，而非随机分配。RIME 随机试验纳入了 73 例患者，结果显示：与单纯行 CABG 相比，同期行 CABG 与二尖瓣修复可以获得更为理想的左心室重构，减轻 MR，改善心功能评级，但缺乏检验生存率的效能。心胸外科调查试验网分析了 301 例同期行 CABG 与二尖瓣修复的患者，并未显示出存在更高程度的左心室逆重构，也没有生存优势；虽然减少了中度及重度 MR 的比例，但不良事件的发生率却有所增高，而且仅报道了术后 1 年的疗效。

美国心脏协会 / 美国心脏病学会（AHA/ACC）发布的瓣膜病指南（2014）和欧洲心脏病协会（ESC）/ 欧洲心胸外科协会（EACTS）指南分别为 FMR 及继发缺血性 MR 提出了治疗建议。他们指出：对于缺血性 FMR 病变，应首先行 CABG 或经皮干预手段。另外，所有 FMR 病例均应按照指南要求进行药物抗心力衰竭治疗（GDMT）；如果 QRS 波宽超过 150ms，应同时考虑行心脏再同步化治疗（CRT）。但如果患者仍因重度的 MR 或 D 级病变而存在症状，应考虑依照 Ⅱb 型病变的适应证行"二尖瓣手术"。但从外科医生的角度而言，他们建议矫治 FMR，但如何能做到成功矫治并不清楚。

## 术前评估及准备

FMR 的手术决策应基于术前超声心动图的结果，而非术中超声心动图结果，这一点很重要。应在患者按照指南要求坚持服药且血容量正常的情况下进行评估，并基于此结果进行决策。

## 手　术

目前最常用的恢复瓣叶良好对合的方法，是采用偏小或限制性瓣膜成形环，减小二尖瓣环的大小，增加瓣叶对合面积。遗憾的是，在实施了限制

性二尖瓣环成形后，缺血性 FMR 可能仍然存在或复发。如果术后仍存在 FMR 或复发，患者的心室扩大状况也不会减轻，这并不难理解；而 CHF 的症状也将恶化，有可能导致远期生存率下降。

二尖瓣环成形可以改善 CHF 患者的症状，而二尖瓣修复术具有可操作性、死亡率较低。多篇文献报道了 CHF 患者因 MR 行二尖瓣修复术的结果，其 30 d 死亡率可低至 1%~5%。Geidel 报道了对 FMR 合并严重心肌病患者行限制性二尖瓣环成形术的结果：30 d 死亡率为 3%，12 个月生存率可达 91%，几乎没有患者术后出现显著的 MR 复发。关于 FMR 患者行二尖瓣修复术的安全性和有效性，最吸引人的数据来自 Acorn 试验（CorCap Cardiac Support Device，一项前瞻性多中心随机研究）中的单纯行二尖瓣手术亚组：30 d 生存率为 98%，再手术率为 2%，24 个月生存率为 85%，生活质量、运动表现及 NYHA 心功能评级均有明显改善。此外，该亚组患者的左心室容积、质量和几何构型的改善可维持长达 5 年，鲜有显著 MR 的复发。

在一系列关于 FMR 的研究中，二尖瓣修复仍存在致命弱点——持续存在的或残余、复发的 MR。人们发现：FMR 患者左、右纤维三角之间的距离并不稳定，并非仅是后瓣环的扩张，前瓣环同样出现扩张现象。人们一度将左、右纤维三角之间的距离视为测量二尖瓣环、选择成形环大小的标准，但根据 Hueb 的一篇具有里程碑意义的文章的观点，对于纤维三角间距扩张的病例，此间距不可用于决定成形环大小。因此，此前测量 FMR 瓣环的方法并不正确；对于 FMR 患者，目前的标准是应选择"偏小"的成形环。这在一定程度上可以解释：为何依照传统的测量方法来行瓣环成形，使用过大的成形环，或使用部分环或软环时，会发生手术失败或术后 MR 易复发。

即使均使用了偏小的成形环，在 FMR 的各个系列研究中，术后 MR 的复发率仍存在很大差异。缺乏耐久的成形效果可能是导致手术无生存优势的一个原因。在 McGee 和 Gillinov 证明针对 FMR 患者行二尖瓣修复并无生存优势的同时，他们还指

出，术后 1 年 30%~40% 的患者出现严重的 MR 复发；而其他一些研究发现：FMR 患者术后 MR 复发率甚至可高达 80%。这激发了人们去寻找预测 MR 复发的因素，同时改进外科技术以获得更长久的修复效果。为了使患者在二尖瓣修复术后获得显著的生存优势，必须要永久性地矫治 FMR，任何残余或复发的 MR 都会减弱甚至消除生存优势。

对于部分 FMR 患者，在临床处置上应非常慎重。Silberman 指出，心室越大，疗效越差。这一结果同样被 Braun 等证实，他们发现：当左心室舒张末期内径（LVEDD）大于 65mm 时，疗效将远差于左心室较小的患者。有一些心室已经大得"离谱"，二尖瓣修复对此类患者几乎没有帮助。另外，对于右心室功能不良、肺动脉压显著升高的患者，应仔细评估，可能需要避免手术。

## FMR 患者的二尖瓣成形技术

对于 FMR 患者，应格外重视心肌保护及体外循环灌注。在显露二尖瓣时，可以发现二尖瓣似乎是"正常"的，因此 FMR 的病理基础是心室病变（图 30.1）。不对称的 FMR 可缘于心室不对称的缺血改变（图 30.2）。而试图缩小二尖瓣的前后径及瓣口面积可能是对病变的心室的过度矫治和过度代偿。这种缩小二尖瓣环的思路是由 Bolling 于 1995 年提出的，其后成为治疗 FMR 的标准技术。在使用小瓣环技术时，相较二尖瓣退行性变的修复，推荐使用更多的瓣环缝线，从而分散瓣环的回缩力。这些缝线排列较为紧密，甚至出现交叉。有人建议在成形环打结固定后，在后瓣环处缝制数针带垫片缝线，也可以是一排带垫片缝线进行加固。

一般正常的二尖瓣环相当于拇指和食指对合成环的大小，而 FMR 的瓣环则应偏小，有人甚至提出应根据术中测得的数值将其缩小 2 号，但对于大部分患者来说，可以选择 26 号或 28 号小瓣环。虽然人们在初期曾担忧这样会导致二尖瓣前叶收缩期前移（SAM）和（或）二尖瓣狭窄，但长期随访研究并未发现严重的临床表现。然而必须注意到，有学者曾发现：对使用小成形环的患者行多巴酚丁胺激发试验时，可见"功能性"二尖瓣狭窄现象。

对 FMR 患者，成形环的选择是一个重要的技术要点。在 Hueb 那篇里程碑文献中提出，两个纤维三角之间的前部纤维瓣环会与后部肌肉瓣环成比例扩大。Magne 在其荟萃分析中发现，如果使用

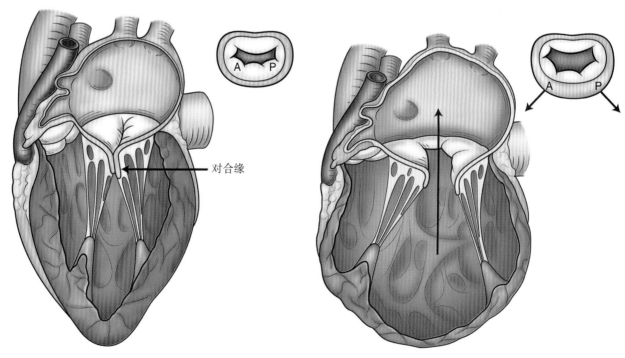

对合缘

**图 30.1** 功能性二尖瓣反流病例中左心室发生几何变形

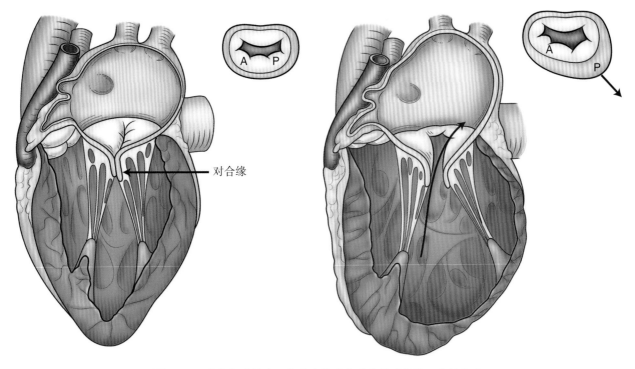

**图 30.2**　缺血相关性左心室改变导致非对称性功能性二尖瓣反流

较大的软环和（或）部分环，手术失败率会非常高。Silberman 指出：残余或复发 MR 的两个最主要预测因素是左心室内径及成形环种类。事实上，成形环的种类较左心室内径有更好的预测性，小环、硬环及全环最适宜 FMR 的治疗。对于特殊的 FMR 病例，大的部分环或非全环可能使二尖瓣的修复无法耐久，在技术上也不便于操作。目前，已有大量特殊的小、硬、全环应用于临床，并可以不成比例地缩小前后径。这些成形环之间并没有明显的疗效差异，可能最适合 FMR 的修复。

体外循环结束后，术中采用经食管超声心动图（TEE）评估应提示无 MR，并应进一步测量对合缘的高度，应至少达到 8mm 或 10mm。否则，当患者苏醒、各种麻醉效果去除后，可能存在很高的 MR 复发风险。

在 FMR 修复中，还有其他一些辅助术式。瓣环扩张型 FMR 常常合并 P1/P2 和 P2/P3 交界处较深的瓣叶裂，应将它们缝闭。Borger 推崇将前、后瓣叶的二级腱索去除，以加大对合面积。这一方法取得了良好的临床效果，但尚无远期随访结果；其对腱索结构及进一步对左心室功能的影响尚不明确。

FMR 是一种心室源性疾病，医生们曾尝试在使用小成形环的基础上行更有创意的"心室"治疗，将治疗的方向指向心室本身。Kron 提倡使用"成形环和缝合线"，即在后乳头肌上用 Gore-Tex 缝线做提吊线，将后乳头肌向瓣环水平上提。Hvass 则提出使用双成形环，即在瓣环水平放置一标准成形环，将另一 Gore-Tex 制作的环绕缝在乳头肌周围，重建正常的圆柱体式的闭合。很多医生将乳头肌移位，甚至将它们缝合在一起。但所有这些术式均缺少长期随访。一些医生提议用牛心包片扩大二尖瓣前、后瓣叶以增加对合缘的长度。这些方法会增加手术操作的难度，而其诱人之处在于治疗本质的基础病变。其他"心室"治疗策略包括：ACORN "夹克"限制技术（restriction jacket）、Coapsys 心室"栓系"技术（ventricular tether），以及心室后下壁的硅垫片技术等。所有这些方法均无长期随访结果。

## FMR 的二尖瓣置换

关于对 FMR 进行二尖瓣置换，目前存在争议。在 Lancellotti 的一篇总结性文章中指出，已知的导致 FMR 修复失败的原因包括：瓣环的轻度扩张，对合深度超过 1cm, 后瓣叶反向成角或左心室重构后舒张末期直径大于 65mm, 或左心室舒张末期容积大于 100mm³。Kron 在一篇针对 Acker (《新英格兰医学杂志》) 的随访文章中指出: 后基底部动力下降或无动力可导致 MR 复发率升高, 即使用小成形环也无法避免。

虽然对哪些患者应实施瓣膜置换这一问题存在争议, 但人们在二尖瓣置换的技术问题上已有共识。二尖瓣置换时, 应保留全部的瓣膜组织。Yun 在一项随机研究中, 比较了部分保留和完全保留腱索情况下行瓣膜置换的疗效, 结果显示: 在左心室容积和功能改善方面, 保留全部腱索的疗效远远优于仅保留后瓣。不保留瓣叶的瓣膜置换技术应予弃用。有很多保留全部瓣叶的瓣膜技术应用于临床, 包括前瓣翻转技术, 即在前瓣做 "C" 形切开后, 将前瓣的全部附件向后移位。选择合适的人工瓣膜, 将多条带垫片缝线穿缝后瓣环、后瓣叶边缘及 "翻转的" 前瓣, 将腱索和瓣叶全部压在人工瓣膜的后面 (图 30.3)。

另外一种保留全瓣叶的技术是切除前瓣叶中部, 将前瓣的剩余部分向左、右翻转。对于 FMR 患者, 人工瓣膜的选择应格外审慎, 不可过大。对于现代的人工瓣膜, 无须过度担心狭窄问题, 也不必担心过大的瓣膜会损伤已处于衰竭状态的左心室的动力功能。Acker 指出: 在重度 FMR 行保留全瓣叶的瓣膜置换患者中, 手术死亡率为 4.2%, 仅稍

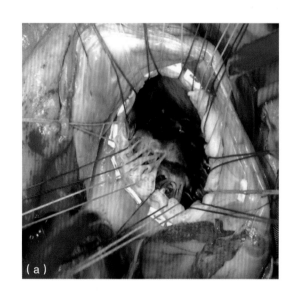

(a)

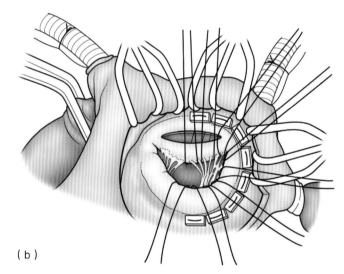

(b)

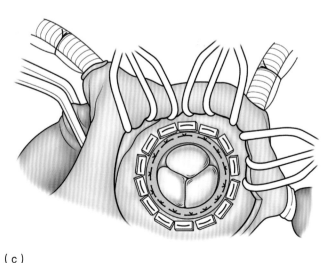

(c)

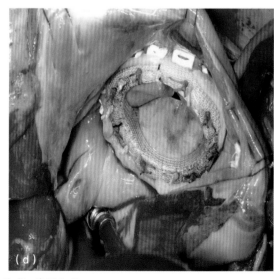

(d)

**图 30.3** 保留瓣膜的二尖瓣置换技术: 前瓣翻转

高于 FMR 行二尖瓣修复的手术死亡率（1.6%）。

## 术后管理

FMR 患者行二尖瓣修复或置换后的管理策略，在很大程度上与退行性变的管理策略相似。但是，我们发现，此类患者的 β 受体存在明显下调的倾向，因此我们常常在术后即刻使用米力农。

## 结　论

FMR 是一个复杂的问题，通常作为心室疾病发生，表现为左心室几何构型、收缩功能发生改变，也由于左心房增大而导致瓣环扩张。应在指南指导下进行内科药物治疗，改善左心室功能，在必要时行再同步化治疗和（或）冠状动脉血运重建。如果患者需行其他心脏手术或内科治疗无法缓解症状时，应考虑行二尖瓣手术。在大多数情况下，应行二尖瓣修复而非置换，使用较小的二尖瓣环是获得最佳疗效的重要因素。

## 参考文献

[1] Acker MA, Parides MK, Perrault LP, et al. for the CTSN. Mitral valve repair versus replacement for severe ischemic mitral regurgitation. N Engl J Med, 2014, 370(1): 23–32.

[2] Wu AH, Aaronson KD, Bolling SF, et al. Impact of mitral valve annuloplasty on mortality risk in patients with mitral regurgitation and left ventricular systolic dysfunction. J Am Coll Cardiol, 2005, 45(3): 381–387.

[3] Trichon BH, Glower DD, Shaw LK, et al. Survival after coronary revascularization, with and without mitral valve surgery, in patients with ischemic mitral regurgitation. Circulation, 2003, 108(Suppl 1): II103–110.

[4] Fattouch K, Guccione F, Sampognaro R, et al. POINT: Efficacy of adding mitral valve restrictive annuloplasty to coronary artery bypass grafting in patients with moderate ischemic mitral valve regurgitation: a randomized trial. J Thorac Cardiovasc Surg, 2009, 138: 278–285.

[5] Deja MA, Grayburn PA, Sun B, et al. Influence of mitral regurgitation repair on survival in the surgical treatment for ischemic heart failure trial. Circulation, 2012, 125(21): 2639–2648.

[6] Chan KM, Punjabi PP, Flather M, et al. Coronary artery bypass with or without mitral annuloplasty in moderate functional ischemic mitral regurgitation: final results of the Randomized Ischemic Mitral Evaluation (RIME) trial. Circulation, 2012(126): 2502–2510.

[7] Smith PK, Puskas JD, Ascheim DD, et al. Surgical treatment of moderate ischemic mitral regurgitation. N Engl J Med, 2014, 371(23): 2178–2188.

[8] Nishimura RA, Otto CM, Bonow RO, et al. 2014 AHA/ACC guideline for the management of patients with valvular heart disease: a report of the American College of Cardiology/American Heart Association Task Force on Practice Guidelines. J Am Coll Cardiol, 2014, 63(22): e57–185.

[9] Vahanian A, Alfieri O, Andreotti F, et al. Joint Task Force on the Management of Valvular Heart Disease of the European Society of Cardiology (ESC) and the European Association for Cardio-Thoracic Surgery (EACTS). Guidelines on the management of valvular heart disease (version 2012). Eur J Cardiothorac Surg, 2012, 42(4): S1–44.

[10] Yancy CW, Jessup M, Bozkurt B, et al. 2013 ACCF/AHA guideline for the management of heart failure: a report of the American College of Cardiology Foundation/American Heart Association Task Force on Practice Guidelines. J Am Coll Cardiol, 2013, 62: e147–239.

[11] Geidel S, Lass M, Schneider C, et al. Early and late results of restrictive mitral valve annuloplasty in 121 patients with cardiomyopathy and chronic mitral regurgitation. Thorac Cardiovasc Surg, 2008, 56(5): 262–268.

[12] Acker MA, Jessup M, Bolling SF, et al. Mitral valve repair in heart failure: five-year follow-up from the mitral valve replacement stratum of the Acorn randomized trial. J Thorac Cardiovasc Surg, 2011; 142(3): 569–574.

[13] Hueb AC, Jatene FB, Moreira LFP, et al. Ventricular remodeling and mitral valve modifications in dilated cardiomyopathy: new insights from anatomic study. J Thorac Cardiovasc Surg, 2002, 124: 1216–1224.

[14] McGee EC, Gillinov AM, Blackstone EH, et al. Recurrent mitral regurgitation after annuloplasty for functional ischemic mitral regurgitation. J Thorac Cardiovasc Surg, 2004, 128(6): 916–924.

[15] Magne J, Senechal M, Dumesnil JG, et al. Ischemic mitral regurgitation: a complex multifaceted disease. Cardiology, 2009, 112: 244–259.

[16] Silberman S, Klutstein MW, Sabag T, et al. Repair of ischemic mitral regurgitation: comparison between flexible and rigid annuloplasty rings. Ann Thorac Surg, 2009, 87(6): 1721–1727.

[17] Braun J, Bax JJ, Versteegh MI, et al. Preoperative left

ventricular dimensions predict reverse remodeling following restrictive mitral annuloplasty in ischemic mitral regurgitation. Eur J Cardiothorac Surg, 2005, 27(5): 847–853.

[18] Bolling SF, Deeb GM, Brunsting LA, et al. Early outcome of mitral valve reconstruction in patients with end-stage cardiomyopathy. J Thorac Cardiovasc Surg, 1995(4): 676–683.

[19] Spoor MT, Geltz A, Bolling SF. Flexible versus nonflexible mitral valve rings for congestive heart failure: differential durability of repair. Circulation, 2006, 114(1 Suppl): I67–71.

[20] Magne J, Sénéchal M, Mathieu P, et al. Restrictive annuloplasty for ischemic mitral regurgitation may induce functional mitral stenosis. J Am Coll Cardiol, 2008, 51: 1692–1701.

[21] Kubota K, Otsuji Y, Ueno T, et al. Functional mitral stenosis after surgical annuloplasty for ischemic mitral regurgitation: importance of subvalvular tethering in the mechanism and dynamic deterioration during exertion. J Thorac Cardiovasc Surg, 2010, 140: 617–623.

[22] Kainuma S, Taniguchi K, Daimon T, et al. Does stringent restrictive annuloplasty for functional mitral regurgitation cause functional mitral stenosis and pulmonary hypertension? Circulation, 2011, 124(11 Suppl): S97–106.

[23] Rubino AS, Onorati F, Santarpia G, et al. Impact of increased transmitral gradients after undersized annuloplasty for chronic ischemic mitral regurgitation. Int J Cardiol, 2012, 158: 71–77.

[24] Nishida H, Takahara Y, Takeuchi S, et al. Mitral stenosis after mitral valve repair using the duran flexible annuloplasty ring for degenerative mitral regurgitation. J Heart Valve Dis, 2005, 14: 563–564.

[25] Lancellotti P, Pellikka PA, Budts W, et al. The clinical use of stress echocardiography in non-ischaemic heart disease: recommendations from the European Association of Cardiovascular Imaging and the American Society of Echocardiography. Eur Heart J Cardiovasc Imaging, 2016, 17(11): 1191–1229.

[26] Borger MA, Murphy PM, Alam A, et al. Initial results of the chordal-cutting operation for ischemic mitral regurgitation. J Thorac Cardiovasc Surg, 2007(133): 1483–1492.

[27] Kron IL, Hung J, Overby JR, et al. Predicting recurrent mitral regurgitation after mitral valve repair for severe ischemic mitral regurgitation. J Thorac Cardiovasc Surg, 2015, 149(3): 752–761.

[28] Hvass U, Joudinaud T. The papillary muscle sling for ischemic mitral regurgitation. J Thorac Cardiovasc Surg, 2010, 139(2): 418–423.

[29] Lancellotti P, Moura L, Pierard LA, et al. European Association of Echocardiography recommendations for the assessment of valvular regurgitation. Part 2: Mitral and tricuspid regurgitation (native valve disease). Eur J Echocardiogr, 2010, 11: 307–332.

[30] Yun KL, Sintek CF, Miller DC, et al. Randomized trial of partial versus complete chordal preservation methods of mitral valve replacement: a preliminary report. Circulation, 1999, 100(19 Suppl): II90–94.

# 胸主动脉疾病

**Thoracic aortic disease**

# 第 31 章
# 升主动脉瘤

*Ryan P. Plichta    G. Chad    Chad Hughes*

## 发展史

外科、心血管麻醉、机械辅助循环、选择性脑灌注技术和术后监护水平的提高，使人们可以安全、有效地矫治升主动脉及根部血管瘤。在过去的 50 年间，在优秀的大型心脏中心，近心段主动脉置换的死亡率已从超过 50% 降至 10% 以下。

## 基本原则与理论依据

主动脉瘤是一系列疾病的总称，一般情况下并没有症状，但却有可能造成灾难性的结局。升主动脉瘤通常表现出缓慢的发展进程，事实上，大部分患者在突然发作前并无症状。随着主动脉根部或升主动脉瘤体直径的扩张，发生夹层的风险将不断增加，但这种扩张和夹层的关系并不是线性的，有一些尚难以准确把握的因素，如主动脉壁的张力或应力，可能也对夹层的形成起到了一定作用。总体而言，主动脉根部存在不断扩大的趋势，但在主动脉全部节段中，生长速度最慢，每年约 0.4mm；升主动脉的生长速度为每年 1mm。

随着成像技术的发展，有越来越多的主动脉瘤被确诊，通常是在因为其他原因进行检查时意外发现的。而是否进行干预，则取决于瘤体直径的绝对值、生长速度、家族史、是否存在结缔组织病，以及是否合并内科疾病。对于存在主动脉瘤病史的患者，应终身进行影像学随访，并应用药物控制高血压、高血脂，同时应戒烟。当发生夹层和破裂的风险高于外科干预的风险时，应考虑行外科手术。近心段主动脉瘤择期手术的死亡率和卒中发生率为 2%~5%，但急诊手术的死亡率和并发症发生率则明显升高。

我们对主动脉根部和升主动脉瘤的手术干预策略主要是基于目前已发表的技术指南，当 CT 血管造影（CTA）或磁共振成像（MRI）提示主动脉直径达到 5.5cm 且无其他外科适应证的情况下，推荐手术治疗。对于先天性二叶主动脉瓣，或虽为三叶瓣但合并中度以上狭窄或反流，此时，如果主动脉外壁直径达到 5.0cm，我们也推荐行外科手术干预，但学术界对于二叶瓣患者主动脉直径达到多少才进行择期手术存在争议。此外，对于合并结缔组织病、存在主动脉夹层家族史和既往史的患者，我们将手术阈值确定在 4.5cm。我们认为：与冠状动脉以上的升主动脉相比，主动脉根部同样程度的中等扩张会面临更大的夹层发生风险；因此，对于根部直径达到 5.0cm，即使是没有症状的三叶瓣患者，也应行主动脉根部置换。我们的治疗策略是去除所有扩张的主动脉，同时，由于目前的文献和我们自己的经验均显示半弓置换并不会增加升主动脉手术的风险，因此，对于在无名动脉水平主动脉直径达到 4.0cm 以上的患者，我们会倾向于同期行半弓置换。对于合并结缔组织病的主动脉瘤的治疗，以及涉及保留主动脉瓣的主动脉根部成形或置换，将在后续章节（第 33 章和第 34 章）中进行讨论。

## 术前评估及准备

升主动脉瘤患者的术前评估包括胸部、腹部和盆腔薄层（≤1mm）CTA，评估主动脉全程及其第一级分支的病变情况，部分患者可行磁共振血管造影（MRA）检查，但我们倾向于薄层CTA，并将其作为基线检查手段。升主动脉瘤患者合并主动脉其他位置动脉瘤的风险升高。另外，此类患者应行经胸超声心动图检查，评估心室功能和瓣膜病变。所有患者均需行心电图及左、右心导管检查。根据病史和体检结果，必要时行动脉血气、肺功能及颈部彩色双功能超声检查。同时需要明确在行升主动脉手术的同时，是否需要同期行其他手术治疗。

## 麻　醉

对于行升主动脉置换的患者来说，心血管麻醉管理至关重要。麻醉与外科团队的密切合作是手术成功的关键因素。应保证充分的沟通和术前通报，确保每一个团队成员充分了解手术计划。

置入双侧桡动脉测压管，经右颈内静脉置入中心静脉插管，根据患者的合并疾病确定是否置入肺动脉导管；放置鼻咽温度探头和经食管超声心动图（TEE）探头。在患者的躯干部和双下肢下方置入变温垫。对于拟行低温停循环（HCA）的患者，应常规监测脑电图，因此，仅使用挥发性麻醉剂。

由于在行半弓置换时常规使用HCA，因此在撤停体外循环时，患者的凝血功能会存在一定程度的紊乱，可在给予鱼精蛋白后输入全血和血制品，包括浓集红细胞、新鲜冷冻血浆、血小板、冷沉淀、去氨加压素（DDAVP）、小剂量重组活化因子Ⅶ（rFⅦa），以及凝血酶原复合物。在体外循环停机时，上述药物和制品均应在手术室内备齐，需要时随时使用。我们的经验是：给予小剂量rFⅦa（初始剂量1mg，10~15min后如果凝血功能仍然异常，加用1mg）是改善凝血功能、促进止血的一项安全、有效的措施，可逆转早期顽固性出血，且这一

小剂量水平不会产生不良作用。另外，在体外循环停机时，平均动脉压一般应维持在60~70mmHg，这有助于减少出血。对于凝血功能严重紊乱的患者，可给予小剂量3因子凝血酶原复合物（初始剂量为10U/kg，10~15min后如果仍存在凝血功能紊乱，加用10U/kg）和较大剂量的rFⅦa（总量可达90μg/kg），这种情况多见于复杂的再次手术和急性夹层，尤其是当患者年老、体弱、整体情况较差时更为多见。

## 手　术

通常选择胸骨正中切口入路处理升主动脉瘤。大多数患者合并主动脉弓近心段扩张。如前所述，对于无名动脉水平的主动脉直径大于4.0cm的患者，我们常规积极行半弓置换。目前对停循环的最佳温度和灌注策略存在争议，我们通常选择中度HCA，并行单侧顺行脑灌注（ACP）。目标体温为22~26℃。我们首选在右侧腋动脉插入动脉插管，这便于行ACP，还可不让主动脉和ACP插管进入术野。根据我们的经验，对于大部分主动脉近心段的手术操作，这样的动脉置管策略安全、快速，且具有很高的可重复性。虽然在升主动脉远心端/主动脉弓近心端插管或股动脉插管也存在合理性，但难以通过同一体外循环的动脉管路行ACP，而需要经主动脉弓切口，从头部分支的开口置入另一插管。如果不计划行ACP，则在上腔静脉置入另外一条静脉插管（26Fr直角插管），以便在HCA期间经此插管完成逆行脑灌注（RCP）。

所有主动脉近心段操作均应在TEE持续监测下完成，如果同期行主动脉弓部操作，则应附加脑电图监测。取仰卧位，术前预防性使用抗生素，并使用神经保护剂，手术当天早上给予甲泼尼龙1000mg及2~4mg镁剂，体外循环期间注射200mg利多卡因；但事实上，我们认为所有这些神经保护剂的作用均极其有限。有创监测包括"麻醉"一节所述的监测管路。在ACP期间，双侧桡动脉监测有助于监测灌注情况。对颈部、胸部、腹部及双下

肢（至膝盖稍下）进行常规消毒、铺巾。在术前核对期间，全团队人员应均在手术室内，充分明确手术计划及手术要点。

## 右侧腋动脉插管

右侧腋动脉插管技术操作容易，且具有很强的可重复性（图31.1）。在右侧锁骨外2/3下方1~2横指处做5~6cm皮肤切口，用电刀向下游离至胸大肌筋膜，进入三角胸大肌沟，切开胸锁筋膜，用电刀将胸小肌部分切断后，即可充分暴露腋动脉。注意不要损伤臂丛神经。静脉注射4000~5000U肝素。阻断并切开腋动脉。一般情况下，用5-0 Prolene缝线将一段直径为8mm的Dacron编织管道以端-侧吻合的方式吻合在腋动脉上（侧支置管技术）。为充分止血，可用数条5-0带垫片Prolene缝线做水平褥式缝合，加固吻合口。将Dacron侧支管道内气体排出后，在其远心端连接一3/8 in（英寸，1in=2.54cm）接头，并用扎带或数条粗丝线绑扎后，连接到体外循环的动脉管路。

## 体外循环的建立

经胸骨正中切口开胸（图31.2）。悬吊心包，上抬心脏，全身肝素化。在TEE的指导下，配合手指的触摸，评估探查升主动脉，排除存在任何放置升主动脉阻断钳的禁忌证。也可在主动脉表面做超声检查，但通常并无必要采用，因为术前薄层CTA、术中触诊及TEE的联合使用已经可以提供很好的评估。在右心房插入二级静脉插管；如果需要同期行二尖瓣、三尖瓣手术或闭合房间隔缺损，则应行双腔静脉插管。而后开始降温，但对于存在明显主动脉瓣反流的患者，降温会导致室颤，进而导致左心室过度膨胀，因此，对此类患者，应首先置入左心室引流，在准备好随时可阻断主动脉时，再启动降温。如前所述，我们采用中度低温，并通过脑电图监测脑保护情况。目标鼻咽温度为20~24℃，相对应的膀胱温度为24~26℃。当手术完成后，经右上肺静脉及主动脉根部充分引流，排出气体，然后开放主动脉。如果因存在禁忌证而无法使用右侧腋动脉插管，或者没有计划行主动脉弓修复，可在升主动脉插入动脉插管，几乎不使用股动脉插管。如上所述，如果计划行RCP，可考虑在上腔静脉置入额外的静脉插管。

## 心肌保护

由于近心端主动脉手术复杂，且主动脉阻断时间往往较长，因此，可靠而有效的心肌保护是此类

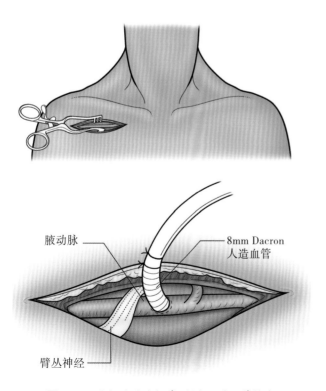

腋动脉 ——　　　　　　—— 8mm Dacron
　　　　　　　　　　　　人造血管

臂丛神经 ——

**图 31.1　右侧腋动脉插管：侧支人造血管技术**

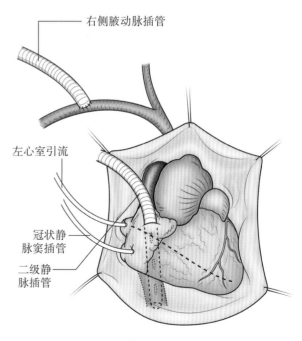

右侧腋动脉插管 ——

左心室引流 ——

冠状静脉窦插管 ——

二级静脉插管 ——

**图 31.2**

手术至关重要的组成部分。我们会置入一室间隔温度探头持续监测心肌温度。采用单一阻断钳阻断主动脉，经主动脉根部和冠状静脉窦顺行和逆行灌注心脏停搏液。如果存在严重的主动脉瓣关闭不全，可先逆行灌注，然后切开主动脉根部，经冠状动脉开口直接顺行灌注心脏停搏液。逆行诱导灌注使用冷血 / 晶体高钾停搏液。维持用心脏停搏液使用冷血 / 晶体低钾停搏液。通常使用 Buckberg 停搏液，每 20min 重复逆灌一次。必要时，可以在两次灌注之间加灌一次，将室间隔温度维持在 14℃ 以下。

## 升主动脉瘤矫治的技术要点

阻断升主动脉并灌注心脏停搏液后，在升主动脉上做一切口，向下切开至右肺动脉。将整个升主动脉完全切除，下至窦管交界水平，送病理检查。将升主动脉与右肺动脉、主肺动脉分离，进一步将主动脉根部与右心室流出道及左、右心房的连接分离开。

切开主动脉并游离主动脉根部后，应仔细探查主动脉瓣及其根部。根据这些部位的病理学变化，选择适当的技术进行重建。如果主动脉瓣瓣叶和窦部正常（图 31.3a），可仅重建窦管交界及升主动脉。如果单纯因窦管交界扩张而导致三叶主动脉瓣出现中度以下中心性反流，可选用合适内径的 Dacron 人造血管（主要依据主动脉瓣环的直径进行选择，详见下文），来重建正常的窦管交界，以改善主动脉瓣关闭不全。如果主动脉根部内径正常，而主动脉瓣瓣叶异常，可在主动脉瓣置换的同时，在冠状动脉上另行置换升主动脉（Wheat 手术），这是一个疗效非常令人满意的治疗策略（图 31.3b）。值得注意的是：如果患者表现为单纯的先天性二叶主动脉瓣，则并非一定要行主动脉瓣置换。如果二叶主动脉瓣无钙化、功能良好，且主动脉根部正常，可以将其视为功能正常的三叶主动脉瓣，而仅置换冠状动脉上的升主动脉。如果主动脉瓣和主动脉根部均存在异常（图 31.3c），可考虑应用带瓣人造血管做根部置换（改良 Bentall 手术）。如果主动脉瓣瓣叶相对正常，而主动脉根部异常，可考虑行保留主动脉瓣的根部置换，这一点对于年轻的患者尤为重要。无论是先

天性二叶主动脉瓣还是三叶瓣，由大型心脏中心中有经验的外科医生来实施此手术，通常可获得安全、持久的疗效，第 22 章对此有所阐述。

如果主动脉瓣和主动脉根部均正常，但存在因单纯窦管交界扩张而导致的轻至中度的中央型主动脉瓣关闭不全，可以通过升主动脉置换、恢复正常的窦管交界解剖状态来矫治。用主动脉瓣测瓣器测量主动脉瓣环，有助于确定理想的窦管交界内径，进而确定升主动脉置换应选用的人造血管内径。例如，如果测得主动脉瓣环直径为 25mm，可以选择 26mm 或 28mm 的人造血管。务必注意不要过度缩小窦管交界，否则会导致瓣叶脱垂，进而形成主动脉瓣关闭不全。用 BB 针的 4-0 Prolene 缝线将人造血管的近心端与窦管交界连续吻合，并将一条薄的 Teflon 垫片置于主动脉壁外，一同缝入吻合处；将人造血管近心端置入主动脉腔内，使其周长缩小数毫米，然后缝合到位。这样就完成了近心端主动脉重建，同时将窦管交界重构至正常状态。阻断人造血管，顺行加压灌注心脏停搏液，同时检查吻合口出血和主动脉瓣的对合状态。如果患者的主动脉瓣异常，而根部正常，则按照常规方法在上述操作的基础上，加做主动脉瓣置换（Wheat 手术）（图 31.3b）。

### Bentall 手术：使用和不使用 "Legs" 技术的冠状动脉扣吻合

如果主动脉根部和主动脉瓣均表现异常，应行主动脉根部置换。应用与人工瓣膜相匹配的商业化测瓣器测量主动脉瓣环，选择合适的带瓣人造血管。机械瓣管道是在出厂时已将机械瓣和人造血管整合在一起；如果计划选择使用生物瓣，则一般需要另选人造管道，此管道的直径较生物瓣的直径大 5mm 左右，如 25mm 主动脉瓣应与 30mm Dacron 人造血管相匹配。我们首选 Gelweave Valsalva™（Vascutek; Terumo Cardiovascular Systems, Ann Arbor, Michigan）人造血管，此血管在出厂时已经预制了 Valsalva 窦，且窦部的直径稍大，有利于将冠状动脉扣吻合于此，而无须过度游离。用 4-0 Prolene 缝线将人造血管的近心端与人工瓣连续缝

合在一起。另一个选择是可与 Sorin Mitroflow 生物瓣（Sorin Group Inc., Arvada CO）快速匹配的人造血管，只需将一条预制缝线打结即可完成适配连接。将整个升主动脉和无冠窦壁剪除，但在近主动脉瓣环处应保留较多的自体主动脉组织，用以锚定固定瓣膜的缝线。将自体主动脉瓣完全切除，如果存在钙化灶，则将钙化瓣环一并去除。充分冲洗主动脉根部和左心室流出道，将组织碎片吸出，避免术后出现栓塞。获取左、右冠状动脉扣，在冠状动脉开口周边应保留较多的窦壁组织，可在后续的重新吻合时再行精细修剪。沿主动脉瓣环用 2-0 带垫片 Ethibond 缝线做褥式缝合，并将垫片置于瓣环

上。偶尔会遇到升主动脉瓣环显著扩张的患者（瓣环直径 >33mm），在恰位于瓣环嵴下方的瓣环基底，用一根 2-0 Prolene 缝线做全周荷包缝合，将一条 31mm 的 Hegar 探条送入左心室流出道后，将上述缝线打结，收缩瓣环以使人工瓣膜的直径相匹配，然后用带垫片缝线缝合瓣膜。瓣膜缝线穿行人工瓣的缝合环及人造血管的近心端（图 31.4a）。将带瓣人造血管向下送至瓣环水平，手工打结或用打结器打结。

用 5-0 Prolene 缝线将左、右冠状动脉扣连续吻合在人造血管对应的位置（图 31.4b）。先连接缝合左冠状动脉扣，然后缝合右冠状动脉扣。在吻合

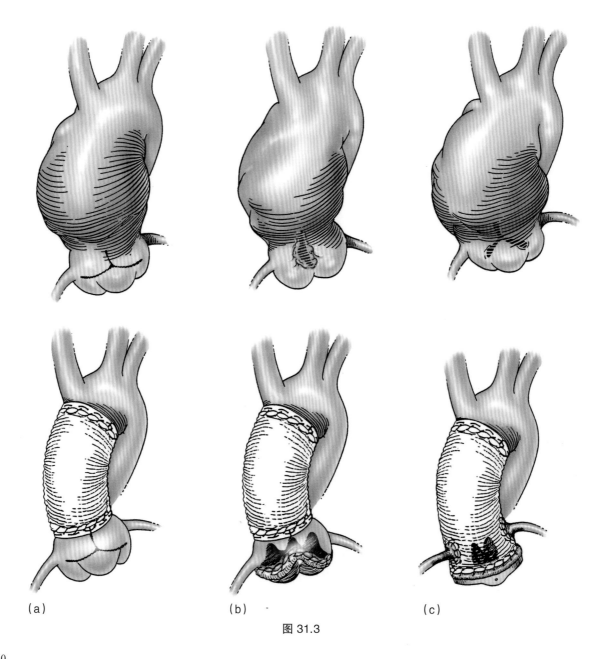

(a)            (b)            (c)

图 31.3

时,应仔细评估冠状动脉扣的吻合位置,防止冠状动脉弯折和扭曲。在吻合右冠状动脉扣时,应尽可能选择前壁的高位;而在吻合左冠状动脉扣时,应确保到体外循环结束后,在心脏充盈状态下不会发生弯折。助手将冠状动脉扣上提至拟吻合的位置,术者将一冠状动脉探条轻柔地送入,确保探条可以轻易地送入远心处,无梗阻。用烧灼器在升主动

脉的人造血管上打孔。对于再次手术的患者,很难充分游离冠状动脉扣。在这种情况下,我们会将一段直径为 8mm 的 Dacron 编织血管与冠状动脉扣吻合,再将血管的另一端吻合在升主动脉上,呈"双腿"样(此即"Legs"技术)。首先将此 8mm 的人造血管与冠状动脉扣吻合,保留较长的人造血管,并经此加压灌注心脏停搏液以检查吻合口出血情况,必要时用 5-0 Prolene 缝线间断缝合加固(图 31.4c)。当确认人造血管与冠状动脉扣的吻合无出血时,修剪人造血管至 2~3mm,可在无张力的情况下与升主动脉的人造血管连接、吻合(图 31.4d)。此技术同样适用于主动脉根部明显扩张的患者,此类病例的冠状动脉开口明显移位,与主动脉瓣环的距离增大。在体外循环结束后,外科医生应非常小心地评估和应对心室功能障碍和心律失常,这常常是由于冠状动脉内的气体栓塞所致。但如果发现冠状动脉缺血

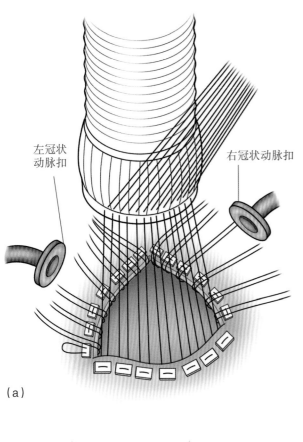

左冠状动脉扣　　右冠状动脉扣

(a)

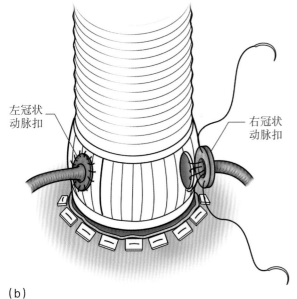

左冠状动脉扣　　右冠状动脉扣

(b)

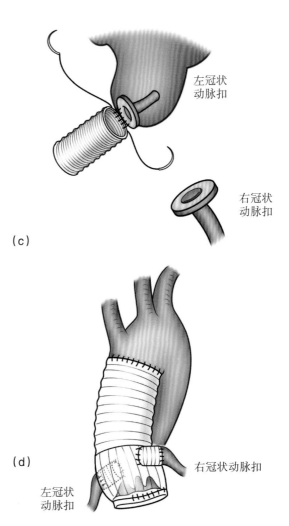

左冠状动脉扣

右冠状动脉扣

(c)

左冠状动脉扣

右冠状动脉扣

(d)

图 31.4

持续存在，应立即排除冠状动脉扣弯折和扭曲。术中TEE有助于评估各冠状动脉供血区的运动情况，必要时应行冠状动脉旁路移植术。

## 主动脉横弓（半弓）置换技术要点

根据各医院的不同习惯（我们的要求是鼻咽温度降至20~24℃，行ACP），当降温至目标温度后，暂停主动脉近心端的操作，将注意力转移至半弓置换。将患者体位稍稍调整至头低脚高位（Trendelenburg体位），停循环。移除主动脉阻断钳，在短暂的停循环期间游离主动脉弓，充分显露无名动脉基底部和左颈总动脉。也可以在降温期间、在切除主动脉前游离这些血管，以缩短停循环时间。在上述血管的基底部放置阻断钳，并经右侧腋动脉的侧支插管行ACP，使右侧桡动脉压维持在50~70mmHg，流入端血温为12℃（图31.5a），流量为5~15mL/（kg·min）。术野充填$CO_2$，流量约为6L/min，替代开放的心腔或血管腔内的空气。如果左锁骨下动脉流出鲜红血液，说明Willis血管环完整、无梗阻，左侧大脑半球灌注充分；否则，在行远心端吻合时，应在左颈总动脉插入另一条插管进行选择性脑灌注（但根据我们的经验，很少有此必要），在吻合即将完成时，拔除此ACP插管。

如果拟采用RCP技术，我们会将体温降至更低水平（<20℃），因为RCP无法提供充足的脑血流。紧缩上腔静脉，通过上腔静脉插管逆行灌注，目标中心静脉压为25mmHg，灌注温度为12℃，患者稍取头低脚高位，可使流量达150~450mL/min。如果从主动脉弓分支血管流出暗红色血液，说明RCP灌注充分。

将整个主动脉弓下部的组织剪除，尽可能向远心端推进（半岛技术）以去除所有病变组织。另取一段直的Dacron编织血管来重建主动脉弓，手术方式为"激进的"半弓重建。用4-0 BB Prolene缝线连续缝合，完成主动脉弓重建。对于主动脉瘤患者，我们一般不使用Teflon垫片来加固远心端吻合口，因为无此必要。完成前、后吻合后，放开无名动脉和左颈总动脉近心端的阻断钳，来自腋动脉插管的血液充盈主动脉及人造血管，排出脑血管系统和

心血管系统内的气体。在主动脉弓吻合口稍近处的人造血管上放一把阻断钳（图31.5b）。如果在没有腋动脉插管的情况下行RCP，可在主动脉弓部人造血管上重新插入主动脉插管，其位置恰在弓部吻合

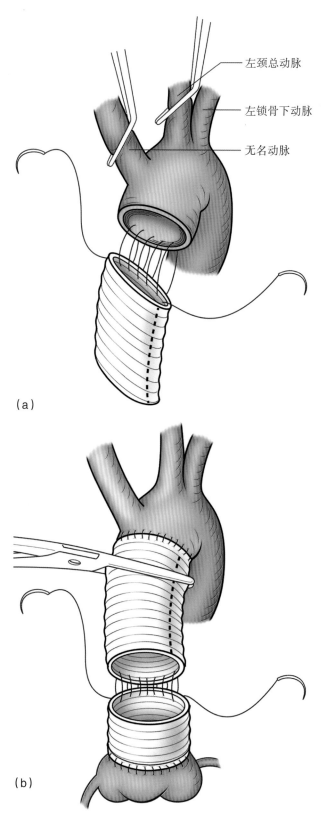

左颈总动脉

左锁骨下动脉

无名动脉

(a)

(b)

**图31.5** 半弓置换，远心端吻合及人造血管之间的吻合

口的近心处, 排出人造血管内的气体, 并借助动脉插管的灌注使人造血管内压升高, 以 12℃ 的血液全流量灌注 (冷灌注) 约 5min, 以清除自由基, 减轻再灌注损伤。检查加压的主动脉弓吻合口处的出血情况, 对于后壁的任何出血点, 均使用 4-0 带垫片 Prolene 缝线缝合止血。然后将工作焦点再次转移至升主动脉和主动脉根部。

**全主动脉弓置换**

如果主动脉瘤累及升主动脉及主动脉弓, 则需要行全主动脉弓置换。可以选用带分支的人造血管来完成升主动脉和主动脉弓置换, 同时提供了近心端锚定区, 以备未来行腔内血管置换。在行全主动脉弓置换时, 可以应用 "象鼻" 技术, 也可以不应用。如果计划二期行腔内修复, 那么不采用 "象鼻" 技术可以使远心端的吻合更加快速, 非常像半弓吻合。我们选用 Bavaria 人造血管 (Vascutek; Terumo Cardiovascular Systems, Ann Arbor, Michigan) 行全弓置换, 而不采用 "象鼻" 技术。在行 "象鼻" 手术时, 我们选用多分支的 "领状象鼻" Gelweave TM SienaPlexus 4 分支人造血管 (Vascutek; TerumoCardiovascular Systems, Ann Arbor, Michigan), 同时, 我们会保留 10cm "象鼻", 可以达到降主动脉近心端, 这将方便二次手术操作。左锁骨下动脉源自主动脉弓的远心部位, 我们在行全弓置换第一期操作时不触及左锁骨下动脉, 而是将左颈总动脉和无名动脉与人造血管的相应分支吻合。

与前文关于半弓置换的方法相同, 当降温至 HCA 目标温度时, 停循环, 放开主动脉阻断钳, 切开升主动脉远心段。在短时停循环期间, 充分游离升主动脉远心段和主动脉弓; 然后在无名动脉和左颈总动脉起始处放置阻断钳, 如果计划将左锁骨下动脉也与人造血管连接, 则一并阻断; 然后将这些分支血管与主动脉弓离断; 按照前述方法开始 ACP。将主动脉弓的近心段及中段完全切除, 在左锁骨下动脉近心处横断, 以便在更靠前的位置完成远心端吻合。这样操作更加方便、容易, 且可以避免损伤喉返神经或膈神经, 它们是在吻合远心端时非常

容易损伤的两条神经。选择合适的弓部置换血管; 如果不采用 "象鼻" 技术, 则可用 4-0 BB Prolene 缝线将人造血管与主动脉弓断端做端-端连续吻合 (图 31.6a); 如果采用 "象鼻" 技术, 则使用 SH 长针和 3-0 Prolene 缝线, 此时需要缝合更厚的组织 (主动脉加人造血管) 才能完成远心端的吻合 (图 31.6b)。

主动脉弓部置换血管的选择, 对于二期腔内手术至关重要。我们通常会选择比远心端锚定区至少小 4mm 的人造血管, 这样就可允许 Dacron 人造血管在植入后发生一定的扩张。主动脉弓部选择较小的人造血管使部分病例在二期手术时仅使用一条腔内血管, 也可以从近心到远心端置入多条腔内血管。如果使用 "象鼻" 技术, 我们会在 "象鼻" 远心端钳夹 4 枚大的金属血管夹, 以便在腹股沟置管时, 可通过 X 线透视定位 "象鼻" 管道的远心端; 另置入两条 0 号起搏导线, 这样在置入腔内管道时, 可以将其 "抓捕", 形成反作用力以方便腔内管道的放置 (图 31.6b), 从而避免在置入腔内管道时偶尔可能导致原 Dacron 管道发生反折。

完成弓部吻合后, 用一个 "Y" 形接头将体外循环的动脉管道连接于弓部人造血管的侧支上, 这是一个预制的 10mm 分支, 排气后, 即可恢复全流量灌注下部躯体 (对于没有移植左锁骨下动脉的病例, 也将同时恢复左侧大脑灌注), 而右侧大脑的灌注仍依赖于右腋动脉插管。复温, 并按照前述方法检查弓部吻合口的出血情况。

将弓部人造血管远心端 8mm 分支夹闭或缝闭, 如果没有移植左锁骨下动脉, 也可将此分支修剪至合适的长度, 然后用 5-0 Prolene 缝线将其与左锁骨下动脉端-端吻合。如果左锁骨下动脉已经移植, 可在恢复左锁骨下动脉前向灌注前通过此分支充分排气, 否则可能导致术后发生气体栓塞。然后修剪弓部近心端的 8mm 分支至适当的长度, 用 5-0 Prolene 缝线将其与左颈总动脉端-端连续吻合。再次充分排气后, 经此分支恢复左前大脑的灌注。此时, 我们选择完成主动脉近心端的吻合, 然后将弓部人造血管与根部或升主动脉人造血管吻合在一

起,充分排出心腔内气体后,放开主动脉阻断钳。在上述整个操作过程中,右侧腋动脉灌注的血液经无名动脉持续灌注右侧大脑,这也就是将无名动脉的吻合置于最后的原因,可以缩短主动脉阻断时间。最后,当主动脉开放后,修剪弓部人造血管的12mm侧支至适当长度,用5-0 Prolene缝线将其与无名动脉做端 – 端连续吻合。将无名动脉充分排气后,将全身的灌注转为经右侧腋动脉插管独立完成。由于血流是从主动脉弓发出,将会降低脑部栓塞的风险。常规撤离体外循环,下文将有详细阐述。图31.6c演示了未采用"象鼻"技术的全弓置换,即将PLZ腔内血管刚好连接于Bavaria人造血管分支远心端的二期手术。

全弓置换并拟移植左锁骨下动脉时,应密切关注动脉压。对于这部分病例,我们会置入双侧桡动脉测压及左侧股动脉测压。在HCA前的手术操作过程中,应在监视仪上显示左侧桡动脉及左侧股动脉压力波形,暂时无须显示右侧桡动脉压力(将左、右桡动脉测压管连接于同一换能器上,麻醉医生可根据手术的需要自由切换需要显示的项目),这是因为此时的体外循环依赖于右侧腋动脉插管,而右侧桡动脉测压可存在升高的假象。然而在ACP

期间,可根据右侧桡动脉压来调整脑灌注流量。当完成了主动脉弓远心端吻合,并恢复了下部躯体的灌注后,即可用左侧股动脉管路及右侧桡动脉管路

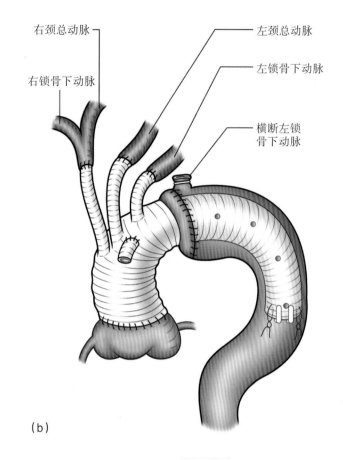

(b)

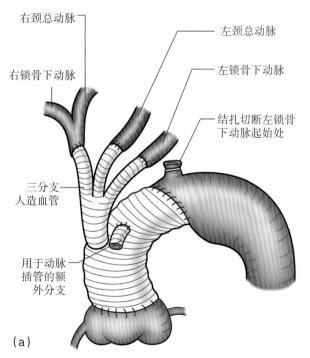

(a)

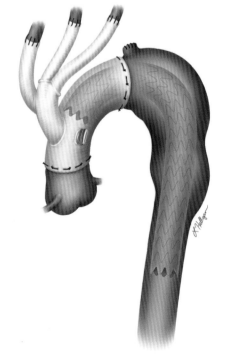

(c)

图31.6  全弓置换,并完成了二期腔内人造血管的置入。近心端锚定区恰位于Bavaria人造血管分支的远心端

来协同测压。当完成了左锁骨下动脉移植后，则转由左侧桡动脉来监测上、下部躯体的灌注。

## 再次手术

临床上往往会遇到有心脏外科直视手术史的患者，他们此前通常是因急性 A 型夹层而行手术。对于所有曾经行胸骨正中切口开胸或经胸部切口行微创手术的患者，术前均应行 CT 检查，仔细研究手术计划。应明确主动脉瘤近心端与胸骨后板之间的情况，明确是否存在保持通畅的静脉桥血管，明确胸廓内动脉血管桥的走行；在再开胸时应注意保护上述结构，避免损伤。

对于这一类患者，在右侧腋动脉人造血管侧支插入动脉管、在中心静脉置入静脉插管是合理的策略。也可以选择股静脉插管，这取决于医生的偏好及对再开胸时损伤重要器官可能性的评估。鉴于再开胸手术病例常常会使用股静脉插管，可在手术开始前即置入右侧股静脉穿刺管，如果术中需要紧急建立体外循环的静脉通路，此穿刺管有助于快速完成此操作。我们的经验是：在准备开胸前，用细穿刺针经皮穿刺，并将一个 5Fr 的鞘管置入股静脉。进一步而言，再次开胸对于重要器官造成的损伤往往发生在劈开胸骨期间，这类患者的主动脉或其他重要器官与胸骨后板贴合在一起，我们在开胸前即建立右侧腋动脉插管和股静脉插管。股静脉插管用肝素润管或注满肝素盐水后夹闭。这样，在行腋动脉插管时就无须再次注入肝素，可减少再开胸时胸骨创缘的出血。

用摆动锯将胸骨前板全长锯开。为了方便将胸骨上提、远离纵隔组织，可分别在胸骨角水平和胸骨下段放置两对巾钳，由第一助手用力上提；也可使用胸骨钩，作用相同。劈开前骨板后，直视下用大剪刀将后骨板剪开。应注意避免过度上提胸骨，右心室壁较薄并与胸骨后骨板粘连，过度的张力会造成其撕裂。

劈开胸骨后，根据需要游离心脏，并按常规进行操作。建议仅游离必要的结构，以避免关胸时游离的粘连带广泛出血。

## 完成手术

最后用 3-0 Prolene 缝线将升主动脉近心端 / 主动脉根部的人造血管与主动脉弓部人造血管连续吻合（图 31.7）。在修剪人造血管时，应保持一定的张力，这样就可以避免存留的血管过长，使吻合完成后的弓部形态近似生理状态。完成吻合后，在主动脉根部插入根部引流管，并调整患者体位至较陡的 Trendelenburg 体位，按照常规手段进行排气。放开主动脉阻断钳，根据需要进行除颤。缝制心房及心室起搏导线，并开始起搏。经过一段时间的再灌注和复温后，拔除左心室引流管和逆行灌注管，撤除体外循环。

## 术后管理

将患者转运至心脏外科重症监护室，并行术后

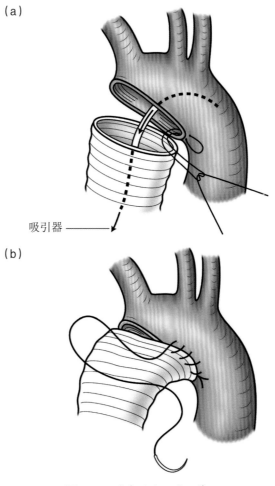

（a）

吸引器 ————

（b）

**图 31.7 准备吻合人造血管**

常规监护。一般情况下给予正性肌力药物以辅助心室功能，密切监视纵隔引流量，避免心包压塞，并在必要时给予收缩血管的药物以维持血压。当患者达到拔管标准时，可拔除气管插管，不必因担心可能出现各种并发症或需要再开胸探查而有所推迟。

对于大多数患者，术后9个月应行CT或MRI复查；对计划行二期手术的患者及担心远心段主动脉存在病变的患者，可将复查时间提前。首次复查后的18个月再次复查，如果复查结果满意，以后每24个月复查一次CT或MRI。

# 疗　效

择期行升主动脉/主动脉根部和横弓修复的疗效非常理想，但紧急手术或急诊手术的疗效则不尽如人意。这就强调：对于已知的动脉瘤，应密切随访，一旦达到手术矫治的指征即应进行干预。根据美国胸外科医师协会成人心脏外科数据库的资料，择期手术的死亡率为3.4%，非择期手术的死亡率为15.4%。此外，对于一个有经验的心脏中心而言，在升主动脉和主动脉根部置换的同时，行半弓置换并不会导致死亡率和并发症发生率升高，是一项安全的治疗策略；相反，如果不处理已经发生扩张的主动脉弓近心段，可导致主动脉弓发生进行性扩张，进而存在发生夹层和破裂的风险，需要再次手术干预。

# 延伸阅读

1. Chau KH, Elefteriades JA. Natural history of thoracic aortic aneurysms: size matters, plus moving beyond size. ProgCardiovascDis, 2013, 56(1): 74–80. doi:10.1016/j. pcad. 2013.05.007

2. Hiratzka LF, Bakris GL, Beckman JA, et al. ACCF/AHA/ AATS/ACR/ASA/SCA/SCAI/SIR/STS/SVM guidelines for the diagnosis and management of patients with thoracic aortic disease. Circulation, 2010, 121(13): e266–369.

3. Iribarne A, Keenan J, Benrashid E, et al. Imaging surveillance after proximal aortic operations: is it necessary? Ann Thorac Surg, 2017, 103(3): 734–741.

4. Malaisrie SC, Duncan BF, Mehta CK, et al. The addition of hemiarch replacement to aortic root surgery does not affect safety. J Thorac Cardiovasc Surg, 2015, 150(1): 118–124.

5. Peterss S, Bhandari R, Rizzo JA, et al. The aortic root: natural history after root-sparing ascending replacement in nonsyndromic aneurysmal patients. Ann Thorac Surg, 2017, 103(3): 828–833.

6. Williams JB, Peterson ED, Zhao Y, et al. Contemporary results for proximal aortic replacement in North America. J Am CollCardiol, 2012, 60(13): 1156–1162.

# 第 32 章

# 主动脉弓镶嵌修复术

*Daniel-Sebastian Dohle    Nimesh D. Desai*

## 发展史

　　1964 年, Borst 等首次发表了一篇关于在低温停循环(HCA)状态下行主动脉手术的文章, 自此, 主动脉弓手术进入快速发展的时代。1975 年, Griepp 等报道了一系列应用 HCA 技术成功行手术治疗的病例, 该技术被越来越多地应用于不同病理改变的主动脉疾病, 包括弓部主动脉瘤, 急、慢性夹层等。这项脑保护技术使得一系列外科技术得以发展, 如远心端开放性吻合等, 随后, Svensson 等于 1993 年、Ergin 等于 1994 年都报道了更大规模的系列研究。尽管如此, 由于长时间 HCA 会导致卒中和死亡, 仍使得复杂的外科操作受到限制。HCA 与逆行脑灌注(RCP)的结合改善了手术疗效, 得到了世界范围的认可。而无论是单侧还是双侧顺行脑灌注(ACP), 均使得 HCA 的可耐受时间窗明显延长。这些灌注技术的进步促进了一系列外科技术的革新, 包括"象鼻"技术及头臂血管的同期重建等。与此同时, 胸主动脉腔内治疗(即植入带支架血管, TEVAR)在 20 世纪 90 年代后期也获得了发展。"冰冻象鼻"技术将两项基本治疗原则结合在一起: 常规主动脉弓部手术联合支架血管的顺行植入, 组成了商业化的"杂交人造血管"。虽然疗效得以改善, 且有更多新的技术应用于临床, 使 HCA 及体外循环时间进一步缩短, 但就死亡率和并发症发生率来说, 主动脉弓手术仍是一项具有严重创伤的大手术, 尤其是对于一些存在高风险因素的患者, 例如存在严重的合并疾病或难于处理的解剖畸形。进一步的发展旨在开展更加微创的治疗, 将腔内治疗与外科治疗结合在一起。最早的主动脉弓"镶嵌"治疗是指在行颈总动脉 – 锁骨下动脉弓上分流术后, 将近心端锚定区扩展至左颈总动脉, 行 TEVAR。当克服了近心端锚定区所面临的多项挑战后, 升主动脉 / 主动脉弓的去分支(debranching)和重建技术与 TEVAR 的结合, 塑造出当今的主动脉弓镶嵌术式。

## 基本原则与理论依据

　　主动脉弓镶嵌修复术包含两个重要的组成部分: 通过外科方式行主动脉弓重建(可伴或不伴升主动脉重建), 以及 TEVAR, 根据基础病变的涉及范围而调整两个组分的配比。对于任何一种腔内带支架血管的植入, 近心端及远心端的锚定区都至关重要。因此, 外科切开手术的核心点在于永远要为腔内血管的植入保留 3cm 以上的近心端锚定区。早期镶嵌手术中采用的近心端锚定区分类系统是 Criado 等于 2002 年建立的(图 32.1)。根据主动脉原发病及累及范围, 可通过胸主动脉腔内或腔外去分支及不同范围的主动脉修复, 为 TEVAR 准备不同的近心端锚定区, 这是镶嵌手术分型的基础(图 32.2)。

　　·I 型镶嵌手术: I 型镶嵌手术(图 32.2a)基本上是指主动脉弓去分支, 并在近心端做多分支吻合, 随后的 TEVAR 近心端锚定区位于 Z0 区。无论是

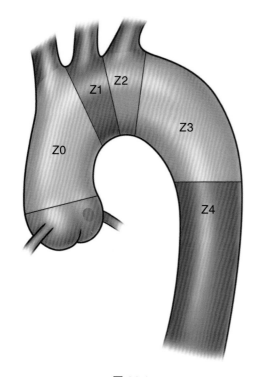

图 32.1

近心端还是远心端锚定区均适于 TEVAR。为了避免逆行夹层的发生，升主动脉必须健康，且直径小于 37mm。TEVAR 可以同期进行，也可以分期完成；可以采用顺行或逆行的方式植入腔内血管。

· Ⅱ型镶嵌手术：Ⅱ型镶嵌手术（图 32.2b）是指只有远心端锚定区适于 TEVAR，因此该手术包括升主动脉用 Dacron 血管置换，将 TEVAR 的近心端锚定区定位于 Z0 区。本手术的适应证为升主动脉和主动脉弓病变。如同Ⅰ型镶嵌手术，TEVAR 可以同期进行，也可以分期完成；可以采用顺行或逆行的方式植入腔内血管。

· Ⅲ型镶嵌手术：Ⅲ型镶嵌手术（图 32.2c）适用于累及升主动脉、主动脉弓和降主动脉的广泛主动脉病变，分为二期，包括Ⅱ型镶嵌或"象鼻"技术全主动脉弓置换，二期手术为逆行 TEVAR。与Ⅰ型

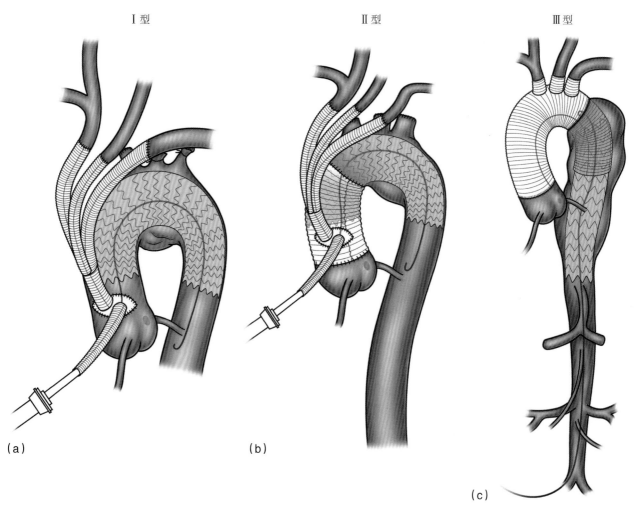

Ⅰ型　　　　　　　　　Ⅱ型　　　　　　　　　Ⅲ型

（a）　　　　　　　　　（b）

（c）

图 32.2

或Ⅱ型手术不同的是，无论近心端还是远心端锚定区均不理想。与传统的一期或二期手术相比，此镶嵌手术创伤较小，同时降低了一期与二期手术之间出现并发症的风险，增加了患者接受二期手术的依从性。

主动脉弓镶嵌手术的主要目标是降低死亡率和并发症发生率。适用于年老、体弱且合并严重并发疾病的患者，如肾衰竭、慢性梗阻性疾病、曾发生中枢神经系统事件、主动脉弓存在广泛动脉粥样硬化并存在栓塞风险，这类患者如果采用传统手术策略，其死亡和卒中的发生率可高达 20%。

手术适应证为主动脉瘤及主动脉夹层。主动脉弓部动脉瘤有多种表现形式，通常经 CT 血管造影（CTA）确诊。典型的临床表现是背部及胸部疼痛。由于喉返神经受到牵拉，可表现出声音嘶哑。大部分动脉瘤及主动脉壁溃疡穿孔是由于严重的动脉粥样硬化。假腔动脉瘤可发生在单纯的近心部 DeBakey Ⅰ型夹层手术矫治术后或慢性 DeBakey Ⅲ型夹层中。目前并没有专门针对主动脉弓病变的指南，被人们广泛接受的手术适应证是主动脉直径超过 6cm 或每年增长 0.5cm 以上。应根据体表面积将主动脉直径指数化。应重点关注存在主动脉病变家族史的患者。对于已知或怀疑罹患结缔组织病的患者，如马方综合征、Loeys-Dietz 综合征或特纳综合征的患者，是否可行 TEVAR 和镶嵌手术尚存在争议；此类患者因使用过大的支架血管而诱发近心部或远心部夹层的风险很高。尽管如此，仍有研究指出：避免选用直径过大的人造血管，使用"冰冻象鼻"技术可在此类患者中获得良好的疗效。

# 术前评估及准备

## 影像学准备

锚定区的选择和手术计划的制订是镶嵌手术的核心。术前应详细、全面地研究主动脉解剖。关键的影像学检查是心电触发对比增强高分辨率 CT，观察早期时相和晚期时相。主动脉弓是一个复杂的 3D 结构，可以使用先进的影像软件进行至少 3D 多平面重建（3DMPR），同时使用中线重建（centerline reconstruction）技术。将多个时间点的序列检查结果进行比较，可以发现某一部位的影像学改变，通过动态分析来确定是否具备手术适应证。沿中线测量病变准确的纵向范围及近心端和远心端锚定区的直径，以决定理想的支架血管组合方式。仔细分析主动脉弓分支血管的粥样硬化钙化灶及血管内组织碎片，同时判断是否存在异常解剖情况，如"牛角"弓或椎动脉发自主动脉弓，这些情况会对体外循环插管及血运重建策略的制订产生很大影响。同时要考虑主动脉弓的弧度，避免在近心端锚定区出现"鸟嘴"样改变，也应避免在远心端出现"哥特"弓（Gothic arch）而对血管壁造成过高的作用力。还应分析主动脉疾病累及远心端的程度，是否存在腹主动脉或肾下腹主动脉血管瘤，以及是否存在粥样硬化及栓塞风险。对于夹层患者，应分析内脏器官是否存在假腔灌注，有无假腔回流入真腔的情况，测量真腔的直径，判断夹层区内膜的僵硬度。这些细节关乎远心端锚定区的选择，同时有助于决策行顺行或逆行 TEVAR。

## 合并疾病

由于主动脉弓镶嵌手术常用于年老体弱、合并多种疾病的患者，因此，术前应严格评估合并疾病的情况。行超声心动图评估心脏及瓣膜功能，行心导管检查来排除或确诊冠状动脉疾病。行颈部超声评估颈动脉和椎动脉情况。评估 Willis 环的完整性，对有卒中史的患者应重点检查。对存在任何阻塞性或限制性肺部疾病的患者，应行肺功能检查，术前优化药物治疗，并对患者进行充分的术前教育及呼吸训练。外周动脉疾病不仅会影响 TEVAR 的入路选择，还会造成术后早期的肢体缺血。在完成全部术前评估后，应制订详细的治疗计划，包括手术入路、灌注、组织保护、监测、血运重建策略、锚定区位置、需要何种人造血管及带支架血管、人工材料及备选方案。还应将潜在的风险及应对措施详细地告知患者及其家属，在充分知情的情况下开始手术。

## 镶嵌手术室

镶嵌手术室是行主动脉弓镶嵌手术、一期矫治手术必需的硬件。镶嵌手术室是在一般心脏外科手术室的基础上,装备了固定"C"臂X线机,使医生在同一个手术台上,既可完成心脏直视手术,又可同时行血管腔内治疗。现代的镶嵌手术室融合了多种影像学设备,包括CTA、X线机、血管内超声(IVUS)和超声心动图,同时也将术后治疗过程融合在一起。

# 麻 醉

主动脉镶嵌手术在基础麻醉的基础上,要求配备有经验的经食管超声心动图(TEE)操作医生,配合以中枢神经系统监测及保护。在双侧桡动脉及一侧股动脉置入动脉测压管,在去分支过程和HCA过程中持续监测血压变化。近红外光谱(NIRS)可以实时获得脑部血氧饱和度的信息,使外科医生可以在去分支过程中进行试阻断,从而调整脑灌注策略,因此这是必需的监测手段之一。脑电图和感觉诱发电位(SEP)强化了对神经系统的监测。低温是脑保护的重要手段之一。鼻咽温度能最精确地反映大脑温度,但肛门温度和膀胱温度测定仍广泛使用。巴比妥类及类固醇激素也是普遍使用的神经保护剂,但缺少证据。在较大范围的修复术中,推荐采用脑脊液引流作为脊髓保护手段。应准备好血液制品用于快速控制出血。

# 手 术

## 插管、灌注及体温管理

是否使用体外循环取决于镶嵌手术的类型。对于Ⅰ型镶嵌手术,在大多数情况下可以避免体外循环和HCA。然而,短时的体外循环和心脏停搏有助于手术操作。在Ⅰ型镶嵌手术的去分支操作过程中,通过短时间体外循环,将体温降至32℃,可以更好地保护中枢神经系统。

Ⅱ型和Ⅲ型镶嵌手术则必须在体外循环辅助下完成。大多数近心端操作需要在HCA下完成,这有助于在直视下完成远心端吻合。在传统的外科手术中,从深低温停循环(DHCA 14.1~20℃)逐步变为中低温停循环(MHCA 20.1~28℃),以缩短体外循环时间,降低凝血功能紊乱的风险。在没有额外脑灌注的情况下,MHCA的安全时间只有10min。因此,在MHCA情况下应配合ACP,在DHCA情况下则应配合RCP。

对于预期HCA时间短于20min的病例,DHCA联合RCP是一项良好的策略。RCP是经紧缩的上腔静脉插管逆行灌注颈内静脉,灌注压为20~22mmHg,灌注流速为150~300mL/min,灌注血液温度维持在10~12℃(图32.3a)。RCP技术的优势在于可以减少血管内组织碎片,并可能通过逆向血流充分排气。

对于预期HCA时间长于20min的病例,建议选用MHCA联合ACP(图32.3b)。首选右腋动脉插管,此处很少会出现粥样硬化病变,所以形成逆向主动脉夹层的风险较低,且只需要阻断无名动脉近心端即可从常规体外循环切换至单侧ACP。可在右腋动脉上直接插管,也可将一段8mm粗的人造血管与腋动脉端–侧吻合后,将体外循环动脉管路与人造血管连接(图32.4)。在行单侧ACP时,用一条尖端带气囊的导管或血管阻断钳将左颈总动脉暂时阻断,以避免过度回血所导致的窃血。

如果HCA时间较长,应行双侧ACP,而双侧ACP的建立并不困难,仅需要在左颈总动脉插入另外一条灌注管,并将其末端与体外循环动脉管路用"Y"形接头连接即可。通常,20℃时的流量可低至10mL/(kg·min),而桡动脉测压应不低于40mmHg。

### Ⅰ型镶嵌手术

根据近心端锚定区的不同,外科治疗策略应有所变化。经典的Ⅰ型镶嵌手术是将近心端锚定区设定在Z0区,而之前,很多手术是将近心端锚定区选择在Z1或Z2区。这些技术都与腔内血管锚定在

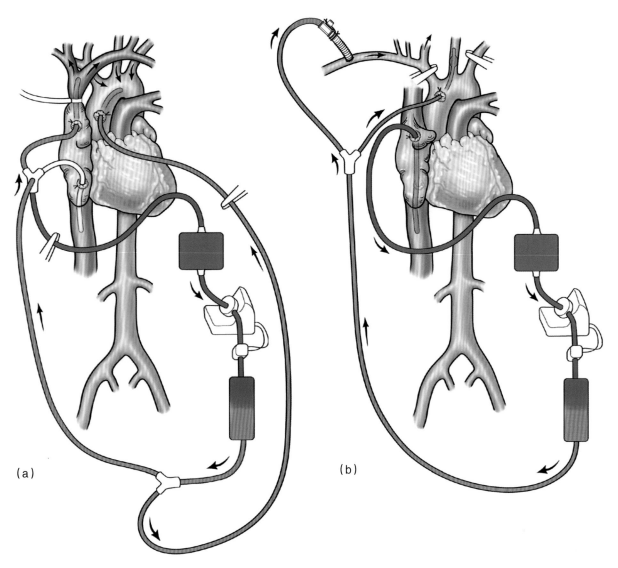

(a)

(b)

图 32.3

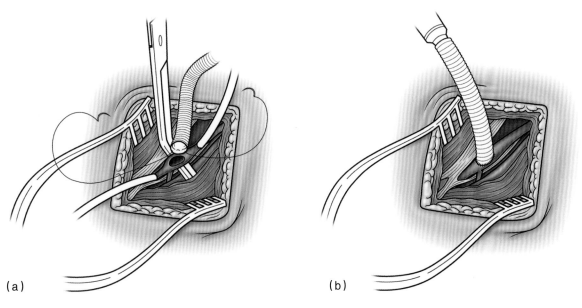

(a)

(b)

图 32.4

Z0 区的主动脉弓修复有关,可进行不同的组合使用。

### Z2 锚定区

近来,血管外科协会指南提出:如果 TEVAR 必须覆盖左锁骨下动脉的开口,那么建议优先重建锁骨下动脉血供。牺牲左锁骨下动脉会增加截瘫、上肢及脑部缺血的风险。对于冠状动脉通畅、存在左胸廓内动脉桥或左椎动脉优势的患者,在行此镶嵌手术前,重建左锁骨下动脉血供非常重要。

在锁骨上方做一切口,确保同时显露左锁骨下动脉和左颈总动脉。可以通过建立与左颈总动脉的旁路或移栽至左颈总动脉来重建左锁骨下动脉血流。游离胸锁乳头肌的锁骨外侧附着点,显露左颈总动脉。如有可能,应辨认胸导管,将其保护起来或结扎。通过广泛的全周游离及颈内静脉的外侧反折,可以显露左颈总动脉和迷走神经。如果拟行左锁骨下动脉移栽,应将锁骨下动脉充分游离,以避免吻合口张力。按 70U/kg 剂量给予肝素,游离并用血管套带控制椎动脉及胸廓内动脉,在锁骨下动脉远心端将其阻断。此后,结扎左锁骨下动脉,在椎

动脉和胸廓内动脉近心端将其横断。在阻断颈总动脉时,应注意保护迷走神经。用 5-0 Prolene 缝线将充分游离的左锁骨下动脉与颈总动脉做端 - 侧吻合(图 32.5)。

另一种方法是在此吻合位置缝上一条短的、直径为 8mm 的 Dacron 血管,连接左颈总动脉和左锁骨下动脉。此方法的优点在于可避免过度游离左锁骨下动脉,因此,当椎动脉起自非常近心的位置或此前的手术选用胸廓内动脉做冠状动脉旁路移植时,可以应用此方法。在吻合左锁骨下动脉一端时,吻合点应偏向外侧,在前斜角肌的后方,并应注意保护膈神经(图 32.6)。为了避免 II 型镶嵌术后出现内漏(endoleak),应在椎动脉和胸廓内动脉的近心处将左锁骨下动脉结扎,或用血管夹将其夹闭。如果左锁骨下动脉发自较深的位置,或因游离和操作左锁骨下动脉的位置较高,有导致主动脉相关并发症的风险,可以通过在血管腔内放置弹簧圈封堵器来封闭左锁骨下动脉(图 32.7)。

### Z1 锚定区

如果锚定区位于 Z1,则应建立左颈总动脉的

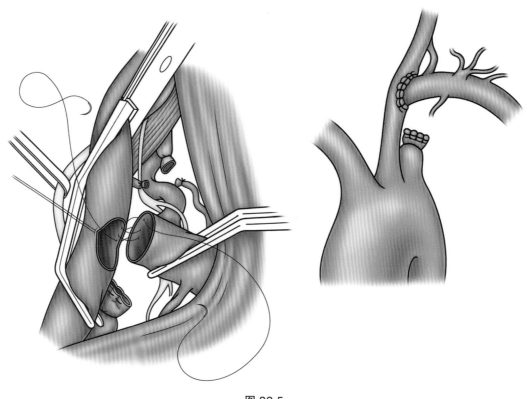

图 32.5

血供。由于左颈总动脉与无名动脉之间的距离常常较小，与 Z2 相比，额外锚定区间不足，因此很少会使用 Z1。然而，在与植入带有分支的腔内人造血管技术联用时，其中的一些技术具有一定价值，因此下文将作介绍。将左锁骨下动脉移栽至左颈总动脉（图 32.8a）或在两者间建立旁路血管（图 32.8b）后，在左、右颈总动脉之间做一分流通道；也可以建立一条序贯连接的人造血管通路，即：将人造血管的近心端吻合于右颈总动脉，远心端吻合于左锁骨下动脉，而在两者之间，将左颈总动脉横断后端 – 侧吻合在人造血管侧壁上（图 32.8c）。此连接通路可走行于咽后。

也可以通过一个胸骨小切口，将左颈总动脉移栽至无名动脉上，这是我们首选的径路（图 32.8d）。为了完成无张力吻合，应格外注意切口应暴露充分。将无名动脉和左颈总动脉向无名静脉的头侧全周游离，以降低吻合张力。如果试阻断左颈总动脉不会造成左侧 NIRS 指标的明显下降，则将左颈总动脉在近心端和远心端分别阻断，将其横断后，缝闭近心断端。用一侧壁钳（tangential clamp）半阻断无名动脉，不要影响脑部灌注，密切监测右侧 NIRS 和右侧桡动脉压力及波形。随即纵向切开

无名动脉，用 5–0 Prolene 缝线将左颈总动脉与此切口做端 – 侧连续吻合。充分冲管并排气后，完全恢复脑灌注。

## 锚定区 0

■ **分支人造血管**　完成颈动脉 – 锁骨下动脉旁路及左颈总动脉移栽后，可使用带分支的人造血管行 Z0 区修复术。目前在美国市场，有一种新型临床试验用产品，我们在临床上非常喜欢（图 32.9）。该装置的核心思想是：通过主导丝完成主动脉段人造血管的植入，然后通过一条预制的分支导丝植入另一分支血管。

从右侧桡动脉或肱动脉将一条长的亲水滑导丝（glide-wire）经 6Fr 鞘管送入降主动脉。在股动脉处经皮穿刺置入一条 20~26Fr Gore DrySeal 鞘管（图 32.10a）。在对侧置入一条 6Fr 鞘管用于诊断性血管造影。将滑导丝置于降主动脉，使用抓捕器将其捕捉后，从股动脉的 DrySeal 鞘管中拖出（图 32.10b）。用另一条导丝置换上述这条穿通上、下肢动脉的导丝，并将新的导丝从 TBE 人造血管的侧孔穿出。将升主动脉内的硬质导丝送入 TBE 血管的中心主腔道。扭动输送鞘，避免这些导丝缠绕在一起。将人造血管送入。在穿通导丝的引导下，

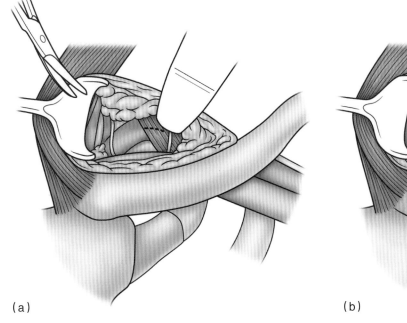

(a)

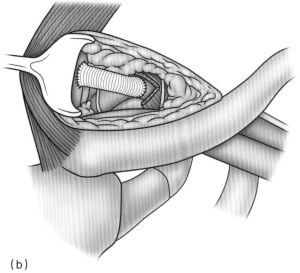

(b)

图 32.6

将人造血管放置到位，其侧孔标志性地对向外弯侧的无名动脉（图 32.10c）。主体血管到位后（图 32.10d），将输送装置退出，在股动脉穿刺点置入一

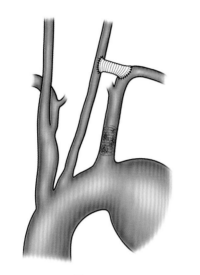

图 32.7

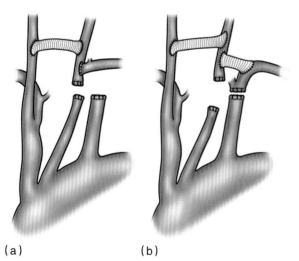

（a）　　　　　　　（b）

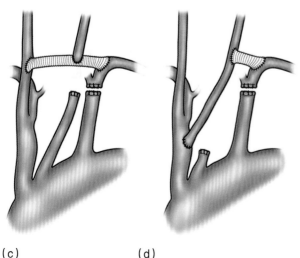

（c）　　　　　　　（d）

图 32.8

14Fr 鞘管，送入穿通导丝及其所引导的侧支血管（图 32.10e）。有时输送鞘的送入会遇到一定困难，但经过对穿通导丝轻柔的推送和推拉动作，还是可以将其送入到位。如果左颈总动脉发自无名动脉，则应仔细定位分支血管的开口位置，不能有损伤。将侧支人造血管送入后，用球囊扩张（图 32.10f）。为了能与主体血管完美贴合，可在侧支血管的近心和远心端使用多叶流的高顺应性球囊导管进行多次扩张。

■ **主动脉弓腔内去分支术** 部分或全部锯开胸骨后，切开心包。给予肝素 70 U/kg，并严格控制血压，钳夹 TEVAR 锚定区近心端的部分升主动脉，钳夹区应大于 3cm，且位于升主动脉外侧壁约 10 点钟的位置，这样可避免关胸后人造血管被胸骨压迫（图 32.11）。

如果升主动脉较短或存在钙化，或者患者病情不稳定，应使用体外循环，在心脏停搏下完成操作。插管和阻断的位置可以选择在升主动脉和右心房，采用常规方法置管。注入心脏停搏液后，在直视下完成近心端吻合（图 32.12）。

纵向切开升主动脉，用 4-0 Prolene 缝线将有多条分支的人造血管近心端端－侧吻合在升主动脉切口。我们选择使用预制 4 条分支的人造血管，其中第 4 条分支与主血管呈 45° 角，可用于顺行安放带支架血管（图 32.13）。然后，阻断左锁骨下动脉，

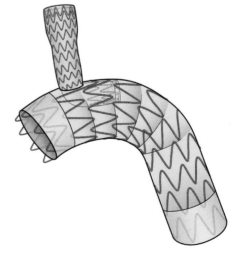

图 32.9

横断后,将近心断端往返缝闭,将远心断端与人造血管的第 3 条分支做端 – 端吻合。如果由于存在过大的主动脉瘤或瘤体存在破裂的风险而无法在直视手术时显露左锁骨下动脉,可通过胸外隧道的建立来重建左锁骨下动脉的血供:将人造血管的第 3 条分支从第 2 肋间穿出,将其与左锁骨下动脉连接。

为了避免内漏,可将左锁骨下动脉的近心端用弹簧圈堵闭。一般情况下,通过术前 CTA 即可预知左锁骨下动脉显露的难度,可以通过前述的方法,如颈动脉 – 锁骨下动脉旁路或锁骨下动脉移栽术,在开胸手术操作前 2~4 d 完成左锁骨下动脉的血流重建。在 NIRS 监测下,阻断左颈总动脉的远心端和近心

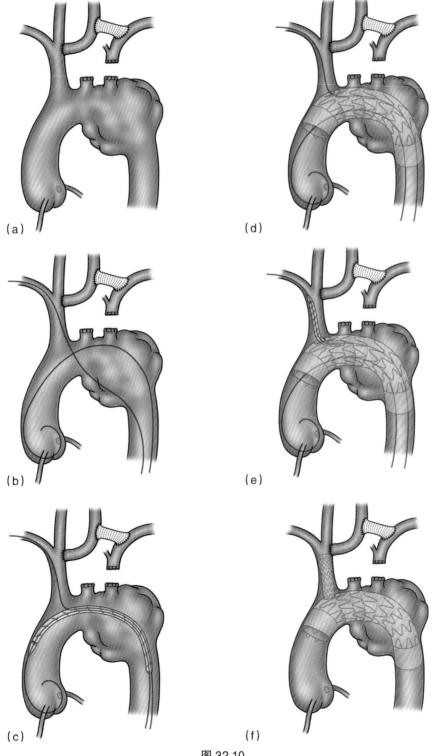

图 32.10

端，横断后将近心断端缝闭。将人造血管的第2条分支（最大的一条分支，用于和无名动脉吻合）修剪至合适长度，在无名静脉下方穿行，用5-0 Prolene缝线将其与左颈总动脉做端-端吻合。仔细排气后，恢复左颈总动脉的灌注。无名动脉用同法处理。如果人造血管上没有X线显影标记和额外的分支，可在近心端吻合时用金属夹或起搏导线做标记。

顺行植入带支架人造血管，有助于避免造成髂股动脉并发症，且可以完成精确的近心端锚定。在第4条分支内置入一鞘管，将一猪尾导管经此送入

降主动脉，用导丝置换猪尾导管。对于夹层患者，必须在血管造影、TEE及血管内超声的指导下，确定导丝处于真腔。将带支架人造血管送入并放置到位，使其近心端恰位于人造血管近心端吻合点的远心位。也可以采用逆行放置的方法：将一导丝逆行置入左心室，行快速起搏以便放置准确。不论采用哪一种方法，都应行对比造影，排除内漏发生；一旦存在内漏，应用球囊进行修复。

## Ⅱ型镶嵌手术

与Ⅰ型镶嵌手术非常相似，其不同点在于Ⅱ型镶嵌手术时，升主动脉需要用Dacron人造血管进行置换，因此，对重复的细节不再赘述。大多数Ⅱ型镶嵌手术需要在直视下完成远心端吻合。前文已阐

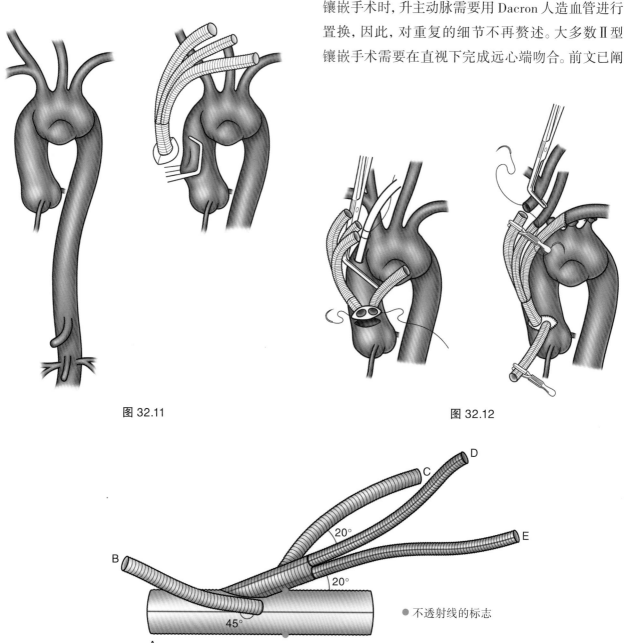

图32.11

图32.12

D

C

B

20°

E

20°

45°

A

● 不透射线的标志

图32.13

述了多种体外循环插管及灌注策略。不论采用哪一种插管策略，均是在横断主动脉弓分支血管后，在升主动脉远心端阻断，灌注心脏停搏液。在降温期间，将升主动脉近心段切除，完成必要的主动脉根部和主动脉瓣操作。修剪带分支人造血管的主管道至合适的长度，用 4-0 Prolene 缝线将此血管与升主动脉在窦管交界稍上方完成吻合，将分支血管起始处置于 10 点钟位置。当体温降至目标温度时，将患者调至头低脚高体位，启动 HCA，放开主动脉阻断钳，收紧上腔静脉插管紧缩带，调整上腔静脉血流方向，经此行 RCP；也可以阻断无名动脉，使血流经右颈总动脉灌注，行 ACP。进一步修剪人造血管主管的长度，然后将其与主动脉弓部的切口用 4-0 Prolene 缝线吻合在一起，吻合技术同半弓置换（图 32.14a）。保持在头低脚高体位，仔细排出 4 条分支血管内的气体后，利用第 4 条分支做全身灌注。在复温过程中，完成弓部吻合，技术手段同 I 型镶嵌手术；也可以在 HCA 期间完成左锁骨下动脉和左颈总动脉的吻合。支架人造血管的安放方法与 I 型镶嵌手术相似（图 32.14）。

## Ⅲ 型镶嵌手术

Ⅲ 型镶嵌手术涵盖了一系列的手术技术，其中包括经典的主动脉弓修复技术，这一内容将在其他章节中详述，因此本章仅作简单介绍。

### 扩大 Ⅱ 型修复技术

依据 Ⅱ 型镶嵌手术的修复，将 Dacron 管道 Z0 区准备妥当，而其远心段则采用顺行植入技术，将多条支架血管依次置入，直至腹主动脉。尽管可以这样操作，但我们更倾向于行分期手术，以降低因过长的手术时间和呼吸机辅助时间及大剂量造影剂对患者造成的负面影响。更重要的是：二期手术可以为脊髓侧支血管的建立做出铺垫，使机体逐步适应，从而降低截瘫的风险。二期手术是微创治疗，可在直视手术后的数周内，采用逆行植入的方式完成。

### "经典象鼻"技术（ET）

"经典象鼻"技术是通过腋动脉插管，在 MHCA 下采用 ACP 技术完成。阻断升主动脉，灌注心脏停搏液。在降温期间，用直的 Dacron 人造血管完成升主动脉近心段的置换，当体温降至目标温度时，

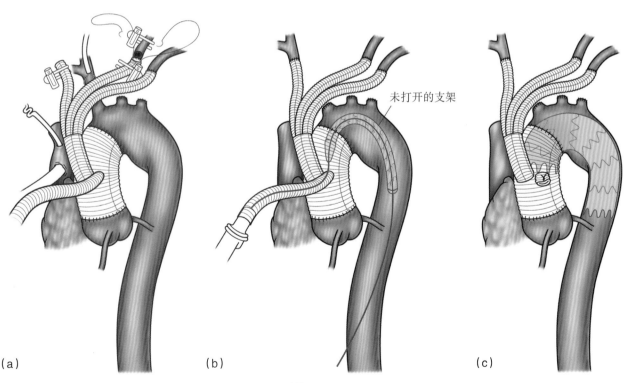

未打开的支架

(a)　　　　　　(b)　　　　　　(c)

图 32.14

启动 HCA，并钳夹无名动脉，经右颈总动脉行单侧 ACP。移除主动脉阻断钳，探查主动脉弓，可经左颈总动脉置入另一条灌注管行双侧 ACP。切开主动脉弓，切取 Carrel 补片，其上包括无名动脉、左颈总动脉和左锁骨下动脉开口。将主动脉切除至远心端的目标吻合区，一般是在 Z3 区。由于此前已行左锁骨下动脉血运重建，因此远心端的吻合将是一个非常顺畅的过程，同时降低了 Z2 区操作损伤喉返神经的风险。

在人造血管的远心端，用起搏导线全周标记，也可以用金属夹做标记，以备之后的 X 线显影和定位。将人造血管反套入腔内，插入主动脉弓，使人造血管的近心端在内，而远心端在外，送入降主动脉，将折叠的双层腔壁作为近心端与主动脉弓切口吻合。此技巧让术者可以用 3-0 MH Prolene 缝线将人造血管和主动脉切口连续缝合，而每一针都是缝一层主动脉壁和两层人造血管。完成远心端吻合后，将人造血管的近心端从人造血管腔内拽出。

在远心端吻合口附近的人造血管小弯侧，插入一条直的主动脉插管，并用两条带垫片 3-0 Prolene 缝线做"U"形缝合固定，灌注远心端。也可以使用带侧支的分支人造血管，还可以将一条 24Fr 的 Foley 尿管与 1/4 in（英寸，1in=2.54cm）的接头连接，恢复早期远心端血供。然后将弓部人造血管烧开一个小开口，用 4-0 Prolene 缝线将 Carrel 补片吻合于此。在头低脚高体位下仔细排气，放开无名动脉阻断钳，在靠近 Carrel 补片的人造血管近心处放置一把阻断钳，恢复全身灌注。开始复温。适当修剪远心和近心人造血管的长度，将两者吻合在一起，注意避免张力和弯折。

### "冰冻象鼻"技术（FET）

除了人造血管本身的特点差异，"经典象鼻"技术和"冰冻象鼻"技术在外科操作方面完全一样。在预先顺行或逆行放置的导丝的引导下，将人造血管送入降主动脉，这两种产品都是预先反折备用的，而 Dacron 血管的"领边"有助于完成远心端吻合。将弓部的人造血管植入 Evita 人造血管中，这一技术要点在此前"象鼻"技术中已说明。而 Thoraflex

人造血管有分支，可与弓部分支进行吻合，这一技术要点则在此前的 Z2 修复中已说明。

## 术后管理

在广泛的缺血 – 再灌注后，为了保证组织灌注，应在血流动力学状态稳定的前提下，适当提高平均动脉压。由于多节段的动脉被人造血管所覆盖，脊髓的灌注受到影响，应在一定程度上维持侧支血管的血流；因此，相对高的平均动脉压和持续中枢神经系统监测非常重要。如果出现感觉或运动神经异常，应紧急使用血管收缩药物将血压进一步提高，如果术前没有准备，此时应考虑行脊柱引流（10~12mmHg）。体弱及存在合并疾病的患者，在行主动脉镶嵌手术后常出现肺炎。早期拔管和早期运动非常重要，可避免此致命性并发症。

## 疗 效

近年来，随着技术的革新、经验的增加及主动脉弓镶嵌手术的普及，出现了不同的研究成果，大部分为单中心回顾性研究或注册研究，同时还有一些其他形式的研究。

我们发表的文章比较了择期主动脉弓镶嵌手术和传统直视手术的疗效，结果发现：卒中率，镶嵌组为 4%，传统组为 9%；院内死亡率，镶嵌组为 11%，传统组为 16%；超过 75 岁人群比，镶嵌组为 8%，传统组为 36%。这一研究结果强调了受益于镶嵌手术的患者组群。

不同的荟萃研究对疗效满意的患者系列进行了结论性分析。Antoniou 等总结了 18 组非对照性研究，涵盖了 195 例行弓部镶嵌手术的患者。他们发现：整体死亡率为 9%，卒中率为 7%，内漏发生率为 9%，包括心肺并发症、肾衰竭、感染、夹层在内的并发症发生率为 21%。

一项较大型的荟萃分析总结了 46 项研究结果，对 2272 例传统手术和镶嵌手术进行了比较。在院内死亡方面，传统组（9.5%）与镶嵌组（11.9%）具有可比性; 卒中发生率(传统组: 6.2%, 镶嵌组: 7.6%)相似。尽管如此, 弓镶嵌手术治疗后新发 A 型夹层的概率为 4.5%, 内漏率为 16%; Ⅰ型镶嵌手术的这两项主要风险可以通过行Ⅱ型镶嵌手术避免。

另一项大型荟萃分析总结了 53 项研究, 覆盖了 1886 例患者, 比较"经典象鼻"技术联合 TEVAR、"冰冻象鼻"技术及Ⅰ型联合Ⅱ型镶嵌手术的疗效。结果发现:"冰冻象鼻"技术组的死亡率和卒中发生率最低(分别为 11.9%、9.8%、13.2% 和 7.3%、6.2%、10.9%); Ⅰ型联合Ⅱ型镶嵌手术组的脊髓缺血发生率最低(分别为 7.2%、7.9%、4.3%)。亚组分析发现: 手术存在学习曲线, 大型心脏中心有更好的疗效。镶嵌技术仍是一项新兴技术, 尚无有力的长期随访数据。虽然部分研究发现内漏率和再干预率较高, 但跨洲的注册研究发现 5 年生存率为 72%。考虑到接受镶嵌手术的患者年龄较大, 无法耐受传统手术, 因此, 这些结果还是令人鼓舞的。

总而言之, 与传统主动脉弓手术相比, 镶嵌技术是一种创伤更小的治疗策略, 可用于治疗年龄较大、合并多种疾病的患者, 是朝着全腔内治疗迈出的坚实一步。在未来, 随着医疗装备的进一步改善, 心脏外科医生可以变得更加强大, 可以创造出更多样化的镶嵌治疗方案和更加个性化的治疗策略。

## 参考文献

[1] Borst HG, Schaudig A, Rudolph W. Arteriovenous fistula of the aortic arch: repair during deep hypothermia and circulatory arrest. J Thorac Cardiovasc Surg, 1964(48): 443.

[2] Griepp RB, Stinson EB, Hollingsworth JF, et al. Prosthetic replacement of the aortic arch. J Thorac Cardiovasc Surg, 1975(70): 1051–1063.

[3] Svensson LG, Crawford ES, Hess KR, et al. Deep hypothermia with circulatory arrest: determinants of stroke and early mortality in 656 patients. J ThoracCardiovasc Surg, 1993(106): 19–28, discussion 28–31.

[4] Ergin MA, Galla JD, Lansman SL, et al. Hypothermic circulatory arrest in operations on the thoracic arrest: determinants of operative mortality and neurologic outcome. J Thorac Cardiovasc Surg, 1994(107) : 788–797, discussion 797–799.

[5] Jakob H, Tsagakis K, Leyh R, et al. Development of an integrated stent graft-dacron prosthesis for intended onestage repair in complex thoracic aortic disease. Herz, 2005(30): 766–768.

[6] Criado FJ, Clark NS, Barnatan MF. Stent graft repair in the aortic arch and descending thoracic aorta: a 4-year experience. YMVA, 2002(36): 1121–1128.

[7] Milewski RK, Szeto WY, Pochettino A, et al. Have hybrid procedures replaced open aortic arch reconstruction in high-risk patients? A comparative study of elective open arch debranching with endovascular stent graft placement and conventional elective open total and distal aortic arch reconstruction. J ThoracCardiovasc Surg, 2010(140): 590–597.

[8] Antoniou GA, Mireskandari M, Bicknell CD, et al. Hybrid repair of the aortic arch in patients with extensive aortic disease. Eur J Vasc Endovasc Surg, 2010(40): 715–721.

[9] Moulakakis KG, Mylonas SN, Markatis F, et al. A systematic review and meta-analysis of hybrid aortic arch replacement. Ann Cardiothorac Surg, 2013(2): 247–260.

[10] Cao P, De Rango P, Czerny M, et al. Systematic review of clinical outcomes in hybrid procedures for aortic arch dissections and other arch diseases. J ThoracCardiovasc Surg, 2012(144): 1286–1300, 1300.e1–2.

[11] Czerny M, Weigang E, Sodeck G, et al. Targeting landing zone 0 by total arch rerouting and TEVAR: midterm results of a transcontinentalregistry. AnnThoracSurg, 2012(94): 84–89.

## 延伸阅读

1. Bavaria J, Milewski RK, Baker J, et al. Classic hybrid evolving approach to distal arch aneurysms: toward the zone zero solution. J ThoracCardiovascSurg, 2010(140): S77–80, discussion S86–91.

2. Bavaria J, Vallabhajosyula P, Moeller P, et al. Hybrid approaches in the treatment of aortic arch aneurysms: postoperative and midterm outcomes. J ThoracCardiovasc Surg, 2013(145): S85–S90.

3. Czerny M, Schmidli J, Carrel T, et al. Hybrid aortic arch repair. Ann Cardiothorac Surg, 2013(2): 372–377.

4. Szeto WY, Bavaria JE. Hybrid repair of aortic arch aneurysms: combined open arch reconstruction and endovascular repair. Semin Thorac Cardiovasc Surg, 2009(21): 347–354.

5. Vallabhajosyula P, Szeto WY, Desai N, et al. Type II arch hybrid debranching procedure. Ann Cardiothorac Surg, 2013(2): 378–386.

# 第 33 章
# 胸 – 腹主动脉瘤

*Shinichi Fukuhara  Nimesh D. Desai*

## 概　述

胸 – 腹主动脉瘤（TAAA）是指主动脉瘤病变穿越横膈，累及胸主动脉及腹主动脉。因此，应对胸主动脉病变进行修复。此类主动脉瘤近心端可波及主动脉弓，远心端可波及腹主动脉分叉部。

Crawford 对 TAAA 的分型（图 33.1）是基于病变的波及范围。精确的分型至关重要，它关乎手术策略的制订、手术风险，而疗效会因主动脉置换的范围不同而有所差异。V 型 TAAA 是在近 20 年才提出的，它是从 T6 至肾动脉稍上水平。尽管腔内干预在近年来蓬勃发展和改进，但直视修复技术仍不失为成功治疗大范围 TAAA 的重要手段。尽管麻醉水平、外科技术及重症监护水平的进步，使此类手术可以成功施行，但依然有很多技术难关。病理生理多样、累及范围广泛及常常合并的内科疾病同样带来了挑战。由于此疾病在老年人群中越来越常见，因此，未来对治疗的需求也将持续增加。

## 发展史

人们对 TAAA 的治疗始于 20 世纪 50 年代。1955 年，Etheredge 报道了首次成功矫治的病例，该病例的巨大动脉瘤波及腹主动脉及肠系膜上动脉，医生们用 5mm 聚乙烯管路制作临时旁路，用同种异体主动脉替换了病变段主动脉。同年，Rob 报道了 6 例 TAAA 治疗，所有这些病例均需要行胸 –

腹联合切口，在阻断胸主动脉下段后进行手术操作。这些初期的尝试多涉及主动脉瘤切除，这将明显延长手术时间，导致并发症发生率显著升高。Crawford 革命性地提出应用人造血管腔内吻合技术治疗

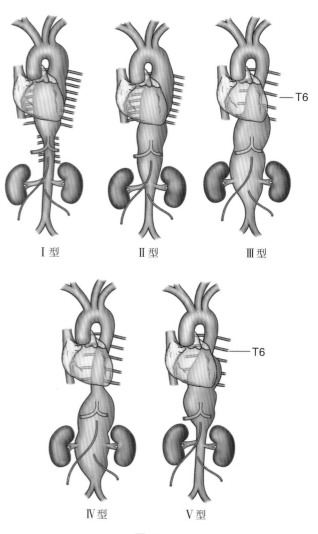

I 型　　Ⅱ型　　Ⅲ型

Ⅳ型　　V 型

图 33.1

TAAA。随着体外循环、低温停循环及脑脊液引流等技术的应用，Crawford 策略已与当今大多数心脏中心所采用的技术非常相似。

## 基本原则与理论依据

两种最常见的会累及胸 – 腹主动脉的情况是血管中层退化及主动脉夹层，两者都会导致主动脉壁薄弱并扩张，并最终引发破裂。这两个因素可以独立存在，且互为风险因素，因此，常常表现为两者共存。胸 – 腹主动脉夹层可以波及或不波及升主动脉及主动脉弓，高达 40% 的慢性夹层最终需要手术治疗。

## 术前评估及准备

### 症　状

罹患 TAAA 的患者，在病变严重到对周围器官造成压迫或发生夹层、破裂之前，通常并无症状。因此，TAAA 的诊断常常是在因其他不相关的内科疾病进行影像学检查时意外发现的。另外，一旦出现症状，往往预示即将发生瘤体破裂。但遗憾的是，很少有存在症状的患者会在发生急性主动脉事件前就诊，而高达 95% 的事件是在没有任何征兆的情况下发生的。最常见的症状表现为胸、腹及背部的疼痛，这种疼痛是由于主动脉瘤对毗邻器官的压迫，也可能是因为发生了夹层或破裂。瘤体对气管或肺段支气管的压迫会导致喘息、咳嗽、肺炎等表现。当主动脉瘤侵润至气道或肺实质时，会出现咯血等症状；如果侵润至食管，会造成吞咽困难或呕血。当病变侵及左侧喉返神经时，会造成声带麻痹及声嘶。

### 诊　断

TAAA 的诊断主要依赖于 X 线影像学检查。

当今，主动脉 CT 造影（CTA）及 3D 重建已成为术前影像学检查的金标准，很少需要以往的主动脉增强造影。CTA 在制订手术策略方面有着至关重要的作用，在拟行腔内治疗时，作用尤其显著。在观察轴向切面的同时进行 3D 重建，有助于详细认识动脉瘤的解剖。图 33.2 是合并慢性夹层的 TAAA 的 3D 重建后 CTA 影像，同时显示了其垂直轴平面影像。

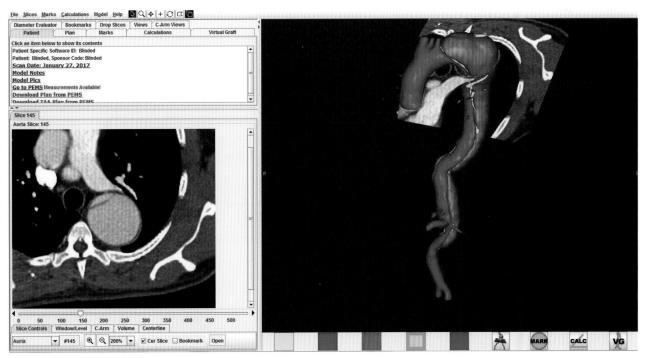

图 33.2

## 手术适应证

手术适应证主要取决于是否存在症状及瘤体大小。仔细评估所有出现的症状及其进展，在不能证明是其他原因所致之前，均应视为动脉瘤所致。如果出现即将破裂的症状，例如疼痛的急性发作、低血压，应立即行外科手术。对于无症状的患者，如果瘤体直径超过6cm或增大速度每年超过1cm，只要没有合并成为禁忌证的内科疾病，即应行择期手术。如果瘤体直径小于6cm，但存在结缔组织疾病，如马方综合征和Loeys-Dietz综合征，同样应进行手术。对于体型过大的患者，应对动脉瘤直径绝对值这一手术标准进行修正，综合考虑瘤体直径和患者的体表面积。

## 术前评估

无论手术矫治的范围有多大，全面的术前评估都是手术成功的关键因素。除了对心血管风险因素进行分层分析外，还应仔细评估肺功能及肾功能，从而确定患者是否存在潜在风险，是否适合手术治疗。

术前经胸超声心动图是一种理想的无创筛查手段，可用于评估瓣膜及双心室的功能。对于左心室射血分数小于30%或明确存在心肌缺血的患者，应辅以其他检查。对存在严重冠状动脉疾病的患者，应在TAAA矫治前行冠状动脉血运重建手术。近来，冠状动脉CTA成为一种创伤较小的筛查手段，在很多心脏中心用其观察冠状动脉的解剖。需强调的一点是：如果患者曾用左胸廓内动脉行冠状动脉旁路移植手术，在行Ⅰ型或Ⅱ型TAAA手术矫治前，应行左颈总动脉–锁骨下动脉旁路术，以免在左锁骨下动脉近心端放置阻断钳时造成心肌缺血。

TAAA术后最常见的并发症为呼吸衰竭。由于大部分手术需要单肺通气，因此应行动脉血气分析和肺活量测定来评估肺功能。如果第1秒用力呼气量（$FEV_1$）减小或血二氧化碳分压大于45mmHg，术前应改善患者的呼吸功能，包括戒烟、运动及使用支气管扩张剂。如果患者弥散功能减退或存在严重的慢性阻塞性肺疾病（COPD），则无法耐受单肺通气，应在体外循环辅助下完成TAAA矫治。另外，术前对右侧喉返神经功能的评估非常重要，这是因为在行Ⅰ型或Ⅱ型TAAA矫治时，左侧喉返神经受损的情况并不少见，右侧喉返神经损伤将导致呼吸功能受损而影响气管插管拔除。

由于术前存在肾衰竭与术后早期死亡有很强的相关性，因此术前应进行肾功能评估。美国肾脏基金会近期提出建议：应用肾小球滤过率估测值（eGFR）作为肾功能评估指标，避免因单纯使用血清肌酐而造成的错误分型。可通过影像学手段来评估肾动脉解剖。如果存在肾动脉狭窄，应在TAAA矫治前或矫治中进行干预。

## 麻　醉

麻醉诱导后，插入双腔气管插管。建立中心静脉通路，置入肺动脉导管以监测血流动力学状况。插入Foley尿管；上、下肢均应建立动脉测压通路，以备在体外循环或左心转流期间，监测主动脉阻断期间远心端和近心端的灌注情况。密切监测动脉血气和血清电解质水平，并根据需要进行调整。常规行脑脊液引流，将鞘内压维持在10 mmHg以下。在头部及外周放置电极，监测体感及运动诱发电位，用于术中评估脊髓的保护及灌注情况。关于运动诱发电位，由于麻醉所使用的神经肌肉阻滞剂会干扰监测结果，需要做出特殊的麻醉考量。在行皮肤切口前给予预防性抗生素；在左心转流/体外循环开始前，给予1g甲泼尼龙和12.5g甘露醇。在主动脉阻断期间，可通过持续静脉输注碳酸氢钠来纠正酸中毒。常规使用自体回收洗涤红细胞，可以明显减少库血输入。一些大的动脉瘤内部可能容纳多达2000mL的血液，在手术过程中进行自体血回输是非常重要的管理措施。

## 脊髓保护

虽然手术技术已经有了很大进步，但在TAAA

矫治期间的脊髓保护问题仍是研究的重点。脊髓缺血的风险因素包括动脉瘤的累及范围大、直视矫治、曾行主动脉近心和（或）远心段手术及围手术期低血压。可在术中通过神经生理监测、术后通过神经功能检测来早期发现脊髓缺血的情况，这一点非常关键，可通过及时治疗来预防永久性截瘫。

在手术期间，应对机体容量状态保持高度警觉，避免血压大幅度波动。手术开始前即输入晶体溶液。维持中心静脉压和肺动脉压在正常范围或达到麻醉前水平。通过升高血压、增加心排出量来维持脊髓灌注，同时应通过避免低血压、降低脑脊液压力和中心静脉压来预防和治疗脊髓缺血，这些措施非常关键。我们采用的脊髓保护策略是基于动脉瘤累及和修复的范围。对于大部分 TAAA，均可采用轻度低温（32~34℃），即在麻醉诱导后，自然降低膀胱温度即可。除了常规使用脑脊液引流和左心转流外，可采用顺序阻断主动脉技术，并在可能的情况下，将开放的肋间动脉和腰动脉尽可能重新吻合至置换主动脉的人造血管上，尤其是 T8 至 L1 节段的主动脉分支。在血压维持方面，应将阻断钳近心端压力维持在 80~100mmHg，而远心端的压力则维持在 60~80mmHg。如果近心端压力过高，而远心端压力过低，应加大左心转流的流量；如果远心端和近心端的压力均过高，可通过减小循环流量来优化血压；如果远心端和近心端的压力均过低，则应补充容量；如果近心端压力过低，而远心端压力过高，则应降低左心转流的流量。恢复灌注后，可以向开放的切口内注入温盐水，以及使用空气温毯来复温。

# 手　术

基于病变程度和特点的手术策略和手术技术各异。

## 准备及显露

使用可放气的体位垫，将患者的体位调整至右侧卧位，肩部呈 60°，而髋部呈 30°（图 33.3）。将左

上肢固定在手术台头架上。在所有的压力点下方放置泡沫垫。在胸部下方放置肩垫，以防止右肩部受压。将手术台调整至过伸位，将髂嵴至肋弓之间的部位展开。铺巾时，应显露全部左胸、腹部及双侧腹股沟区。

根据动脉瘤向近心端扩展的程度来确定切口水平（图 33.4）。一般情况下，需要两名外科医生同时开始显露胸－腹部。在胸－腹部做一曲线切口，上端起自左肩胛下缘的后部，沿第 7 肋弯行，跨越肋弓后，朝向脐左侧 3~4cm 处。如果需要修复髂动脉，则继续下延切口，绕过脐至中线，直至耻骨联合上

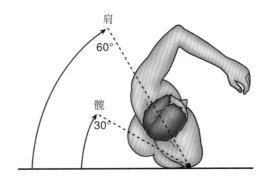

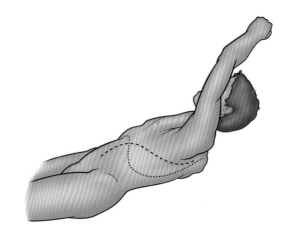

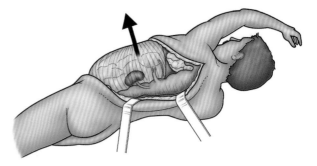

图 33.3

缘。对始于横膈附近的动脉瘤（Ⅳ型），可经第8肋间进行显露；对于始于较近心水平的动脉瘤（Ⅰ、Ⅱ、Ⅲ及Ⅴ型），通常经第6肋间进行显露。为了显露近心部分，有时需要横断或切除第6肋骨；如果需要更好地显露主动脉弓远心部分及左锁骨下动脉，应选择第5肋间进行显露。在进入胸腔前，应排空左肺，并开始单肺通气。

在切开肋弓和横膈时，应注意小心操作，勿损伤左侧膈神经。为了进入腹膜后平面，可切断腹横肌，此肌肉横行跨越腹腔上部。将腹膜囊及其包裹的内容物从左腹膜后向中线侧钝性剥离，显露一个无血管平面，此平面恰在腰大肌前方、左肾后方。为了保护膈神经，以圆周的方式切开横膈，在胸壁上保留2~3cm的横膈组织，保留中央区凸起的肌肉组织，在手术结束后将横膈严实地重新缝合（图33.5）。横断膈脚。辨认并显露左肾动脉。一般情况下，难以从腹膜外辨认肠系膜上动脉、腹腔干及右肾动脉。腰静脉起自腰大肌沟，汇入肾静脉，绕行于主动脉的左侧，在分离时，常常会在近左肾动脉起始处遭遇此静脉。放置自动牵开器，以保持稳

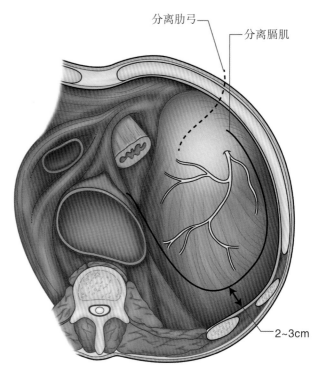

图 33.5

定的显露。

在为放置近心端主动脉阻断钳做准备时，可轻柔地游离主动脉弓的远心段，切断动脉韧带。全周游离主动脉弓远心段，将其与毗邻的食管和肺动脉分离开。辨认并保护左侧迷走神经及喉返神经。如果需要进一步游离，可在喉返神经发出点的远端将迷走神经切断。如果准备在左颈总动脉与左锁骨下动脉之间放置近心端阻断钳，应将左锁骨下动脉全周游离。为了显露主动脉弓远心段，将左上肋间静脉结扎并切断（图33.6）。近心端吻合口的远心阻断钳放置在左肺门水平，将其放置在半奇静脉和肋间静脉的前面，这是非常重要的一点。将阻断钳附近肋间动脉用金属夹夹闭或结扎。辨识毗邻的食管，将其游离，远离主动脉阻断钳。显露完成后，静脉给予肝素以备体外循环/左心转流。

## 左心转流与近心段主动脉的准备

有多种用于TAAA矫治期间的循环辅助策略，但基本都应依据手术的范围来决定。大部分外科团队会使用左心转流技术，这是最基本的辅助策略，它可以减轻近心段容量负荷，同时满足远心段器官

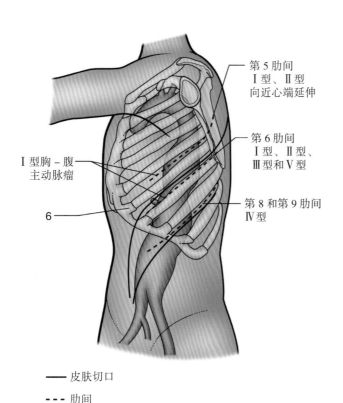

—— 皮肤切口

--- 肋间

图 33.4

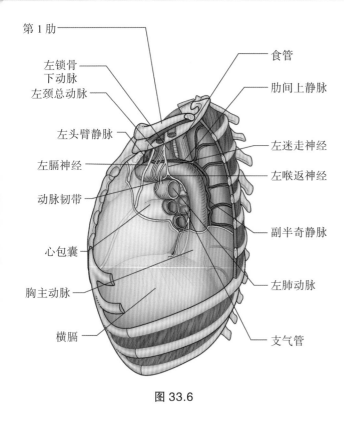

第 1 肋

左锁骨
下动脉

左颈总动脉

左头臂静脉

左膈神经

动脉韧带

心包囊

胸主动脉

横膈

食管

肋间上静脉

左迷走神经

左喉返神经

副半奇静脉

左肺动脉

支气管

图 33.6

的灌注，包括腹腔脏器和脊髓，降低下肢因缺血而出现的并发症。我们选择用离心泵及闭合环路做左心转流，经左下肺静脉置入左心房引流管，而动脉插管的位置则取决于手术的范围，可以置于髂动脉或腹主动脉远心端（图 33.7）。这种模式，一方面可以经髂内动脉逆行灌注腹腔段和脊髓，另一方面可以顺行灌注双下肢。如果患者肺功能储备较差，无法耐受单肺通气，可以选择部分流量的体外循环，在这种情况下，可经左股静脉插入静脉引流管，向上送入右心房，而动脉插管方式同左心转流。常规

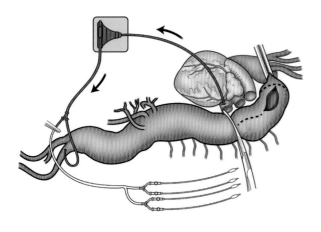

图 33.7

行选择性内脏 / 肾灌注，将一尖端球囊导管连接于体外循环动脉管路的侧支，用富氧血灌注内脏 / 肾动脉。

　　如果无法放置主动脉近心端阻断钳，或者无可避免地要行大范围主动脉弓重建，我们通常会将体温降至深低温（18~22℃），短时停循环，并逆行灌注全身。一般情况下，经股静脉置入右心房插管，在主动脉或股动脉插入动脉管。理想的深低温停循环要求脑电静息，而降温的过程最少持续 45min。经左上肺静脉置入标准的左心室引流管，对于存在主动脉瓣关闭不全的患者，这一点尤其重要。

## 顺序阻断策略

　　建立了左心转流后，在锁骨下动脉开口的远心侧和降主动脉的中上段放置主动脉阻断钳，将动脉瘤的近心部分分离出来（图 33.7），如果动脉瘤波及更为近心的主动脉段，则在左颈总动脉和左锁骨下动脉之间放置一把阻断钳，并用另一把血管阻断钳阻断左锁骨下动脉。将左心转流的流量升高至1.5~2.5L/min，使患者的血压达到前文所述的标准。

　　在近心端主动脉阻断钳以远 2cm 以上的位置将主动脉横断，将断端与食管充分分离，以备后续可以全层缝合主动脉。将两者分离可以降低食管的损伤风险。如果病变为主动脉夹层，通常切除夹层的内膜。如果在吻合点存在内膜钙化，应将其剔除以增加主动脉的柔韧性。对产生回流的肋间动脉，用 2-0 丝线做 "8" 字缝闭。选择合适大小的明胶预凝的 Dacron 编织血管。我们常规使用商品化的4 分支预制主动脉人造血管，以备与腹腔干、肠系膜上动脉和双肾动脉吻合。务必注意分支血管的方向：当内脏移回解剖位置后，人造血管的位置会发生变化。近心端用 3-0 Prolene 缝线连续吻合。如果患者的主动脉壁非常薄弱，如马方综合征，则应使用 4-0Prolene 缝线。可以使用 Tefon 条加固吻合口，但一般无此必要。如果存在主动脉夹层，应在吻合时，将假腔缝闭，其他部分的吻合也应遵循相似原则。近心端吻合完成后，可将近心端主动脉阻断钳移除，仔细止血，对出血点用带垫片缝线加固。

## 远心端吻合及内脏／肾血管吻合

在启动左心转流前，应准备好选择性内脏灌注的导管。导管的直径会因血管及个体的差异而有所不同（6~13Fr）。将这些灌注导管与体外循环的动脉管路侧支连接，将富氧的动脉血持续灌注腹部器官，如果同时灌注 4 条血管，流量通常会控制在200~400 mL/min，每完成一条血管的吻合，流量就应相应下调。理想状态下，在吻合某一条血管时，应保持此血管的选择性灌注，直至吻合接近完成。在准备开放剩余的主动脉时，应使主动脉人造血管保持一定的张力，并将其修剪至理想的长度。为了吻合 T8 至 L1 段部分通畅的肋间动脉，应在人造血管上做多个卵圆形开口。也可将直径为 8mm 的人造血管修剪成 "U" 形，将其近心端和远心端吻合在人造血管上，再与肋间动脉做侧－侧吻合。在拟行远心端吻合位置下方 2~3cm 处，将人造血管的腹腔段夹闭。

将剩余的主动脉纵向剖开直至分叉水平。在切开左肾动脉开口的后壁时应非常小心。在主动脉切缘缝制提吊线，并向外侧牵拉。辨识内脏动脉和肾动脉的开口，在必要时做内膜剥脱术。可在每一条内脏动脉和肾动脉内插入灌注插管。为了减少肋间动脉和腰动脉的回血，可用 2-0 丝线做 "8" 字缝闭，一方面减少失血、改善术野显露，另一方面防止脊髓供血出现窃流。一些较大的节段动脉没有回血或回血量非常少，这对脊髓血供有着非常关键的作用，强烈建议将这些血管移栽。将含有肋间动脉开口的血管补片移植至人造血管后，可将主动脉近心端阻断钳沿人造主动脉下移至肋间血管补片的远心端，以恢复肋间动脉的供血，这是脊髓保护的重要策略之一，称之为顺序阻断（图 33.8）。

根据主动脉病变的实际情况，用 3-0 或 4-0 聚丙烯缝线完成人造血管远心端的吻合，吻合方式为端－端吻合，必要时用 4-0 带垫片聚丙烯缝线进行加固止血。从吻合远心端回流的血液将人造血管及其 4 个分支充盈。用血管钳将 4 条分支分别阻断，缓慢释放主腔道的阻断钳，恢复搏动性血流供给盆腔及双下肢。此时可撤停左心转流，通过血泵选择

性灌注内脏血管，并吸引术野中的出血回流至血泵。

内脏及肾血管的吻合顺序取决于实际解剖情况。一般情况下，我们首先完成腹腔干吻合，然后是肠系膜上动脉。在持续选择性灌注腹腔干的同时，修剪最上方 10mm 分支至合适的长度，此分支位于人造血管的前方，用 5-0 聚丙烯缝线将其与腹腔干做端－端连续吻合。在吻合接近完成时，拔除灌注管。排出分支管道中的气体，完成吻合，并移除此分支血管的阻断钳。以同样的方法将肠系膜上动脉与另一个 10mm 分支吻合。由于右肾动脉位置居中，因此通常优先吻合，修剪右侧 8mm 分支至适当的长度，用 5-0 聚丙烯缝线将其与右肾动脉连续吻合。左肾动脉开口经常是以纽扣的方式从腹主动脉壁上切取下来，并充分游离其近心端。将最后一条 8mm 分支修剪至适当长度后，与左肾动脉吻合。在将腹膜囊移回至其正常解剖位置时，应确保主动脉及其分支不发生弯折（图 33.9）。另外一种吻合方式是将含有腹腔干、肠系膜上动脉及右肾动脉的主动脉壁作为一整块补片，吻合于腹主动脉人造血管。但对于患有结缔组织病的患者，应避免使用此方法，否则可能导致作为补片的主

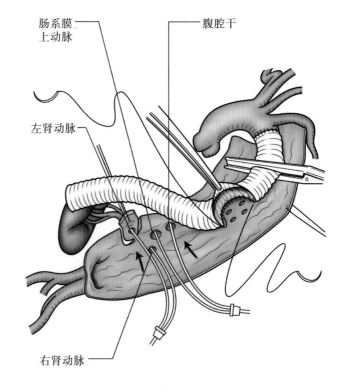

图 33.8

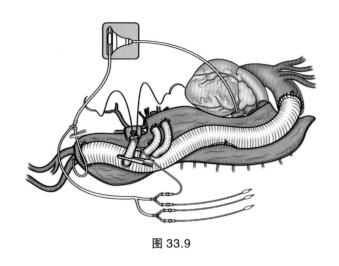

图 33.9

动脉血管壁发生瘤样扩张。左肾动脉通常需要单独与一条分支血管进行吻合。

完成了主动脉重建后，用鱼精蛋白中和肝素。仔细检查每一个吻合口和插管处的出血情况。需要时，用电刀烧灼自体主动脉壁切缘。充分评估腹腔、肾及外周的灌注情况。将残余的动脉瘤壁包裹主动脉人造血管，连续缝闭。在后胸膜腔置入 2 条引流管。用 1 号聚丙烯缝线将横膈连续缝合至原位。用粗涤纶编织线拉闭胸部切口。在必要时，可使用不锈钢丝或肋骨固定装置来处理肋弓切口。

## 术后管理

术后 48 h 内，应认真控制血压，即使是短时的高血压也可能导致吻合口爆裂，同时应确保脊髓和内脏器官的灌注。术后早期，应将平均动脉压控制在 80~100mmHg。对于组织非常脆弱的患者，如马方综合征和急性主动脉夹层患者，可将目标血压下调。在升高血压的同时，还应确保心排出量满意，在优化组织供氧时，应确保患者无贫血问题存在。保持脑脊液引流，并将脑脊液压力维持在 10~12mmHg。如果患者神经系统情况稳定，通常可在术后 48h 拔除引流管。大多数患者可以在术后 24h 撤离呼吸机并拔除气管插管。当胸腔引流量小于 300mL/d 时，可以拔除胸腔引流管，一般是在术后 48~72h。术后第 2 或第 3 天，当拔除脑脊液引流管后，可恢复运动，术后强调早期积极地进行物理康复训练。

## 疗效

在过去的 40 年间，在有经验的大型医疗中心行此类手术，死亡率及并发症发生率均大幅降低，即使是大范围矫治或慢性夹层患者亦如此。表 33.1 总结了当今的手术疗效，数据来自 1986—2014 年的大型系列研究，但不包括非择期手术。近 2/3 的患者为无夹层的退行性动脉瘤（64.2%），另外 1/3 则是主动脉夹层（35.8%）。

表 33.1　2586 例 TAAA 择期手术疗效

| | Ⅰ型<br>N=700 | Ⅱ型<br>N=866 | Ⅲ型<br>N=504 | Ⅳ型<br>N=516 |
|---|---|---|---|---|
| 手术死亡率 | 32<br>（4.6%） | 72<br>（8.3%） | 41<br>（8.1%） | 16<br>（3.1%） |
| 截瘫 | 8<br>（1.1%） | 37<br>（4.3%） | 18<br>（3.6%） | 3<br>（0.6%） |
| 下肢轻瘫 | 14<br>（2.0%） | 25<br>（2.9%） | 10<br>（2.0%） | 8<br>（1.6%） |
| 卒中 | 17<br>（2.4%） | 31<br>（3.6%） | 5<br>（1.0%） | 7<br>（1.4%） |

## 参考文献

[1] Etheredge SN, Yee J, Smith JV, et al. Successful resection of a large aneurysm of the upper abdominal aorta and replacement with homograft. Surgery, 1955, 38: 1071–1081.

[2] Rob C. The surgery of the abdominal aorta and its major branches. Ann R Coll Surgeons Engl, 1955, 17: 307–317.

[3] Crawford ES. Thoraco-abdominal and abdominal aortic aneurysms involving renal, superior mesenteric, celiac arteries. Ann Surg, 1974, 179: 763–772.

[4] Escobar GA, Upchurch GR Jr. Management of thoracoabdominal aortic aneurysms. Curr Probl Surg, 2011, 48: 70–133.

[5] Elefteriades JA, Farkas EA. Thoracic aortic aneurysm clinically pertinent controversies and uncertainties. J Am Coll Cardiol, 2010, 55: 841–857.

[6] Coselli JS, LeMaire SA, Preventza O, et al. Outcomes of 3309 thoracoabdominal aortic aneurysm repairs. J Thorac Cardiovasc Surg, 2016, 151(5): 1323–1337.

## 延伸阅读

1. Coselli JS, LeMaire SA, Köksoy C, et al. Cerebrospinal fluid drainage reduces paraplegia after thoracoabdominal aortic aneurysm repair: results of a randomized clinical trial. J Vasc Surg, 2002(35): 631–639.

2. Estrera AL, Sandhu HK, Charlton-Ouw KM, et al. A quarter century of organ protection in open thoracoabdominal repair. Ann Surg, 2015, 262: 660–668.

3. Girardi LN, Lau C, Munjal M, et al. Impact of preoperative pulmonary function on outcomes after open repair of descending and thoracoabdominal aortic aneurysms. J Thorac Cardiovasc Surg, 2017, 153: S22–29.

*George J. Arnaoutakis*  *Wilson Y. Szeto*

## 发展史

胸主动脉瘤（TAA）直视手术矫治始于 20 世纪 50 年代。目前，无论在外科技术、麻醉管理，抑或是围手术期管理方面都取得了明显进步，但即便如此，死亡率和并发症发生率仍然很高。另一方面，罹患胸主动脉疾病的人群年龄越来越大，合并其他疾病的情况也越来越普遍。胸主动脉瘤腔内治疗（TEVAR）作为外科治疗的补充，可明显降低单纯直视手术的死亡率和并发症发生率。多项非随机研究已经证实了这一结果（可缩短住院时间、降低截瘫发生率、减少出血并发症）。美国食品药品监督管理局（FDA）于 2005 年批准了 TEVAR，目前已有 4 家企业的设备获得了 FDA 批准。此后，指征进一步放宽，FDA 批准了可对全部胸主动脉疾病使用此项技术。大量腔内治疗技术得到发展和应用，使得更多罹患复杂胸主动脉疾病的患者也可受益于 TEVAR，尤其是主动脉弓疾病。

## 基本原则与理论依据

退行性主动脉瘤是 TEVAR 治疗的最常见疾病，表现为主动脉异常扩张、主动脉壁中层退化。一般情况下，有症状的 TAA 应行紧急手术矫治；对于无症状的 TAA，一般建议当动脉直径达到 5.5~6cm 时进行外科干预，当动脉瘤最大直径超过 6cm 后，发生破裂、夹层及死亡的年风险超过 15%。如果患者罹患囊性动脉瘤、动脉瘤扩大速度快、结缔组织病或存在主动脉相关并发症的家族史，应考虑早期干预。对 TAA 的最终手术决策应遵循外科原则，即围手术期风险不超过动脉瘤破裂的风险。

2013 年 9 月，W.L. Gore & Associates（Flagstaff, AZ, USA）的 C-TAG 装置获得 FDA 认证，可用于治疗全部降主动脉疾病；2014 年 1 月，Medtronic, Inc（Minneapolis, MN, USA）的 Valiant 装置获得同样的认证。FDA 委员会颁发此类认证，是基于对 TEVAR 疗效的全面分析，将其适应证扩大至急、慢性 B 型主动脉夹层、创伤性主动脉横断、动脉壁溃疡穿孔及主动脉壁内血肿。目前正在进行的研究更加全面地说明了 B 型主动脉夹层可受益于 TEVAR 治疗。

## 外科解剖

胸主动脉起自左锁骨下动脉开口的远心侧，是主动脉弓的直接延续。在第 12 肋水平，经主动脉裂孔向下穿行横膈，移行成为腹主动脉。在胸主动脉前壁，发出多条分支，包括支气管动脉和食管动脉。肋间动脉源自降主动脉后壁，节段性供血至脊髓。很多患者存在起源于 T7 至 L1 之间占优势的髓前动脉，即 Adamkiewics 动脉，它是前 2/3 脊髓的主要供血源（图 34.1）。降主动脉的第一大分支为腹腔干，因此，在解剖上允许在整个胸主动脉上行 TEVAR，但有可能会增加卒中和脊髓缺血的风险。

标准化操作,将主动脉近心部分为多个锚定区(图34.2)。除非已经完成了弓部大血管的血供重建,否则将近心端锚定区选择在 Z0 或 Z1 将会导致无名动脉、左颈总动脉缺血。常规选择 Z2 区为近心端锚定区,但会造成左锁骨下动脉的阻塞。Z3 区弯角较大,在此放置人造血管可能会形成内漏。将 Z4 作为近心端锚定区则较为直接,这里不存在弯角。

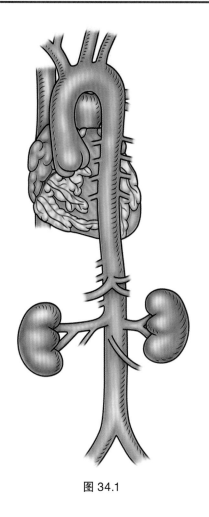

图 34.1

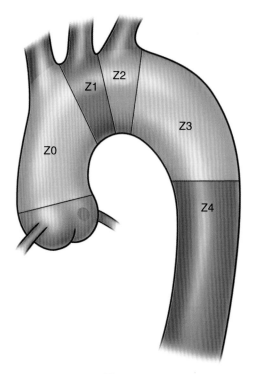

图 34.2

同时还应考虑锚定区的长度及内径。对于大多数装置,要求锚定区长度为 2cm,且在此区域内,血管内径无明显变化。在选择人造血管时,对于动脉瘤患者,建议大于测量内径 10%~20%;对于主动脉夹层和创伤性主动脉横断,则建议选择较为保守的策略,人造血管内径较测量内径增加的幅度不超过10%。其他需要关注的解剖问题包括:主动脉内径存在显著变化,存在附壁血栓、钙化灶,以及过度扭曲及成角。

## 术前评估及准备

对所有拟行 TEVAR 的患者,应回顾其完整病史和体检结果,重点关注心脏和呼吸系统的并发疾病,这些问题将会导致术后并发症的发生风险增加。详尽的神经系统及心血管检查是关键,需关注是否存在远心端动脉搏动及任何的神经系统缺陷。根据病情的需要,对心血管系统做以下评估:心电图,2D 经胸超声心动图,颈动脉双功能彩色多普勒。术前须行薄层 CT 扫描,在可能的情况下完成主动脉 3D 重建。术前影像学检查可以判定其解剖结构是否适合行 TEVAR。

### 解剖学要求

对于罹患胸主动脉疾病的患者,满意的近心端及远心端锚定区解剖是行 TEVAR 的关键因素。人造血管的远心和近心区必须安放于内径合适的主动脉内,以解除胸主动脉瘤,并防止内漏。为了能实现

### 血管入路

理想的髂股动脉解剖状况是安全实施 TEVAR 的前提条件。与血管入路相关的问题是导致 TEVAR 术后出现并发症的主要风险因素。目前的输送系统

内径介于 20~26Fr, 术前必须评估髂动脉、股动脉的内径、钙化程度、扭曲及成角。如果存在髂动脉手术史, 则可能无法安全施行 TEVAR。如果股动脉不理想, 可通过在腹膜外显露髂动脉建立入路。

## 麻　醉

大多数情况下, 采用全身麻醉行 TEVAR, 这样可在放置人造血管期间, 更好地控制呼吸, 获得精准的成像。常规建立动脉测压管路, 根据需要, 建立中心静脉管路及使用术中经食管超声心动图 (TEE)。另外, 如果人造血管覆盖较大的范围, 应在术前放置脑脊液引流; 对于曾行腹主动脉瘤手术的患者, 术前也应放置脑脊液引流管。脑脊液引流可以改善脊髓灌注, 降低发生截瘫的风险。

### 神经系统的监测

由于存在卒中和脊髓缺血的风险, 术中应常规监测体感诱发电位及脑电图。在未行可靠的神经系统检查前, 这些神经系统监测手段可以早期发现脊髓缺血的征兆。脑脊液引流、扩容及血管加压药物的使用有可能逆转脊髓缺血, 预防永久性瘫痪。

## 手　术

### 影　像

TEVAR 的术中成像主要依赖于 X 线影像。镶嵌手术室内的固定成像系统有助于手术操作, 当然, 部分操作也可选用移动式 "C" 臂机。实时成像系统有助于正确放置腔内人造血管。血管数字减影可消除一些背景骨结构影像, 并在注入造影剂时强化胸主动脉显影。影像路线图 (road mapping) 可以将一些参考影像与实时影像叠加, 指导人造血管的放置。上述两点都是重要的实用技术。对于肾功能不全的患者, 为了避免使用造影剂, 可采用血管内超声 (IVUS), 它可以提供血管腔内影像, 分辨主动脉夹层的真腔和假腔, 同时可用于评估远心端和近心端锚定区的适用性。

## 入　路

对于大部分患者, 股动脉是 TEVAR 的安全入路。使用 Perclose (Abbott, Santa Clara, CA) 动脉锁闭装置, 可经皮完成全套操作。也可以在腹肌沟韧带水平做一横切口, 在直视下完成操作。如果股动脉直径过小, 难以置入鞘管, 可以选择腹膜外入路。建立血管通路后, 将一 5Fr 稳定鞘管插入, 在 X 线显影下, 将一条柔软的导丝送入鞘管, 逆行送至主动脉弓。在插入导丝前, 应肝素化。由于主动脉存在弯角, 必须在加硬钢丝的辅助下才能将腔内人造血管送入主动脉。为避免造成主动脉破裂及穿孔, 加硬钢丝需始终在鞘管内穿行至主动脉弓, 如果需更换导丝, 建议使用多用成角长导引鞘来完成导丝更换。将加硬钢丝经多用成角长导引鞘送至升主动脉后, 即可准备送入腔内人造血管。在对侧股动脉将有 X 线显影标志的多侧孔诊断导管 (5Fr 猪尾导管, Cordis) 送至主动脉弓。如果已经建立了颈动脉 – 锁骨下动脉旁路, 有时需要经肱动脉入路行左锁骨下动脉弹簧圈堵闭术。

### 颈动脉 – 锁骨下动脉旁路

为了将内径正常、长度充分的主动脉用作锚定区, 常常会选择 Z2 作为近心端锚定区。在非急诊情况下, 应首先建立锁骨下动脉血运重建, 可以是颈动脉 – 锁骨下动脉旁路, 也可以是将锁骨下动脉移栽至颈动脉。移栽时, 需要更多地显露锁骨下动脉近心端, 但如果 TAA 较大, 此处的解剖可能发生扭曲。如果拟行颈动脉 – 锁骨下动脉旁路, 则有必要用弹簧圈将左锁骨下动脉近心端堵闭, 以避免发生 II 型内漏。此操作可在行 TEVAR 时经肱动脉入路来完成, 也可在行锁骨下动脉血运重建时, 经锁骨下动脉来完成。经锁骨下切口, 分离颈阔肌、胸锁乳突肌及肩胛舌骨肌。抵达前斜角肌后, 仔细辨认膈神经和胸导管, 务必仔细保护, 防止损伤。在前斜角肌深部, 可见左锁骨下动脉, 将左颈总动脉和左锁骨下动脉的近心端及远心端分别控制过带 (图 34.3)。修剪一人造血管 (膨化聚四氟乙烯管道或 Dacron 人造血管) 至适当长度, 避免张力过高或弯折。用5-0或6-0 Prolene缝线完成两端的吻合。

## 腔内人造血管的放置

通过术前影像,可以明确拟使用的腔内人造血管的数量、大小及放置顺序。胸主动脉的投照长度决定了人造血管的使用数量及长度。由于很多患者的胸主动脉存在扭曲及成角,应通过测量主动脉的中心线长度来决定最适宜的人造血管长度。3D血管影像重建软件有助于完成测量工作。远心及近心端锚定区的内径决定了人造血管的选择。为了能充分贴合,所选择的人造血管管径应大于锚定区内径的15%~20%。但对于一些急性病变,如急性主动脉夹层及创伤性主动脉横断,应采取更为保守的策略,即人造血管的管径仅应放大5%~10%,以避免主动脉破裂。最常见的放置顺序是由最近心端开始。但是,如果人造血管的近心端内径大于远心端,或者需要在腹腔干水平精确放置,可以采用先远心、再近心的放置顺序。

在X线透视辅助下,将腔内人造血管经Lunderquist导丝送至近心端锚定区(图34.4)。如果选用Gore TAG血管,可以使用专用导入鞘,这样,即使拟置入多个人造血管,也可以充分止血。而其他品牌的人造血管则可以直接送入,无须导入鞘。将

"C"臂置于左前斜位(45°~50°)。行诊断造影时,可暂停呼吸,以获得最佳影像。通过造影,可以明确血管解剖,并根据锚定区情况选择最佳锚定点。在此操作阶段,影像路线图可以提供很大帮助。在放置人造血管前,可将猪尾导管退出,但并非总有这个必要。每一品牌的产品均有其独特的放置方法,因此,在实操之前,应通读用户手册,了解每一款产品的优点和缺点。如果需要在腹腔干水平精准放置,则将"C"臂调至侧位,以获得理想的诊断造影。

如果需要放置其他一些装置,应通过Lunderquist硬质导丝进行替换。如果需要放置多个装置,应保证充分的重叠,避免出现装置间漏或Ⅲ型内漏。最小重叠长度为5cm。另外,通常建议在血管交界区使用球囊进行扩张,以便达到理想的贴合,避免内漏。在近心端和远心端锚定区同样需要球囊扩张,以避免出现相应的Ⅰa或Ⅰb型内漏。应在X线透视指导下进行扩张,这一点非常重要,可降低人造血管支架断裂或主动脉夹层的风险,这些问题可在过度扩张时出现。使用一个顺应性好的三叶球囊导管进行扩张,由近心端向远心端进行顺序扩张,最后处理人造血管交界重叠区。在X线透视引导

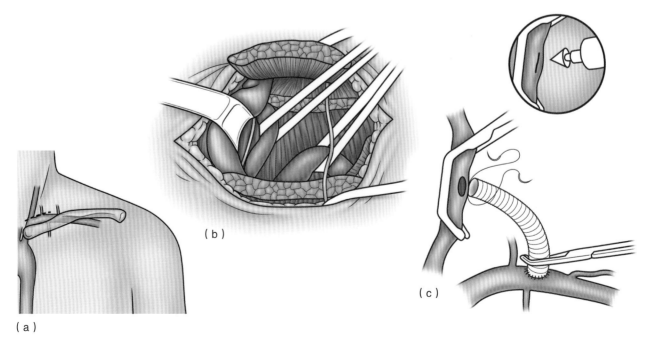

(a)

(b)

(c)

图 34.3

下，在支架人造血管腔内送入一条猪尾导管，直至主动脉弓，做最后一次诊断性造影。仔细审核人造血管的位置，排除内漏的情况。在必要的情况下，可以送入另外一些装置或加强球囊扩张来处理内漏。拔除输送系统，保留导引钢丝在原位，这是一个预防性举措：一旦发现血管受损出血，可经此导丝送入一球囊导管做短时止血。如果是采用经皮穿刺技术，可将 Perclose 系统收紧，封堵穿刺点。当确认了血管的完整性即远端动脉搏动良好后，可将导丝取出，将 Perclose 缝线切断。

## 特殊情况的处理

### 主动脉夹层

以前，急性 B 型主动脉夹层的治疗主要是通过积极的内科治疗来控制血压、降低主动脉壁剪切力。但相当大比例的患者在接受了理想的内科治疗后，仍然发生了与主动脉夹层相关的多种并发症，需要后续治疗。急性 B 型夹层的传统外科治疗可以逆转夹层相关并发症，包括低灌注综合征、行将发生破裂或已经发生包裹性破裂、持续性疼痛，以及退行性动脉瘤形成等。由于传统的外科直视手术存在较高的死亡率和并发症发生率，因此近年来，人们更热衷于用腔内治疗技术应对急性 B 型主动脉夹层，包括复杂性或非复杂性夹层。对于急性复杂性 B 型夹层，只要解剖情况允许，均建议行 TEVAR，主要是因为早期死亡率低于直视手术。对于非复杂性 B 型夹层，来自 INSTAD-XL 随机试验的最新数据表明：TEVAR 联合优化的内科治疗的 5 年主动脉疾病特异生存率高于单纯优化的内科治疗。正是 TEVAR 治疗 B 型夹层令人鼓舞的结果使得 FDA 在近期批准将腔内治疗技术应用于全部胸主动脉疾病。

对于慢性 B 型夹层的退行性动脉瘤，什么才是最佳的外科治疗目前尚无准确界定。虽然有很多文献报道可应用 TEVAR 成功治疗此类疾病，但由于真、假腔间隔明显增厚，进而造成假腔内难以形成血栓，因此拟在降主动脉内完全置入腔内人造血管存在困难。另外，胸 - 腹主动脉夹层可导致腹主动脉形成破孔，且分支血管也可能参与夹层病变，以及血管腔内的活瓣及假腔的形成，这些均使腔内治疗更为复杂。带孔支架血管的出现，解决了部分解剖方面的难题。尽管如此，处理合并动脉瘤样退行性变的慢性 B 型夹层时仍存在较大困难，这就要求尽早发现那些可能形成退行性动脉瘤的急性夹层患者，这些患者可在最大程度上受益于早期 TEVAR。

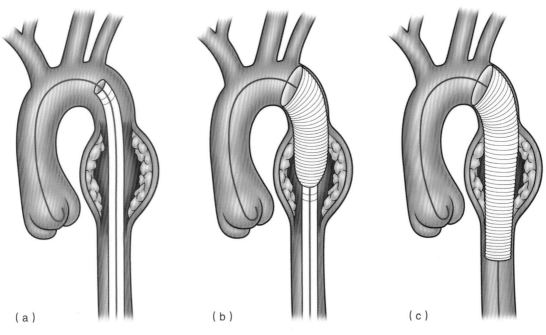

(a)　　　　　　(b)　　　　　　(c)

**图 34.4**

腔内治疗入路的选择基于动脉瘤的病理状况，因病而异。治疗急性 B 型夹层的核心是将原发内膜撕裂点覆盖，一般情况下撕裂点位于左锁骨下动脉远心处（图 34.5），而治疗的目标是：扩大真腔，旷置假腔血流，使假腔内形成血栓，从而纠正不良灌注。在治疗的过程中，务必确保导丝位于真腔中，从入路血管经真腔到达升主动脉。从这一角度来说，IVUS 非常有帮助。根据夹层的解剖位置，将术中 TEE 与 IVUS 结合在一起，共同确认导丝是否位于真腔之中。对于人造血管的选择，应较动脉瘤稍保守，通常人造血管管径比病变的主动脉直径增加的幅度仅为 10%。IVUS 有助于准确测量主动脉内径。除非处于极端状态，一般不应过度扩张球囊，否则可能导致主动脉破裂或逆向 A 型主动脉夹层。如果在放置好人造血管近心端后，腹腔器官或双下肢仍处于低灌注状态，可考虑在远心处加用裸支架或无覆膜支架。

### 创伤性主动脉病变

创伤性主动脉病变常常发生于动脉韧带的稍远心处，此处的主动脉位置相对固定。在高动能状态下，由于减速造成的主动脉损伤更易发生在此处。如果患者没有因主动脉破裂而即时死亡，和直视手术相比，TEVAR 可显著降低死亡率及并发症发生率。

I 级损伤表现为单纯的主动脉内膜撕裂，可通过减慢心率和降低血压来控制病情。但对于严重的病变（II 级：主动脉壁内血肿；III 级：假性动脉瘤；IV 级：主动脉破裂或横断），则需要直视手术。如果患者的血流动力学情况稳定，可优先处理其他致命伤，延后行主动脉修复。由于此类患者的近心端和远心端锚定区均为健康的主动脉组织，且患者通常较年轻，因此人造血管只需要增大 5%~10% 即可获得满意的疗效。

### 主动脉弓镶嵌修复

主动脉弓部动脉瘤的处理非常具有挑战性，复杂的矫治需要在停循环状态下完成，同时还涉及复杂的脑保护策略。主动脉弓镶嵌修复包括通过弓部大血管血运重建来获得理想的 Z0 锚定区。对于解剖状况理想的患者，这一镶嵌修复策略可避免停循环，甚至无须体外循环辅助。可分期完成弓部镶嵌手术：第 1 期完成弓上分流（弓部大血管血运重建）；第 2 期完成逆行 TEVAR，锚定区为 Z0（图 34.6 和图 34.7）。也可以在行大血管分支血运重建的同时完成顺行 TEVAR。如果患者升主动脉明显扩张，不适合用作近心端锚定区，则应行升主动脉置换。在行去分支手术过程中，推荐用脑电图密切监测神经系统，任何的神经事件均有可能影响手术疗效。未来，多分支腔内人造血管的出现可能会替代镶嵌手术。目前，对于存在直视手术超高风险的患者，镶嵌手术是一项非常有吸引力的治疗策略。

# 术后管理

对 TEVAR 术后的患者，应在 ICU 内行有创血流动力学监测。动脉测压有助于血压控制，对于心功能减退的患者应使用 Swan-Ganz 导管。TEVAR 术后的复苏与其他较大的心脏手术后的复苏策略相似。由于没有行主动脉切开和缝合，术后可以接受一定程度的高血压，这将改善脊髓灌注。尽早实施神经系统功能评估非常重要。如果怀疑存在或已经

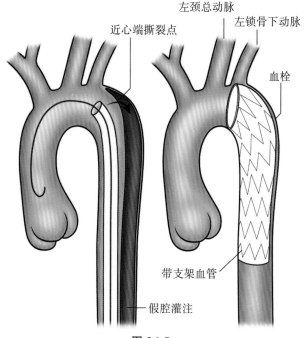

近心端撕裂点
左颈总动脉
左锁骨下动脉
血栓
带支架血管
假腔灌注

**图 34.5**

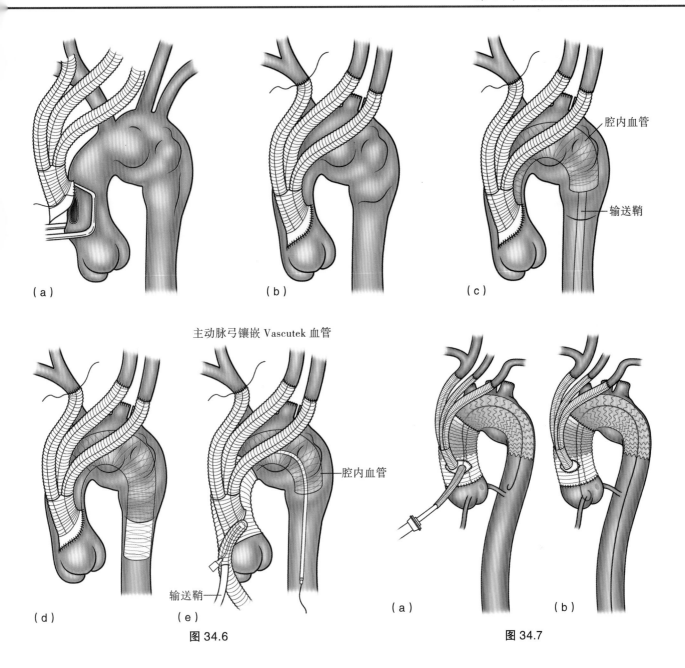

（a）　　　　　　　　（b）　　　　　　　　（c）

腔内血管

输送鞘

主动脉弓镶嵌 Vascutek 血管

腔内血管

输送鞘

（d）　　　　（e）

图 34.6

（a）　　　　　　　　（b）

图 34.7

表现出脊髓缺血，应立即行脑脊液引流和扩容治疗，允许一定程度的高血压，甚至使用血管加压剂来提高血压。积极处理房性心动过速，必要时行电除颤治疗，这些心律失常可导致突发性低血压。如果患者完全没有神经系统异常，通常可在术后 24 h 暂停引流，术后 48 h 拔除引流管。

## 疗　效

TEVAR 的成功率超过 95%。与直视手术相比，非复杂性 B 型夹层的围手术期死亡率约为 2%，令人满意。围手术期卒中发生率为 1%~4%，脊髓缺血发生率约为 5%。逆行 A 型夹层的发生率为 5%。对于急性复杂性 B 型夹层，围手术期死亡率为 5%~8%，而外科直视手术的死亡率可达 15%~20%，但目前并没有随机对照研究结果。

应持续监测是否发生内漏，其发生率可达 5%~10%。约 5% 行腔内人造血管治疗的患者需要在未来再次干预治疗。CT 血管造影是发现内漏最理想的影像学手段。如果存在 I 型或 III 型内漏，应放置额外的装置进行补救。II 型内漏合并进行性增大的动脉瘤常常需要进行栓塞治疗。

## 未来的发展方向

多个开展 TEVAR 的心脏中心报道了应用此技术治疗升主动脉疾病，包括急性主动脉夹层和假性动脉瘤，这些患者均为传统直视手术的高危人群。这些报道中所使用的装置，多数并非为升主动脉病变而专门设计，因此，目前应用此技术治疗升主动脉疾病尚存在一定的限制。Cook 医疗（Bloomington, IN, USA）研发的 Zenith 是一种经过专门设计、用于治疗升主动脉疾病的装置，有可能在将来用于临床。在未来，带分支的腔内人造血管有助于更方便地治疗主动脉弓疾病。

## 延伸阅读

1. Czerny M, Roedler S, Fakhimi S, et al. Midterm results of thoracic endovascular aortic repair in patients with aneurysms involving the descending aorta originating from chronic type B dissections. Ann Thorac Surg, 2010, 90(1): 90–94.

2. Fattori R, Cao P, De Rango P, et al. Interdisciplinary expert consensus document on management of type B aortic dissection. J Am Coll Cardiol, 2013, 61(16): 1661–1678.

3. Makaroun MS, Dillavou ED, Wheatley GH, et al. Five-year results of endovascular treatment with the Gore TAG device compared with open repair of thoracic aortic aneurysms. J Vasc Surg, 2008, 47(5): 912–918.

4. Nation DA, Wang GJ. TEVAR: Endovascular repair of the thoracic aorta. Semin Intervent Radiol, 2015, 32(3): 265–271.

5. Nienaber CA, Kische S, Rousseau H, et al. INSTEAD-XL trial. Endovascular repair of type B aortic dissection: long-term results of the randomized investigation of stent grafts in aortic dissection trial. Circ Cardiovasc Interv, 2013, 6(4): 407–416.

6. Szeto WY, Bavaria JE. Hybrid repair of aortic arch aneurysms: combined open arch reconstruction and endovascular repair. Semin Thorac Cardiovasc Surg. 2009; 21(4): 347–354.

7. Szeto WY, McGarvey M, Pochettino A, et al. Results of a new surgical paradigm: endovascular repair for acute complicated type B aortic dissection. Ann Thorac Surg, 2008, 86(1): 87–93.

# 第 35 章
# A 型和 B 型主动脉夹层

*Arman Kilic　Prashanth Vallabhajosyula*

## 发展史

关于主动脉夹层的描述可以回溯至数个世纪以前。1760 年，英国国王乔治二世因 A 型主动脉夹层（TAAD）导致心包压塞，他的私人医生 Frank Nicholls·Rene Laennec（也是听诊器的发明者），将国王的病史详细记录下来；1819 年，他首先使用了"夹层动脉瘤"（dissecting aneurysm）这一名词来定义此病。1 个多世纪后，DeBakey、Cooley 和 Creech 于 1954 年成功完成了人类首例胸主动脉夹层动脉瘤外科矫治。本章将阐述 TAAD 及复杂和非复杂 B 型主动脉夹层（TBAD）的治疗策略，重点关注外科治疗的技术要点。

## 基本原则与理论依据

### 分型

主动脉夹层可以根据出现症状至就诊的时间间隔来分型，也可以按照病变的范围进行解剖学分型。急性主动脉夹层是指出现症状至就诊的间隔在 2 周以内；按照传统概念，慢性主动脉夹层是指症状出现超过 2 周前来就诊。目前人们将此时间段进一步细化，分为超急性、亚急性，但对于这些分型的明确定义尚存在争议。解剖学分型有 Stanford 分型和 DeBakey 分型（图 35.1）。Stanford A 型是指病变累及升主动脉，而 Stanford B 型则是指病变不累及升主动脉。DeBakey Ⅰ 型是指病变源自升主动脉，

但不局限于升主动脉；DeBakey Ⅱ 型是指病变源自升主动脉，且局限于升主动脉；DeBakey Ⅲ 型是指病变源自降主动脉。TBAD 又可以细分为非复杂性和复杂性，后者指合并主动脉破裂、组织低灌注、顽固性疼痛及病变范围快速扩大。

### 风险因素、症状及诊断

发生主动脉夹层的风险因素包括高血压史、主动脉瘤及结缔组织病。急性 TAAD 的典型症状是突发胸痛，而背部及腹部疼痛则常见于急性 TBAD。常见症状包括心动过速和高血压，这主要是因焦

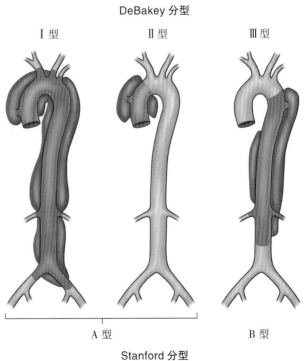

DeBakey 分型

Ⅰ 型　　　Ⅱ 型　　　Ⅲ 型

A 型　　　　　　　　B 型

Stanford 分型

图 35.1

357

虑、疼痛及基线高血压所致。部分患者就诊时可表现为低血压，原因是发生了主动脉破裂、心包压塞，也可因病变累及冠状动脉开口而出现心肌缺血，或发生急性主动脉瓣反流。如果存在股动脉搏动减弱或消失，则提示下肢缺血；头部低灌注者可表现为晕厥、卒中或其他神经系统症状。肾低灌注可表现为肌酐升高或尿量减少。

如果患者在就诊时表现出急性 TAAD 的症状和体征，应尽快完成影像学检查。在一些中心，如果怀疑患者罹患 TAAD，则立即转运至手术室，在那里完成确诊。诊断 TAAD 最常用的影像学手段为 CT 血管造影和超声心动图。如果疑似急性 TAAD，且血流动力学状态不稳定，可在手术室内通过经食管超声心动图（TEE）来确诊，以缩短急诊手术的等待时间。对于 TBAD 患者，应行胸、腹及盆腔的 CT 检查，了解整个夹层的波及程度。对 TAAD 和 TBAD，也可以使用 MRI 进行诊断，但目前很少使用。

## 急性 TAAD 的手术适应证

在未治疗的情况下，急性 TAAD 的死亡率每小时会增加 1%。近 50% 未接受治疗的患者会在发病 3 d 内死亡，近 80% 的患者会在 2 周内死亡。正是如此高的死亡率，要求外科积极地介入急性 TAAD 的手术矫治，诊断本身就是手术适应证。虽然对于每例患者都应进行个性化的分析，但手术的相对禁忌证是统一的，包括：年龄超过 80 岁（这一年龄线存在争议，因人或因医院而异），合并严重疾病（包括透析依赖性肾衰竭、重度肝硬化）。灾难性中枢神经系统损伤也被视为禁忌证，但必须有影像学证据来认定即使行 TAAD 矫治也无效。此外，一些存在神经系统症状的 TAAD 患者，在手术矫治后，神经系统症状可以消失，尤其是那些经影像学证明无颅内异常的患者。

## 急性 TBAD 的手术适应证

对于急性 TBAD，首要的任务是鉴别其为复杂性还是为非复杂性。70%~80% 的 TBAD 患者为非复杂性，可通过传统的内科治疗得以缓解，包括控制冲动、抗高血压。对于此类非复杂的 TBAD 患者，内科治疗的院内死亡率低于 10%。尽管早期死亡率低，但新的证据显示：3 年生存率仅为 75%~80%，且 25%~50% 单纯接受内科治疗的患者会出现远期主动脉相关并发症。如果此患者存在高危因素，包括：主动脉初始直径大于 4cm 或通畅的假腔直径大于真腔，降主动脉近心端存在主动脉壁内血肿及穿孔性溃疡，降主动脉近心端假腔初始直径大于 22mm，存在复发性或顽固性疼痛及高血压等，目前有越来越多的证据支持行 TEVAR，以促进主动脉重构及假腔内血栓的形成，进而防止远期主动脉相关并发症。

复杂性 TBAD 必须行手术矫治。此类患者包括器官低灌注、顽固性疼痛、假腔快速扩大、行将或已经发生破裂及慢性动脉瘤发生扩张。传统的治疗方式为直视手术，但围手术期死亡率高达 15%~50%。外科治疗方案通常为胸主动脉或胸 – 腹主动脉置换。多中心注册研究发现，近半数的手术采用了低温停循环策略。还有一部分患者会行外科开窗术。由于 TEVAR 可明显降低外科手术相关死亡和并发症发生率，因此已越来越广泛地用于治疗复杂性 TBAD。对于动态低灌注患者，可通过植入带支架人造血管来恢复灌注，疗效可靠；如果是动态和静态低灌注并存，单纯放置带支架人造血管的灌注恢复成功率较低。包括国际急性主动脉夹层注册研究在内的多项研究结果表明：与外科直视手术相比，TEVAR 具有更低的手术死亡率及并发症发生率。

## 慢性主动脉夹层的手术适应证

慢性 TAAD 患者通常有心脏外科手术史。手术适应证包括：合并左心室扩张或心力衰竭症状的中、重度主动脉瓣关闭不全；主动脉内径快速增大，每年超过 0.5cm；存在较大的夹层动脉瘤；血流动力学状态不稳定；存在新近发生的胸痛或神经系统症状。慢性 TBAD 最常见的手术适应证为夹层主动脉瘤样扩张，直径超过 5.0cm 或 6.0cm，或年增速超过 1.0cm。

## 术前评估及准备

术前的等待时间应尽可能缩短，这使得充分的术前评估变得充满挑战，尤其是对于急诊 TAAD 或复杂性 TBAD 患者。即使是患者已经躺在手术台上，也应对患者的精神状态、神经系统功能、股动脉搏动情况、腹痛及血流动力学状态进行快速评估，这是非常必要的，有助于获知患者的基线状态，包括是否存在低灌注的情况等。应回顾心电图及超声心动图结果，特别是关于冠状动脉缺血、主动脉瓣反流、心包积液及夹层的范围和程度的证据。如果存在主动脉破裂或血流动力学状态不稳定，只要患者神志清醒，就允许通过减少输液量来达到低血压状态。对于病情稳定的患者，应降低主动脉壁张力，使心率低于 60/min，收缩压低于 120mmHg。通常需要静脉给予 β 受体阻滞剂以达到上述要求，如果心率获得控制，但血压仍然较高，应加用血管扩张剂。充分镇痛同样非常重要。

术前评估的另一重要步骤是回顾影像学资料。CT 影像可明确内膜撕裂的原发位点、夹层累及的范围、是否存在壁内血肿或穿透性主动脉溃疡灶，以及主动脉瘤样扩张和受累的分支血管。对于 TAAD，如果计划采用右侧腋动脉插管，则不能游离右侧腋动脉。另外，如果病变累及主动脉根部或主动脉弓有撕裂，则必须进行更广泛的手术，这一点将在下文详述。CT 成像对于 TBAD 手术策略的制订同样重要，通过评估入路血管的直径、扭曲和钙化情况及理想的锚定区来判断是否具备 TEVAR 的可行性。评估病变向近心端的波及范围，确定是否需要覆盖左锁骨下动脉开口并重建左锁骨下动脉的血运；评估病变向远心端波及的范围，确定是否需要对肠系膜上动脉行去分支并行血运重建。这些问题将在后文的"手术"一节中详述。

## 麻　醉

外科直视手术选择胸骨正中切口入路。标准的麻醉监测包括无创血压监测、末梢血氧饱和度监测、有创动脉血压监测、中心静脉通路、Swan-Ganz 导管、体温探头及带有温度探头的尿管。对 TAAD 患者，应行近红外光谱监测及脑电监测。应尽快准备好红细胞以备输注。应准备血管活性药物，如硝酸甘油及去氧肾上腺素，以备血流动力学状态波动时使用。重要的一点是，TAAD 患者在切开心包的瞬间可出现高血压，如果不能迅速治疗，有可能使那些没有发生破裂的患者发生主动脉破裂。常规气管插管，但对拟行左胸切口的 TBAD 患者，应选择双腔气管插管进行单肺通气。可在全身麻醉或局部麻醉下行 TEVAR。一些心脏中心会对行胸主动脉或胸 – 腹主动脉手术的患者行脑脊液引流，以降低发生截瘫的风险，术前放置并非总可行，尤其是在急诊手术时。

## 手　术

### TAAD：插管及脑保护策略

TAAD 的插管及脑保护策略因医生和医院的不同而有所差异。动脉插管位置有以下几种选择：如果右侧腋动脉没有发生夹层，可经此插管；也可在 TEE 指导下采用 Seldinger 技术在升主动脉插管；还可以选择股动脉。右侧腋动脉插管应在开胸前完成。在右侧锁骨外侧下方，平行锁骨做一 2cm 皮肤切口（图 35.2）。分离胸大肌，辨认胸小肌后用电刀将其切断。此时可在锁骨下触及腋动脉，游离、牵拉位于其浅表位置的腋静脉，以充分显露腋动脉。注意不要夹捏臂丛神经。

用剪刀锐性分离周围区域，避免电刀损伤神经。结扎细小的动脉分支，对于较大的分支则可使用血管套带。充分显露后，经静脉输注 5000U 肝素，使用侧壁钳夹闭腋动脉，用 11 号刀片将其纵行切开，并用 Potts 剪刀扩大切口。将一段直径为 8mm 或 10mm 的 Dacron 人造血管与腋动脉做端 – 侧吻合，将动脉插管插入此人造血管后，用丝线打结固定。

如果选用升主动脉作为插管位点，则经胸骨正中切口开胸，切开心包并用丝线提吊、固定。在升主动脉远心端的小弯侧缝制单荷包，在荷包内向左刺入穿刺针，进针角度应较陡，然后送入一导丝，通过 TEE 确认导丝位于真腔（图 35.3）。随后用扩张鞘逐步扩大主动脉穿刺点，插入主动脉插管。插管完成后，应再次行 TEE，以确认主动脉插管位于主动脉弓远心端的真腔内。

可经右心房（同时行或不行上腔静脉插管）或股静脉置入静脉插管。关于中等低温与深低温停循

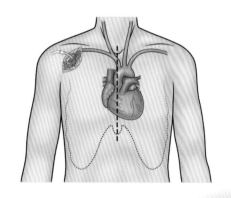

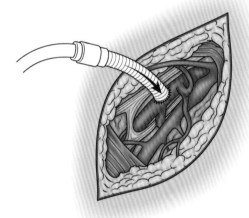

图 35.2

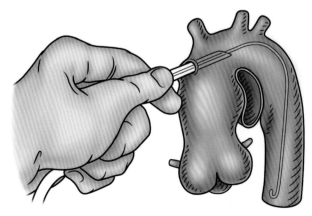

图 35.3

环（MHCA *vs.* DHCA）的优缺点，以及顺行与逆行脑灌注（ACP *vs.* RCP）的优缺点，已有很广泛的讨论。实施 ACP 可以经右侧腋动脉插管灌注，并阻断无名动脉；也可在无名动脉开口处直接灌注（可经无名动脉做单侧灌注，也可经无名动脉和左颈总动脉做双侧灌注），还可以在无名动脉上直接插入灌注管。RCP 则是通过上腔静脉插管逆向灌注，在灌注时，可使用一个"Y"形接头连接上腔静脉插管与右心房插管，并给上腔静脉套上紧缩带。一般情况下，可将 ACP 流量维持在 10~12mL/（kg·min），并使右侧桡动脉压维持在 50~60mmHg。RCP 时，应将中心静脉压控制在 20~25mmHg。置入心脏停搏液逆灌管，经右上肺静脉置入左心室引流管。

## TAAD：近心端重建

体外循环开机。插入左心室引流管后，开始降温，一般需要 45min 达到目标温度。在此期间，完成夹层近心端评估及重建。但是，一经达到目标温度，即可立即停循环，并着手完成远心端重建，利用复温的时间来完成尚未完成的近心端重建，这样的操作流程有助于提高手术效率。

在降温期间，阻断主动脉，用 Metzenbaum 剪刀剪开升主动脉近心端，辨认真腔和假腔。经冠状动脉开口直接灌注心脏停搏液，操作应非常轻柔，此时的冠状动脉开口通常很脆弱，且有可能被夹层累及。横断升主动脉，充分游离后，将窦管交界上方 1~2cm 的节段剪除。仔细探查主动脉根部，寻找可能存在的内膜撕裂点。对于波及窦管交界区、但没有累及冠状动脉开口的撕裂，可用 4-0 带垫片聚丙烯缝线直接修补。如果撕裂范围广泛，或累及主动脉根部，应行根部置换。如果病变累及冠状动脉开口，则有必要结扎冠状动脉，并用静脉血管做冠状动脉旁路移植。

在主动脉每个瓣叶交界上方约 5mm 处，用 4-0 带垫片聚丙烯缝线做水平褥式缝合，完成主动脉瓣瓣叶悬吊；在主动脉壁内外均应放置垫片，打结固定（图 35.4）。探查夹层的累及范围，如果在内、外膜之间存在血肿，应仔细清除。我们会采用"新建

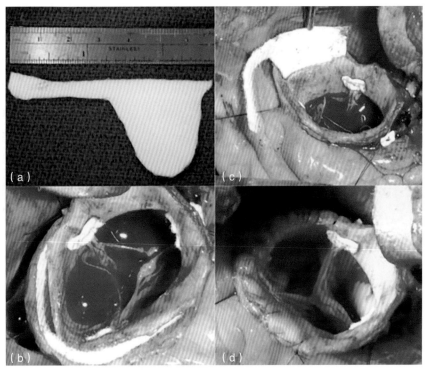

图 35.4

中层"技术（neomedia technique），即在由夹层所造成的内、外膜之间的半圆形空腔区内，塞入经过修剪的毡片，用 5-0 聚丙烯缝线缝合固定，即从外膜至毡片，再至内膜。这一技术可以强化脆弱的夹层组织。还有一些医生会用生物胶来固定"新建中层"，但我们还是首选前述的缝合方法进行固定。在近横断处阻断主动脉，在主动脉根部顺行灌注心脏停搏液，一方面可以检查出血，另一方面也可用于评估主动脉瓣的关闭性能。

## TAAD：半弓置换

充分降温后，停循环，启动 ACP 或 RCP。移除主动脉阻断钳，探查主动脉弓部的内膜撕裂点。如果弓部没有撕裂点，而广泛的夹层累及弓部分支血管或存在弓部瘤，则应行半弓置换。我们倾向于积极的半弓置换策略，切除弓部小弯区的大部分组织。与近心端重建一样，均采用"新建中层"技术，在夹层的内、外膜之间塞入毡片，以强化脆弱组织的吻合。

选择合适内径的 Dacron 人造血管，用 4-0 SH 聚丙烯缝线将其与横断的主动脉远心端吻合（图 35.5）。为了更好地吻合，可将人造血管嵌套至主动

脉腔内：每完成一针的缝合，即上提缝线，将主动脉下拉，将人造血管上提并送入主动脉腔内。由于主动脉壁非常脆弱，因此主动脉上的每一针都应进针较深，过浅会导致撕脱。此吻合口完成后，即可恢复循环并复温，可以沿用原右侧腋动脉插管，也可以在人造血管的远心端做两个"U"形缝合，经此插入

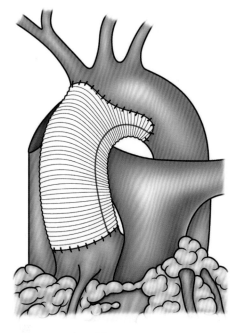

图 35.5

新的主动脉插管。也有的外科医生喜欢选择有侧支的人造血管，经侧支进行灌注。另外，可用 3-0 聚丙烯缝线将两条人造血管吻合在一起，而有的外科医生会仅使用一条管道，尤其是在主动脉远心端和近心端直径无明显差异的情况下。

## TAAD：全弓置换

如果存在弓部瘤、弓部内膜撕裂，或广泛的夹层累及弓部分支血管，应行全弓置换（图 35.6）。在低温停循环状态下完成全弓置换，可采用经右侧腋动脉插管行 ACP，或在分支动脉开口处直接插入球囊导管行 ACP；也可选择 RCP。完成插管、体外循环开机、主动脉阻断及部分近心端重建后，如果体温降至目标温度，即可准备停循环。患者取头低脚高位（Trendelenburg 体位），启动低温停循环，开始 ACP 和（或）RCP，移除主动脉阻断钳。我们不会单独使用 RCP 进行全弓置换，或者与 ACP 同时使用，或者单独使用 ACP。仔细检查主动脉弓及其分支血管，查找是否存在内膜撕裂点，确定病变范围。游离主动脉弓周围的软组织及分支动脉。在左锁骨下动脉远心处将主动脉弓横断，在主动脉弓三个分支起点附近将其横断。选取有三分支的人造血管，此血管可以是附加一条侧支，也可以没有，此侧支用于置入主动脉插管。用 4-0 聚丙烯缝线将人造血管远心端与主动脉弓远心断端吻合，用 5-0 聚丙烯缝线将左锁骨下动脉和左颈总动脉与人造血管分支吻合。

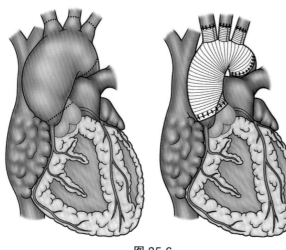

**图 35.6**

完成了左颈总动脉的吻合后，即可停止低温停循环，转入常规体外循环。将人造血管近心端及无名动脉的人造血管侧支阻断。如果采用腋动脉插管和 ACP，则夹闭自体无名动脉，将体外循环的动脉管路通过 "Y" 形接头接在腋动脉插管和人造血管的灌注侧支，需要部分夹闭腋动脉插管。完成无名动脉与无名动脉侧支人造血管的吻合，依旧夹闭自体无名动脉。利用无名动脉人造血管回血充分排气后，放开无名动脉人造血管的阻断钳。如果是在升主动脉插管，则在人造血管上用两条 2-0 聚丙烯缝线做 "U" 形缝合，从中部切开，再次插入主动脉插管。完成近心端重建后，采用常规技术完成两条人造血管之间的吻合。

## TAAD：远心端重建的外科策略

远心端重建的外科策略包括：完成主动脉弓 Z2 区修复，经过一段时间后，经腹股沟入路行 TEVAR。Z2 区修复的方法与全弓置换非常相似，但不处理左锁骨下动脉，在左颈总动脉和左锁骨下动脉之间横断主动脉弓，正对着左锁骨下动脉远心端。这一策略可用于主动脉弓更近心端的部位发生内膜撕裂而未累及左锁骨下动脉的病例。其最主要的优势在于可缩短停循环时间，在主动脉远心段重建时可缩小假腔直径，有很高的比例完成假腔的栓塞。

对于 DeBakey I 型主动脉夹层，一些外科医生主张在全弓置换的同时，在降主动脉内顺行植入血管支架，也可称为"冰冻象鼻"技术（图 35.7）。此策略可改善远心段主动脉重建，降低后续对远心段主动脉的干预率。

对于部分 DeBakey I 型伴低灌注的病例，我们的手术策略是：通过积极的半弓置换治疗原发性弓部内膜撕裂，并采用顺行 TEVAR（图 35.8）。这在技术上较易实现，避免了对弓部血管的操作，缩短了停循环时间。对于肥胖患者或存在巨大弓部瘤的患者，这一策略非常有益，否则显露主动脉弓远心段和弓部分支血管将是非常困难的。对于夹层活瓣的处理，也是采用前文述及的"新建中层"技术，并采

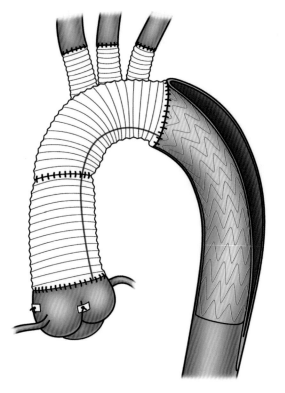

**图 35.7**

用带垫片间断缝合来处理原发性弓部内膜撕裂。选用长 150mm、直径 31~37mm 的 Gore TAG 带支架血管，顺行置入真腔，用聚丙烯缝线吻合其近心端，完成主动脉修复，并以支架支撑主动脉腔。

## TBAD：外科直视修复

取右侧卧位，骨盆平面向后稍倾斜，以方便操作股血管（图 35.9）。单肺通气，经左后外侧第 4 或第 5 肋间进入胸腔。如果需要同时处理腹主动脉，则将此切口向下延长为胸－腹联合切口。可经腹腔或腹膜后入路操作腹主动脉。行此类手术时，需切开横膈。我们常规使用电刀切断胸廓软骨，用肋骨剪剪断肋骨，以获得最佳显露。置入 Bookwalter 牵开器，并将其支架固定在手术台的左侧边栏。

根据术前影像学资料来确定手术向近心端推进的程度。循环系统管理措施包括低温停循环（可避免阻断发生夹层的主动脉）和左心耳－股动脉转流。游离肺与主动脉之间的粘连，将左锁骨下动脉和左颈总动脉之间的纵隔胸膜切开，辨识左迷走神经和左喉返神经。切断下肺韧带，游离胸主动脉周围的软组织。

如果拟采用低温停环策略，则给予肝素。如果手术仅限于胸主动脉，则可在主动脉远心端插管，尖端向下；如果存在大范围胸－腹主动脉夹层，则需要在股动脉插管。经左侧股静脉插入长静脉插管。体外循环开机后，降温，经左下肺静脉置入左

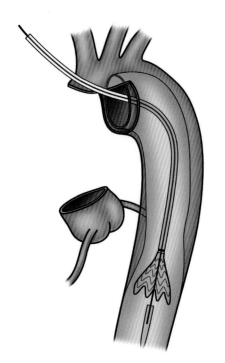
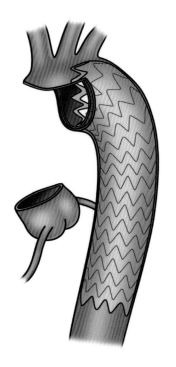
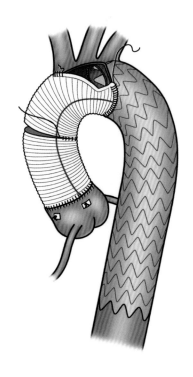

**图 35.8**

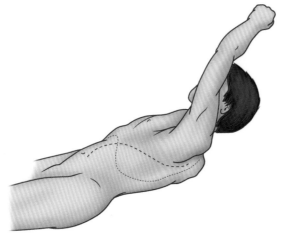

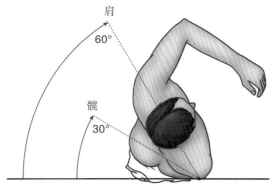

图 35.9

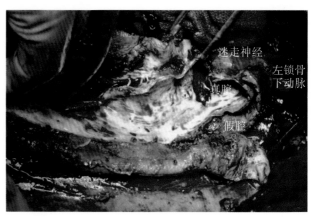

图 35.10

心室引流管。调整体外循环管路进行交叉循环，一旦达到了目标低温值，在插管上阻断动脉管道，在回流到泵（贮血室）的部位阻断静脉管道，以使全身通过动脉管道得到逆行灌注，这要通过延长的连接动脉和静脉的管道，然后经静脉插管进入股静脉。一旦开始停循环，便移除动脉插管，手术继续进行。

如果拟采用左心转流，则在胸主动脉远心处或股动脉插管，务必确保在真腔内灌注。可在左下肺静脉插入静脉引流管。如果病变累及胸主动脉近心端，可在左锁骨下动脉处过 Rummel 血管紧缩带。紧缩左锁骨下动脉后，在左颈总动脉与左锁骨下动脉之间的主动脉弓上放置主动脉阻断钳，在胸主动脉的远心处再放置一把阻断钳。

纵向切开主动脉，如果有肋间动脉开口出血，可缝扎止血（图 35.10）。横断主动脉。测量主动脉近心端内径，选择合适的 Dacron 人造血管，用 3-0 聚丙烯缝线将两者吻合。放开近心端主动脉阻断钳，

并置于人造血管上将其阻断，将人造血管的远心端与主动脉吻合，检查出血点。如果手术修复仅限于胸主动脉，则测量胸主动脉远心端内径，选择另外一条 Dacron 人造血管，用 3-0 聚丙烯缝线将其与胸主动脉吻合。最后行两条人造血管间的端 - 端吻合。撤离体外循环，常规拔除体外循环插管。

近心端夹层经过处理后，通常可改善腹腔器官和下肢血供。但如果持续存在低灌注的情况，可以考虑通过经皮介入或手术开窗的方式，在主动脉真腔与假腔之间建立交通，以改善血流情况。如果存在单侧或双侧下肢低灌注，可以考虑分别采用股 - 股转流或腋 - 股联合股 - 股转流。

## TBAD：外科腔内治疗

TEVAR 已成为主动脉瘤的首选治疗，新近的证据已将其拓展应用于 TBAD。TEVAR 通过覆盖原发内膜撕裂点来达到恢复真腔血流的主要目标。支架的径向压力有助于通过缩小假腔内径来重塑主动脉，同时也有助于在假腔内形成血栓，扩大真腔内径。

术前，应通过 CT 血管造影来评估双侧髂股血管。股动脉是输送人造血管的入路血管，其内径应足够大，且较少存在钙化灶及扭曲。如果担心存在钙化灶或血管狭窄，可用外科方式做切开置管。10%~20% 的患者会采用其他备选入路血管。最常用的方法是开腹后，经腹膜外入路显露髂动脉，将一段直径 10mm 的管路与髂动脉做端 - 侧吻合，以此作为置管入路。

经皮在对侧股动脉置入 5Fr 或 6Fr 鞘管（图 35.11）。如果对侧股动脉不理想，可以选用肱动脉。将一条猪尾导管插入，经鞘管送入主动脉弓部。通过主动脉造影或血管内超声，确定导管位于真腔，建立手术路线图。将"C"臂调节至 45°~75°左前斜位，这是观察近心端锚定区的最佳角度。在 X 线透视引导下，从输送鞘内送入一条加硬钢丝至主动脉弓。给予肝素后，将输送鞘送入腹主动脉，并将人造血管送达目标区。对于夹层的患者，带支架人造血管的内径较主动脉内径增大不超过 10%，以降低发生逆行夹层的风险。在置入人造血管前，注意将收缩压调整至 100mmHg。置入带支架血管，行造影检查以确认人造血管的位置，也可以使用血管内超声。通过猪尾导管做术毕造影，以评估是否存在内漏及分支血管的血流状态。如果存在 I 型内漏，可以通过扩张支架来解决，也可以使用球囊扩张，但操作后者时应非常小心，防止出现逆行夹层或血管破裂。如果持续存在低灌注，应考虑行开窗术或置入分支血管支架。

## 术后管理

将患者转运至 ICU。通过有创血流动力学监测及血管活性药物的使用，将收缩压控制在 90~110mmHg。如果患者的血流动力学状态稳定，且没有明显出血，可停止使用镇静药物，进行神经系统评估。如果患者不能遵循指令完成动作，应在术后数天内行头部 CT 扫描。对于行胸主动脉手术的患者，应积极治疗截瘫：保证较高的平均动脉压（85~95mmHg），脑脊液引流（10cm H$_2$O），扩容，纠正贫血及低氧血症，立即请神经科会诊；上述这些措施有可能使病情发生逆转。

A 型和 B 型夹层术后，首先要关注出血情况。对于凝血功能紊乱的患者，如果已排除手术原因的出血，我们会在术中使用凝血因子Ⅶ或浓缩凝血酶原复合物，取得了良好效果。这些药物的另一个优点是可以避免大量血液制品输入带来的容量过负荷。

应进行长期的抗高血压治疗，将收缩压控制在

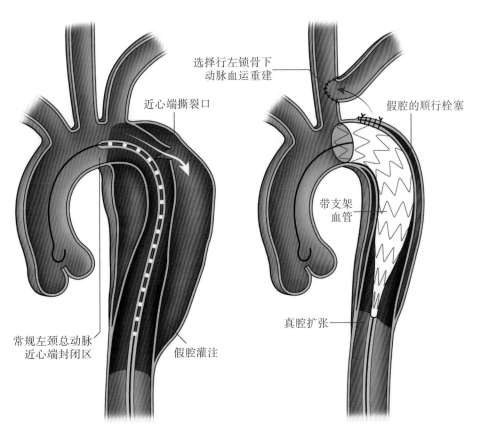

图 35.11

120mmHg 以下。出院前应进行首次影像学复查,出院后的第 1 年应每 6 个月复查一次。对于肾功能不全的患者,可采用 CT 或 MRI 评估降主动脉远心端真腔及假腔的直径,以及假腔内血栓形成的情况;对于 I 型 TAAD 未处理远心端主动脉的患者,尤其应重视其评估结果。这些影像学资料还可用于评估内漏,以及存在夹层但未处理的主动脉节段的内径变化情况。TAAD 术后还应随访超声心动图,以评估主动脉瓣关闭情况。

# 疗 效

根据国际急性主动脉夹层注册中心的资料,TAAD 术后院内死亡率仍高达 17%~26%。早期生存似与患者自身因素及就诊情况有更强的相关性,而非手术本身。尽管如此,此死亡率仍明显低于单纯接受内科治疗的患者人群。术后主要并发症包括:再开胸止血(5%~20%)、急性肾衰竭(10%~25%)、肢体缺血(5%~15%)、心肌缺血(0%~15%)、卒中(5%~15%),以及长时间机械辅助通气(20%~50%)。TAAD 术后的远期生存率:5 年为 70%~90%,10 年为 55%~65%;在索引入院(index admission)的患者中,出院患者 1 年生存率为 96%,3 年为 91%。术后 10 年免于主动脉再次手术率为 80%~90%。

急性复杂性 TBAD 外科手术的院内死亡率为 20%~30%,卒中率为 5%~10%,截瘫发生率为 5%~10%,急性肾衰竭发生率为 5%~20%。针对 TBAD 行 TEVAR 的大规模研究发现,该技术的成功率超过 95%。手术死亡率为 0%~15%,很多医院低于 5%。截瘫发生率为 0%~5%,长达 40 个月的平均随访显示远期生存率为 65%~100%。内漏发生率为 2%~40%。假腔血栓形成率为 60%~100%。从死亡率和并发症发生率上看,TEVAR 明显优于外科直视手术,因此,在技术可行的情况下,支持应用 TEVAR 来治疗 TBAD。

# 心律失常及心脏肿瘤的外科治疗

**Surgery for cardiac rhythm disorders and tumors**

# 第 36 章
# 心房颤动的迷宫－Ⅲ手术治疗

*James L. Cox*

## 概　述

　　首例迷宫手术（也称为迷宫－Ⅰ）完成于 1987 年 9 月 25 日。迷宫－Ⅰ手术存在两个问题：①心房顶部的一条"切缝"线跨越窦房结的"窦性心动过速区"（sinus tachycardia region），而所有的窦性心动过速均起搏于此。这一"心房起搏复合区"（atrial pacemaker complex）恰位于上腔静脉－右心房移行部的前方。手术破坏掉该区域导致多名患者在运动后无法产生合理的心率变时反应，他们通常的心率低于 110/min。②同时阻断左心房顶部的 Bachmann 束和左心房前路的传导，制造左心房后下方峡部传导阻滞，使得左心房和右心房之间传导延迟。由于延迟时间过长，常常导致左心房与左心室同时激动（和收缩），而此时的二尖瓣处于关闭状态，将使左心房的收缩功能明显下降。

　　迷宫－Ⅰ存在的这两个问题促使人们提出了迷宫－Ⅱ，这一术式消除了在窦房结的窦性心动过速区的"切缝"，也将左心房顶的"切缝线"后移，从而保留了正常的右心房经 Bachmann 束向左心房的快速传导。但遗憾的是，由于需要横断上腔静脉来获得理想的显露，使得迷宫－Ⅱ的操作难度过大。由于迷宫－Ⅱ有两条"切缝线"终止于上腔静脉的横断平面，使得所有患者均需要补片扩大上腔静脉。正是由于技术难度过大，人们进一步改进了"切缝线"走行，从而催生了迷宫－Ⅲ，1992 年 4 月，这一术式首次应用于临床。此前，我们完成了 35 例迷

宫－Ⅰ及 14 例迷宫－Ⅱ；此后，我们仅施行迷宫－Ⅲ手术。

　　对于迷宫－Ⅲ最常见的误解是把迷宫－Ⅲ与"迷宫切缝"（"cut-and-sew Maze"）等同。的确，开始的 200~250 例迷宫－Ⅰ、Ⅱ、Ⅲ手术均采用胸骨正中切口，然后进行"切"和"缝"的操作；但 1997 年中期以后，所有的迷宫－Ⅲ手术均采用 6cm 长的胸壁右前外侧切口，而除了左心房切开外，所有的"切缝"均采用冷冻探头进行。我们曾考虑将这一改良术式称为"迷宫－Ⅳ"，但因考虑到组织"切缝"形态与迷宫－Ⅲ的"切缝"形态完全一样，所以放弃了更名。折中的办法是将这一术式称为微创冷冻迷宫－Ⅲ手术。

　　迷宫－Ⅳ是由 Damiano 和 Gaynor 于 2004 年提出的，在沿用相同的"切缝"形态的前提下，将冷冻和射频消融钳结合使用，比迷宫－Ⅲ的"切缝"速度更快、操作更简单。从电生理的角度来看，迷宫－Ⅲ与迷宫－Ⅳ的"切缝"形态是一样的，只是迷宫－Ⅳ弃用了房间隔"切缝"线。现在很多作者用"迷宫Ⅲ/Ⅳ"这样的表述，这说明：虽然外科技术和能量源不同，但就"切缝"形态和电生理结果来说，两者其实是一样的迷宫－Ⅳ较迷宫－Ⅲ的主要优势是，在保持同等疗效下操作明显更快。

　　人们对迷宫－Ⅲ和迷宫－Ⅳ的右心房"切缝"形态提出了多种改良方法，但本章仅阐述最初的迷宫－Ⅲ"切缝"技术。本章的描述及插图改编自 1995 年出版的 *Atlas of Cardiothoracic Surgery* 一书

的相关章节。

# 迷宫 – Ⅲ 手术

建立体外循环后,收缩腔静脉阻断带,将右心耳切除(图 36.1),但切缘的上端(虚线所示)与上腔静脉开口之间,最少要保留 2cm 的心房肌肉。上腔静脉插管位点应在右心房上方约 2cm 处,而下腔静脉的插管位点应在低位。置入肺动脉引流管,在升主动脉置入心脏停搏液灌注 / 引流管。

上腔静脉的"切缝"可造成窦房结受损,导致术后需要使用起搏器,因此常受到诟病。但在我们医院,除非患者长期存在心房颤动(简称"房颤")或罹患永久性房颤,否则我们会在术前常规行窦房结功能的全面测试。我们发现:超过 100 例患者术前的窦房结功能正常,仅有 1 例术后需要使用起搏器,该患者曾行心房手术,在上腔静脉上的"切缝"导致了窦房结被完全隔离。这些发现有力驳斥了"上腔静脉切缝可造成术后窦房结功能障碍"的观点。

平行于右侧的房室沟做一右心房外侧切口,从右心耳断缘基底部走行至下腔静脉,在切口下方终点与下腔静脉插管之间保留 5~6cm 右心房游离壁(图 36.2)。从上腔静脉至下腔静脉做一心房后部的纵行切口。可自右心耳切口处插入一心内吸引头至冠状静脉窦口。

立即缝合此纵行切口的下部,防止其后的牵拉操作导致心房壁意外撕裂至下腔静脉。可缝合至下腔静脉插管以上的心房水平,再从这一点向下方的右心房游离壁(约在下腔静脉插管上 1cm)做一"T"形切口。延长此切口至右侧房室沟最上方(图 36.3 中的虚线所示)。从右心房内将此切口延长至三尖瓣环。

将右心房游离壁向前、上牵拉,图中虚线所示即为"T"形切口拟延伸至三尖瓣环的径路(图 36.4),切口延续并穿透心房壁,心房壁切口的下面为覆盖在右冠状动脉上方的右房室沟脂肪垫,因此,在做此切口时应非常小心。穿透心房壁后,会看到右房室沟的脂肪组织 。

即使操作最经典的切缝迷宫 – Ⅲ,大多数外科医生也是选用直的冷冻探头来做此"T"形切口的延伸。

用刀片或神经拉钩将所有横跨"T"形切口的心

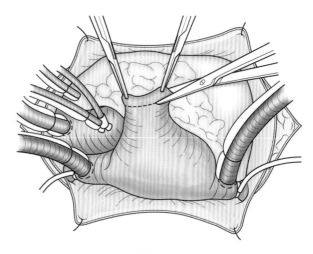

图 36.1

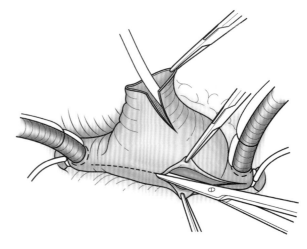

图 36.2

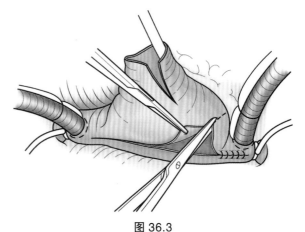

图 36.3

房肌离断（图 36.5）。

如果使用直的冷冻探头延长此"T"形切口，无须在三尖瓣环处另做局部冷冻损伤。

在"T"形切口的三尖瓣一端，做冷冻损伤处理，以确保三尖瓣环水平没有任何残留的心房肌肉组织横跨切口（图 36.6）。用 3mm 冷冻探头、-60℃下冷冻 2min。

从三尖瓣环一端的"T"形切口缝合至房室沟高点（图 36.7）。切口的其他部分应保持开放，以获得理想的显露，进而完成其他步骤的操作。

完成后纵行切口下段和部分"T"形切口的缝合后，在右心房前部做另一切口，起自右心耳切缘的前内侧（图 36.8 中的虚线所示）。将此切口下

延至三尖瓣环前内侧，从心房内操作会更容易（图 36.9）。

将右心房游离壁向前、向上牵拉，显露三尖瓣

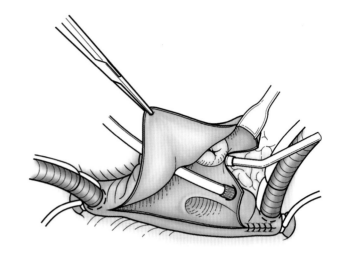

图 36.6

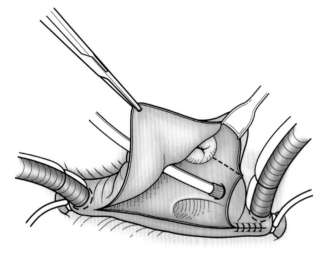

图 36.4

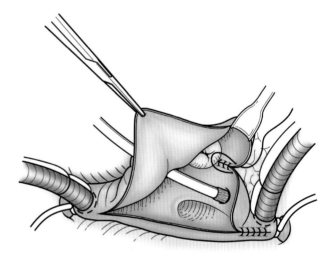

图 36.7

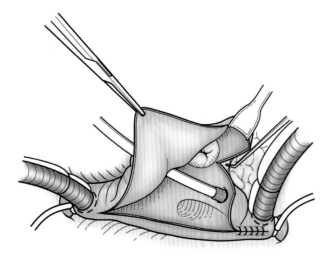

图 36.5

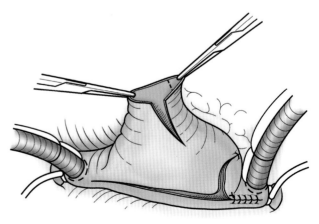

图 36.8

环前内侧和右心房前方切口（从右心房外侧所做）的上部。图中虚线所示为拟将此切口延伸至三尖瓣环的路线。

目前，这一对侧的切口也同样是用直的冷冻探头来完成的，这一做法由明尼苏达州罗彻斯特梅奥诊所的 Hartzell Schaff 医生率先提出。在使用直的冷冻探头进行此操作时，无须在三尖瓣环上另做局部冷冻损伤处理。

右心房前部的切口是透壁的，在离断最后的心肌纤维时应非常小心，因为右房室沟脂肪垫就在切口下方。这一区域的房室沟对应着前间隔。此切口位于房室结 – 希氏束复合区前方 2~3cm 处（图36.10）。通常在这一位点，右冠状动脉还未进入房室沟，但应注意可能存在解剖变异。在此切口的三尖瓣一端，做 3mm 冷冻损伤处理，以确保中断全部肌纤维连接，这也是右心房的最后一个切口。

将右心房前部的切口彻底缝合至右心耳切缘底部（图 36.11）。

完成上述切口缝合后，右心房的其他切口均保持开放，直至完成左心房的操作（图 36.12）。

在房间沟做左心房标准切口，并将其向下延伸至右下肺静脉开口的下缘。在上腔静脉下方 2~3cm 处做房间隔切口，横跨卵圆窝前缘及卵圆窝（图36.13 中的虚线所示）。此切口斜行朝向冠状静脉窦开口方向，但必须在卵圆窝下部较纤薄处终止。

此切口的远端止于 Todaro 腱水平，此处是 Koch 三角的上边线。而房室结正位于 Koch 三角内，因此，只要此房间隔切口不超越 Todaro 腱就不会伤及房室结。这就是目前的迷宫手术不会造成房室传导阻滞的本质原因。但是，如果在行瓣膜手术的同时，患者存在房颤，就有可能会导致房室传导阻滞，其原因可能是瓣膜缝线，也可能是由于心脏停搏时间较长。安全起见，在此切口的下端用带垫

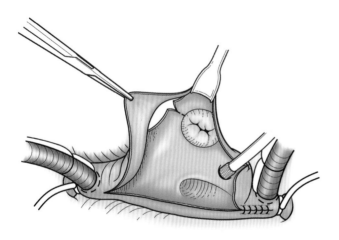

图 36.9

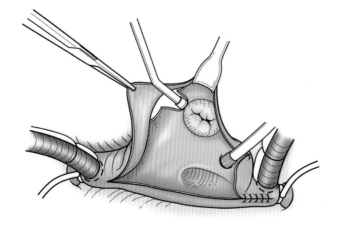

图 36.10

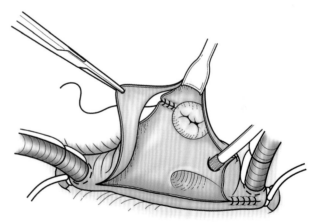

图 36.11

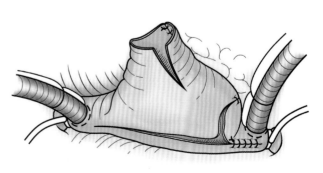

图 36.12

片缝线做加固缝合,以防止后续为显露左心房所做的牵拉导致此切口撕裂并越过 Todaro 腱。

牵拉房间隔,以最佳显露左心房、二尖瓣、左肺静脉及左心耳开口(图 36.14)。将左心房标准切口向下延伸,在二尖瓣和下肺静脉开口之间剪开左心房后游离壁。同样,将左心房标准切口上延,环绕左上肺静脉开口。在肺静脉的两个切口对接前,切除左心耳。

将左心耳内翻,在其基底部切断(图 36.15)。从位于右侧的主刀医生的角度去操作左心耳,应非常小心,此切口与冠状动脉旋支很靠近。切除左心耳后,在左心耳断端与肺静脉周围的两个切口之间会残留少许组织连接包绕着切口(图 36.15 小图),可以将其切断,然后再重新缝合,也可以冷冻消融。

将一个 1.5cm 冷冻探头置于上述组织连接处,在 -60℃ 环境下冷冻 2min(图 36.16)。保留组织连接而非切除,会使单独的肺静脉切口的闭合更容易。

完成冷冻消融后,缝闭左心耳切口(图 36.17)。图中虚线显示了最后一个切口的位置,为左心房的后部垂直切口,从肺静脉隔离切口延伸至二尖瓣环。

完成此最后切口后,将延伸至下方房室沟脂肪垫的所有可见的心房肌纤维完全切断。将冠状静脉窦做透壁冷冻,-60℃ 持续 3min(图 36.18)。在冷冻时,应注意保护旋支。另外,如果采用了心脏停搏液逆灌,此时应将逆灌管拔除。

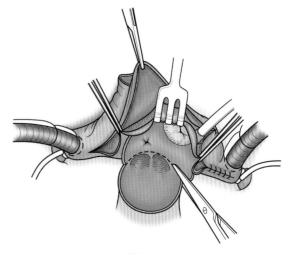

图 36.14

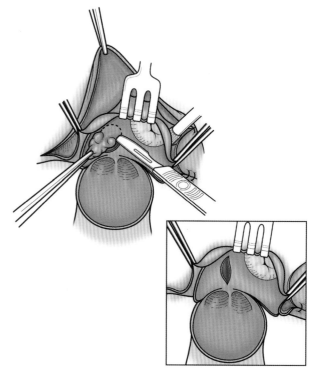

图 36.15

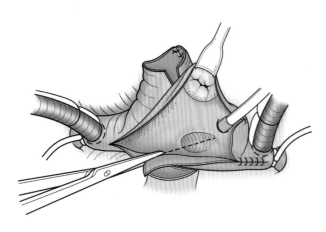

图 36.13

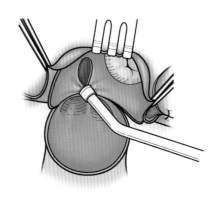

图 36.16

将一 3mm 冷冻消融探头置于切口下端，即与二尖瓣环毗邻（图 36.19）。缝闭此左心房后部垂直切口（图 36.20）。将肺静脉隔离切口下段跨过左心房后下游离壁进行缝合（图 36.21）。

将肺静脉隔离切口下段缝合至房间隔处，恢复后房间沟的标准切口（图 36.22）。

此时由下至上将房间隔切口缝闭，将卵圆窝纤薄部的切口缝合至前缘下切口的下缘（图 36.23）。将卵圆窝缘的左心房侧与左心房上部切口边缘缝闭在一起（图 36.24）。将卵圆窝前缘切口的右心房侧与右心房的后游离壁缝闭在一起，其位于右心房后部纵行切口的内侧（图 36.25）。将右心房的"T"形切口缝闭（图 36.26），再将右心房后部纵行切口缝闭（图 36.27）。从外侧向内侧将右心房侧壁切口及右心耳断缘缝闭（图 36.28）。

图 36.29 为迷宫 – Ⅲ的完成图。

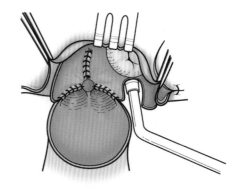

图 36.19

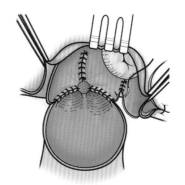

图 36.20

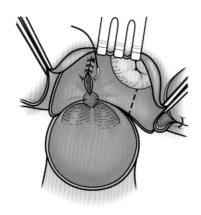

图 36.17

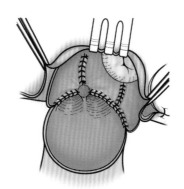

图 36.21

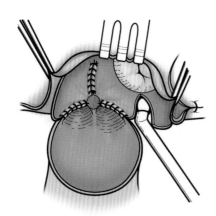

图 36.18

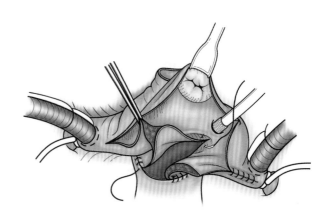

图 36.22

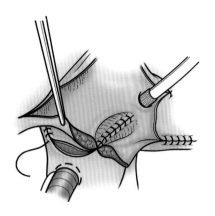

图 36.23

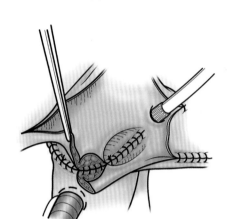

图 36.24

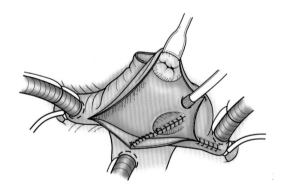

图 36.25

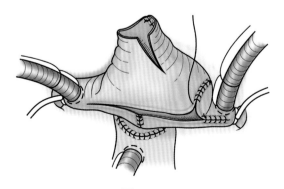

图 36.26

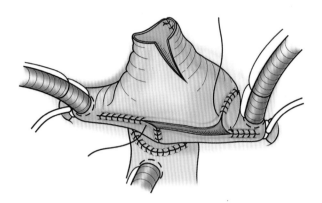

图 36.27

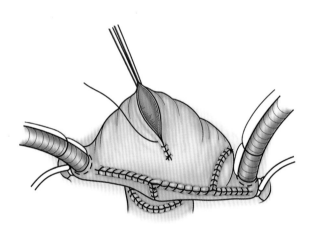

图 36.28

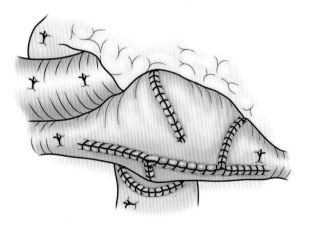

图 36.29

## 结束语

迷宫 – Ⅰ、Ⅱ、Ⅲ的长期随访结果相同。2003 年，Damiano 报道了原始切缝迷宫手术 15 年的随访结果，整体成功率超过 90%。由于当时并没有长期监测设备，因此该报道受到质疑，而在采用新型监测设备随访时，其成功率无疑会降低。但是，最初的 69 名患者在未使用抗心律失常药物的情况下，于术后 6 个月回到 Barnes 医院（现 Barnes-Jewish 医院），由负责随访的电生理专家 Bruce Lindsay 医生进行正规的电生理检查。所有患者均接受相同的程序化电刺激方案和短阵快速起搏方案（burst-pacing protocol），这些患者在术前也曾接受过此类检查。在没有任何一名患者可被诱发房颤的情况下，又持续输注异丙肾上腺素，再次进行上述检查，仍然没有任何一名患者可被诱发出房颤。此后，我们没有再对其他患者进行此类随访，因为 Lindsay 医生说"我在浪费我的时间，也在浪费患者的时间"。经过 15 年的随访，其他没有接受此类严格有效性检查的患者与这 69 名患者的成功率无差异。

迷宫手术另一项意外的收获是围手术期卒中率仅为 0.7%，在 15 年随访中，仅有 1 名患者罹患缺血性脑卒中。长期免发卒中可归功于广大患者人群无房颤发生，也可能是由于左心耳被切除。但对于行迷宫手术的同时又接受了多瓣膜手术、冠状动脉旁路移植或成人先天性心脏病手术的患者队列，他们中有 100 例术前曾发生卒中，他们的围手术期卒中率同样极低，唯一的解释就是切除了左心耳。

在过去的 30 年间，涌现出大量"改良"迷宫手术，但其疗效均无法与秉承迷宫概念的术式（迷宫 – Ⅰ、Ⅱ、Ⅲ或Ⅳ）相匹配。但遗憾的是，"迷宫手术"已经成为所有治疗房颤手术的代名词，这导致心脏内科医生、患者及其他很多人认为，真正的迷宫手术并非如此成功。因此，非常有必要说明，那些所谓的"迷宫"手术并非都是一样的。

## 参考文献

[1] Cox JL. The first Maze procedure. J Thorac Cardiovasc Surg, 2011, 141(5): 1093–1097.

[2] Boineau JP, Schuessler RB, Canavan TE, et al. The human atrial pacemaker complex. J Electrocardiol (Suppl), 1989, 22: 189–197.

[3] Cox JL, Jaquiss RD, Schuessler RB, et al. Modification of the Maze procedure for atrial flutter and atrial fibrillation. II. Surgical technique of the Maze-Ⅲ procedure. J Thorac and Cardiovasc Surg, 1995, 110(2): 485–495.

[4] Cox JL. The minimally invasive Maze-Ⅲ procedure. Oper Tech Thorac Cardiovasc Surg, 2000(5): 79–92.

[5] Gaynor SL, Diodato MD, Prasad SM, et al. A prospective, singlecenter clinical trial of a modified Cox Maze procedure with bipolar radiofrequency ablation. J Thorac Cardiovasc Surg, 2004, 128(4): 535–542.

[6] Cox JL. The Maze-Ⅲ procedure for treatment of atrial fibrillation. In: Sabiston DC (ed). Atlas of Cardiothoracic Surgery. Philadelphia: W.B. Saunders Co, 1995: 460–475.

[7] Prasad SM, Maniar HS, Camillo CJ, et al. The Cox Maze-Ⅲ procedure for atrial fibrillation: long-term efficacy in patients undergoing lone versus concomitant procedures. J Thorac Cardiovasc Surg, 2003(126): 1822–1828.

# 第 37 章
# 心脏肿瘤

*Gabriel S. Aldea    Edward D. Verrier*

## 基本原则与理论依据

原发性心脏肿瘤非常少见，通常并无症状，其发生率远低于转移瘤（相差 20~50 倍），大型尸检研究发现，其发生率低于 0.03%。超过 75% 的心脏肿瘤为良性，可表现出多种多样的非特异性症状与体征，可与其他的心血管症状及全身异常相重叠。决定症状的相关因素包括肿瘤的大小、位置、活动度，导致心内梗阻或瓣膜关闭不全、突发性心律失常或传导异常、栓塞（肿瘤碎片或肿瘤表面的血凝块）的可能性，以及是否引发了全身症状等。需要与之鉴别的诊断包括栓塞（体循环或肺循环）、充血性心力衰竭、心律失常或传导异常及晕厥。就诊时，最常见的主诉包括呼吸困难（42%）、急性栓塞事件（25%）及胸痛（22%）。需要重点说明的是，64% 的患者就诊时表现为心功能 NYHA Ⅲ级或Ⅳ级。

肿瘤的类型及良、恶性比例，在成人和儿童患者之间有很大差异（表 37.1 和表 37.2），而尸检研究与外科手术所报道的结果也存在很大差异。

在全部原发性心脏肿瘤中，约 25% 为恶性肿瘤。对于成人患者，大部分恶性肿瘤为肉瘤，从表 37.2 中可见，通常为血管肉瘤，而右心房最常受累。患者可表现为充血性心力衰竭、血性心包积液合并或不合并心包压塞、心肌缺血或心律失常。对于儿童及婴儿患者，最常见的原发恶性肿瘤为横纹肌肉瘤。儿童多因肿瘤向腔内扩张而出现相应症状。在管理原发恶性肿瘤中，外科的角色通常是明确诊断并指导进行多学科联合治疗。在临床方面，罹患肉瘤的患者会表现出快速恶化，且对于大部分患者来说，即使接受了多种综合治疗，包括化疗、放疗及血

**表 37.1　良性心脏肿瘤的发病率**

| 肿瘤类型 | 成人（*n*=241） | 儿童（*n*=78） |
| --- | --- | --- |
| 黏液瘤 | 49% | 15.5% |
| 脂肪瘤 | 19% | — |
| 乳头状弹力纤维瘤 | 17% | — |
| 血管瘤 | 5% | 5% |
| 横纹肌瘤 | <1% | 45% |
| 畸胎瘤 | 1% | 14% |
| 纤维瘤 | 2% | 15.5% |
| 房室结间皮瘤 | 4% | 4% |
| 其他 | | |

改编自参考文献 [3]

**表 37.2　原发恶性心脏肿瘤的发病率**

| 肿瘤类型 | 成人（*n*=117） | 儿童（*n*=9） |
| --- | --- | --- |
| 血管肉瘤 | 33% | — |
| 横纹肌肉瘤 | 21% | 33% |
| 间皮瘤 | 16% | — |
| 纤维肉瘤 | 11% | 11% |
| 恶性淋巴瘤 | 6% | — |
| 骨肉瘤 | 4% | — |
| 胸腺瘤 | 3% | — |
| 神经源性肉瘤 | 3% | 11% |
| 其他 | 3% | 44% |

改编自参考文献 [4]

行播散源切除，仍会在确诊后 1 年内死亡。患原发性心脏淋巴瘤的患者，鲜有长期生存的报道。

心脏及心包的肿瘤多为继发性或转移瘤，而非原发性。对确诊患有恶性肿瘤的患者所进行的大型尸检研究发现，心脏和（或）心包受累的比例达 1/5。而转移瘤可以是直接侵润或扩散（如肺癌或间皮瘤），也可以通过淋巴途径播散（如霍奇金淋巴瘤或大细胞淋巴瘤），还可以通过血行途径播散（如乳腺癌、黑色素瘤、胰腺、胃和肾脏恶性肿瘤）。

## 诊断性评估

随着分辨率和成像质量的提高，经胸超声心动图（TTE）仍然是心脏肿瘤重要的筛查和初始评估工具。TTE 对于心肌内及心腔内结构的分辨率高，可提供组织特征的多方面信息，包括大小、活动度、附着点、相互关系、相邻瓣膜的受累情况及心腔内压力。经食管超声心动图（TEE）及 3D 成像进一步提高了灵敏度和特异性，而空间分辨率也有所增加。超高速门控 CT 及 MRI 可用作补充手段，它们可以更好地确定肿瘤的组织学特性，更全面地评估胸腔结构、心脏周围纵隔结构及病理学特征，以及心脏周边受累程度，同时也可以更好地鉴别血栓与肿瘤。正电子发射断层扫描（PET）有助于辨认转移瘤。

# 原发性心脏良性肿瘤

## 黏液瘤

黏液瘤是最常见的原发性心脏肿瘤，占成人原发性心脏肿瘤的 80%~90%。心脏肿瘤，尤其是黏液瘤，可表现出一些全身症状，易与胶原性血管病相混淆。这些症状包括发热、恶病质、乏力、关节痛、皮疹、杵状指、雷诺征及房颤。实验室检查可见红细胞沉降率（血沉）升高、血小板减少及循环抗心肌抗体。这些全身性表现被认为与肿瘤细胞分泌白介素 -6 有关，白介素 -6 是急性期反应的主要促进因素，可激活并扩大炎症反应、补体反应及凝血过程。以前人们认为此肿瘤是机化血栓的黏液样变性，但目前大部分专家认为心房黏液瘤是一种真

正的肿瘤，在 60% 以上的患者体内可检出神经内分泌标志物，提示其为心内膜神经组织起源。

黏液瘤起自心内膜，常常带蒂，呈胶冻样，有时呈绒毛状，质脆，向心腔内延伸。由于肿瘤碎片或肿瘤表面血栓的脱落，经常会造成栓塞。超过 80% 的黏液瘤源自左心房，而超过 90% 为单发。栓塞可造成内脏、心、脑及肢体的梗死和出血。外周血管的栓塞易与感染性心内膜炎及血管炎混淆。皮肤活检有时可证实血管内存在肿瘤栓子。右心肿瘤可导致肿瘤栓塞，出现继发性肺动脉高压，但鲜见导致肺心病。带蒂的左房黏液瘤具有活动性，其发生位置常在卵圆窝缘上。此类肿瘤经常会脱垂至二尖瓣口，由于造成血流梗阻而表现出二尖瓣狭窄或关闭不全的症状和体征。

黏液瘤患者常表现出以下症状：气促、端坐呼吸、阵发性夜间呼吸困难、肺水肿、咳嗽、咯血及乏力。一般情况下，症状会间断出现，特点是随着体位的改变可能诱发或加重症状。体检时可发现 S1 心音亢进，伴有 S4 心音（充血性心力衰竭的体征），当继发二尖瓣狭窄或关闭不全（右侧肿瘤可致三尖瓣病变）时，在心尖区可闻及最响亮的收缩期或舒张期杂音。右心房肿瘤常常会表现出右心衰竭的症状，包括外周水肿、腹水、肝大、明显的颈静脉搏动 a 波，如果存在三尖瓣血流受阻，会出现相应的杂音。在所有黏液瘤患者中，近 10% 存在家族史，为常染色体显性遗传。家族性黏液瘤属于 Carney 综合征，包括一系列症状，如多发斑点状色素沉着、外周黏液瘤（乳房及皮肤）、内分泌亢进（伴库欣综合征的色素性肾上腺皮质病、睾丸支持细胞瘤或垂体腺瘤）。

## 脂肪瘤

脂肪瘤是第二常见的原发性心脏肿瘤，见于成年人。这类肿瘤常具有囊性包裹，发生于心内膜下或心外膜下。心内型肿瘤常位于房间隔。症状取决于肿瘤的大小，可造成腔内梗阻或节律异常。房间隔脂肪瘤样增生常常与心脏肿瘤相混淆，前者通常位于卵圆窝缘中，与高龄、肥胖有关，有时会并发室

上性心动过速。

## 乳头状弹力纤维瘤

乳头状弹力纤维瘤为较小的带蒂肿瘤，蒂较短，瘤体分叶，呈"海葵"样；与黏液瘤一样，具有很高的系统性栓塞率（>30%），这被认为是肿瘤表面形成的血栓所致。一般起自瓣膜（占全部瓣膜肿瘤的75%，均为左心瓣膜，90% 波及主动脉瓣，但很少导致瓣膜功能障碍），波及乳头肌、腱索或心内膜的情况非常罕见。通常为单发。或许是由于影像学（尤其是 TEE）的进步，现在越来越多的乳头状弹力纤维瘤患者得到了诊断；在一些报道中，其发生率已超过了脂肪瘤。

## 横纹肌瘤

横纹肌瘤是儿童和婴儿最常见的原发性心脏肿瘤。在右心室、左心室及室间隔有相同的发病率，且几乎均为多发。此肿瘤常常向心腔内生长，进而出现梗阻症状，伴随室性期前收缩及 Wolff-Parkinson-White 综合征的高发生率。此外，常并发结节性硬化症，这是一种家族性综合征，表现为弥漫性血肿、癫痫、智力发育迟缓及皮脂腺腺瘤。4 岁以内，其数量和大小常常会自发性减少。

## 纤维瘤

纤维瘤是儿童第二常见的原发性心脏肿瘤，单发，瘤体有自限性，且中心钙化。常累及左心室前游离壁。其生物学特性与其他部位的纤维瘤相似。

# 术前评估

目前的多种影像学检查手段，包括 TTE、TEE、CT 及 MRI 不仅可以显示某一种特定的病变及其形态、大小、位置（所在心腔、与瓣膜的关系、心腔间隔及蒂的位置），还可以为合理的手术入路的制订提供重要信息。超高速 CT 或 MRI 有助于判断是否存在其他的相关纵隔病变。MRI 还可以确定脂肪瘤的密度信息（Hodenshield 单位）。

在病理学上，黏液瘤的诊断应确认"油脂"样细胞位于富含糖胺聚糖的黏液样基质层。弹力纤维瘤的组织学表面可见多个乳头状结构，其内为胶原核心，外周包裹弹力纤维和心内膜内皮细胞。横纹肌瘤的大体呈黄灰色，边界清晰，显微镜下与正常心肌细胞的区别表现在可见异常细胞簇——"蜘蛛细胞"，它是一种较大的、中央细胞质的细胞，并有纤细的纤维样结构向外周放射。细胞质内富含糖原。这些肿瘤细胞均为心肌细胞的错构瘤样畸形，而非真正的肿瘤。纤维瘤的外观通常呈"螺纹"样，在显微镜下观察可见成纤维细胞，并混合有纤维组织和胶原。脂肪瘤包裹完整，在显微镜下观察可见成熟的脂肪细胞，还混合有结缔组织，偶尔还有肌肉组织。

# 手术及管理

虽然在组织学上大部分心脏肿瘤为良性，但均有可能致命，这是由于它们会造成心腔或瓣膜梗阻、栓塞及心律失常。对于大部分心脏肿瘤来说，应进行彻底的手术切除。一些较罕见的心表肿瘤的切除并不需要体外循环，但大多数肿瘤切除术要在体外循环辅助下完成。主要的外科考量包括：避免捏夹瘤体，防止发生栓塞，在彻底切除肿瘤的同时应充分保留心室肌肉、保护传导组织、维持瓣膜功能。在切除心房黏液瘤时，应将蒂同时切除，并将蒂根部周围至少 1cm 的卵圆窝组织一并切除，以降低复发风险。除非患者存在家族史、Carney 综合征及同期肿瘤（发生率可达 20%），否则复发或发生第二个异时肿瘤的情况非常罕见（少于 7%）。在切除乳头状弹力纤维瘤时，一般需要将其基底组织一并剥离，或在保留瓣膜的前提下将瓣叶组织做局部切除。完成了局部切除的患者，复发的情况极其少见。

## 左心房黏液瘤

在切除黏液瘤时，应将蒂同时切除，并将蒂根部周围至少 1cm 的卵圆窝组织或心房壁一并切除，以降低从肿瘤前病灶（pretumorous focus）复发的风险（图 37.1 和图 37.2）。双腔静脉插管，全流量体外循环。阻断主动脉后，在右肺静脉前切开左心房。

仔细显露黏液瘤,可将瘤体的一部分从心房切口中牵拉出来,暴露其基底或蒂,将瘤体与周边的一小部分正常的房间隔或心房壁组织一并切除。如果黏液瘤基底宽大,无明显蒂样结构时,需要切除部分层厚的房间隔组织。切除黏液瘤并修复了房间隔或心房壁后,应充分冲洗心房、心室,确保心腔内没有残留肿瘤碎片。常规缝合左心房切口,充分排出左心腔内气体后,开放主动脉。

对于特别巨大的左心房黏液瘤,可采用右心房入路(图 37.3 和图 37.4)。虽然此入路有助于探查左心房内是否存在肿瘤残余碎片及多发性肿瘤,但这种跨房间隔的切口可能会增加术后心律失常的风险。体外循环开始后,切开右心房,探查肿瘤是否波及右心房。在卵圆窝前做房间隔切口,进入左心房。然后按照前文所述,将黏液瘤切除。

## 乳头状弹力纤维瘤

图 37.5 和 37.6 显示了发自二尖瓣前叶的乳头状弹力纤维瘤。此肿物呈"海葵"样,并有多个乳突。如图所示,肿瘤附着于二尖瓣前叶,蒂相对短小。将肿瘤与部分二尖瓣瓣叶切除后,用自体心包或牛心包片修补,重建二尖瓣瓣叶。

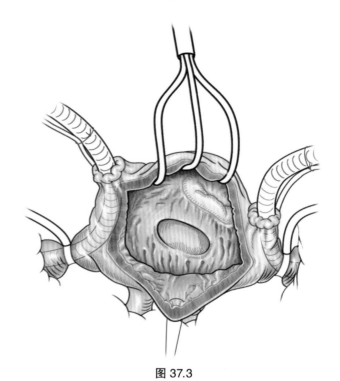

图 37.3

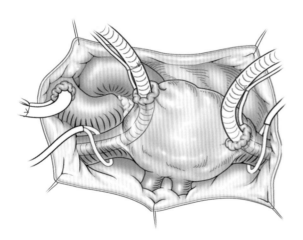

图 37.1

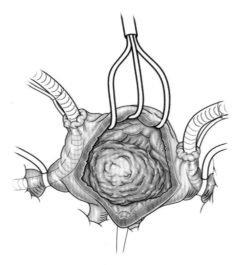

图 37.2

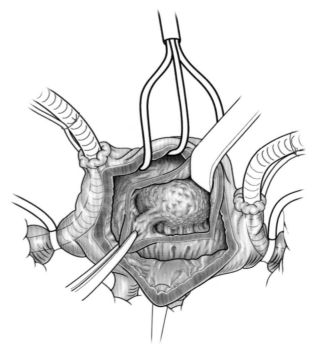

图 37.4

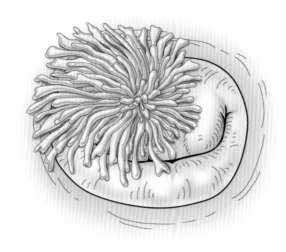

图 37.5

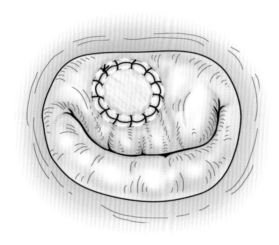

图 37.6

## 原发性心脏恶性肿瘤

在全部原发性心脏肿瘤中,约25%为恶性肿瘤。对于成人来说,几乎全部的心脏恶性肿瘤均为肉瘤,而最常见的是血管肉瘤(表37.2)。成人患者的恶性肿瘤多发生在40~50岁,在性别方面无差异。右心房最易受累。患者可表现出充血性心力衰竭的症状,肝大,合并或不合并心包压塞;在很少见的情况下,会因局部冠状动脉受累而出现心肌缺血及心律失常。儿童和婴儿最常见的心脏恶性肿瘤为横纹肌肉瘤。最常见的临床症状是由于肿瘤向心腔内扩大而出现的梗阻症状。罹患肉瘤的患者,即使接受了包含化疗和放疗在内的联合治疗,也多因此类肿瘤

易于血行播散而在诊断后1年内死亡。外科的角色通常是明确诊断,指导联合治疗方案。曾有报道罹患心脏淋巴瘤的患者长期生存,但很罕见。

## 心脏转移瘤的管理

在大多数情况下,心脏所发生的转移瘤都无明显征象,仅在尸检时才得以发现。如果已知患有恶性肿瘤的患者出现以下症状,应怀疑发生了心脏及心包的转移,包括新出现的心脏杂音、心电传导延迟、心律失常、充血性心力衰竭及心包积液。对于心脏转移瘤出现的症状,应与纵隔放疗及蒽环类化疗药物使用所致的心脏毒性反应相鉴别,也应与感染性心内膜炎的症状相鉴别,留置中心静脉管道、免疫功能低下的患者易出现此并发症。

心功能下降可源于以下情况:

·肺部及纵隔肿瘤向心包的直接扩散,导致心包积液、心包压塞,以及心腔或冠状动脉局部受压。根据心包受累程度(局部或弥漫性)、心肌受压迫程度及心包积液发生速度的不同,患者可表现出限制性或缩窄性病变的症状,出现劳力性气促、心动过速、咳嗽、胸痛,合并或不合并奇脉及心包压塞的征象。

·直接累及心内结构(局部或弥漫性),导致心律失常或传导异常。

·肿瘤向心腔内生长,导致梗阻症状或栓塞,如充血性心力衰竭或腔静脉梗阻所致的面部水肿、头痛、明显的侧支血管、肝淤血及外周组织水肿。

·与循环肿瘤调节因子相关的并发症,导致呈现高凝状态,在没有明显发热和白细胞增多的情况下,呈现非细菌性血栓性心内膜炎。

### 心脏转移瘤的诊断与评估

大多数罹患胸部或其他部位恶性肿瘤的患者可采用超高速CT、MRI及PET进行评估,评估肺及纵隔病理状态。但TTE和TEE是继发性心脏肿瘤最为确切的诊断工具,它不仅可以证实肿瘤波及心包及心肌的程度,还可以进行生理学评估。在可能的情况下,经常需要行组织活检或细胞学检查来确诊心脏及心包转移瘤。

## 心脏转移瘤的处理

恶性心包转移瘤导致的心包积液可带来血流动力学的变化，初始治疗包括外科切开引流或超声心动图指导下经皮穿刺引流。对淋巴瘤所致心包积液，化疗常有明显作用；而由肺癌所致的心包积液则往往需要外科干预，可在剑突下做一切口，也可以在胸腔镜辅助下（前胸或侧胸切口）行外科引流。虽然通过外科手术将单发的转移瘤切除可以延长患者生命，但外科治疗最主要的目的仍然是确诊或缓解严重并发症。

# 疗　效

前文述及，原发心脏良性肿瘤甚少复发，仅多发性黏液瘤偶有复发，但相当罕见。这类良性肿瘤几乎没有恶变的可能性。但由于肿瘤进行性扩大会导致梗阻，并有发生栓塞的风险，建议手术切除。

原发心脏恶性肿瘤及转移瘤预后不佳。对于此类恶性病变的治疗主要是确诊及缓解病情。

# 参考文献

[1] Lam KY, Dickens P, Chan AC. Tumors of the heart: a 20 year experience and review of over 12485 consecutive autopsies. Arch Pathol Lab Med, 1993, 117(10): 1027–1031.

[2] El Bardissi AW, Dearini JA, Mullany RC, et al. Survival after resection of primary cardiac tumors: a 48 year experience. Circulation, 2008, 118: S7–S15.

[3] McAllister HA, Jr, Fegnolio JJ, Jr. Tumors of the cardiovascular system//Hartman WH, Cowan W. Atlas of tumor pathology. Sec. Series, Fasc. 15, Washington, DC: Armed Forces Institute of Pathology, 1978.

[4] Allard MF, Taylor GP, Wilson JE, et al. Primary cardiac tumors. In Goldhaber S, Braunwald E (eds.). Atlas of heart diseases. Philadelphia: Current Medicine, 1996: 15.1–15.22.

[5] Gulati G, Sharma S, Kothari SS, et al. Comparison of echo and MRI in imaging and evaluation of intracardiac masses. Cardiovasc Intevent Radiol, 2004(27): 459–467.

[6] Aaroz PA, Mulvagh SL, Tazelaart HD, et al. CT and MR of benign cardiac neoplasms with echocardiographic correlation. Radiographics, 2000(20): 1303–1319.

[7] Jourdan, M. Bataille R, Sequin, J, et al. Constitutive production of IL-6 and immunologic features in cardiac myxomas. Arthritis Reum, 1990(33): 398.

[8] Kriekler DM, Rhode J, Davis MJ, et al. Atrial myxoma: a tumor in search of its origins. Br Heart J, 1992(99): 1203.

[9] Sabiston DC, Jr, Hattler BG, Jr. Tumors of the heart// Sabiston DC, Jr, Spencer FC. Gibbon's surgery of the chest. 4th edn. Philadelphia: WB Saunders Company; 1983.

[10] McCarthy PM, Piehler JM, Schaff HV, et al. The significance of multiple, recurrent and "complex" cardiac myxomas. Thorac Cardiovasc Surg, 1986(91): 389.

[11] Carney JA. Differences between nonfamilial and familial cardiac myxomas. Am J Surg Path, 1985(9): 53.

[12] McFadden PM, Lacy JR. Intracardial papillary fibroelastoma: an occult cause of embolic neurologic deficit. Ann Thorac Surg, 1987(43): 667.l

[13] Howard RA, Aldea GS, Shapira OM, et al. Papillary fibroelastoma: increasing recognition of a surgical disease. Ann Thorac Surg, 1999(65): 1881–1885.

[14] Burke AP, Virmani R. Cardiac rhabdomyoma: a clinicopathologic study. Mod Pathol, 1991(4): 70.

[15] Castaneda AR, Varco RL. Tumors of the heart: surgical considerations. Am J Cardiol, 1968(21): 357.

[16] Chitwood WR, Jr. Cardiac neoplasms: current diagnosis, pathology and therapy. J Card Surg, 1988(3): 119.

[17] Bear PA, Moodie DS. Malignant primary cardiac tumors: the Cleveland Clinic experience, 1956–1986. Chest, 1987 (92): 860.

[18] Murphy MC, Sweeney MS, Putram JB, et al. Surgical treatment of cardiac tumors: a 25 year experience. Ann Thorac Surg, 1990(49): 612.

# 第 38 章

# 起搏器——双心室起搏器

*Michael J. Grushko*　*Andrew Krumerman*　*Joseph J. Derose Jr.*

## 发展史

充血性心力衰竭（CHF）可由多种导致心室肌受损的疾病引发。左心室发生重构，最终会导致收缩功能受损，出现因左心室舒张末期压力升高所致的症状，心排出量进而下降。尽管有抗心力衰竭治疗及神经激素的调节，但 CHF 的死亡率及并发症发生率仍居高不下。年龄超过 65 岁的患者，近 20% 的住院是因心力衰竭。更严重的是，CHF 患者是恶性心律失常及心源性猝死的高风险人群。多项随机研究发现：植入式心脏复律除颤器（ICD）有助于降低持续室性心律失常的风险，进而降低死亡率。但 ICD 并不能预防 CHF 的恶化，也不能独立于抗心力衰竭治疗来改善心力衰竭的症状。

心肌病变也常常使传导系统受累。1/3 的 CHF 患者会发生左束支传导阻滞（LBBB），进而导致异常的心室内去极化、心室电–机械延迟或去同步化。左心室内低效机械收缩导致收缩功能减退，心排出量及血压下降，左心室扩张，并出现功能性二尖瓣反流。

心脏再同步化治疗（CRT）使左、右心室同时接受起搏刺激，使左心室产生更有效的收缩。多项随机试验证实：CRT 可缩短 CHF 患者的住院时间，降低死亡率。

超过 90% 的患者可经静脉入路完成双心室起搏。采用标准术式置入右心房及右心室电极，而左心室电极则置于冠状静脉窦属支的后外侧或外侧，从而实现双心室起搏，使室间隔和左心室外侧壁同时收缩。但由于个体间冠状静脉窦及冠状静脉解剖存在变异，使得部分患者存在操作限制，这就要求采用外科方式进行心外操作。传统的手术方式是采用左前外侧胸部切口，但在 CHF 患者中，这一入路的并发症使其应用受到限制，同时经此入路也难以抵达左心室左后外侧壁。对于经冠状静脉窦置入失败的病例，我们和其他一些外科团队发明了机器人全胸腔镜下的微创技术，以完成左后外侧电极置入的术式。

## 基本原则与理论依据

CRT（双心室起搏）的目标是通过恢复左心室的机械同步性，以获得更加有效的心室收缩。可采用标准术式经静脉入路置入右心房及右心室电极，再经冠状静脉窦置入另一电极。可通过逆行静脉造影来确认冠状静脉的解剖学形态，选择合适的静脉属支（外侧或后外侧游离壁）置入左心室电极。在选择冠状静脉分支时，必须考虑起搏阈、膈肌刺激、电极稳固性等多方面因素。如果采用外科方式进行置入，目标则是将电极置于左心室左后外侧心外膜。

适当的患者选择是获得最佳效果、降低风险的必要因素，这主要基于 ACC/AHA 关于起搏器的置入指南，该指南在近期已进行更新。CRT 的明确适应证（I 类推荐）为：左心室射血分数（LVEF）

<35%，窦性心律伴 LBBB 及 QRS>150ms，经充分内科治疗后心功能仍为 NYHA Ⅱ级、Ⅲ级或不稳定的 Ⅳ级。在满足上述情况的前提下，如果有 LBBB 且 QRS 在 120~149ms；或无 LBBB 但 QRS>150ms，且有 NYHA Ⅲ级的症状（Ⅱa 级），也是 CRT 的适应证。以下情况不建议行 CRT 治疗：LVEF>35%，或虽然 LVEF<35% 但心功能为 NYHA Ⅰ级或Ⅱ级，无 LBBB，QRS<150ms。其他不适于 CRT 治疗的情况为患者有合并疾病或很虚弱，预期在良好功能状态下的生存期不足 1 年。

## 经静脉置入起搏导线的并发症

一般情况下，经静脉置入起搏导线的并发症包括穿刺造成的气胸和（或）血胸、电极置入导致的心脏穿孔、起搏器囊袋血肿和（或）感染。因麻醉所致的心肌梗死、卒中、死亡及其他并发症较为罕见，但在术前应预先告知患者及家属。与左心室心内膜电极置入相关的特异性并发症包括冠状静脉窦夹层或穿孔、左心室电极造成心外刺激（如膈肌起搏），以及急性心力衰竭。一些小风险事件，如静脉注入造影剂所致的肾功能损伤及过敏反应，也应在术前说明。整体并发症发生率为 2%~4%，严重并发症发生率为 1%~2%。

## 机器人置入左心室电极的并发症

机器人置入左心室电极的并发症发生率为 1%~2%，包括出血和（或）感染。对于 CHF 恶化、LVEF 非常低的患者，建议在全身麻醉下实施手术操作。应注意，在采用胸腔镜的患者中，有 5% 可出现肋间神经损伤。

# 术前评估及准备

应遵照上述 CRT 适应证进行评估。术前行 12 导联心电图检查，常规血液检查包括：血型和抗体筛查、全血细胞计数、生化检查及凝血功能检测。详细回顾用药史及对造影剂的过敏史，以及是否存在造影剂禁忌证。应明确近期是否存在发热或急性发热性疾病，推迟手术直至无发热或感染是较为明智的决定。当前的容量状态及是否可耐受较长时间平卧也是必须考虑的问题。

## 经静脉入路

患者术前应至少禁食 6h（或 8h）。根据手术需要，在起搏器置入侧留置一 20G 外周静脉通路，以便术后进行血管造影显示腋静脉、锁骨下静脉和（或）确认头静脉。

如果患者术前在服用抗凝药或接受抗血小板治疗，则有很高风险形成囊袋血肿。在我们医院，即使在围手术期，患者仍持续服用阿司匹林及氯吡格雷（波立维），但术前数日应停用华法林及血栓素抑制剂。如果患者存在中度至高度血栓风险（如人工机械瓣置换术后），应避免停用华法林以保证抗凝治疗。将国际标准化比值（INR）维持在治疗范围的低限（2~2.5），仍可安全地实施起搏器置入。术前使用预防性抗生素以预防感染。

## 外科入路

应将机器人置入左心室电极行双心室起搏视为择期手术，在全身麻醉及单肺通气下完成。术前应明确病史，尤其是心脏及左胸手术史。由于机器人手术选用后胸入路，因此即使有多次经心包入路手术的经历，也并不会成为机器人左心室电极置入的禁忌。务必要明确冠状动脉血管桥的位置及通畅情况。如果此前曾有左胸手术史，应转行后侧小切口。左肺切除史是行机器人手术的禁忌证。

行胸部前后位及侧位 X 线片检查，计算心胸比及后侧手术操作空间。为了确定左心室机械运动最迟的激动点，以作为左心室电极的置入靶区，所有患者术前均应行组织同步成像（TSI），这将有助于外科医生选择最佳的左心室心外膜电极放置点。

如果患者患有肺部疾病，务必在术前评估患者是否有能力耐受单肺通气。不吸氧下（room air）的血气分析及肺功能测试有助于评估患者是否适合行机器人左心室起搏电极置入。

## 麻　醉

### 经静脉入路

可在清醒镇静状态下完成 CRT 装置置入。一般情况下，联合使用咪达唑仑和芬太尼，并加用局部麻醉。由于布比卡因有较长的半衰期，我们团队选择该药作为局部麻醉剂。在开始操作前，应确保药物已经起效，使用剂量应个体化。在行清醒麻醉时，应注意按标准防护流程进行操作。对于存在类似睡眠呼吸暂停的高危患者，应给予正压通气，以确保充分、安全的镇静。

### 外科入路

对于心功能储备较差的患者，不论有无潜在的冠状动脉疾病，全身麻醉的诱导均有可能较为复杂。选用较大管径的静脉入路及右侧桡动脉测压管（患者采用右侧卧位）有助于监测和维持血流动力学状态。如果术中需要使用正性肌力药物，应建立中心静脉通路。

支气管镜下双腔气管插管有助于左肺隔离。如果气管插管相对较粗或顺应性较差，可采用其他方法，例如使用 Univent（Fuji Systems Corporation, Tokyo, Japan）或支气管阻塞器来实现单肺通气。将患者置于右侧卧位。行经食管超声心动图（TEE）检查以监测容量状态，协助确定左心室电极的最佳放置点；如果拟置入 ICD，在测试除颤阈前，应查看左心耳内是否存在血栓。大多数患者可以在手术室内拔除气管插管，然后转入恢复室观察。

无论是采用经静脉入路还是外科手术入路，对于已放置 ICD 的患者必须检查心动过速情况，并在手术前停用 ICD。

## 手　术

### 经静脉入路

可大致将此手术分为 4 个步骤：建立静脉通路→经冠状静脉窦和分支静脉置管→放置左心室电极→制作起搏器囊袋。

常规消毒、铺巾，给予清醒镇静和局部麻醉，建立静脉通路。一般情况下，我们会切断头静脉以便置入右心房和右心室电极；而经腋静脉或锁骨下静脉置入左心室电极。但入路血管存在很大的变异性。之所以将左心室电极单独放置，是为了避免在操作右心房和右心室电极时导致左心室电极移位。很多医生会在建立静脉入路前，经同侧上肢的外周静脉注入 10~15mL 造影剂，以显示头静脉及腋静脉（图 38.1a）。

在三角肌胸大肌沟做一约 3 横指宽的切口，近头端切口向内侧倾斜，以方便建立腋静脉入路。在三角肌胸大肌沟内做钝性分离，在三角肌与胸大肌之间常常可见一长条脂肪组织（图 38.1b 和图 38.1c）。辨识头静脉，并将其游离，在其远心端用 2 根 0 号不可吸收缝线（爱惜邦）结扎，如果仍保留头静脉，这两条结扎线将来会用于固定右心房及右心室电极。在头静脉的近心端用另一条缝线结扎止血，以防止在置入电极后出现血液反流，而此时仅需将此静脉阻断，不应对其近心端造成任何张力。用眼科剪或 11 号刀片部分切开头静脉，用镊子、静脉夹或蚊式钳撑开静脉切口，送入两条导丝，在 X 线透视引导下，将导丝前端送至上腔静脉。沿两条导丝送入两个剥脱鞘，以便后续置入右心房和右心室电极。

在准备置入右心房和右心室电极前，应首先建立置入左心室电极的静脉通路。可以采用 Belott 的经腋静脉入路置入法，在 X 线透视引导下，将一个细穿刺针刺入锁骨下静脉与第 1 肋的交会处，经头静脉送入导丝。采用此方法时穿刺针不应超过第 1 肋的内缘，以免发生气胸。也可利用上肢外周静脉造影或超声来建立腋静脉入路，当然也可以采用 Seldinger 技术直接穿刺锁骨下静脉。沿着静脉通路，将一条长导丝（180cm）送入下腔静脉（确保是送入静脉而非动脉），以备冠状静脉窦置管。在导丝穿刺处做一 "8" 字缝合，以备抽出导丝后止血。在胸大肌上靠近导丝插入处缝合两条不可吸收的缝线，两者相距数毫米，用于固定左心室电极。

将右心室和右心房电极送入，临时固定后，继续冠状静脉窦及分支静脉内置管操作。冠状静脉窦电极配有多种输送系统。有专门设计用于经冠状静脉窦将左心室电极置入靶静脉的导引导管。关于各类导引导管的使用说明不在本章阐述范围，可查阅参考文献 [4]。我们医院的大部分医生使用 Terumo 导丝来置入冠状静脉窦插管。将导丝向前送入或抵达分支静脉（图 38.2）。在送导引导管或导丝进

入冠状静脉窦前，术者应确保在右前斜位投照时见到导管的尖端位于后位，而在左前斜位投照时此尖端位于外侧位。有些医生术前喜欢注入少量造影剂，定位冠状静脉窦开口，辅助置管。

将长的 Terumo 导丝送入冠状静脉窦前部或分支血管后，将外鞘轻柔地固定于冠状静脉窦中段（图 38.3a）。经尖端球囊导管做逆行静脉造影。根据输送系统说明书，此时应抽出导丝。将球囊导管置于外鞘的前端，可将外鞘向外抽出少许使球囊的尖端在外鞘管的开口以外。将球囊打胀，注入约 15mL 造影剂行逆行造影，做右前斜位和左前斜位显影（图 38.3b 和图 38.3c）。应注意，在两次注射之间及注射完成后，必须将球囊放气。理想的靶静脉应位于左心游离壁的后外侧或外侧，管径大小足以置入左心室电极，但不可过大，以确保左心室电极稳固地置于其中。根据靶血管的情况选择左心室电极的类型。

确定靶血管后，可采用不同的电极管芯和（或）冠状静脉成形导丝将左心室电极直接送入。有时需要使用另外一条有角度的导引导管协助选择另外一条静脉分支，而静脉分支的选择取决于此分支的发出位置。当确定了次选分支静脉后，将导丝送入相对安全固定的位置，左心室电极从鞘内被推出。图 38.4a 显示了内鞘和一个 90° 成角导管，用于引导

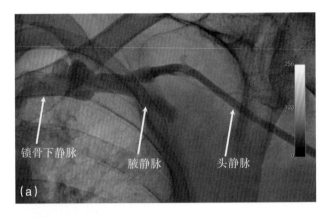

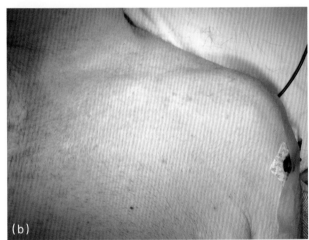

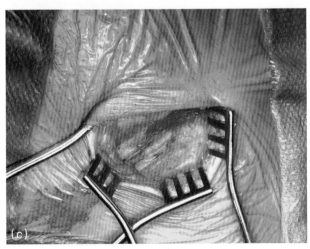

图 38.1

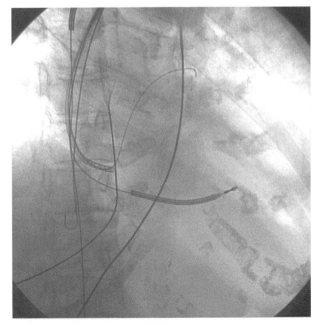

图 38.2

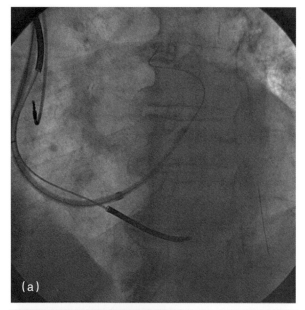

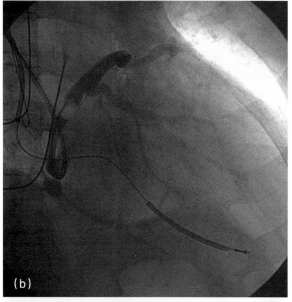

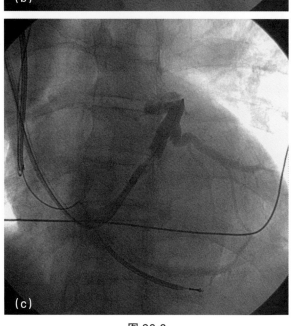

图 38.3

置入导丝和起搏电极至靶静脉。有时需要将导丝向后拉、将电极向前送，使其达到靶静脉更末梢的位置。当电极就位后，开始测试起搏阈和膈神经刺激阈值，或者用高输出起搏来评估膈神经或直接的膈肌刺激情况。有时需要使用双极和四极电极，通过改变去极化向量来克服膈肌受刺激的状况。虚拟电极再定位，可以在术后通过程控来调整电极，而并不需要真正在物理上调整电极的位置。当左心室电极就位且测试结果满意后，将一个直的管芯置入电极内，以确保在抽出外鞘和（或）内鞘时，左心室电极不会发生移位（图 38.4b）。通过抽推的手法将导

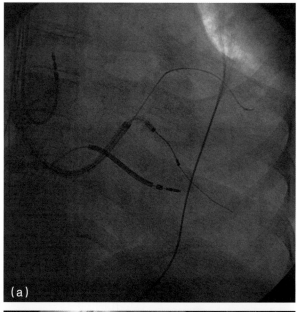

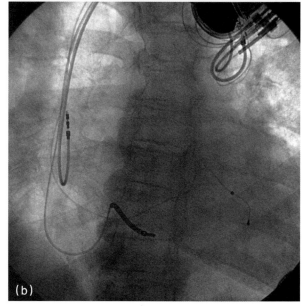

图 38.4

引导管抽出，此时应高度注意左心室电极是否出现移位。

当确定左心室电极位置稳定后，可小心地将管芯撤出，用此前缝制的固定线将左心室电极固定。围绕头静脉或通过胸大肌再缝合两条固定线，以固定右心房和右心室电极。在皮肤切口的内下部制作起搏器皮下囊袋，大约为 8cm 深、6cm 宽。用无菌盐水或抗生素溶液冲洗囊袋后，检查有无出血。将脉冲发生器置于无菌区，与组织直接接触，将全部电极与起搏器连接，确认导电无异常后，将脉冲发生器塞入皮下囊袋，进行程控分析，确认所有电极的感知及起搏效果满意。对放置 CRT ICD 装置的患者，做除颤阈测试。

对伤口进行 3 层缝合。最深层用 2-0 薇乔间断缝合，防止起搏器向上翘起对皮肤造成挤压，这样的张力性挤压、侵蚀有可能造成远期并发症。中层用 3-0 薇乔缝合，优化皮肤对合。很多术者喜欢连续缝合而不采用间断缝合。最后完成皮下层的缝合，使用 3-0 或 4-0 薇乔或 3-0 单乔连续缝合。用 Steri-strips 免缝胶带对合皮缘。

## 外科心外膜入路

右侧卧位，用沙袋辅助，使患者的后背与手术台的左边缘对齐，取后外侧胸切口。在第 7 肋间腋后线做摄像头孔后，制作前工作孔，插入一个 11mm 软切口支撑圈。在制作此工作孔时，手持机器人摄像头，似胸腔镜的工作方式，在直视下完成。此工作孔位于腋前线，用于之后制作起搏器皮下囊袋及放置及抽出左心室电极。经此工作孔置入两个 Medtronic 5571 51in（英寸，1in=2.54cm）螺旋式电极导线（screw-on lead），将其尖端置于靠近心包腔外侧壁的位置，以备插入机械臂。沿肩胛下角线在第 8 和第 5 肋间分别设孔置入左、右机械臂（图 38.5）。

无须在左侧胸腔内充气。在摄像孔后置入一个 8~10mm 伤口支撑圈，助手可经此牵拉左肺，也可用于置入缝线，进行缝合并退针。在膈神经后切开心包，分别向上、向下延长切口，显露左心室钝缘血管（钝缘支）。如果曾接受心脏外科手术，经后路进入

心包易于行左心室后壁的分离。在心包上缝制牵拉缝线，缝线从工作孔穿出，分别对心包进行前、后方向的牵拉，并用血管钳钳夹，以获得最大显露。从后工作孔送入一个"花生米"，将左肺从操作术野中向后推开。确定放置左心室电极的目标区域，此处应为一个相对无血管区（图 38.6）。

操作机械臂，将两个左心室电极固定在心肌

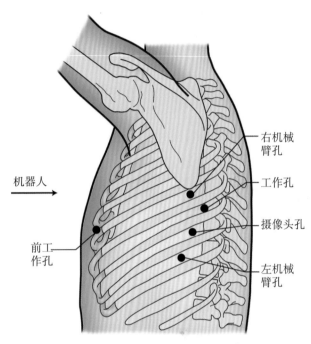

**图 38.5**

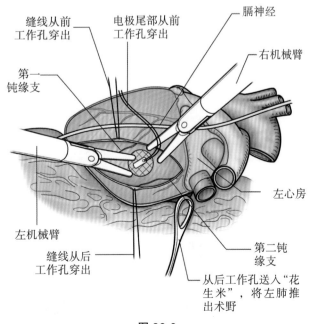

**图 38.6**

上，靶点位于旋支下方、第一和第二钝缘支之间（两个电极之间的距离约为 2.5cm）。如果使用螺旋式电极导线，则顺时针旋转 2.5~3 圈，使电极固定。建议右手旋转电极，左手稳定电极，当需要重新旋紧时，右手可以再次行旋转操作。在进行此操作时，建议使用圆齿或长头的镊子稳固地捏夹电极。在捏夹电极时应注意，仅可以捏夹电极头或电极周边的纤维材料，不可以捏夹电极本身，否则可能会导致电极绝缘层破损。为了获得最大的操作空间，在固定电极时，应停止呼吸。

两个电极被固定后即可进行测试，使起搏频率超过自身心率，测试某一条电极时，将另一条电极用作地线。一般情况下，如果起搏阈低于 2.5V，即可认为满意；一旦肺恢复通气，情况会稳步改善。在缝合心包切口前，使起搏器导线与心包切口平行，并均朝向上方。用 3-0 丝线缝闭心包切口，包埋电极导线。可用机械臂打结，也可以是台边医生用打结器来完成。关闭心包有助于维持电极的工作阈值，并将电极永久性固定（图 38.7）。

撤除机械臂（并将操作平台推离手术台），从前工作孔用手置入摄像头。从左机械壁工作孔放置一24Fr 胸腔引流管，在直视下调整引流管的位置。用0.25% 马卡因对第 3 肋间至第 9 肋间行肋间神经阻滞，通过胸腔镜可见注射点出现红丘，同时检查各操作孔出血情况。移出摄像头，将起搏导线连接头用塑料帽套住。在前工作孔制作起搏器囊袋，将起搏导线连接头置于此皮下囊袋中，以便后期重新定位。缝合所有操作孔后，将患者调整至仰卧位，左上肢约呈 60° 外展。

如果此前已植入起搏器，此时只需将囊袋切开，取出起搏器。撑开前工作孔，将左心室电极导线送入术野。从起搏器囊袋至前工作孔之间，用一把长钳做皮下隧道，将两条电极导线依次拉入起搏器囊袋。再次测试电极（图 38.8）。用一个"Y"形适配接头将两个左心室电极导线连接在一起，送入双腔起搏器的左心室电极连接孔。此时可以设置一条电极为工作电极，至于地线，则有多种设置方式（另一条左心室电极及起搏器的外壳都可用作地线）。如果出现起搏阈上升的情况，可调整地线设置，也可以选择另外一条左心室电极为活动电极，确保左心室起搏。如果需要放置右心起搏电极或除颤电极，可以此时在 X 线透视引导下进行操作。

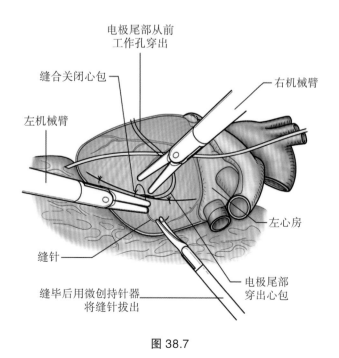

图 38.7

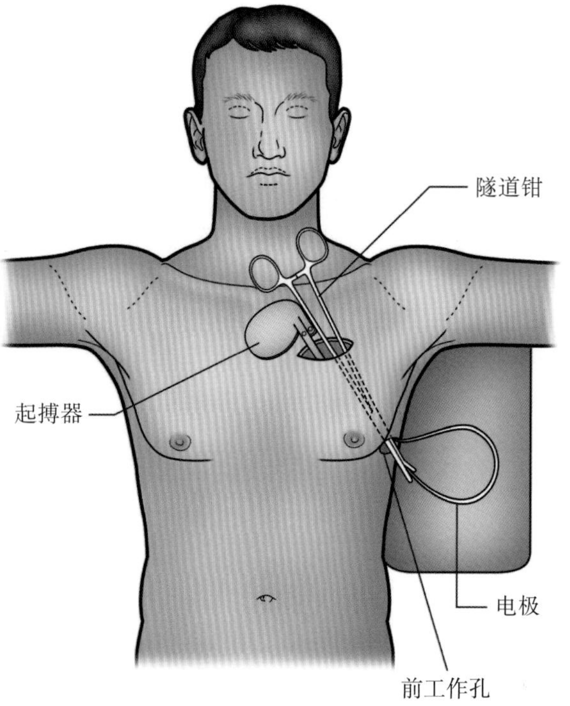

图 38.8

# 术后管理

## 经静脉入路

不同的心脏中心，其术后监测有所不同。所有术后患者均应持续监测心脏节律。应适当控制患者的活动强度，但应避免卧床。不应使用吊带来限制手术侧上肢的运动，轻度的运动及上肢活动有助于确认电极的放置是否稳定，同时可以避免"冻结肩"。术后即应复查前后位及侧位胸部 X 线片以排除气胸，同时获得电极放置情况的基线资料。在起搏和不起搏情况下做 12 导联心电图，以记录初始最适的感知和捕获情况。为了避免起搏器囊袋及切口出血，术后早期应避免皮下或静脉注射肝素。如前所述，术后当晚即可恢复使用双香豆素；如果在服用治疗量的情况下完成手术，可以继续服用。

患者术后当晚留院观察，如果第 2 天的全面复查结果满意，可以即时出院。术后 3~5 d，应保持手术切口干燥。术后 1 个月内，禁止用手术侧上肢负重（不能超过 25 磅，约 11.3 kg），但应鼓励一般性的上肢运动及全身活动。术后 1 个月，复查伤口及起搏器。

## 外科心外膜入路

术后当晚，所有患者均应在重症监护室内留观，重点关注 CHF 失代偿情况和（或）心律失常。可在术后当晚或术后第 1 天拔除胸腔引流管。大多数患者可以在术后 24~48h 出院，必须强调，患者在出院后应继续此次手术前的抗心力衰竭治疗。大多数患者在出院时应带有小剂量的止痛药，而镇痛方案与标准的起搏器植入无异。但有 2%~3% 的患者会因胸腔镜操作而发生肋间神经病变，主要表现为 T6 至 T8 感觉区的放射性烧灼痛，同时伴有严重的皮肤高敏。此病症几乎均可自愈，但使用加巴喷丁有助于症状的控制。

# 疗　效

根据相对近期的系统性综述，经静脉入路置入左心室电极的失败率为 5%~7%，院内死亡率低于 1%。术后 1 年，5% 的患者发生电极失功能。有效的双腔起搏是指：可改善生活质量，改善症状，减少住院，左心室重构逆转，LVEF 增加；约 2/3 的患者可因此受益，且术后 1 个月即可显现获益，维持时间为 6 个月至 1 年。但在绝对获益方面存在很大差异，通常不可预测；而将左心室电极置于最迟激动点（去同步化最显著的区域）的患者，成功的概率明显升高。由于冠状静脉窦的解剖和技术难度等因素，经静脉入路置入左心室电极存在自身局限性，失败率高于 5%，而通过机器人胸腔镜下微创置入左心室心外膜电极较心内膜电极有明显的优势，这就使理想的电极置入有了很大自由度。一项纳入 41 例患者的研究显示，采用微创置入左心室心外膜电极的患者无院内死亡、术中并发症及左心室电极置入失败。但目前并无随机对照研究显示，在临床方面，微创外科入路显著优于经静脉入路。到目前为止，我们对超过 110 例患者实施了机器人微创电极置入手术，因曾患肺部感染而出现胸膜粘连，需要转为后外侧小切口的发生率非常低（2%）。术前的手术路线图研究已成常规，所有患者的电极均放置在靶目标位置。电极寿命非常理想，仅 2 例患者在手术 9 年后需要进行更换。与传统的冠状静脉窦电极置入相比，微创方法在心率反应性和去同步化方面均有所改善。目前正在进行随机研究来比较经皮入路和机器人微创的双腔起搏疗效，这不仅将明确机器人手术的地位，同时也将使我们可以更深入地认识 CRT 治疗对心力衰竭的影响。

# 参考文献

[1] Jarcho JA. Biventricular pacing. N Engl J Med, 2006, 355(3): 288–294.

[2] Tracy CM, Epstein AE, Darbar D, et al. 2012 ACCF/AHA/HRS focused update of the 2008 guidelines for device-based therapy of cardiac rhythm abnormalities. J Am Coll Cardiol, 2012, 60(14): 1297–1313.

[3] Belott P. How to access the axillary vein. Heart Rhythm, 2006, 3(3): 366–369.

[4] Ellenbogen KA, Wilkoff BL, Kay GN, et al. Clinical cardiac pacing, defibrillation, and resynchronization therapy. 4th ed. Philadelphia: Elsevier Saunders, 2011.

## 延伸阅读

1. DeRose JJ, Belsley S, Swistel DG, et al. Robotically-assisted left ventricular epicardial lead implantation for biventricular pacing: The posterior approach. Ann Thorac Surg, 2004(77): 1472–1474.

2. Joshi S, Steinberg JS, Ashton RC, et al. Follow-up of robotically assisted left ventricular epicardial leads for cardiac resynchronization therapy. J Am Coll Cardiol, 2005(46): 2358–2359.

# 先天性心脏病的外科治疗

**Surgery for congenital heart disease**

# 第 39 章
# 先天性心脏畸形的解剖

*Robert H. Anderson*    *Diane E. Spicer*

## 概　述

  对心脏解剖的深刻认识是成功的外科手术的先决条件，与其他情况相比，在先天性心脏畸形的诊治中对解剖的认识更加重要。对于一些心脏畸形而言，虽然其解剖结构可能表现得相当复杂，但并不等于难以理解。本章将阐述心脏的基本解剖，这些知识可以让外科医生在手术时更好地认识心腔的构造，诊断畸形所在，同时更清晰地认识传导系统的走行。在进行心内操作前，首先要对心脏有基本的了解，即使是最复杂的心脏畸形，首要的也是对心脏的形态学进行充分的辨识，区分左右心房、左右心室及主动脉和肺动脉。对不同心腔及大血管形态学的辨识是其后要进行的节段分析的基础。心脏在解剖方面所表现出的"缺损""狭窄"等具有同等的重要性，甚至更加重要。这些内容将在相应的章节进行阐述，本章将着重系统地讲解心脏的基本解剖。

## 认识心脏

  通常情况下，心脏位于纵隔内，心尖指向左侧，且 2/3 位于胸骨中线以左。当发现心脏位置呈现异常时，外科医生应当意识到可能存在复杂的心脏畸形，虽然实际情况并非总是如此。当心脏位置异常时，最好使用简单明了的文字进行描述，如"心脏大部分位于右侧胸腔、心尖向左"等。无论心脏的位

置如何，都可以选择胸骨正中切口或经胸腔切口进行操作。

  胸骨正中切口是最常用的手术入路。前纵隔位于胸骨后，并无重要的脏器。经胸骨上切迹切口或剑突下切口可以抵达此层面，通过钝性分离，即可将上、下两个切口连接在一起。

  锯开胸骨后，即可显露双侧胸膜腔之间的心包裸区（图 39.1）。对于小婴儿，这一区域中一个重要的组织就是胸腺。胸腺包绕心包的前外侧，此处恰为动脉极区（arterial pole）。胸腺分为左右两叶，之间由峡部相连，有时为了获得良好的显露，需要将胸腺完全或次全切除。胸腺的血供来自胸廓内动脉及甲状腺下动脉，因此在切除时务必小心。在切除部分胸腺后，其供血动脉有可能会回缩到胸骨后，可能出现难以处理的出血。胸腺静脉同样潜伏着类似的问题，此静脉引流进入左侧头臂静脉，管壁

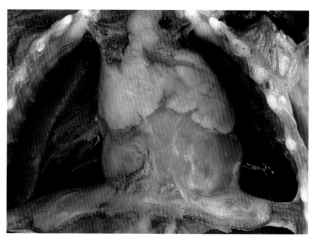

图 39.1

薄弱，因此在不当牵拉后可能导致意外损伤。

经胸骨正中切口显露心包后，进一步暴露心脏并不会遭遇太多的问题。迷走神经和膈神经的走行纵贯心包全长，膈神经走行于肺门前方，而迷走神经走行于肺门后方。如果修补心内缺损需要采用自体心包，在切取心包时容易损伤膈神经。

切勿过度牵拉心包，否则可能会造成心包 - 膈动脉起始部的撕脱，此动脉与膈神经伴行。经胸骨正中切口开胸时，对胸廓内动脉并不易造成损伤，但在关胸时却非常容易误伤此动脉。

经侧胸切口通过胸膜腔同样可以暴露心脏及大血管。大多数情况下，切口选择在第 4 肋间，这个部位是一个由背阔肌、斜方肌和大圆肌包围而成的后无血三角区，三角的底部是第 6 肋间，但当向后切开背阔肌，向前切开部分前锯肌，再将肩胛下角游离后，即可显露第 4 肋间，可以通过由上至下点数肋间隙进行确认。在行肋间切口时，注意切口应位于肋间隙中央，避免伤及第 4 肋骨下缘的神经血管束。在生理状态下，神经血管束被第 4 肋骨保护不易伤及。进入左侧胸腔后，将肺向后牵拉可以显露中纵隔，此时可以看到左叶胸腺覆于心包上，包裹主动脉弓及相应的神经和血管。如果需要显露心脏，则通常在膈神经前做切口；但较为多见的情况是需要显露主动脉峡部及降主动脉，这就要求将肺组织向前牵拉，并在迷走神经的后方、壁层胸膜的内侧将其切开。

此区域的一个重要结构就是左侧喉返神经（图39.2）。左侧喉返神经起自同侧迷走神经，在动脉韧带或动脉导管（如存在）的下缘向上绕行。过度牵拉迷走神经可以导致喉返神经损伤，也易于造成动脉韧带周围组织的直接损伤。胸导管也会经过此区域上行，在左颈总静脉与颈内静脉汇合处引流淋巴进入左颈总静脉。因此，在游离左锁骨下动脉开口区域时，容易伤及胸导管的附属淋巴管。

右胸切口与左胸切口相似，如果需要显露心脏则选择第 5 肋间，而如果需要显露右侧大血管，则选择第 4 肋间。在显露右肺动脉时，有时需要在奇静脉汇入上腔静脉的位置将其切断。右侧喉返神

经在右锁骨下动脉的下方向上绕行至咽喉部，位于迷走神经内侧。右侧交感神经干形成锁骨下襻包绕锁骨下动脉，如果损伤交感神经干，将引发霍纳（Horner）综合征。

## 心表解剖

切开心包后可以显露心脏表面解剖结构，大部分心脏几乎总是位于左侧胸腔，心尖指向左侧。在心表存在若干重要且易于识别的标志，在心外探查时，通过这些标志即可快速、准确地确定心腔的解剖学状态（图39.3）。首先应注意心耳。心耳由心房向前外侧发出，包绕大动脉根部区域。如果发现两个心耳均位于大动脉根部的同一侧，这本身即为一种畸形，称为"心耳并置"。左侧心耳并置几乎总是伴随着心脏节段的异常连接；右侧心耳并置则相对罕见，且一般仅合并较简单的心脏畸形，如房间隔缺损。对外科医生来说，心耳并置是比较麻烦的情况，它迫使医生要重新规划如何置入体外循环插管

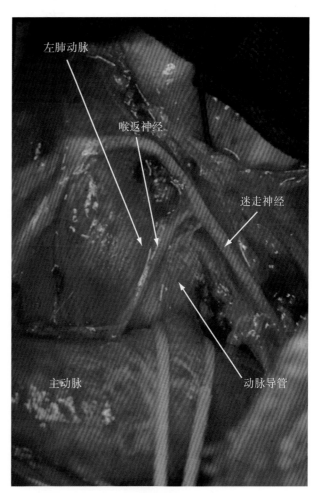

**图 39.2**

之类的事情。同时，心耳并置本身也会导致心房结构出现明显扭曲，除非可以正确认识其解剖形态，否则容易发生问题；但只要能理解和认识这种异常解剖，即使遭遇问题也比较容易解决。

在确定了心耳的位置后，下一步就要对其形态学特征进行进一步的阐述。在本章中，所有的"左"、"右"均用于指代解剖形态学上的左、右心腔，而非指位置上的"左侧"及"右侧"心腔。因此，如果心耳的位置也表现出异常，我们则需要另行说明。在从形态上区分左心房和右心房时，心耳的形态通常会为我们提供一个非常好的指示：右心耳表现为三角形（图 39.4），而左心耳则表现为管形（图

39.4c）。但是，区分左、右心耳最可靠的方法是观察心耳与心房其他部分连接区域的解剖学特征。人们

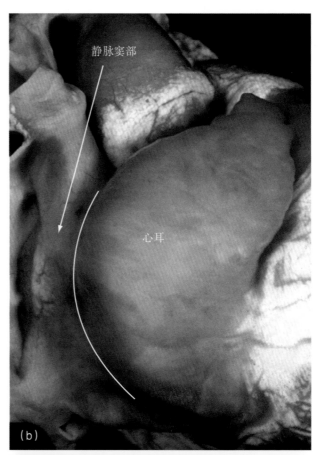

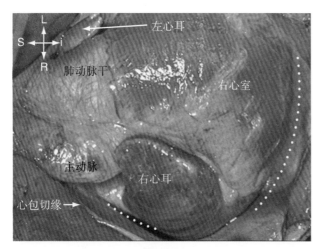

图 39.3

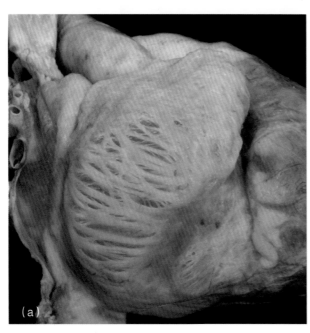

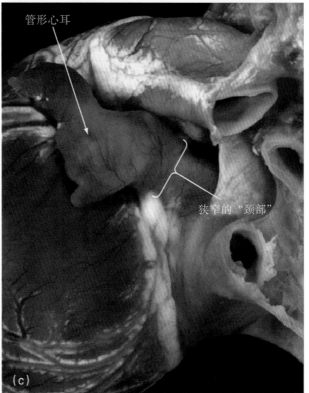

图 39.4

通常并未意识到：外科医生所看到的右心房前壁其实是被梳状肌覆盖的右心耳；而这些梳状肌会一直延伸到心脏的十字交叉区，包绕三尖瓣前庭。相反，左心房与心室的连接部则较为平滑，冠状静脉窦走行于此区域的下方，梳状肌仅存在于管形心耳内。这一区别在离体心脏标本中，可以清晰地显示出来，如图 39.4a 和 39.4b。在手术探查中，同样可以直观地展现出来。在大多数情况下，三角形的心耳位于右侧，而狭长、管形的心耳位于左侧，这是一种正常的心房排列方式，称之为"正位心房"。相对罕见的情况是：管形心耳位于右侧，而三角形心耳位于左侧，这种排列方式与正常排列呈镜像，也可将之称为"反位心房"。与"反位心房"的称谓相比，"镜像"的描述更为理想，这是因为心耳并没有上、下反转。较为常见的一种情况是：当心脏存在复杂畸形时，经常可以看到左、右心耳表现出相似的形态特征。

在后一种情况中，两个心耳可以都表现为底边宽大、三角形，梳状肌在心房内广泛延伸，包绕房室瓣前庭区（atrioventricular vestibules）；或者两个心耳都表现为狭长的管样结构，两侧均有光滑的前庭部。与上述异构性表现相关的综合征，也称为"无脾 / 多脾综合征"或内脏异位综合征。这些一直是病理学家感兴趣的领域。而外科医生通过简单地对心耳的探查即可做出诊断。对心耳的认识，使人们全面认识了右侧异构（无脾综合征）和左侧异构（多脾综合征），同时也增强了对传导系统分布的理解（图 39.5）。

在探查心耳的同时，外科医生应该也检查其与心房静脉窦部分的连接情况。在这一方面，左、右心房又表现出完全不同的解剖学特征：右心房表面有一明显的界沟，与右心房内的界嵴相对应。窦房结通常位于界沟处的心外膜下、心耳界嵴的外侧（图 39.6）；而在左心房则没有明显的界沟，此处也没有传导组织。这些解剖学特征与心耳的位置特征一起，完善了医生对心房解剖的认知。因此，在通常情况下，窦房结位于右侧；而对于镜像心脏，窦房结则位于左侧。右侧异构的心脏，在左、右两侧存在两个窦房结；而左侧异构的心脏，窦房结发育不良，位

置也表现异常，位于近房室连接处心房后壁。

在探查心耳的时候，要特别注意对静脉 - 心房连接的探查，要注意肺静脉或体静脉与心房的异常连接情况。在左心耳与左肺静脉之间，应探查是否存在左上腔静脉。如果发现左侧异构，外科医生则

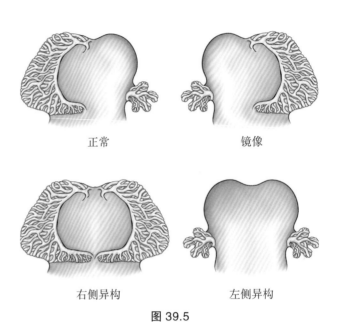

正常　　　　　　镜像

右侧异构　　　　左侧异构

图 39.5

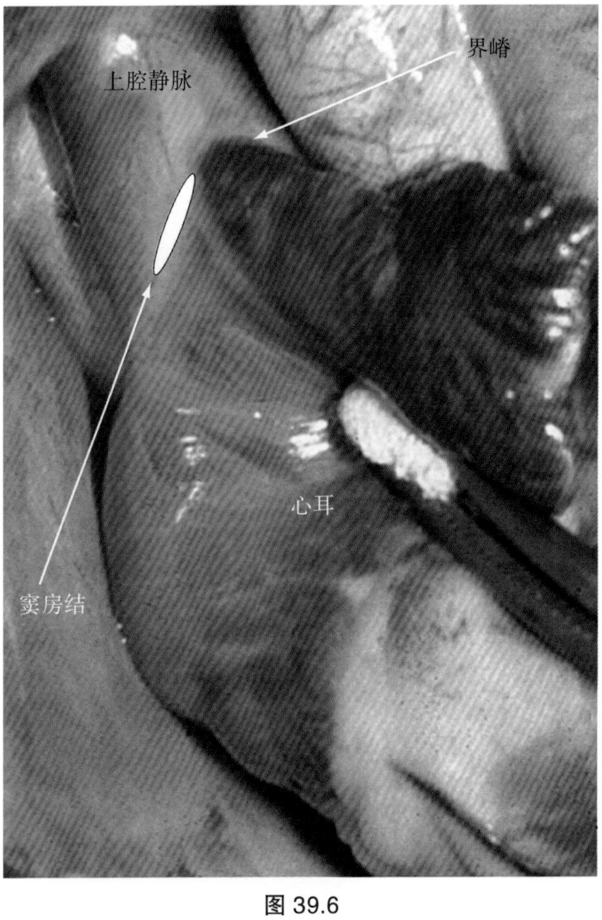

图 39.6

应注意是否存在下腔静脉离断的可能，如果确有离断发生，血液将会经奇静脉或半奇静脉回流进入心房，而这两条静脉也会相应扩张。

在心表的探查同样可以获得很多关于心室位置的解剖学信息。此时，冠状动脉左前降支可以充当心表标志。在正常情况下，前降支位于心脏前上，发自左冠状动脉主干，更为靠近心室的钝缘下行。如果前降支源自右冠状动脉，那么在大多数情况下心室的排列表现为镜像结构，此时左心室位于右侧。心房和心室的准确连接取决于心耳的排列状态，但一经发现前降支源自右冠状动脉，外科医生则应警惕是否存在先天性矫正型大动脉转位（见下文）。还有一种冠状动脉异常是，在心脏前表面存在两条边界并不确定的冠状动脉（位置不确定的冠状动脉，有别于在钝缘和心脏膈面的心室分界区存有两条明确的冠状动脉），在钝缘和膈面并没有见到哪一侧冠状动脉表现为优势，这种情况往往说明左、右心室的大小不成比例。一般情况下，这种情况提示左心室为主心室，而右心室往往是一个狭小、发育不良的残端心室，可见于左心室双入口或三尖瓣闭锁。当然，如果心室前表面没有明显的室间动脉，那么就应当考虑是否存在结构不确定的单一心室；或右心室为主心室，而左心室作为一个残腔存在于右心室的后下方。后者在进行心脏膈面探查时可被发现。

最后需要探查的是大动脉之间的关系，同时要探查心室的状态。第一步就是要确定存在相互独立的主动脉和肺动脉，而不是一个永存动脉干。如果这种正常的解剖结构得到确认，就可以发现：主动脉干位于右后侧，而肺动脉干呈螺旋样绕行至升主动脉后发出左、右肺动脉。大动脉干之间的关系异常，通常意味着存在心内畸形，但依靠大动脉的位置关系并不能推断出心腔的连接状态，最多可以让外科医生怀疑可能存在一些什么样的畸形。多数情况下，如果主动脉位于右前方，则意味着心室-动脉连接异常，通常是大动脉转位，但也有可能是右心室双出口；如果主动脉位于左前方，则提示可能存在先天性矫正型大动脉转位，但同样也有右心室

双出口的可能，在极少数情况下，房室连接及心室-主动脉连接有可能正常，这种情况可以被称为"解剖矫正型大动脉转位"。同样，并不能根据看似正常的大动脉位置关系来判定心室-主动脉的连接状态。主动脉、肺动脉这种看似正常的螺旋位置关系经常出现在右心室双出口中；当动脉干连接状态异常时，也可以出现这种看似正常的螺旋形排列关系，但相当少见。

## 心腔解剖

以上重点讨论了各个心腔的形态学差异，特别是心房，同时也强调了这些心腔并非总是处于常规的位置，或者所连接的腔室并不是应该连接的腔室。尽管腔室连接异常时会导致形态学上的一些细微改变，但无论腔室的位置或连接情况如何，其均具有相对恒定的解剖学特征。本节将重点阐述正常的解剖学形态，同时对于一些重要的畸形解剖加以说明。

### 右心房

右心房有一宽大的三角形心耳，右心耳与体静脉窦靠界沟分隔（图 39.4b 中的白色线条）。外科医生通常见到的情况是，上腔静脉从左手侧进入右心房的袖状窦（右心房心肌向冠状静脉窦内的袖状延伸），而下腔静脉则从右手侧进入）。后房间沟从下部将右心房和右肺静脉分隔开，人们将这个"沟"称为 Waterston 沟或 Sondergaard 沟，而这个房间沟是由左、右心房壁共同内凹所形成。上文已述及，界沟是重要的外科标志，在其心外膜下方就是窦房结。

将右心房完全切开会发现，与心房界沟相对应的心房结构是界嵴（图 39.7 的解剖学位置）。肌性界嵴的上下端分别环绕上、下腔静脉的开口。界嵴的下端向前朝房间隔方向延伸，"撞向"三尖瓣上的前庭区域，这个肌性组织将下腔静脉口与冠状静脉窦口分隔开。界嵴延伸处是残留的 Eustachian 瓣（下腔静脉瓣）和 Thebesian 瓣（冠状静脉窦瓣），它们因个体差异而呈不同大小的反"镰刀"形折叠。

在外科手术时,更为重要的是这两个瓣之间的纤维连接组织,而它们本身却被冠状静脉窦和卵圆窝之间的肌性组织所覆盖,向三尖瓣前庭的左手侧移行。这一重要的组织结构即 Todaro 腱,它是 Koch 三角的一个边(见下文)。

外科医生经常可以看到:在冠状静脉窦口上方有一个凹陷,位于三尖瓣隔瓣附着缘、界嵴的前下方延伸及一个窦样结构之间(图 39.8),这个窦样结构就是所谓的 Eustachian 瓣下凹陷;但现实中,从心脏解剖的角度看它应该是 Thebesian 瓣下组织。上述的三个结构围成了一个三角形结构: Eustachian 瓣下窦为底,其下边(以术者视角观察)为 Todaro 腱,而其上边为三尖瓣隔瓣的附着缘。这个重要的三角形结构被称为"Koch 三角"。房室结就完全处于这个三角之中,房室束在此贯穿至左心室流出道后,行向心尖。

在 Koch 三角与上腔静脉口之间区域有卵圆窝的右心房面。第一眼看上去,感觉这一区域就是分隔左、右心房的房间隔组织(图 39.9a)。而切开另一心脏发现情况并非如此(图 39.9b)。真正的房间隔区域仅限于卵圆窝底及其前下边缘。从术者的视角来看,卵圆窝左手侧的广泛突起区域是包绕主动脉根部的心房壁组织,在卵圆窝与上腔静脉口之间的狭长区域,也就是术者视角的下方,仅仅是后房间沟内凹所形成的折叠;而右手侧是下腔静脉壁。从术者角度向下看到的下缘就是将卵圆窝和冠状静脉窦分隔开的组织,同时与 Koch 三角的底边相延续。

## 左心房

左心房由左心耳和静脉窦组成,与右心房相对;与右心房相比,左心房的结构要简单很多(图 39.10)。静脉窦部分位于左心房的后部,接纳 4 条

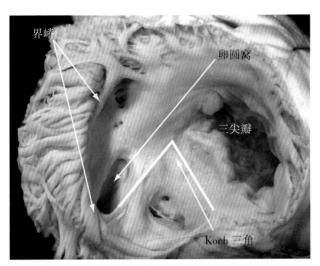

图 39.7

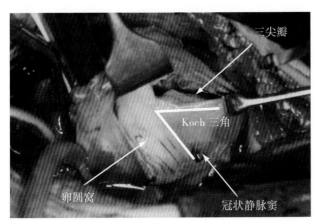

图 39.8

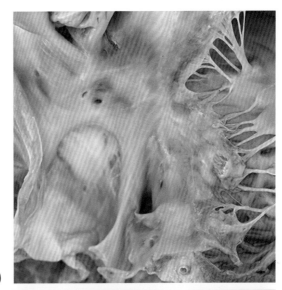

(a)

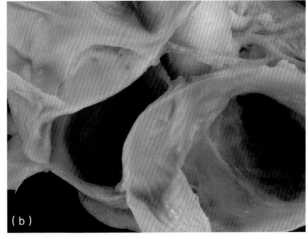

(b)

图 39.9

肺静脉回流的血液，而这4条肺静脉则开口于静脉窦后方的4个角。静脉窦区向前与二尖瓣前庭直接相连。从术者视角来观察，经左心房顶进入左心房后，狭长的左心耳位于左手侧，而房间隔部分则位于右手侧。二尖瓣前庭上方的肌性组织是心房前壁的延续，与主动脉根部相毗邻。二尖瓣前庭的下壁和后壁光滑，恰位于冠状静脉窦的上方，而此冠状静脉窦则是在心室钝缘向后绕行。房间隔的左心房面要比右心房面结构简单，由卵圆窝的活瓣构成。左心房内部有较大的空间，在行全肺静脉异位引流手术时可以观察到这一点，这类罹患全肺静脉异位引流的患者其左心房缺少肺静脉正常流入的静脉窦部分，只包含左心耳、二尖瓣瓣上前庭区及房间隔，而这些结构共同构成了固有左心房。

## 房室连接

对于外科医生来说，可能在不同手术中分别看到房室连接的不同部分，但不可能看到房室连接的整体。但对于房室连接的整体的理解和认识是处理多种先天性心脏病的基础，尤其是在房室间隔缺损中对于共同房室连接的认识。

因此在本节中，我们将详细阐述完整的房室连接结构。观察房室连接的最佳视角是将心房和大动脉从心室基底部移开，从上向下来观察，如图39.11。一个重要的解剖学特征是主动脉"楔入"二尖瓣环和三尖瓣环之间的夹角内；另一个同样重要的解剖学特征是，相对于主动脉根部，二尖瓣口和三尖瓣口呈一定的倾斜。虽然我们平时总是称"瓣

环"，但事实上，心脏的4个瓣环没有一个是真正完整的、完全由纤维组织构成的环来支撑瓣叶。二尖瓣环是最接近"环"这个概念的了，虽然它更接近于一个椭圆形，而不是圆形。但即使如此，位于心室壁上的二尖瓣环仅有很少量的胶原组织支撑瓣叶，以及分隔心房和心室的肌肉组织；三尖瓣环则更甚，几乎没有胶原组织瓣环。事实上，在房室沟内存在一种被称为纤维–脂肪的组织将右心房和右心室分隔开。当我们述及大动脉瓣时，"环"这个概念就几乎完全不准确了。事实上，每一个半月瓣瓣叶都是一部分附着在动脉窦部，一部分附着在下方的心室，因此，动脉瓣下根部呈现为"花冠"样结构，竖起来的地方附着在窦管交界上；当自上而下地滑落下来至最低点，便附着在了心室壁上。对于肺动脉瓣来说，其"瓣环"则完全附着于右心室肺动脉瓣下漏斗部肌肉，这是一个相对独立的区域，也称为动脉圆锥。主动脉瓣环周径的大部分由纤维和胶原组织构成。

由于主动脉瓣环与二尖瓣环、三尖瓣环呈"楔入"关系，因此，主动脉瓣瓣叶与二尖瓣瓣叶和三尖瓣瓣叶有广泛的纤维延续。二尖瓣前瓣叶与主动脉瓣的两个瓣叶存在纤维延续（图39.12）。正因为这样的解剖学特点，这一二尖瓣瓣叶最好称为"二尖瓣的主动脉侧瓣叶"，与之相区别的是附着于左心室壁上的二尖瓣瓣叶，这一瓣叶可以称为"附壁瓣叶"。主动脉–二尖瓣纤维延续的两端，组织增厚，

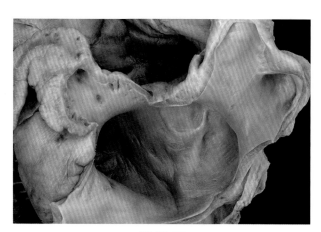

图 39.10

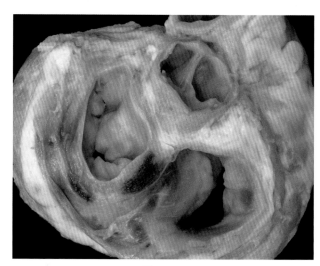

图 39.11

形成了左、右纤维三角。

右纤维三角是一个相对独立和完整的纤维结构，主动脉瓣瓣叶与三尖瓣瓣叶在此处相延续。通常将此区域总称为中心纤维体。在主动脉根部和右心之间的区域称为膜部间隔，它位于主动脉右冠瓣和无冠瓣交界的下方，其构成了主动脉瓣下左心室流出道的内壁。

与室间隔相垂直的长轴切面图显示，三尖瓣瓣叶附着在膜部间隔的右侧面。三尖瓣的附着线将膜部间隔分为房室间隔膜部和室间隔膜部（图39.13）。图 39.15 中的箭头说明了不同平面之间的位置关系。

二尖瓣口与三尖瓣口之间的斜面关系导致了中心纤维体后方的肌性组织的特殊形态。这一区域是Koch 三角的底（见上文）。仔细解剖这一区域，就可以看出楔形的主动脉流出道使"二尖瓣的主动脉侧瓣叶"远离室间隔肌部（图 39.13b）。正因如此，导致二尖瓣和三尖瓣附着在室间隔的不同区域，两者相对，但距离很短。在这个非常短的"相对"区域，三尖瓣比二尖瓣的附着点更加靠近心尖。正是由于二尖瓣和三尖瓣附着平面的差异（图 39.14 的箭头），导致一部分室间隔处于左心室和右心房之间，尽管右心房肌肉在其心房面。这一区域以前被称为"房室肌性间隔"，由于房室沟下方的纤维－脂肪组织将心房和心室的肌肉结构在房室瓣附着水平分隔开，所以这一区域更加像一个"三明治"结构，而不是真正的间隔。不论细节上的差异如何，这一所谓的"房室肌性间隔"都很短、很浅，由于其恰位于主动脉根部下方，因此，二尖瓣和三尖瓣口彼此分离，三尖瓣口的向下"摆动"较二尖瓣更明显。冠状静脉窦开口朝向右心房，横跨左侧房室交界的后下方。

房室间隔的肌性"三明治"结构对于外科医生来说至关重要，因为在这一区域的心房部分中包含房室结。截面（图 39.14）显示了房室连接区二尖瓣和三尖瓣处于不同平面。房室结就位于连接处的心房斜面上。从左心房面观察，这一点位于二尖瓣瓣叶对合缘附着带的内下部。

借助于范围广泛的后下方主动脉根部憩室，房

室束穿过中心纤维体，进入左心室流出道。从主动脉瓣下的根部角度来观察，可以发现房室束穿过室间隔的心表标志，就在主动脉右冠瓣和无冠瓣交界的下方；而从右心房看，重要的心表标志就是 Koch三角，它指明了特殊的房室连接区；从左心房看，二尖瓣瓣叶附着缘的后内部是最危险的地方。

从主动脉侧观察，右冠瓣和无冠瓣交界的位置

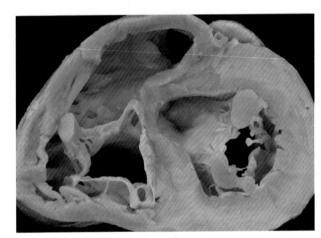

图 39.12

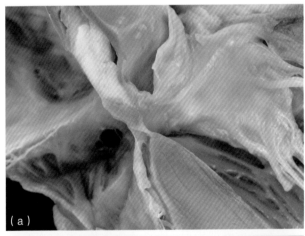

（a）

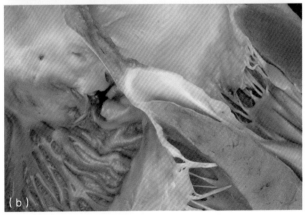

（b）

图 39.13

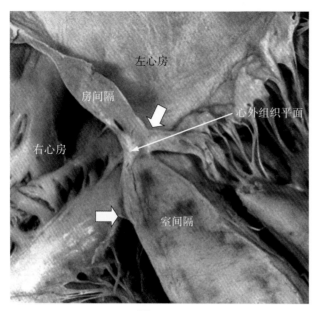

图 39.14

是一个危险区。从右心室观察，这一区域紧邻内侧乳头肌，位于三尖瓣隔瓣和前瓣的交界位，一定要注意避开（图 39.15）。

在探查房室交界时还可以发现其他一些重要的特征。可以将冠状动脉环绕的分支与房室连接视为一个整体。右冠状动脉在交界区有一段较长的走行，其开始的数厘米走行于心脏的内弯（inner curvature）中。从右心室观察，心室圆锥反折的右边界可视为室上嵴。左冠状动脉起源于心脏内弯，然后迅速分为两支——前室间隔支和旋支。前面的分支走行出交界区后，成为前室间隔支，而旋支则成为左侧房室连接的一部分。不同个体间两者的密切程度存在明显差异。通常在钝缘处，两者的密切关联状态减弱，右冠状动脉向前行进，越过十字交叉后为左心室膈面供血。还有一些个体，其右冠状动脉行至十字交叉以下，转向下行，走行于后室间隔交界，成为下室间隔支，而人们常错误地称之为"后降支"，此时左心室的膈面由旋支供血。较少见的一种情况是，旋支供血至左心室膈面后，继续前行，延续成为下室间隔支。简单地用"左侧优势"或"右侧优势"无法描述冠状动脉的高度变异。相反，应专门阐述下室间隔支的起源，以及左心室膈面供血血管的特征。

## 右心室

在开始具体阐述心室形态学特征前，有必要说明几点关于心室划分及瓣膜形态的问题。传统上将心室简单地划分为流入道、流出道，或者是窦部和圆锥部。对于正常的心脏，如此划分已足够，只是稍欠完美；但当讨论一个异常的心脏时，这样划分的缺点便会立刻显现。例如，三尖瓣闭锁的患者可见发育不良的右心室，缺少流入道，但即使如此，人们也毫不含糊地将其称为"右心室"，就是因为这个心室有"窦部"。因此，虽然按照目前的命名方法，三尖瓣闭锁的右心室存在"窦部"和"圆锥部"，但这个"窦部"并不能等同于右心室流入道。

如果从另一个角度来评述心室，这种潜在的矛盾就可以消除。从形态学角度来看，每一个心室都有 3 个部分，而不是 2 个，它们分别是流入道、心尖小梁部及流出道。所有的心室，不论变形多么严重，都可以用"三分法"来描述。图 39.16a 显示了

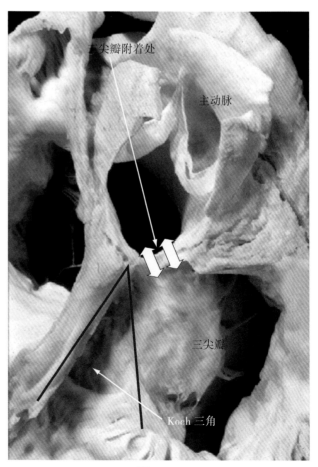

图 39.15

右心室的 3 个部分, 图 39.16b 显示了左心室的 3 个部分。举例来说, 三尖瓣闭锁的右心室有流出道和心尖小梁部, 但缺少流入道部分。

在分析瓣膜形态时, 非常重要的一个理念是: 是什么使得一个瓣膜区别于另一个瓣膜 (所谓的 "扇贝" 结构)。在区分瓣膜时, 最佳的时相是在其闭合期, 此时可以了解一个瓣叶与相邻瓣叶对合的情况; 这一方法明显优于通过交界腱索起自某一个明显的易于识别的乳头肌来进行划分。从形态学角度来说, 是不可能区别交界腱索和所谓的 "裂隙" 腱索的——于是在确定二尖瓣到底是二叶、三叶还是四叶时就会遇到问题。当瓣膜关闭时进行评估, 就可以轻易地发现二尖瓣有两个瓣叶, 而在两者之间只存在一个对合区。同样, 三尖瓣在闭合时呈 "三叶草" 样, 因此可视为三叶结构, 分别位于前上、下部和隔部。

现在回到右心室。如果右心室发育正常, 则在

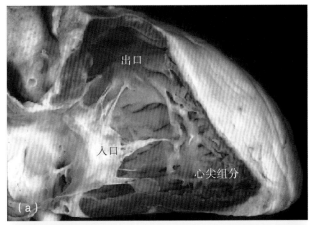

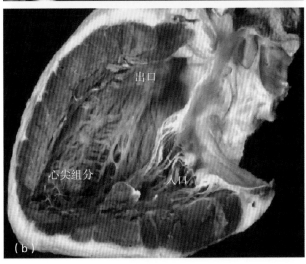

图 39.16

其流入道存在三尖瓣。外科医生从右心房可以轻易地看到三个瓣叶, 图 39.17 是从心室角度观察到的三尖瓣, 显示了三尖瓣三个瓣叶分别占据了前上部、隔部和下部。将下瓣称为 "后瓣" 是错误的, 因为隔瓣是三个瓣叶中位于最后面的。隔瓣与前上瓣叶对合区连接着内侧乳头肌, 此乳头肌与膜部室间隔相邻。隔瓣常将膜部间隔分为两个部分, 这一区域与房室束穿行位点有密切的关系。

右心室的心尖小梁部通常有较粗大的肌小梁 (图 39.16a), 它以充满肌小梁的心尖为基底, 是区分右心室与左心室的最可靠特征。心尖小梁部向左、向上延伸, 就进入右心室流出道部分, 支撑着肺动脉瓣。在正常右心室中, 流出道部分是独立的肌袖结构 (图 39.18, 图中黑线是右心室圆锥部肌肉与肺动脉干的交界)。动脉圆锥的存在使右心室增加了一项解剖学特征, 即肌性室上嵴, 此结构将三尖瓣及肺动脉瓣附着点分隔开。对房室连接的认识 (图 39.11) 可以更好地理解这一结构: 从右心室内观察, 此广泛而粗大的肌束不过是心室壁的一部分; 事实上, 它是心室圆锥的反折。

将这一结构剖开后, 可以更加清楚地显示独立存在的肺动脉瓣下肌性圆锥。非常特殊的右心室解剖学特征是: 大量室间隔肌束朝向心尖小梁部下

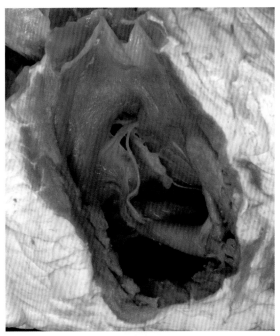

图 39.17

行，然后分成不同的小梁结构，包括调节束、前乳头肌及隔壁小梁（septoparietal trabeculations）（图39.19）。这一粗大的肌束在其基底部分为两支，共同包绕室上嵴，较后的一支发出内侧乳头肌，而较前的一支则向上走行至肺动脉瓣。

有时，人们不恰当地认为这一粗大的肌束是室上嵴的一部分。在北美，人们习惯称之为"隔束"；这一描述是合理的，但是，即使是最潦草的

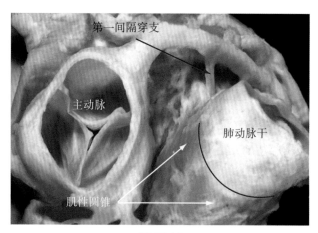

图 39.18

考试也不接受这一结构既是室上嵴又是室间隔为正确答案。为了便于区别，我们称之为隔缘小梁（septomarginal trabeculation），以表明此结构既与心室圆锥反折存在关系，形成了室上嵴，也与独立存在的肺动脉瓣下肌性圆锥存在关系（图39.20）。对于反折与隔缘小梁交界区，我们曾经认为这一狭小的肌性室间隔的一部分恰位于左、右心室流出道之间；但我们现在认为这并不正确，袖状动脉圆锥与主动脉根部是分开的，其心腔外间隔区被纤维和脂肪组织充填。图39.18恰恰显示了这一间隔。房室传导束轴的分支与隔缘小梁的后支关系密切，但却在室间隔的左心室侧；而右束支则穿行室间隔，在内侧乳头肌的下表面抵达右心室一侧，然后向心尖方向下行，可能是在隔缘小梁表面，也可能埋于隔缘小梁体内。

## 左心室

和右心室一样，左心室也分为流入道、心尖小梁部及流出道（图39.16b）。流入道包含二尖瓣。从心房侧观察（图39.21a），二尖瓣前瓣（主动脉侧瓣）与附壁瓣的对合缘端点分别在上外侧和下内侧，但

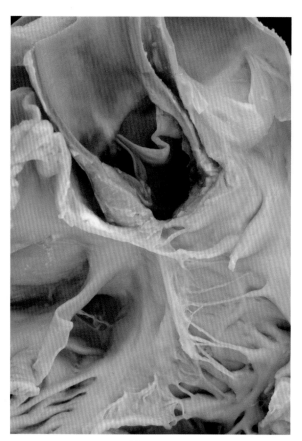

图 39.19

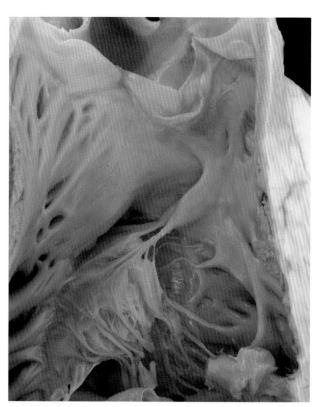

图 39.20

在临床中常常错误地称其为"前外和后内交界"。根据两个瓣叶的位置，两者的瓣环附着方式并不相同。主动脉侧瓣叶的附着缘相对较短，仅占二尖瓣环周长的 1/3。当瓣叶打开时，可以发现此瓣叶有相当的深度，似"凤帆"样结构（图 39.21b）。相反，附壁瓣叶的附着缘则较长，但其深度则明显浅于前瓣叶，更似"窗帘"样。对于大部分心脏，附壁瓣叶可进一步分为多个"扇贝"样结构，一般情况下为 3 个"扇贝"结构，但有时也可见到有 5 个或 6 个"扇贝"的瓣叶，如图 39.21a 所示。虽然 2 个瓣叶的构造不同，但两者的面积基本相似。就如在"房室连接"一节中所述，在对合缘下内交界处，有房室束穿行于此。

左心室心尖小梁部的小梁结构非常细小，心尖部明显变薄，此点的心内膜与心外膜之间的心肌厚度常常不足 1mm。与右心室不同，左心室小梁部的室间隔非常光滑，呈扇样分布的左束支分布于此。此扇样左束支在行程之初，并未散开，但行经 1/3 的室间隔后，分成互不连接的前束、隔束和后束。

左心室流出道并不像右心室流出道一样，呈现完整的肌肉环，但同样结构完善。它的后下憩室尤其深凹（图 39.22a）。由于二尖瓣与主动脉瓣存在纤维延续，因此左心室流出道没有完整的肌性壁，而心室圆锥反折到此处已经完全消失。此处有两个与外科相关的重要解剖结构：一个是后下憩室，此处与右心房相毗邻；另一个就是"花冠"样主动脉瓣瓣叶附着缘（图 39.22b）。在主动脉瓣瓣叶对合缘的最高点水平，与左心室流出道毗邻的结构为左心房前壁及心包横窦。另一个重要的解剖解构是左束支，其位于左心室流出道室间隔中部，向下走行（图 39.22b 中箭头所示）。两条冠状动脉分别起自主动脉的两个窦。在计划行主动脉根部扩大的手术时，

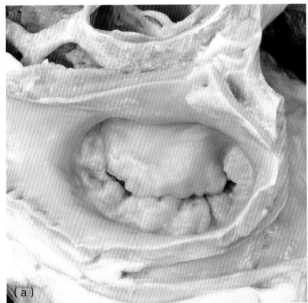

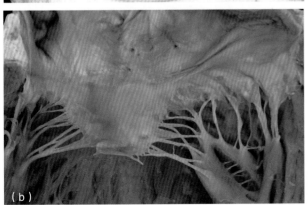

**图 39.21**

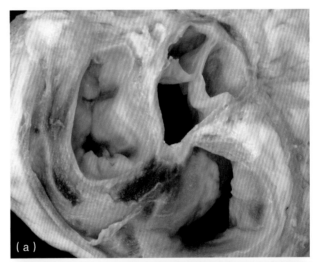

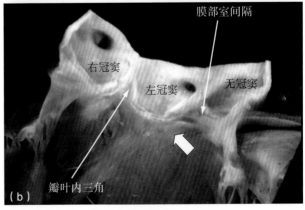

膜部室间隔

右冠窦　　左冠窦　　无冠窦

瓣叶内三角

**图 39.22**

所有上述这些结构均有非常重要的临床意义。

# 先天性心脏病的节段分析

我们在前文已经阐述了心脏各腔室的基本形态学特征,同时指出外科医生必须把握的解剖要点。我们还对形态学改变所致的传导系统位置改变进行了阐述。到目前为止,对于正常心脏,解剖一直是人们最主要考虑的问题。而几乎所有拟接受手术的先天性心脏病,都是在正常心脏解剖的基础上,出现各种结构异常。例如动脉导管未闭或单纯的主动脉缩窄,其基本的心脏形态学并未改变;再如简单的房间隔缺损、室间隔缺损,甚至存在共同房室连接的房室间隔缺损,其基本的心脏架构几乎没有出现扭曲,完全没有达到与正常心脏大相径庭的程度。然而,在某些病例中,心脏的解剖可能出现极度异常,连心脏本身的位置都是异常的。即使是面对这样复杂的病例,只要能把握前文所述的基本原则,仍然可以轻松地辨明心脏的构造。心房的排列方式有着严格的限制,心房与心室的连接及心室与动脉的连接均如此。我们目前已经完成了临床心脏解剖的讨论,以下将简要讨论心脏节段分析的原则及其背后的哲学思想,再次将注意力集中于房室传导系统的分布及其背后所覆盖的重要信息。

## 心脏节段分析背后的哲学思想

在描述某一种先天性心脏畸形时,我们有必要独立地解释每个心脏节段的形态学特征、各个节段的连接方式,以及在每一个节段中心腔之间的关系。用何种词语描述上述特征并不重要,可以多重使用一些专有术语。为了达到这一目的,人们使用了很多的名词,但重要的是,应尽量使用简单的日常用语把心脏的解剖特征表述清楚,而非使用那些源于古典词源学的艰深晦涩之语。

我们已经阐述了各个心腔的重要形态学特点,现在十分有必要确定哪些是重中之重。为此,我们最好遵循所谓的“形态学方法”。这强调,不论某个心腔的畸形或异常如何,都应通过其内在固有的特征来识别。例如,我们不能用“静脉连接”来识别心房,因为静脉本身可出现连接异常;房室瓣也不能成为指明某一心室的核心特征,因为某些心室根本没有房室瓣。心耳的形态学使其成为辨别心房的最可靠特征;对于心室的区分,心尖小梁部的特征最具价值。虽然大动脉并没有特殊的内在特征,但其分支模式或形态足以将主动脉和肺动脉区分开来,或将总干与一个单独的动脉干区分开来。一个完整的描述必须包括对连接方式及相互关系的描述。理想的描述是每一个被描述的部分占有相同的权重。从临床角度来说,外科医生最关心的是心脏的各个部分是如何“组合”在一起的,这就使得各部分之间的“连接形式”被预先设置在最重要的位置,而它们之间的关系被置于次要的位置。

## 心房的排列

上文反复强调了对心耳探查的重要性,对各种可能的变异情况也做了重点介绍。在节段分析中,对于心耳排列的认知具有双重重要的意义,如果缺乏对心房节段的形态学认识,则难以对心脏其他部分进行充分阐述。心耳的排列有4种方式(图39.5)。在前两种排列方式中,形态学左、右心耳均存在,且分列两侧。当右心耳位于右侧时,这种结构称为“正位”,这种表述不过是在表达排列正常;当右心耳位于左侧,这种镜像结构被称为“反位”,所反映的事实不过是心房并没有上、下颠倒。另外两种排列方式是:两侧的心耳在形态学方面相似,也可以称为“心房异构”。右心房异构是指两侧心耳均为形态学右心耳,而左心房异构是指两侧心耳均为形态学左心耳。前文已述及,心房异构会导致窦房结位置发生改变,因此,外科医生对异构的认识具有非常重要的作用。

## 房室连接

在对房室连接进行分析时,应了解双侧心耳及心室腔的情况(图39.23)。首先要明确的是两个心房与相应心室的连接方式,其次要明确房室连接上的房室瓣的形态学特征。如果每一个心房分别与相应的心室连接,而两个心室不存在交通,那么这就是双心室房室连接。这种情况可以发生于左右存在不同心房的情况下，也可以发生在心房异构的情况下。如果左右存在不同的心房，则有两种不同的情况，分别是心房正位及镜像位。心房正位时，右心房与右心室连接，左心房与左心室连接；镜像位时，则是右心房与左心室连接，而左心房与右心室连接，这种情况属于连接不协调（discordant connection）。

在心房为异构状态时，不论心室如何排列，房室连接都不可避免地表现为混合型或双心室型（图39.24）。在这种情况下，必须认识到心室的拓扑学排列状态，这非常关键。

心室的拓扑学状态只有 2 种基本形式。一种是常见的正常心脏的排列形式，即心房的排列正常、房室连接协调，此时右心室或多或少地表现为部分包绕着左心室，也可以做如下形象的展示：将观察者的右手手掌置于室间隔上，大拇指指向流入道，手腕位于心尖，而其他手指则指向流出道，这种排列被称为"右手拓扑法则"（图39.25a）。另一种形

式是：心房的排列表现为正常状态，而房室连接不协调；或者心房呈镜像，房室连接协调（图39.23）。在这种状态下，只可以将观察者的左手置于右心室中，手掌置于室间隔右室面，这种形态被称为"左手拓扑法则"（图39.25b）。

这两种拓扑排列也可存在于右侧或左侧异构（图39.24），必须详细说明才能正确地进行畸形分类。这些解剖学知识非常重要，如果双心室房室连接为混合型，那么传导系统将发生移位（见下文）。当左、右心耳排列正常时，心室拓扑状态与房室连接的关系协调，这几乎没有特例。一般情况下，心室的关系也是符合预期的：右心室位于右侧，符合右手拓扑法则；左心室位于左侧，符合左手拓扑法则。但有时心室关系也会出现意外情况，可能是由于心脏旋转或沿其长轴发生扭转。这些旋转或扭转会造成"十字交叉心"（criss-cross）或"上下心室"（upstairs-downstairs）。如果能将这些心脏的关系描述清楚，可在独立于连接状态和拓扑状态的情况

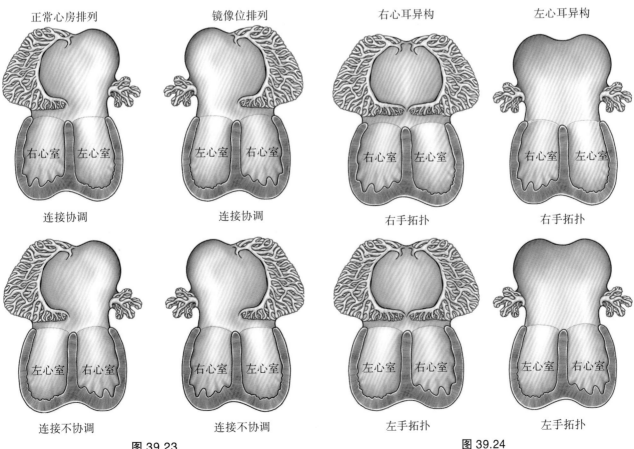

图 39.23　　　　　　　　　　　图 39.24

下准确识别，那么，无论在诊断还是病变描述方面，都不会存在什么问题。

另一类异常不同于双心室连接。在这类畸形中，两个心房均与某一个心室连接，也可说是单心室房室连接。此类心脏的心耳可以是正常排列，也可

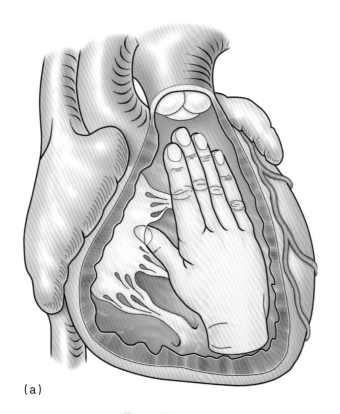

（a）

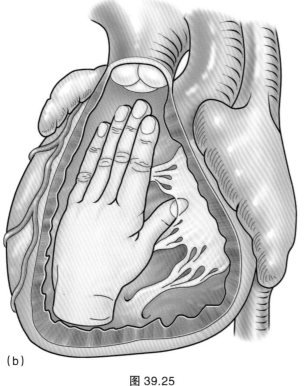

（b）

图 39.25

以呈现异构。特征性的连接方式为心室双入口，缺少左侧或右侧的房室连接（图 39.26）。这种单心室连接可见于两个心房与优势左心室、优势右心室或单一不确定心室连接。当心房与某一个优势心室连接时，另外一个心室几乎总是表现为发育不良或功能不完善，这是由于这个心室最起码是缺少一个流入道部分。优势心室为左心室的单心室连接畸形，结构或功能不完善的右心室总是位于前上位，可能在右侧，也可能在左侧；优势心室为右心室的单心室连接畸形，结构或功能不完善的左心室总是位于后下位，也可能是在右侧或左侧。在讨论发育原则时，对于结构或功能不完善心室的位置问题，可能的解释方式是遵循左手或右手拓扑法则。非常简单的方法是单纯用前、后，上、下，左、右来描述发育不良的心室。单一不确定心室并不附带第二个发育不良心室。顾名思义，从形态学命名的角度来说，只有这种单心室（solitary ventricle）才是"单一心室"（single ventricle）或"单心室心脏"（univentricular heart）。

所谓的房室连接模式是指房室瓣的排列形态。无论是协调、不协调，还是混合或双入口连接，两个心房都是与心室连接的。双房室连接可以理解为有两个独立的房室瓣或存在一个共同房室瓣。当房室瓣的张力结构附着于室间隔的两侧时，其中的一个瓣（两个瓣的情况极为罕见）可能坐跨（straddle）在室间隔上。当瓣叶坐跨在室间隔上时，房室交界通常也骑跨（override）在室间隔上。骑跨程度往往决定了房室瓣对两个心室的参与度。不同的节段组合方式伴随着不同的骑跨度，涵盖了有效的双心室心脏至心室双入口等一系列畸形。为了将这些不同连接类型进行分类，即更好地区分双入口与双心室连接，可将骑跨的房室瓣归于覆盖了 50% 以上的某一个心室，这就是所谓的"50% 法则"。共同房室瓣通常表现为骑跨状态，但并非绝对。例如，共同房室瓣可出现在双入口连接模式，此时则仅与一个心室连接。尽管如此，共同房室瓣依然总是被视为左、右两个房室交界，因此在分析骑跨度时，应考虑这一因素。当存在两组房室瓣时，还有一种连接

模式，就是其中一个房室瓣闭锁。这种形式与一组房室连接缺失是不同的，但相同的是两者均有一组房室瓣闭锁。其中一组房室连接缺失是房室瓣闭锁最常见的原因。当有一组房室连接缺失时，另一组房室瓣则可能表现为极度限制性，此房室瓣可能仅与一个心室连接，也可能表现为骑跨或坐跨。如果此房室瓣为骑跨状态，则可能是单心房，但却是双心室。

## 心室拓扑状态对传导组织的影响

在正常"房室连接"一节，我们阐述了 Koch 三角是房室交界区的心表标志。如果存在异常的房室连接，房室传导束并非总由房室结发出。在胚胎期，具有传导组织发育潜能的组织表现为一个完整的环，包绕着房室交界区；到了成人期，该环仍存持续残留，但隐匿于绝缘纤维层的心房侧，并不会发出房室传导束。当心房与心室存在异常连接时，这些房室环组织的一部分就会取代房室结。一些因素决定了是存在正常的房室结抑或异常的房室结，还

是同时存在（这种情况非常罕见），其中最重要的一点是，房间隔和室间隔肌部之间是否为正常排列关系。房室连接协调的心脏，上述排列几乎总是正常的，因此传导系统也是正常的。但有一个例外，就是当三尖瓣出现骑跨或坐跨时，房室结位置异常，位于室间隔肌部与房室交界处。心房排列正常但房室连接不协调的心脏，以及以左心室或不确定心室为优势心室的单心室连接的心脏，间隔对位将会出现异常，这些心脏的房室结位置前移。当优势心室为左心室时，室间隔肌部向前上移位，这意味着其与房间隔无法正常对位，房室结将会前移。如果是以右心室为主心室的单心室心脏，残余的左心室仍在左侧，那么间隔对位保持正常，传导系统位置正常。当心房为镜像位时，房室连接不协调，由于经常会合并肺动脉狭窄或肺动脉闭锁，因此间隔对位往往是正常的，传导系统也是正常的。心室拓扑学状态同样是非常关键的影响因素。异常的传导系统常见于符合左手拓扑法则的心脏。在以右心室为优势心室

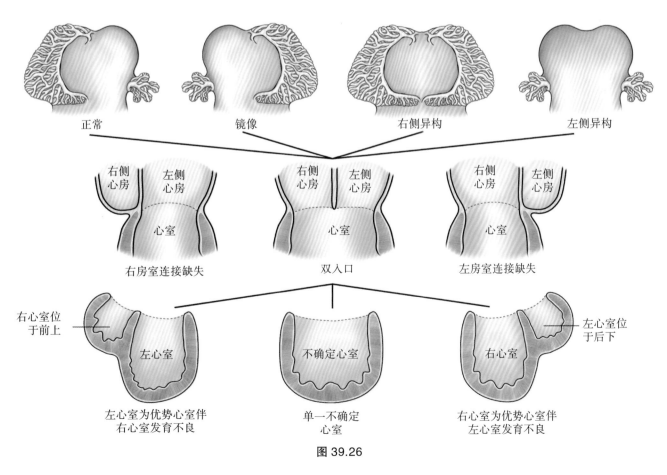

**图 39.26**

的单心室连接中，以及在心耳异构情况下的混合型双心室房室连接时，此规律同样适用。一个例外情况是符合左手拓扑法则的心室与镜像心房并存，这种心脏的房室连接几乎总是协调的。总之，房室连接是决定传导系统正常与否的最关键因素，而心室拓扑学状态也同样至关重要。

## 心室-动脉连接

在心室-动脉连接区，同样需要考虑两者的连接类型与模式；此外，还需要关注大动脉之间的相互关系。心室流出道的形态，亦即动脉圆锥的解剖，也是需要关注的问题，其变化较大，但鲜有外科意义。

当主动脉与左心室连接、肺动脉与右心室连接时，称为心室-动脉连接协调；如果主动脉与右心室连接、肺动脉与左心室连接，称为心室-动脉连接不协调；如果两条动脉与同一心室连接，则称为双出口；而心脏单一出口是指只有一条动脉与心室连接，这可以是共同动脉干，也可以是只有主动脉而肺动脉闭锁，还可以是只有肺动脉而主动脉闭锁，或者是单一主动脉而在心包内没有肺动脉主干。心室-动脉的连接方式非常局限。只有一条共同动脉伴共同动脉瓣。如果有两组瓣，它们可能都通畅，其中一个或两个瓣膜可能骑跨于室间隔上。和房室瓣的骑跨一样，动脉瓣也遵循"50%法则"。其中一个瓣膜可能无开口，在这种情况下，无论是无开口的瓣膜还是有开口的瓣膜，都可能骑跨于室间隔上。

以上所述的各种连接方式与大动脉之间的位置关系无关，因此，从大动脉外部关系上无法准确获知动脉的起源，但这并不意味大动脉的位置关系对于心室-动脉连接的诊断无任何帮助。某种基本的排列方式可以更高概率地与某种连接同时出现，例如，位于右前的主动脉常与协调的房室连接和不协调的心室-动脉连接一同出现。但是，并没有永恒不变的法则，某种倾向只能预示某种异常连接存在的可能性更大。在描述某种异常关系时，不仅要说明动脉瓣的位置，还要说明上升段动脉的走行方

向。在描述动脉瓣位置时，最好同时比较主动脉瓣与肺动脉瓣的关系，例如左、右、前、后等。关于大动脉的走行方向，有两个基本形态：一个是肺动脉呈螺旋样环绕升主动脉至分叉处，另一个是肺动脉与升主动脉呈平行关系。结合这两个因素，就可以很容易地描述各种关系的大动脉。

虽然流出道的形态学鲜有明显的外科意义，但人们曾高度关注双动脉圆锥。不论心室-动脉连接呈何种状态，每一个动脉瓣下都可能由完整的肌性圆锥结构支撑。肌性圆锥有3个基本组分：一个组分是将动脉瓣及其瓣下结构与其他瓣膜分隔开，该组分是肌性流出道或称为圆锥间隔；第2个组分是游离的心室壁；而第3个组分则很难理解，它代表了心脏的内弯，位于心房的前上壁和大动脉的后下壁之间，这一弯曲将动脉瓣与房室瓣分开，称为心室圆锥反折（ventriculoinfundibular fold）。流出道形态的多种变异通常取决于此反折的整体性，如果它是完整的，通常可见完整的动脉圆锥，而动脉瓣与房室瓣无纤维延续；如果它是不完整的，动脉瓣与房室瓣之间则存在纤维延续，部分圆锥部缺失。前文之所以使用"通常"一词，是因为存在如下可能：心室圆锥反折是完整的，动脉瓣与房室瓣无纤维连续；但如果仍存在圆锥间隔缺失，有可能造成主动脉瓣与肺动脉瓣存在纤维延续，在这种情况下，部分肌性圆锥结构出现缺失。因此，心室流出道的完整性取决于心室圆锥反折及流出道圆锥间隔的形态。此处我们并未讨论隔缘小梁，因为这一肌性结构是右心室的一部分，而并非瓣下流出道的一部分。

## 节段分析的步骤

上述分析用于解释、说明心脏各节段的组合，大多数情况下，各节段的组合是正常的。对于外科医生来说，似乎不需要花费精力去证明这种正常性，但事实上这种证明却是必要的。当建立了节段形态模型后，通过对相关畸形的评估即完成了节段分析。这些评估也最好是按照节段来进行，从确认心室-动脉的正常连接开始，顺序探查心房节段、

心室节段、动脉节段，同时探查交界异常，这在进行节段连接分析时有可能被忽略。然后评估主动脉和肺动脉。应用这一方法，可以将各种先天性心脏畸形或合并畸形（无论简单还是复杂）都解释清楚，同时也可更好地理解心脏本身的节段构成。然后分别阐述心脏的位置，心尖的方向，胸、腹脏器的排列方式。当遇到与预期不同的情况时，应分别描述每一个系统。

# 致　谢

感谢来自 Chapel Hill 北卡罗来纳大学的 Benson Wilcox 医生，没有他的鼎力相助，我们不可能提供如此多的插图，也不可能完成本章外科部分的编写。遗憾的是，他于 2010 年春天去世，我们将这一修订后的章节奉献给他，作为永远的纪念。本章第一作者 Robert H. Anderson 在整个学习中得到了 Benson 无私的支持和协作，我们都将永远铭记。图 39.2、图 39.3、图 39.6 和图 39.8 均由 Benson 医生拍摄，经其许可引用。其他图片作者包括 Siew Yen Ho、Andrew Cook 和 Gemma Price，我们在此一并感谢。

# 延伸阅读

1. Anderson RH. How should we optimally describe complex congenitally malformed hearts? Ann Thorac Surg, 1996(62): 710–716.

2. Anderson RH, Ho SY. Sequential segmental analysis – description and categorisation for the millennium. Cardiol Young, 1997(7): 98–116.

3. Anderson RH, Ho SY, Becker AE. Anatomy of the human atrioventricular junctions revisited. Anat Rec, 2000(260): 81–91.

4. Anderson RH, Webb S, Brown NA. Clinical anatomy of the atrial septum with reference to its development components. Clin Anat, 1999(12): 362–374.

5. Sutton JP 3rd, Ho SY, Anderson RH. The forgotten interleaflet triangles: a review of the surgical anatomy of the aortic valve. Ann Thorac Surg, 1995(59): 419–427.

6. Uemura H, Ho SY, Devine WA, et al. Atrial appendages and venoatrial connections in hearts with patients with visceral heterotaxy. Ann Thorac Surg, 1995(60): 561–569.

# 第 40 章

# 姑息性手术：分流术和肺动脉环缩术

*David P. Bichell*

## 改良 Blalock-Taussig 分流术

### 发展史

Blalock-Taussig 分流术诞生于 1945 年，其改良形式成为治疗发绀型心脏病的标准姑息术式。随着新生儿和婴儿心脏直视手术的进步，Blalock-Taussig 分流和其他一些体肺分流术式因种种缺陷已逐步让位于早期解剖根治手术。改良 Blalock-Taussig 分流手术的使用已经较为局限，主要用于单心室的阶段性短期姑息治疗。

### 基本原则与理论依据

目前，改良 Blalock-Taussig 分流术主要用于为肺血流减少性疾病提供可预期的肺血流，而更为常见的情况是为单心室提供姑息治疗，此类手术通常是在切断未闭的动脉导管的同时行 Blalock-Taussig 分流，使其成为未来 3~6 个月肺血流的唯一供给途径。在二期手术时，肺血管阻力已经充分下降至可以接受来自上腔静脉 – 肺动脉吻合的静脉血。

一个成功的分流手术，应能在一个较小的变化区间内提供合理的血流，保证肺血流充足的同时又不会造成血流过多，以防止体循环血流过少、肺血管床受损，同时避免心室容量负荷过高。

在计划和构建一个成功的分流通路时，会应用

到一些流体力学原理。以层流模型为假设模型，当血液流经一段规则的、圆柱形管路时，其体积流率遵循 Hagen-Poiseuille 方程：

$$Q = \Delta p \pi d^4 / 128 L \mu$$

Q= 体积流率，$\Delta p$= 压力下降幅度，d= 直径，L= 长度，$\mu$= 液体黏度。这一方程说明了一个概念：分流管径的微小变化会导致流量发生很大的变化，其关系是直径的 4 次方。对于大多数新生儿，3.0~3.5mm 的聚四氟乙烯（PTFE）管道可以提供合理的流量，使体循环和肺循环血流达到平衡。过于"粗犷"的吻合会导致分流管有效内径减少，对血流的影响将会被放大。相比之下，分流管的长度对血流的影响则小得多。由于血管内径的变化，改变 Blalock-Taussig 分流管近心端在无名动脉或锁骨下动脉上的吻合位置会导致流量发生改变，但因此所导致的分流管长度的微小改变并不会对流量造成很大影响。应仔细设计分流管的长度和吻合角度，使无名动脉和肺动脉能保持原有的几何形状，避免出现扭曲。分流管长出仅几个毫米，就会对其自身流入口或流出口造成压迫；而短几个毫米，即会造成使肺动脉出现几何变形的张力。

可经侧胸切口或胸骨正中切口行改良 Blalock-Taussig 分流。近年来，大多院医院采用胸骨正中切口，其中一个很重要的原因是此分流多作为过渡术式，其后仍需要经胸骨正中切口进行后续手术。胸骨正中切口的其他优势包括技术操作简单、分流管通畅性高、血液可以向两肺更均匀地分布、更少

造成肺动脉扭曲，以及更易结扎动脉导管或行其他伴行手术。

## 术前评估及准备

对于大多数新生儿患者，3.5mm PTFE 管道是合理的选择；但对于体重低于 2.5kg 的患儿，则应选择更细的管道。在术前必须建立动、静脉通路，而动脉测压通路最好不选择受分流影响的上肢。脉搏血氧饱和度监测和近红外光谱分析仪有助于评估体 – 肺血流的平衡情况，以及评估在部分钳夹肺动脉时患儿的耐受性。

## 手　术

### 改良 Blalock-Taussig 分流术

采用标准胸骨正中切口（图 40.1）。切开上部心包并悬吊，以显露上纵隔解剖结构。充分游离无名动脉至锁骨下动脉和颈总动脉分支后的水平。用硅橡胶血管带轻柔地牵拉无名静脉。在主动脉和上腔静脉之间定位右肺动脉，充分游离右肺动脉，从其起始部至上叶支发出的位点。

在阻断无名动脉和右肺动脉前，应先行 PTFE 管道的修剪。根据无名动脉与主动脉的成角情况，将 PTFE 的近心断面修剪成"S"形（图 40.2）。

在无名动脉上选定吻合位点后，用镊子捏夹此处（图 40.3）。在放置"C"形阻断钳时，向尾端牵拉此点，使此吻合点位于阻断区域的中点。

用 7-0 或 8-0 聚丙烯缝线吻合近心端，动作不应过于粗糙，防止内翻和缝合线扭曲（图 40.4）。完成近心端吻合后，将 PTFE 管道从无名静脉后方穿过后（走行指向肺动脉），夹闭分流管的远心端。

当血液充盈 PTFE 管道后，即可根据右肺动脉的位置和吻合靶点，切断 PTFE 管道，修剪其长度和断面角度。在管道的远心处放置一把阻断钳，既可阻断血流，又不会影响远心端的显露、吻合（图 40.5）。在主动脉上缝制提吊线有助于吻合点显露。

在右肺动脉上选定吻合点后，用镊子捏起并向头侧牵拉，放置"C"形阻断钳，使吻合点位于阻断区域的中心。在切开肺动脉前试阻断，观察血氧饱和度及血流动力学指标。注意不要让阻断钳对主动脉或冠状动脉造成压迫。纵行切开肺动脉，用 7-0 或 8-0 聚丙烯缝线完成分流管远心端吻合。

如果分流术是唯一的手术，则可在开放分流管后结扎并切断动脉导管（图 40.6）。在分流通道建

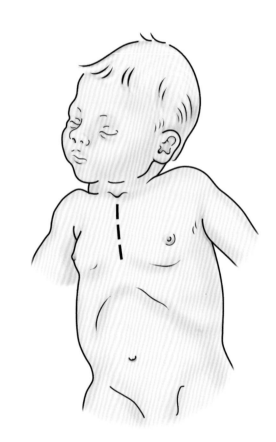

**图 40.1**

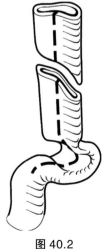

**图 40.2**

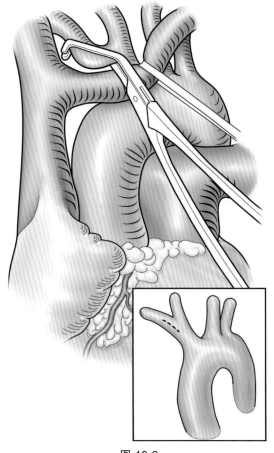

图 40.3

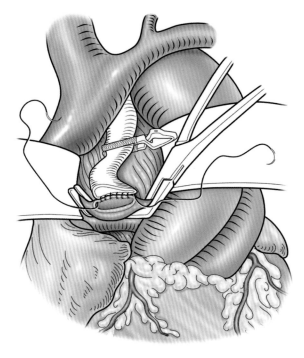

图 40.5

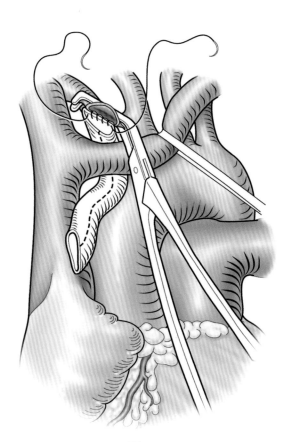

图 40.4

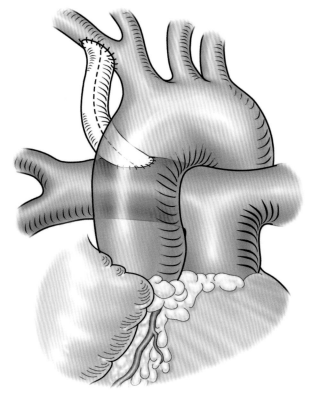

图 40.6

立前，游离动脉导管并不是一个明智之举。因为游离操作引起的动脉导管痉挛会导致患者在建立新的肺动脉供血源之前呈现不稳定状态。短时间夹闭分流管可验证其通畅性及分流程度，密切监测血流动力学指标，确保体循环与肺循环处于平衡状态。极偶尔情况下会出现肺血流过多，在关胸前应对分流进行调整。

## 中央型主动脉 – 肺动脉分流

如果头臂血管的直径、几何形态和状况并不足以支撑改良 Blalock-Taussig 分流，可以选择中央型主动脉 – 肺动脉分流作为替代。

经胸骨正中切口显露升主动脉。在拟定的吻合位置缝制定位线，标示出吻合切口。将一人造血管吻合在此处，将升主动脉的血流引入肺动脉（图 40.7a）。轻提定位线，用直齿或稍弯的血管钳钳夹升主动脉的侧壁，将标示区隔离开，但应避免对远心端主动脉血流造成影响。在此隔离区，将主动脉切开（图 40.7b）。

修剪 PTFE 血管的一端呈下斜面（图 40.8a），这样在与弯曲的升主动脉吻合后，可以形成一弧度统一的弯曲管路，既不会造成人造血管跟部出现限制性边界，也不会造成人造血管大弯部的扁平变形，避免血流受到影响（图 40.8b）。

将人造血管与主动脉切口吻合后（图 40.9a），放开主动脉半阻断钳，使人造血管充盈（图 40.9b）。修剪人造血管的远心端斜度，以适应肺动脉吻合口，其技术要领与改良 Blalock-Taussig 分流相同。

## 术后管理

体 – 肺分流管径过大造成的肺血过多、过高的体循环血管阻力或过低的肺血管阻力均可导致体循环灌注不足、心室容量负荷过度、酸中毒及心脏停搏。分流管栓塞可导致肺血减少和发绀。术后应密切监测血流动力学参数及血气分析结果。保持高度警惕，并降低对分流管路翻修的阈值。如果存在体外循环术后肺水肿或其他可能导致肺实质病变

的合并疾病及肺内分流，将无法进行充分的气体交换，即使肺血增多，也仍然会表现为低氧血症。静脉血氧饱和度、近红外光谱及系统性酸中毒是体循环灌注状态的敏感指标，如果出现异常，应积极

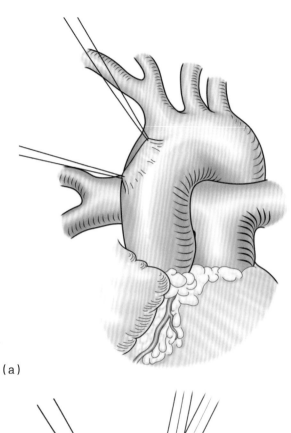

(a)

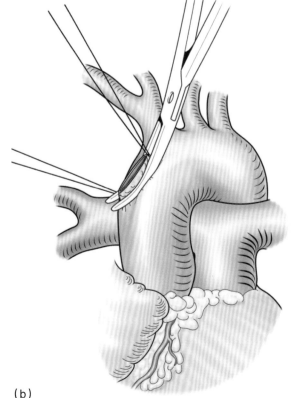

(b)

图 40.7

地再手术治疗。应排除主动脉弓存在残余梗阻，这一问题会间接导致肺血增加。

如果术后没有明显出血，应持续给予肝素，防止术后早期形成血栓。很多医院采用每日服用阿司匹林的抗凝方案来维持分流管通畅。

## 疗 效

改良 Blalock-Taussig 分流术后的主要并发症包括：膈神经损伤、霍纳（Horner）综合征、分流管栓塞、心包积液和乳糜胸。

有报道指出，单纯改良 Blalock-Taussig 分流的院内死亡率为 8%~11%。与胸骨正中切口相比，分流失败是侧胸切口更为主要的致死因素，其主要原因是肺动脉发生扭曲。大多数的改良 Blalock-Taussig 分流手术会与其他术式同期完成，例如 Norwood Ⅰ期姑息术，而疗效依赖于与核心术式相关的多种因素。存在体 – 肺分流的并行循环会导致负责体循环的心室容量负荷增加，并产生血流从肺循环到体循环的不稳定转移。为减少与这些因素相关的死亡与并发症，应在尽可能短的时间里，完成改良 Blalock-Taussig 分流术的后续根治或姑息术式。

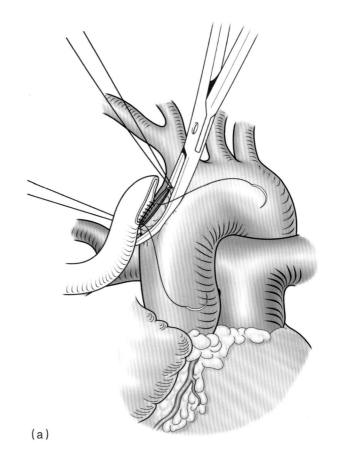

(a)

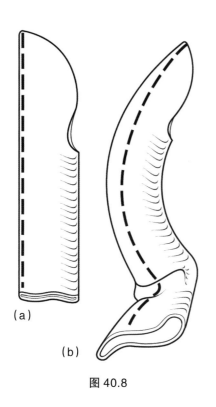

(a)

(b)

图 40.8

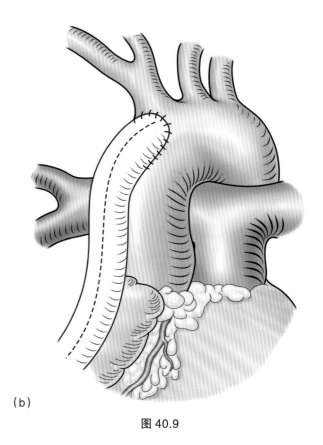

(b)

图 40.9

# 双向上腔静脉－肺动脉连接术（双向 Glenn 分流术）

## 发展史

20 世纪 40 年代，人们利用狗建立了右心室严重受损的动物模型，并发现该模型的体静脉压仅轻微升高，且肺血无明显减少。这些实验为后来发展的右心室旁路手术提供了理论依据，而此类手术成为目前单心室姑息治疗广为采用的术式。1950 年，Carlton、Mondini 和 de Marchi 在人类尸体和动物模型上证实了上腔静脉－肺动脉连接术的可行性。Shumacher 报道了首例上腔静脉－肺动脉分流的临床应用；1956 年，Meshalkin 等报道了首例成功的上腔静脉－肺动脉连接术。William Glenn 对右心房旁路进行了数年深入的生理学研究，并对一例罹患单心室、肺动脉狭窄伴进行性发绀的 7 岁男孩施行了上腔静脉－肺动脉连接术，此术式因此取名为 Glenn 手术。经典的 Glenn 手术是将上腔静脉的血液完全导流入右肺动脉，这往往会导致双侧肺血不平衡和肺动脉扭曲，使其后的 Fontan 手术变得更为复杂，同时也会导致肺内动－静脉瘘的形成。在 Haller 等实验研究的基础上，Azzolina 等于 1972 年首次在临床上应用端－侧吻合技术完成双向上腔静脉－肺动脉连接术。目前，双向上腔静脉－肺动脉连接术已经成为上腔静脉－肺动脉连接术在临床实践中的唯一形式，大部分作为单心室三阶段姑息治疗中的第二阶段治疗。

## 基本原则与理论依据

单心室的并行循环会导致功能心室长期处于容量超负荷状态，进而出现心室扩大、房室瓣反流及心室功能障碍，使后续的 Fontan 手术疗效欠佳。双向上腔静脉－肺动脉连接术在增加肺血流的同时，减少心室做功。婴儿的上腔静脉承担了全部心排出量的 50%，因此，双向上腔静脉－肺动脉连接术可明显降低心室的容量负荷。早期施行双向上腔静脉－肺动脉连接术可以减少单心室长期低氧和容量超负荷带来的负面影响。研究证明，早期降低容量超负荷较推迟治疗可明显改善 Fontan 手术后的运动耐力。从 20 世纪 80 年代后期开始，对于大多数拟行 Fontan 类手术的患者，双向上腔静脉－肺动脉连接术成为常规过渡术式。另外，双向上腔静脉－肺动脉连接术还可作为"一个半"心室矫治的并行术式，例如室间隔完整的肺动脉闭锁、Ebstein 畸形、不平衡型房室间隔缺损，此类疾病的右心室或三尖瓣减小，虽可以负载下腔静脉的血流，但不能负载全部回心血量。

## 术前评估及准备

### 年　龄

在没有右心室泵血的情况下，肺血管阻力和肺动脉压力必须足够低才能使体静脉回流的血液进入并通过肺血管床，同时避免体静脉压力过高。新生儿的肺血管阻力过高，无法满足这一要求，但在出生后数周至数月，随着肺内微小血管床横截面积的加大，肺血管阻力逐渐下降。如果在出生后数周即行上腔静脉－肺动脉连接术，会因肺阻力过高而出现阻力性发绀和上腔静脉高压。虽然有报道可在出生 4 周时行此手术，但对于大多数患者，是在出生 4 个月后实施的。在满足上述条件的情况下，尽早施行上腔静脉－肺动脉连接术有很多理论上和现实上的优势。

### 解剖学考量

每一名拟行上腔静脉－肺动脉连接术的患者，术前均应行超声心动图检查，也常常行心导管检查。应明确解剖细节，以对手术计划做适当修正，如出现左上腔静脉或下腔静脉离断伴奇静脉连接的情况。容量负荷的减轻会使一部分房室瓣反流在术后减轻，但显著的结构性反流会使术后管理难度加大，应保持警觉。在这种情况下，应考虑是否同时行房室瓣成形手术。如果存在肺动脉狭窄或扭曲，应同期手术。如果已经存在心室流出道梗阻或有此趋势，应考虑同期行 Damus-Kaye-Stansel 术或心内矫治。如果在上腔静脉和下腔静脉之间存在粗大的静脉侧支，应在术前通过介入的方式将其封堵。排除肺静脉梗阻。

## 血流动力学要求

肺动脉压、肺静脉楔压、心室舒张末期压及血氧饱和度有助于评估是否应当实施双向上腔静脉 – 肺动脉连接术。如果忽视了这些数据，术后有可能出现发绀、体静脉高压、低心排出量，以及需拆除吻合、退回术前状态。除了一些特殊情况，当肺血管阻力大于 $2U/m^2$、平均肺动脉压高于 18mmHg、跨肺压力阶差大于 10mmHg，或心室舒张末期压力大于 12mmHg 时，难以成功施行上腔静脉 – 肺动脉连接术。应尽可能找到病因来逆转这样的情况，使患者既可以获得充足的肺血，又不会造成体静脉高压。

## 监　测

术前应建立外周动脉测压通路和静脉通路。可在术前或术中建立中心静脉通路。可用于切换测量上部躯体压力（上腔静脉）和下部躯体压力（心房）的装置有助于在术中判断跨肺压。虽然在一些医院会常规置入上腔静脉管，但是我们认为在血流速度较慢的上腔静脉内置管有可能增加血栓的风险。

# 手　术

充分游离上腔静脉，将上腔静脉 – 心房移行部至无名静脉汇入部之间的区域完全游离出来（图40.10）。结扎并切断奇静脉。充分游离同侧肺动脉，游离范围应超越上叶支起始部。双腔静脉插管建立体外循环。

在上腔静脉 – 心房移行部的上方，用聚丙烯缝线环绕上腔静脉做一荷包（图40.11）。横断上腔静脉，并将心房荷包线打结。为了避免损伤窦房结，可在心房侧阻断钳的头端缝制荷包。保持上腔静脉的角度以避免扭转。在上腔静脉断端的外侧面剪出一个分叉（图40.12）。

在拟吻合部位的中心区将游离的肺动脉捏起，置入一把弯钳，由于其位置紧邻主动脉根部，应注意避免对冠状动脉造成压迫（图40.13）。在肺动脉

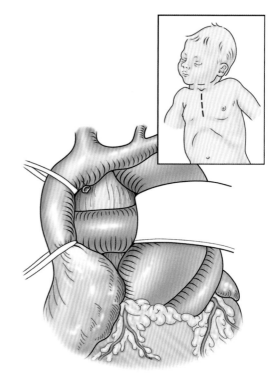

图 40.10

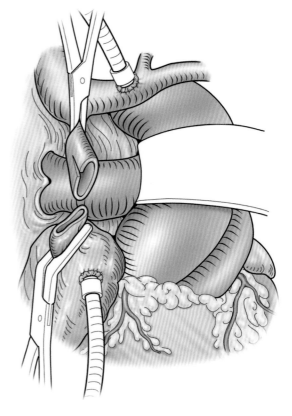

图 40.11

上做纵行切口，用 7-0 或 8-0 聚丙烯缝线完成吻合（图 40.14）。

完成吻合后，上腔静脉与肺动脉应呈现平滑过渡，避免成嵴、扭曲和狭窄（图 40.15）。

如果需要同时矫治肺动脉狭窄，或扩大上腔静脉 – 肺动脉吻合口以避免扭曲时，应首先做分支肺动脉的补片扩大，然后完成上腔静脉 – 肺动脉吻合（图 40.16）。

新鲜的自体静脉是非常理想的补片材料，存在天然的血管内皮，有时可在上腔静脉 – 肺动脉吻合时意外获得。为了避免术后上腔静脉与下腔静脉之间存在分流通路，常规将奇静脉从上腔静脉离断下来，因此可以获取数厘米长的奇静脉用作补片材料（图 40.17）。

将获取的一段奇静脉纵行剖开，使其成为一个长方形补片。应注意补片的方向，使得补片内的静脉瓣开放方向与肺动脉血流方向相同（图 40.18）。

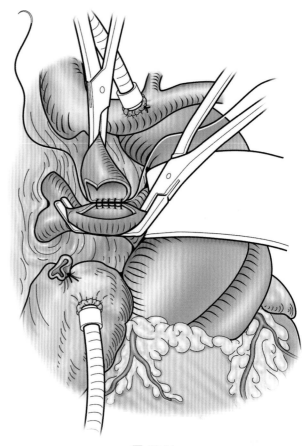

图 40.14

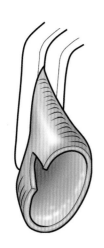

图 40.12

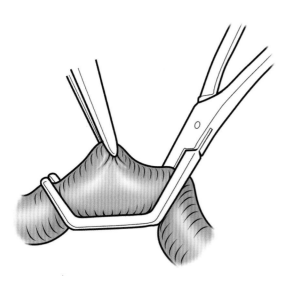

图 40.13

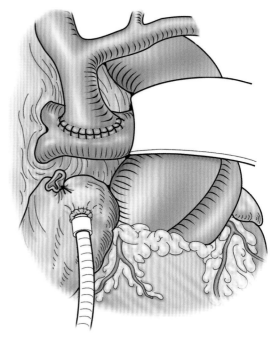

图 40.15

充分游离双肺门间的肺动脉，在上肺动脉及其分支上环绕弹力血管带。充分切开肺动脉，切开范围应包括需扩大的节段及进行上腔静脉 – 肺动脉吻合的区域（图 40.19）。

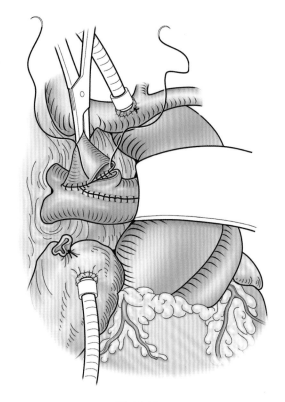

图 40.16

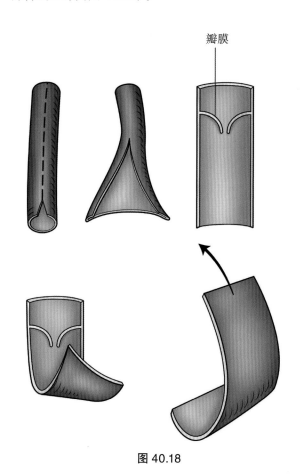

瓣膜

图 40.18

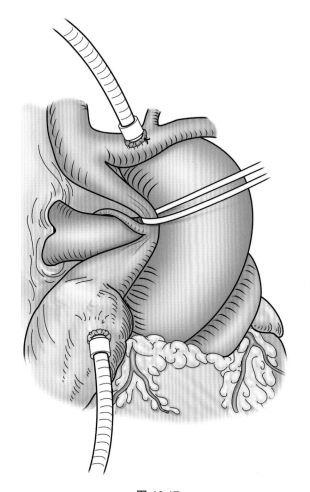

图 40.17

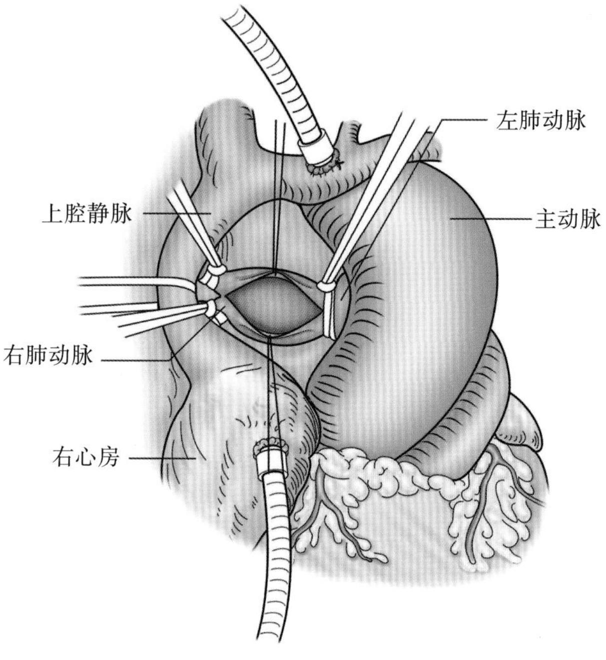

上腔静脉

右肺动脉

右心房

左肺动脉

主动脉

图 40.19

将奇静脉补片缝合在肺动脉切口上，修剪补片
的右侧以适应上腔静脉的吻合（图 40.20）。完成上
腔静脉 – 肺动脉吻合，应确保奇静脉补片无扭曲，
尤其是补片的尖端不能发生扭曲（图 40.21）。

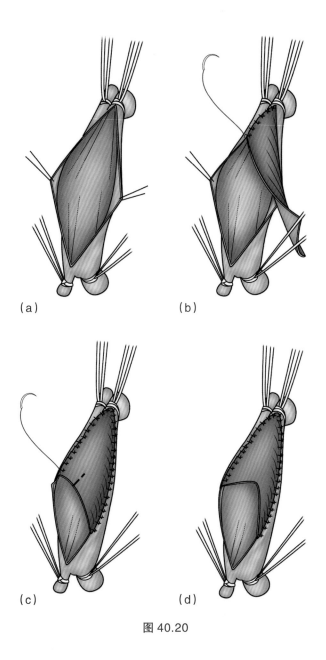

(a)　　　　　　　(b)

(c)　　　　　　　(d)

图 40.20

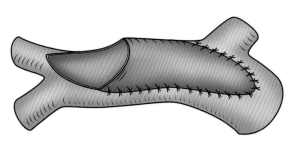

图 40.21

## 术后管理

双向上腔静脉 – 肺动脉连接术后，应高度关注
血流是否可顺畅地流经肺血管床。正压通气会阻碍
肺血流，可以通过降低吸气与呼气的时间比或早期
拔管来消除这种负面影响。过度通气可以降低肺血
管阻力，但会影响氧合，这可能是由于脑血管阻力
在低二氧化碳分压情况下升高所致。适当抬高患者
头部可以减轻上半身水肿。

药物治疗优化肺血流包括常规使用的磷酸二
酯酶抑制剂，如米力农，该药可扩张体循环和肺循
环血管。一氧化氮可以扩张肺血管，但在术后早期，
必须使用的情况并不多见。

如果采取了上述措施仍不能逆转术后低氧血
症，应积极查找可能的病因。应高度怀疑存在肺动
脉或肺动脉前狭窄，这些问题需要再次手术干预。
应排除上、下腔静脉之间存在侧支循环，这可能成
为术后早期或晚期的发绀原因。房室瓣反流和心室
功能不全会导致心房压和心室舒张末期压力升高，
这些可通过使用药物或外科手术来解决。有一些非
常少见的情况，需要再建立另外一条体 – 肺分流形
式的肺血供给源，但这一策略会加重心室容量负
荷，提高上腔静脉压。

术后病情不稳定还可能是由于容量负荷的急
剧减少而导致的心脏几何结构的急性改变。心室流
出道所依赖的球室孔可由于心室容量负荷的减少而
出现狭窄。

## 疗　效

目前，双向上腔静脉 – 肺动脉连接术的围手术
期及远期死亡率低于 2%；如果采用该手术作为过
渡手术，Fontan 手术死亡率也会下降。晚发后遗症
包括继发于生长、静脉 – 静脉侧支血管建立和肺
动 – 静脉瘘形成的进行性发绀。有报道指出，双向
上腔静脉 – 肺动脉连接术后，25%~50% 的患者会
在晚期形成肺动静脉瘘，内脏异位综合征患者表现

得更为明显。Fontan 手术后，肝静脉血回流进入肺血管床有助于解决此并发症。2/3 的患者会形成主 - 肺动脉侧支，在可能的情况下，可以通过栓塞线圈进行侧支封堵。

# 肺动脉环缩术

## 发展史

肺动脉环缩的理念源自高血压动物模型，由 Muller 和 Dammann 于 1952 年引入临床，作为治疗肺多血疾病的姑息手术。曾在相当长的一段时间里，肺动脉环缩用于姑息治疗导致肺多血的大室间隔缺损及其他一些心脏畸形，使得婴儿患者有机会发育至足够的身高和体重，再行安全的解剖根治术或其他姑息手术。随着新生儿及婴儿心脏外科手术的发展，之前适用于肺动脉环缩术的大多数畸形可以在早期即完成解剖矫治，因此，目前肺动脉环缩术已较少采用。目前，该术式作为短期姑息手术可治疗肺血过多的婴儿患者，如合并三尖瓣闭锁、左心室双入口、单心室双出口、多发室间隔缺损，以及因存在无法施行体外循环的并发疾病而需要利用姑息手术过渡的大室间隔缺损。对于新生儿期未行手术治疗的大动脉转位患者，肺动脉环缩术可用于短期左心室锻炼。

## 基本原则与理论依据

根据 Poiseuille 方程，经过一圆柱形限制流道的血流量与此流道直径的 4 次方成正比。直径对流量的影响很大，乃至 1mm 的直径变化就可以带来流量上数倍的改变。Trusler 和 Mustard 根据室间隔缺损患者是否存在肺淤血，提出了一个经验性公式，根据体重来计算环缩带周长。通过这一公式，可预计最佳的环缩带长度，即与患者千克体重等值的长度加 20mm。通过对生存数据和解剖形态的进一步研究，此公式被修正为如下情况。

· 没有心内双向分流的简单缺损：20mm+1mm/kg。

· 存在心内混合性缺损：24mm+1mm/kg，仅在出现发绀或心动过缓时，可放松环缩带。

对于体重小于 2kg 的婴儿，可在 Trusler 预测公式的基础上减少 1.0~1.5mm。考虑到婴儿肺动脉瓣的非线性发育，Kawahira 等提出了一个优化的肺动脉环缩带周长计算方法，即正常肺动脉周长（源自造影数据）的 87% [$51.81\times$ 体表面积（$m^2$）$\times 0.45$]（cm）。此公式可用于任何体重的婴儿，当应用于体重较大的患儿时，其与 Trusler 法则的计算结果相同。很多医院首先以 Trusler 法则为基础，在环缩带前后直接测压，并结合外周血氧饱和度进行细微的调节。其目标是将肺动脉收缩压尽可能降至 30mmHg 或体循环压力的一半，同时不造成心动过缓或动脉血氧饱和度低于 80%。

## 术前评估及准备

对拟行姑息性肺动脉环缩的患者，应认真考察其心脏解剖，不恰当的应用可能导致非常危险的结果。

主动脉或主动脉瓣下梗阻是肺动脉环缩术的相对禁忌证，因为环缩带可能会造成双心室流出道梗阻，进而出现心肌肥厚及缺血性纤维样变。如果球室孔面积指数小于 $2cm^2/m^2$，除非先建立一旁路通道，否则可能导致术后流出道梗阻。在这样的解剖状况下，应考虑行分流术联合 Damus-Kaye-Stansel 术作为初始的姑息治疗，而不应考虑肺动脉环缩。

# 手 术

## 胸骨正中切口入路

如果不需要通过侧胸入路同期行其他手术，如主动脉缩窄矫治，即可选择胸骨正中切口入路。该入路可以安全、精确地显露主肺动脉及其分支，从而定位环缩带的位置。由于后续的手术经常需要采用胸骨正中切口，因此该入路另一个优点是可使患者仅有一道瘢痕。充分游离主肺动脉（图 40.22），根据 Trusler 公式的计算值在环缩带上做好标记，环绕肺动脉（图 40.23）。在标记线上用聚丙烯缝线穿缝并打结（图 40.24）。

在环缩带远心和近心端放置直接测压管，同时观察外周动脉压力和血氧饱和度。在环缩带上另做一褥式缝合，用于调节环缩程度，目标是使用环缩带后肺动脉压力降至体循环压力的一半，同时血氧饱和度大于 80%（图 40.25）。如果出现发绀或心动过缓，则应放松环缩带。

应将环缩带置于主肺动脉近心端、窦管交界处，避免影响肺动脉分支起始部。在肺动脉外膜处缝线固定环缩带，防止移位（图 40.26）。左冠状动脉主干离主肺动脉后部很近，因此，应注意其走行不应受到环缩带的影响。

与左肺动脉相比，右肺动脉从主肺动脉更为近心的位置发出，且发出的角度更小，接近直角（图

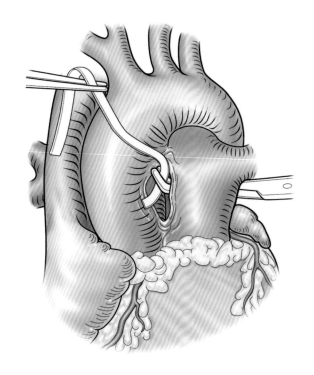

图 40.23

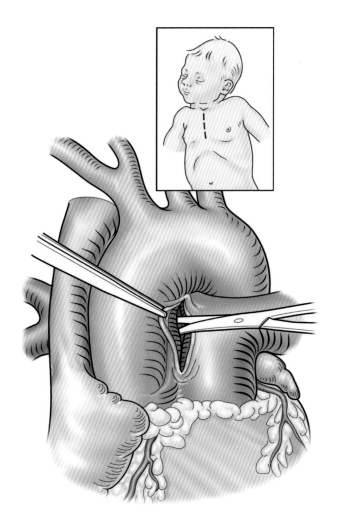

图 40.22

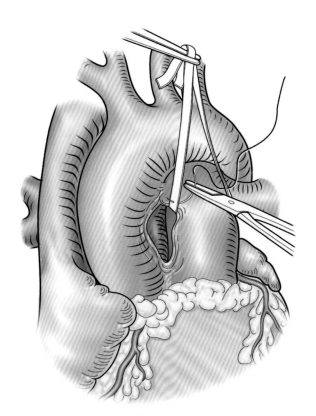

图 40.24

40.27）。因此，即使环缩带发生轻微的位移也会造成右肺动脉部分或完全性梗阻，同时也会造成左肺动脉血流部分受阻（图40.28）。

## 经侧胸切口行肺动脉环缩术

经左后外侧第4肋间开胸，显露主动脉峡部。完成动脉导管结扎和（或）其他同期主动脉手术（图40.29）。

在膈神经前切开心包，显露肺动脉。缝制心包提吊线，以便更好地显露主肺动脉和升主动脉（图40.30）。根据Trusler公式计算出环缩带周长，并

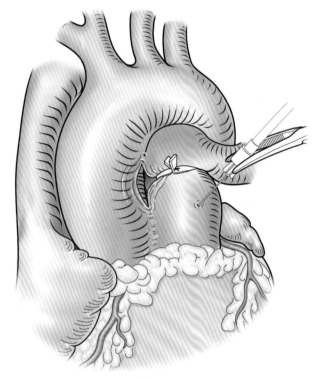

图 40.25

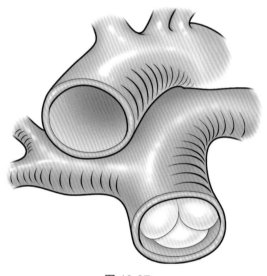

图 40.27

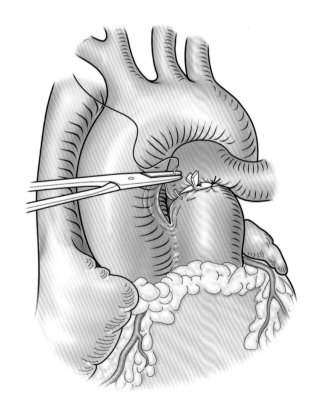

图 40.26

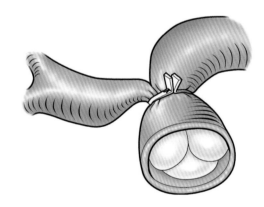

图 40.28

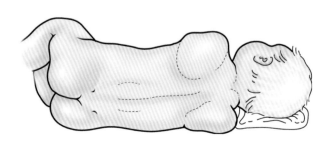

图 40.29

标记。用一把弯钳穿过心包横窦，提拉环缩带，使其将主动脉和肺动脉一同环绕（图 40.31）。

仔细充分地游离主动脉和肺动脉之间的平面，使其与心包横窦相通（图 40.32）。因右肺动脉走行于主动脉后部，在靠近主动脉后壁的平面进行分离时，应避免损伤薄壁的右肺动脉。

将弯钳从主动脉与肺动脉后方的横窦送入，从主动脉的右侧穿出后，夹住环缩带后回带，再从主动脉和肺动脉之间的平面送入弯钳，将环缩带的另一端从主动脉右侧回带（图 40.33），这样操作之后，环缩带则仅环绕主肺动脉。之所以如此操作，主要是为了避免盲目地用血管钳绕行肺动脉，此薄壁血管容易损伤（图 40.34）。

用聚丙烯缝线在标记位做褥式缝合，收紧环缩带（图 40.35）。在环缩带远心和近心端分别置入测压管，同时密切监测外周动脉测压数据和脉搏血氧饱和度。在环缩带上另做一个褥式缝合，用于微调环缩程度，使环缩带远心端压力为体循环压力的一半，而血氧饱和度不低于 80%。如果出现发绀或心动过缓，应放松环缩带。

当环缩带调节至满意的程度后，缝合几针将环缩带固定于肺动脉外膜，防止移位（图 40.36）。缝合心包切口后关胸。

## 肺动脉去环缩及重建

再次经胸骨正中切口开胸，游离主肺动脉及分

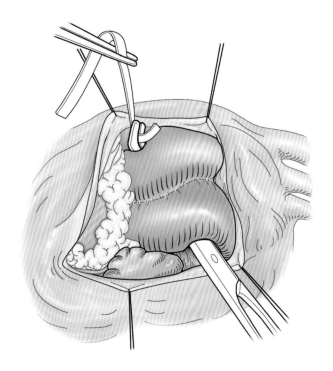

图 40.31

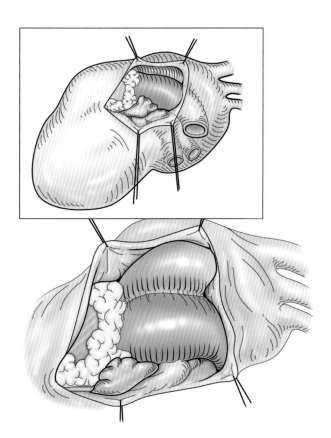

图 40.30

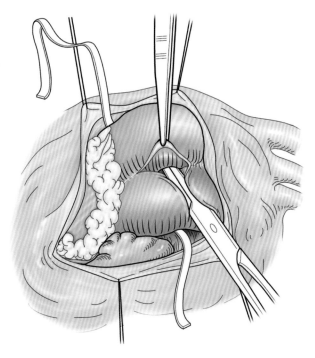

图 40.32

支肺动脉。肺动脉环缩带周边的瘢痕组织会导致肺动脉腔内形成血管内膜嵴，如果仅在肺动脉前壁进行补片成形，会因残存的后壁内膜嵴而引发残余梗阻，因此，必须将肺动脉环缩带及受累的主肺动脉节段完全切除，才能达到完全解除梗阻的目的（图40.37）。

在做主肺动脉节段切除时（图40.38），应非常

仔细地处理后壁组织，此处与左冠状动脉主干紧密毗邻。只有当嵌入肺动脉的组织清晰可见时，才可以沿着后壁切除肺动脉节段；甚至基于安全考量，并不处理肺动脉后壁，维持原状。仔细探查肺动脉瓣，必要时应做修复。

进一步游离汇合部和分支肺动脉，减少吻合时的张力，避免扭曲（图40.39）。

用一条聚丙烯缝线将肺动脉远心和近心断端吻合（图40.40）。如果自体组织不足，可加用心包补片。

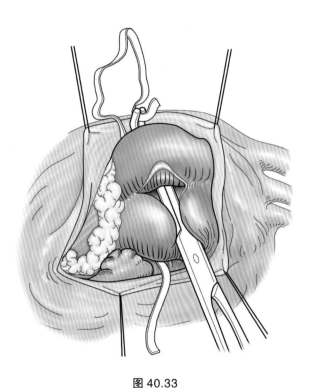

图 40.33

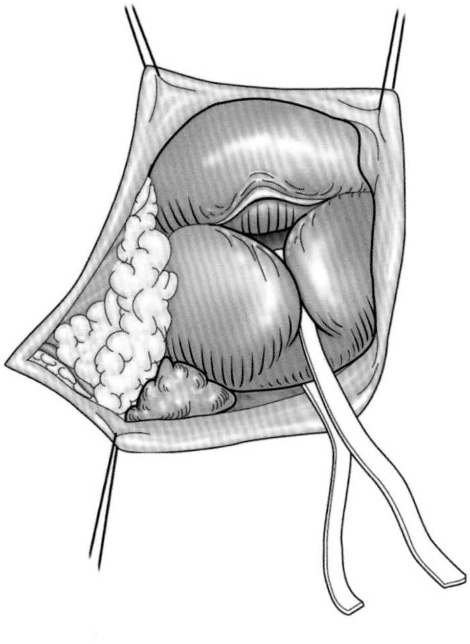

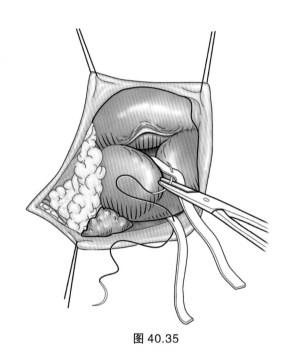

图 40.35

图 40.34

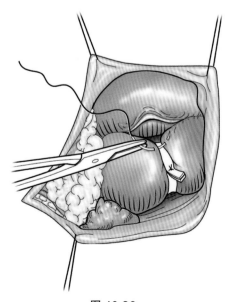

图 40.36

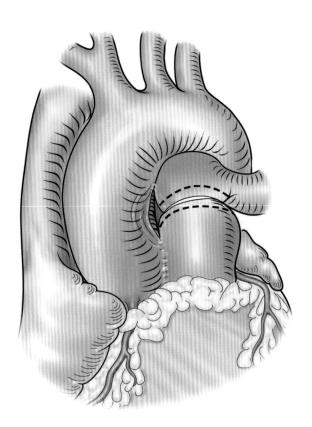

图 40.37

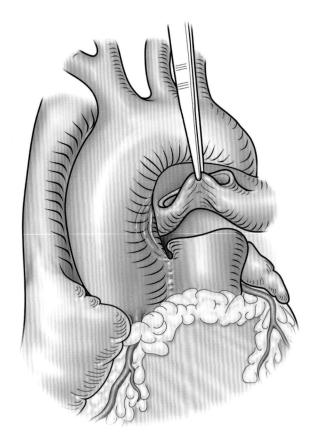

图 40.39

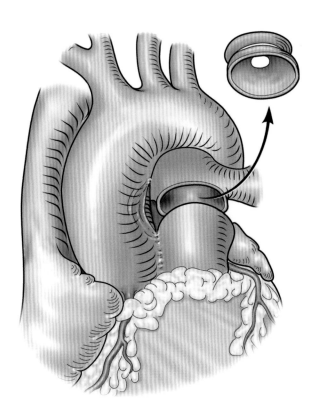

图 40.38

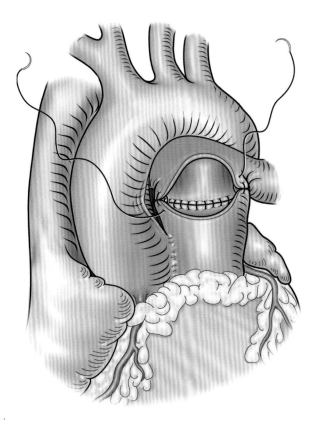

图 40.40

## 术后管理

术后早期并发症包括膈神经或喉返神经损伤、乳糜胸、冠状动脉损伤。当存在充血性心力衰竭时，如果环缩带过松会导致死亡率明显升高，因此应务必注意是否已经充分保护肺血管床，若非如此，应积极地回到手术室进行修正。

晚期并发症包括：由于环缩不充分而导致的充血性心力衰竭，环缩带移位所导致的右侧或双侧肺动脉扭曲，环缩带侵蚀进入漏斗部，肺动脉瘤或肺动脉瓣扭曲。前文（见"术前评估及准备"）已经述及肺动脉环缩可加重主动脉瓣下梗阻，进而出现心肌肥厚。

## 疗　效

近来关于肺动脉环缩的回顾性研究发现：姑息性肺动脉环缩术的院内总体死亡率约为 8.1%，主要集中在新生儿；姑息治疗后至实施根治手术的平均间隔为 9.5 个月，在此期间，约 10% 的生存者或在根治术前死亡，或不适于行根治手术。很多治疗失败源于环缩带过松和（或）环缩带移位导致的肺动脉扭曲及肺血管床缺少充分保护。即使环缩带位置正确，也同样可能发生生理性松弛，这主要是因为随着时间的推移，肺动脉内膜出现重构。狭窄后扩张、纤维化及肺动脉瓣扭曲可导致肺动脉瓣功能障碍。所有这些研究结果支持这样一个临床策略：如果选用了肺动脉环缩术，那么最安全的措施就是缩短姑息治疗期，尽早完成根治手术。

## 延伸阅读

1. Bernstein HS, Brook MM, Silverman NH, et al. Development of pulmonary arteriovenous fistulae in children after cavopulmonary shunt. Circulation, 1995(92): 309–314.
2. Bradley SM, Simsic JM, Mulvihill DM. Hyperventilation impairs oxygenation after bidirectional superior cavopulmonary connection. Circulation, 1998(98): 372–377.
3. Gladman G, McCrindle BW, Williams WG, et al. The modified Blalock–Taussig shunt: clinical impact and morbidity in Fallot's tetralogy in the current era. J Thorac Cardiovasc Surg, 1997(114): 25–30.
4. Kawahira Y, Kishimoto H, Kawata H, et al. Optimal degree of pulmonary artery banding-adequate circumference ratio to calculated size from normal pulmonary valve dimensions. Am J Cardiol, 1995(76): 979–982.
5. Mahle WT, Wernovsky G, Bridges ND, et al. Impact of early ventricular unloading on exercise performance in preadolescents with single ventricle Fontan physiology. J Am CollCardiol, 1999(34): 1637–1643.
6. Odim J, Portzky M, Zurakowski D, et al. Sternotomy approach for the modified Blalock-Taussigshunt. Circulation, 1995(92): 256–261.
7. Shah MJ, Rychik J, Fogel MA, et al. Pulmonary AV malformations after superior cavopulmonary connection: resolution after inclusion of hepatic veins in the pulmonary circulation. Ann Thorac Surg, 1997(63): 960–963.

# 第 41 章
# 完全型肺静脉异位引流和三房心

*Jennifer C. Romano　Edward L. Bove*

## 发展史

完全型肺静脉异位引流（TAPVC）由 Wilson 于 1798 年首先描述，它包含一组畸形，患者的肺静脉通过一些持续存在的内脏循环连接通路引流至体静脉系统。1951 年，Muller 在美国加州大学洛杉矶分校（UCLA）首次完成了 TAPVC 的部分矫治。而根治术则由 Lewis 和 Varco 于 1956 年首次完成。

TAPVC 是一种相对少见的先天畸形，约占全部先天性心脏病的 2%。

三房心是 TAPVC 的一个变异，其共同肺静脉与左心房未完全融合。三房心是一种罕见的先天畸形。自 Church 于 1868 年首次描述以来，仅有数百例的病例报道。

## 胚胎学和解剖学

TAPVC 是指肺静脉回流入体静脉系统。在正常的胚胎发育过程中，肺静脉引流部位从内脏丛转移至左心房，而 TAPVC 的形成正是由于这一转移过程的失败。肺脏由前肠的胚芽发育而来，其最初的血供基于前肠内脏循环。肺胚芽的静脉分支最终合并为共同肺静脉，如果发育正常，此共同肺静脉与心脏的窦房外突（sinoatrial outpouching）连接在一起，这一融合使肺静脉与左心房连接；在这一融合完成后，原有的肺静脉和内脏循环连接将会退化。但在 TAPVC 中，共同肺静脉与左心房的连接未

发育，而持续存在的内脏循环连接承载了肺静脉血液回流。由于持续存在的内脏连接存在多种组合形式，因此肺静脉连接形式也存在一系列变异。最常用的分类体系由 Darling 首先提出，包含 4 种类型：心上型、心内型、心下型和混合型 TAPVC。心上型 TAPVC 约占 45%，此类畸形的共同肺静脉向上通过垂直静脉升部连接至左无名静脉或上腔静脉（图 41.1a）；心内型 TAPVC 约占 25%，此类畸形的共同肺静脉引流进入冠状静脉窦，较为少见的情况是 4 条肺静脉分别与右心房直接连接（图 41.1b）。心下型 TAPVC 约占 25%，此类畸形的共同肺静脉向下穿行横膈，引流进入门静脉或静脉导管（图 41.1c）。混合型 TAPVC 约占 5%，可包含上述所有类型的肺静脉连接形式。

除了可依据共同肺静脉解剖进行分型，还可以根据是否存在梗阻进行分型。毗邻组织的压迫或肺静脉内径小可导致不同程度的梗阻。心上型 TAPVC 的梗阻常常发生在当垂直静脉位于左主支气管和左肺动脉之间时。而心下型 TAPVC 则几乎都伴有梗阻，这是由于肺静脉血流必须穿行肝窦。而心内型的梗阻则并不常见。

部分型肺静脉异位引流是指一些但非全部的肺静脉与左心房连接，而另外一些肺静脉则通过一条或多条持续存在的内脏循环连接进入左心房。

三房心的形成，是由于共同肺静脉未与左心房完全融合所导致。共同肺静脉形成副心房，与左心房之间存在一个纤维肌性间隔，在此间隔上存在

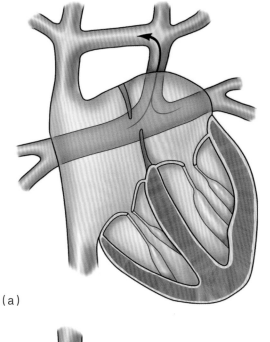

(a)

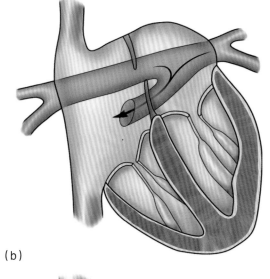

(b)

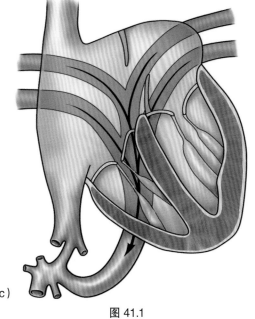

(c)

图 41.1

一些孔洞，使肺静脉血液可直接流入左心房，也可以通过房间隔缺损进入右心房，然后再进入左心房（图 41.2）。此畸形同样可与多种形态、持续存在的内脏循环连接并存。副心房与左心房之间的孔洞可能不足以充分引流，进而在新生儿期即产生症状。

## 病理生理

由于氧合血从肺静脉引流进入体静脉系统，因此 TAPVC 可对机体造成一系列损伤。房间隔缺损的大小决定了血流的分布，因此，如果房间隔缺损

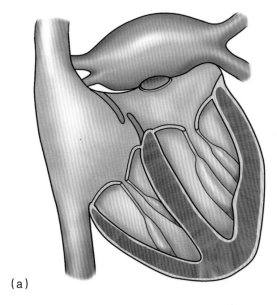

（a）

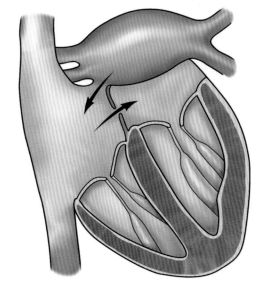

（b）

图 41.2

为限制性,进入左心房的血液将会减少,心排出量下降,右心系统压力升高。此类患者很少在出生后不久即表现出循环系统崩溃。如果房间隔缺损为非限制性(事实上这也是最常见的情况),心房水平血流的分布依赖于心室的相对顺应性及体循环和肺循环血管床的相对阻力。大多数非梗阻性 TAPVC 患者,在婴儿期鲜有症状或无症状,而其症状、体征与房间隔缺损相似(也就是大的心房水平左向右分流)。在新生儿期,由于肺血管阻力下降,血流分布将发生变化,肺血增多。肺血明显增加的患者,可在以后表现出充血性心力衰竭和肺动脉高压的症状。血流的增加会导致肺血管发生改变,随着时间的推移会出现肺血管阻塞性疾病。当存在非限制性房间隔缺损或动脉导管未闭时,肺血管阻力的增加会导致右向左分流,而呈现严重发绀。

罹患梗阻性 TAPVC 的新生儿,其源自肺血管床的静脉引流受阻,导致肺静脉高压和肺水肿。对于严重的病例,这种升高的压力会导致肺血管床出现反射性缩血管效应,伴随肺动脉高压及进行性发绀。梗阻的患者可在出生后不久即出现重度发绀。

## 术前评估及准备

合并严重梗阻的 TAPVC 患者,常常在新生儿期即因肺水肿而就诊,有时会表现为右心衰竭。症状包括喂养困难、气促及可能非常严重的发绀。检查可发现肺动脉高压所致的第二心音亢进、右心衰竭所致的肝肿大。心电图异常表现包括右心室肥厚、偶尔存在增高的 P 波(肺型 P 波)。胸部 X 线片可见心脏大小正常、肺水肿,这是梗阻性 TAPVC 的典型征象。

无明显梗阻的 TAPVC 患者,可在较晚期表现出充血性心力衰竭、喂养困难、生长发育迟缓、频发肺部感染。体检可见心前区搏动、第二心音分裂、右心室流出道区收缩期杂音。心电图提示右心室增大。胸部 X 线片可见肺血管影增强、心脏扩大。

可根据超声心动图显示的共同肺静脉异位引流至体静脉而确诊。应同时描述房间隔缺损及其他畸形。很少需要行心导管检查,但对于一些就诊较晚而必须精确测量肺血管阻力的患者应行此检查。

TAPVC 的管理策略为外科修复。对于梗阻性患者,药物治疗可用于稳定病情、改善血氧饱和度及血流动力学状态,但通常无效,因此不应推迟手术。对于罹患梗阻性 TAPVC 的新生儿患者,一般不推荐使用前列腺素来维持动脉导管的开放,因为经动脉导管的右向左分流会使肺血流减少。

## 手　术

外科手术的主要原则是在共同肺静脉和左心房之间,建立无梗阻的连接;中断肺静脉与体静脉的连接,关闭房间隔缺损。一些特定技术的应用则基于异位引流的类型。

常规心血管麻醉。采用脐动脉或桡动脉监测血压。调整呼吸机设置以降低肺动脉压,措施包括过度通气及吸入 100% 纯氧。经胸骨正中切口开胸,注意保护胸腺组织。建立标准低温体外循环,在升主动脉置入动脉插管,右心耳置入单级静脉插管。结扎动脉导管。中心温度降至 18℃后,灌注冷血心脏停搏液,剂量为 30 mL/kg,诱发停循环。在矫治前,应明确辨识 4 条肺静脉及其引流的解剖状况。即使术前检查非常精准,仍有可能漏诊混合型 TAPVC。

对于心上型 TAPVC,最佳入路是将上腔静脉和主动脉向两侧牵拉,在两者之间显露共同肺静脉。在心包外无名静脉水平结扎垂直静脉。由于膈神经紧邻垂直静脉外侧壁及左上肺静脉入口,因此应格外小心,避免造成膈神经损伤。在主动脉–上腔静脉隐窝,充分显露左心房顶和共同肺静脉。此入路可以提供良好的术野显露,且不会造成心脏结构或肺静脉的扭曲。在共同肺静脉汇合部做一横切口,在左心房顶做另一个平行切口。在左心耳基底部起针,将共同肺静脉与左心房吻合,注意避免造成吻合口狭窄(图 41.3a、b)。吻合可使用单股可吸收缝线或聚丙烯缝线连续缝合。切开右心房,修补房间隔缺损,经常需要使用人造补片。很少需要将左心房扩大。

另外一个替代入路为右心房横切口,在房间隔缺损水平切开房间隔后,在左心房后壁延伸至左心耳基底部。在共同肺静脉上做一平行切口,将左心房后壁与共同肺静脉吻合,在心房切口的最左端起针(图 41.3c)。完成吻合后,用补片修补房间隔缺损。最后缝合右心房切口,恢复体外循环并复温。

矫治心内型 TAPVC 时,采用双腔静脉插管及中低温,无须停循环。灌注心脏停搏液后,切开右心房,定位房间隔缺损和冠状静脉窦口(图 41.4a)。将冠状静脉窦去顶至左心房(图 41.4b)。用一块人工补片或自体心包片闭合扩大的房间隔缺损,将肺静脉回流和冠状静脉窦的血液有效地引流至左心房(图 41.4c)。传导系统走行于冠状静脉窦附近,因此,在缝合补片时需格外小心,以避免术后心律失常。

在矫治心下型 TAPVC 时,将心脏上旋,在横膈水平结扎垂直静脉降部。沿共同肺静脉做一全长纵行切口,并在左心房后壁做一平行切口(图 41.5a)。将共同肺静脉和左心房吻合,注意不要造成吻合口狭窄(图 41.5b)。将心脏摆回原位。经右心房切口闭合房间隔缺损。

在矫治混合型 TAPVC 时,可根据异位引流类型,选择上述的各种技术来完成矫治。

当三房心的副心房与左心房之间存在交通时,可以在副心房内做一垂直切口(图 41.6a),找到并剪除分隔副心房与左心房的隔膜,建立非限制性交通(图 41.6b)。缝合副心房切口。

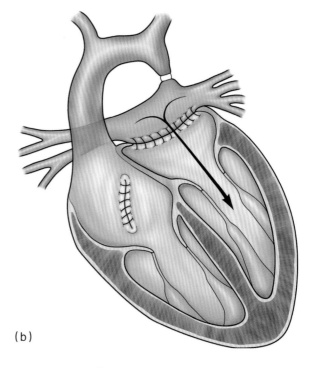

(b)

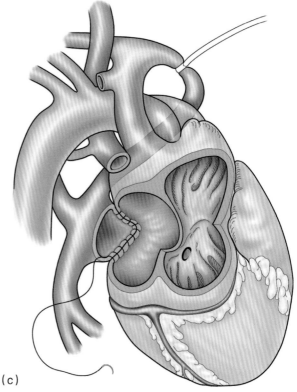

(a)

(c)

图 41.3

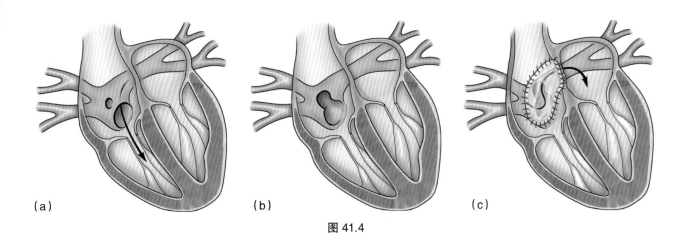

图 41.4

当三房心的副心房与右心房之间存在沟通时，可以采用右心房入路。从右心房和左心房之间及右心房和副心房之间的开口切入，将房间隔缺损扩大至左心房和副心房之间的开口（图 41.6c）。显露隔膜，并将其广泛切除。用人工补片或自体心包片重建房间隔（图 41.6d）。

## 术后管理

通过使用正性肌力药物和降低后负荷的药物来优化心排出量和体循环血管阻力。置入肺动脉测压管监测术后肺动脉压。通过过度通气和吸入一氧化氮尽可能降低肺血管阻力。通过减少补液量、审慎使用利尿剂来改善呼吸状况。如果术前存在肺水肿，需要数日可获得改善，在这种情况下，需要延长呼吸机辅助时间。对于严重呼吸衰竭或持续肺动脉高压的患者，可以使用体外膜肺氧合（ECMO）来改善肺部功能状态。

肺动脉高压危象表现为突发低氧血症、循环系

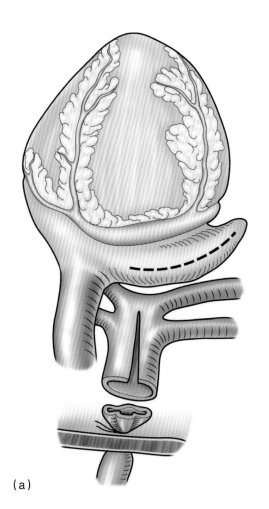

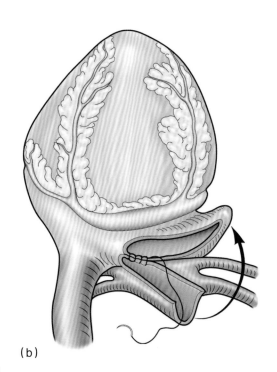

（a）　　　　　　　　　　　　　　　（b）

图 41.5

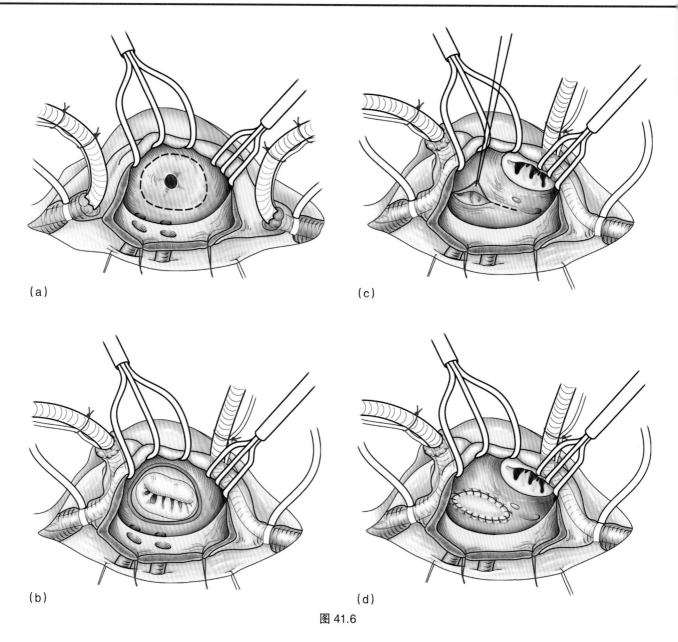

(a)

(b)

(c)

(d)

图 41.6

统的迅速崩溃和代谢性酸中毒,可发生在术前即存在肺动脉压力升高的患者。一些简单操作,如气管插管吸痰,即可诱发危象发生。降低此危象发生风险的方法包括术后 24~48h 使用芬太尼和(或)肌松剂。避免危象发生的方法包括充分镇静、过度通气、维持良好氧合状态,以及吸入一氧化氮。

## 疗 效

TAPVC 术后早期死亡在很大程度上取决于术前的梗阻程度。近期的多项研究表明:初次手术后,早期死亡率为 5%~10%,术前肺静脉梗阻与高死亡率相关。早期诊断、早期手术,并配合优化的术后管理策略,包括在必要时使用 ECMO,可以显著降低手术风险。如果患者术后早期可以生存,其后的远期生存情况和心脏功能状况均理想。再次手术的最常见原因是肺静脉再狭窄(院内生存者的 10%~20% 属于该情况),多发生在第一次手术后 6~12 个月。这种情况多见于初次手术前存在肺静脉梗阻和混合型 TAPVC 的患者。

三房心的手术疗效理想,术后死亡率和并发症发生率与心脏缺陷需同期实施其他手术相关。发生再次梗阻或需要进一步干预的风险均较低。

## 肺静脉再梗阻的管理策略

肺静脉再梗阻并不常见，但却充满挑战，其发生率为 10%~20%。再次梗阻的部位可能发生在吻合口或某条肺静脉在共同肺静脉上的开口，常在初次手术后数月内发生，被认为与过度的炎症反应有关。处理这一并发症非常具有挑战性，且翻修术后仍有可能在术后早期再次发生狭窄。如果存在双侧梗阻，死亡率超过 50%。

再次梗阻的手术入路选择取决于病变的严重程度。如果单纯存在肺静脉与左心房吻合口狭窄，可通过再次吻合来完成翻修。为了预防缝合线水平出现的生长发育不充分，人们尝试了很多方法，包括使用可吸收缝线或间断缝合，但事实上，狭窄的发生率并没有明显的改变。

单一肺静脉开口狭窄的解除更具挑战性。尽管狭窄之初常常只发生于肺静脉口，但其后便呈现行性发展的趋势，最终狭窄可波及肺静脉全长并进入肺门。使用球囊扩张和（或）放置支架的疗效欠佳，再次狭窄几乎成为必然。人们也曾尝试用补片行肺静脉口的成形，但远期疗效较差。对于病变范围大、波及双侧的病例，应考虑肺移植。

目前，治疗矫治术后再次肺静脉狭窄的最主要

外科手段是一种被称为"无内膜接触"的缝合技术，即：使用原位心包行肺静脉造袋术，缝制出一个新的心房区域。这一技术背后的理论基础是认为肺静脉梗阻是由于缝线在局部发生炎症反应所导致。手术包括对狭窄肺静脉区域进行去顶，同时将初次手术所建立的肺静脉 – 左心房连接扩大至肺门（图 41.7）。游离出一片宽大的心包，注意不要分离心包后壁的粘连带，同时不要损伤膈神经，用此心包覆盖去顶的肺静脉切口，直至左心房壁，缝线应远离肺静脉开口（图 41.7），这样，肺静脉将引流进入一

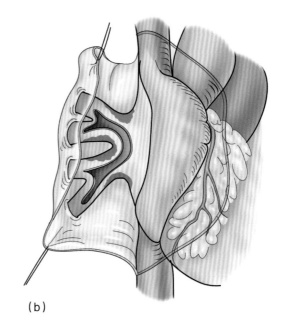

(b)

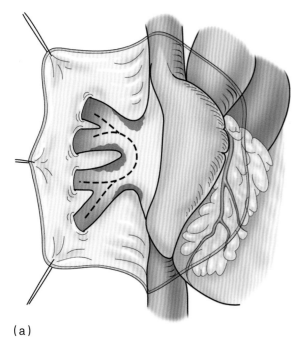

(a)

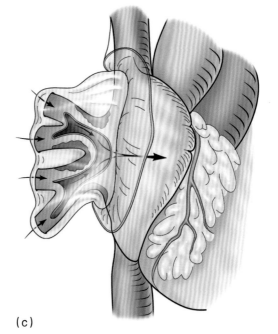

(c)

图 41.7

个新建的、非常宽大的左心房。

一项来自Michigan大学的研究发现：无论是先天性还是TAPVC术后的获得性肺静脉狭窄，与传统矫治技术、传统翻修技术相比，此"无内膜接触"的缝合技术可明显减少再狭窄的发生。在22例TAPVC术后再次肺静脉狭窄的患者中，采用该技术者有91%存活且未发生再次狭窄；而采用传统技术的患者，相应的比率仅为45%。鉴于该技术的出色疗效，数家心脏中心将其用于TAPVC的初次手术，其对象是共同肺静脉或某一支肺静脉较为细小的高危患者，疗效满意。

# 延伸阅读

1. Darling RC, Rothney WB, Craig JM. Total pulmonary venous drainage into the right side of the heart: report of 17 autopsied cases not associated with other major cardiovascvular anomalies. Lab Invest, 1957(6): 44–64.

2. Devaney EJ, Chang AC, Ohye RG, et al. Management of congenital and acquired pulmonary vein stenosis. Ann Thorac Surg, 2006, 81(3): 992–995.

3. Devaney EJ, Ohye RG, Bove EL. Pulmonary vein stenosis following repair of total anomalous pulmonary venous connection. Semin Thorac Cardiovasc Surg Pediatr Card Surg Annu, 2006, 9: 51–55.

4. Husain SA, Maldonado E, Rasch D, et al. Total anomalous pulmonary venous connection: factors associated with mortality and recurrent pulmonary venous obstruction. Ann Thorac Surg, 2012, 94(3): 825–831.

5. Kelle AM, Backer CL, Gossett JG, et al. Total anomalous pulmonary venous connection: results of surgical repair of 100 patients at a single institution. J Thorac Cardiovasc Surg, 2010, 139(6): 1387–1394.

6. Saxena P, Burkhart HM, Schaff HV, et al. Surgical repair of cor triatriatum sinister: the Mayo Clinic 50-year experience. Ann Thorac Surg, 2014, 97(5): 1659–1663.

7. Seale AN, Uemura H, Webber SA, et al. Total anomalous pulmonary venous connection: outcome of postoperative pulmonary venous obstruction. J Thorac Cardiovasc Surg, 2013, 145(5): 1255–1262.

8. Yanagawa B, Alghamdi AA, Dragulescu A, et al. Primary sutureless repair for "simple" total anomalous pulmonary venous connection: midterm results in a single institution. J Thorac Cardiovasc Surg, 2011, 141(6): 1346–1354.

# 第 42 章
# 房间隔缺损

*Peter B. Manning*

## 发展史

房间隔缺损（ASD）的治疗，在先天性心脏病外科治疗史上有着特殊的位置，同时也是当代治疗趋势的典范。1952 年，Gibbon 在体外循环辅助下，成功地完成了人类第一例继发孔型 ASD 缝闭术。在很长一段时间，ASD 缝闭是很多心脏中心最常见的儿童心脏病直视手术。自 2001 年起，通过导管输送装置完成的 ASD 封堵术成为大多数继发孔型 ASD 的主要治疗手段，该术式彻底避免了外科切口和体外循环。

## 基本原则与理论依据

尽管大多数单纯的房水平分流病例在儿童期并无症状，但 ASD 有时也会因大量分流而导致年幼儿童出现充血性心力衰竭的症状。手术缝闭是为了预防远期出现肺高压性血管病变、房性心律失常、充血性心力衰竭和由于矛盾性栓塞而导致的脑血管意外。

对于大多数继发孔型 ASD，可选择在学龄前进行手术缝闭。2 岁以后几乎没有自动闭合的可能性。如果诊断较早，可将手术推迟至 2~3 岁（>12kg），在这一年龄段进行手术可以避免输血。对于年龄较大的患儿，可在诊断后即行择期手术。但是，原发孔型 ASD 则应早期治疗，一般是在 1 岁左右完成手术；有研究指出，在较大年龄段接受手术的患者，其房

室瓣远期功能较差。

## 手 术

### 手术切口

胸骨正中切口是最常采用的手术入路。从美观的角度出发，可采用部分胸骨切口或较局限的右胸切口，同样可以获得满意的术野显露。

### 体外循环插管

采用标准的升主动脉插管和双腔静脉插管。由于右心房长期处于容量负荷增大的状态，可将两条静脉插管均置于右心耳处（图 42.1）。对于静脉窦型 ASD，最好在上腔静脉直接插入上腔静脉管，而插管位点位于所有肺静脉的入口之上（图 42.2）。

在插管前，应初步游离上腔静脉。如果存在左上腔静脉，可以直接插管或通过心内吸引控制其回流。在一些较为少见的情况下，左上腔静脉与右上腔静脉存在交通，在心内操作期间，可以暂时阻断左上腔静脉。

### 心肌保护

对于大部分 ASD 手术，心脏停搏时间较短，无须降温。最简单的心肌保护策略是顺行灌注冷血心脏停搏液，并辅以心脏局部降温。

### 继发孔型 ASD

一般情况下，较小的右心房切口即可获得满意的显露。如果采用右心耳插管，可用牵开器将下腔

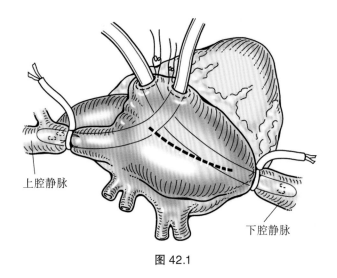

**图 42.1**

（图中标注）上腔静脉、下腔静脉

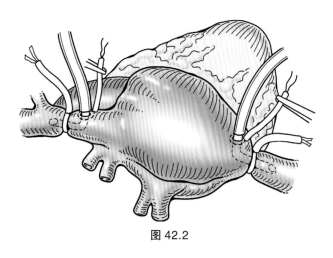

**图 42.2**

静脉插管向前牵拉，以避免其遮挡 ASD。中央型（卵圆孔型）ASD 最为多见。如果缺损较典型位置偏高或偏低，应怀疑为静脉窦型 ASD，此时必须确认所有右肺静脉均引流进入了左心房。有时可见纤薄、多孔的隔膜部分覆盖卵圆孔（图 42.3），应将这些组织剪除，用更为坚固的补片闭合 ASD。一般情况下，很少需要置入左心引流管。在使用冠状吸引时，应避免插入左心房内，防止 ASD 闭合后有空气滞留于左心房。

过去，由于大部分继发孔型缺损呈卵圆形，所以人们多采用直接缝闭技术。由于封堵器的发明和使用，大部分继发孔型 ASD 已经不再需要手术缝闭，因此，留给外科手术的 ASD 往往都是较大或边缘组织较少的圆形缺损，这些病例通常需要使用补片（见下文）。如果可以直接缝闭，则使用聚丙烯缝线，从缺损的下角起针往返双层缝闭。一般情况下，

下角最难显露和确认（图 42.4）。在完全闭合缺损前，将残留在左心房内的气体排出。

如果缺损较大或较圆，应采用补片闭合，以避免张力过高及心房几何变形。自体心包补片应稍小于静息状态下的缺损，仍然是从下角起针（图 42.5）。聚四氟乙烯（PTFE）、Dacron、CorMatrix® 或牛心包也适于用作补片材料。

将缺损完全闭合后，开放主动脉阻断钳，用聚丙烯缝线往返双层缝闭右心房切口，然后放开腔静脉插管紧缩阻断带，并将从右心耳置入的插管退回右心房，以获得更为理想的静脉引流。

在复温期间，可以通过左心引流管（如果使用）或主动脉根部的灌注 / 引流管协助排出滞留于左心的气体。除非患者在复温期间出现心律失常或房室传导阻滞，否则一般不需要放置临时起搏导线。

### 上腔型（冠状静脉窦型）ASD

此类型的 ASD 比典型的继发孔型 ASD 位置更高、更后，而右上肺静脉通常引流入上腔静脉和右心房的交界处。偶尔可见多条来自右上肺叶的静脉引流进入上腔静脉的更高位置。因此，在游离上腔静脉、准备插管和筹划矫治策略时，应仔细确认肺静脉的引流状态。在游离上腔静脉右侧时，应避免损伤右侧膈神经。

如果肺静脉引流进入上腔静脉与右心房的交

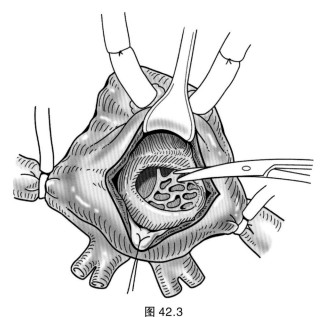

**图 42.3**

界区，可使用心包补片作为板障来完成矫治。如果引流点与右心房有一定的距离，或者右侧上腔静脉内径明显较小（当存在左上腔静脉时，这种情况常见），可以采用 Warden 技术进行修补，即将回流入上腔静脉近心部的血流通过 ASD 引流入左心房，而将上段上腔静脉与右心耳直接吻合。

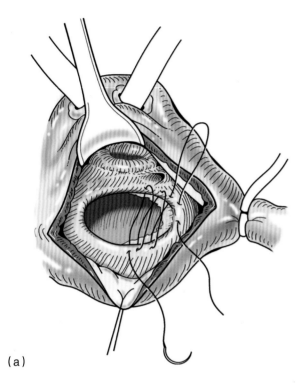

（a）

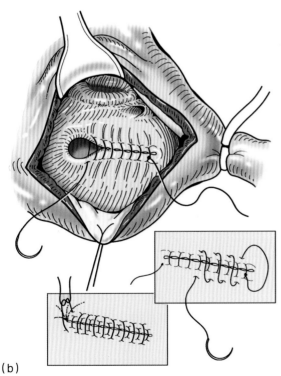

（b）

**图 42.4**

**板障矫治技术**

在右心房做纵行切口，上延至上腔静脉 – 右心房交界部时，切口转向交界处外侧壁。如果需要更好的显露，可继续上延切口至异位引流的肺静脉开口上缘。之所以向外侧壁转向，主要是要避免窦房结的损伤，但这样有可能使一部分病例的窦房结血供受到影响（图 42.6）。

从上腔静脉和最高位肺静脉交界处以上起针缝合补片，补片的下缘将缺损完全包绕于其内，这样，来自异位引流的肺静脉的血液可经缺损流入左心房（图 42.7a）。补片应适当冗余，以避免梗阻；而如果补片向上延伸较多时，就应当特别小心。如果有一条内径较小的肺静脉引流至上腔静脉高位，可以忽略，少量的左向右分流并不会导致严重不良后果。如果右心房切口上延至上腔静脉，在闭合其上段切口时应加补片，以避免造成上腔静脉 – 右心房交界部的狭窄（图 42.7b）。

**Warden 技术**

在右心房做纵行切口，显露缺损及上腔静脉 – 右心房交界部（图 42.8a）。在缺损下缘起针缝合补片，向外绕行在上腔静脉 – 右心房交界部下方，将上腔静脉的血流经缺损引流至左心房（图 42.8b），在最高位的肺静脉的上缘将上腔静脉横断。

将上腔静脉近心断端往返缝闭，注意避免使最

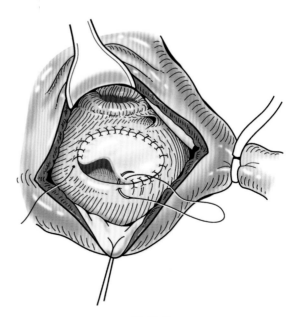

**图 42.5**

上一条异位引流的肺静脉开口形成狭窄。如有必要，可将上腔静脉远心断端进一步游离后，用可吸收单股缝线将其与右心耳吻合，应避免张力和成角（图 42.8c）。应注意吻合口不要发生荷包效应。

### 冠状静脉窦型 ASD/ 无顶冠状静脉窦

此类型的缺损伴随左上腔静脉，而一般其与右上腔静脉之间没有交通（图 42.9）。冠状静脉窦常常处于完全无顶的状态，因此，左上腔静脉的血流在左心耳的内侧直接引流进入左心房。

一类罕见的情况是冠状静脉窦部分无顶，可以直接缝闭缺损，也可用补片闭合。直接缝合时应避免造成冠状静脉窦狭窄；用补片修补时，应避免补片过度冗余而造成左心室流入道梗阻。

在冠状静脉窦完全无顶的情况下，可采用板障技术，将左上腔静脉的血流通过左心房顶引流至继发孔 ASD（图 42.10），这样可以避免缝线与肺静脉开口或二尖瓣环过近。必要时，可将此继发孔 ASD

向上扩大至心房顶以充分显露左上腔静脉开口。从左上腔静脉开口的左侧起针，在左上腔静脉开口远端（通常是位于左上腔静脉开口和左心耳开口之间）缝合一块长方形补片，首先在肺静脉开口的上方缝合至 ASD 的后缘，然后在靠前的位置缝合，跨越左心房顶至 ASD 的前缘，绕行缝合 ASD 的下缘后，即可将左上腔静脉的血液引流进入右心房，同时完成 ASD 的修补。

### 原发孔型 ASD（部分型房室通道）

注意静脉插管不应影响心房内结构的显露，这一点对于儿童患者尤为重要，因此可在下腔静脉 – 右心房交界处插入下腔静脉插管，而上腔静脉的插

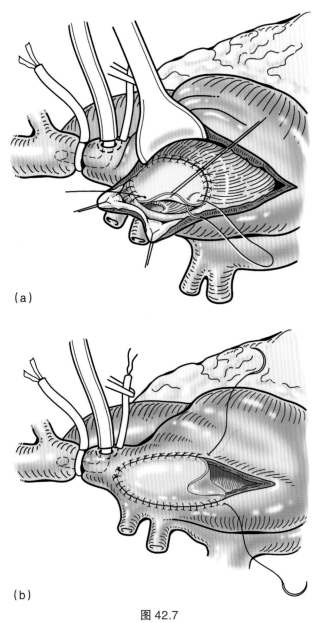

（a）

（b）

图 42.7

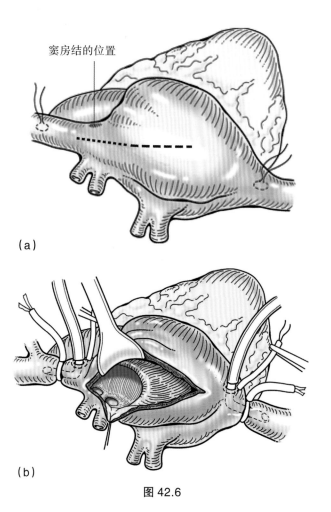

（a）

（b）

图 42.6

管可在右心耳插入，也可以在上腔静脉上直接插入。在右上肺静脉置入左心引流管，避免肺静脉回血影响术野显露。

切开右心房后，应仔细探查心房内解剖状态（图

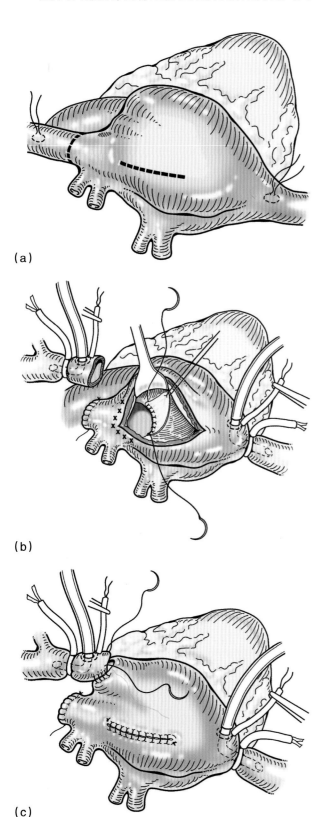

（a）

（b）

（c）

图 42.8

42.11）。除了确定原发孔型 ASD 外，还应排除在卵圆孔位置存在的继发孔型 ASD。仔细观察，并用细直角钳探查房室瓣下区域，排除室间隔缺损。重点探查左侧房室瓣解剖结构，因为此类患者最常出现因房室瓣功能障碍（通常为反流）而需再次手术的情况。确认在前瓣或隔瓣上是否存在裂隙，是否有两组完全独立的乳头肌。还应排除其他合并畸形，如右心室双出口、"降落伞"式房室瓣等。

首先间断或褥式缝合左侧房室瓣前瓣裂隙（图 42.12），向左心室腔内注入冰盐水进行瓣膜测试，

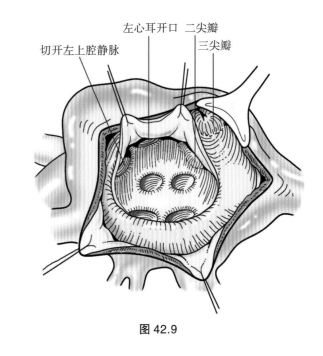

切开左上腔静脉　左心耳开口　二尖瓣　三尖瓣

图 42.9

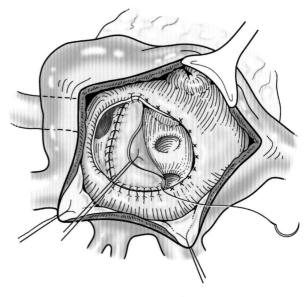

图 42.10

439

检查瓣膜成形效果，必要时行瓣环成形。

用心包补片闭合房间隔缺损（图42.13）。如果使用表面不光滑的Dacron补片，一旦存在房室瓣

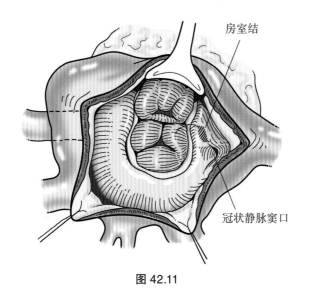

图42.11

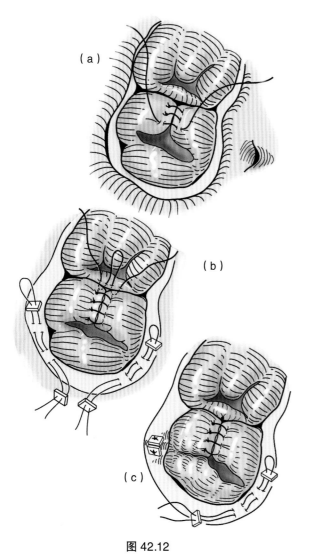

图42.12

反流，即使是很小的反流束，其对补片的冲射也会引起溶血。用一条带垫片的缝线，从右心室起针，穿行室间隔嵴和前房室瓣中点，至心房侧。将补片的下缘修剪成直线，用此前的褥式缝合线穿缝此补片，锚定。左、右房室瓣的交界非常容易辨识，如果牵拉瓣膜中点的褥式缝线，就会更加明显。将直边的补片直接缝合在左、右房室瓣环交界上。根据缺损的大小修剪补片，将其缝合在缺损的边缘。在缝合下缘时，应小心操作，勿损伤希氏束。如果缺损的边缘与补片在房室瓣上的附着点非常接近，此处应浅缝。也可修剪补片，使其可直接对向冠状静脉窦缝合，缝合线经过冠状静脉窦内侧缘后，抵达ASD的边界。

## 术后管理

大多数患者可以在手术室内拔除气管插管。密切监测心律变化，尤其是冠状静脉窦型缺损（窦房结损伤）和部分型房室间隔缺损（传导阻滞或交界性心动过速）的患者。在很多中心，通过采用细小

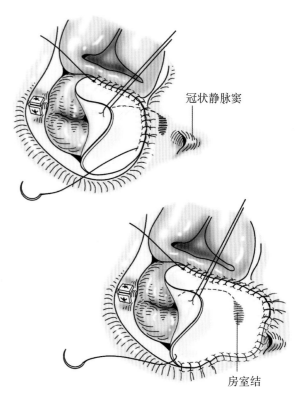

图42.13

体外循环管路和自体血保存策略，即使是体重仅为10kg 的儿童接受 ASD 手术，也可以完全避免输血。术后出现贫血时，只要血细胞比容在 20% 以上都可以很好耐受，但在这种情况下，应密切注意组织灌注和酸中毒情况，确保充足的组织氧供。

# 疗　效

如果能早期完成手术矫治，患者的寿命及运动能力无异于一般人群。虽然单纯 ASD 患者并非感染性心内膜炎的高危人群，但仍建议在术后 6 个月内预防亚急性细菌性心内膜炎。对于年龄较大的患者，如果术前已出现房性心律失常，即使闭合缺损，通常仍然无法逆转已扩大的心房，应启用抗心律失常治疗。原发孔型 ASD 修补术后，高达 10% 的患者需要后期手术进行左侧房室瓣修复或置换，这部分患者通常表现为房室瓣反流；高达 5% 的患者因并发左心室流出道梗阻需要再次手术。

# 延伸阅读

1. Baskett RJ, Tancock E, Ross DB. The gold standard for atrial septal defect closure: current surgical results, with an emphasis on morbidity. Pediatr Cardiol, 2003(4): 444–447.
2. Du ZD, Hijazi ZM, Kleinman CS, et al. with Amplatzer Investigators. Comparison between transcatheter and surgical closure of secundum atrial septal defect in children and adults: results of a multicenter nonrandomized trial. J Am Coll Cardiol, 2002(39): 1836–1844.
3. Gustafson RA, Warden HE, Murray GF, et al. Partial anomalous pulmonary venous connection to the right side of the heart. J Thorac Cardiovasc Surg, 1989(98): 861–868.
4. Horvath KA, Burke RP, Collins JJ Jr, et al. Surgical treatment of adult atrial septal defect: early and longterm results. J Am Coll Cardiol, 1992(20): 1156–1159.
5. Meijboom F, Hess J, Szatmari A, et al. Long-term follow-up (9 to 20 years) after surgical closure of atrial septal defect at a young age. Am J Cardiol, 1993(72): 1431–1434.
6. Najm HK, Williams WG, Chuaratanaphong S, et al. Primum atrial septal defect in children: early results, risk factors, and freedom from reoperation. Ann Thorac Surg, 1993(66): 829–835.

# 第 43 章
# 房室间隔缺损

*Michael O. Murphy*    *Thomas L. Spray*

## 发展史和解剖

房室间隔缺损（AVSD）包括低位房间隔缺损、流入道室间隔缺损及左、右房室瓣发育畸形。

从解剖学角度来看，AVSD 可以分为部分型、不完全型和完全型。部分型 AVSD 是指在房室瓣上方存在一原发孔型房间隔缺损（ASD），房室瓣存在裂隙或在上、下裂隙瓣叶间存在瓣膜交界，同时伴有不同程度的关闭不全。不完全型 AVSD 是指存在原发孔型 ASD，且左、右房室瓣交界处与室间隔嵴被一膜样组织分开（图 43.1a），此类患者的左、右房室瓣具有独立但结构异常的瓣口，房室瓣瓣叶下的室间隔缺损（VSD）为限制性，并被腱索组织填充。完全型 AVSD，其 VSD 上方为共同房室瓣。可将完全型 AVSD 视为五叶瓣结构，而部分型 AVSD 则为六叶瓣结构。在完全型 AVSD 中，除上、下桥瓣以外，总是存在右外侧瓣叶和前上瓣叶两个额外瓣叶，以及左外侧瓣叶或称"壁上"（mural）瓣叶。

Rastelli 分型基于共同房室瓣腱索的附着点及瓣叶间的桥接程度。

Rastelli A 型（图 43.1b）：其上桥瓣叶在室间隔上方分裂开，左上瓣叶位于左心室上方，右上瓣叶位于右心室上方，腱索附着于室间隔。

Rastelli C 型（图 43.1c）：其上桥瓣叶完全自由地漂浮在室间隔上，与室间隔嵴之间无腱索连接。而对于 A 型或 C 型 AVSD，其后桥瓣可能存在腱索，也可能没有。Rastelli B 型则介于 A 型和 C 型之间，非常罕见。

在行 AVSD 矫治过程中，另外一个重要的关注点是房室传导组织的位置及走行，传导束通常会向冠状静脉窦方向后移。一般情况下，传导束位于冠状静脉窦和 VSD 之间，原发孔型 ASD 会使冠状静脉窦口向后下方移位，即朝向左心房侧，这会使

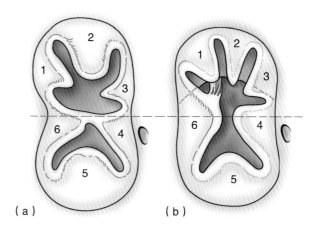

（a）　　　　　　　　　　（b）

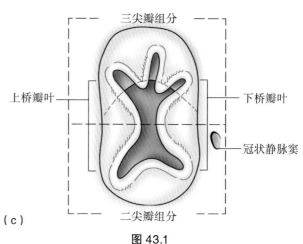

三尖瓣组分

上桥瓣叶　　　　　　　　　下桥瓣叶

冠状静脉窦

（c）

二尖瓣组分

**图 43.1**

Koch 三角发生变形。一般情况下，希氏束始于近冠状静脉窦口处，并沿室间隔嵴走行，恰位于下桥瓣下方的 VSD 边缘（图 43.2）。

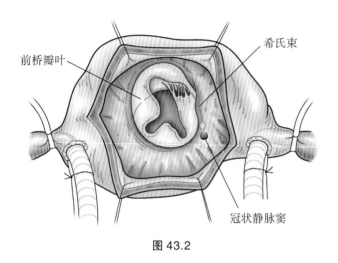

前桥瓣叶　希氏束

冠状静脉窦

图 43.2

## 基本原则与理论依据

AVSD 患者的症状取决于左向右分流的严重程度及相关病变的严重程度，如房室瓣反流。部分型 AVSD 的生理表现与继发孔型 ASD 相似，均没有明显症状，两者的心脏杂音相似，超声心动图均提示右心容量负荷增加。如果同时存在左侧房室瓣关闭不全，可发生心力衰竭、肺淤血伴呼吸困难。完全型 AVSD 左向右分流更为严重，患者经常会表现为充血性心力衰竭、疲劳、呼吸困难及生长发育迟缓。大多数患者最终会出现严重的肺动脉高压，如果没有外科治疗，65% 以上的完全型 AVSD 患者将在 1 岁以内死亡。大多数完全型 AVSD 患者合并唐氏综合征，此合并症会加速肺动脉高压的发展。超声心动图可确诊 AVSD，同时可准确评估瓣膜的解剖及功能。

部分型 AVSD 患者通常可将手术时机推迟至学龄前，但这不包括已经出现心力衰竭症状的患儿。如果存在明显的房室瓣关闭不全，应尽早手术。完全型 AVSD 患者则应在出生后 2~4 个月即进行根治，早期矫治有助于防止进行性肺动脉高压的发生，而肺动脉高压是发生严重并发症的主要根源；同时，早期手术可以遏制术后早期出现肺动脉高压危象，

而肺动脉高压危象可增加术后并发症发生率及死亡率。如果患者表现出明显的充血性心力衰竭、生长发育迟缓、体重增长缓慢等症状，手术则不受年龄限制，即使在新生儿期也应积极干预；但事实上，除非存在严重心力衰竭和严重房室瓣关闭不全，否则需要在新生儿期进行手术的病例很少见。由于完全性解剖矫治无年龄限制，因此，一般不需要在根治前行肺动脉环缩术。

手术的禁忌证主要是基于肺血管阻力的考量。肺血管阻力超过 10 Woods 是手术的相对禁忌证。如果存在明显不平衡的共同房室瓣，应考虑推迟手术，或行肺动脉环缩术，或考虑单心室矫治。对于不平衡型 AVSD，如果超声心动图提示有充足的血流进入发育不良的某一心室，可以考虑行双心室矫治，此为评估的重点。

## 术前准备

完全型 AVSD 患者，术前经常需要积极的药物治疗，以控制充血性心力衰竭。如果体重增长缓慢或完全没有增长，应考虑尽早手术。试图通过增加喂奶时间或通过胃管、胃造口持续喂养来增加体重，通常并非明智之举，因为体重增长仍不会理想，而进行性充血性心力衰竭会导致术后病情更加不稳定。

如果患者就诊较迟（年龄大于 4 个月），同时肺血管阻力有明显升高的迹象，应考虑行心导管检查，在吸氧、吸入一氧化氮及使用前列环素的情况下评估肺血管床，在手术前评估其肺血管病变是否具有可逆性。

## 麻　醉

AVSD 的麻醉与其他新生儿、婴儿复杂的心脏病手术麻醉相似。一般选择镇痛麻醉，同时，由于肺血管阻力有可能升高，应在术后早期过度通气。如果术后早期出现肺血管阻力明显升高，可使用一氧化氮。此策略可以降低发生肺动脉高压危象的风

险;在 AVSD 矫治的早期阶段,肺动脉高压危象是导致年龄在 6 个月以上患者术后出现并发症或死亡的主要原因。

## 手 术

选择标准胸骨正中切口开胸,如有必要,可切除胸腺。切取部分前壁心包,以备用作心房补片。在必要的情况下,此心包片可用戊二醛溶液进行处理。行主动脉和腔静脉插管,在主动脉根部插入心脏停搏液灌注针。建议游离并结扎动脉韧带,以确保动脉导管关闭。当存在大量左向右分流时,超声心动图有时无法发现细小的动脉导管。诱导心脏停搏后,收紧腔静脉阻断带,平行房室沟切开右心房,并下延至下腔静脉插管附近,以最大限度地显露心房。缝制提吊线,充分显露共同房室瓣。将原发孔型与继发孔型 ASD 或卵圆孔之间的房间隔剪除,有助于更好地显露左侧房室瓣。

显露房室瓣,向心室内注入盐水,使房室瓣浮起以评估对合状态(图 43.3a)。确定左侧上、下桥瓣之间的对合点,缝制一条定位线(图 43.3b)。确定此对合点非常重要,可避免在房室瓣成形过程中发生扭曲及随之产生的二尖瓣反流(图 43.3c)。查看 VSD 的大小,将一块 Dacron 或 Gore-Tex 补片修剪成半月形,其高度应与右心室面室间隔至房室桥瓣之间的缺损高度匹配。测量 VSD 的前后径。为了避免损伤希氏束,在修补下桥瓣下的 VSD 时,补片长度应稍长,超越 VSD 的后边缘;而上桥瓣下的 VSD 补片则修剪成下凹状,以适应共同房室瓣的附着线。

将 Dacron 补片放置在 VSD 上,补片下缘在室间隔嵴的右侧,从补片下缘中点起针(图 43.4)。在连续缝合补片时,应适当提拉缝线和补片,以锚定并充分显露共同房室瓣的上、下附着点。如果下桥瓣的部分腱索遮挡了 VSD 边缘,在放置补片时,可将二级腱索切断或劈开下桥瓣叶。在下部,缝线从下桥瓣叶基底,即瓣环水平穿出,以避免损伤希氏束。用同样的技术处理上桥瓣下方的 VSD 缝线,在

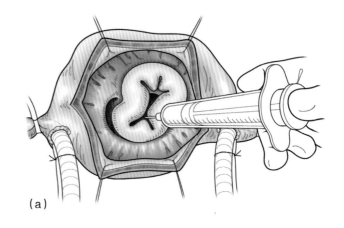

(a)

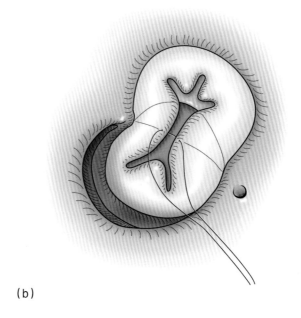

(b)

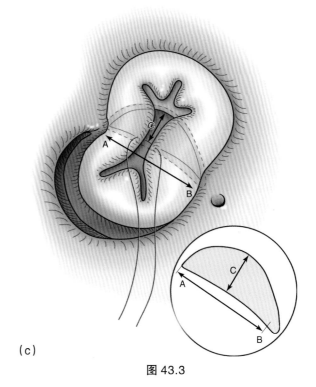

(c)

图 43.3

瓣环水平将缝线穿出。

　　将 VSD 补片的上缘与共同房室瓣瓣叶连续缝合在一起，使补片上缘恰位于共同房室瓣的下面（图43.5）。有时为了避开腱索附着点，可使用褥式缝合技术。应注意将左侧上、下桥瓣在之前的标记点处对合在一起，确保左侧房室瓣有良好的对合缘。完成 VSD 补片修补后，向左、右心室注入生理盐水，检查房室瓣对合情况，评估瓣膜关闭不全程度。

　　将左侧上、下桥瓣连续缝合在一起，直至瓣叶游离缘有腱索附着的地方，为了避免缝线对瓣叶组织的切割，通常使用 6-0 Gore-Tex 缝线（图43.6a）。再次注入生理盐水评估房室瓣的闭合情况，如果在瓣叶对合处存在反流，可在瓣叶交界用带垫片的缝线做瓣环成形（图 43.6b）。

　　确认房室瓣功能良好后，用自体心包片闭合原

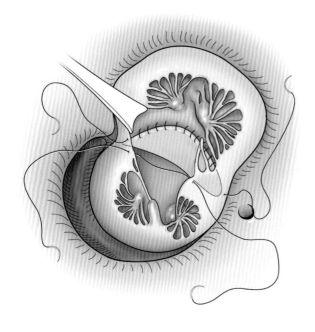

图 43.4

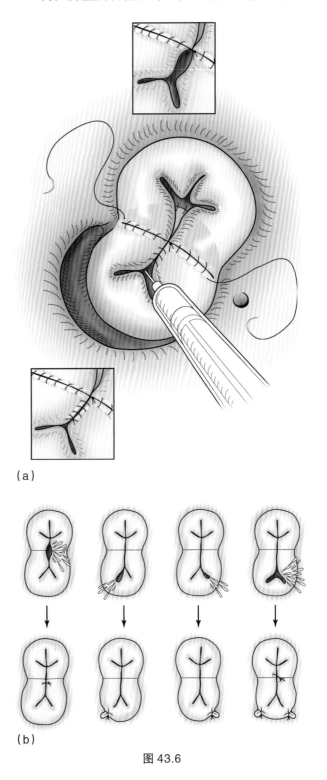

（a）

（b）

图 43.6

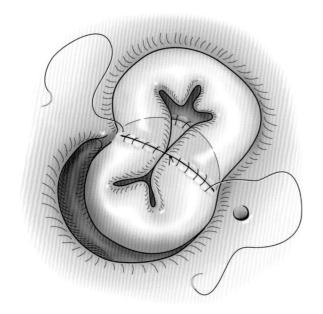

图 43.5

发孔 ASD（图 43.7）。将心包片修剪至合适的大小和形状后，将其连续缝合在已经桥连的共同房室瓣上，同时可以加固 VSD 补片与房室瓣的连接，防止瓣叶撕裂。

在向后缝合 ASD 补片时，将其缝合在后桥瓣瓣环上，这样，在补片被缝至房间隔缺损边缘之前，通过绕行冠状静脉窦而避免损伤房室结，同时也把冠状静脉窦置于右心房一侧（图 43.8）。ASD 修补完成后，即可连续缝闭右心房切口。

### 直接拉闭 AVSD 的室间隔缺损

Nunn 提出了另一种手术方法，替代双补片法治疗 AVSD，该技术目前较为普及。应用该技术行 AVSD 矫治时，并不使用补片来闭合 VSD，而是在 VSD 下缘的右心侧褥式缝制一组带垫片缝线，向上穿缝共同房室瓣和 ASD 补片的下缘（图 43.9）。打结缝线后，房室瓣被下压，与室间隔嵴对拢。虽然这一技术似乎会导致房室瓣变形，并可能导致主动脉瓣下狭窄，但直至目前，临床结果很理想：房室瓣功能良好，且主动脉瓣下狭窄的发生率并未因此升高。但仍然要非常小心，避免房室瓣扭曲变形。该技术最适合 Rastelli C 型 AVSD，但在用于其他类型时也

均获得了良好的疗效。

### 部分型 AVSD 的矫治

部分型 AVSD 的矫治包括应用补片闭合 ASD，其技术要领与完全型 AVSD 相同。将一块心包补片固定于左、右房室瓣交界桥接区，连续缝合，修补左侧房室瓣裂或上、下瓣叶之间的交界区。评估房室瓣功能状态后，完成 ASD 补片修补，将冠状静脉窦置于右心房侧（图 43.10）。

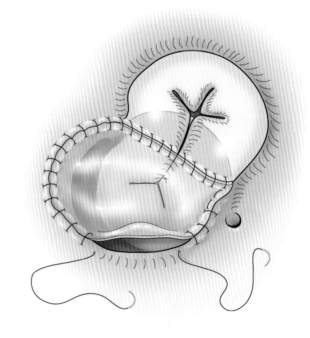

图 43.8

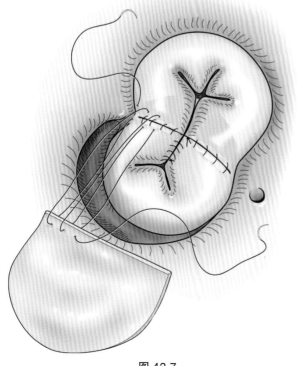

图 43.7

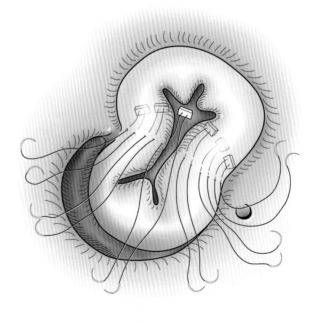

图 43.9

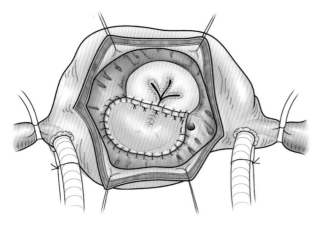

图 43.10

## 术后管理

术后并发症包括肺动脉高压危象、左侧房室瓣关闭不全及完全性房室传导阻滞。术中，当手术矫治完成后，常规应用经食管超声心动图（TEE）评估房室瓣功能状态。一旦发现存在明显反流，应立即再次手术，改善房室瓣对合，这对预防术后肺动脉高压、降低手术死亡率至关重要。年龄较大的婴儿患者，或术前即存在明显肺动脉高压的患者，应在术后麻醉苏醒前即常规给予镇静和肌松药，维持24h，以降低肺动脉高压危象的风险。必要时可吸入一氧化氮，控制肺血管床。年龄较小和术前没有明显肺动脉高压的患者，可以正常复苏，并在术后 24h 内拔除气管插管。

术后房室瓣关闭不全的发生率明显高于人们的预期，高达 25% 的患者存在中、重度反流，通常需要使用包含米力农的正性肌力药物来降低后负荷，改善右心室功能，在出院前转为口服降低后负荷的药物。

## 疗　效

目前 AVSD 的手术疗效已有显著提升。部分型AVSD 的死亡率与单纯继发孔型 ASD 的死亡率相似，约为 1% 或更低。然而，患者仍可能因为左侧房室瓣关闭不全或狭窄而需要再次手术。如果患者因左侧房室瓣组织过少而导致明显的二尖瓣狭窄或进行性关闭不全，再手术的并发症发生率和死亡率将明显升高。这些患者在尝试修复失败后，有时需要考虑行瓣膜置换。

完全型 AVSD 的外科矫治疗效也得到了明显提升。多数大型心脏中心的手术死亡率为 3% 或更低，再手术率为 10%~15%。如果共同房室瓣矫治满意，瓣膜的远期功能状态非常理想，在术后随访期间鲜有再次手术的情况发生。轻到中度的房室瓣反流可以被很好地耐受，但如果反流加重，出现充血性心力衰竭和肺动脉高压的征象，应再次手术。大型系列研究表明，左侧房室瓣再次修复术的疗效很好，仅少量病例需要行瓣膜置换。

## 延伸阅读

1. Canter CE, Spray TL, Huddleston CB, et al. Intero-perative evaluation of atrioventricular septal defect repair by color flow mapping echocardiography. Ann Thorac Surg, 1997(63): 592.

2. Elliott MJ, Jacobs JP. Atrioventricular canal defects//Kaiser LR, Kron IL, Spray TL. Mastery of cardiot-horacic surgery. Philadelphia: Lippincott-Raven Publishers, 1997: 742–758.

3. Kaza AK, Colan SD, Jaggers J, et al. Surgical interventions for atrioventricular septal defect subtypes: the pediatric heart network experience. Ann Thorac Surg, 2011(92): 1468–1475.

4. Miller OI, Tang SF, Keech A, et al. Inhaled nitric oxide and prevention of pulmonary hypertension after congenital heart surgery: a randomised double-blind study. Lancet, 2000(356): 1464–1469.

5. Rastelli GC, Kirklin JW, Titus JL. Anatomic observations on complete form of persistent common atrioventricular canal with special reference to atrioventricular valves. Mayo Clin Proc, 1966(41): 296.

6. Rastelli GC, Ongley PA, Kirklin JW, et al. Surgical repair of the complete form of persistent common atrioven-tricular canal. J Thorac Cardiovasc Surg, 1968(55): 299.

7. Szwast AL, Marino BS, Rychik J, et al. Usefulness of left ventricular inflow index to predict successful biventricular repair in rightdominant unbalanced atrioventricular canal. Am J Cardiol, 2011(107): 103–109.

8. Thiene G, Wenink A, Anderson RH, et al. Surgical anatomy and pathology of the conduction tissues in atrioventricular septal defects. J Thorac Cardiovasc Surg, 1981(82): 928.

# 第 44 章

# 双向 Glenn 术和半 Fontan 术

*J. Mark Redmond*

建立上腔静脉与肺动脉的连接已经是一项治疗功能性单心室的成熟技术，它可以是 Fontan 术前的过渡术式，也可以是一项替代 Fontan 术的手术，偶尔还可以是"一个半"心室矫治术的组成部分。

## 发展史

虽然是意大利的 Carlon 于 1951 年率先报道了将上腔静脉与右肺动脉连接的动物实验，但此术式的名称仍使用了 Glenn，这是因为 Glenn 是犬右心旁路研究的先驱，他的研究为其后将上腔静脉与右肺动脉端－端吻合的广泛临床应用铺平了道路。苏联的 Meshalkin 于 1956 年首次报道了该术式成功的临床应用——24 例患儿中有 21 人存活。而 Glenn 于 1958 年首次为一例 7 岁罹患右心室发育不良、肺动脉狭窄的男孩施行了该手术。

由于人们可以实施越来越复杂的心内畸形矫治术，加之对婴儿分流手术安全性存在质疑，到了 20 世纪 60 年代，该术式的普及度逐步下降；到了 70 年代，该术式仅在理论上成为最终完成 Fontan 连接的过渡术式。1966 年，Haller 等以犬类为实验动物，尝试在不结扎右肺动脉的情况下行上腔静脉－肺动脉的端－侧吻合。而 Glenn 则发现：在将上腔静脉－肺动脉建立端－端连接后，肺内毛细血管前动－静脉通路会有所扩大，导致动脉血氧饱和度下降。鉴于 Glenn 在腋动－静脉瘘作用研究中的经验，人们开始意识到在肺动脉中引入搏动性血流可以

防止此类动－静脉瘘的发生。于是，上腔静脉－肺动脉端－侧吻合的改良术式开始被人们接受，之后成为目前所称的双向 Glenn 分流术（BDG）。

对于左心发育不良综合征（HLHS）的患者，为了方便其后的 Fontan 手术，人们进一步改良了 Glenn 手术，创造了半 Fontan 术式，而 Norwood 使这种分流方式得以推广普及。

## 基本原则与理论依据

BDG 定义为通过吻合将从上腔静脉（或腔静脉）回流的体静脉血液引流进入双侧肺动脉。该术式的价值在于：通过此手术的过渡，最大限度地使单心室患者适于行后期的 Fontan 术。体－肺分流手术使右心室容量负荷过重，而 BDG 则将缓解这一容量超载的问题，可缓解心室的过度肥厚增生及扩张，在最终完成 Fontan 手术前，改善了心室舒张期顺应性。对于一部分患者，BDG 还可以改善三尖瓣反流。部分患者需要行肺动脉扩大成形手术，尤其是那些已成功接受了 I 期体－肺分流手术的 HLHS 患者，而半 Fontan 手术在用补片扩大狭窄的肺动脉的同时完成上腔静脉与肺动脉的连接，因此被一些医生所钟爱。虽然这一术式较为复杂，需要在右心房和肺动脉之间建立一个阻挡血流的板障，但是如果采用心房内侧壁隧道连接技术（intracardiac lateral tunnel technique），后期就可以非常便捷地完成 Fontan 手术。作为过渡术式，BDG 或半 Fontan 术均

可改善心室功能，减少术后胸腔积液。

BDG 也可以与一些心内操作同期进行，这些手术可以改善发育不良的肺动脉瓣下心室，使得"一个半"心室矫治后，肺动脉存在搏动性血流。从内脏直接回流进入肺动脉的血流中存在"肝因子"，其与搏动性血流共同作用，可以避免肺动 – 静脉瘘形成。

最后，对于一部分复杂发绀型单心室患者来说，如果因共同房室瓣反流、先天性或医源性肺动脉异常而不适合行 Fontan 术，BDG 可以作为一种终极术式，可有效改善血氧饱和度，并降低心脏负荷。

## 术前评估及准备

在行 BDG 或半 Fontan 手术前，最为关键的是：明确拟手术的患者是否存在生理或解剖方面的异常，而这些异常是单心室在完成首次新生儿期的姑息手术后可能出现的，无论是体 – 肺分流、肺动脉环缩，抑或是更为复杂的 Norwood Ⅰ 期或 Damus-Kaye-Stansel 手术。需评估充血性心力衰竭的情况，其发生原因可能是体 – 肺分流术所致的进行性共同房室瓣反流，进而造成心室功能障碍及心室扩大。应排除肺动脉狭窄或扭曲，应格外关注 Norwood Ⅰ 期术后的 HLHS 患者，他们可能由于分流管腔狭窄或房间隔缺损的限制，出现进行性恶化的发绀。HLHS 术后患者还可能存在主动脉弓部梗阻，这会使肺血流增加，因此应评估肺血管阻力。应尽早解决这些问题，从而稳定患者病情，降低 BDG 和半 Fontan 手术的并发症发生率。虽然超声心动图和磁共振血管成像（MRA）是有力的筛查手段，但还是强烈建议行心导管检查，其不仅可以进行诊断、评估，还可以在必要时进行干预治疗。如果主动脉弓存在残余梗阻，可行球囊扩张及放置血管支架。如果存在主动脉 – 肺动脉之间的侧支血管，应进行评估并处理，并在手术前明确肺动脉异常情况。这样的积极干预极为重要，可确保患者是理想的 Fontan 术的候选者。

如果将 BDG 作为功能性单心室的分期姑息术

式，可在 3~6 月龄时择期完成。如果患者的病情要求提早干预，例如出现因容量负荷过重导致的心室功能障碍，或存在经皮介入治疗无法解决的主动脉弓再狭窄，可将 BDG 提前至 2~3 月龄，这是较为安全的，并不会明显增加并发症发生率或死亡率。

## 麻　醉

经鼻或口插入气管插管。将呼吸机设置为较低的平均气道压，延长呼气时相，并降低呼气末正压。建立桡动脉测压通路。通过经皮颈内静脉置管可监测上腔静脉 – 肺动脉压力，但我们发现，术中经胸置入 3Fr 心房测压管和上腔静脉 – 肺动脉连接测压管更为理想。

## 手　术

### 双向 Glenn 分流术（BDG）

主动脉及双腔静脉插管建立体外循环，在常温、不停搏状态下，降低心脏容量负荷，完成 BDG 吻合。也可在上腔静脉断端处放置一个冠状吸引，这样就避免了在上腔静脉插管。游离肺动脉，如果需要矫治肺动脉狭窄，可在这个时候完成缝制补片、扩大分支肺动脉。如果需要同期进行房间隔造口术或房室瓣修复，可将体温降至中低温（28℃），阻断主动脉，灌注冷血心脏停搏液。

取胸骨正中切口，游离主动脉、肺动脉和下腔静脉。充分游离上腔静脉，向上至无名静脉和锁骨下静脉分支处。双线结扎奇静脉后，在之间将其切断。在上腔静脉内侧和外侧用 7-0 聚丙烯缝线（Prolene, Ethicon, Somerville, NJ）缝制标志线，以保证吻合时不发生扭转。同样可在右肺动脉上缝制标志线，标明吻合的起止点。如果存在体 – 肺分流，应进行控制。在主动脉上缝制单一荷包线，插入主动脉插管。插入下腔静脉插管（DLP, Grand Rapids, MI, 或 RMI Research Medical, Midvale, UT）；在上腔静脉与无名静脉交汇处插入上腔静脉直角插管（DLP 或 RMI）（图 44.1a）。体外循环开机后，结

扎体 – 肺分流管, 并离断。切开分支肺动脉后, 用补片将其扩大, 其间应根据主肺动脉的解剖情况, 将其夹闭, 并需防止气体进入跳动的心脏中。

收紧上腔静脉的紧缩带后, 在上腔静脉 – 右心房移行处放置一把血管阻断钳, 横断上腔静脉 (图 44.1b)。如果上腔静脉没有插管, 在将其横断后, 将一冠状吸引头置入上腔静脉远心断端中, 以保持体外循环期间术野的充分显露 (图 44.1c)。如果拟行心内操作, 在阻断主动脉、灌注心脏停搏液及阻断下腔静脉后, 切开右心房。

沿上腔静脉 – 右心房移行处的血管阻断钳, 将上腔静脉的近心断端往返缝闭, 第一层可使用 5-0 聚丙烯缝线做水平褥式连续缝合; 移除阻断钳后, 完成第二层的常规连续缝合。切开肺动脉, 用 6-0 单股可吸收缝线 (Polydioxanone, Ethicon, Somerville, NJ) 从内侧开始进行上腔静脉和右肺动脉的后壁吻合 (图 44.1d)。采用间断的锁扣针法, 以防止吻合口发生荷包效应。前壁的吻合可以采用相同的针法, 也可以使用间断缝合 (图 44.1e)。虽然很少在前壁加缝补片, 但在必要时, 这一技术可

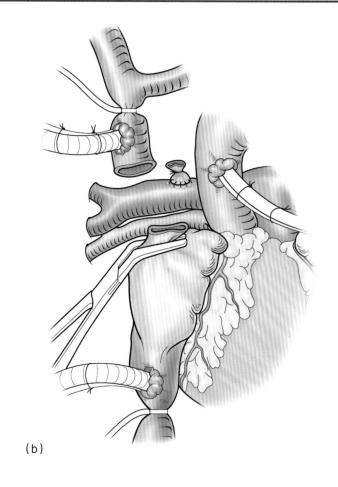

(b)

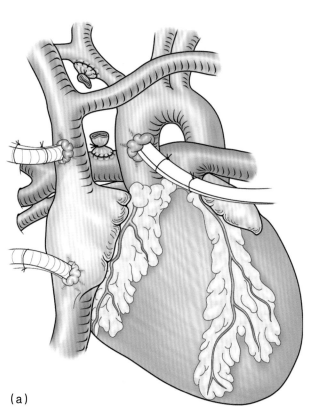

(a)

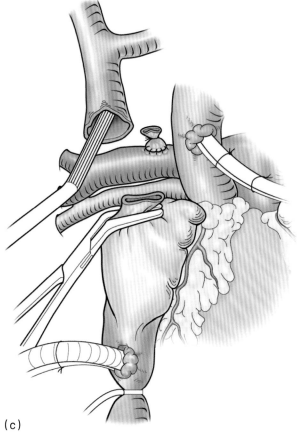

(c)

图 44.1

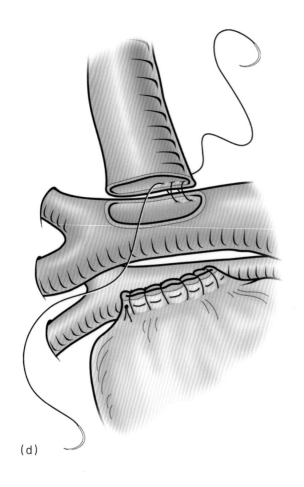

(d)

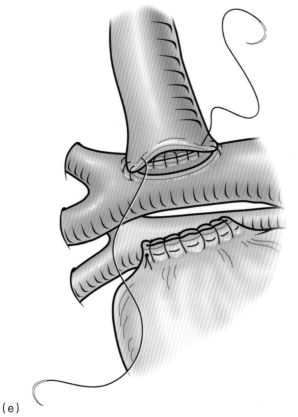

(e)

图 44.1（续）

以获得无张力的、更大的吻合口。释放上腔静脉紧缩带，使心脏充盈射血，并逐步撤离体外循环。如果曾行心内畸形矫治，需要在复温期间及主动脉开放前充分排出心腔内的气体。

## 双侧双向 Glenn 分流术（双侧 BDG）

功能性单心室患者，尤其是内脏异位综合征的患者，可能合并体静脉及肺静脉畸形，并可能同时存在内脏发育异常。在此类患者中，有很高比例合并双侧上腔静脉，为了能最终施行 Fontan 术，应行双侧 BDG。如果合并肺动脉闭锁，应在新生儿期完成体 – 肺分流手术；如果合并肺动脉狭窄，初期可能尚有较充足的肺血供给，因此初次手术即可为双侧 BDG，如图 44.2a 所示。这样的解剖有时可以让外科医生在没有体外循环辅助的情况下，依次完成双侧 BDG。

取胸骨正中切口，次全切除胸腺，切开心包后，缝制提吊线。充分游离大血管。

从右侧上腔静脉开始操作。用 7-0 聚丙烯缝线在右侧上腔静脉的内侧和外侧做标记；在肺门处将右上、下肺动脉分支分别过紧缩带。用血管钳在近中线处将右肺动脉阻断，注意避免使主肺动脉和左肺动脉发生扭曲；收缩紧缩带，如果血氧饱和度稳定，在上腔静脉和上腔静脉 – 右心房移行处分别放置血管钳后，将上腔静脉横断。用 5-0 聚丙烯缝线将上腔静脉的近心断端双层缝闭，第一层为连续水平褥式缝合，移除血管钳后，完成第二层的连续缝合。切开右肺动脉上壁，用 6-0 聚对二氧环己酮缝线将上腔静脉与右肺动脉行端 – 侧吻合，方法如前述（图 44.2b）。移除所有的血管钳和紧缩带。

在左肺门处将左上、下肺动脉分支分别过紧缩带。在左侧上腔静脉和左上腔静脉 – 右心房移行处分别放置血管钳，横断左上腔静脉，将其近心断端双层缝闭。在近中线处将左肺动脉阻断，并收紧肺动脉远心端紧缩带。切开左肺动脉上壁。用 6-0 聚对二氧环己酮缝线将左上腔静脉与左肺动脉行端 – 侧吻合（图 44.2c）。移除所有的血管钳和紧缩带。

在狭窄的主肺动脉上放置肺动脉环缩带，进一步减少前向肺血流（图 44.2d）。通过经食管超声心动图（TEE）及分支肺动脉上的直接测压来调整环缩程度。

## 半 Fontan 术 I

游离大血管及相关的心脏解剖结构，在主动脉和右心房插管。将右侧改良 Blalock-Taussig 分流管用编织涤纶线环绕，以备结扎。在体外循环开始前，最大限度地游离肺动脉汇合部（图 44.3a）。体外循环开机后，将分流管结扎。最后完成肺动脉的游离。将鼻咽温度降至 18℃后，停循环，阻断主动脉并给予心脏停搏液。从右心房拔除静脉插管，在上腔静脉 – 右心房移行部切开上腔静脉，切口沿上腔静脉内侧缘呈螺旋状上行，止于后壁、紧邻右肺

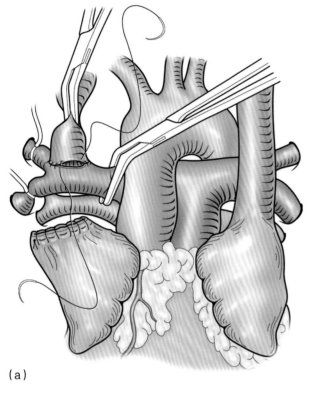

（a）

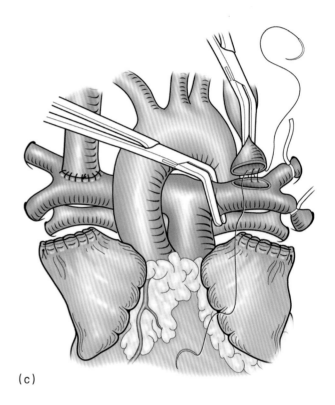

（c）

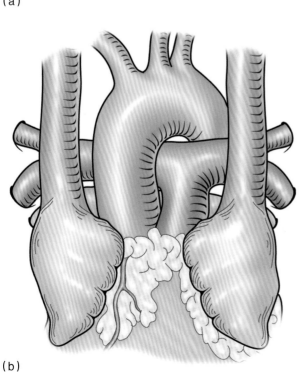

（b）

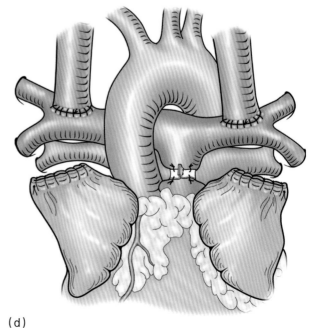

（d）

图 44.2

动脉处；向下延长切口，经过上腔静脉 – 右心房移行部朝向窦房结动脉方向，有时无须横断窦房结动脉。切开肺动脉前壁，将切口从上腔静脉正后方延至左肺动脉分支处。

将一块 Gore-Tex（Gore, Flagstaff, AZ, USA）补片修剪后，在上腔静脉 – 右心房移行部的下方，用 5-0 聚丙烯缝线将其缝在右心房内壁（图 44.3b）。该补片用于分隔右心房和腔 – 肺吻合口，在其后的 Fontan 术时会被剪除。

用 6-0 聚丙烯缝线将上腔静脉 – 右心房切口

后缘与肺动脉切口的下缘吻合在一起（图 44.3c）。

将一大块三角形同种异体、冷冻保存的肺动脉补片做适当修剪。用 6-0 聚丙烯缝线将补片与肺动脉切口的其余部分吻合，起针点在肺动脉切口的最左侧（图 44.3d），吻合结束于上腔静脉 – 右心房移行部切口（图 44.3e）。将右心房插管重新置入右心

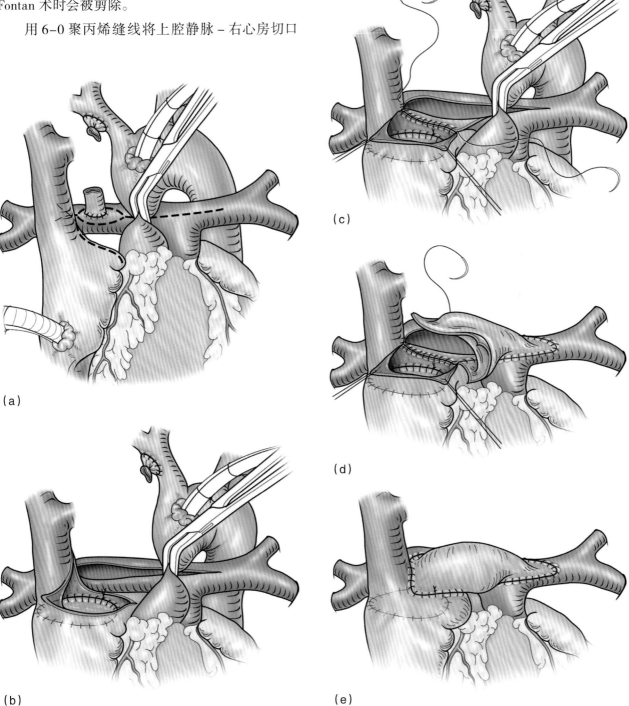

(a)

(b)

(c)

(d)

(e)

图 44.3

房内,充分排气后,恢复体外循环并复温。

## 半 Fontan 术 II

将大血管及相关的心脏解剖结构游离后,在主动脉和右心房插管。体外循环开机后,结扎右侧改良 Blalock-Taussig 分流管。完成肺动脉汇合部的游离。阻断主动脉并给予心脏停搏液。停循环。将左、右肺门之间的肺动脉完全剖开;在上腔静脉近中线侧做切口,从无名静脉汇入处的正下方起始,经上腔静脉 – 右心房移行部止于右心耳(图 44.4a)。

用 6-0 聚丙烯缝线将上腔静脉 – 右心房切口的后缘与肺动脉切口的右侧端吻合(图 44.4b),这一操作可以使上腔静脉和肺动脉之间有一较宽的开口。

将一块三角形同种异体、冷冻保存的肺动脉补片修剪后,用于扩大肺动脉汇合部。从左侧肺门起

针,用 6-0 聚丙烯缝线将补片与肺动脉切缘吻合在一起。当缝合补片和肺动脉切口下壁的缝线抵达右心耳与肺动脉切口下壁的连接点时,继续沿着右心耳肺动脉缝合线向上腔静脉腔内方向缝合,直到完成上腔静脉 – 右心房移行部的缝合(图 44.4c)。将同种异体肺动脉补片向下反折,在右心房与腔 – 肺吻合之间的上腔静脉 – 右心房移行部水平形成一个板障,用 5-0 聚丙烯缝线将腔 – 肺吻合区全周加固缝合(图 44.4d)。在处理双层补片的吻合时应格外小心,避免板障上、下有任何交通使血流进入右心房。再次置入右心房插管,充分排出心腔内气体,恢复体外循环。

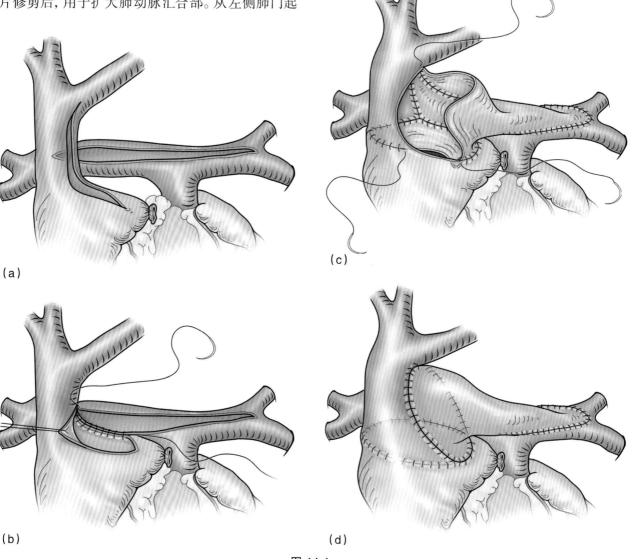

(a)

(b)

(c)

(d)

图 44.4

## 改良镶嵌治疗

BDG 是治疗 HLHS 的二期手术，但有时在术前通过超声心动图或 MRA 会发现主肺动脉及左肺动脉开口处存在狭窄，其形成机制常常是新的主动脉压迫肺动脉所致。在行 BDG 或半 Fontan 术时，通过补片扩大可以解除狭窄，但由于致病因素没有去除，狭窄还会再次发生。通过镶嵌手术技术有可能解决这一问题，即在 BDG 手术过程中，用球囊进行肺动脉成形，然后置入支架。就远期疗效而言，支架可防止肺动脉汇合部和左肺动脉受压变形，这将简化其后的 Fontan 手术。

经胸骨正中切口再次开胸。遵循标准的 BDG 术式建立动、静脉插管。准备好上腔静脉。切开右肺动脉（图 44.5a）。

准备球囊及支架。准备好合适的球囊导管（如 6mm 或 8mm 的 Powerflex，长度为 2cm，Johnson & Johnson），并将充压装置与球囊导管的充气口连接妥当。打胀球囊排气（图 44.5b），也可以使用盐水冲管。

将支架（如 PG 1910XD，Johnson & Johnson）收缩后，套入已经收缩的球囊导管，用 0.5~1.0atm（1atm ≈ $1.01 \times 10^5$Pa）加压球囊后，形成一个"肩"部，将支架牢固地固定（图 44.5c）。将"舌"形导丝穿入球囊导管的导丝腔，使导丝从球囊导管的尖端突出 3cm 左右。

将球囊、支架在导丝的引导下，从右肺动脉切口送至主动脉后方发育不良的肺动脉汇合部及左肺动脉起始处（图 44.5d）。综合术前 MRI/CT 测量值、心导管结果、术中 X 线检查及直视观察的结果，将支架精确定位。如果在镶嵌手术室内操作，可以在 X 线透视引导下完成，程序更为简化。

在 6~8atm 下打胀球囊，释放支架。球囊放气后，将导管从支架区小心抽出（图 44.5e）。最后完成 Glenn 吻合（图 44.5f）。

## 术后管理

手术结束后，即可允许患者苏醒，并尽早拔除气管插管。尽早摆脱正压辅助通气有助于改善肺血管床的血流动力学状态。在术后早期，如果"Glenn"的压力出现一过性升高，可将头部抬高并吸入一氧化氮。当血流动力学状态稳定后，应尽早拔除肺动脉测压管。术后血氧饱和度一般处于 80%~90%。如

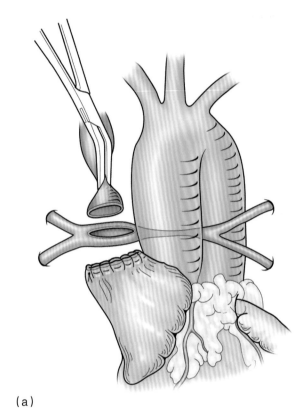

(a)

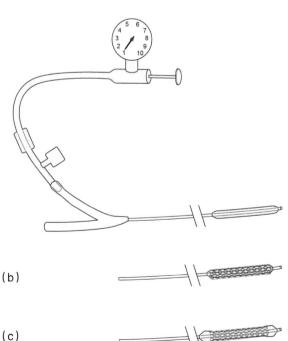

(b)

(c)

图 44.5

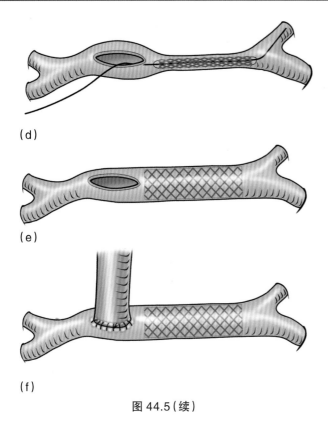

(d)

(e)

(f)

图 44.5（续）

果不能早期撤离呼吸机，应立即评估是否存在膈神经麻痹。发生需要干预的胸腔积液的情况并不多见，但必须排除。虽然术后早期窦房结功能紊乱的情况并不罕见，但通常在术后 2~3 d 即可恢复正常的窦性心律。在多数情况下，患者可在术后 4~5 d 准备出院。

## 疗 效

如果 BDG 或半 Fontan 术作为治疗 HLHS 的过渡手术，其围手术期死亡率为 1%~2%。通过改良超滤技术、术后积极利尿，仅 5% 的患者术后可能出现需要干预的胸腔积液。肺动脉血栓及房室传导阻滞发生率低于 5%。

我们首选 BDG，而不是半 Fontan。BDG 的一些优势在于：由于避免了影响窦房结功能或血供的切口，可降低心律失常的发生率；避免了低温停循环和主动脉阻断。如果外科医生偏好选用心外管道技术来完成 Fontan 术，则 BDG 更适合作为过渡术式。使用 BDG 时，可以通过抵消上腔静脉和下腔静脉血流来改善能量储备及血流动力学状态。

半 Fontan 术具有多个特点，这使其更适合治疗 HLHS 患者。肺动脉扭曲及发育不良多见于此类患者。半 Fontan 术通过使用宽大的同种异体肺动脉补片来扩大肺动脉分支部或改良 Blalock-Taussig 分流管的植入点，很容易解决上述问题。另外，如果外科医生首选心房内侧壁隧道技术来完成 Fontan 术，半 Fontan 术可使后续的 Fontan 术更易操作，只需将板障打孔即可完成。在半 Fontan 术中，按照 Jacobs 和 Norwood 的描述，在上腔静脉 – 右心房移行部缝制的板障是肺动脉分支部补片的一部分；而按照 Bove 的描述，这个板障被视为一个独立的补片。在后续的 Fontan 术中，该补片较易被切除，可顺利地过渡到 Fontan 连接方式。

半 Fontan 术的一个缺点是在行上腔静脉 – 右心房切口时，经常会将窦房结动脉切断，有可能会造成窦房结功能紊乱，进而在术后发生房性心律失常。另外，本术式虽然不需要在上腔静脉插管，但需要在低温停循环下完成，可能存在神经系统受损的风险。

BDG 可作为“一个半”心室矫治手术的一部分，只要肺动脉瓣下心室存在三个部分，那么手术疗效满意。有报道指出，术后 5 年生存率可以达到 90%，大多数患者有良好的临床疗效。但如果肺动脉瓣下心室没有三部分结构，疗效欠佳。

BDG 术后最常见的问题是进行性发绀。这是由于机体为了降低上腔静脉压力，在上腔静脉和下腔静脉之间形成了体静脉侧支。可使用弹簧圈栓塞这些侧支。较难处理的是肺动 – 静脉侧支，它们起自头臂动脉、支气管动脉和肋间动脉。在血流动力学方面，这种左向右分流加重了体循环心室的负荷。较为粗大的侧支血管可用弹簧圈栓塞，但对于弥漫性的动 – 静脉分流，则难以处理。完成 Glenn 术、却未完成 Fontan 术，以及年龄偏大是形成侧支的风险因素。对于此类患者，应尽早实施 Fontan 术。

## 延伸阅读

1. Bove EL, Lloyd TR. Staged reconstruction for hypoplastic

left heart syndrome: Contemporary results. Ann Surg, 1996, 224(3): 387–395.

2. Douglas WI, Goldberg CS, Mosca RS, et al. Hemi-Fontan procedure for hypoplastic left heart syndrome: outcome and suitability for Fontan. Ann Thorac Surg, 1999(68): 1361–1368.

3. Jacobs ML, Norwood WI. Fontan operation: influence of modifications on morbidity and mortality. Ann Thorac Surg, 1994(58): 945–952.

4. Koutlas TC, Gaynor JW, Nicolson SC, et al. Modified ultrafiltration reduces postoperative morbidity after cavopulmonary connection. Ann Thorac Surg, 1997(64): 137–143.

5. Kreutzer C, de Mayorquim R, Kreutzer GOA, et al. Experience with one and a half ventricle repair. J Thorac Cardiovasc Surg, 1999(117): 662–668.

6. Seliem MA, Baffa JM, Vetter JM, et al. Changes in right ventricular geometry and heart rate early after hemi-Fontan procedure. Ann Thorac Surg, 1993(55): 1508–1512.

# 第 45 章

# 治疗功能性单心室及心室双入口的 Fontan 术

*Tara Karamlou    Gordon A. Cohen*

## 发展史

1971 年，Fontan 和 Baudet 发表了一篇具有里程碑意义的文章，描述了一种用于治疗三尖瓣闭锁，使其体 – 肺循环呈现串联循环的手术技术。此后，该术式的适应证延伸至所有功能性单心室疾病。该术式在早期获得了成功，但人们总是担忧此类新循环状态的耐久性和高效性，因此，不断有新的改良术式出现。早期的一些改良术式在流入口和流出口均不使用瓣膜，将功能性右心房与肺动脉直接连接在一起。

人们质疑在这样的连接方式中，右心房存在的意义，正是在这样的质疑声中，诞生出心房外侧壁隧道和全腔 – 肺连接（TCPC）的概念，它是将上腔静脉和下腔静脉与肺动脉连接，其中上腔静脉为直接吻合，下腔静脉则通过一段人造管道与肺动脉连接；而下腔静脉的连接可以是心房内通道，也可以是心外管道。

## 基本原则与理论依据

原始 Fontan 术的基本原则是：在不使用功能心室的前提下，将体静脉回流的血液直接导流进入肺动脉。这样的解剖连接，可使唯一的功能心室仅负责体循环血流。该术式于 1971 年提出后，出现了大量的改良术式，但其核心理念均基于初始原则。

功能性单心室的矫治受制于一系列影响因素，主要有以下几方面：

· 是否需要行分期手术（在完成 Fontan 术前，先行双向 Glenn 分流或半 Fontan 术过渡）。

· Fontan 术的时机。

· 矫治的方法：心房外侧壁隧道或心外管道连接，开窗或不开窗。

基于上述考量，对功能性单心室可有多种手术选择，包括体 – 肺动脉分流术、肺动脉环缩术、双向 Glenn 分流（或半 Fontan 术），以及开窗或完整的 Fontan 术等。虽然人们常常用"修复术"一词，但应时刻记住：所有这些手术实际均为姑息手术，在某种特定的解剖学基础上各有优缺点。遗憾的是，直到现在，对一些术式的适应证和手术时机仍不明确，因此导致在术式的选择上变数很大，多依赖于医生或医院的选择偏好。

最初的 Fontan 术及早期的一些改良 Fontan 术式试图利用心房的收缩功能来协助体静脉血流进入肺动脉，但是，这种心房 – 肺动脉连接其实是一种低效能的连接方式，缺点在于固有的能量损耗、涡流和血流淤滞。此外，该术式将大面积的心房壁置于 Fontan 通路的高静脉压环境下，导致心房明显扩张和肥厚。其一系列远期并发症也在预料之中，包括心律失常、血栓及加速出现的循环衰竭。当前的改良 Fontan 手术——TCPC——并不依赖于心房收缩,也不需要心脏原位瓣膜,适用于所有单心室疾病。TCPC 是将体静脉血液直接导流进入肺动脉,而不是加压泵入肺动脉。

治疗功能性单心室疾病的传统策略是在新生儿期进行姑息手术(分流术、肺动脉环缩术或其他复杂的重建术),在后期完成完全的 Fontan 术。然而,来自杜克大学医院的 Hopkins 等于 1985 年发表了一篇具有里程碑意义的文章,报道了 21 名以双向 Glenn 分流术作为过渡治疗方案的 Fontan 术患者的出色疗效。基于这一结果,波士顿儿童医院倡导:对于高危患者,在新生儿期姑息手术和完全的 Fontan 术(TCPC)之间,以双向 Glenn 术作为过渡手术。人们认为这种分期手术可以降低后续 Fontan 术的并发症发生率和死亡率。其后,将双向 Glenn 分流术作为 Fontan 术过渡手段的理念在世界范围内被广泛接受。

关于 Fontan 术作为最终的姑息治疗的时机问题,目前尚不明确。一篇综述显示,目前实施 Fontan 术的年龄区间非常宽。有 1 岁以下的幼儿,也有 40 多岁的成人,他们都成功地接受了 Fontan 术。根据目前的文献,手术的平均年龄为 4~5 岁。虽然全世界有大量的人群接受了 Fontan 术,但并没有确定下来"理想"年龄或"最佳"时机。此外,Fontan 术不同的时机或许取决于基础疾病(左心发育不良综合征、三尖瓣闭锁等)及所需的同期手术。

目前,两种最为普及的改良 Fontan 术式为心房外侧壁隧道 Fontan 术和全心腔外 TCPC(心外管道)。最近的文献将心腔外 Fontan 称为心腔内 / 心腔外 Fontan,它们对于特殊的解剖畸形有潜在的优势。目前,尚无前瞻性多中心系列研究证实某一种术式在并发症发生率和死亡率方面优于另外一种术式,仅是最近的一些文献表明,开窗的心房外侧壁隧道技术有更好的院内表现。Bove 等和 de Leval 等通过计算机流体分析研究发现,心房外侧壁隧道 Fontan 术可降低能量损耗,且来自下腔静脉的血液可以更均匀地分布于双肺。尽管在部分心脏中心,心房外侧壁隧道技术获得了非常令人满意的疗效,但就世界范围而言,根据美国胸心外科医师协会先天性心脏病数据库 2012 年的数据:标准的心外管道 Fontan 术有更高的接受度 [63% vs. 47%(心房外侧壁隧道)],一些心脏中心仅使用心外管道技术。

这种对心外管道的热情,源于心外管道技术在理论上存在的优越性。心外管道 Fontan 术可在常温体外循环下完成,无须心脏停搏;大多数外科医生认为:心外管道 Fontan 术无论在概念上还是在操作上,均更为简单,更具有可重复性。心外管道 Fontan 术可以减少心房缝线,尤其是窦房结区的缝线,因此可降低远期发生房性心律失常的可能性。更重要的一点是,心外管道 Fontan 术中,心腔内无外源性材料滞留,降低了发生血栓的风险。相比,心房外侧壁隧道 Fontan 术则需要降温(大多数医生选择在 28~32℃进行操作)及心脏停搏。虽然使用的外源性材料并不多,但始终需要使用以构建心内板障心房外侧壁隧道 Fontan 术最重要的优点在于:由于应用了一部分有生长能力的原位自体心房组织,因此可用于任何年龄的儿童患者。而心外管道 Fontan 术则需要患儿年龄较大(通常体重在 13kg 以上),可以接受 18~20mm 的管道,即使是体腔已经足够大,能够容纳心外管道,但在未来的垂直生长过程中(即上、下腔静脉距离加大),仍然有可能发生肺动脉扭曲,必须予以重视。

解剖结构问题也是影响术式选择的一个因素。当因肺静脉解剖异常,采用心房外侧壁隧道 Fontan 术可能导致肺静脉回流受阻时,应考虑选用心外管道 Fontan 术;而如果体静脉解剖异常,有多条体静脉开口于心房时,心房外侧壁隧道 Fontan 术则可以很好地应对解决。关于开窗方面,无疑心房外侧壁隧道 Fontan 术更方便,更易保持通畅;且导管可经此进入心房,进行电生理或介入治疗。

Fontan 术的另一个重要技术问题是:开窗是否有利?如果有利,那么应该选择性应用还是全部采用?从理论上来说,开窗可以降低术后发生特殊并发症的概率,包括术后低心排出量综合征、胸腔积液、心包积液、腹水、心室功能障碍及运动耐力差。

在心房水平，在体循环和肺循环之间开窗可视为TCPC 手术的一个组成部分，可降低体静脉压、增加心排出量，但同时也会降低血氧饱和度。虽然有很多潜在的优点，但同时也会增加矛盾性血栓和发绀的风险，有可能需要在后期通过导管堵闭开窗口。人们同时也关注开窗的持久性和通畅性，而对于心外管道的 Fontan 术，该问题尤其严重。

近期，美国得克萨斯儿童医院对 226 名行 Fontan 术患者的研究证实，无论是否开窗，疗效等同。Tweddell 等对 256 例 Fontan 术的研究发现，行开窗术的患者会发生更多的不良事件。但由于对适应证的把握存在令人困惑之处，因此应慎重地解读这些结论，也就是说，很多医生是对解剖和生理状况欠理想的患者选用开窗。因此，开窗是否有益，以及对哪一类患者应采取开窗仍是没有解决的问题。

## 术前评估及准备

拟行 Fontan 术的患者，术前评估应包括完整的病史、体格检查、胸部 X 线片及心电图。但为了获知先天性心脏病准确的解剖及生理，应做进一步的检查。经胸超声心动图有助于评估心脏的形态学状况。彩色多普勒超声心动图可以判断房室瓣的功能状态、左心室流出道是否存在梗阻及梗阻的严重程度，同时可以提供其他的一些血流动力学数据。心导管检查可在超声心动图的基础上，进一步发现和明确一些不确定的解剖问题，准确评估肺动脉的直径及形态学信息，同时提供准确的血流动力学数据及血氧饱和度。一些特殊的测量包括体循环心室舒张末期压力、跨肺压差、肺血管阻力、混合静脉及动脉血氧饱和度。

从 Fontan 术的发展史上看，人们曾聚焦于TCPC 患者的入选标准。1977 年，Choussat 等提出了所谓的"十诫"，即一组严格的 TCPC 手术的入选标准。随着时间的推移，这些标准发生了变化，一些罹患复杂先天性心脏病的患者或一些不能完全满足Choussat 所提出标准的患者也可以接受 Fontan 术。目前，人们将重点从患者的筛选转变至患者的准备。

目前在婴儿期即已完成分期的姑息手术，在早期就降低了心室的容量负荷。对于可纠正的血流动力学问题，往往在行 Fontan 术前已被处理；正是这种转变，才在很大程度上降低了当前 Fontan 术的并发症发生率和死亡率。

## 麻醉

从患者进入手术室的那一刻起，麻醉管理就面临着很多重要的问题。首先需要确定在哪个部位、选择哪一种穿刺管来建立静脉入路，这关乎手术的远期成功率。由于在中心静脉留置穿刺管可增加静脉血栓的风险，因此，很多中心在任何时候都不采用上腔静脉置管。对于拟行 TCPC 的患者，选择股静脉或心腔内置管更为理想。

当外科操作结束并撤离体外循环后，麻醉医生应保证患者有充足的循环容量。其目标是在尽可能低的中心静脉压下获得最理想的心排出量。为了达到这一目标，应设法尽可能降低肺血管阻力，措施包括避免低氧血症及高碳酸血症、纠正代谢性酸中毒，以及充分复温。机械通气时应尽可能降至最低的气道压以降低胸膜腔内压。理想的情况是术后在手术室内拔除气管插管。

Van Arsdell 等报道了他们的手术疗效，死亡率很低。他们认为，体外循环结束后使用改良超滤是低死亡率的原因，该措施在一定程度上降低了肺血管阻力；此外，在撤停体外循环时，给予正性肌力药和扩血管药物与低死亡率相关。作者认为，这些措施可以避免术后心排出量下降及避免推迟应用能改善远期认知功能的治疗。他们发现，在高死亡率的一组患者中，虽然进入 ICU 时使用的正性肌力药物剂量较小，但在术后 6h 剂量就已经增加至低死亡组的剂量了。

术中放置的左心房测压管有助于术后的管理。持续测量心房压和跨肺压差有助于用药管理。如果跨肺压差升高，应使用扩肺血管的药物，如吸入一氧化氮，给予硝酸甘油及磷酸二酯酶抑制剂。如果容量不足，可以安全地实施扩容治疗。无论是在手术室还是在 ICU,健全的术后管理,应基于生理数据和基本原则。

# 手　术

正如前文所述,Fontan 术经历了很多演化,有多种手术方式。本章将阐述最常用的方式。

## 双向腔 - 肺吻合术

目前分期行 Fontan 术已成为常规,被很多医院所接受。在不同的手术方式中,相同的一点是均采用上腔静脉 - 肺动脉吻合(双向 Glenn 分流)作为过渡术式。这种腔 - 肺吻合术是指上腔静脉与右肺动脉的端 - 侧吻合(有时也可以是左上腔静脉与左肺动脉的吻合)。

采用胸骨正中切口入路,在体外循环下完成。虽然有时在无体外循环的辅助下也可以完成双向 Glenn 术,但目前没有研究可结论性地指出短时间的常温体外循环会带来损害。将上腔静脉与右肺动脉充分游离,应非常小心,防止损伤膈神经。机体肝素化后,采用常规方式插入主动脉插管。在右心耳插入第一条静脉插管,在上腔静脉近无名静脉处插入另外一条较小的静脉插管。体外循环开机,通常无须降温,常温转机即可。如果存在体 - 肺动脉分流通路,应将其游离并控制其分流。如果存在主动脉 - 肺动脉人工分流管道,可在体外循环开机后,立即将其肺动脉端切断,并用细的 Prolene 缝线将分流管的断端缝闭。当存在分流时,可以通过移除分流管而在右肺动脉上形成一开口,将此切口向中线方向延长,然后将上腔静脉吻合于此。

此术式可在心脏不停搏下完成。在上腔静脉插管处过一紧缩带,收紧紧缩带,阻断上腔静脉。如果下腔静脉并非通过奇静脉引流至上腔静脉,可将奇静脉结扎。如果需要更充分地游离上腔静脉,一些外科医生会将结扎的奇静脉切断以降低吻合口张力。

在上腔静脉 - 右心房移行处稍上的位置放置一把血管钳,注意不要损伤窦房结。在阻断钳上方横断上腔静脉,用 6-0 Prolene 缝线将其近心断端缝闭。

释放阻断钳。充分游离右肺动脉至其第一分支处。如果决定保留肺动脉前向血流,可将主肺动脉游离,但不切断。如果这种情况不可行,则将主肺动脉横断,用 4-0 Prolene 缝线往返缝闭近心断端肺动脉,缝合时每一针都应带上瓣叶,从而避免在瓣膜和断端之间留有无效腔,否则会形成血栓。另一种处理方法是将瓣叶剪除。主肺动脉的远心断端可以直接缝闭,也可以用牛心包或 Gore-Tex® 补片闭合。

在主肺动脉的右肺动脉起始处,沿右肺动脉上表面放置一把侧壁血管钳,以进行真正的腔 - 肺吻合。在右肺动脉上部做一从其起始部至分支间几近全长的长切口(图 45.1)。

用 6-0 Prolene 缝线连续缝合,完成上腔静脉与右肺动脉的吻合,在两处做间断缝合以避免荷包效应并保持吻合口通畅(图 45.2)。撤离体外循环。

如果存在双侧上腔静脉,则应行双侧双向腔 - 肺吻合术。每一条腔静脉均应独立插管,因此共需要 3 条静脉插管。也可使用 2 条静脉管,即吻合哪条上腔静脉,就在哪条上腔静脉上插管。常规结扎、离断半奇静脉,除非下腔静脉经此引流至左侧上腔静脉。

## 心房外侧壁隧道腔 - 肺吻合术

心房外侧壁隧道腔 - 肺吻合术作为一种改良 Fontan 术式,是在心房内用 Gore-Tex 血管补片缝制板障,将下腔静脉的血液沿心房外侧壁引流至前次

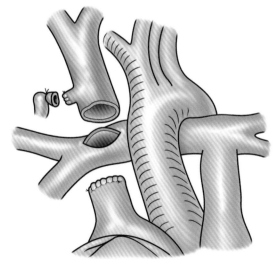

**图 45.1**

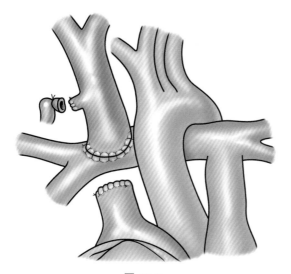

图 45.2

手术缝闭的上腔静脉右心房侧断端,再进入右肺动脉。此术式为双向腔 – 肺动脉吻合术的后续手术,如前文所述,多以分期手术的形式出现。

此术式采用胸骨正中切口再次开胸(之前行腔 – 肺动脉吻合的切口)。肝素化后,常规置入主动脉插管。在上腔静脉和下腔静脉置入双腔静脉插管,下腔静脉的插管位置在横膈稍上方。体外循环开机,将体温降至 28~32℃。阻断主动脉(阻断带)和上、下腔静脉(圈套器),平行界嵴做右心房切口,注入心脏停搏液。注意勿损伤界嵴以维持窦性心律。

取一段 Gore-Tex 人造血管进行修剪,用于缝制心房外侧壁隧道。将卵圆窝区的房间隔组织切除。用手术刀或打孔器在 Gore-Tex 补片上做一 4mm 开窗。将上一次行双向 Glenn 手术时缝闭的上腔静脉 – 右心房移行部断端切开(图 45.3)。

将 Gore-Tex 血管补片缝合到位,从下腔静脉 – 右心房移行部的后壁起针,向头侧连续缝合,至上腔静脉 – 右心房移行处。用缝线的另一枚缝针,缝合补片下缘,包绕下腔静脉在右心房的开口(图 45.4a)。为了避免损伤传导束,将冠状静脉窦口置于板障的肺静脉心房侧,即心房外侧壁隧道以外。当此缝线缝至下腔静脉 – 右心房移行部的外侧壁后,再次修剪补片以实现最佳匹配(图 45.4b)。

继续缝合,将板障外侧壁与心房后壁缝合在一起(图 45.5)。也可以将切口前壁、补片和后壁一起

缝合,在完成内隧道的同时,闭合右心房切口。经往返缝合,关闭右心房切口。注意缝线不要缝在界嵴上,否则可能导致术后远期发生房性心律失常。将右心房上部的原上腔静脉断端开口吻合在右肺动脉下壁,或与横断的主肺动脉远心断端吻合。吻合的技术要点与双向 Glenn 术相同。但由于此时主动脉被阻断,因此并不需要在右肺动脉上置入阻断

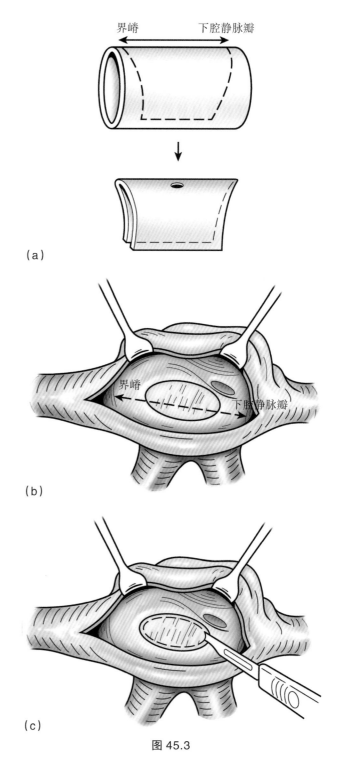

(a)

(b)

(c)

图 45.3

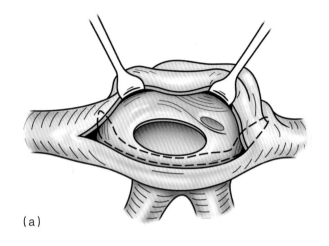

(a)

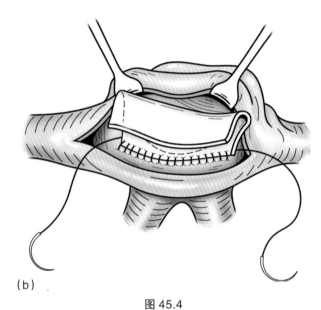

(b)

图 45.4

钳。在吻合前，应将右肺动脉充分游离。

心房外侧壁隧道 TCPC 的完成状态如图 45.6。将心腔内的气体排空后，开放主动脉，复温。

## 心外管道

心外管道是在心房外建立一条从下腔静脉至肺动脉的连接通路。该术式选用 Gore-Tex 管道连接下腔静脉和右肺动脉。一般情况下，该术式用于年龄较大的患儿，这样未来的生长与管道大小仍可匹配，远期通畅性不会成为问题。

本术式也需要在体外循环下完成。虽然一些医院未使用体外循环技术也获得了理想的疗效，但我们坚持提倡在常温体外循环下完成此手术。如前述，经胸骨正中切口再次开胸后，充分游离右肺动脉。以常规方式置入升主动脉插管，双腔静脉插管：

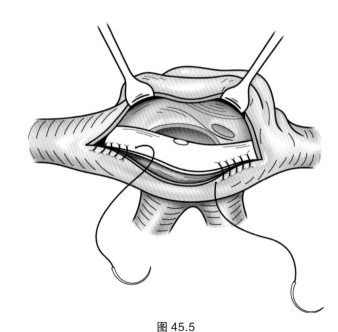

图 45.5

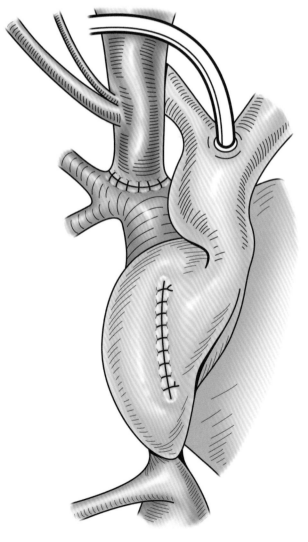

图 45.6

在上腔静脉置入一条较细的插管,另一条下腔静脉插管选在横膈稍上的位置插入。体外循环开机后,保持患儿的体温。该术式的优点在于避免了主动脉阻断。如果在行开窗时,右心房的解剖不适合放置侧壁钳,可短时阻断主动脉。

阻断下腔静脉。在下腔静脉－右心房移行处放置一把血管阻断钳,注意勿损伤冠状静脉窦。在阻断钳下方横断下腔静脉,用 5-0 Prolene 缝线双层缝闭心房侧断端后,释放阻断钳。根据下腔静脉断端到右肺动脉下壁的距离确定 Gore-Tex 人造血管的长度,应确定好管道的尺寸,以使其沿心房外侧壁走行时仅形成轻微的弧度。用 5-0 或 4-0 Prolene 缝线将 Gore-Tex 管道与下腔静脉远心断端吻合。阻断上腔静脉。也可以在上腔静脉插管下放置一把血管阻断钳。如果之前未处理主肺动脉,此时可将其横断,按照前述的方法缝闭近心断端。保留远心断端开放,以备与人造血管吻合。如果此前已经横断主肺动脉,此时则需要充分游离右肺动脉,在其下壁做一切口。将一冠状吸引头置入肺动脉切口内,有助于吻合时术野的显露。

将 Gore-Tex 人造血管的肺动脉吻合端做适当修剪,用 6-0 Prolene 缝线将其与右肺动脉下壁切口吻合(图 45.7)。吻合完成后,开放腔静脉阻断带或血管阻断钳,撤停体外循环。

如果需行开窗术,可将 Gore-Tex 血管与右心房做侧－侧吻合。可在右心房壁放置侧壁阻断钳来完成,也可以在必要时通过短时阻断主动脉来完成。

在 Gore-Tex 血管上,选择与右心房紧邻的位置,用一 4mm 主动脉打孔器在人造血管上开窗(图45.8a)。在右心房做一小切口,在人造血管开窗孔外周 3～4mm 的地方进行全周吻合(图 45.8b、c)。可选用 5-0 Prolene 缝线,心房侧全层缝合,人造血管侧则采用壁内缝合。

### 心腔内／外管道

心腔内／外管道作为一种替代技术,主要适用于有多条肝静脉分别引流进入心房的患者。本术式也是采用胸骨正中切口,肝素化后,常规插入主动脉插管。双腔静脉插管,下腔静脉插管恰位于横膈稍

上方,体外循环降温至 22℃,降低流量。阻断上、下腔静脉及主动脉,灌注心脏停搏液。行右心房切口,向下腔静脉方向延伸。进一步降低流量后,阻断下腔静脉插管,并拔除,置入一个小的冠状吸引头。

应非常清晰地确认下腔静脉上的血管开口(或多条肝静脉、下腔静脉的开口)。选择适当口径的 Gore-Tex 管道,修剪成竹叶样,可以收集全部的流入静脉,将其缝合,包绕下腔静脉和(或)肝静脉开口(图 45.9a)。从下腔静脉的最左侧,也就是中线侧起针,易于操作。完成了 Gore-Tex 管道与下腔静脉的吻合后,将管道从右心房切口送出心脏。在管道心房内节段选择一个适当位置做开窗以使血流易于流入心房,可用手术刀或主动脉打孔器做 4mm 开窗。

用 5-0 或 6-0 Prolene 缝线连续缝合心房切口的同时,将人造血管外层与部分心房切口缝合在一

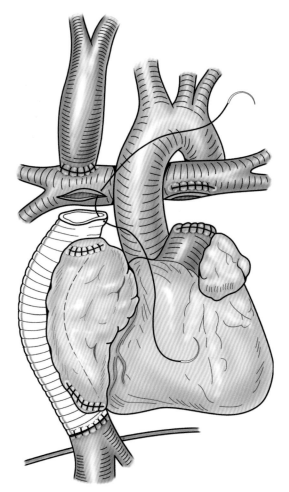

图 45.7

起（图 45.9b）。修剪人造血管的长度，使其可恰好抵达肺动脉下壁。切开右肺动脉下壁，此切口覆盖右肺动脉全长，从起始部到近肺门的分支处（根据解剖调整，也可以与横断的主肺动脉连接）。

Jonas 等提倡另外一种替代方案——双向 Glenn 吻合水平的倒置 "T" 形切口，即在肺动脉上将切口向左、右延伸的同时，向上延长切口至上腔静脉，将人造血管上端修剪为斜形，用 Prolene 缝线吻合在这一切口。

用 6-0 Prolene 缝线将人造血管吻合（图 45.9c），吻合完成后，将置于下腔静脉插管口内的冠状吸引头撤除，置入静脉插管。使心腔充盈、排气、复温后，开放主动脉。

## 术后管理

Fontan 术后最核心的管理目标是，在最低的中心静脉压下获得最佳的心排出量。最理想的情况是在手术室内拔除气管插管，如果患者带管回 ICU，也应尽早拔除气管插管以获得理想的血流动力学

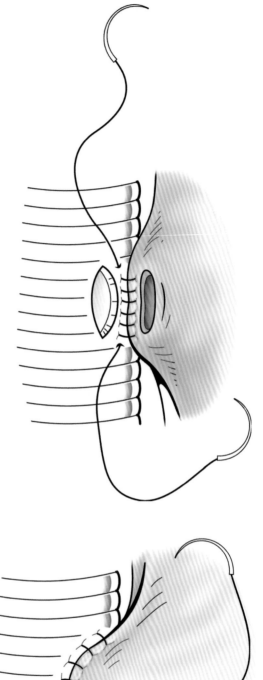

(b)

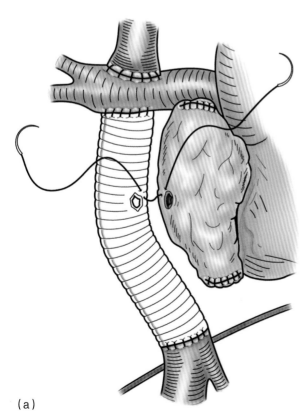

(a)

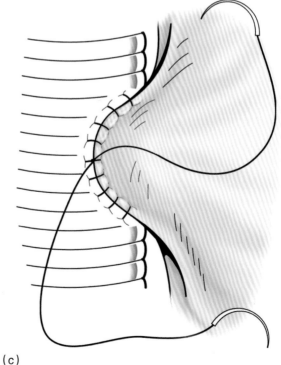

(c)

**图 45.8**

状态。正压通气可增加平均气道压,呼气末正压会增加肺血管阻力和胸膜腔内压,进而导致心室充盈程度下降。因此,如果患者的血流动力学状况欠佳,可通过恢复自主呼吸得以改善。但是,如果存在严重的低心排出量状态,则应继续辅助通气,自主呼吸可能会导致情况恶化。

如果肺血管阻力和中心静脉压升高,会导致在

开窗处出现右向左分流,进而出现一定程度的发绀。如果患者不能在早期撤离呼吸机辅助,应立即评估膈肌运动情况,因为膈神经存在损伤的风险,在行心外管道时风险尤其高。对于 Fontan 术后的患者而言,膈神经损伤的不良后果较其他心脏手术严重得多。同时,评估是否存在其他导致难以撤离呼吸机的因素,包括胸腔积液、肺实变、气胸或畸形矫治不满意。Fontan 术后出现心律失常会带来很多麻烦,因此,术后必须放置心房、心室临时起搏导线。由于 Fontan 术后的心排出量对于心房收缩(atrial kick)有更大的依赖,因此,如果房室不同步,心排出量将会下降。此类患儿对心动过速的耐受性很低,可导致血流动力学状况的明显恶化,最终会因为心室充盈时间不足、每搏输出量下降而造成低心排出量状态。

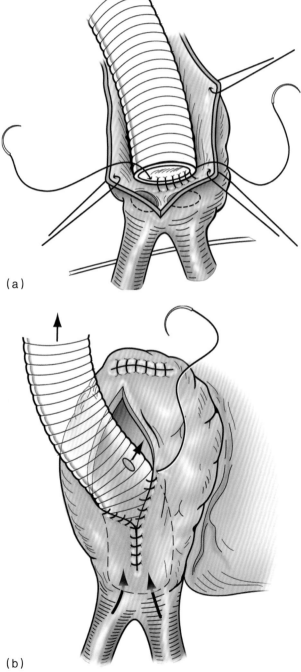

(a)

(b)

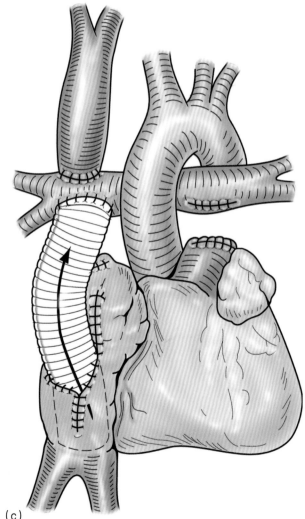

(c)

图 45.9

根据前文所述的 Fontan 术后最核心的管理目标要求，必须采取积极的措施来评估低心排出量情况。机械辅助通气、心律失常等因素可明确导致低心排出量；但其他一些因素，如容量不足（低血容量导致前负荷下降）、肺血管阻力升高、心室功能衰竭及 Fontan 管道梗阻等，也可以造成低心排出量。为便于术后管理及应对可能出现的低心排出量，术中应放置中心静脉导管，而心房测压管则更是 Fontan 术后的必需，它们是 Fontan 术后管理非常重要的工具。超声心动图可用于评估心室功能状态，发现体静脉、肺动脉等血流通路是否存在梗阻或还可以评估是否存在房室瓣反流、心室流出道梗阻或心包压塞，所有这些都可以导致低心排出量。对一些病例，应在术后早期行心导管检查，评估外科疗效。应对一切可能导致低心排出量的问题进行积极处理，术后早期的情况决定了远期疗效，因此术后早期是至关重要的时间点。

术后出现的其他一些问题也会影响患者康复。胸腔积液和心包积液是导致住院时间延长的两个最常见原因。术中使用改良超滤和开窗可能会降低此类并发症的发生率或严重度，但目前尚无数据支撑。大多数医生会选择性开窗，但选择的标准目前并不清楚。因此，术中应在纵隔和心包内放置引流管，直至每天的引流量低于 1 mL/kg 时才可以拔除。持续存在胸腔积液的患者，可能会出现电解质、体液和蛋白丢失，应格外关注；而持续存在的胸腔积液往往是乳糜性质，可通过中链脂肪酸肠道喂养、全胃肠道外营养或结扎胸导管来解决。对于长时间存在积液的患者，应行超声检查，排除上肢静脉梗阻，有必要尽早行心导管检查，找到可通过外科手术方法解决的病因。

Fontan 术后并没有统一的抗凝策略，常常是依赖于医生的个人意见。此类手术后的患者，其静脉血栓风险明显升高，低心排出量、循环系统异物及血液黏稠度增加都可能增加血栓栓塞的风险。行开窗术的患者，栓塞问题也应受到关注。因此，Fontan 术后患者常常使用华法林或阿司匹林等抗凝药物。但目前尚无统一的或严格的抗凝指南。

最后需要说明的是，Fontan 术后的一个远期并发症为蛋白丢失性肠病，情况可以非常严重，导致患者极度虚弱。人们对该病的认识并不深入，但常常将其视为心脏移植的适应证。其他远期并发症包括房性心律失常、因动 - 静脉瘘形成而导致的发绀，以及晚期心力衰竭。

# 疗　效

来自波士顿儿童医院 1987—1991 年间 220 例行心房外侧壁隧道 Fontan 术患者中的 196 例的 10 年随访数据显示：Kaplan-Meier 预期生存率，5 年为 93%，10 年为 91%；免于循环衰竭，5 年为 90%，10 年为 87%；免于新发室上性心动过速，5 年为 96%，10 年为 81%；免于心动过缓，5 年为 88%，10 年为 79%。

2012 年，Stewart 等根据美国胸外科医师协会先天性心脏病数据库的数据，回顾了 2008—2009 年来自 68 个中心、2747 例 Fontan 术的情况。作者认为，虽然心外管道被医生所钟爱，但在短期疗效方面，包括 Fontan 术拆除和翻修、术后住院时间等指标，心房外侧壁隧道 Fontan 术有更好的结果（表 45.1）。

与儿童心脏重症监护联合会 1984—1993 年的数据（30 d 死亡率为 14.4%）相比，目前的死亡率有

表 45.1　2008—2009 年 Fontan 术后数据总结（来自美国胸外科医师协会先天性心脏病数据库，2012）

| | |
|---|---|
| 总病例数 | 2747 |
| 年龄（岁） | 3（$M$=2.3，$IQR$=3.6） |
| Fontan 术类型 | |
| 　TCPC 心房外侧壁隧道 | 1017（37%） |
| 　TCPC 心外管道 | 1730（63%） |
| 开窗术 | 1788（65%） |
| 院内死亡 | 45（1.6%） |
| Fontan 拆除 / 翻修 | 37（1.4%） |
| 术后并发症 | 1111（40.4%） |
| 术后住院时间（d） | 9（$M$=7，$IQR$=14） |

$M$= 中位数；$IQR$= 四分位数间距

表 45.2　6~18 岁 Fontan 术后数据总结（来自儿童心脏网络 Fontan 横断面研究，2003—2004）

|  |  |
| --- | --- |
| 总病例数 | 546 |
| 曾行 II 期手术 | 546（75%） |
| Fontan 手术类型 | |
| 　心房 – 肺动脉连接 | 13% |
| 　TCPC 心房外侧壁隧道 | 59% |
| 　TCPC 心外管道 | 13% |
| 　其他 | 15% |
| 功能状态 | |
| 　运动表现（预期 $VO_2$ 峰值，%） | 65±16 |
| 　CHQ-PF 生理总分 | 45.3±11.9 |
| 　CHQ-PF 心理总分 | 47.2±10.8 |
| 　射血分数（%，超声心动图测量） | 59±10 |

明显的改善。随着死亡率的下降，目前关注的问题已经转移到对疾病相关的长期生活质量及功能性健康状态的关注。由儿童心脏网络（The Pediatric Heart Network）资助的 Fontan 横断面研究覆盖了 546 例 6~18 岁 Fontan 术后患者，Anderson 等指出 Fontan 术后患者心功能和功能性健康状态低于平均水平，但与对照组相比，一般与均值的差异在 2 个标准差之内。正如预期，以右心室为功能心室的患者情况较以左心室为功能心室的患者情况差（表 45.2）。

# 延伸阅读

1. Anderson PAW, Sleeper LA, Mahony L, et al. Contemporaryoutcomes after the Fontan procedure: a Pediatric Heart NetworkMulticenter Study. J Am CollCardiol, 2008(52): 85–98.

2. Backer CL, Deal BJ, Kaushal S, et al. Extracardiacvesrusintraatriallaterl tunnel Fontan: extracardiac is better. SeminThoracCardiovascPediatr Card SurgAnn, 2011(14): 4–10.

3. Bove EL, de Laval MR, Migliavacca F, et al. Computationalfluiddynamics in the evaluation of hemodynamic performance ofcavopulmonary connections after the Norwood procedure for hypoplastic left heart syndrome. J Thorac-Cardiovasc Surg, 2003(126): 1040–1047.

4. Brown JW, Ruzmetov M, Deschner BW, et al. Lateral tunnelFontanin the current era: is it still a good option? Ann Thorac Surg, 2010(89): 556–563.

5. Choussat A, Fontan F, Besse P, et al. Selectioncriteria for Fontan's procedure//Anderon RH, Shinebourne EA. Paediatriccardiology. Edinburgh: Churchill Livingstone, 1977: 559–566.

6. Cnota JF, Allen KR, Colan S, et al. Superior cavopulmonaryanastomosis timing and outcomes in infants with singleventricle. J ThoracCardiovascSurg, 2013, 145(5): 1288–12896.

7. de Leval MR, Kilner P, Gewillig M, et al. Total cavopulmonaryconnection: a logical alternative to atriopulmonary connectionfor complexFontanoperations. J ThoracCardiovasc Surg, 1988(96): 682–695.

8. Fontan F, Baudet E. Surgical repair of tricuspid atresia. Thorax, 1971(26): 240–248.

9. Gentles TL, Mayer JE, Gauvreau K, et al. Fontan operation in fivehundred consecutive patients: factors influencing early and lateoutcome. J ThoracCardiovascSurg, 1997(114): 376–391.

10. Hagler DJ. Fontan//Moller JH. Perspectives in pediatriccardiology: Surgery of congenital heart disease: Pediatric CardiacCare Consortium, 1984–1995. Vol. 6. Hoboken, NJ: Wiley-Blackwell, 1998: 345–352.

11. Jonas R. Indications and timing for the bi-directional Glenn shuntversus the fenestrated Fontan circulation. J Thorac Cardiovasc Surg, 1994(108): 522–524.

12. Jonas RA. The intra/extracardiac conduit fenestrated Fontan. SeminThoracCardiovascSurgPediatr Card SurgAnn, 2011(14): 11–18.

13. Salazar JD, Zafar F, Siddiqui K, et al. Fenestration duringFontanpalliation: now the exception instead of the rule. J Thorac Cardiovasc Surg, 2010(140): 129–136.

14. Stamm C, Friehs I, Mayer JE, et al. Long-term results of the lateraltunnel Fontanoperation. J Thorac Cardiovasc Surg, 2011, 121(1): 28–41.

15. Stewart RD, Pasquali SK, Jacobs JP, et al. ContemporaryFontanoperation: association between early outcome and typeof cavopulmonary connection. Ann Thorac Surg, 2012(93): 1254–1261.

16. Tweddell JS, Nersesian M, Mussatto KA, et al. Fontanpalliation inthe modern era: factors impacting mortality and morbidity. AnnThorac Surg, 2009, 88(4): 1291–1299.

17. Van Arsdell GS, McCrindle BW, Einarson KD, et al. Interventions associated with minimal Fontan mortality. Ann Thorac Surg, 2000(70): 568–574.

# 第 46 章

# 右心室双出口

*Pascal R. Vouhé    Olivier Raisky    Yves Lecompte*

## 概　述

右心室双出口涵盖了一组心脏缺陷，包括了心室动脉连接的所有异常，从几近正常的心室动脉连接到完全性大动脉转位。

一些畸形由于存在以下一个或多个因素而无法行双心室矫治，这些因素包括一个心室严重发育不良、多发室间隔缺损（VSD）而无法修补、房室瓣严重畸形。这类患者通常需要行单心室矫治，这不在本章讨论范畴。

## 术前评估和计划制订

### 矫治方法的选择

在定义右心室双出口时，通常需要说明心室动脉的连接关系及大动脉与 VSD 位置的空间关系，只有这样，才可能明确诊断右心室双出口、左心室双出口和大动脉转位伴 VSD。但是，这样从形态学角度的分类对于外科治疗帮助有限。

几乎所有此类畸形都存在一个圆锥动脉间隔缺损（圆锥间隔心室型 VSD）。我们的外科治疗策略是基于个性化分析每一病例的半月瓣与心室的连接关系（是否存在瓣下肌性圆锥及其长度）。这些解剖学状态高度变异，根据主动脉瓣下和肺动脉瓣下圆锥的相对发育情况，几乎所有的组合都会发生。

根据下面两项重要的解剖学决定因素来确定选择何种解剖学矫治方案（将左心室与主动脉连接，右心室与肺动脉连接）。

·三尖瓣与肺动脉瓣的距离（即肺动脉瓣下圆锥的长度）。如果距离足够，可以建立非限制性左心室 – 主动脉通道，而将肺动脉留在原位置，即右心室的自然流出道。

·是否存在肺动脉流出道梗阻 [ 瓣下和（或）瓣膜狭窄 ]。

根据这两个决定因素，在下列 4 种解剖矫治方案中进行选择（图 46.1）。

·心室内隧道修补（IVR）（完全在心室腔内矫治）：当三尖瓣与肺动脉瓣间的距离足够长（至少等于主动脉瓣直径）时采用。建立心内板障，通过 VSD 在左心室和主动脉之间形成一个无梗阻的流出道，天然的右心室流出道围绕左心室板障，但仍在右心室内，肺动脉开口于原位。如果同时存在肺动脉流出道狭窄，行右心室流出道补片或跨肺动脉瓣的右心室流出道补片。

·大动脉调转术：当三尖瓣与肺动脉瓣间的距离过短（小于主动脉瓣直径），但没有肺动脉流出道梗阻时行此术式。通过 VSD 在左心室和肺动脉之间建立隧道，然后行大动脉调转术。

·Réparation à l'étage ventriculaire 手术（REV 术）：当三尖瓣与肺动脉瓣间的距离过短，且存在肺动脉流出道梗阻时行此术式。在左心室和主动脉之间建立内隧道，并将肺动脉瓣口也包绕到内隧道中；横断主肺动脉，使用带瓣管道建立肺动脉与右

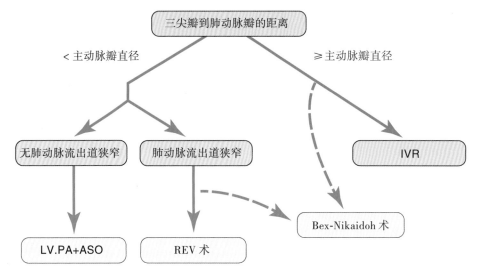

LV.PA= 左心室与肺动脉建立隧道；ASO= 大动脉调转；IVR= 心室内隧道修补。

图 46.1

心室的连接。

有学者指出：对于可能行 REV 手术的患者，建议保留自体肺动脉瓣，这将有助于行肺动脉根部调转（pulmonary translocation）或动脉干根部整体调转（en-bloc rotation of the truncus）。但我们认为适用此类手术的情况甚少。如果存在严重的、弥漫性肺动脉梗阻，即使保留了发育不良的瓣膜，也无法保留其功能。相反，如果存在瓣下狭窄，而瓣膜接近正常，可在解除肺动脉瓣下狭窄后行大动脉调转，这是一个更优的治疗策略。

· Bex-Nikaidoh 手术：对一些存在肺动脉流出道梗阻的患者，在难以实施 IVR 或 REV 手术时，可行此手术。潜在的适应证包括：①主动脉瓣下圆锥很长，大部分三尖瓣腱索附着于此；②圆锥间隔处存在异常附着的二尖瓣腱索，使圆锥间隔的切除难以完成；③右心室腔发育相对不良；④ VSD 位置远离（位于入口或肌小梁部），且无圆锥室间隔延长。

在关闭 VSD 时，左心室流出道得以扩大，冠状动脉与主动脉根部一并转移至扩大的左心室出口，将肺动脉前移，与右心室前壁切口连接。冠状动脉主干横跨右心室流出道并靠近主动脉根部（右冠状动脉源自左冠窦或左前降支源自右冠窦）是 Bex-Nikaidoh 的潜在禁忌证，无论是获取主动脉根部还是重建右心室流出道都非常危险。

## 矫治原则

无论采用哪种术式，在行双心室矫治时都存在两个重要的步骤。

· 经圆锥间隔 VSD，在左心室和一个动脉开口（IVR、REV 手术中的主动脉口，大动脉调转和 Bex-Nikaidoh 手术中的肺动脉口）之间建立心内隧道。为了保证左心室流出道通畅、无梗阻，常常需要扩大 VSD。有两种情况需要扩大 VSD：①在 VSD 和动脉开口之间存在一些室间隔组织（通常为圆锥间隔），而左心室又必须与这一动脉开口相连时，为了构建尽可能直、短、粗大的内隧道，就必须将 VSD 扩大；即便 VSD 已经较大，但仍需将这部分室间隔广泛切除；②如果 VSD 本身较小，术后可能形成主动脉瓣下狭窄。根据心内解剖情况，可以将圆锥间隔或肌部室间隔向前缘方向扩大。

· 将右心室与肺动脉连接。这一连接的构建可以是通过心腔内通道（IVR 术），也可将主肺动脉移植至原有的主动脉根部（大动脉调转），或移植至右心室出口（Bex-Nikaidoh 术），也可通过心外管道重建（REV 术）来完成。

如果需要使用心外管道技术，通常是在肺动脉和右心室之间，置入一段有瓣或无瓣的心外管道（Rastelli 术）。为了降低再次手术干预的风险，我们赞成将肺动脉直接吻合于右心室来重建心外右心室流出道,而不使用人工管道。在多数情况下,需要将肺动脉向前移位。

## 术前评估

　　患者就诊时的症状和年龄有很大差异,但大部分患者在出生后早期即可出现症状。在选择术式并制订手术计划时,经胸超声心动图几乎可以提供全部的必需信息。这就要求超声医生要有丰富的诊断经验,充分了解圆锥动脉干畸形的各种矫治技术;而更为重要的是,外科手术医生应与超声医生一同进行超声心动图检查。应详细描述解剖异常,仔细制订手术计划。有时也需要其他一些检查手段(经食管超声心动图、CT、MRI、心导管等)来诊断其他的异常,如房室瓣畸形、肺动脉解剖异常、肺血管阻力异常及心外畸形。如果计划实施 Bex-Nikaidoh 手术,术前应精准地获知冠状动脉的解剖情况(可通过冠状动脉造影),因为部分解剖变异不适合此术式。对所有患者均应做充分的术前检查和准备,以防术中遭遇意外情况而临时调整手术决策。

　　解剖矫治的最佳年龄依赖于所选用的术式,尤其是心内矫治的难度(心内隧道的长度、是否需要大范围切除圆锥间隔、是否存在异常附着的房室瓣、多发 VSD 等)。如果心内操作简单,可在新生儿期或婴儿早期即完成根治;相反,如果预期的心内隧道构建存在困难,可在早期行姑息手术(主 – 肺动脉分流术或肺动脉环缩术),数月后完成根治。如果根治手术时需要广泛地游离肺动脉,那么在初次姑息手术时,应避免行双侧体 – 肺分流术。

## 手　术

　　取胸骨正中切口,探查大动脉的位置关系,决定是否需要将分支肺动脉汇合部前移。如果主动脉在肺动脉前面,则可以将肺动脉向前移位(French 操作,译者注:国内多称之为 Le Compte 操作);而当主动脉与肺动脉呈明显的并列关系时,则应避免此操作。以上是一个操作原则。将主动脉和肺动脉充分游离,并将肺动脉分支与毗邻的心包完全分离,

包括动脉韧带。如果曾行主 – 肺动脉分流术,应控制分流管。

　　在升主动脉和上、下腔静脉插管,建立体外循环。将左心引流管直接置入左心房。在常温体外循环的同时,使用传统超滤技术。术中心肌保护策略采用多次温血停搏液灌注。

## 左心室流出道重建

### 心脏的切口

　　一部分患者(心室 – 主动脉连接几近正常的患者),可选择右心房入路完成心内修补;但对于大多数患者来说,右心室切口入路更有保证。

　　切开右心房。如果存在房间隔缺损(ASD),可将其部分缝闭。对于大多数患者,应保留较小的 ASD,用于暂时降低左心室或右心室负荷。通过三尖瓣口探查心室内结构,而后,右心房切口主要用于缝合固定心内隧道补片的下壁,以构建心内隧道。

　　右心室切口可在主动脉瓣下(切口1);如果计划行肺动脉流出道扩大,则可在肺动脉瓣下做一切口(切口2)(图46.2)。尽可能避免切断冠状动脉的细小分支。经常可见到一粗大的圆锥支,应予以保留。在低位做切口,向头端延长,切记不可损伤主动脉瓣。这一切口需要仔细筹划,确保可以充分显露主动脉瓣,同时可充分探查和评估心内解剖。

　　如前所述,无论是将左心室与哪一条动脉(IVR 和 REV 时为主动脉,大动脉调转和 Bex-Nikaidoh 时为肺动脉)连接,其操作方法在本质上都是相同的。本章将详细阐述左心室 – 主动脉连接的内隧道构建方法,而左心室 – 肺动脉内隧道的构建方法与此原则相似。

### 室间隔切除的适应证

　　首先需要确定是否需要切除部分室间隔。

　　当三尖瓣至主动脉瓣的距离大于或等于三尖瓣至肺动脉瓣的距离时(即主动脉瓣下圆锥长度超过肺动脉瓣下圆锥时),在 VSD 与主动脉开口之间往往会存在一段圆锥间隔,它会影响左心室至主动脉的心室内隧道的构建(图46.3a)。即使 VSD 够大,也要将部分圆锥间隔切除。

如果主动脉瓣下圆锥长度小于肺动脉瓣下圆锥的长度，圆锥间隔前移至预期的心内隧道的前方（图46.3b），则不需要切除圆锥间隔，事实上，它可以用作内隧道前壁的一部分。

在一些病例中，VSD的前缘突入左心室－主动脉隧道内，应将其切除，以避免术后出现主动脉瓣下梗阻（图46.3c）。对此类患者行室间隔切除术比较危险，因为拟切除的室间隔内可能走行粗大的间隔支，其参与传导束的血供。

### 室间隔切除的技术

如果决定行室间隔切除，那么切除就必须充分；主动脉与新构建的左心室流出道之间能否充分、良好地衔接，就取决于室间隔切除的范围。将一个Hegar探条从肺动脉开口插入左心室有助于室间隔切除操作，它一方面可以改善圆锥间隔的显露，另一方面又可以保护二尖瓣附件结构。

做3个切口（图46.4a）：在VSD的上缘向上至主动脉瓣环处做一前、一后两个切口（切口1、2），再平行主动脉瓣环在切口1、2之间做第3个切口（切口3），将室间隔整块切除。第3个切口的切面

应呈斜面（而不是一个水平面），这样既可以避免损伤两个动脉开口之间的室壁，也可以避免损伤冠状动脉的近心端。

如果有异常的三尖瓣腱索附着于圆锥间隔上，不可以简单地将其剪断，而是仅做1、3切口（图46.4b）。将附着腱索的圆锥间隔游离为一个"肌瓣"，向外侧掀开。在"肌瓣"的左心室侧构建左心室－主动脉隧道。完成内隧道构建后，如需要，可将圆锥间隔再固定于补片上。

### 心内隧道的构建

可以使用异种心包片或经戊二醛处理的自体心包片构建心内隧道。技术的关键点是补片的修剪。有时建议用一块较大的补片来完成内隧道，以防止发生主动脉瓣下狭窄。但事实上，靠"过大"的补片来达到目的并非是有效的手段，甚至存在潜在的损害。在大多数情况下，近三尖瓣的下段内隧道与近主动脉瓣的上段内隧道存在一定的角度。如果补片过大，成角处的心补片会凸向左室一侧，造成主动脉瓣下梗阻。大范围切除圆锥间隔和恰当的修剪是预防主动脉瓣下狭窄的主要手段，而非依靠加大补片。

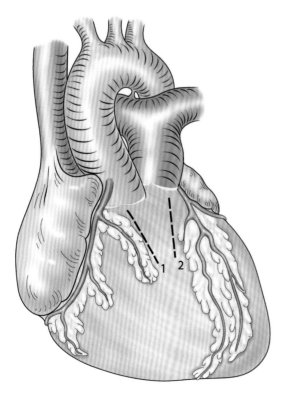

图46.2

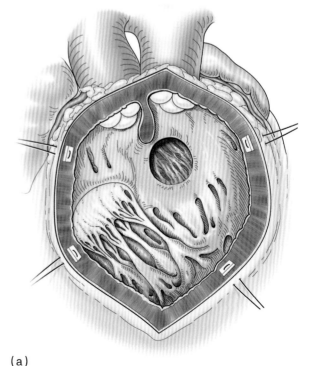

（a）

图46.3

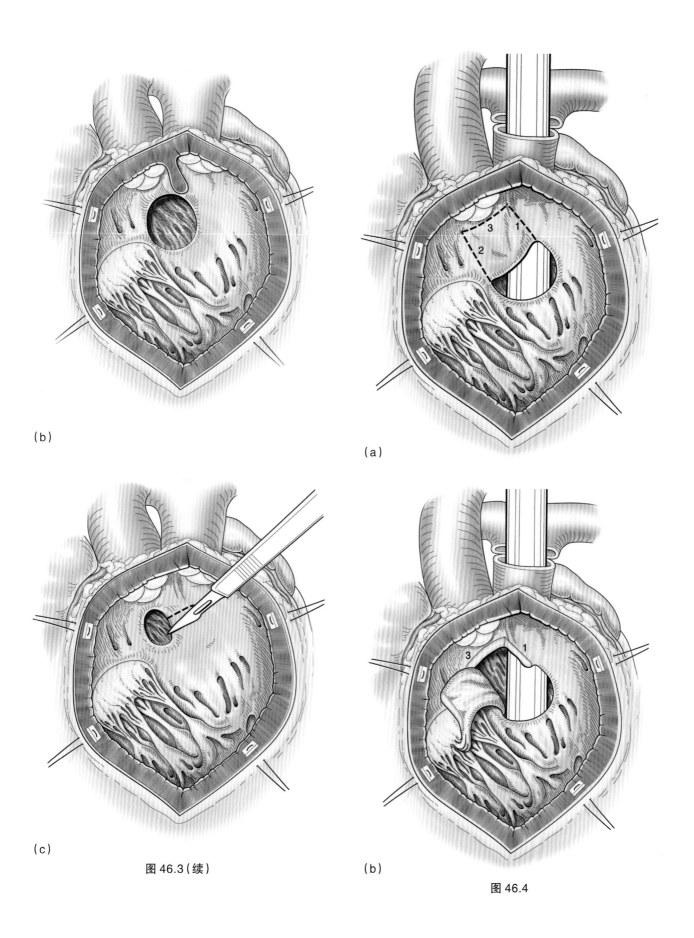

(b)

(a)

(c)

图 46.3（续）

(b)

图 46.4

精确测量 VSD 下缘和主动脉瓣环前缘的距离（图 46.5a），修剪一圆形心包片，前述测量的距离数值就是这块圆形补片的直径，补片的右侧边修剪成直线，而左侧边则暂时不动（图 46.5a 小图）。

用带垫片缝线将 VSD 下缘和补片做间断褥式缝合（图 46.5b）。可根据解剖情况选择缝合补片的径路：如果三尖瓣环本身构成了 VSD 的边，可将缝线穿缝三尖瓣隔瓣的基底，此时，我们会选择右心房入路进行操作，注意避免损伤传导束；如果 VSD 与三尖瓣环之间存在肌肉缘，则选择右心室切口入路进行操作，将缝线固定在肌肉缘上。

缝线继续沿右侧上行缝合，至主动脉瓣环的右侧。这一节段采用连续缝合方式，增加几针带垫片的间断缝合进行加固。

此时，应对补片左侧进行精确的修剪，使其能够无张力地固定于内隧道的前缘，同时不会向右心侧凸起。前文已述及，内隧道的前缘最终会根据实施的术式来确定，但始终要确保补片大小充足。

如果三尖瓣到肺动脉瓣的距离足够长（至少等于主动脉瓣直径），内隧道的前缘应在肺动脉开口的后面（使肺动脉仍然开口于右心室腔），因此左侧的缝线可连续缝合至主动脉瓣环的前方（图 46.5c）。

如果三尖瓣与肺动脉瓣的距离过短而无法行 IVR，则内隧道的前缘应在肺动脉开口的前面，使肺动脉瓣置于内隧道中（图 46.5d），肺动脉则必须相应前移（REV 术）。

内隧道构建的最后一步是将补片缝合固定于主动脉瓣环的前缘，此处需要一组间断褥式缝合（图 46.5e）。为了避免出现残余的"壁内"VSD，缝线应非常靠近主动脉瓣环，而不是缝在右心室肌小梁上。如果从右心室切口无法充分显露主动脉瓣环，则应在主动脉上做切口，经主动脉开口，沿着 VSD 上部进行缝合。从瓣叶基底向外褥式缝合至内隧道补片，但应注意不要让垫片造成主动脉瓣叶的扭曲。

### 内隧道和大动脉调转手术

如果需要行大动脉调转手术（当三尖瓣与肺动脉瓣的距离短且无肺动脉流出道狭窄时），应在左心室和肺动脉瓣口之间缝制内隧道，此前所述及的左心室 – 主动脉隧道构建的室间隔切除、补片缝合

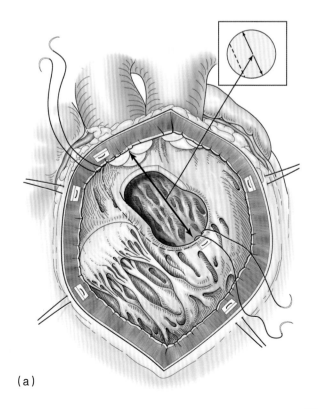

(a)

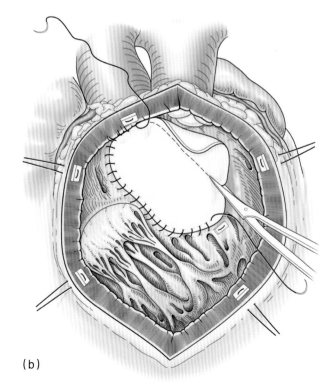

(b)

图 46.5

与修剪原则及技术同样适用于此。

对于大多数病例（即肺动脉瓣下圆锥较主动脉瓣下圆锥短），圆锥间隔位于前方，并处于心内隧道的右侧，因此并不需要将其切除，反而可用于构建心内隧道（图 46.6a）。

有时（在很少的一部分病例中，会出现肺动脉瓣下圆锥虽长于主动脉瓣下圆锥，但依旧因相对过短而无法行 IVR 的情况），圆锥间隔处于 VSD 和肺动脉瓣口之间，必须广泛切除，所采用的原则与方法如前述（图 46.6b）。

### Bex-Nikaidoh 术中左心室流出道的构建

在升主动脉中部将其横断。虽然可以在不分离冠状动脉的前提下完成主动脉根部的获取，但我们首选将冠状动脉开口从主动脉根部取下，保留窦管交界，避免吻合时主动脉根部扭曲（图 46.7a）。游离冠状动脉近心端；将主动脉根部连同主动脉瓣下圆锥的肌肉缘组织一同切取（与大动脉位置关系正常的心脏行 Ross 手术时获取自体肺动脉的技术相同）。

在肺动脉瓣上水平横断肺动脉。切除肺动脉瓣。充分游离肺动脉分支（图 46.7b）。

如果因为有三尖瓣和（或）二尖瓣腱索异常附着于圆锥间隔，而 VSD 又位于圆锥部，需要行 Bex-Nikaidoh 手术，可以将肺动脉开口与 VSD 之间的室

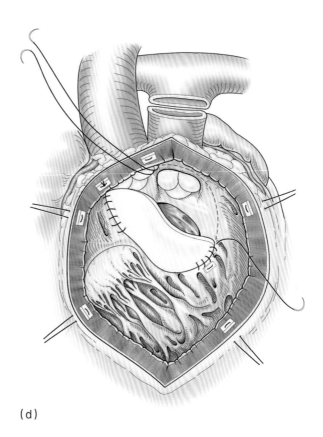

(d)

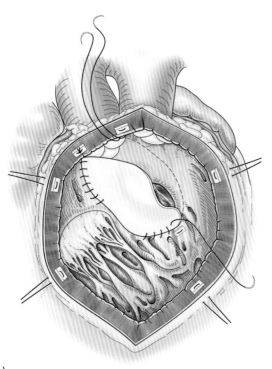

(c)

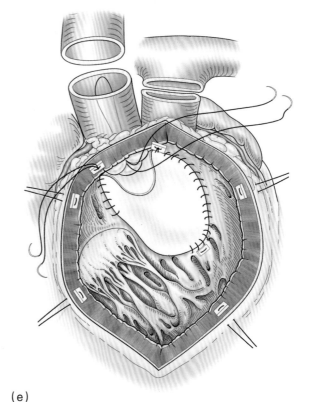

(e)

**图 46.5（续）**

间隔组织剪开，但不需要切除。注意保护异常的瓣叶附着（尤其是二尖瓣的异常附着）。

如果 VSD 位于肌部，将其单独修补（通常经右心房入路）；向着三尖瓣圆锥乳头肌基底的方向，斜行切开圆锥间隔（与经典 Konno 手术相似）（图 46.7c）。

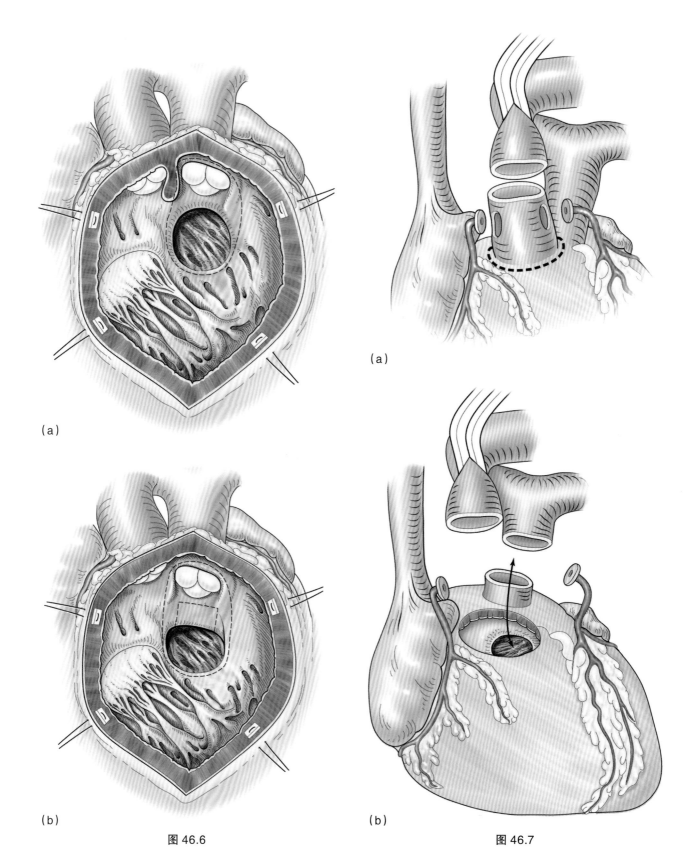

（a）

（b）

图 46.6

（a）

（b）

图 46.7

用一块心包片（异种心包）修补 VSD 的同时，扩大圆锥间隔（图 46.7d）。仔细修剪补片，使重建的左心室出口与主动脉根部大小匹配。

将主动脉根部与重建并扩大的左心室流出道吻合。而主动脉根部要做 180° 旋转，使取冠状动脉扣的缺损在前方，朝向之前切除的冠状动脉开口。在将主动脉根部与左心室流出道吻合时（注意肺动脉瓣环位于后方，VSD 的心包补片位于前方），须特别注意不要造成主动脉瓣的扭曲。间断缝合可能优于连续缝合。

将冠状动脉扣重新移植回主动脉根部，可以吻合至原开孔处，也可以选择新的吻合点，只要可以获得充足的冠状动脉血供即可（图 46.7e）。

将主动脉根部的远心断端与升主动脉远心断端行端-端吻合，这一步骤一般在充分游离肺动脉分支，并将肺动脉调转至主动脉前方（French 操作）之后完成。为了能使向前移位的肺动脉获得更多的空间，应将新的升主动脉尽可能缩短，因此要将原升主动脉剪去较大的一段。

## 右心室流出道重建

### IVR 术中的右心室流出道重建

如果没有肺动脉流出道狭窄，只需要将右心室切口直接缝合即可。如果存在肺动脉狭窄，则可以使用补片重建右心室流出道（圆锥部补片或跨瓣环补片），这种情况主要见于法洛四联症病例。

有这样一些情况，虽然理论上可以行 IVR，但

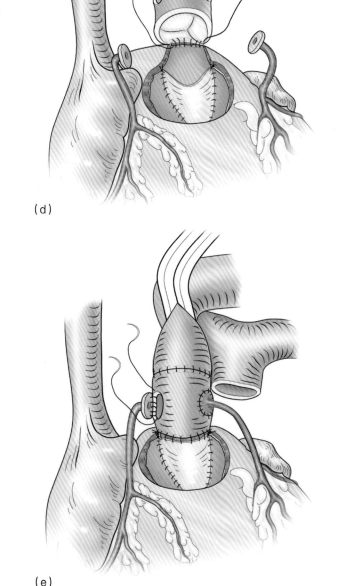

(d)

(c)

(e)

图 46.7（续）

在实际操作中却应避免。对于大部分患者，肺动脉瓣下圆锥是对称的，这也就意味着三尖瓣到肺动脉瓣的距离等同于二尖瓣到肺动脉瓣的距离。不对称的肺动脉瓣下圆锥相对少见，此时二尖瓣到肺动脉瓣的距离小于三尖瓣到肺动脉瓣的距离。虽然三尖瓣到肺动脉瓣的距离允许行 IVR，但由于二尖瓣到肺动脉瓣的距离短，右心室流出道（肺动脉瓣在其解剖位置）则可能较长、成角并狭窄。此时，就应选择其他治疗方案：

·如果没有肺动脉狭窄，则构建左心室 – 肺动脉连接，并行大动脉调转。

·如果存在肺动脉狭窄，则构建左心室 – 主动脉连接，并行 REV 术。

### REV 术中的右心室流出道重建

在尽可能靠近肺动脉瓣交界的位置将主肺动脉离断。将肺动脉近心断端用一组间断缝线缝闭（图 46.8a）。冠状动脉近心端非常靠近肺动脉瓣环，如果之前曾行手术，是无法将其与肺动脉清晰地分离出来的，因此，在缝闭肺动脉端时，注意不要造成冠状动脉近心端扭曲。

对于大多数病例，两条大动脉的位置关系或多或少会呈现前后位（约占 75%）。在这种情况下，必须将肺动脉分叉部移至升主动脉的前方。离断升主动脉后，广泛游离肺动脉分支，应超越双侧的心包反折处，直至二级分支处。将肺动脉分叉部移至升主动脉前方（French 操作）。通过端 – 端吻合重建升主动脉。为了缩短重建的升主动脉，防止其从后向前推挤肺动脉，应切除较长的一段升主动脉。将切除的这一段主动脉置于肺动脉和右心室切口之间，这样有助于将肺动脉与右心室切口直接吻合。

有时，两条大动脉呈现左右并列位，此时行 French 操作有潜在的风险。将分支肺动脉充分游离后，将主肺动脉置于其原解剖位（位于升主动脉的左侧或右侧），与右心室切口直接吻合。

将远端肺动脉干的后半圈血管壁与右心室切口上半部直接吻合，将肺动脉干前壁劈开，直至分叉处。根据患者的体表面积，修剪一块心包补片（异种或自体心包片），缝合重建右心室流出道（图

46.8b）。

我们曾经常规使用异种心包片或聚四氟乙烯（PTFE）膜做肺动脉单瓣。大多数此类人工单瓣，其功能状态维持的时间非常有限，之后会因钙化而造成狭窄，这是再次手术的主要原因。大多数患者因存在严重肺动脉狭窄，因此肺动脉压和肺血管阻力均较低。目前，我们倾向于无瓣重建。但对于肺动脉狭窄并非十分严重的患者，我们依然会植入功能良好的人工单瓣。

与心内补片不同，用于重建右心室流出道的心外补片必须较大，尤其是在长轴方向。由于右心室流出道心内部分与心外部分有夹角（图 46.8c），因此，如果前壁补片过平（如虚线），可在成角的顶点处发生梗阻。

### Bex-Nikaidoh 术中的右心室流出道重建

在 Bex-Nikaidoh 手术中，重建的左心室流出道会凸向右心室流出道，右心室出口呈"豆形"（或"肾形"）。为便于右心室流出道重建，我们建议在间隔补片的两侧各缝制一个三角形补片，使右心室流出口变成圆形，然后将肺动脉连于此（图 46.9a）。

将肺动脉干后壁与右心室流出道切口直接吻合，将其前壁向上剖开至肺动脉分叉处，用前壁心包片修补，重建右心室 – 肺动脉连接（图 46.9b）。

## 术后管理

完成右心室双出口的双心室矫治、撤离体外循环后，必须行经食管超声心动图进行评估。可能存在多方面的残余畸形，包括心室内隧道梗阻（限制性 VSD 扩大不充分或补片扭曲）、残余 VSD、右心室流出道梗阻（肺动脉狭窄未充分解除或内隧道补片凸入右心室流出道梗阻）。在离开手术室前，必须将这些残余畸形充分矫治。

由于右心室双出口矫治时的主动脉阻断时间较长，因此可能出现短时心肌功能受损。在心房水平允许残余分流有助于维持体循环的心排出量，但代价是动脉血氧饱和度的下降。如果血流动力学参数处于临界状态，有必要延迟关胸或行体外膜肺氧合

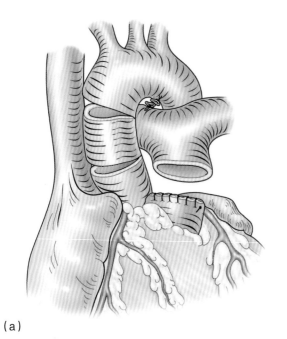

(a)

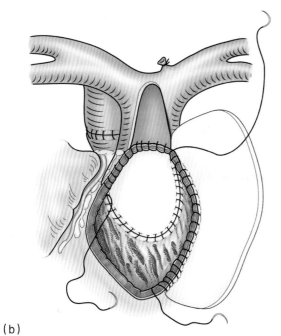

(b)

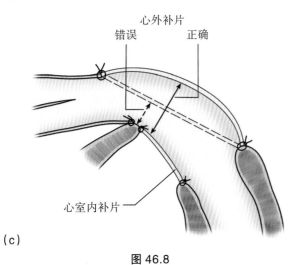

心外补片

错误　　　正确

心室内补片

(c)

图 46.8

（ECMO）辅助。

术前肺血严重增多的患者，术后可能发生肺动脉高压危象。如果右心室流出道采用无瓣膜重建，则此危象的后果可能更为凶险。应密切监测肺动脉压并合理处置 [ 吸入一氧化氮和（或）服用西地那非 ]。

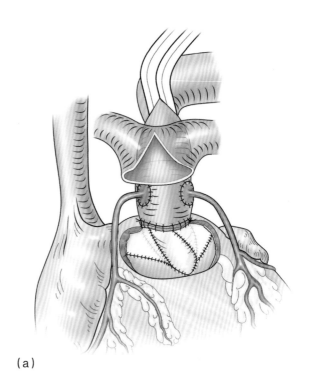

(a)

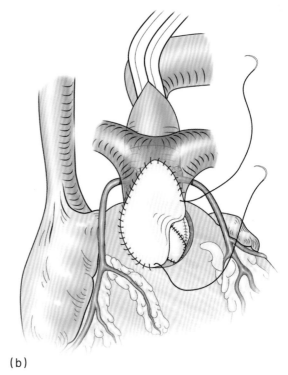

(b)

图 46.9

## 疗　效

目前无论选用哪一种矫治手段，术后早期风险均较低，早期死亡率低于 5%。整体而言，远期心功能情况满意，但由于畸形和矫治方法的不同，结果可能存在一定的差异。早期接受手术且术后无残余畸形时疗效最理想，这已成定论。但另一方面，存在残余畸形 [ 如主动脉瓣下狭窄和（或）右心室流出道扩张 ] 和严重心律失常时，可导致迟发性猝死，应采用积极的干预措施。

所有矫治方法均存在主动脉瓣下狭窄的风险，当左心室 – 主动脉隧道较长且复杂时，这一风险尤其明显。圆锥间隔的充分切除、内隧道补片的精确裁剪是降低此类风险的有效手段。依据我们的经验，REV 手术（205 例，平均随访时间为 12.3 年）后 25 年，因左心室流出道梗阻而需要再次手术的实际风险为 5%。

重建的右心室流出道的寿命仍是一个重要问题。IVR 或大动脉调转术后，罕见发生右心室流出道再梗阻。从 REV 手术中获得的经验表明：避免使用人工管道重建右心室流出道，可以降低再手术率，但并不能彻底消除；术后 25 年，右心室流出道的再手术风险达到 33%。很多再次手术是因为人工单瓣造成的狭窄，无瓣膜的右心室流出道重建可以降低该问题的发生率。有趣的是，截至目前的数据，需要植入肺动脉瓣的情况非常罕见（生存者中的 2.7%）。Bex-Nikaidoh 术后有相似的结果。

需要行冠状动脉移植的大动脉调转和 Bex-Nikaidoh 术后，通过常规的冠状动脉评估发现，冠状动脉狭窄的发生率明显升高。但是，这两种手术后的主动脉瓣（大动脉调转中原肺动脉瓣及 Bex-Nikaidoh 术中转位的主动脉瓣）的远期情况及主动脉瓣反流的发生情况尚不得而知。

## 延伸阅读

1. Castaneda AR, Jonas RA, Mayer JE, et al. Double outlet right ventricle//Cardiac surgery of the neonate and infant. Philadelphia: Saunders, 1994: 445–459.

2. Di Carlo D, Tomasco B, Cohen L, et al. Long-term results of the REV (réparation à l'étage ventriculaire) operation. J Thorac Cardiovasc Surg, 2011(142): 336–343.

3. Lecompte Y, Vouhé P. Réparation à l'étage ventriculaire (REV procedure): not a Rastelli procedure without conduit. Op Tech Thorac Cardiovasc Surg, 2003(8): 150–159.

4. Morell VO, Jacobs JP, Quintessenza JA. Surgical management of transposition with ventricular septal defect and obstruction to the left ventricular outflow tract. Cardiol Young, 2005, 15(Suppl 1): 102–105.

5. Sakata R, Lecompte Y, Batisse A, et al. Anatomic repair of anomalies of ventriculoarterial connection associated with ventricular septal defect. I. Criteria of surgical decision. J Thorac Cardiovasc Surg, 1988(95): 90–95.

# 第 47 章

# Ebstein 畸形：外科治疗及圆锥矫治技术

*Jose Pedro Da Silva*

## 概　述

Ebstein 畸形（EM）由 Wilhelm Ebstein 于 1866 年首次报道，患者是一名 19 岁的男性，发绀、呼吸困难、心悸、颈静脉怒张、心脏扩大。通过尸体解剖，Ebstein 发现：患者的三尖瓣异常，前瓣叶增大并有穿孔，其他瓣叶发育不良、增厚并黏附于右心室壁，可见壁纤薄且明显扩大的房化右心室，右心房增大，卵圆孔未闭（PFO）。

临床症状取决于疾病的严重程度，可出现于婴儿期、儿童期及成年期。如果房间隔完整，患者可表现出低心排出量症状，如晕厥，运动后加重。如果存在房间隔缺损（ASD），患者可表现为发绀，并随着右心室功能的减退而加重。心悸较为常见，主要是由于室性心律失常和（或）室上性心动过速引起，前者与右心室心肌病相关，后者与异常的房室旁路传导有关，这种异常的房室旁路传导通路在 EM 人群中的发生率约为 15%。

## 解　剖

虽然正常的三尖瓣可存在变异，但一般是由三个瓣叶组成，近端附着于右心房室交界的三尖瓣环，其游离缘被不同数量的乳头肌支撑。三尖瓣的瓣叶包括前瓣（位于前上）、后瓣（位于后外侧）和隔瓣。前乳头肌连于前瓣游离缘的中部，后乳头肌位于前后瓣叶交界，一般呈"扇叶"样。中部乳头肌一般位于隔前交界，可能是单一乳头肌或一组较小的乳头肌，附着于间隔乳头肌和前乳头肌的中部，远端附着于调节束的间隔部。

EM 是一种累及三尖瓣和右心室的先天性心脏畸形。其主要特征表现在：隔瓣和后瓣下移，冗长的前瓣呈"船帆"样，真正的右房室瓣环扩大，三尖瓣反流，右心房、右心室扩张。三尖瓣反流主要是由于瓣叶活动严重受限，尤其是隔瓣和后瓣的活动受限；此外，瓣环扩大，有活动能力的前瓣在收缩期不足以覆盖三尖瓣口而形成反流。下移的隔瓣和后瓣将右心室分为两个部分：位于正常房室交界和移位的三尖瓣之间的房化右心室，以及三尖瓣远端的功能性右心室。容积变小的功能性右心室在 EM 的病理生理中扮演重要的角色。

多种先天性心脏畸形可与 EM 同时出现，最常见的是 ASD（80%~94%），因出现心房水平的右向左分流，导致动脉血氧饱和度下降，从而表现出发绀症状。约 14% 的 EM 患者合并一条或多条房室传导旁路（Wolff-Parkinson-White 综合征）。其他较少见的合并畸形包括先天性矫正型大动脉转位、肺动脉闭锁或狭窄、二尖瓣畸形、室间隔缺损及左心室纤维化。

## 诊　断

通常心电图存在异常表现，但不具备诊断特异性。典型表现包括完全性或不完全性右束支传导阻滞, 电轴右偏, P 波增大, V1、V2 导联 R 波变小, 通常 PR 间期延长, QRS 波可见顿挫。心律失常较常见。约 15% 的患者可见心室预激综合征(Wolff-Parkinson-White 综合征), 且预激部位总是出现在右心室游离壁或后室间隔。术中心电标测可见一条宽带或多条旁路。另外, 1%~2% 的患者可见房室结折返性心动过速。

## 胸部 X 线片

胸部 X 线片所显示的心影变化区间很大, 从接近正常的心影到典型的 EM 影像都可见到。EM 的典型征象是球形心、心腰缩窄, 与心包积液的 X 线片征象相似。形成这样的征象是因为右心房扩大及右心室流出道向外、向上移位。肺部血管影表现为正常或减少。通常在新生儿期即可表现严重的心脏增大。

## 超声心动图

超声心动图仍然是诊断的标准, 通过 2D 或 3D 超声心动图可准确地评估三尖瓣瓣叶(下移程度、活动受限、发育不良或缺失)、右心房大小(包括房化右心室的大小), 左、右心室的大小和功能状态。多普勒超声心动图及彩色血流显像用于诊断是否存在 ASD 及分流方向。在鉴别 EM 与其他导致三尖瓣反流的先天性心脏病时, 前者超声心动图的特征性表现是隔瓣从十字交叉水平向心尖方向下移幅度 >0.8cm/m², 更为重要的一点是, 反流束源自功能性三尖瓣口(并不一定是在真三尖瓣环), 其可能向右心室流出道和肺动脉瓣方向移位。对外科医生最有帮助的是四腔心切面, 此切面可清晰地描绘出前瓣、后瓣(重要性稍弱)和隔瓣的分叶结构, 同时可以说明游离缘的活动性。有利于瓣膜修复的超声心动图特点是前瓣较大、活动度良好, 前瓣与右心室游离壁几乎无附着, 且其游离缘无活动受限。如果瓣叶边缘与其下方的心内膜存在明显粘连(即瓣膜活动受限), 则难以成功行瓣膜修复。后瓣与心室壁的分离度越高、隔瓣的组织越多, 瓣膜成功修复的概率也就越大(尤其是行圆锥成形术)。另外,

彩色血流成像可评估三尖瓣反流的位置和程度, 以及判断是否存在间隔缺损。

GOSE 评分(Great Ormond Street Ebstein Score)有助于评估新生儿 EM。通过四腔心切面来获得 GOSE 评分, 即将右心房和房化右心室面积的总和除以功能性右室、左心房和左心室面积的总和。重要的一点是, 必须评估右心室流出道, 以鉴别功能性肺动脉闭锁和解剖性肺动脉闭锁。解剖性右心室流出道梗阻(圆锥部、肺动脉瓣或肺动脉分支处狭窄)是早期和远期死亡的风险因素。

## 磁共振成像

磁共振成像(MRI)可用于准确地评估左、右心室的大小和功能。此外, 它可以鉴别和准确测量功能性和房化右心室的大小和功能。同时, 它可以提供三尖瓣的解剖(图 47.1)。

## 心导管检查

目前已经很少使用心导管检查。如果患者就诊时间较晚或就诊时已经出现左心室功能减退, 测量左心和右心的压力有助于确定治疗方案, 尤其是准备行双向 Glenn 手术(腔-肺分流)及后续的改良 Fontan 手术。

## 电生理检查

EM 患者常合并房性或室性心律失常。对于存在心悸或心动过速的患者, 建议行 Holter 检查。如果心电图提示存在预激综合征、反复发生的室上性心动过速、原因不明的宽 QRS 波心动过速或晕厥时, 应行有创的电生理检查。

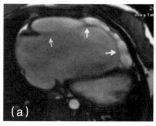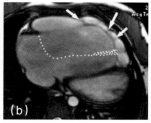

图 47.1 女性, 19 岁, 重度 Ebstein 畸形。术前 MRI。箭头所示为异常的乳头肌和心内膜带, 它们将三尖瓣前瓣束缚于右心室游离壁(a);(b)图中的虚线显示将前瓣广泛游离后, 在收缩期可达到的目标位

## 外科治疗

早期治疗 EM 的术式包括体 – 肺分流术、房间隔缝闭术及上腔静脉 – 右肺动脉吻合术（Glenn 术）。在这些术式中，只有上腔静脉 – 肺动脉吻合术可以改善一些患者的生存。该术式的优点在于减轻发绀症状，减缓发生红细胞增多症的趋势，进而降低矛盾性血栓栓塞的风险。

1962 年，Barnard 和 Schrire 报道了一例因存在三尖瓣反流而行瓣膜置换的 EM 病例，这是首例术后存活者。在本例手术中，外科医生将部分人工瓣膜的缝合环固定在右心房，即将冠状静脉窦置于心室侧，这样做是为了避免房室传导阻滞。1964 年，Hardy 等报道了首例成功施行三尖瓣修复术的 EM 病例，术中采用了 Hunter 和 Lillehei 于 1956 年提出的横向折叠房化右心室技术。

虽然第一例成功的 EM 双心室矫治是三尖瓣置换，但其后发表的关于三尖瓣置换的文章，其结果却存在很大的差异。

Danielson 等在 Hardy 技术的基础上，改进了三尖瓣修复技术，增加了后瓣瓣环成形及通过横向折叠房化右心室来缩小右心房。通过消除房化右心室（横向折叠），将下移的瓣叶上提，靠近真三尖瓣环。同时，将后瓣瓣环折叠，以进一步缩小三尖瓣环的周长。该技术是基于将三尖瓣变为功能性单瓣的理念，由此而成为当时 EM 矫治最常用的技术。梅奥诊所在这一技术上积累了最多的经验。但是，由于该技术是通过一个增大且具有活动性的前瓣叶来实现消除三尖瓣反流的目标，这就使其仅能用于一些特定的解剖类型，因而需要行三尖瓣置换的比例达到 36%~65%。

虽然人们发明了很多手术方法，但由于 EM 有一系列的解剖和病理生理类型，因此很难通过手术修复达到一致的效果。

Carpentier 等于 1988 年提出了一种新的成形方法。与 Danielson 等提出的横向折叠技术不同，他们提出将房化右心室纵向折叠，为三尖瓣带来解剖矫治，重塑三尖瓣环结构，并用人工瓣环加固。在 Carpentier 的一组病例中，他们可应用此技术矫治大部分解剖类型，但在初期的系列研究中，院内死亡率高达 14%，而远期并发症也相当频繁。Quaegebeur 对此技术提出了一些修正，不再使用人工瓣环。尽管生存率有所提高，但中至重度三尖瓣反流的发生率仍然较高。Hetzer 等提出一种折叠真三尖瓣环、弃用异常附着的三尖瓣瓣叶、形成单孔或双孔右心房 – 室的连接方式。

## 圆锥技术

1989 年，我们团队提出了一种新的治疗方法，而后将其作为一种治疗常规。本技术基于 Carpentier 技术的一些原则，但采用了完全不同的瓣膜重建技术方式。圆锥形的瓣膜开口带来了中心性血流，且使瓣叶充分对合。为了获得更理想的瓣叶与室间隔的对合，我们改进了技术，并将其用于首组 40 例患者，死亡率为 2.5%，无瓣膜置换，显著减轻了房室瓣关闭不全。中期随访结果提示，临床症状改善明显，再手术率低。

圆锥技术的概念是用瓣叶组织 360° 覆盖右侧房室交界区，实现瓣叶与瓣叶对合，模仿正常的三尖瓣解剖。不同于以往的单瓣技术，其避免了通过单瓣与室间隔的对合来消除三尖瓣反流。

### 外科技术

经胸骨正中切口开胸，行主动脉及上、下腔静脉插管建立体外循环。中度低温（25~28℃），顺行灌注冷血心脏停搏液（30mL/kg），在主动脉阻断期间，每 20~30min 重复灌注一次（10~15mL/kg）。通过血管紧缩带暂时阻断主肺动脉，以获得无血的右心室手术野；三尖瓣修复结束后，用冲洗器或导管向右心室注入盐水，评估三尖瓣功能。以下为圆锥成形的主要步骤。

#### 显露及评估三尖瓣

在右心房做横切口，在真瓣环上方的 10 点、12 点、3 点位置缝制提吊线（10 点和 12 点的提吊线应穿缝心包，避免造成瓣环的扭曲）。通过 PFO 或 ASD 置入左心引流管。

### 游离三尖瓣

根据三尖瓣前瓣的活动受限程度、隔瓣的大小、后瓣和隔瓣与心室壁的粘连程度，以及三尖瓣开口的轴向与右心室流出道及右心室心尖的关系，来决定三尖瓣的游离方法。应将三尖瓣瓣叶与心室壁之间的异常组织完全切除以游离三尖瓣，仅在末端游离缘保持连接（通过正常的乳头肌、腱索连接或直接连接）。一般情况下，除了 10 点至 12 点的区间外，其他区域的瓣叶均需要游离。10~12 点区间的瓣叶应附着于真三尖瓣环上，与心室壁无粘连，可以自由活动。将瓣叶充分地游离至游离缘是整个手术的关键，可为后续的圆锥重建提供充足的瓣叶组织，并使瓣叶获得充分的活动度，从而在收缩期呈现良好的对合面。

将前瓣和后瓣作为一个整体游离下来（图 47.2）。在瓣叶靠近房室交界的近端附着处（12 点位置）做一切口，朝向下移的后瓣并沿顺时针方向进行游离。当将后瓣从其异常附着的右心室壁上完全游离下来后，即可暂停。这时可以显露瓣叶和心室壁之间的区域，可以经此将异常的乳头肌、心肌桥，以及束缚瓣叶至右心室壁的腱索组织完全剪断、松解。后乳头肌通常位于前、后瓣叶交界下方，此时应将其较为近心的附着点从右心室壁上游离下来，只保留其与右心室心尖附近的连接。对于一些病例，需要将后瓣从与右心室的异常附着中完全松解出来，此时将仅存一些膜性瓣叶组织，以便能够向内侧旋转后瓣叶，使其与隔瓣共同形成圆锥三尖瓣的隔瓣。

三尖瓣前隔交界在矫治术后，将位于室间隔和圆锥三尖瓣的隔瓣之间，三尖瓣开口将向右心室心尖方向移位。在前瓣的近交界附着缘做一切口，约在前隔交界前 1cm 处，逆时针方向延长切口至隔瓣，将隔瓣松解至其游离缘（图 47.3）。在瓣叶近心侧边缘缝制提吊线，充分显露前瓣隔面、隔瓣及前隔交界的瓣下组织。将瓣叶与室间隔之间的粘连带松解。如果三尖瓣开口方向朝向右心室流出道，则有必要将异常连接于右心室流出道的乳头肌游离或切断。内侧乳头肌位于前隔交界处，与室间隔融合，此处应游离至较深的区域，以改善后期重建圆锥结构后瓣叶的活动性。

### 圆锥重建

在圆锥重建时，应充分利用一切可利用的游离瓣叶组织。一般需要在游离的瓣叶上缝制两条垂直的缝合线——从后瓣到隔瓣，从隔瓣到前瓣。成人患者通常选用 5-0 聚丙烯缝线连续缝合，而对于儿童患者，则使用 6-0 聚丙烯缝线间断缝合。一般情况下，越靠后，组织越少，圆锥也会越窄，因此在圆锥重建时，必须通过瓣叶组织的垂直折叠加宽此区域。有些病例需要在前、后瓣叶交界处（附着缘圆周上）做数针间断缝合，以加宽此区域。

将隔瓣加入圆锥重建时，应使圆锥三尖瓣的隔瓣区长度长于其最终的三尖瓣环附着点至室间隔附着点的垂直距离。这一点之所以重要，是因为在收缩期，可使圆锥三尖瓣的隔瓣向前运动，与前瓣完成对合。另外，在将圆锥三尖瓣隔瓣与瓣环缝合时，此方法可以降低缝合张力。

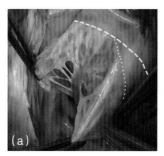 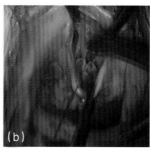 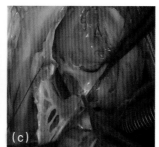 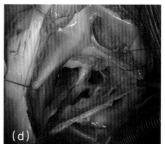

**图 47.2** 将三尖瓣前瓣和后瓣作为一个整体进行游离。（a）下部和后部瓣叶的解剖：点虚线表示下移的瓣叶附着点，长虚线表示真三尖瓣环；（b）游离前瓣瓣叶；（c）切断后瓣与右心室壁的近心端连接；（d）前瓣和后瓣被完全游离

按照下列两种方法将隔瓣加入圆锥三尖瓣。

·做第 1 条垂直缝线，将隔瓣的上部与前瓣的隔部缝合在一起；做第 2 条垂直缝线，将隔瓣的下部与后瓣的外侧部缝合在一起（图 47.4a–c）。这一区域用作圆锥三尖瓣的隔瓣，充分游离后会有所增大。

·将隔瓣与完全分离的全部后瓣缝合在一起。瓣叶的折叠和融合可加大圆锥三尖瓣的深度，缩小其附着缘的周长（图 47.4d、e）。

### 折叠右心室和真三尖瓣环

纵向折叠薄弱的右心室游离壁。这一呈瘤样扩张的房化右心室，恰位于后瓣下移进入右心室腔、并入室间隔的区间。用 4–0 聚丙烯缝线，从三角形区域的最下端起针进行右心室折叠，三角形的顶点是房化右心室的近心尖处，底边是真三尖瓣环（近端）。在折叠时，入针应表浅，双层缝合，避免损伤冠状动脉或将其扭曲。

■ **右心室的附加折叠**　自 2013 年 12 月开始，我们采用进一步折叠右心室前下壁的方法，目的是防止出现凸起区，以免造成前瓣外侧和后瓣活动受限。

■ **真三尖瓣环的准备**　如果三尖瓣环需要进一步缩小，可在多点进行折叠：首先在真三尖瓣环的前隔交界区，然后在前后交界区。这种多点折叠方法可降低右冠状动脉扭曲和弯折的风险。

### 将圆锥三尖瓣与真三尖瓣环接合

将圆锥三尖瓣与真三尖瓣环做 360° 的接合，保证在水平和垂直两个方向上均无张力（图 47.5 和图 47.6）。

判断圆锥三尖瓣近端周长与真三尖瓣环周长的匹配情况。可分别在 2~3 点及 9 点位对真三尖瓣环做进一步的缩环，也可以通过折叠瓣叶缩小圆锥三尖瓣近端的周长。可用 5–0 聚丙烯缝线做几处间断缝合，将圆锥三尖瓣与瓣环对接，以保证缝合完成后瓣叶分布均匀；随后即可连续缝合。在缝合冠状静脉窦区时，应格外小心，损伤后有造成房室传导阻滞的风险。对于成人患者，如果三尖瓣环较薄弱，可考虑用成形环加固。

### 房间隔缺损的处理

将 ASD/PFO 以活瓣的方式进行缝合，如果术后出现右心室衰竭，血流可经此从右心房分流至左心房。应根据右心室功能障碍及扩大的程度来确定分流口的大小。如果是 PFO，只需缝合一针；如果是 ASD，可以使用聚四氯乙烯（PTFE）补片做一

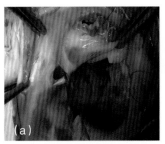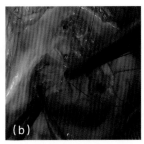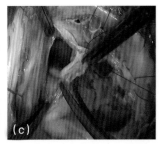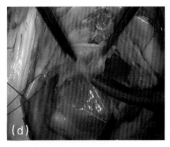

**图 47.3**　游离前隔交界。（a）在前瓣的近心端附着缘做一切口；（b）逆时针将其扩大；（c）游离内侧乳头肌；（d）扩大切口至隔瓣，并将隔瓣尽可能向深部游离

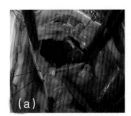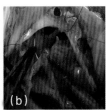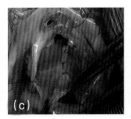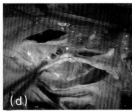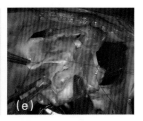

**图 47.4**　圆锥重建中隔瓣的处理方法。（a）第 1 条垂直线：将隔瓣上段边缘与前瓣的中段边缘缝合在一起；（b）第 2 条垂直线；（c）将隔瓣下段边缘与后瓣的外侧缘缝合在一起；（d）如果隔瓣较小，则将隔部全长完全与后瓣切缘缝合在一起，只用 1 条垂直缝线；（e）再做水平缝合线

个延长的活瓣，缝置于左心房侧，允许血液从右心房单向进入左心房。如果是严重的右心室功能障碍，可在 PFO 前角缝合一针，这可以构建一个限制性 PFO。EM 合并右心室衰竭，建议加做双向 Glenn 术。

## 特殊解剖类型的 Ebstein 畸形

某些情况下，三尖瓣的三个瓣叶在交界处的连接良好，附着于右心室壁的远端瓣叶发育良好，此时可切开瓣叶近端附着缘，将其与所附着的右心室壁做充分的游离，然后分别在瓣叶的远端和近端做折叠，在缩小两端周长的同时，加宽隔瓣和后瓣，构建一个圆锥形三尖瓣。

Carpentier D 型 EM 也可以行圆锥成形术。图 47.7 演示了 4 例成功矫治者中的 1 例，将全部瓣叶作为一个整体从所附着的右心室壁上切取下来，仅保留瓣叶远端与右心室的连接，在大瓣叶的远端 1/3 处做一纵向开孔，将该瓣叶的外缘和内缘缝合在一起，做成一个圆锥形结构。

对于其他的 3 例患者，我们对圆锥成形技术做了一定的调整，缝闭了圆锥膜部近端 2/3 的所有孔洞，使全周的瓣叶有相似的深度，防止反流。同时，在圆锥远端 1/3 处，保留了自然的及人为制作的孔洞，以保证舒张期右心房至右心室的前向血流不受限制。

1993 年 11 月至 2018 年 7 月，有连续 208 例 EM 患者在巴西圣保罗 Beneficencia Portuguesa 医院和美国匹兹堡儿童医院接受治疗，除 1 例（0.5%）行三尖瓣置换术作为初始术式外，其他患者均采用圆锥成形术进行矫治。8 例新生儿患者行双心室矫治，死亡率为 25%；其他患者院内死亡率为 2.5%。远期死亡 5 例（2.6%）。6 例（3%）在长期随访中行再次成形手术，1 例（0.5%）行三尖瓣置换。自 2013 年 1 月对整体监护进行提升后，除新生儿患者外，74 例手术患者无死亡。

成形术后三尖瓣反流明显改善（图 47.8），仅 1 例患者在长期随访中超声心动图提示三尖瓣轻度狭窄，但没有临床症状。

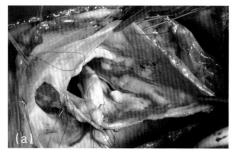
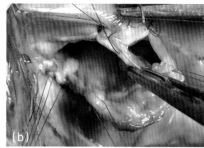
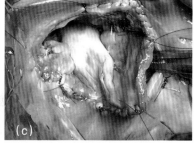

**图 47.5** 将圆锥三尖瓣与真三尖瓣环缝合在一起。将重建的圆锥三尖瓣（a）与真三尖瓣环缝合，从前方起针（b），连续缝合，完成接合（c）。在近房室结区进行缝合时，进针应表浅

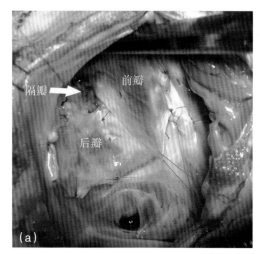
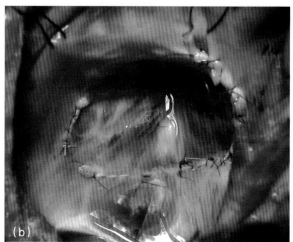

**图 47.6** 圆锥三尖瓣的重建是通过将后瓣旋转，并与隔瓣缝合来完成的。（a）与三尖瓣环缝合前；（b）完成后

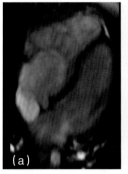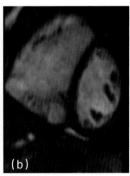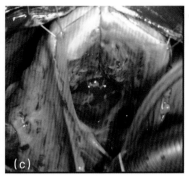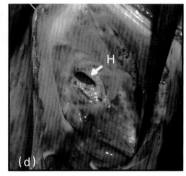

**图 47.7**　1 例 4 岁女孩，D 型（Carpentier 分型）Ebstein 畸形，术前 MRI 和术中照片。（a～c）显示三尖瓣瓣叶被黏附在右心室壁；（d）提示在房化右心室和功能右心室之间仅有一个小孔（"H"）

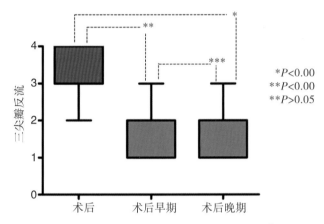

$*P<0.00$
$**P<0.00$
$**P>0.05$

**图 47.8**　三尖瓣反流程度：行圆锥成形的 Ebstein 畸形患者，术前、术后超声心动图数据的比较

## 讨　论

一般情况下，EM 三尖瓣关闭不全的机制是瓣叶活动受限。出现这种情况的原因是三尖瓣瓣叶与右心室分层受阻，导致瓣叶的远端附着于右心室壁，同时存在一些异常的肌肉桥和乳头肌，它们使三尖瓣被栓系在右心室壁，限制了瓣叶的活动。通过圆锥成形技术来恢复瓣叶的功能，其中重要的一点是将下移或受限制的瓣叶广泛游离，否则在术后会出现瓣叶对合不良，或因瓣叶与右心室游离壁的不当连接而加大缝合缘张力，在右心室充盈时，这种张力非常大。熟知这些理念将有助于降低术后三尖瓣关闭不全的发生率，同时也有助于防止因舒张期张力所导致的缝合撕脱。在圆锥重建中，隔瓣充当了重要的角色，后瓣也常常参与其中，共同完成圆锥的构建，该技术有助于防止三尖瓣狭窄和关闭不全。

与此前的技术相比，圆锥成形技术提供了更加符合三尖瓣解剖结构的矫治方案，目前已被大多数的心脏中心用于治疗 EM。

### 应用成形环或缝线加固三尖瓣环

有人错误地认为，由于 EM 患者肺动脉压力低，因此，圆锥成形术后没有加固三尖瓣环的必要。我们发现，一些成人患者术后肺动脉收缩压可达 40～50mmHg。同时，当发生肺部并发症时，肺动脉压会出现暂时性升高。在开展圆锥成形技术的初期，我们遭遇一些因三尖瓣反流而需要再次手术的病例，反流是因为瓣叶从缝合线中撕脱，撕脱的位置在新的三尖瓣环的隔瓣和后瓣区。这些病例提示我们：需要对新的三尖瓣环进行加固，可以通过几针间断缝合进行加固，如果是成人患者，也可以使用成形环进行加固。

### 切除或折叠房化右心室

我们采用 Carpentier 等提出的纵向折叠方法处理房化右心室，即通过缝合心内膜将纤薄的房化右心室从心腔中隔离出来。人们对于此技术有两点担心：①可能出现右冠状动脉主干弯折或分支受损；②由于没有对房化右心室行电生理隔离，持续存在的折返通路仍可造成术后严重的室性心律失常；而术后，射频消融导管难以抵达这一区域。对于这些问题，我们的处理方法是：在接近房室交界处，减少折叠幅度，从而减少右冠状动脉的弯折；对于术前存在室性心律失常的患者，我们在折叠前对折叠区进行透壁冷冻消融。对于右心室显著扩张的病例，一些医生采用切除房化右心室的策略。

## 双向 Glenn 术改善术后心排出量

行圆锥成形的初期，一些患者在术后出现右心室功能障碍，发生的原因可能是手术操作导致右心室壁受损，也可能是由于手术复杂、心肌缺血时间较长导致心肌损伤，而 EM 患者本身就存在不同程度的右心室损害。我们应牢记，很多患者会在术后出现暂时的右心室功能障碍。我们常规进行房水平通路的活瓣处理，使得在右心室功能不全时，血流可经此从右心房分流至左心房，以降低右心室前负荷，提高左心室前负荷，从而防止术后早期因严重的右心室功能不全而导致左心室排出量下降。对于大多数患者，从术后早期开始，ASD 就持续处于功能性关闭状态，但仍有 10% 左右的病例出现右向左分流，引起血氧饱和度中度下降。一般情况下，在术后数天，随着右心室功能的改善，血氧饱和度会逐渐恢复。另外，由于右心室容量负荷的下降可避免三尖瓣承受过高的张力，从而降低了因缝线撕脱而导致三尖瓣反流的风险。

一些医生为了解决术后右心室功能障碍的问题，选择将上腔静脉的血液直接引流进入右肺动脉，这种双向的上腔静脉 – 肺动脉分流术也称为双向 Glenn 术。Chauvaud 等指出，EM 行 Carpentier 矫治术后，约 36% 的患者因存在严重的右心室功能不全而需要在同期行双向 Glenn 术，疗效也因此得以改善。Quinonez 等也报道了使用双向 Glenn 术的情况：在梅奥诊所，有 14 例行 EM 矫治术（13 例行三尖瓣置换，1 例行三尖瓣修复）的患者同期行双向 Glenn 术，大多数是根据患者术前右心室的情况有计划地实施的，但也有因术后血流动力学状态不稳定，作为抢救手段而被迫实施的病例。这些危重患者的手术疗效满意，仅 1 例死亡，这从侧面证明：对于部分患者，双向 Glenn 术与疗效存在关联。

Liu 等报道了在圆锥成形术同时行双向 Glenn 术的临床疗效。由于他们对很高比例（20/30）的患者施行了双向 Glenn 术，这引起了我们的关注。这一组年轻患者的中期疗效满意。

我们认为：为了预防术后出现低心排出量，避免功能性右心室过度充盈，应在圆锥成形术的同时，

选择上述两种方法之一。我们常规选择活瓣式闭合 ASD，虽然部分患者在术后早期可出现发绀，同时存在发生矛盾性血栓的可能性，但经过一段时间后，右心室功能会完全或部分改善，血氧饱和度也将随之上升。如果血氧饱和度过低（<75%），我们会对年龄较大的患者加做双向 Glenn 术，对新生儿患者行改良 Blalock-Taussig 分流（3.0mm 分流管）。对于右心室扩大和（或）存在右向左分流的病例，给予抗凝治疗。虽然双向 Glenn 术后可以获得更理想的血氧饱和度，但我们并未常规实施，主要是因为术后会导致头、颈静脉搏动等并发症。

一些优秀的心脏中心对圆锥成形术做出一些改良，辅以最新的围手术期管理理念和技术，以及高科技辅助装置，获得了出色的疗效。更为合理的适应证选择标准，同时结合患者的年龄和临床表现，使得手术的适应证得以拓宽。圆锥成形术的出色疗效使得成形的可能性提高，避免了三尖瓣置换。

一些研究证实，圆锥成形技术有利于右心室重构，改善右心室做功，从而有助于改善长期疗效。

## 参考文献

[1] da Silva JP, Baumgratz JF, Fonseca L, et al. Anomalia de Ebstein: resultados com a reconstrução cônica da valva tricúspide. Arq Bras Cardiol, 2004, 82(3): 212–216.

[2] Celermajer DS, Cullen S, Sullivan ID, et al. J Am Coll Cardiol, 1992(19): 1041–1046.

[3] Barnard CN, Schrire V. Surgical correction of Ebstein's malformation with prosthetic tricuspid valve. Surgery, 1963(54): 302–308.

[4] Hardy KL, May IA, Kimball KG. Ebstein's anomaly: a functional concept and successful definitive repair. J Thorac Cardiovasc Surg, 1964(48): 927–940.

[5] Hunter SW, Lillehei CW. Ebstein malformation of the tricuspid valve: study of a case together with suggestions of a new form of surgical therapy. Chest Dis, 1958(33): 297–304.

[6] Danielson GK, Driscoll DJ, Mair DD, et al. Operative treatment of Ebstein anomaly. J Thorac Cardiovasc Surg, 1992(104): 1195–1202.

[7] Kiziltan HT, Theodoro DA, Warnes CA, et al. Late results of bioprosthetic tricuspid valve replacement in Ebstein's anomaly. Ann Thorac Surg, 1998(66): 1539–1545.

[8] Dearani JA, O'Leary PW, Danielson GK. Surgical treatment of Ebstein malformation: state of the art in 2006. Cardiol Young. 2006, (suppl 3): 1612–1620.

[9] Carpentier A, Chauvaud S, Mace L, et al. A new reconstructive operation for Ebstein's anomaly of the tricuspid valve. J Thorac Cardiovasc Surg, 1988, 96(1): 92–101.

[10] Quaegebeur JM, Sreeram N, Fraser AG, et al. Surgery for Ebstein's anomaly: the clinical and echocardiographic evaluation of a new technique. J Am Coll Cardiol, 1991(17): 722–728.

[11] Hetzer R, Nagdyman N, Ewert P, et al. A modified repair technique for tricuspid incompetence in Ebstein's anomaly. J Thorac Cardiovasc Surg, 1998(115): 857–868.

[12] da Silva JP, Baumgratz JF, da Fonseca L, et al. The cone reconstruction of the tricuspid valve in Ebstein's anomaly. The operation: early and midterm results. J Thorac Cardiovasc Surg, 2007, 133(1): 215–223.

[13] Chauvaud S, Fuzellier JF, Berrebi A, et al. Bi-directional cavopulmonary shunt associated with ventriculo and valvuloplasty in Ebstein's anomaly: benefits in high risk patients. Eur J Cardiothorac Surg, 1998(13): 514–519.

[14] Quinonez LG, Dearani JA, Puga FJ, et al. Results of the 1.5-ventricle repair for Ebstein anomaly and the failing right ventricle. J Thorac Cardiovasc Surg, 2007(133): 1303–1310.

[15] Liu J, Qiu L, Zhu Z, et al. Cone reconstruction of the tricuspid valve in Ebstein anomaly with or without one and a half ventricle repair. J Thorac Cardiovasc Surg, 2011, 141(5): 1178–1183.

[16] Lange R, Burri M, Eschenbach LK, et al. Da Silva's cone repair for Ebstein's anomaly: effect on right ventricular size and function. Eur J Cardiothorac Surg, 2015(48): 316–321.

[17] da Silva JP, da Silva LFS. Ebstein's anomaly of the tricuspid valve: the cone repair. Semin Thorac Cardiovasc Surg Pediatr Card Surg Annu, 2012(15): 38–45.

[18] Li X, Wang SM, Schreiber C, et al. More than valve repair: effect of cone reconstruction on right ventricular geometry and function in patients with Ebstein anomaly. Int J Cardiol, 2016, 206: 131–137.

[19] Holst KA, Dearani JA, Said S, et al. Improving results of surgery for Ebstein Anomaly: where are we after 235 cone repairs? Ann Thorac Surg, 2018(105): 160–169.

[20] Ibrahim M, Tsang V, Caruana M, et al. Cone reconstruction for Ebstein's anomaly: patient outcomes, biventricular function, and cardiopulmonary exercise capacity. J Thorac Cardiovasc Surg, 2015(149): 1144–1150.

# 第 48 章
# 室间隔缺损

*Carl Lewis Backer*

## 概述

如果用一个手术来"定义"先天性心脏病外科学，那可能就是室间隔缺损（VSD）修补术了。单纯的 VSD 修补是最常见的先天性心脏病手术，同时也是很多复杂先天性心脏畸形矫治的一个组成成分，包括法洛四联症、永存动脉干、房室间隔缺损等。因此，理解 VSD 的解剖、病理生理及矫治是每一位先天性心脏病外科医生的必修课。

## 发展史

1879 年，Roger 首次描述了 VSD 的病理解剖。1897 年，Eisenmenger 在对一例 32 岁发绀患者行尸体解剖时发现其罹患巨大 VSD 合并主动脉骑跨。VSD 的首次外科治疗是在 1952 年，当时 Muller 和 Dammann 为一例罹患大 VSD 的患者施行肺动脉环缩术，以限制其肺动脉血流。1954 年，C. Walton Lillehei 在明尼苏达大学施行了首例 VSD 心内矫治。Lillehei 采用了控制性交叉循环技术，即将患儿父母充当氧合血泵。1956 年，Kirklin 与同事在梅奥诊所采用机械氧合血泵成功施行了经心室切口的 VSD 修补术。1961 年，Kirklin 报道成功为一例婴儿实施 VSD 修补。从此人们便弃用了肺动脉环缩术。

## 解剖和命名

VSD 是指在室间隔存在的开口。每 1000 个活婴中约有 2 人罹患单纯 VSD，约占全部先天性心脏畸形的 20%。由于单纯的 VSD 最为常见，因此，有多种命名方式来定义和分类此畸形。本文根据 Robert Anderson 教授的分类体系，尝试统一 VSD 的解剖概念。本分类体系将 VSD 分为 4 种主要类型（表 48.1）。

·膜周部缺损：房室瓣和一个大动脉瓣与缺损的边缘存在纤维延续，并构成缺损的边缘。

·双动脉下缺损：主动脉瓣和肺动脉瓣与缺损的边缘存在纤维延续，并构成缺损的边缘。

·肌部缺损：缺损完全被室间隔肌肉所包绕。

·Gerbode 缺损：较为罕见的类型，在左心室和右心房之间存在交通。

根据缺损是否延伸至流入道、小梁部和右心室

**表 48.1　室间隔缺损的解剖与命名**

---

1. 膜周部缺损（膜旁缺损，圆锥室间隔缺损）
   ·向流出道延伸
   ·向小梁部延伸
   ·向流入道延伸
2. 双动脉下缺损（动脉干下型缺损，嵴上型缺损，圆锥部缺损）
3. 肌部缺损
   ·流出道
   ·小梁部
   ·流入道
   ·心尖部
4. Gerbode 缺损（左心室 – 右心房交通）

---

流出道而将膜周部和肌部缺损分别分成几个亚型（图 48.1）。肌部缺损主要根据缺损在室间隔上的位置（流出道、小梁部、流入道和心尖部）来确定。由于 VSD 修补指征差异很大，主要取决于 VSD 的解剖位置，因此，理解 VSD 的解剖至关重要。膜周部缺损最常见，约占全部 VSD 的 80%；肌部和双动脉下缺损比例相近，分别为 10%；而 Gerbode 缺损非常罕见，仅占 VSD 病例的 1%。

## VSD 修补的适应证

随着体外循环、心肌保护和术后管理技术的不断提升，VSD 修补的疗效也在稳步改善。VSD 修补的手术适应证在不断扩大，而手术年龄则在稳步减小。总体而言，VSD 修补的适应证是基于对 VSD 自然病程及外科疗效相权衡的结果。对于个体患者而言，有 4 个重要问题需要考虑：缺损的解剖、患者的年龄和症状、肺血管阻力及合并的心内畸形。我们常规的 VSD 修补术指征见表 48.2。

婴儿指征为大 VSD，伴响亮的收缩期杂音和充血性心力衰竭症状。症状包括喂养时出汗、生长发育迟缓、频发上呼吸道感染。VSD 较小、年龄较大的儿童，可表现为粗糙的全收缩期杂音，他们有时可能没有症状。儿童 VSD 患者的诊断手段包括胸部 X 线片、心电图、2D 彩色多普勒超声心动图，部

**表 48.2　室间隔缺损修补术的适应证**

| |
| --- |
| 1. 非限制性 VSD，合并充血性心力衰竭和肺动脉高压 |
| 2. 限制性 VSD，$Q_p : Q_s > 1.5 : 1.0$ |
| 3. 主动脉瓣脱垂或主动脉瓣关闭不全 |
| 4. 所有双动脉下 VSD 和 Gerbode 缺损 |
| 5. 曾患感染性心内膜炎 |

VSD= 室间隔缺损；$Q_p : Q_s=$ 肺：体血流比

分患者应行心导管或心脏 MRI 检查。胸部 X 线片有助于判读心影的大小。大 VSD 的患者会有心影扩大、肺血流增加的征象。如果 VSD 较大，心电图可提示左、右心室肥厚。2D 彩色多普勒超声心动图可确诊大部分病例，并可确定 VSD 的位置、大小和左心室的大小，以及三尖瓣反流程度，并依此估测右心室压力。在早期阶段，人们对大部分 VSD 均行心导管检查，但在过去的 15 年间，随着超声心动图诊断准确率的提升，心导管检查的应用已越来越少。对处于临界状态的患者，心导管可以准确地评估左向右分流程度（$Q_p : Q_s$），并可精确测量肺动脉压力。在心导管检查的同时进行心血管造影可动态地描述缺损解剖。心脏 MRI 也有助于 VSD 诊断，可以准确地提供心室大小及 $Q_p : Q_s$ 的数据，后者的计算是由双心室每搏输出量差及通过半月瓣的净流量来完成的。

左向右分流程度取决于 VSD 的大小和肺血管阻力。在出生时，由于肺血管阻力较高，可能会低估病变的严重程度。出生后数周至数月，随着肺血管阻力的下降，左向右分流将逐渐加大，进而出现充血性心力衰竭的表现。如果患者存在一个大的、非限制性 VSD，即 VSD 直径大于或等于主动脉瓣环直径，右心室和肺动脉压力将与体循环压力相同。为了防止肺血管床发生不可逆性改变，应在出生后 2~4 个月时手术治疗，此类患者会在 1~2 岁时发生不可逆的肺血管梗阻性病变，此即为艾森曼格（Eisenmenger）综合征。此类患者的肺血管病变将会呈现进行性发展，最终将使左向右分流演变为右向左分流，出现发绀及右心功能衰竭。当病变至不可逆的程度时，修补 VSD 可导致右心室衰竭及死亡。

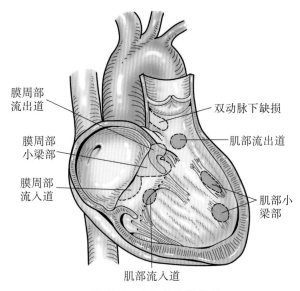

膜周部流出道　　双动脉下缺损

膜周部小梁部　　肌部流出道

膜周部流入道　　肌部小梁部

肌部流入道

**图 48.1　室间隔缺损分型**

限制性 VSD 是指 VSD 的直径小于主动脉瓣环的直径，此类患者的右心室压力及肺动脉压力小于体循环压力，如果没有其他手术适应证，可在婴儿期行药物治疗。近 80% 的小的肌部及膜周部 VSD 可自发闭合，其机制可以是缺损边缘纤维组织增生、肌肉组织肥厚增生及三尖瓣组织与缺损粘连。出生后第 1 年是自发闭合概率最高的时间段，5 岁前自发闭合的概率逐渐下降，5 岁后鲜有自发闭合的情况。对于限制性 VSD，如果主动脉瓣未受累，而心导管或 MRI 检查提示 Qp : Qs 大于 1.5 : 1，笔者建议在 3 岁后行手术治疗。

对于膜周部和双动脉下 VSD，因主动脉瓣可能会脱入缺损，由此可能会继发主动脉瓣脱垂；如果不及时治疗，脱垂的主动脉瓣可导致进行性主动脉瓣关闭不全。如果在仅有主动脉瓣脱垂或出现轻度主动脉瓣关闭不全时修补 VSD，则主动脉瓣病变不会继续进展；而如果出现了中度或更严重的主动脉瓣关闭不全，应考虑同期行主动脉瓣悬吊术。所有合并主动脉瓣脱垂或主动脉瓣关闭不全的 VSD 患者，均应接受手术治疗。双动脉下 VSD 不可能存在于正常心脏中。对于正常解剖的心脏，独立存在的肺动脉瓣下圆锥肌肉组织会将肺动脉抬高，与心脏基底存在一定的距离，而主动脉瓣和肺动脉瓣彼此分开，它们不在同一平面（图 48.2a）。当存在双动脉下 VSD 时，动脉圆锥变短，主动脉瓣和肺动脉瓣处于同一水平。此类 VSD 的表型特征是 VSD 与主动脉瓣和肺动脉瓣存在纤维延续（图 48.2b）。由于缺少肌肉组织的支撑，主动脉瓣的右冠瓣存在脱垂进入缺损的趋势，在"文丘里效应"（Venturi effect）（将瓣叶向高速血流的方向抽吸）的共同作用下，可导致主动脉瓣关闭不全。此类患者发生主动脉瓣脱垂进而导致主动脉瓣关闭不全的概率很高，因此，即便 VSD 很小，但这一类型的缺损均应修补。由于 Gerbode 型 VSD 的右心房压力很低，因此会产生很大的分流，因此我们建议所有此类 VSD 均应接受手术治疗。根据我们的经验，所有 Gerbode 型 VSD 患者均有症状。

罹患 VSD 的儿童，其细菌性心内膜炎的发生率为 14.5/万（患者·年），这几乎是正常人群的 35 倍，外科治疗可降低 50% 以上的亚急性感染性心内膜炎（SBE）的发生率。对于临界患者，应考虑行 VSD 修补以预防 SBE。所有曾发生 SBE 的 VSD 患者，由于存在再次发生的可能性，因此均建议行 VSD 修补术。

## 手术技术

在过去的几十年间，VSD 手术入路经历了显

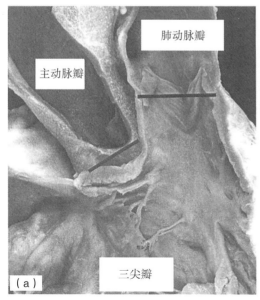

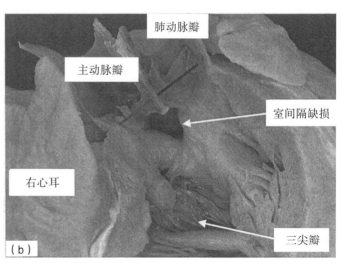

图 48.2　(a) 主动脉瓣与肺动脉瓣的正常解剖关系；(b) 双动脉下室间隔缺损的解剖

著的变化。目前主要通过经心房入路或经肺动脉入路来完成修补，几乎所有患者都避免了经心室入路。在 VSD 修补术中，有几个关键的原则适用于几乎所有类型的 VSD，这是本节首先将阐述的内容。而每一类型的 VSD 均有其特殊的技术要点，将分别阐述。

## 一般性原则

表 48.3 总结了 VSD 外科修补术的一般原则。

VSD 修补时，采用低温体外循环技术。大部分 VSD 修补不需要采用停循环即可成功完成，而对于一些特殊类型，如 VSD 合并主动脉弓离断、体重小于 2kg 的早产儿患者，停循环技术有助于手术操作。双腔静脉插管有利于在不停止转机的情况下完成 VSD 修补，避免了停循环的潜在并发症。阻断主动脉并灌注冷血心脏停搏液（我们使用 del Nido 溶液）可使手术在良好的术野下完成。经右上肺静脉置入左心引流，将左心房和左心室内的回血吸出，可保持相对无血的术野。根据 VSD 的类型选择入路。膜周部 VSD 通常采用经右心房入路，而双动脉下 VSD 则采用经主肺动脉入路。肌部 VSD 通常选择经右心房入路，当然，也可以选择经主肺动脉入路，或在右、左心室做较小的切口。Gerbode 缺损的修补采用经右心房入路。也有一些很罕见的情况，即膜周部或双动脉下 VSD，尤其是在合并主动脉瓣关闭不全时，选择经主动脉或主动脉瓣入路。表 48.4 总结了以上各种入路。

## 基于 VSD 解剖的特殊技术要点

### 膜周部 VSD

所有的膜周部 VSD 均选择右心房入路。在右心房内侧做一切口，充分显露三尖瓣瓣口，对于延伸至流出道的缺损，应格外关注显露问题（图 48.3a）。此切口起自右心耳基底，平行右冠状动脉，并与其保持 1cm 以上的距离，向下扩大至右冠状动脉和下腔静脉插管之间的心房壁。在心房切口边缘缝制提吊线，保持右心房切口开放并显露三尖瓣口。

牵拉三尖瓣隔瓣和前瓣，显露膜周部 VSD。在左心吸引器的作用下，三尖瓣瓣叶会被吸入 VSD，

**表 48.3　VSD 修补的一般性原则**

| |
|---|
| 主动脉及双腔静脉插管 |
| 体外循环 |
| 中低温（28~32℃） |
| 经右上肺静脉置入左心引流 |
| 主动脉阻断 |
| 冷血心脏停搏液 |

**表 48.4　室间隔缺损修补的入路**

| 缺损类型 | 入路 |
|---|---|
| 膜周部 | 右心房 |
| 双动脉下 | 主肺动脉 |
| 肌部 | |
| ·流出道 | 右心房或主肺动脉 |
| ·小梁部 | 右心房 |
| ·流入道 | 右心房 |
| ·心尖部 | 右心室或左心室 |
| Gerbode 缺损 | 右心房 |

可以此作为线索找到 VSD（图 48.3b）。另外一个线索是，在分流血液的冲击下，VSD 开口附近的右心室肌肉可呈纤维样改变。

有时，由于三尖瓣的遮挡，难以确定 VSD 的边缘，这种情况称为三尖瓣膜部瘤（tricuspid valve pouch）（图 48.4）。在这种情况下，可以从隔瓣的游离缘向三尖瓣环方向将隔瓣径向剪开（图 48.5），这有助于显露 VSD 边缘，但有时并不会显露全周，事实上也没有这个必要，每针缝合时只需显露一部分边缘即可。在此操作前，可在隔瓣游离缘缝制两条提吊线，这有助于 VSD 修补后恢复隔瓣状态。另外一种替代方案是平行三尖瓣环将隔瓣切开，然后探查 VSD，重点探查主动脉瓣，有时主动脉瓣可能脱垂进入 VSD，在修补时应非常小心。

在近 50 年时间里，我们一直沿用芝加哥 Ann & Robert H. Lurie 儿童医院的传统技术，用多条带垫片 Dacron 缝线间断缝合修补 VSD，然后将缝线依次穿缝与 VSD 大小相似的补片上，打结，剪线。在修补膜周部 VSD 时，务必注意避开房室结和传

导组织。图 48.6 显示了房室结的位置。为了避免损伤传导组织，应沿 VSD 后下缘浅缝，且保证所有缝线均在右心室面。从 Lancisi 乳头肌（圆锥的内侧乳头肌）的附着点开始，至 Koch 三角尖端的三尖瓣环处，均应小心操作。Koch 三角由三尖瓣环、Todaro 腱和冠状静脉窦口包围而成。有时，可将缝线从三尖瓣的心房面穿行至心室面，在缝制这些缝线时，务必小心不要伤及主动脉瓣，此瓣紧邻三尖瓣环。

沿 VSD 边缘完成全部带垫片的缝线缝合后，将一块聚四氟乙烯（PTFE）补片修剪至适当大小，通常补片的直径是 VSD 直径的 1.5 倍，这是为了将缝线穿缝补片时，留出 2~3mm 的边。图 48.7 演示了缝线穿缝补片。当全部缝线依次穿缝补片后，将补

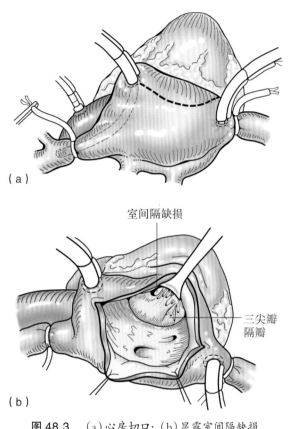

（a）

（b）

图 48.3 （a）心房切口；（b）显露室间隔缺损

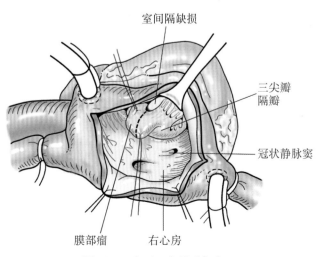

图 48.4 切开三尖瓣膜部瘤

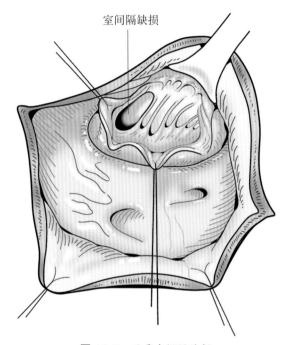

图 48.5 显露室间隔缺损

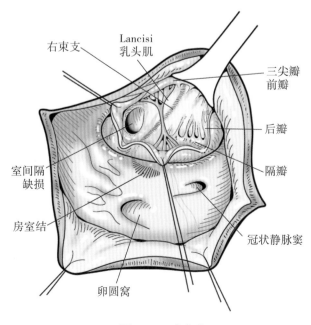

图 48.6 房室结

片送下。确保所有的缝线均无冗余线圈后,打结,剪线。

如果已将三尖瓣隔瓣放射状切开(或平行瓣环切开),可在补片缝线打结后,修补三尖瓣。之前在隔瓣游离缘缝制的提吊线有助于确定瓣叶切口的端点。可用多条缝线间断修补三尖瓣(通常使用 6-0 Prolene 缝线)(图 48.8)。

完成三尖瓣修复后,向右心室内注入冷盐水,查看是否存在由于三尖瓣修补不完善而导致的明显的三尖瓣反流。在必要时,可进一步修补三尖瓣。

完成 VSD 修补后,用双层 Prolene 缝线连续缝

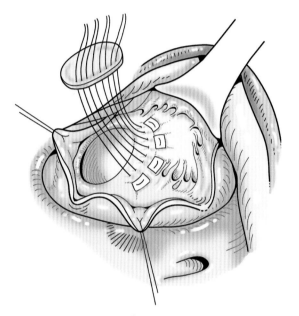

图 48.7　用带垫片缝线缝合补片

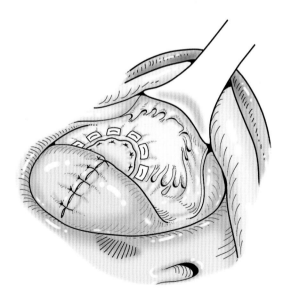

图 48.8　修补三尖瓣

闭右心房切口。第一层采用褥式缝合。暂停左心引流、排气,使支气管侧支血管回流的血液充满左心房。暂时关闭下腔静脉引流,放松下腔静脉插管紧缩带,从右心房切口将气体排出。心脏停搏液灌注管置于左心的最高点,用注射器将左心系统的气体抽出。充分排气后,放开主动脉阻断钳,立即恢复左心引流,以排出在复温和恢复通气后来自肺静脉的残余气体。此外,可将置于升主动脉的停搏液灌注管转变为根部吸引,排出主动脉内的气泡。

在复温期间,心脏一般会恢复自主的窦性心律,否则可行心内除颤(1J/kg)。恢复通气。当心功能恢复至满意状态后,拔除左心引流管,应在肺充气、左心房压力升高时拔除,否则气体可能会被倒吸入左心房。给予米力农改善心肌收缩力,撤离体外循环。

自 1992 年开始,我们对所有的 VSD 修补术后患者行术中经食管超声心动图(TEE)检查。TEE 可用于再次确认术前诊断,并通过评估是否有残余的左向右分流,确保修补的完整性。如果存在残余分流,TEE 可提供残余缺损的位置、大小及分流的程度,同时可以评估三尖瓣是否存在明显的关闭不全。对于因主动脉瓣关闭不全而行主动脉瓣修复的病例,TEE 有更加重要的意义,可评估术前、术后的主动脉瓣关闭不全程度。

### 双动脉下 VSD

在西方国家,双动脉下 VSD 约占全部 VSD 的 5%~10%。在亚洲国家的报道中,此类型的 VSD 更为多见,可达 25%~30%。由于此类型的缺损可能会导致主动脉瓣脱垂,进而出现主动脉瓣关闭不全,因此,所有双动脉下 VSD 均应手术矫治。选择主肺动脉切口,经肺动脉瓣口进行修补。体外循环的操作同膜周部 VSD 修补。给予心脏停搏液后,在主肺动脉行纵行切口,显露 VSD。此切口通常从主肺动脉远端向前至肺动脉窦,即到达肺动脉的右侧,如图 48.9 所示。缝制提吊线牵开肺动脉切口,用小的静脉拉钩提拉肺动脉瓣,确认双动脉下 VSD 的诊断。

沿 VSD 四周缝合带垫片缝线。修补中很重要的一步是将缝线直接缝在肺动脉瓣瓣叶基底部,以此作为锚定点,此处没有肌性间隔来隔离主动脉瓣

和肺动脉瓣（图 49.10 和图 48.11）。图 48.10 显示带垫片缝线不仅是在肌性室间隔的上部，同时还位于肺动脉瓣瓣叶基底部。图 48.11 是缺损的侧面观示意图，显示了带垫片的缝线穿过肺动脉瓣瓣叶基底部，以及缝线与主动脉瓣的关系。应非常小心地缝合，切勿损伤主动脉瓣或肺动脉瓣。

完成 VSD 边缘的缝合后，将其穿缝补片，送下、打结。图 48.12 显示了修补完成时的状态。用 Prolene 缝线连续闭合肺动脉切口。按照前述的方法完成左、右心排气，放开主动脉阻断钳。

■ **经右心室入路** 双动脉下 VSD 修补的另一个替代入路是右心室漏斗部切口。需要注意的是，选择这一切口常常是因为患者合并右心室流出道狭窄，需要行外科疏通。一些医生认为，右心室漏斗部切口既便于 VSD 的显露，又便于右心室流出道的疏通；但我们尽力避免切开心室，而且自 20 世纪 80

年代开始，已经弃用此入路。有两种右心室切口，分别是横切口和纵切口。横切口的优势在于可减少对环形心肌纤维的损伤，但术野显露受到一定限制，此切口一般无法满足需用补片扩大漏斗部的需要。如果选择纵行切口，应将其限制在右心室漏斗部（图 48.13）。不论选择哪一种右心室切口，均应首先明确冠状动脉的分布情况。如果左前降支起源于右冠状动脉，应避免采用右心室切口，因为术中有可能造成左前降支损伤，进而造成心肌梗死，这是非常危险的。虽然不常见，但的确存在跨行右心室漏斗部的冠状动脉走行于心肌中的情况，在心肌表面无法看到这些血管。术前应对主动脉造影进行评

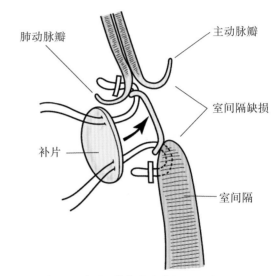

**图 48.11** 侧面示意图：带垫片缝线与主动脉瓣和肺动脉瓣之间的关系

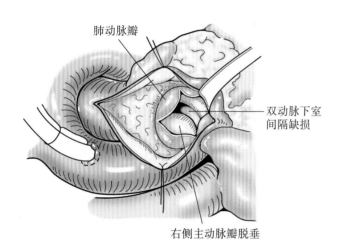

**图 48.9** 经肺动脉切口显露室间隔缺损

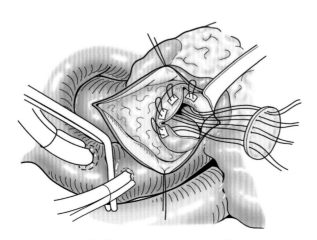

**图 48.10** 将带垫片缝线置入肺动脉瓣瓣叶基底部

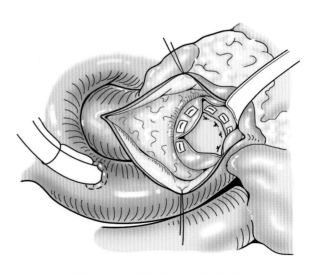

**图 48.12** 完成室间隔缺损修补

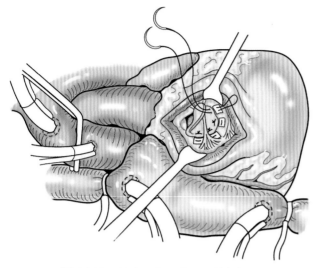

**图 48.13**　经右心室入路——纵行切口

估，以确认冠状动脉的位置。此外，超声心动图也可显示冠状动脉的位置。

■ **经主动脉入路**　如果患者合并主动脉瓣关闭不全，则需要在 VSD 修补同期进行主动脉瓣悬吊术。主动脉瓣的纵向悬吊技术是由多伦多的 George Trusler 医生首先提出。在我们最早的双动脉下 VSD 修补人群中，有 4 例同期行瓣膜悬吊，其中的 3 例选择经主动脉切口完成 VSD 修补，而不是常规的肺动脉切口，这主要是因为这几例患者最初的手术适应证为主动脉瓣关闭不全。

给予心脏停搏液后，在升主动脉前壁做斜行弯曲切口，向下延伸弯至无冠窦（图 48.14）。必要时，可将此切口向左侧横向延长。小心牵拉主动脉瓣以显露缺损。多数情况下，缺损的上缘缺少肌性组织或纤维组织，因此会增大缝合的难度。在这种情况下，可以将缝线从主动脉瓣窦起针，由内向外穿缝主动脉壁，其方法与前述的经肺动脉瓣瓣叶基底部入路相同。但是，我们通常不在主动脉上使用带垫片缝线，以免主动脉瓣瓣叶基底部粘连，进而形成主动脉瓣关闭不全。图 48.14 显示了经主动脉入路矫治 VSD。

### 肌部 VSD

肌部 VSD 的修补并不像膜周部和双动脉下 VSD 修补那样直截了当。肌部缺损常为多发，在操作技术上难度较大。历史上，人们常对这样的患

者（尤其是多发 VSD）先行肺动脉环缩术，6~12 月后（年龄增长、体重增加），再去除环缩带、修补缺损。这通常需要在环缩处重建肺动脉。近来，越来越多的医院选择在婴儿期进行根治，即使是多发缺损也如此。在一项回顾了 130 例多发 VSD 的研究中，32% 的患者预行肺动脉环缩术。研究中，102 例有膜周部缺损，121 例有肌部缺损，9 例有圆锥间隔缺损。50 例患者表现为"瑞士奶酪"样病变。

在这组病例中，82 例（63%）采用右心房入路，32 例（24%）采用右心室入路，14 例（10%）采用左心室入路。左心室入路仅用于低位心尖部缺损。该组病例的修补方法与我们所使用的方法相同，均为带垫片间断褥式缝合加 PTFE 补片。右心室心腔内的肌小梁分支有助于显露并协助闭合 VSD。在一些特殊情况下，可以将调节束切开以显露小梁间的肌部 VSD。但这样做可能导致右束支传导阻滞。由于肺动脉环缩可导致肌小梁增生，因此越来越多的外科医生选择在婴儿期修补缺损，而不是行肺动脉环缩。修补此类 VSD 的一个替代方法是使用导管输送的封堵器。

■ **经左心室入路**　此入路仅限于一些特殊类型的肌部 VSD，尤其是那些心尖部多发缺损（"瑞士奶酪"）。由于左心室面相对平滑，没有大的肌小梁，且此处仅有一个开口（不同于右心室面的多个开口），因此较容易行补片修补。通常在心尖部无血管区做一纵行切口，应控制切口的长度（图

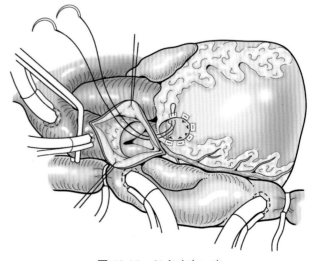

**图 48.14**　经主动脉入路

48.15）。仔细探查冠状动脉的分布，尽可能减少对冠状动脉的损伤。但是，左心室切口往往会导致远期左心室功能障碍，如果可能，应尽量避免，仅仅很小的心尖切口可被良好耐受。

### Gerbode 缺损

Gerbode 缺损是一种罕见的畸形，是在左心室与右心房之间存在分流通道，往往是在房室间隔膜部缺损时发生（图 48.16）。1990—2008 年，我们仅对 6 例房室间隔膜部缺损进行了手术矫治。手术时的平均年龄为 1.6 岁。所有患者均有症状，其中 3 例表现为充血性心力衰竭，2 例生长发育迟缓，2 例运动不耐受。所有病例均有右心房扩大。此 6 例患者均行补片修补缺损，无残余分流或传导阻滞。

■ **替代技术** 虽然芝加哥 Ann & Robert H. Lurie 儿童医院对大部分 VSD 患者采用间断带垫片修补技术，但也有一些例外情况。非常瘦小的婴儿（<3kg），其 VSD 周边的肌肉相对脆弱；如果采用带垫片缝线逐一打结，会增加新生儿心肌撕裂的风险。在这种情况下，我们会使用 6-0 Prolene 缝线做连续缝合。用一条带心包垫片缝线缝合经戊二醛处理的自体心包片，闭合 VSD。图 48.17 示意了此技术。带垫片缝线的起针点在最远离术者的位置，穿缝补片，打结；然后分别向上、下两个方向连续缝合补片和 VSD 边缘，在三尖瓣环处汇合，并在三尖瓣环的心房面打结。我们发现此技术对新生儿患者最为适用。

之所以选择间断带垫片缝合，主要是为了降低残余分流的发生率。但一些心脏中心对全部的 VSD 修补均采用连续缝合，一些医生建议使用心包条做垫片加固。

## 术后管理

VSD 修补术后的管理方案主要取决于患者的年龄及 VSD 的大小和解剖情况。大 VSD 婴儿，术后可能发生肺动脉高压危象，其管理方案应不同于年龄较大、缺损较小的患儿，后者通常可以在手术室内拔除气管插管。在这两种极端的情况之间，存在广泛的术后管理策略。对于非限制性大 VSD 的小婴儿患者，我们会给予肌松剂，并在术后 12~24h 辅

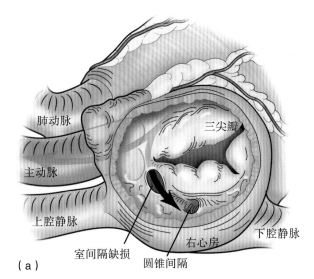

（a）

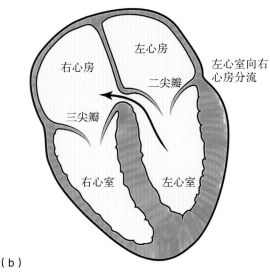

（b）

**图 48.16 Gerbode 缺损**

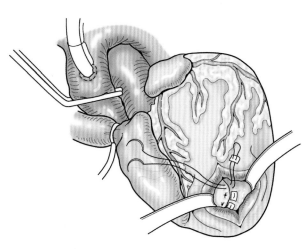

**图 48.15 经左心室心尖入路**

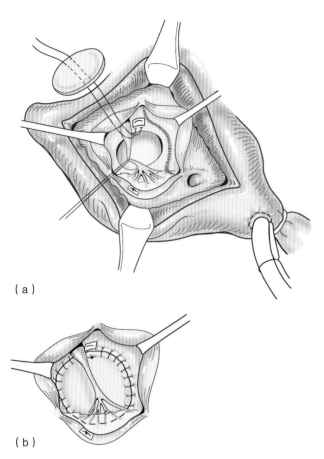

**图 48.17**　用带垫片缝线连续缝合心包补片。（a）第 1 针缝线；（b）在三尖瓣环的右心房侧打结

助呼吸，同时使用肺血管扩张药物、降低后负荷的药物及正性肌力药。典型的处置方案包括小剂量肾上腺素 [0.02~0.05 μg/（kg·min）]、米力农 [0.5 μg/（kg·min）]。在术后 12~24h 内，会保持这些患者处于镇静状态，同时使用咪达唑仑和芬太尼及维库溴胺。重症患者会吸入一氧化氮（0.002%）。如果没有肺动脉高压危象发生，则停用肌松药物（维库溴铵）和辅助通气，并在术后 48~72h 撤离呼吸机。如果出现肺动脉高压危象表现（血氧饱和度下降、低血压），则恢复使用肌松剂。目前，大部分大 VSD 的患者会在出生后数月完成手术矫治，发生肺动脉高压危象的情况已经相当罕见。以前，此类患者常常在 1~2 岁（甚至更大年龄）完成手术，肺动脉高压危象很常见。大多数非限制性 VSD 患者在术前服用地高辛、呋塞米（速尿）、卡托普利等药物；术后，我们通常停用地高辛和卡托普利，但在术后数周会继续给予速尿。一般情况下，术后 4~6 周可以完全停用

各种药物。一些年龄相对大、罹患限制性 VSD、因主动脉瓣脱垂或主动脉瓣关闭不全而手术的患儿，体外循环停机时可仅使用米力农，通常可以在手术室内拔除气管插管。

## 疗　效

1990—2013 年，芝加哥 Ann & Robert H. Lurie 儿童医院共矫治 709 例 VSD：膜周部（591 例）、双动脉下（59 例）、肌部（53 例）和 Gerbode（6 例）。无手术死亡。13 例（2%）患者因传导阻滞而放置起搏器，其中 11 例存在染色体异常。染色体正常的患者发生传导阻滞的概率为 0.3%。14 例患者在 ICU 期间需要再次手术，1 例患者因严重残余分流而需要再次手术。1980—2012 年，Lurie 儿童医院为 106 例双动脉下 VSD 施行心内修补手术，修补时的中位年龄为 1.1 岁，无死亡，无传导阻滞。在择期手术（即年龄大于 1 岁，Qp∶Qs<2）的患者中，几乎无术后并发症。1980—1991 年，Lurie 儿童医院收治了 141 例年龄大于 1 岁的限制性 VSD 患者。平均肺动脉压为 26 mmHg，平均 Qp∶Qs 为 1.6∶1。45% 的患者存在主动脉瓣脱垂，18% 存在主动脉瓣关闭不全，3.5% 的患者曾患感染性心内膜炎。无早期和远期死亡，无重大并发症。无患者采用心室切口入路闭合 VSD。平均住院时间为 5 d。无永久性的完全性房室传导阻滞，无再开胸止血和术后伤口感染，无患者因残余分流或 VSD 复发而接受再次手术。

对这些数据的回顾唤起我们对 VSD 修补适应证的重新评估。与已知的自然病史研究相比较发现，VSD 矫治的手术风险（基于本文的数据）低于发生感染性心内膜炎的终身风险，也低于因主动脉瓣瓣叶脱垂而导致主动脉瓣关闭不全的终身风险。VSD 矫治还可以消除因未矫治心脏畸形而给患者和家庭带来的社会经济负担（这并不是一个可以被忽略的问题）。

### 特殊考量：传导阻滞

如果在术后充分复温后，患者仍然没有恢复窦性心律，可在右心房和右心室表面放置临时起搏导

线。临时起搏有助于患儿安全地撤离体外循环。很多时候，当患儿从心脏停搏中完全恢复或开始给予正性肌力药物后，即可恢复心脏的传导。如果没有恢复，则应采用临时起搏导线进行起搏，并观察7~10d。在这种情况下，我们并不会匆忙地再次手术来调整补片。在观察期间，很多患儿可以恢复窦性节律。如果出现这种情况，我们会在出院前对患者行 24 h Holter 监测，确认传导阻滞已经消除并恢复了窦性心律。如果术后 7d 仍未恢复，此时恢复的机会已经逐渐渺茫，我们会在术后 7~10 d 安装双腔起搏器。由于大部分行 VSD 修补的患者年龄在 1~2 岁或 1 岁以下，我们建议选用甾体涂层心外膜电极和双腔起搏器。

## 残余分流

如果在手术室内因触及右心室心表震颤而怀疑存在残余分流，或 TEE 可见彩色分流束，应做以下几点考量。通过 TEE 所测量的彩色分流束大小，将残余分流细分为微量、轻度、中度和重度。2mm 以下的残余分流会随着时间推移逐渐闭合消失，但对于中度和重度残余分流，应考虑再次手术。如果没有 TEE，或者难以把握残余分流的程度，可在手术室内计算分流量，然后决定是否需要重新修补。用两个装有细针头的注射器，分别从右心房和肺动脉抽血进行血气分析，结合动脉血氧饱和度（通常为100%），利用下列公式计算分流量（Qp∶Qs）：

$$\frac{AoSat-PASat}{AoSat-RASat} = \frac{Qp}{Qs}$$

注：Ao= 主动脉，PA= 肺动脉，RA= 右心房，Sat= 血氧饱和度。

如果分流量小于 1.5∶1，此残余分流可以在一段时间后闭合消失。

# 总　结

从解剖学角度来看，主要有 4 种类型的 VSD，分别为膜周部（80%）、双动脉下（10%）、肌部（10%）和 Gerbode 缺损（左心室 – 右心房分流，1%）。VSD 修补的适应证包括充血性心力衰竭、

Qp∶Qs>1.5∶1、主动脉瓣脱垂、主动脉瓣关闭不全、所有双动脉下和 Gerbode 缺损，曾患 SBE。

当前的 VSD 矫治术疗效非常满意。包括肺动脉高压患者在内，死亡风险近乎为 0；严重并发症，如传导阻滞、紧急再次手术、明显的残余分流等的发生率非常低。几乎所有 VSD 修补术后的患者均有非常良好的疗效，远期预后与正常儿童非常接近。

## 延伸阅读

1. Backer CL, Idriss FS, Zales VR, et al. Surgical management of the conal (supracristal) ventricular septal defect. J Thorac Cardiovasc Surg, 1991(102): 288–296.

2. Backer CL, Winters RC, Zales VR, et al. Restrictive ventricular septal defect: how small is too small to close? Ann Thorac Surg, 1993(56): 1014–1019.

3. Beerbaum P, Körperich H, Barth P, et al. Noninvasive quantification of left-to-right shunt in pediatric patients: phase-contrast cine magnetic resonance imaging compared with invasive oximetry. Circulation, 2001(103): 2476–2482.

4. Devlin PJ, Russell HM, Mongé MC, et al. Doubly committed and juxta-arterial ventricular septal defect: outcomes of the aortic and pulmonary valves. Ann Thorac Surg, 2014(97): 2134–2140.

5. Dodge-Khatami A, Knirsch W, Tomaske M, et al. Spontaneous closure of small residual ventricular septal defects after surgical repair. Ann Thorac Surg, 2007(83): 902–905.

6. Fraser CD, Zhou X, Palepu S, et al. Tricuspid valve detachment in ventricular septal defect closure does not impact valve function. Ann Thorac Surg, 2018(106): 145–150.

7. Gaynor JW, O'Brien JE Jr, Rychik J, et al. Outcome following tricuspid valve detachment for ventricular septal defects closure. Eur J Cardiothorac Surg, 2001(19): 279–282.

8. Gersony WM, Hayes CJ, Driscoll DJ, et al. Bacterial endocarditis in patients with aortic stenosis, pulmonary stenosis, or ventricular septal defect. Circulation, 1993, 87(Suppl I): I121–I126.

9. Jacobs JP, Burke RP, Quintessenza JA, et al. Cong-enital heart surgery nomenclature and database project: ventricular septal defect. Ann Thorac Surg, 2000(69): S25–S35.

10. Kelle AM, Young L, Kaushal S, et al. The Gerbode defect: the significance of a left ventricular to right atrial shunt. Cardiol Young, 2009, 19(Suppl 2): 1–4.

11. Russell HM, Forsberg K, Backer CL, et al. Outcomes of radial incision of the tricuspid valve for ventricular septal defect closure. Ann Thorac Surg, 2011(92): 685–690.

12. Serraf A, Lacour-Gayet F, Bruniaux J, et al. Surgical mana-gement of isolated multiple ventricular septal defects. J Thorac Cardiovasc Surg, 1992(103): 437–443.

13. Trusler GA, Moes CAF, Kidd BS. Repair of ventricular septal defect with aortic insufficiency. J Thorac Cardiovasc Surg, 1973(66): 394–403.

14. Trusler GA, Williams WG, Smallhorn JF, Freedom RM. Late results with repair of aortic insufficiency associated with ventricular septal defect. J Thorac Cardiovasc Surg, 1992(103): 276–281.

# 第 49 章
# 法洛四联症

*Tom R. Karl    Nelson Alphonso*

## 发展史

　　法洛四联症（TOF）是最常见的接受外科治疗的先天性心脏畸形之一，每万名活婴中有 3 人罹患此病。TOF 是导致新生儿期后发绀的最主要病因，约占全部先天性心脏畸形的 1/10。因此，TOF 对于儿童心脏外科医生来说具有重要的意义。事实上，TOF 是第一个被准确描述的发绀型先天性心脏病，而一些姑息术式和根治术式也曾首先用于 TOF。人们对 TOF 的了解多于其他任何一种复杂性先天性心脏畸形，因此，该疾病成为描述发绀型心脏病自然病史的范例，也是通过外科治疗改善病程的范例。正是对 TOF 的研究，使我们对心脏生理、心肌保护、体外循环、解剖发育、分子生物、基因组学及其他领域有了更加深入的认识。最后要说明的是，如果不加以治疗，TOF 是一种致命性疾病，但如果治疗得当，患者可以获得非常理想的疗效。

　　1948 年，Blalock 与同事在约翰·霍普金斯医院首次完成了针对 TOF 的手术。Blalock 的治疗理念是：将血液从体循环分流进入肺循环，从而减轻心脏内右向左分流的生理效应。另一种更为直接的治疗 TOF 的方法是由 Lillehei 于 1954 年在明尼苏达大学首先提出的，他们为 TOF 患者进行了直视矫治手术，操作之初使用交叉循环（在患儿与其父亲或母亲之间），而后采用了鼓泡式氧合器进行体外循环。尽管这之后出现了大量的治疗策略和技术的改进，但无论如何，Lillehei 的创新性工作为 TOF

的现代治疗创立了标准。

　　Anderson 对 TOF 的解剖做了详细的描述（见第 39 章中"先天性心脏畸形的解剖"一节），他对先天性心脏畸形所提出的理论及命名显著提升了人们对该疾病的外科认识。图 49.1 描述了与 TOF 外科矫治相关的基本解剖学特征：圆锥间隔（肌部流出道）向前、向上移位导致对位不良型室间隔缺损（VSD）形成，右心室流出道（RVOT）梗阻及右心室肥厚，肺动脉瓣和肺动脉血管树存在不同程度的发育不良。

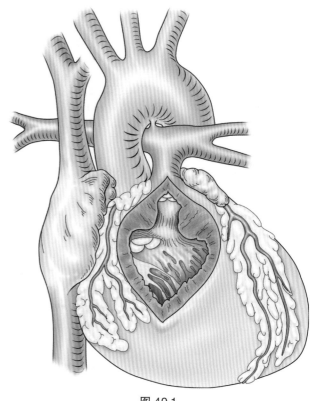

图 49.1

## 基本原则与理论依据

对于大多数 TOF，产前或出生后超声心动图即可明确诊断。根据 RVOT 及肺动脉的解剖状态、侧支血管的形成情况及其他一些因素，制订手术计划，确定手术时机。图 49.2 是 TOF 的一些特征性图像。

## 术前评估和手术计划

术前检查主要是基于 2D 超声心动图所提供的关于 RVOT、VSD、中央肺动脉树及冠状动脉近心端的解剖学资料。在一些特殊情况下，需要通过心脏造影获取非常规性信息。是否可完成心内根治取决于肺动脉树的发育情况（即在分成左、右心腔

分隔后，肺血管床可以完全接受心排出量，且增加的心排出量并不会导致右心室压力高于体循环压力。）。人们提出了很多计算公式进行推断和预测，但没有任何一个堪称绝对准确可靠，外科医生的决断和经验仍至关重要。

治疗策略需基于对多方面因素的综合评判（图 49.3）。目前，大多数心脏外科医生会对难以承受症状的发绀患者行根治性心内矫治。对于新生儿期的 TOF 患者，如果血氧饱和度尚可接受，病情稳定，并不建议行心内根治手术（与姑息手术相对）；对于根治手术的最佳时机，人们的观点不一，从刚刚出生到 1 岁均有推荐。过去的 10 年间，在世界范围内都有早期（出生后 3~6 个月）行择期手术的趋势，但在此年龄范围之外进行手术的情况也并不少见。其他一些因素同样会影响手术时机的确定，例如患儿的

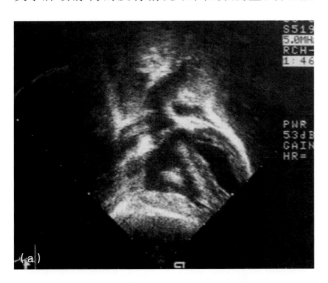
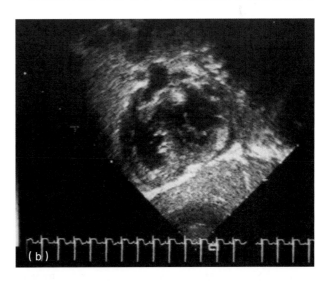
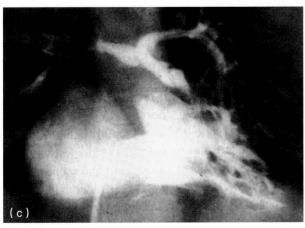
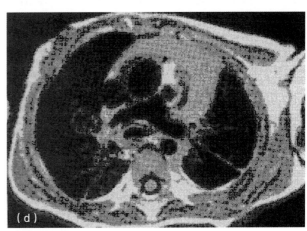

**图 49.2** 法洛四联症的影像。(a) 和 (b) 2D 超声心动图显示主动脉骑跨在大的室间隔缺损上，右心室肥厚，因室间隔对位不良而造成室间隔缺损，约 50% 的主动脉起自右心室；(c) 右心室造影显示肺动脉树发育不良及重度右心室流出道梗阻；(d) 心脏门控 T1 加权自旋回波（磁共振成像）显示了肺动脉分支汇合部，左肺动脉分支近心端严重狭窄，同时显示了肺动脉狭窄和主动脉扩大

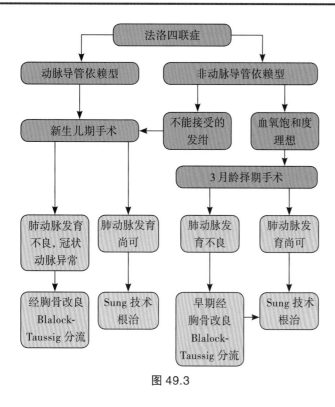

图 49.3

一般状况、早产、极低出生体重、遗传综合征、需要使用心外管道、合并其他心内畸形及肺动脉中断等。但很多心脏中心采用了不同的治疗策略，包括一期或二期手术（即一期根治术或先行改良 Blalock-Taussig 分流，之后行根治术），均取得了良好疗效。

# 手 术

## 改良 Blalock-Taussig 分流

改良 Blalock-Taussig 分流的适应证为：存在不可耐受的发绀，且因以上所列原因不适合行心内矫治的 TOF 患者。最理想的手术入路为经胸骨正中切口，如果可能，可将胸骨切口限制在胸骨上段。此切口的优点在于：手术操作中无须中断呼吸，且一般可以获得更为理想的血流动力学状态；一旦需要体外循环辅助，方便操作。将胸腺切除，纵行切开上段心包。对所有病例，不论主动脉弓的解剖情况如何（主动脉弓在气管的左侧还是右侧），在右侧行改良 Blalock-Taussig 分流最为理想，一方面可以保护膈神经，另一方面在后续的根治手术时，容易将其关闭：在上腔静脉内侧游离聚四氟乙烯（PTFE）人造血管，体外循环开始后，将其夹闭、切断即可

（见下文）。

在采用经胸骨入路时，用电刀游离头臂动脉和肺动脉，并环绕硅橡胶弹力带（图 49.4a）。给予肝素（1mg/kg）后，用血管钳控制头臂动脉血流。修剪一段 PTFE 人造血管（3.5kg 以下选择 3.5mm 血管，3.5kg 以上选择 4.0mm 血管），将一个断端修剪成斜面后，用 7-0 聚丙烯缝线将其与头臂动脉做端 - 侧连续吻合，在完成肺动脉端吻合前，暂时不开放血管钳。用另一把血管钳或弹力血管带控制右肺动脉血管，将人造血管的另一端与右肺动脉行端 - 侧吻合（图 49.4b）。如果人造血管过长，可造成弯折，进而导致血管阻塞。移除血管阻断钳，置入引流管后，关闭心包和胸骨切口。

术后早期出现的常见问题包括舒张压低、轻度代谢性酸中毒，以及胸部 X 线片提示单侧肺血过多，但这些情况多为一过性。有时会发生乳糜胸或血清渗出，减少纵隔的游离、避免用手术器械对人造血管直接操作可以降低这两种并发症的发生率。术后给予肝素 [1U/(kg·h)]，直至开始口服阿司匹林 [5mg/(kg·d)]。

## TOF 根治手术

早期行 TOF 根治术时，往往在右心室做一较大切口，并行跨肺动脉瓣环补片，一方面解除 RVOT 梗阻，另一方面可经此完成 VSD 修补。但随后的几十年发现，由于肺动脉瓣关闭不全、右心室容量负荷增加，可导致右心室功能衰竭、扩张、纤维化及心律失常。在这种情况下，即使行肺动脉瓣置换，也可能无法避免这些情况的发生。相反，如果 RVOT 存在严重的残余梗阻，虽然限制了肺动脉瓣反流，但可以导致右心室肥厚和死亡。

矫治的目标是充分解除 RVOT 梗阻，完全分隔左、右心血流，尽可能保留心肌收缩、电生理及瓣膜功能。Hudspeth、Edmunds 及其他一些医生提出可经心房切口、较小的右心室切口或完全不采用心室切口。目前，对于大多数患者，最理想的策略是经心房和肺动脉进行矫治，注意保留或重建肺动脉瓣（图 49.5）。

手术采用全胸骨正中切口，可适当缩小皮肤切

口。切除胸腺，将心包向中线右侧切开，取足够的心包组织以备行 RVOT 重建，在 0.1% 戊二醛溶液中浸泡 2min，用盐水冲洗数次。肝素化（3mg/kg），在上、下腔静脉和升主动脉（近头臂干基底

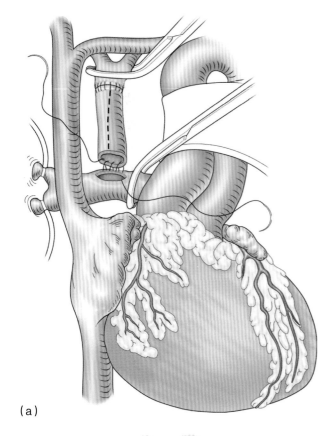

（a）

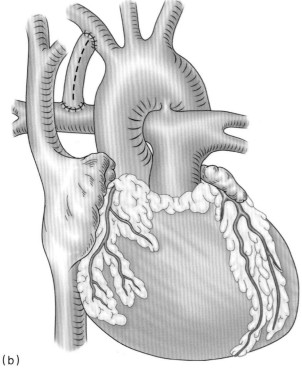

（b）

**图 49.4**

处）插管，以行体外循环。如果存在改良 Blalock-Taussig 分流管，则将其游离，体外循环开机后，将分流管钳夹，结扎。降温至 34℃，游离、结扎动脉韧带（导管）。阻断主动脉，向主动脉根部顺行灌注含血心脏停搏液。围绕静脉插管收紧腔静脉阻断带，纵行切开右心房和主肺动脉。将左心引流管经房间隔缺损置入左心房，可在完整的房间隔上做一切口。探查肺动脉瓣，切开融合的肺动脉瓣交界至窦管交界水平（图 49.5a）。将一 3mm 45° Hegar 探条从肺动脉瓣口逆向送入右心室，此操作有助于经右心房入路进行矫治时，确认 RVOT 的位置，并探查狭窄程度。牵拉三尖瓣前瓣，显露 RVOT。尽可能充分地将肌性流出道处的壁束（septoparietal trabeculations）剪除（图 49.5b-i 和 b-ii），但应非常小心，切勿损伤 VSD 边缘和主动脉瓣。

　　如果 RVOT 处尚存其他导致梗阻的肌束，应将其游离、剪断；也可以经肺动脉瓣重复此操作。RVOT 疏通的目标是，直径比预期正常肺动脉直径大 2mm 的探条可以自由地通过 RVOT。近 75% 的患者需要将肺动脉切口向下跨瓣环延长，长度为 10~20mm。此延长的切口应经肺动脉前瓣的中部，延长至 RVOT 的游离壁（图 49.5c）。注意不要损伤冠状动脉分支。

　　经三尖瓣口径路修补 VSD（图 49.5d-i 和 d-ii）。用 5-0 或 6-0 带垫片聚丙烯缝线褥式穿缝三尖瓣隔瓣基底部及 VSD 其余部分的边缘肌肉。注意主动瓣和传导束的位置（走行于 VSD 后缘），切勿损伤。在传导束走行区，VSD 缝线的位置应与 VSD 边缘保持 5mm 的距离（其要点与膜周部 VSD 修补相同）。将缝线穿缝 PTFE 补片或心包片后，将补片塞入三尖瓣隔瓣的心室侧，打结、剪线。与左心室相接处的补片大小近似等于主动脉直径。检查三尖瓣的瓣叶位置，必要时可适当调整隔前交界处的缝线。用聚丙烯缝线缝合房间隔缺损，经主动脉根部排气，开放主动脉。复温至 37℃。其他步骤的操作可以在心脏复跳后的常温状态下完成。

　　用聚丙烯缝线连续缝闭右心房切口，抽出上、下腔静脉紧缩带。如果没有使用跨肺动脉瓣环切

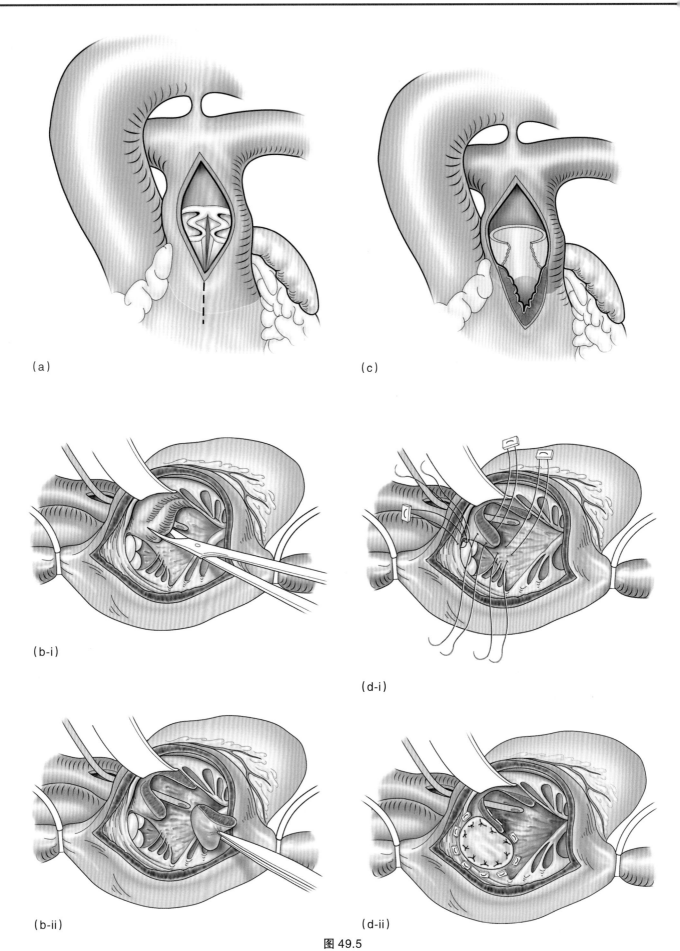

（a）

（c）

（b-i）

（d-i）

（b-ii）

（d-ii）

图 49.5

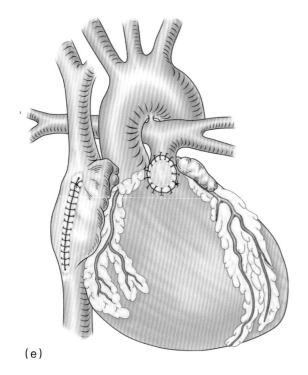

(e)

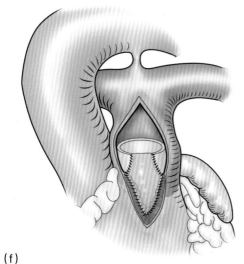

(f)

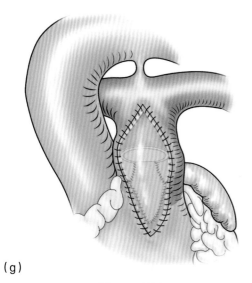

（g）

图 49.5（续）

口，可直接缝闭肺动脉切口（确保肺动脉内径达到要求），也可用一小块卵圆形心包片将其缝合（图 49.5e）。

如果肺动脉切口跨越肺动脉瓣环，我们会基于 Sung 等的方法行标准的 RVOT 重建（图 49.5f）。将一三角形心包片固定于肺动脉前瓣的切缘，而缝合线会延伸至右心室切口的心内膜。此心包片可以扩大前瓣，也可使肺动脉瓣环直径达到正常标准，同时制作出一个 Valsalva 窦。用另外一片较大的心包片扩大肺动脉和 RVOT，下部缝线连续缝合于心外膜切缘（图 49.5g）。有时我们会使用 CardioCel（Admedus, Western Australia）牛心包片。这种重建技术可以有效消除 RVOT 的压力阶差，并最大限度地保留肺动脉瓣的功能。缝制了心房、心室起搏导线后，可停止体外循环。

## TOF 矫治术的特殊要点

### 冠状动脉异常

5%~30% 的 TOF 患者存在冠状动脉变异。外科医生需重点关注是否存在横跨 RVOT 的冠状动脉分支，这将使安全地扩大经心室切口（如果采用此切口）受限。

图 49.6 演示了在墨尔本皇家儿童医院（RCH）遇到的 36 例冠状动脉异常的情况。最常见的变异是前降支源于右冠状动脉。此处所涉及的所有变异理论上均禁止通过传统经心室入路进行操作。

虽然 CT 血管造影或投照角度较大的主动脉造影对于判读冠状动脉走行更为敏感，但大多数变异可通过术前 2D 超声心动图得以诊断，当然，最终还需要外科团队在术中做判读。对于这些情况，有一系列的解决策略，包括使用右心室 - 肺动脉心外管道。但是，不建议游离冠状动脉以在其下方缝制补片。根据我们的经验，大部分病例可通过经右心房和肺动脉路径将 RVOT 充分疏通（见本章 "当前 TOF 的疗效" 一节）。

图 49.7 演示了当存在冠状动脉变异（前降支源自右冠状动脉）时，通过经心房和经肺动脉入路进行 TOF 矫治的操作要点。延长的肺动脉切口止于冠

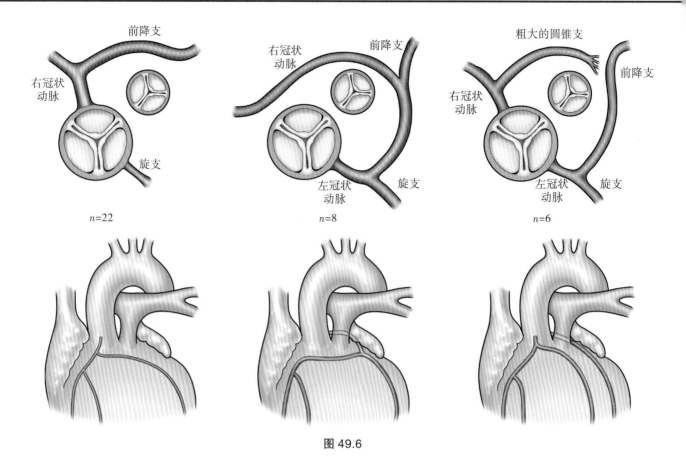

图 49.6

状动脉上方, 用一小块心包做跨瓣环补片, 此补片可以稍稍偏向左侧。对于前降支源于右冠状动脉的

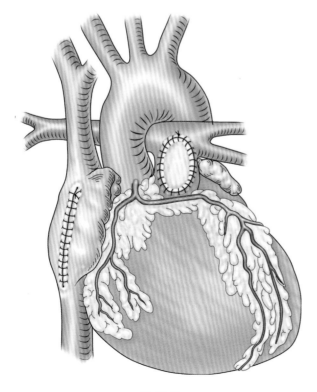

图 49.7

TOF 患者, 有时可将跨瓣环补片置于侧面。对于右冠状动脉源自左前降支的患者, 补片应仅限于横行冠状动脉头侧, 并需要更加广泛地切除 RVOT 的肌束。可在术中应用球囊扩张肺动脉瓣环。一小部分人群, 需要选择心外管道, 可以获得满意的疗效。

### TOF 合并房室间隔缺损

TOF 合并房室间隔缺损 (AVSD) 的病例占 TOF 的 1.0%~6.5%, 而在 AVSD 中, 有 2.7%~10.0% 合并 TOF。因此, 同时并发这两种畸形的情况相对少见, 与唐氏综合征强相关 (相关性大于 75%)。患者可同时表现出 AVSD 和 TOF 的基本特征, 但主动脉瓣、RVOT 及肺动脉的表现存在很大的差异性。一般来说 (并非固定不变), VSD 可延伸至下桥瓣的下方, 这与 TOF 的 VSD 有显著的区别, 而上桥瓣多表现为浮瓣 (Rastelli C 型)。

TOF 合并 AVSD 的手术操作复杂, 虽然可在任何时间段进行根治手术, 但疗效并不如任何一种单独疾病的治疗。在可能的情况下, 可在出生后 3~4 个月时进行手术, 此时房室瓣更为可靠, 且有更多的手术选择空间。更早期进行手术往往是由于存在严重的 RVOT 梗阻和（或）主动脉瓣关闭不全。手术的最关键点是保证房室瓣和肺动脉瓣的良好对合。

在手术操作中，应将 AVSD 和 TOF 的矫治技术融合在一起。外科医生对空间解剖的充分认识有助于手术操作（图 49.8a）。在 VSD 修补前的操作步骤与单纯 TOF 矫治相似。在修补 VSD 时，将补片修剪成"逗号"状。沿主动脉瓣和 VSD 的流入道部分缝制多条带垫片缝线，穿缝补片后，将补片送至三尖瓣腱索下。再在补片的上缘向上穿缝房室瓣和另一

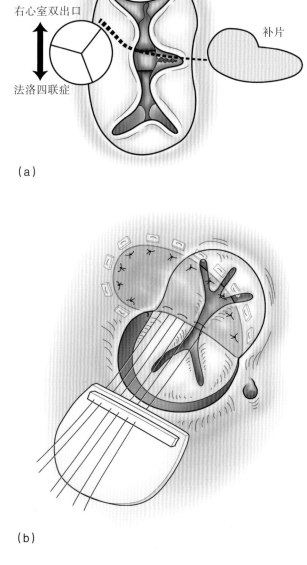

（a）

（b）

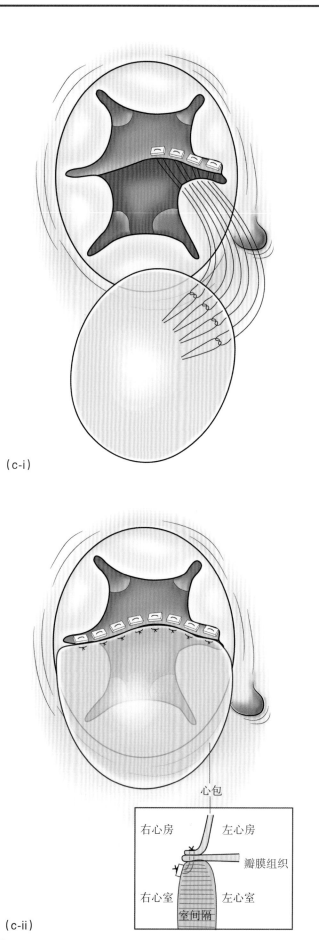

（c-i）

（c-ii）

图 49.8

块用于修补房间隔缺损的补片下缘，将房室瓣分隔成两个独立的、无狭窄的房室瓣口（图49.8b）。也可以采用 Nunn 技术，即用多条带垫片缝线将桥瓣与 VSD 嵴直接对合在一起（图49.8c-i 和 c-ii）。

向左心室内注入冷盐水，测试房室瓣对合状态。必要时，缝合修补隔瓣交界（或房室瓣裂）。可根据需要采用其他技术进行瓣膜修复，如交界成形、半月瓣成形等。

暂时阻断肺动脉，采用同样的方法评估右心室和分隔后的房室三尖瓣情况。用自体心包片或 CardioCel 补片修补原发孔房间隔缺损，将冠状静脉窦置于右心房。排气后，放开主动脉阻断钳。采用 Sung 技术重建 RVOT，此处与单纯 TOF 的处理方法相同。如果由于肺动脉瓣缺失或右心室切口延长导致肺动脉瓣关闭不全，我们会选用同种异体或牛源性右心室 – 肺动脉管道作为肺动脉瓣置换，因为残留的房室瓣和肺动脉瓣功能不全所导致的血流动力学负担会使术后病程不稳定。

### 肺动脉瓣缺失综合征

很多人认为肺动脉瓣缺失综合征（APVS）是 TOF 的一个类型，但事实上两者存在很大的差异。APVS 表现为中度肺动脉狭窄和重度的肺动脉瓣关闭不全，并存在不同程度（有时可达到极端程度）的主肺动脉和分支肺动脉扩张，而这种扩张可延续至肺门内主要肺叶分支。肺动脉瓣表现为原始残迹，肺动脉瓣环呈中度发育不良。肺动脉壁存在固有的发育异常，可累及肺动脉与右心室的连接处。一些罹患 APVS 的婴儿患者合并气管支气管发育不良及肺叶支气管受压。这种固有的气管、血管发育不良可波及小支气管。如果气道病变严重，应将手术提前至出生后数月；如果患者病情稳定，手术时机可与其他择期治疗的 TOF 相同。

对于存在广泛的主肺动脉、分支肺动脉扩张的 APVS（图49.9a），基本的外科治疗策略仍然是前述的经心房 – 经肺动脉切口矫治。近年来，我们发现了更加理想的方法：将右肺动脉或主动脉横断，充分游离分支肺动脉，采用改良 Lecompte 技术（将肺动脉移位至主动脉前方）（图49.9b、c）。如果采用 Lecompte 技术，则并不一定需要对所有病例均行分支肺动脉缩减成形。重建右肺动脉（或主动脉）后中央气管、支气管的压迫可因此减轻。用牛源带瓣管道重建 RVOT，否则残余的肺动脉瓣关闭不全可能导致异常的肺动脉进一步扩张。由于缺少自体肺动脉瓣，因此 Sung 所提出的方法对于 APVS 的患者可能无效。

婴儿 APVS 患者的术后管理较为困难，由于气管、支气管发育不良而需要长时间呼吸机辅助通气。

### 大龄患者的 TOF 矫治

在世界上一些欠发达地区，那里的心脏外科医生可能会面对一些诊断和治疗都非常晚的 TOF 患者；而在发达国家也会遇到来自那些地区的患者。一般来说，这些大龄的 TOF 患者常表现出 4 种特殊的临床情况。

·患者此前曾接受增加肺血的姑息手术（如 Blalock-Taussig 分流或 Waterston 分流）。左心室有充足的容量负荷，右心室肥厚但发育良好。在这种情况下，根治手术的风险较小。应行主动脉造影以排除主 – 肺动脉侧支的存在。应注意可能存在左肺动脉狭窄（曾行 Waterston 分流）或右肺动脉狭窄（曾行 Blalock-Taussig 分流）。

·患者此前未接受任何姑息手术，但发绀情况很轻。其解剖多为瓣膜型肺动脉狭窄，分支肺动脉发育良好。根治手术可以被很好地耐受，而术后管理也相对简单。这些患者的年龄可能相当大，甚至达到 50 岁以上。

·患者此前未接受任何姑息手术，发绀症状极其严重。血氧饱和度低于 70%，血细胞比容可高于 65%。通常，此类患者的解剖适合手术矫治，分支肺动脉发育良好，主要表现为重度的圆锥部狭窄。但是，部分患者可能存在根治手术的禁忌证，其风险可能明显高于存在其他临床表现的患者。是否选择暂时性姑息手术取决于外科团队的习惯、以往的处理经验及是否具备可靠的体外生命支持的能力。与右心室相比，这一组患者的左心室较小，超声心动图显示左心室功能减低。如果胸部 X 线片显示心影非常小，则提示肺：体循环血流比（Qp∶Qs）可能非常低,体循环血流是由两个心室共同提供的。

　　右心室在术后可能不适应接受全心排出量的状态。患者术后出现右心室或全心室功能衰竭的病理生理因素可能是多方面的。左心室需要较高的前负荷,而这却是右心室无法耐受的,尤其是存在肺动脉瓣关闭不全和(或)三尖瓣关闭不全时。右心室衰竭可以表现为收缩功能衰竭和(或)舒张功能衰竭。发育不良的肺动脉淋巴系统可造成肺水肿伴左心房压升高。左心室衰竭可能是由于心肌本身的问题,也可能是室间隔左移所导致。术前体循环阻力较低(对血液黏度升高的一种适应),术后则可能出现病理性低阻抗。在心力衰竭发生之初或发生后,房水平分流通路的存在是否有意义尚不清楚,可能无法预防和应付上述的所有问题。最后需要说明的是,由于此类患者存在超高的血细胞比容,由此而引发的血液黏度增加、凝血功能异常及体循环阻力下降,使体外循环面临严峻挑战。

　　如果在根治术前建立体 - 肺分流,或实施经皮肺动脉瓣成形术,同时接受审慎的稀释血液的治疗,经过数周或数月的过渡,可能在很大程度上会降低上述风险。

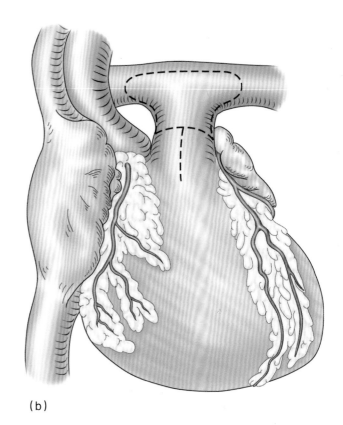

(b)

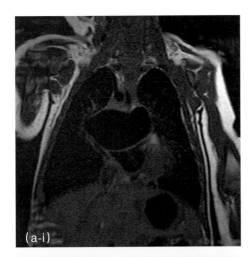

(a-i)

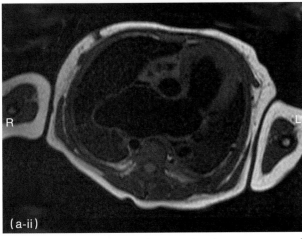

(a-ii)

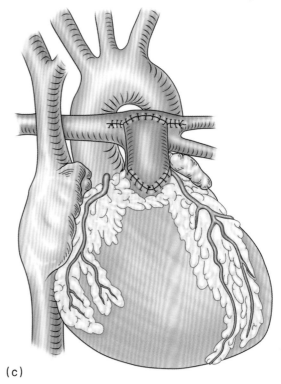

(c)

图 49.9

·患者病情在近期恶化,出现严重发绀。在行根治手术前必须排除支气管肺部感染,如病毒、细菌性肺炎,以及感染性心内膜炎。当存在感染及致命性发绀时,通常应推迟根治手术,而选择姑息手术。关于分流与根治手术的风险-获益比,至今仍有争议,即使对缺氧严重的患者亦如此,分析时须考虑患者的个体因素。

## 术后管理

遵循婴儿心脏外科手术后的基本管理原则。给予小剂量正性肌力药物[多巴胺5 μg/(kg·min)]。患儿虽然需要一段时间的呼吸机辅助,但通常建议早期拔管。我们的患者有2/3在手术室内拔除气管插管。术后面临的主要问题是由于右心衰竭和房性心律失常而导致的中度低心排出量,这是多种因素共同作用的结果,包括机体炎症反应、因肌肉切除和右心室切口导致的右心室功能受损、继发性三尖瓣关闭不全,以及心肌本身存在的异常。由于内源性儿茶酚胺水平的升高,右心室压力可能在短时间内超过左心室压力的50%。所有这些问题通常都是自限性的,大部分婴儿患者通过限液、利尿、使用小剂量正性肌力药物和避免过度刺激β受体即可解决。如果持续存在血流动力学的问题,应积极查找原因,排除残余VSD和(或)RVOT残余梗阻,这些问题需要尽快翻修处理。

## 当前 TOF 的疗效

### TOF 根治术

根据美国胸外科医师协会(STS)(n=2535)和欧洲先天性心脏病外科医师协会(ECHSA)先天性心脏病数据库的资料(n=6654),经心室切口行TOF矫治仍占很高的比例(分别为53%和57.5%)。表49.1汇总了ECHSA数据库病例术后30d及院内死亡情况,此数据根据解剖类型和矫治方法进行了分层(数据截至2018年2月)。

### TOF 合并房室间隔缺损

总体而言,目前此类患者的早期疗效很满意,但中期至远期疗效并不理想。2012年,一份来自墨尔本RCH的报告总结了该病30年(1980—2010年)的治疗经验。连续48例TOF合并AVSD(n=26)及右心室双出口合并AVSD(n=22)的病例接受手术治疗,中位年龄为1.8岁(0.2~14.8岁)。40%的患者曾行姑息手术,60%合并21-三体综合征。首选的手术技术为经心房-经肺动脉入路,采用双补片法(治疗AVSD);43%的患者需要跨瓣环切口。4例(8.4%)院内死亡,其中2例与左侧房室瓣成形相关。2年实际生存率为82%,5年为76%,20年为71%。整体免于再手术率:2年为65%,5年和20年均为55%。再手术的主要原因为左侧房室瓣关闭不全。

### TOF 合并冠状动脉异常

对于存在异常冠状动脉横跨RVOT的TOF病例,采用经心房-经肺动脉入路可以取得良好的疗效。36例(数据来自墨尔本RCH)患者的手术操作风险为0(95%可信区间为0~11%),远期右心室-肺动脉压差为±19mmHg。无论是术后早期还是远期,冠状动脉异常均非不良预后的风险因素。

### 肺动脉瓣缺失综合征

近年来,APVS疗效有了很大改善,但即使如此,其早期疗效仍然会受到气管、支气管发育不良及术前需要辅助呼吸的不利影响。远期疗效欠满意。

表 49.1 ECHSA 数据库病例术后 30 d 及院内死亡情况

| 手术 | n | 30 d 死亡率(%) | 院内死亡率(%) |
|---|---|---|---|
| TOF 根治,右心室切口,跨瓣环补片 | 8 354 | 2.4 | 2.62 |
| TOF 根治,右心室切口,非跨瓣环补片 | 2 875 | 1.32 | 1.43 |
| TOF+AVSD 根治 | 390 | 10.03 | 11.05 |
| APVS 矫治 | 387 | 9.3 | 12.66 |

ECHSA=欧洲先天性心脏病外科医师协会;TOF=法洛四联症;AVSD=房室间隔缺损;APVS=肺动脉瓣缺失综合征

2007 年，来自多伦多的数据报道了连续 62 例 APVS 病例（1982—2006 年），中位年龄为 1.4 岁。1/3 的患者术前需要辅助呼吸。几乎全部患者均在 RVOT 置入了人工瓣膜，半数患者接受了肺动脉折叠或缩减术。3 例（5%）早期死亡，均在 1995 年前。7 例婴儿因术后持续存在气道梗阻而在术后早期需要气道干预。长时间呼吸机辅助多见于新生儿及术前使用呼吸机的患者。新生儿患者平均 ICU 滞留时间超过 1 个月。5 年和 10 年的生存概率为 93% 和 87%。

墨尔本 RCH 在 2006 年报道了连续 36 例 APVS 的治疗经验。术前使用呼吸机比例为 28%，手术中位年龄为 0.8 岁。47% 的患儿在 RVOT 置入人工瓣膜，86% 行肺动脉缩减成形术。5 例（14%）院内死亡，1 年实际生存率为 82%，5 年、10 年和 15 年均为 79%。影响术后生存的负面因素为术前呼吸机依赖（死亡率为 50%）。中位随访时间为 9.2 年，11% 的患者心功能评级为 NYHA Ⅲ 级。17 例未置入肺动脉瓣的患者无一需要再次手术，平均随访时间为 13.7 年。

## 远期疗效

Lillehei 报道了应用交叉循环辅助的 106 例生存者的疗效，30 年生存概率为 77%，91% 免于再次手术。Nollert 等报道了 1958—1977 年 490 例手术存活者的随访结果。10 年、20 年、30 年和 36 年的生存概率分别为 97%、94%、89% 和 85%。在随访期间，年化死亡风险从 0.002 4 增加至 0.009 4，主要死亡原因为充血性心力衰竭和心律失常（推测）。死亡风险因素包括 1970 年以前的手术、红细胞增多症及使用 RVOT 补片（P<0.01）。没有风险因素的患者（n=164），36 年实际生存概率为 96%。

1998 年，Knott-Craig 等报道了 294 例接受手术的 TOF 患者，术后 20 年生存概率为 98%。199 例（68%）接受一期手术根治，62 例（21%）接受分期手术治疗。在随访期间，一期手术免于再次手术的比例为 85%，分期手术者为 91%。此外，婴儿期接受手术并不会增加再次干预的风险。

2001 年，Bacha 等报道了连续 57 例接受手术治疗的 TOF 患者（1972—1977 年），中位年龄为 8 个月。经右心室圆锥部切口进行手术矫治，65% 使用了跨瓣环补片。8 例（14%）早期死亡，1 例术后 24 年死亡。中位随访时间为 23.5 年。5 年免于再手术率为 93%，20 年为 79%。使用跨瓣环补片人群的再手术率明显低于其他人群，仅 1 例患者需要植入肺动脉瓣。尽管存在肺动脉瓣反流，但 84%（41/49）的远期存活人群表现为心功能 NYHA Ⅰ 级。20 年实际生存率为 86%。

近期，来自 Rotterdam 的一项术后全面、长期随访研究显示：144 例患者最短随访时间为 30 年（中位时间 36 年），40 年生存率为 72%（其中 25% 无不良事件发生）。

来自韩国、印度和美国的多项研究表明：采用 Sung 技术可以保留肺动脉瓣和右心室功能，中期疗效满意。该技术理论清晰简单，具有良好的可重复性。笔者和其他一些接受该技术培训的医生均将其作为首选，它适用于大多数 TOF 患者。

## 结  论

虽然仍存在一些尚未解决的问题，但外科治疗有效地改变了 TOF 患者的自然病史。存在问题最多的人群是合并 AVSD 和 APVS 的患者。对于并非极其复杂的病例，即使存在冠状动脉横跨 RVOT，长期疗效同样令人非常满意。

## 延伸阅读

1. Alsoufi B, Williams WG, Hua Z, et al. Surgical outcomes in the treatment of patients with tetralogy of Fallot and absent pulmonary valve. Eur J Cardiothorac Surg, 2007, 31(3): 354–359.

2. Anagnostopoulos P, Nolke L, Alphonso N, et al. Pulmonary valve cusp augmentation may improve results for repair of tetralogy of Fallot. Ann Thorac Surg, 2007(83): 1458–1462.

3. Bacha EA, Scheule AM, Zurakow D, et al. Long-term results after early prITAry repair of tetralogy of Fallot. J Thorac Cardiovasc Surg, 2001(122): 154–161.

4. Brizard CPR, Sohn YS, Mas C, et al. Trans-atrial trans-pulmonary repair of tetralogy of Fallot with anomalous coronary arteries. J Thorac Cardiovasc Surg, 1998(116): 770–779.

5. Cuypers JA, Menting ME, Konings EE, et al. Unnatural history of tetralogy of Fallot: prospective follow-up of 40 years after surgical correction. Circulation, 2014(130): 1944–1953.

6. Dharmapuram A, Ramadoss N, Verma S, et al. Preliminary experience with the use of an extracellular matrix to augment the native pulmonary valve during repair of tetralogy of Fallot. World J Pediatr Congenit Heart Surg, 2017(8): 174–181.

7. European Congenital Heart Surgeons Association (ECHSA) Congenital Database: www.echsacongenitaldb.org Geva T. Tetralogy of Fallot repair: ready for a new paradigm. J Thorac Cardiovasc Surg, 2012(143): 1305–1306.

8. Karl TR. Tetralogy of Fallot//Laks H. Glenn's thoracic & cardiovascular surgery, Vol 2. 6th edn. New York: Appleton-Century-Crofts, 1995: 1345–1367.

9. Karl TR. Atrioventricular septal defect with tetralogy of Fallot or double outlet right ventricle: surgical considerations. Semin Thorac Cardiovasc Surg, 1997(9): 26–34.

10. Karl TR. Tetralogy of Fallot: current surgical perspective. J Pediatrics, 2008(1): 93–100.

11. Karl TR, Provenzano SC, Nunn GR, et al. The current surgical perspective to repair of atrioventricular septal defect with common atrioventricular junction. Cardiol Young, 2010, 20(Suppl 3): 120–127.

12. Karl TR, Sano S, Pornvilawan S, et al. Transatrial transpulmonary repair of tetralogy of Fallot: favourable outcome of non-neonatal repair. Ann Thorac Surg, 1992(54): 903–907.

13. Kim H, Sung SC, Choi KH, et al. Long-term results of pulmonary valve annular enlargement with valve repair in tetralogy of Fallot. Eur J Cardiothorac Surg, 2018, 53(6): 1223–1229.

14. Knott-Craig CJ, Elkins RC, Lane MM, et al. A 26-year experience with surgical management of tetralogy of Fallot: risk analysis for mortality or late reintervention. Ann Thorac Surg, 1998(66): 506–511.

15. Kopic S, Stephensen SS, Heiberg E, et al. Isolated pulmonary regurgitation causes decreased right ventricular longitudinal function and compensatory increased septal pumping in a porcine model. Acta Physiol, 2017(221): 163–173.

16. Lillehei CW, Varco RL, Cohen M, et al. The first open heart corrections of tetralogy of Fallot: a 26–31 year follow-up of 106 patients. Ann Surg, 1986(204): 490–502.

17. Mertens LL. Right ventricular remodelling after tetralogy of Fallot repair: new insights from longitudinal follow-up data. Eur Heart J Cardiovasc IT Aging, 2017(18): 371–372.

18. Nölke L, Azakie A, Anagnostopoulos PV, et al. The Lecompte maneuver for relief of airway compression in absent pulmonary valve syndrome. Ann Thorac Surg, 2006(81): 1802–1807.

19. Nollert G, Fischlein T, Bouterwek S, et al. Long-term survival in patients with repair of tetralogy of Fallot: 36-year follow-up of 490 survivors of the first year after surgical repair. J Am Coll Cardiol, 1997(30): 1374–1383.

20. Norgaard MA, Alphonso N, Newcombe AE, et al. Absent pulmonary valve syndrome: surgical and clinical outcome with long-term follow-up. Eur J Cardiothorac Surg, 2006(29): 682–687.

21. Ong J, Brizard CP, d'Ukedem, et al. Repair of atrioventricular septal defect associated with tetralogy of Fallot or double-outlet right ventricle: 30 years of experience. Ann Thorac Surg, 2012(94): 172–178.

22. Sarris GE, Comas JV, Tobota Z, et al. Results of reparative surgery for tetralogy of Fallot: data from the European Association for Cardio-Thoracic Surgery Congenital Database. Eur J Cardiothorac Surg, 2012(42): 766–774.

# 第 50 章

# 合并室间隔缺损的肺动脉闭锁

*Michael Ma    Frank L. Hanley*

## 发展史

### 定 义

合并室间隔缺损的肺动脉闭锁（PA-VSD）是一种少见的先天性心脏畸形，表现为肺动脉与右心室连接中断。PA-VSD 是法洛四联症各种变异中最为严重的一种，因此经常被称为"肺动脉闭锁型法洛四联症"，其心内解剖与法洛四联症相似，均为前向对位不良型 VSD，左心室发育良好，同时具有不同程度的右心室圆锥部发育不良。心脏外的肺血流供给存在较大的形态学变异，这是此类疾病的标志性特征。

### 侧支血管

体循环通过未闭的动脉导管（PDA）或主–肺动脉侧支血管供应肺部血流。这一特征导致外科重建手术面临很大挑战。如果存在 PDA，则往往存在内径及分支汇合正常的肺动脉，此时的外科治疗较为直接，即闭合 VSD，结扎 PDA，建立中央肺动脉与右心室的通畅连接。如果没有动脉导管，肺血供给来自大的主–肺动脉侧支（MAPCAs），此时，无论是数量、起源、管径大小、走行还是终点，这些 MAPCAs 都存在非常大的变异；而且，MAPCAs 本身经常存在狭窄。此外，MAPCAs 可以是双肺的唯一供血源，也可以是某一侧肺一个或多个肺叶的供血源，还可以供血至某一个肺段，甚至可与固有肺动脉双重供血。固有肺动脉本身也存在很大的形态学变异，可以是完全缺失，也可能是内径完全正常；但在典型病例中，肺动脉多表现为明显的发育不良，存在中央汇合部，肺动脉分支可见明显异常。在设计肺动脉重建时，固有肺动脉和 MAPCAs 的形态学和生理学表现具有重要的意义。

由于 PA-VSD 及 MAPCAs 的肺血供给具有复杂的解剖学和生理学特性，因此，人们仅在相对近期才开始对该疾病进行外科学方面的尝试。在 20 世纪 80 年代前，人们认为这一疾病无法进行手术治疗；进入 80 年代，多个外科团队开始尝试分期手术方案。1995 年，系统的一期根治手术方案面世，包括重建肺动脉血流供给途径和心内矫治。

## 基本原则与理论依据

PA-VSD 的自然病史取决于是否存在充足的肺血流供给。根据这一原则，可以将患者粗略地分为 3 个解剖亚组。第 1 种亚型是肺动脉汇合部发育良好，并存在较大 PDA 的 PA-VSD，约占 50%。由于动脉导管是唯一的或主要的肺血供给源，因此，患者往往在出生后不久，随着动脉导管的关闭即表现出严重发绀。由于肺血流表现为动脉导管依赖，因此，如果不治疗，90% 的患者将在 1 岁以内死亡。第 2 种亚型约占 25%，肺动脉发育中等，同时存在中等数量的 MAPCAs。与第 1 种亚型相比，临床症状出现得稍晚；但即使如此，大部分患者会在 1 岁以内出现症状。如果不治疗，90% 的患者将在 10 岁以内死亡。第 3 种亚型占 25%，为极重度肺动脉发育不良或中央肺动脉缺失，存在广泛的体 - 肺侧支血管。患者症状可推迟至婴儿早期以后出现，在 1 岁以内即可出现发绀。但是，此类患者即使未经治疗，其寿命也较长，30 岁时的死亡率达到 90%。相反，有一小部分患者，体 - 肺侧支血管非常大，且没有明显狭窄，所表现的临床症状往往是充血性心力衰竭，而非发绀，多出现于出生后 4~6 周，此时肺血管阻力下降。但是，很多具有 MAPCAs 的患者难以划分至某一级别，因此在描述时应说明其肺动脉和 MAPCAs 的形态变异情况。

中央肺动脉内径变异很大，从正常至缺失均可见到。这主要依赖于 MAPCAs 与固有肺动脉的交通程度。约 30% 的患者左、右肺动脉没有汇合。某一节段的肺组织可由固有肺动脉或（和）主 - 肺循环侧支单独供血，两个系统的交通可能出现在中央部，也可能出现在外周，可能存在一个位点的交通，也可能存在多个位点。多数侧支血管起自降主动脉前壁，但也可起自升主动脉、主动脉弓的颈部分支、肋间动脉或冠状动脉，甚至源自腹主动脉及其分支，但这些情况较为少见。

MAPCAs 在走行的过程中常常出现严重狭窄，甚至闭锁。在生命早期，狭窄扮演了重要的保护性角色，可防止出现过度肺充血及肺动脉高压。但如果未治疗，肺动脉远端经常会出现发育不良，进而导致其供血肺段发育不良。如果没有狭窄或仅为轻度，体 - 肺分流会呈现非限制性，即肺血管将承受体循环的压力，年龄超过婴儿期的患者会因此发生肺血管疾病。

## 手术目标

PA-VSD 外科手术的最终目标是建立完全分隔的、串行的肺循环和体循环，并尽可能降低右心室压力。达到这些目标需基于 4 个客观指标：第一，必须将固有肺动脉与 MAPCAs 单源化，以使"新生"肺动脉截面积最大化，并供血至全部肺血管床；第二，根据中央肺动脉发育不良的严重程度，在必要时重建中央肺动脉；第三，置入带瓣管道

连接右心室切口和肺动脉，重建右心室 - 肺动脉的连续性；第四，闭合 VSD，将体循环和肺循环彻底分隔。

根据畸形的严重程度，个性化制订外科手术方案。矫治手术后，衡量其疗效是否满意的最重要指标是右心室收缩峰压，应尽可能的低。此结果取决于单源化肺段的数量、这些肺段微血管床的发育情况，以及右心室和肺部微血管床之间的连接通路是否存在梗阻。

## 分期手术策略

传统的 PA-VSD 矫治策略是基于肺血供给血管需要分期单源化的概念，然后重建中央肺动脉、闭合 VSD，因此，需要多次手术才能完成彻底矫治。虽然在一些经过筛选的患者身上可以获得满意的疗效，但无论是在理论上，还是在实践中，这一理念都存在很多缺陷。

· 根治手术前需要经历多次手术，包括经侧胸切口进入肺门，对外周肺动脉进行重建。

· 分期手术会推迟正常循环生理的获得。

· 分期手术时阻断部分血管会造成医源性肺段丢失。

· 部分肺段会长时间暴露于 MAPCAs 的高压血流冲击中。

· 由于外周管道缺少生长潜能，将逐渐趋于钙化，在经正中切口重建右心室流出道时，难以将这些血管与中央肺动脉连接。

## 一期手术矫治的理论依据

某一个肺段暴露于 MAPCAs 的时间越长，发展成肺高压性梗阻性疾病或萎缩的可能性就越大。由于 MAPCAs 随着时间推移而趋于出现狭窄，因此，即使一条在出生时几乎无狭窄的侧支血管最终也难以维持其理想状态。出生时最健康的肺血管床也会逐渐衰败。因此，越早实施矫治，可以存留于单源肺循环中的健康肺段就越多。肺动脉系统覆盖的肺段数量与术后肺动脉压及较为理想的肺血管阻力存在强相关性。

基于上述考虑，我们采用一期矫治策略，即早

期完成肺血管单源化、心室内矫治及重建右心室 – 肺动脉连接。一期矫治可避免在外周肺动脉处使用人工材料。理论上说,自身组织的对接具有更理想的生长潜能,因此应在设计手术时优先考虑。手术矫治的理想年龄尚无定论,如果患者处于良好的生理平衡状态,我们倾向于在出生后 3~4 个月完成矫治;如果患者发绀严重或肺血过多和心力衰竭,可在出生后第 1 周完成矫治。

但由于形态学的变异、就诊时机和曾行过干预治疗,有时难以完成一期手术。对于因远端血管狭窄,其侧支血管缺乏难以容纳一个心排出量的患者,无论是自身发育所致,抑或是建立分流管所致,我们都倾向于彻底完成肺血管单源化,但不闭合 VSD。在一小部分人群中,其固有肺动脉细小,MAPCAs 不足,我们会建立主 – 肺动脉窗作为姑息手段,以促进肺动脉发育和后期根治。鲜有病例采用侧胸切口分期完成单源化。

## 术前评估及准备

### 术前检查和决策制订

超声心动图可提供初步诊断,同时可以确定是否合并其他心脏畸形。PA-VSD 的超声特征与 TOF 相似,区别在于右心室与肺动脉之间缺少连续性。但是,超声心动图难以描述是否存在固有肺动脉及固有肺动脉覆盖肺段的程度,也难以定义某一肺段的供血源。鉴于此,所有患者均应行血管造影检查,详细描述固有肺动脉和 MAPCAs 的解剖学和血流动力学特征,以确定最优的手术计划。造影可以描述 MAPCAs 的数量、大小、位置,是否存在狭窄及狭窄的部位,以及与固有肺动脉的交通部位(图 50.1)。在每一条 MAPCA 选择性造影,以判断其是否与固有肺动脉存在交通,是否是独立供血至某一肺段。判断狭窄的程度并测压,这一点非常关键。肺静脉楔入造影有助于更好显示中央肺动脉。部分患者存在发育良好的汇合部及大的 PDA,这些患者并不需要造影检查,但必须由超声心动图确认不存在明显的侧支。

在新生儿期,应通过造影或 CT 判读肺动脉和 MAPCAs 的解剖,同时判断动脉导管的解剖学状态。如果既存在动脉导管,又存在 MAPCAs,那么动脉导管一般仅供应某一侧的肺动脉。在这种情况下,应在新生儿期完成手术矫治,推迟手术可能导致动脉导管供应的一侧肺面临危险。如果计划推迟手术至出生后 3~4 个月,则必须再次造影,因为可能会出现新的狭窄。

### 术前准备

术前应制订全面的 MAPCAs 重建计划。外科医生应该清楚记住 MAPCAs 的数量、起源及走行,同时规划出如何能获得最佳的单源化效果。在手术过程中,最好可以看到特定的造影图像或影像。单源化完成后,总的肺动脉横截面积至关重要,决定了术后右心室与左心室的压力比值($P_{RV/LV}$),这需要完美的外科操作,如果吻合欠佳或单源化的 MAPCAs 出现弯折,可能会导致肺血管阻力出现致命的升高。

如果患者表现为动脉导管依赖,术前应给予前列腺素 E1 以稳定病情。动脉导管关闭可能会导致低氧血症和发绀,如果缺少充足的体 – 肺循环侧支,有可能需要紧急手术。相反,如果同时存在大

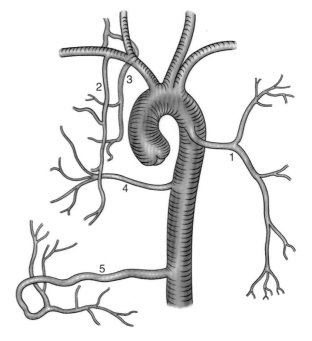

**图 50.1**

PDA 和侧支血管，患者可能表现出充血性心力衰竭的症状。为了优化术前的肺动脉状态，可能有必要给予利尿药及正性肌力药物，以及机械呼吸辅助。

### 示范病例

图 50.1 所显示的病例说明了认真仔细的动脉造影的重要性，造影描述了复杂且异质的血管异常。该病例存在多条供给右肺的侧支，但仅有 1 条侧支供血至左肺。没有固有中央肺动脉。供应左肺的唯一一条侧支血管（1）源自主动脉弓下壁，该侧支血管融入了近乎正常的肺动脉分支，供血至全部的左侧肺段。术前认为此分支为动脉导管起源，但术中未发现有喉返神经在其起源下方绕行，因此从胚胎学角度认定其为侧支血管，而非动脉导管。右肺由 4 条侧支血管供血，行程中无狭窄。一条侧支（2）来源于胸廓内动脉分支——心包膈动脉，供应右下肺 3 个内侧肺段；一条侧支（3）来源于甲状颈干，供应右肺上叶和中叶的大部分肺段；一条较小的侧支（4）源自降主动脉，供应右肺中叶的数个肺段；一条大的肋间动脉（5）起自降主动脉，在进入肺组织前向其最外侧走行，分支供应右下肺大部分肺段。右下肺的这种侧支供血方式与隔离肺相似。该患者在新生儿期完成根治。

# 手　术

## 切口与显露

### 胸骨正中切口，胸腺次全切除

适当延长胸骨中线切口（图 50.2），尽可能撑开胸骨，可以充分显露双肺。次全切除胸腺，广泛打开两侧胸膜腔，注意勿损伤膈神经，在上纵隔处，膈神经位置更靠前。

### 扩大切取心包片，悬吊心包切缘

切取一块大的前部心包片，在心包切缘缝制提吊线（图 50.3），这些缝线可以移动并在新的位置固定，以获得最大限度的显露，这样做有助于游离双侧肺门。

## 纵隔游离

### 在纵隔游离固有肺动脉和大的主－肺侧支血管起始部

充分游离主动脉和中央肺动脉（如果存在）（图 50.4）。在左心房上方（图 50.4 中的星号处）广泛游离后纵隔。积极的游离可以为后续侧支移位提供更大的活动度。行此步骤时，可选择在主动脉和上腔静脉之间进行操作。将心包横窦广泛切开，去除后纵隔的软组织后，找到侧支血管，全程游离，直至其主动脉起始处。必要时，游离降主动脉，显露 MAPCAs 的起始处。充分游离隆嵴下由降主动脉近心端、主动脉弓和升主动脉发出的所有侧支血管。

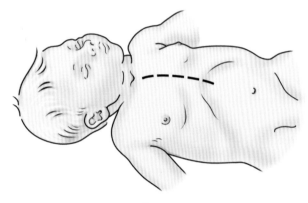

图 50.2

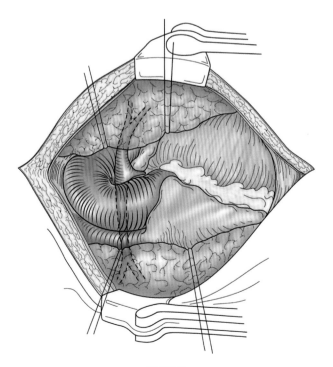

图 50.3

## 游离右肺门

保持右肺门在原位，尽可能向外周游离右肺动脉至肺门处（图 50.5a），经常达肺实质内固有肺动脉的一级或二级分支处。定位右肺侧支血管，同样游离至肺门处（图 50.5b），在游离中纵隔时，经常是自然而然地完成了这一步骤。有时需要将右肺向前牵拉出胸腔，以便游离在胸腔后壁走行的侧支血管，同样深及肺门处。

## 游离左肺门

保持左肺门在原位，尽可能向外周游离左肺动脉至肺门处（图 50.6a），与右肺门游离相似。定位左肺侧支血管，同样游离至肺门处（图 50.6b）。

## 建立体外循环，控制侧支血管

在建立体外循环前，需定位并游离全部侧支血管，用血管带环绕（图 50.7），防止在体外循环期间经侧支血管的窃血对肺组织造成损伤，同时保证体循环的充分灌注。肝素化后，置入主动脉和上、下腔静脉插管。体外循环开始前，将尽可能多的侧支血管在起始处永久性结扎、游离，并完成单源化，以缩短体外循环时间。如果动脉血氧饱和度下降至危险水平，将剩余的 MAPCAs 收缩、阻断，完成体外循环插管，开始体外循环。在心脏跳动、轻度到中度低温下，完成剩余侧支血管的单源化操作。

## 外周单源化

### 获得最大肺动脉横截面积的吻合技术

要获得最理想的血管重建，需要详尽的手术计划、灵活的重建思路、积极的游离和创造性的调整侧支血管走行。肺动脉重建处于整个手术的最优先

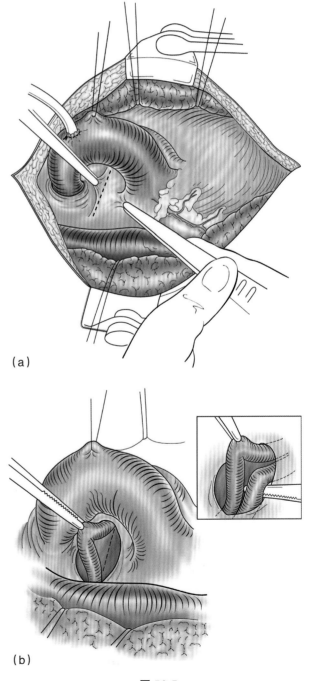

(a)

(b)

图 50.5

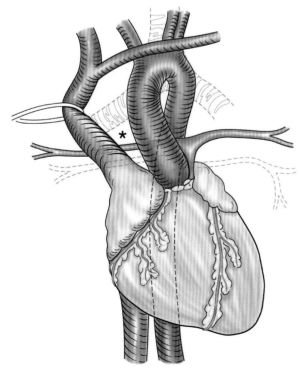

图 50.4

地位, 应最大限度地应用 MAPCAs 进行吻合, 在外周血管吻合时利用自体组织, 避免或尽可能少用合成材料制作的管道或同种异体血管。使用不可吸收的单股缝线(7-0 或 8-0)进行吻合。通常将充分游离的侧支血管经心包横窦与固有肺动脉吻合, 完成单源化, 但偶尔也会遇到需要在肺门上部走行的情况。对于与固有肺动脉存在交通、负责双重供血的侧支血管, 也应该尽可能做单源化吻合, 以增大新建肺动脉的横截面积。增加横截面积的技术包括(图 50.8 中所示):

·将侧支血管与中央肺动脉侧 – 侧吻合(扩大

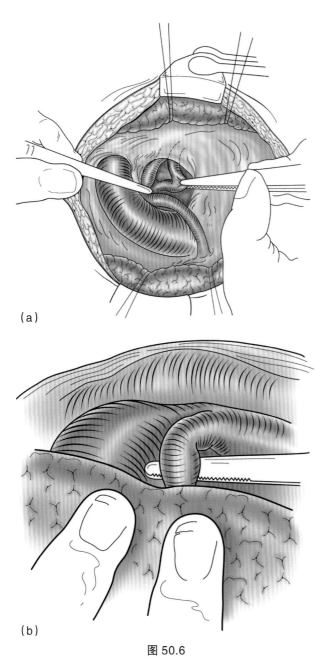

(a)

(b)

图 50.6

发育不良的中央肺动脉)。

·将侧支血管与侧支血管侧 – 侧吻合。

·将侧支血管与外周固有肺动脉端 – 侧吻合。

·将侧支血管与侧支血管端 – 侧吻合。

·将侧支血管与中央同种异体管道做端 – 端吻合或端 – 侧吻合。

·使用同种异体血管片扩大狭窄的侧支血管。

·将发出多条侧支血管的主动脉壁缝合在固有肺动脉上。

·应用同种异体血管补片重建新的中央肺动脉。

使用同种异体血管补片是一项常用措施, 但应避免用其全周扩大两肺门之间的中央肺动脉汇合部, 保留汇合部生长潜能。极个别情况下, 中央肺动脉内径达到要求, 可以不使用补片扩大。

### 示范病例

图 50.9 与图 50.1 是同一病例, 显示了单源化完成后的血管连接状态。第 2 侧支血管从其起始位横断后, 穿过中纵隔, 与左肺的侧支连接, 建立中央汇合部; 将其他右肺侧支血管仔细地吻合在第 2 侧

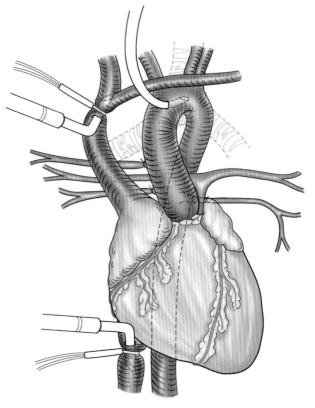

图 50.7

支上，使右肺供给血管单源化，用同种异体血管片扩大中央汇合部。

### 术中流量测试

此时，应决策是否关闭 VSD 和放置肺动脉 – 右心室连接管道。对于完成肺血管单源化的患者，可以通过术中流量测试来评估新建的肺动脉血管床阻力。完成单源化吻合后，在患者还处于体外循环辅助时，从肺动脉汇合部同种异体补片处插入肺动脉测压管和灌注管，充分加大左心房引流（图 50.10）。通过常规的转子泵，向单源性肺动脉灌注，并逐渐加大灌注流量，最少达到一个心指数 [3.0L/（min·m²）]。当压力状态稳定后，测量肺动脉平均压。当流量达到每分排出量时，如果肺动脉压小于 25 mmHg，则可以闭合 VSD，并建立右心室 – 肺动脉连接；如果测出肺动脉压力升高，可在升主动脉和新建肺动脉床之间建立适宜的中央分流，然后撤停体外循环。

### 切开右心室，修补 VSD

阻断主动脉，灌注心脏停搏液。在右动脉圆锥部做一纵行切口，探查右动脉圆锥，剪除可能导致梗阻的组织及肥厚肌束。经此切口用牛心包补片或经戊二醛处理的自体心包片闭合 VSD，可以根据术者习惯，用带垫片的编织线间断缝合，也可以使用不可吸收的单股缝线连续缝合（图 50.11）。切开右心房探查房间隔，如果存在房间隔缺损或卵圆孔，将其缝闭。缝合右心房切口，开放主动脉，复温。

### 完成右心室 – 肺动脉人工管道连接

选择内径合适的同种异体带瓣血管，连接右心室和新建肺动脉。由于肺动脉压力有可能存在一定程度的增加，建议选择同种主动脉。将带瓣血管远端与肺动脉汇合部补片做端 – 侧吻合，建立新的主肺动脉（图 50.12）。存在一种罕见的情况，那就是需要使用另外一条无瓣管道重建中央左、右肺动脉，这通常见于年龄较大的儿童，其固有肺动脉完全缺失，且侧支血管长度不够。

鉴于对生长发育潜能的考虑，全周使用同种异体血管通常仅限于心包腔内。

用不可吸收的单股缝线吻合右心室 – 肺动脉管道的近心端。将心包片或同种异体组织片做成"兜帽"样，以完成右心室圆锥部切口的闭合。通过

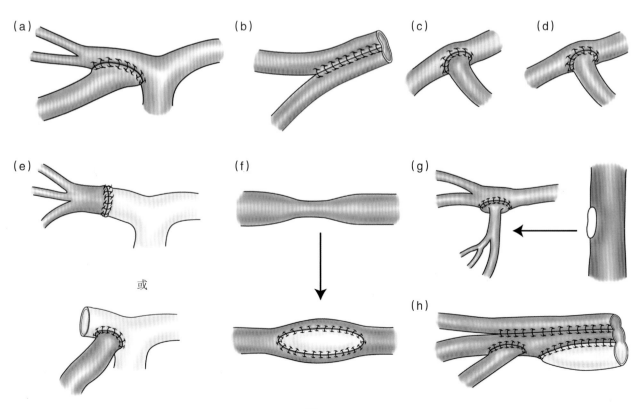

图 50.8

右心房游离壁置入一条测压管，穿行三尖瓣，测量右心室压力。

体外循环停机后，持续监测主动脉、右心室和左、右心房的压力。常规行经食管超声心动图检查。在左、右胸膜腔和心包腔放置引流管后关胸。如果存在出血或呼吸的问题，可延迟关胸，选用硅橡胶片覆盖伤口，在术后第2天或第3天关胸。

## 术后管理及随访

常规监测右心室及左、右心房压力。降低右心

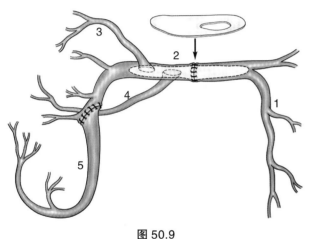

图 50.9

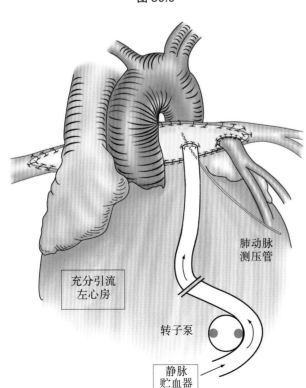

图 50.10

室后负荷，改善肺功能，包括维持轻度呼吸性碱中毒状态，使动脉氧分压保持在相对较高的状态。术后早期经常会出现肺动脉高压或右心室峰压升高。在术后高危阶段，保持镇静和肌松状态。术后早期常规使用正性肌力药物，我们的典型治疗方案包括小剂量肾上腺素、中等剂量的多巴胺和氨力农或米力农。

术后凝血功能的管理与其他长时间、复杂手术的管理方案相同，积极处理凝血功能紊乱。可能需要输注新鲜冷冻血浆、血小板、浓缩红细胞和一些抗抑制剂凝血复合物（anti-inhibitor coagulant complex）。由于担心过度凝血会导致有较多缝线的新建肺动脉血管内形成血栓，因此不使用抗纤溶药物。

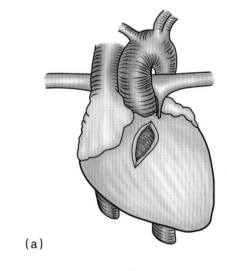

（a）

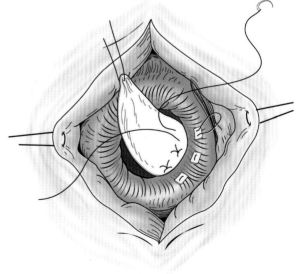

（b）

图 50.11

轻度的肺出血较为常见，可以视为预期事件。发生灾难性出血的情况较为罕见。如果术前有证据提示气管、支气管梗阻，有时需要行纤维支气管镜检查。术后可以使用支气管镜清理气道分泌物，或用于排除气管、支气管软化。肺再灌注较为常见，多表现为自限性；这种情况多发生于术前严重供血不足的肺段，术后数日即可明显改善。

膈神经损伤经常较为隐蔽，可能直到准备撤离呼吸机时才会发现。膈神经麻痹多为一过性，随着经验的积累，这一问题逐渐减少。有时肺血管反应性下降，可能需要吸入一氧化氮；这种情况多见于年龄较大、肺血管床缺少保护，或存在较大分流的患者。围手术期应密切监测电解质、血糖和肝酶，尤其对于年龄较小的患者。器官损伤主要表现为急性肝功能不全，我们虽遇见过肠道坏死，但非常罕见。

出院前，常规行超声心动图和肺灌注成像检查，术后 6 个月时复查。如果存在三尖瓣反流，则提示右心室压力升高和（或）肺血流分布异常，应立即行心导管检查。根治术后的患者应常规随访，术后 1 年行心导管检查，如果出现症状，可将检查提前。对于没有行 VSD 闭合的患者，术后 3 个月应择期行心导管检查以确定是否存在根治的可能性。通过血管造影，可以评估单源化血管的发育情况，同时测量肺动脉压力。必要时应考虑对部分血管进行重建，从而达到根治所需的肺血管发育状态。

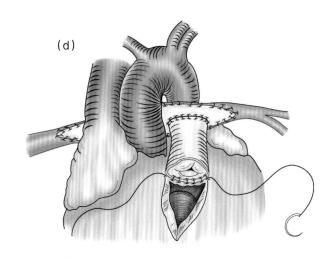

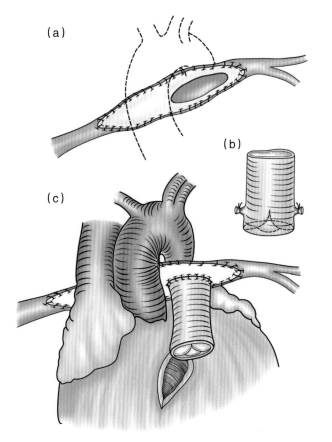

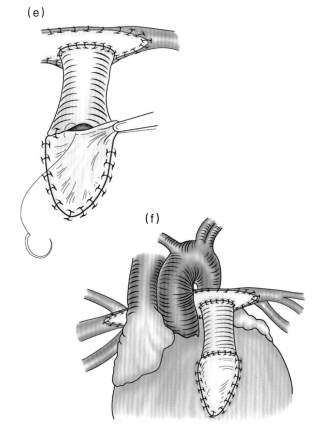

图 50.12

## 疗　效

术后早期出现的气道反应性问题往往在数周后消失，所有患者的肺功能可以达到正常水平。鉴于术后早期存在肺功能问题，除非患者存在非常严重的肺血过多，否则我们尽可能避免在新生儿期进行手术。我们医院近期的研究报道了 27 例 60 d 以下婴儿行根治手术的结果，疗效满意，无早期死亡，这常常归因于 MAPCAs 较大且无梗阻。

在我们的病例中，术后最常出现的问题包括膈神经麻痹、肺实质再灌注损伤、肺出血及支气管高反应性痉挛等。由于采用延迟关胸，以及对部分患者采用纵隔填塞压迫止血（少于 5%），术后再开胸止血情况得以减少。膈神经麻痹的发生率约为 5%，但随着经验的增加，逐渐趋于减少，其中几名患者接受膈肌折叠治疗。需要导管或外科干预的肺动脉狭窄比例为 20%~30%。我们对 2002 年以来在斯坦福大学医院接受术后心导管的患者进行回顾发现，单源化的侧支血管能够生长，肺动脉压力维持在低水平。

右心室 – 肺动脉管道梗阻的发生情况与其他需要用管道连接右心室 – 肺动脉的手术相同。小口径管道在术后平均 15 个月需要更换，管道的寿命与肺动脉压成反比。

我们最近的一项单中心研究纳入了超过 450 例患者，其中约 65% 的初次手术在我院完成，35% 的患者在其他医院完成初次干预后转入我院。中位随访时间为 3.0 年（0.6~7.9 年），估计的 Kaplan-Meier 5 年生存率为（85±2）%；83% 的患者在 1 岁以内完成根治（肺血管单源化及心内矫治），93% 在 5 岁以内完成。右心室与左心室的平均压力比为 0.35（0.30~0.42），仅 4 例患者比值超过 0.6。根治术后死亡相关因素包括染色体异常、大龄、右心室压力升高、右心室与左心室压力比 > 0.35 及单源化 MAPCAs 数量增加。曾在外院治疗及存在心包内肺动脉与否并不影响生存率。

## 延伸阅读

1. Bauser-Heaton H, Borquez A, Han B, et al. Programmatic approach to management of Tetralogy of Fallot with major aortopulmonary collateral arteries: a 15-year experience with 458 patients. Circ Cardiovasc Interv, 2017(10):e004952.

2. Carrillo SA, Mainwaring RD, Patrick WL, et al. Surgical repair of pulmonary atresia/ventricular septal defect/major aortopulmonary collaterals with absent intra-pericardial pulmonary arteries. Ann Thorac Surg, 2015(100): 606–614.

3. Ma M, Mainwaring RD, Hanley FL. Comprehensive management of major aortopulmonary collaterals in the repair of Tetralogy of Fallot. Semin Thorac Cardiovasc Surg Ann, 2017(21): 75–82.

4. Mainwaring RD, Patrick WL, Punn R, et al. Fate of right ventricular to pulmonary artery conduits after complete repair of pulmonary atresia and major aortopulmonary collaterals. Ann Thorac Surg, 2015(99): 1685–1691.

5. Mainwaring RD, Reddy VM, Peng L, et al. Hemodynamics assessment after complete repair of pulmonary atresia with major aortopulmonary collaterals. Ann Thorac Surg, 2013(95): 1397–1402.

6. Reddy VM, Liddicoat JR, Hanley FL. Midline one-stage complete unifocalization and repair of pulmonary atresia with ventricular septal defect and major aortopulmonary collaterals. J Thorac Cardiovasc Surg, 1995(109): 832–845.

7. Reddy VM, Petrossian E, McElhinney DB, et al. One-stage complete unifocalization in infants: when should the ventricular septal defect be closed? J Thorac Cardiovasc Surg, 1997(113): 858–868.

8. Watanabe N, Mainwaring RD, Reddy VM, et al. Early complete repair of pulmonary atresia with ventricular septal defect and major aortopulmonary collaterals. Ann Thorac Surg, 2014(97): 909–915.

# 第 51 章

# 室间隔完整的右心室流出道梗阻

*Stephanie Fuller*

## 肺动脉狭窄及闭锁概述

在室间隔缺损、房间隔缺损等先天性心脏病中，有 25%~30% 合并右心室流出道（RVOT）梗阻，而单纯瓣膜水平的肺动脉狭窄（室间隔完整）占全部先天性心脏病的 8%~10%。临床表型变化较大，从无症状的轻度狭窄到完全的瓣膜闭锁都有，每 10 万活婴中，约有 4.5 人罹患此病。与肺动脉狭窄相关的常见遗传疾病包括 Noonan 综合征、Williams 综合征及 Leopard 综合征。

1761 年，Morgagni 首次描述了肺动脉狭窄的病理学特点，1913 年，Doyen 首次尝试了外科治疗。术者使用腱刀经心室入路行肺动脉瓣切开成形术，但并未获得成功。其后，Sellors 和 Brock 于 1948 年成功地经心室入路行肺动脉瓣闭式扩张。继之，又有通过诱导低温及室颤技术成功完成肺动脉瓣直视切开成形术的数则报道。1953 年，体外循环技术诞生，肺动脉瓣直视切开成形术成为治疗肺动脉狭窄的主要术式；直至 1979 年，Semb 与同事提出应用球囊成形技术治疗肺动脉狭窄。目前，对于大多数肺动脉狭窄患者，肺动脉瓣球囊扩张已经成为首选术式，并取得了很大成功。但对于肺动脉闭锁来说，需要根据病情，综合应用介入和外科技术进行治疗。

## 肺动脉狭窄

肺动脉狭窄可以分为瓣膜型、瓣下或圆锥部狭窄、瓣上狭窄。瓣膜型狭窄最常见，可以单发，也可与瓣上或瓣下狭窄同时出现。对于单发肺动脉瓣狭窄，由于圆锥部肌肉增生而继发出现肺动脉瓣下狭窄，此类患者心肌收缩力强劲。肺动脉瓣上狭窄常与肺动脉闭锁同时出现，而肺动脉闭锁可以理解为肺动脉狭窄的极端形式，严重的病例可出现主肺动脉节段闭锁合并分支肺动脉呈现不同程度的发育不良。

一般情况下，瓣膜型肺动脉狭窄的病例，其瓣叶交界融合，整体表现为穹顶样，中部存在一狭小的开口，瓣环直径正常或小于预期值。就诊及干预的时机往往取决于肺血流的梗阻程度及相应的临床表现。临床表现与狭窄的严重程度、房水平分流情况及动脉导管未闭有关。大多数轻至中度的肺动脉狭窄患者并无症状。罹患严重肺动脉狭窄或肺动脉闭锁的新生儿，可表现为严重的三尖瓣反流和充血性心力衰竭，同时由于房水平的右向左分流（通过未闭的卵圆孔）而出现发绀。应用前列腺素 E1（PGE1）可维持动脉导管开放，使新生儿患者症状得以改善。年长的患儿常常因为心前区可闻及杂音或出现劳力性气促、疲劳而就诊。

## 术前评估

大多数肺动脉狭窄患儿可闻及全收缩期粗糙的喷射性杂音或喷射性喀喇音，肺动脉瓣区可触及震颤。动脉导管的杂音可在胸骨上段、左腋窝及背部闻及。心电图提示电轴右偏、P 波增高，右心室心肌劳损提示右心室肥厚。胸部 X 线片可见肺动脉段膨隆，继发于肺动脉狭窄后扩张；同时可见肺血管影减少，心影增大。

超声心动图可明确肺动脉狭窄的严重程度，并诊断是否存在合并畸形，同时诊断、评估肺动脉瓣、三尖瓣和右心室的解剖及功能状态，判断是否存在未闭的卵圆孔及动脉导管，通常还可以估测右心室流出道（RVOT）压力阶差和右心室压力。心导管检查不但可以提供额外的诊断信息，还可以对严重的肺动脉狭窄和闭锁行肺动脉瓣球囊扩张或肺动脉瓣消融打孔。

## 麻 醉

此类患者的麻醉与其他 RVOT 梗阻（RVOTO）的新生儿和儿童麻醉策略相似。对于严重梗阻的新生儿患者，应用 PGE1 来维持动脉导管的开放，同时降低肺血管阻力，以保证肺血流。应避免低血压，否则会导致动脉导管分流减少，进而出现低氧血症。此类患者常常由于右心室肥厚而在右心室圆锥部出现继发性动力型梗阻。务必慎用正性肌力药物，这类药物在激动心肌的同时，会导致功能性 RVOTO 加重，使肺血流进一步减少。

## 手 术

治疗目标是消除 RVOTO，提供充足的肺血流，降低右心室压力负荷。无论是肺动脉瓣球囊扩张，还是通过外科手段行肺动脉瓣成形或肺动脉瓣交界切开，都可以获得良好的疗效，死亡率和并发症发生率均低，远期生存状况满意。但同时两种治疗方法都存在相当比例的再狭窄或反流，需要再次干预。对于存在明显的圆锥部或瓣上狭窄的患者，通常需要选用外科治疗。

可经股静脉置入球囊导管进行肺动脉瓣球囊扩张。通常需要对肺动脉瓣进行多次扩张，才能使压力阶差下降至 30mmHg 以下。并发症发生率较

低，包括一过性心动过缓和低血压、三尖瓣受损及肺动脉撕裂。需要再次干预的肺动脉再狭窄常常表现为更为严重的梗阻。外科治疗的主要适应证为球囊扩张失败。目前，直视肺动脉瓣或瓣膜交界成形术通常选择纵行肺动脉干切口入路。如果在尝试了各种方法后仍然无法解除梗阻，可将瓣叶组织完全切除。

### 体外循环下直视肺动脉瓣切开成形术

经胸骨正中切口开胸，建立双腔静脉插管的体外循环。体外循环开机时，结扎动脉导管或用阻断带暂时阻断。阻断主动脉，在主动脉根部顺行灌注心脏停搏液。在主肺动脉前壁做纵行或横向切口（图 51.1）。

探查狭窄的肺动脉瓣。用 11 号手术刀片或精细的血管剪将融合的交界切开（图 51.2a），应将此切口向外延伸至肺动脉瓣环（图 51.2b）。如果瓣叶与肺动脉壁存在粘连，应锐性分离。如果存在明显增厚的瓣叶组织，或在发育不良的瓣叶上存在致密的纤维瘢痕组织，应将瓣叶做部分切除。通过肺

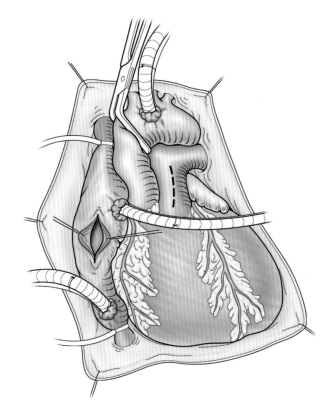

图 51.1

动脉瓣口探查圆锥部，判断是否存在瓣下狭窄（图51.2c）。必要时应将圆锥部组织锐性切除。用聚丙烯缝线连续缝合右心房切口。

如果存在瓣下狭窄，应选择肺动脉纵行切口，用静脉拉钩将肺动脉瓣环上提，显露圆锥部。将瓣下肌肉做锐性切除。如果存在瓣上狭窄，可用一块同种异体血管片、自体心包、牛心包片或其他生物

材料扩大肺动脉。一般情况下，此补片上延至左肺动脉，超越动脉导管开口。

### 非体外循环下经心室肺动脉瓣切开成形术

如果不存在房间隔缺损，可在非体外循环辅助下，采用胸骨正中切口经右心室行肺动脉瓣切开成形术。在右心室前壁做一荷包缝线。将造影导管与压力传感器连接后，从荷包缝线中穿入右心室，送入肺动脉。采用相同的技术，通过瓣膜口送入逐步增大的金属扩张器（图51.3）。如果瓣膜组织难以扩张，可用一把长的血管钳先行扩张。充分扩张后，将荷包线打结并加固。

## 术后管理

大部分肺动脉狭窄的患者可行择期手术，术前、术后管理遵循临床常规即可。对于新生儿患者，应在术前即开始控制酸中毒、电解质紊乱及充血性心力衰竭，并持续至术后一段时间。大多数情况下，术后 RVOT 仍存在残余压差，因此，术后应慎用正性肌力药物，避免加重 RVOTO。应用经食管超声心动图（TEE）评估残余压差。如果术后存在发绀，应给予 PGE1，直至前向血流获得改善。随着年龄的增

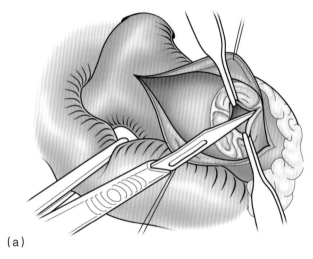

(a)

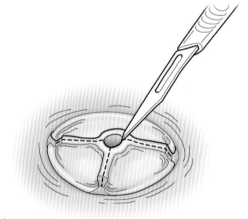

(b)

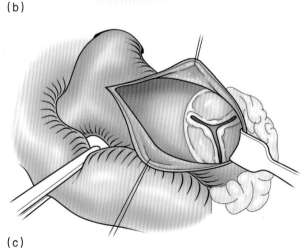

(c)

图 51.2

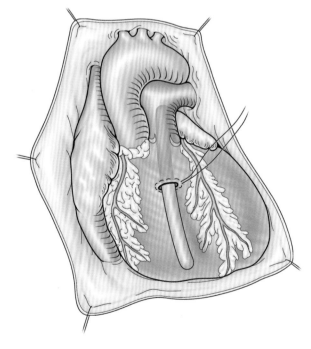

图 51.3

长及机体的发育,轻到中度的残余梗阻通常可自动缓解。对于持续存在发绀或严重残余压差的患者,应行心导管检查,评估血流动力学状态。

## 疗 效

无论是球囊扩张或外科手术,远期疗效均非常满意,生存率超过 90%。球囊扩张术后更易出现需要再次干预的情况,10 年免于再次干预率约为 85%。1993 年,先天性心脏病外科协会(CHSS)主导完成了唯一一次多中心前瞻性研究,评估重度肺动脉狭窄婴儿的疗效。来自 27 个中心的重度肺动脉狭窄新生儿患者,采用各种治疗方案,1 年期总体生存率为 89%,4 年为 81%。遗憾的是,无论采用哪一种治疗方法,术后 2 年,都有 26% 的患者因残余梗阻(压差 ≥ 30mmHg)需要再次干预。需要行体 – 肺分流的风险因素包括右心室腔狭小和行闭式瓣膜成形术。成功的肺动脉瓣成形术后(无论是初次手术还是再次干预),超过 90% 的新生儿患者的右心室腔恢复正常大小。对于年龄较大的患者行外科手术,死亡率和并发症发生率均较低,短期和远期疗效均非常满意。术后肺动脉瓣反流是一种常见的并发症,建议终身随访。

## 室间隔完整的肺动脉闭锁

与其他类型的 RVOTO 不同,室间隔完整的肺动脉闭锁(PA-IVS)是一种少见的先天性心脏畸形,其发生率占全部先天性心脏病的 1%~3%,其特征性病理改变为肺动脉瓣闭锁,缺少右心室至肺动脉的前向血流。此畸形合并不同程度的三尖瓣、右心室发育不良,同时存在不同程度的主肺动脉发育不良或缺失。以往,该畸形往往具有非常高的死亡率和并发症发生率,主要取决于右心发育不良的严重程度。由于该病发生率低,同时合并极端的解剖学变异,使得标准化的外科治疗策略迟迟未得到建立。无论是外科手术还是介入干预,都主要是基于三尖瓣和右心室的 Z 评分。对于右心室 3 个部分发育良好、三尖瓣大小正常的患者,可采用双心室矫治;而对于右心室 3 个部分发育不良的患者,则采用单心室治疗策略。对于采用传统治疗方法无法改善病情的患者,应保留心脏移植这一选项。

如果早期没有进行外科干预,PA-IVS 的死亡率极高:其自然病程是出生后 2 周内 50% 死亡,6 个月内约 85% 死亡。死亡原因为继发于动脉导管关闭所致的严重低氧血症和进行性酸中毒。一般情况下,大多数 PA-IVS 的患者需要多次干预。

新生儿 PA-IVS 患者可以分为右心室轻度、中度和重度发育不良 3 种级别。右心室轻度发育不良者,其三尖瓣和右心室腔约达到正常的 2/3 以上,RVOT 发育良好;右心室中度发育不良者,其三尖瓣和右心室腔约达到正常的 1/2(1/3~2/3 不等),且肺动脉流出道发育良好,可以施行有效的肺动脉瓣切开术;右心室重度发育不良者,其三尖瓣和右心室腔小于或等于正常的 1/3,无法对肺动脉流出道行有效的肺动脉瓣切开术。

在对 PA-IVS 患者进行评估时,应务必关注冠状动脉的解剖,约 45% 的患者存在右心室 – 冠状动脉瘘,如果患者表现为重度右心室发育不良和三尖瓣开口狭小,则比例更高。上述情况常合并冠状动脉内膜纤维增生,导致冠状动脉狭窄甚至完全闭塞。如果在冠状动脉近心端出现梗阻,可导致"右心室依赖性冠状动脉循环"(RVDCC),此类患者有很高的心肌缺血风险——低氧血液从右心室灌注至相当范围的心肌;而心肌缺血更大的危险来自体 – 肺分流建立后主动脉舒张压的下降。如果对此类患者行右心室流出道补片、肺动脉瓣切开成形及三尖瓣切开成形来实施右心室减压,机体将难以耐受右心室压力的下降,进而出现急性心肌梗死。

此外,约 10% 的 PA-IVS 患者合并 Ebstein 畸形(三尖瓣下移畸形),应将此类患者单独进行分析。大部分此类患者存在严重的三尖瓣关闭不全,右心室大小正常或增大,同时存在右心房严重扩大。由于功能障碍的右心室严重扩大,导致左心室的功能常常会伴随下降,虽然主动脉 – 肺动脉分流可以提供充足的肺血,但左心室仍会受制于扩张的右心室而导致心排出量下降。

## 术前评估

超声心动图仍然是评估解剖畸形和右心室解剖状态的主要手段。由于 PA-IVS 复杂多变，应通过超声心动图及左、右心导管检查，详细了解各种解剖及形态学改变。同时，应对冠状动脉和右心室进行选择性造影，以排除瘘管的存在。根据这些影像学资料，对疾病进行分型，并根据右心室的形态学特征、三尖瓣大小、RVOT 及冠状动脉的情况做出合理的外科治疗计划。

## 术式的选择

对于 PA-IVS 新生儿患者，应通过外科干预建立可靠且充分的肺血供给途径，使右心室和三尖瓣具备生长、发育潜能。合理的术式选择基于右心室发育不良的程度及是否存在主肺动脉。对于适用于全部病例的最佳治疗方案，目前并没有共识，但越来越多的介入治疗手段参与到治疗中，如个性化的肺动脉瓣射频打孔、动脉导管支架等，提供了一系列的姑息治疗方案。

对于右心室轻度发育不良的 PA-IVS 新生儿，应以实现双心室矫治作为治疗目标，可以通过介入手段、外科手段或联合手段达到这一目标。通过肺动脉瓣射频打孔和球囊扩张可以成功地降低右心室负荷，也可通过肺动脉瓣切开成形、补片扩大 RVOT 来实现这一目标。对于一部分患者，通过切开肺动脉瓣即可获得充足的肺血；但经验告诉我们，通过肺动脉瓣切开这一单一手段常常难以有效地改善病情，这是由于虽然右心室解剖状态尚好，但狭小的右心室舒张功能可能受限。因此，在大多数情况下，需要建立体 – 肺分流通路并结扎动脉导管，或放置动脉导管支架才能获得理想的肺血流，促进肺动脉分支血管发育。

对于右心室中度发育不良的 PA-IVS 新生儿，最佳的治疗策略是同时行肺动脉瓣切开成形、肺动脉流出道补片扩大、体 – 肺分流及动脉导管结扎。如果肺血流仍然不足，可在动脉导管内置入支架。肺动脉瓣切开及肺动脉流出道补片扩大后，可降低右心室压力、减轻三尖瓣反流，使右心室腔和三尖瓣环具备生长的潜能。这一策略使后续的双心室矫治成为可能。可根据医生的偏好在体外循环下或非体外循环下完成此手术。

对于右心室重度发育不良的 PA-IVS 新生儿，很可能需要考虑选择单心室治疗策略。通常情况下，切开肺动脉瓣并不能有效地降低右心室压。对于此类患者，最佳的方案是建立体 – 肺分流或动脉导管支架，并通过球囊扩张或外科手术方式行房间隔造口术。对于 RVDCC 病例，右心室压力下降可能导致心肌缺血，因此，应保持右心室压力处于体循环压力水平，确保冠状动脉灌注。对于 RVDCC 合并重度右心室功能不全的患者，在早期施行分流术后，应行原位心脏移植。

对于已经完成初次姑息手术的婴儿，应密切随访。随着手术疗效的提高，越来越多的患者有机会接受后续治疗。根据患者原始的解剖情况及后续的超声心动图结果，可在 3~6 个月时行心导管检查。对于右心室重度发育不良的患者，术式的选择同样主要是取决于右心室的解剖学形态，以及初次手术后三尖瓣和右心室的发育情况。在新生儿期，三尖瓣大小和右心室的发育往往相互关联，但对于年龄较大的儿童，则可能出现明显的差异。

对于右心室中度发育不良的患者，后期是否干预取决于此前右心室和三尖瓣的发育情况。如果右心室达到正常大小的 1/2~2/3，可以考虑闭合房间隔缺损，切除部分心肌以扩大右心室腔，并在右心室和肺动脉之间连接带瓣管道，也可以行跨瓣环补片。如果右心室容积和三尖瓣大小处于双心室矫治的边缘状态（正常的 1/3~1/2），可行双向腔 – 肺分流术（Glenn 术）。Glenn 分流可以将上腔静脉回流的近 1/3 的体静脉血引流进入肺动脉，而下腔静脉的血液（约为体静脉回流的 2/3）继续经过三尖瓣口引流进入右心室。这一策略被称为"一个半"心室矫治或部分双心室矫治，它限制了右心室的容量负荷,通过使一部分血液直接进入肺动脉来达到增加肺血的目的。后续,可以根据右心室和三尖瓣的发育情况,选择双心室矫治(拆除 Glenn 分流)或行 Fontan 术。

右心室重度发育不良的 PA-IVS 患者,通常无法施行双心室矫治手术。此类患者大部分在新生儿期行体 – 肺分流术伴(不伴)三尖瓣切开。在 3~6 个月时行 Glenn 分流,并在 2~3 岁时行 Fontan 术。关于 Glenn 和 Fontan 手术的原则和技术,已在第 44 章"双向 Glenn 术和半 Fontan 术"及第 45 章"治疗功能性单心室和心室双入口的 Fontan 术"中详述。

## 麻 醉

新生儿 PA-IVS 的麻醉策略与新生儿重度肺动脉狭窄相似。由于没有血液从右心室进入肺动脉,因此这些患者表现为完全的动脉导管依赖。应仔细调整肺血管床的阻力,以确保获得充分的氧供。应密切监测 RVDCC 患者的心肌缺血征象。拟行双心室矫治的年长儿童,应尽力优化其前向血流。行"一个半"心室矫治或分期单心室矫治的患者,常常需要较大剂量的正性肌力药物,同时需要降低肺动脉压以保证 Glenn 和 Fontan 分流的血液进入肺血管床。多项研究表明,在分期手术过渡期,RVDCC 患者的死亡率较高(达 60%),因此建议心脏移植。

## 新生儿期手术

### 分流术

体 – 肺分流手术的原则和技术在第 40 章"姑息性手术:分流术与肺动脉环缩术"中详述。

#### 非体外循环下肺动脉跨瓣环补片

选择胸骨正中切口,准备好体外循环系统。在主肺动脉分叉处的近心端置入一把儿童血管阻断钳。维持动脉导管开放以保证肺血供给。在主肺动脉前壁做一纵行切口,下延至肺动脉与右心室移行处(图 51.4a)。在右心室腔对应的心肌处,将右心室壁切开 2~3mm 深,不做全层切开。

将心包片或同种异体血管片、合成心包片等替代材料缝合在肺动脉切缘和右心室切缘。补片下段的缝线保持松弛状态,用手术刀片将肺动脉瓣及下方残余厚度的右心室肌肉切开(图 51.4b)。

收紧缝线控制出血,移除血管阻断钳(图 51.4c)。建立流经 RVOT 的血流通路。如果血氧饱和度可以维持,则结扎动脉导管。

#### 非体外循环下经肺动脉行肺动脉瓣切开成形术

可在体外循环或非体外循环下完成肺动脉瓣直视切开成形术。在主肺动脉分叉处的近心端放置一把血管阻断钳,动脉导管分流的血液用于维持肺灌注。在主肺动脉前壁做一荷包缝线,在此荷包缝线内做纵行切口,牵拉血管壁显露肺动脉瓣(图 51.5a)。确认肺动脉瓣的融合交界,用 11 号手术刀片将其锐性切开,直抵肺动脉瓣环(图 51.5b)。

收紧荷包缝线,用一"C"形薄刃血管钳快速夹闭切口(图 51.5c)。释放肺动脉阻断钳。

### 扩大右心室腔及流出道

扩大右心室腔及流出道时,应经胸骨正中切口建立双腔静脉插管的体外循环。顺行和逆行灌注心脏停搏液后,切开右心房。在主肺动脉做一纵行切口,下延,经肺动脉瓣环、右心室圆锥部至右心室主腔。经心房和心室切口切除肥厚的肌束。执行此操作时,可使用一直角钳进行辅助,避免伤及下方心肌及三尖瓣乳头肌。将一块跨瓣环的心包片或同种异体血管片、其他替代材料补片缝合在肺动脉及右心室切口。用聚丙烯缝线双层缝合右心房切口。参见图 51.4。

### 跨瓣环补片和人工瓣膜植入

经胸骨正中切口,建立双腔静脉插管的体外循环,完成跨瓣环补片和人工生物瓣植入。通常在心脏停搏状态下完成此手术,但并非必需。从左肺动脉起始处至右心室近心处做一纵行切口(图 51.6a),将肺动脉瓣环水平的所有残余瓣膜组织切除。将一过大的(相对于儿童正常的瓣膜直径而言)猪源生物瓣植入 RVOT 内的心包或 Gore-Tex 补片下（图 51.6b）。如果使用自体心包，可用戊二醛溶液浸泡 5min 后用盐水冲洗。生物瓣的缝合环应缝置于肺动脉瓣环之下，这样就可以选用较大的人工瓣膜，同时也避免了被胸骨压迫。用聚丙烯缝线将人工瓣膜连续缝合在 RVOT 的后壁。跨瓣补片与肺动脉切缘缝合后，将其覆盖于人工瓣膜的前方，

并缝合固定，最后完成 RVOT 切口的补片缝合（图 51.6c）。

## 跨瓣环补片和人工单瓣植入

经胸骨正中切口开胸，双腔静脉插管建立体外循环。将切取的心包用戊二醛固定 5min 后用盐水漂洗。用无菌记号笔在心包片上绘出补片和人工单瓣的轮廓（图 51.7a）。用一个与预期正常肺动脉瓣环直径相同的金属探条来辅助裁剪人工单瓣，人工单瓣的底边宽度应等于探条周长的一半，这一宽度同样需要与跨瓣环补片近心端的宽度和形状相匹配。将人工单瓣的上缘固定在肺动脉切缘上，稍高于肺动脉瓣环数毫米（图 51.7b）。用固定跨瓣环补片的同样方法，将人工单瓣缝合在肺动脉及右心室切缘上（图 51.7c）。

## 植入同种异体带瓣血管

经胸骨正中切口，双腔静脉插管建立体外循环。可在心脏停搏状态下完成手术，但非必需。选择适当大小的同种异体主动脉或肺动脉，融化后，将其修剪至适当的长度。切开肺动脉，用聚丙烯缝线将同种异体血管远心端与肺动脉分叉部连续缝合（图 51.8a）。

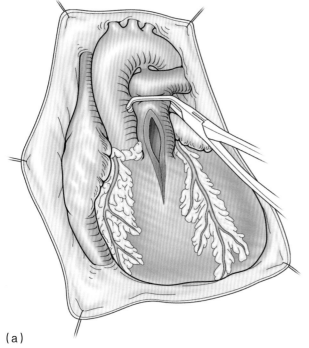

（a）

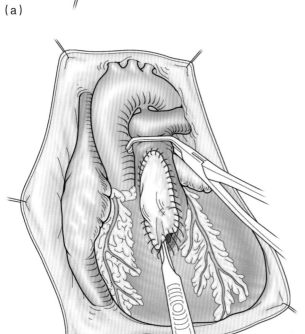

（b）

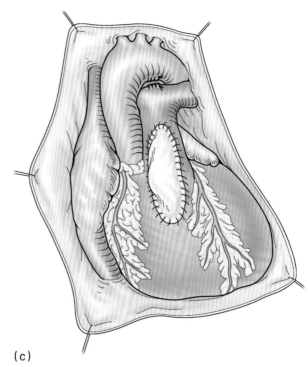

（c）

图 51.4

近心端部分, 用聚丙烯缝线将同种异体血管的后壁与 RVOT 连续吻合, 缝合线稍低于肺动脉瓣环 (图 51.8b)。

可利用与同种异体主动脉瓣相连的二尖瓣前瓣完成剩余的前壁缝合, 将主动脉瓣的前缘缝合于右心室切口 (图 51.8c)。另一种替代方法是: 用长方形 Gore-Tex 或自体心包片缝制一矩形 "兜帽" 样结构 (图 51.8d), 此 "兜帽" 可扩大 RVOT, 避免同种异体血管与 RVOT 的连接部出现残余梗阻。

## 术后管理

在 PA-IVS 术后早期, 新生儿患者可处于非常危重的状态。由于存在低心排出量, 患者需要相当剂量的正性肌力药物辅助。如果建立了体 – 肺分流, 应使体循环和肺循环的血流达到平衡。要达到充分氧合和充足的心排出量, 应调整体循环及肺循环血管阻力, 这一点至关重要。如果出现肺动脉高压, 应尽快处理, 可吸入一氧化氮。过大的分流通路可导致肺血过多, 应调整或更换分流管。如果没有意识到 RVDCC 的存在, 术后可能发生心肌缺血, 并伴随心电图改变、室性心律失常, 超声心动图上可见节段性室壁运动障碍。如果充分的内科治疗无法纠正持续存在的低氧血症, 应排除残余 RVOTO 或严重的三尖瓣发育不良。

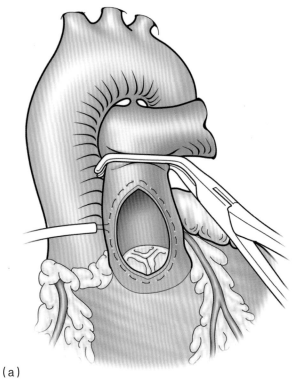

(a)

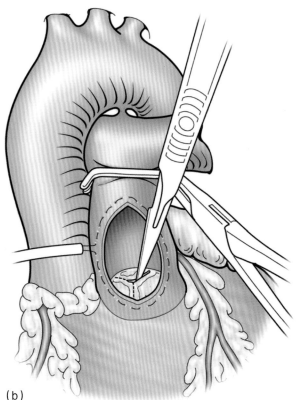

(b)

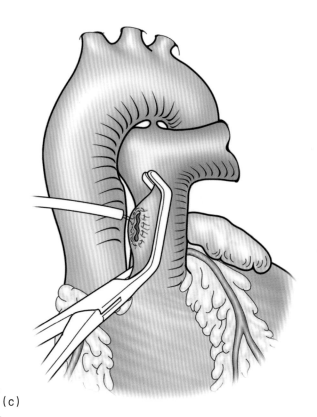

(c)

图 51.5

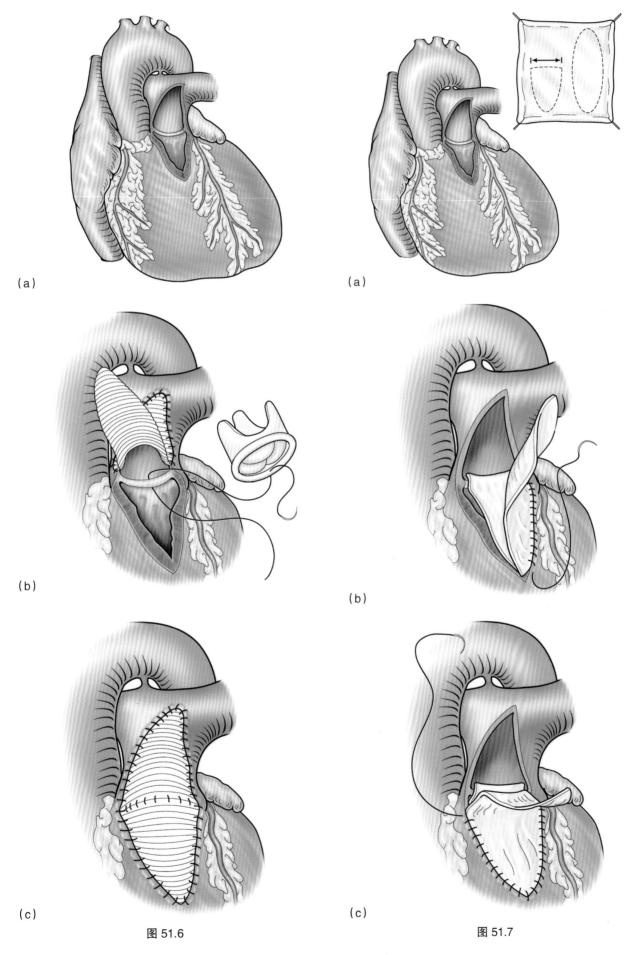

（a）

（a）

（b）

（b）

（c）

（c）

图 51.6

图 51.7

# 疗 效

唯一一项具有足够样本量的、对比初始治疗策略的、多中心前瞻性研究由 CHSS 主导，包括了1987—1991 年治疗的 171 例新生儿。在治疗策略方面存在很大的差异，且没有目前常用的镶嵌治疗策略。在整体生存率方面：1 个月为 81%，4 年为64%。三尖瓣的大小用 Z 值来表述，其与右心室腔的容积有很强的相关性，是初次手术疗效的预测因素，包括存在 RVDCC 患者右心室减压的手术疗效。其他一些研究质疑处于边缘状态的患者行双心室矫治而非"一个半"心室或单心室矫治的远期疗效。

PA-IVS 仍然是一种可怕的先天性心脏病，需要在生命开始的早期即进行外科治疗。对于新生儿PA-IVS 患者来说，我们发现右心室发育不良的外科分型有助于术式选择，即将患者分为右心室轻度发育不良（大于正常的 2/3）、右心室中度发育不良（正常的 1/3~2/3）和右心室重度发育不良（小于正常的1/3）。对于年龄较大的儿童患者，可以应用相似的

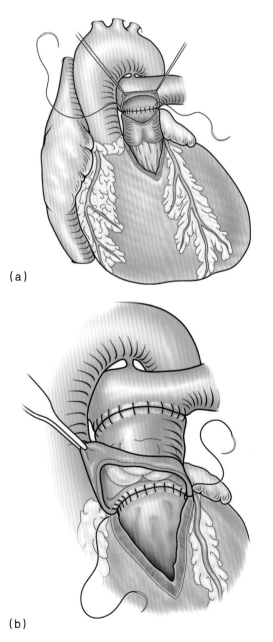

(a)

(b)

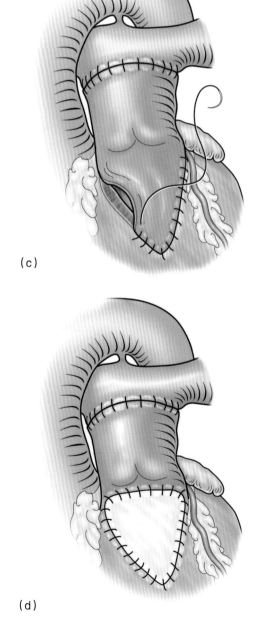

(c)

(d)

图 51.8

分类方法，将患者分为适合双心室矫治的人群和适合 Fontan 术的人群。通过这样的分类方法，死亡率和并发症发生率都有明显的下降，也获得了非常满意的远期生存率。

　　无论是肺动脉狭窄还是肺动脉闭锁，基于心导管的介入治疗经过演化，已经成为新生儿治疗的主导方式。由于难以将治疗方案标准化，因此应根据患者情况制订个性化的治疗方案，这是治疗的关键所在。对于最严重类型肺动脉闭锁的新生儿患者，心脏移植仍不失为一项选择。

# 延伸阅读

1. Ashburn DA, Blackstone EH, Wells WJ, et al. Determinants of mortality and type of repair in neonates with pulmonary atresia and intact ventricular septum. J Thorac Cardiovasc Surg, 2004(127): 1000-1007.

2. Cheung EW, Richmond ME, Turner ME, et al. Pulmonary atresia/intact ventricular septum: influence of coronary anatomy on single-ventricle outcome. Ann Thorac Surg, 2014(98): 1371–1377.

3. Chubb H, Pesonen E, Sivasubramanian S, et al. Long-term outcome following catheter valvotomy for pulmonary atresia with intact ventricular septum. J Am Coll Cardiol, 2012(59): 1468–1476.

4. Cuypers JA, Witsenburg M, van der Linde D, et al. Pulmonary stenosis: update on diagnosis and therapeutic options. Heart, 2013, 99(5): 339–347.

5. Daubeney PE, Wang D, Delany DJ, et al. Pulmonary atresia with intact ventricular septum: predictors of early and medium-term outcome in a population based study. J Thorac Cardiovasc Surg, 2005(130): 1071.

6. Hanley FL, Sade RM, Blackstone EH, et al. Outcomes in neonatal pulmonary atresia with intact ventricular septum: a multiinstitutional study. J Thorac Cardiovasc Surg, 1993(105): 406–427.

7. Hu R, Zhang H, Dong W, et al. Transventricular valvotomy for pulmonary atresia with intact ventricular septum in neonates: a single-centre experience in mid-term follow-up. Eur J Cardio Thorac Surg, 2015, 47: 168–172.

8. John AS, Warnes CA. Clinical outcomes of adult survivors of pulmonary atresia with intact ventricular septum. Internat J of Cardiol, 2012(161): 13–17.

9. Kan JS, White RO, Mitchell SE, et al. Percutaneous balloon valvuloplasty: a new method for treating congenital pulmonary stenosis. N Engl J Med, 1982(307): 540.

10. Karamlou T, Poynter JA, Walters III HL, et al. Long-term functional health status and exercise test variables for patients with pulmonary atresia and intake ventricular septum: a Congenital Heart Surgeons Society study. J Thorac Cardiovasc Surg, 2013(145): 1018–1027.

11. Laks H, Plunkett MD. Pulmonary stenosis and pulmonary atresia with intact septum//Kaiser LR, Kron IL, Spray TL. Mastery of cardiothoracic surgery. Philadelphia: Lippincott-Raven Publishers, 1998: 805–818.

12. Mallula K, Vaughn G, El-Said H, et al. Comparison of ductal stenting versus surgical shunt for palliation of patients with pulmonary atresia and intact ventricular septum. Catheter Cardiovasc Interv, 2015(85): 1196–1202.

13. Merino-Ingelmo R, Santos-de Soto J, Coserria Sanchez F, et al. Long-term results of percutaneous balloon valvuloplasty in pulmonary valve stenosis in the pediatric population. Rev Esp Cardiol, 2014, 67(5): 374–379.

14. Moore JW, Vincent RN, Beekman RH, et al. Procedural results and safety of common interventional procedures in congenital heart disease: initial report from the National Cardiovascular Data Registry. J Am Coll Cardiol, 2014, 64(23): 2439–2451.

15. Polansky DB, Clark EB, Doty DB. Pulmonary stenosis in infants and young children. Ann Thorac Surg, 1985(39): 159.

16. Rychik J, Levy H, Gaynor JW, et al. Outcome after operation for pulmonary atresia with intact ventricular septum. J Thorac Cardiovasc Surg, 1998, 116(6): 924–931.

17. Sehar T, Qureshi AU, Kazmi U, et al. Balloon valvuloplasty in dysplastic pulmonary valve stenosis: immediate and intermediate outcomes. J Coll Physicians Surg Pak, 2015(25): 16–21.

18. Schneider AW, Blom NA, Bruggemans EF, et al. More than 25 years of experience in managing pulmonary atresia with intact ventricular septum. Ann Thorac Surg, 2014(98): 1680–1686.

19. Schwartz MC, Glatz AC, Dori Y, et al. Outcomes and predictors of reintervention in patients with pulmonary atresia and intact ventricular septum treated with radiofrequency perforation and balloon pulmonary valvuloplasty. Pediatr Cardiol, 2014(35): 22–29.

20. Shinebroune EA, Rigby ML, Carvalho JS. Pulmonary atresia with intact ventricular septum: from fetus to adult. Heart, 2008(94): 1350–1357.

21. Zampi JD, Hirsch-Romano JC, Goldstein BH, et al. Hybrid approach for pulmonary atresia with intact ventricular septum: early single center results and comparison to the standard surgical approach. Catheter Cardiovasc Interv, 2014, 83(5): 753–761.

# 第 52 章
# 左心室流出道梗阻

*Ross M. Ungerleider    Irving Shen*

## 概　述

　　一系列限制血液从左心室进入主动脉的疾病是造成左心室流出道梗阻（LVOTO）的基本病理基础。根据梗阻的解剖部位，可以分为瓣膜型梗阻、瓣上型梗阻和瓣下型梗阻。虽然这些病理情况多表现为单发，但部分患者仍可以呈现多位点复合梗阻的情况。本章将阐述常见的 LVOTO 及其治疗策略。

## 新生儿重度主动脉瓣狭窄

　　新生儿主动脉瓣狭窄是一种极其严重的病变，它不同于成人的主动脉瓣狭窄——常常经过数年的发展才需要进行干预，新生儿病变往往紧急且致命。主动脉瓣叶解剖严重异常，可以表现为交界融合的二叶主动脉瓣，也可能表现为开口异常且缺少明显交界融合迹象的单叶主动脉瓣。通常情况下，瓣环较小，可造成明显的梗阻。由于左心室流出道（LVOT）受限，因此体循环明显受累。对于严重病例，体循环灌注是通过动脉导管右向左分流完成的。因此，可将新生儿重度主动脉瓣狭窄理解为"动脉导管依赖性"疾病（图 52.1）。

　　动脉导管依赖的体循环灌注解释了为什么一些新生儿在出生后不久、动脉导管关闭后即表现为趋于死亡的状态。左心功能不全和低心排出量导致体循环灌注不足、毛细血管充盈时间延迟及严重的代谢性酸中毒。当出现这些情况时，患儿往往表现出明显气促以代偿代谢性酸中毒。全身外周搏动减弱，这不同于主动脉缩窄，后者的右上肢搏动通常较强。这些危重的新生儿全身呈死灰色，需要及时复苏并迅速做出诊断。LVOTO 严重程度稍弱的患者，可在出生后数周才表现出症状，呈亚急性左心衰竭、易激惹及生长发育迟缓。

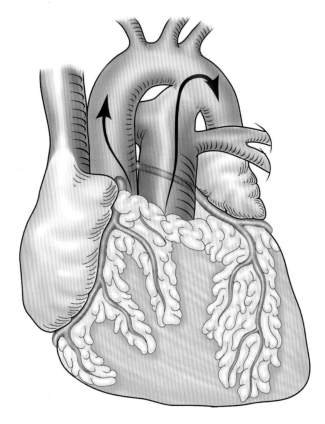

图 52.1

## 主动脉瓣狭窄的诊断

超声心动图是最有效的诊断手段,可独立确诊。胸骨旁长轴切面可见狭小的主动脉瓣环(通常为4~6mm)和异常或增厚的瓣叶。短轴切面有助于确认瓣叶为二叶瓣或单叶瓣,但这种鉴别对治疗策略的选择可能并非必需。左心室扩张,可见收缩功能及短缩分数下降,射血分数和心排出量也相应下降。超声心动图还有助于测量左心室的大小,并确认是否存在其他心脏畸形。发育不良的左心室可与新生儿重度主动脉瓣狭窄同时出现,其病情之严重或许仅可实施单心室姑息矫治。先天性心脏病外科医师学会(CHSS)提供了一种计算方法,用于确定选择单心室或双心室治疗方案,可通过http://www.chssdc.org/content/chss-score-neonatal-criticalaortic-stenosis 链接获得,此算法有助于预测重度主动脉瓣狭窄新生儿单心室及双心室矫治术后的生存优势。Rhodes 标准也常用于预测重度主动脉瓣狭窄患儿是适于实施单心室还是双心室矫治。在1991年提出此标准后,Colan 等于2006年对此进行了修改和完善。事实上,该标准可用下列公式进行表达:

$$10.98 \times (体表面积)(m^2) + 0.56 \times (主动脉瓣环 Z 评分) + 5.89 \times (左心室与心脏长轴比) - 0.79 \times (2 级或 3 级心内膜弹力纤维增生) - 6.78$$

一项单中心研究发现,以 -0.65 作为界值,90% 的患者可以获得精准的预测。与重度新生儿主动脉瓣狭窄共存的严重疾病包括:二尖瓣狭窄(正常身高及体重的婴儿,二尖瓣环直径小于9mm),左心室心内膜弹力纤维增生(左心室心内膜下严重缺血、纤维化的征象),主动脉缩窄,房间隔缺损(ASD)和室间隔缺损(VSD),这些疾病与LVOTO合并出现时,如果选择双心室矫治,死亡风险会明显增加,因此建议选择单心室分期治疗策略。可能存在动脉导管,如果患者已接受前列腺素E1治疗,应明确动脉导管是否开放及导管内血流方向,这有助于手术计划的制订。1963年,Shone 描述了一种复合性左心梗阻性疾病,包括主动脉瓣下狭窄、降落伞式二尖瓣、二尖瓣瓣上环及主动脉缩窄。目前,人们对合并多水平 LVOTO(包括二尖瓣狭窄、主动脉瓣或瓣下狭窄、主动脉缩窄)的疾病称为 Shone 综合征,此类患者经常合并 ASD 和 VSD。在重度主动脉瓣狭窄病例中往往包含罹患这类复杂疾病的患者。

通常情况下不需要通过心导管检查获得额外的解剖学资料。试图降低跨 LVOT 压差的治疗是无用的,因为对于重度 LVOTO 患者,即使心排出量大幅度下降也并不能使压力阶差获得相应的降低。但是,如果计划对某些适合的婴儿患者实施主动脉瓣球囊扩张,可将心导管检查作为操作的一个部分来完成,而且可以同时获知肺动脉压力、心内分流的程度(当存在 ASD 或 VSD 时),以及心室舒张末期压力。对于更适合选择分期单心室治疗的患者,应慎重考虑是否施行主动脉瓣球囊扩张,一旦造成主动脉瓣关闭不全,患者的远期治疗会因此变得格外复杂。

## 主动脉瓣狭窄的术前管理

对于极其危重的患儿,应迅速复苏,稳定病情,并积极完善诊断,确定其解剖异常,制订干预计划。在 ICU 复苏时,应建立中心静脉和动脉通路、气管插管并辅助通气。立即给予前列腺素 E1 以开放动脉导管或维持动脉导管的开放。通常需要给予正性肌力药物,镇静以降低机体氧耗。监测动脉血气,纠正酸中毒和低氧血症,以确保组织氧供。极危重主动脉瓣狭窄的新生儿,应确保在超声心动图中看到右向左分流以明确动脉导管开放,同时股动脉搏动恢复,酸中毒减轻,心室功能获得一定程度的改善。

一旦患者病情稳定,应立即制订治疗计划,包括球囊扩张、直视瓣膜切开成形、Norwood 类姑息手术——Damus-Kaye-Stansel 手术(见第62章"左心发育不良综合征")、建立肺血供给源(主-肺分流或右心室-肺动脉分流),以及房间隔切开(限于左心室存在发育可能,未来可转行双心室手术)。

## 外科治疗适应证

须紧急处理重度主动脉瓣狭窄的新生儿。当患儿病情稳定、诊断明确，应尽快确立治疗计划。对于有足够左心室容积（见前文的预测公式）的患者，应考虑行主动脉瓣球囊扩张或手术瓣膜切开；如果左心室容积不足或主动脉瓣狭窄仅为左心发育不良综合征的一个表征，此类患者应考虑行分期 Fontan 术；对于不是很严重、出生后数月才就诊的主动脉瓣狭窄患者，可以根据 LVOTO 的程度及是否有相关的重要畸形进行择期手术。

## 瓣膜型主动脉狭窄

### 主动脉瓣切开术

如果患儿表现为"单纯的"瓣膜型主动脉狭窄，没有其他严重的畸形，首选治疗方案是扩大主动脉瓣开口，可以通过球囊扩张或外科直视切开来实现。近年来，主动脉瓣球囊扩张的疗效在逐渐改善，很多医院将这种非手术的扩张作为首选技术。目前，已很少会通过外科直视切开瓣膜来治疗婴儿重度主动脉瓣狭窄，仅有部分心脏中心坚持认为外科所行的瓣膜直视切开更符合解剖上的需求。然而，在治疗危重新生儿方面，并没有数据结论性地支持外科治疗优于球囊扩张；相反，由于球囊扩张存在一定优势（避免开胸和体外循环），这种导管治疗方式已成为最常用的紧急治疗手段。

有多种方法可用于主动脉瓣直视切开手术。一些心脏中心采取在没有体外循环辅助的情况下，通过阻断流入血流完成直视切开。首先阻断上腔静脉和下腔静脉，经过数个心跳周期，待心腔内的血液排空后，阻断主动脉，在升主动脉做一横切口，切开融合的瓣膜交界后，迅速完成主动脉切口的单层缝闭，开放主动脉阻断钳和上、下腔静脉阻断带。此术式要求动作迅速，即使如此，也会对心脏造成额外的压力，因此，仅用于一些特殊情况（如不具备条件或存在行球囊扩张或体外循环下直视切开术禁忌证的重症新生儿患者）。

主动脉瓣直视切开需采用体外循环（过去25年我们很少采用直视切开技术）。经胸骨正中切口开胸，肝素化。在升主动脉远心端插入主动脉插管，在右心房置入一条静脉插管（图 52.2）。体外循环开机后，立即暂时阻断动脉导管。降温至 34℃ 后阻断主动脉，顺行灌注心脏停搏液。在升主动脉做一横切口，显露主动脉瓣。在阻断主动脉后，即可复温。

仔细探查狭窄的主动脉瓣，确认融合的瓣膜交界。对于部分病例，可从主动脉瓣口送入一吸引头，有助于探查。对于很多新生儿患者，只需在瓣口插入冠状吸引头，即可将融合的交界扩开，无须做锐性切开。也可用 11 号手术刀片将融合的交界轻轻地切开，切口朝向主动脉瓣环方向，但不要达到瓣环，以避免术后出现主动脉瓣关闭不全（图 52.3、图 52.4、图 52.5）。与轻度残余狭窄相比，患者通常难以耐受中重度主动脉瓣关闭不全，常常需要早期行主动脉瓣置换。

完成交界切开后，单层连续缝合主动脉切口

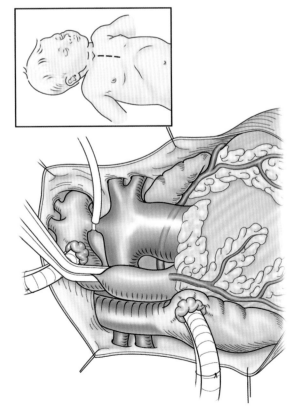

图 52.2

（图 52.6）。排气后，放开主动脉阻断钳，撤离体外循环。如果患者情况稳定，可以结扎动脉导管；但是，如果使用正性肌力药物仍不能获得充足的左心室排血量，则需要保持动脉导管开放，并在术后早期继续使用前列腺素 E1，通过动脉导管右向左分流，体循环可获得来自右心室的额外的心排出量。必要时，可以使用机械辅助循环辅助左心室功能，可以是单纯的左心室辅助；对于新生儿患者，更为常用的手段是体外膜肺氧合（ECMO）。经过数日的辅助后，如果患者仍不能撤离辅助循环，则应考虑转向单心室治疗策略（如房间隔造口、Damus-Kaye-Stansel 手术及建立肺血供给通路——Norwood 类手术）。

## 主动脉瓣切开的术后管理

即使完成了主动脉瓣直视切开术，患者在术后数日仍将处于危重状态，需要正性肌力药物辅助。左心室表现为显著的舒张功能不全，充盈受限，进

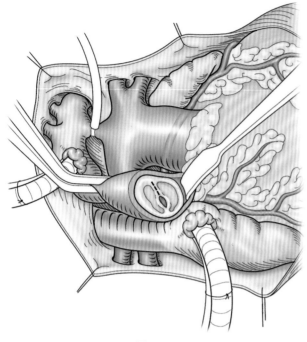

图 52.3

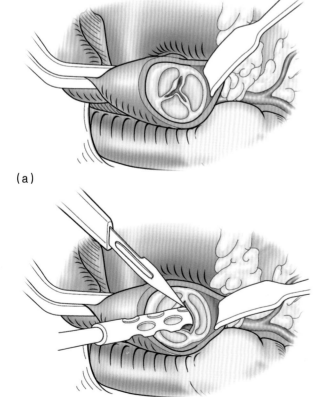

(a)

(b)

图 52.4

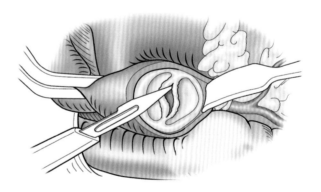

图 52.5

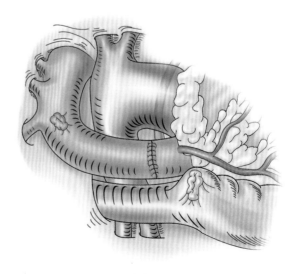

图 52.6

539

而表现为低心排出量综合征,该综合征主要表现为心动过速,远端灌注处于边缘状态。肺动脉高压可通过充分的氧合及通气、降低 $PCO_2$ 以获得呼吸性碱中毒来控制。

对于一些极端病例,需要输注前列腺素 E1,改善机体远端灌注;可以尝试吸入一氧化氮,但如果肺动脉高压是源于左心室收缩或舒张功能下降,那么只有当左心室功能恢复后,肺动脉高压才有可能改善。

对于大多数婴儿患者,如果主动脉瓣切开得当且左心室容积足够,机体状况会在手术后数日得以改善。随着左心室顺应性的改善,每搏输出量增加,心率会逐渐下降。此时可停用前列腺素 E1,并逐步撤停正性肌力药物。呼吸机设置恢复正常,并逐步撤离呼吸辅助,恢复口腔进食。超声心动图可证实流经主动脉瓣的血流得以改善,由于心排出量的增加,LVOT 压力阶差会有所升高。如果瓣叶交界融合解除充分,轻度的主动脉瓣关闭不全并不少见。只要患者的临床表现日趋改善,其意义超过通过超声心动图所获得的数据。

如果患者的康复没有达到预期,应做进一步检查,以排除其他的合并畸形。如果存在大 VSD,有可能需要手术闭合或行肺动脉环缩术。患儿可能存在严重的主动脉缩窄,但由于应用了前列腺素 E1 维持动脉导管开放,因此征象并不明显。如果瓣膜切开不充分,有可能需要再次行瓣膜切开或主动脉瓣置换。

## 主动脉瓣切开术的疗效

主动脉瓣直视切开术的并发症较为少见。轻度主动脉瓣关闭不全较为常见,但通常可被良好耐受。如果主动脉瓣环狭小或瓣叶严重发育不良,患者术后仍可表现出持续存在的 LVOTO,可以再次做瓣膜切开或主动脉瓣置换。主动脉瓣球囊扩张有可能导致主动脉夹层,此时必须通过手术进行救治。球囊导管穿刺处的外周动脉可存在并发症,导致下肢动脉搏动难以触及,可行溶栓或给予肝素,通常可以

获得满意的疗效。低心排出量新生儿患者在尝试经皮穿刺置管时,有可能损伤髂动脉,进而导致大面积腹膜后或腹膜内出血、休克,甚至死亡。因此,在应用球囊导管扩张主动脉时,应密切关注这一潜在并发症,监测血细胞比容及腹围的变化,如果怀疑髂动脉受损,应在必要时紧急开腹探查。

大多数重度主动脉瓣狭窄婴儿的病情可在球囊扩张或瓣膜直视切开后得以改善并出院。但是,由于主动脉瓣解剖问题并未根治,因此,瓣膜切开手术只能说是一个姑息手术,最终,所有的患者几乎都需要行主动脉瓣置换。对于婴儿和儿童患者,我们首选用自体肺动脉瓣行主动脉瓣置换(Ross 手术,见下文),除非患者存在某种禁忌证而无法使用肺动脉瓣。

## 婴儿主动脉瓣置换术

由于自体肺动脉瓣具有生长潜能,因此对于儿童患者,行 Ross 手术(用自体肺动脉瓣行主动脉瓣置换)有很大的优越性。经胸骨正中切口开胸,建立体外循环,降温至中度低温(32℃)即可。虽然使用一条静脉插管就可以完成手术,但我们首选上、下腔静脉插管行静脉引流,这样还可以在直视下置入逆行灌注管,这对于需要重复给予心脏停搏液的低龄患者非常有益。对于婴儿和年龄较小的患儿,我们会围绕冠状静脉窦口做一较宽松的荷包,防止逆灌管在手术操作时移位;当有荷包缝线时,只需要稍稍打胀球囊即可。左心引流管至关重要。在手术操作时,逆行灌注可以有效地保护心肌。

阻断主动脉后,在窦管交界水平横断升主动脉(图 52.7)。探查主动脉瓣,一旦确认主动脉瓣没有修复的可能,即可获取肺动脉瓣以备瓣膜移植。在左、右肺动脉分叉处近心端横断主肺动脉,探查肺动脉瓣,确保没有异常存在,否则不可用于主动脉瓣置换。偶尔会遇到二叶肺动脉瓣(约占 1%),但我们认为即使如此,对于儿童来说,Ross 手术依然优于其他方式的主动脉瓣置换。如果肺动脉瓣为三叶结构,总会有一个交界位于正前方,与右心室

流出道呈直线排列。我们通常会向瓣窦中注入盐水，观察瓣叶的活动状态（图 52.7b）。

将主肺动脉向前牵拉，将肺动脉根部的后壁从右心室肌肉中游离出来（图 52.8）。将一直角钳从肺动脉开口送至右心室流出道，钳尖恰好在前交界下方，这样可在右心室前壁上确认相邻肺动脉瓣窦的最低点；在此定位点做切口，沿肺动脉瓣基底部向两侧延伸，以免损伤肺动脉瓣（图 52.9）。游离平面是沿着后瓣，这样就可以与之前游离的肺动脉瓣后

方平面相交。保持在此平面进行游离，防止向室间隔内过度深入，否则可能会伤及前降支的第一间隔支。在右心室流出道靠近前降支的位置，用电刀在心外膜上烧灼出一条标记线，有助于游离肺动脉。

在右心室流出道完成前部切口后，可以从右心室内观察肺动脉瓣、平行肺动脉瓣环、在瓣环下方 3mm 处游离肺动脉瓣。完成内侧和外侧肺动脉瓣的游离后（此前完成了肺动脉后壁与后部心肌的游离，这会使当前的游离相当容易），用 15 号刀片在心内膜划出标记线，此标记线恰位于肺动脉后瓣的下方，这条标记线会简化肺动脉瓣后瓣的游离。

完成肺动脉瓣获取后，检查肺动脉瓣，确保瓣叶完好无损。修剪肺动脉瓣下方的肌肉组织，使其尽可能短，但又不会影响后续的缝合。确认自体肺动脉瓣状态良好后，即可融化合适大小的同种肺动脉管道，此管道将用于右心室流出道重建。近年来，我们采用另外一种替代方法，在手术操作之前，另外一组医生提前制作好聚四氟乙烯（PTFE）带瓣管道，以此来替代同种肺动脉。

将手术操作点转移回主动脉根部，获取较大的冠状动脉扣，带有较多的邻近冠状静脉窦壁（图 52.10）。然后切除主动脉瓣，并将多余的主动脉壁组织切除。采用连续或间断缝合技术，将自体肺动脉管道缝合固定在 LVOT。根据我们 250 余例 Ross

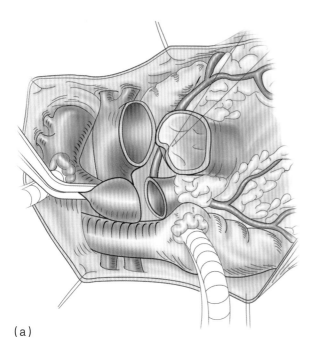

(a)

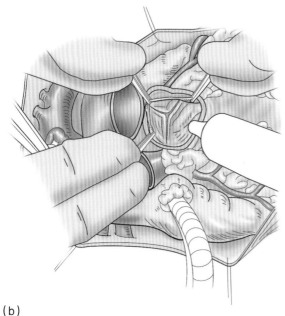

(b)

图 52.7

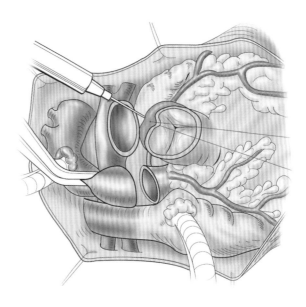

图 52.8

手术的经验,我们发展出一种可重复性很高的近心端吻合技术,并作为首选采用。首先,用双针缝线将自体肺动脉的每一个瓣窦与相对应的主动脉瓣窦缝合在一起(图52.11和图52.12),这样就可以使左、右冠窦与冠状动脉及无冠窦的位置完美地对接,而不会出现扭曲,同时可以没有张力和弯折地将冠状动脉扣吻合在自体肺动脉的瓣窦内,这一点非常重要。

随后进行每一个交界区的吻合。首先从左冠窦起针,朝右冠窦方向进行连续缝合,在左、右冠窦之间轻轻提拉右冠窦和主动脉瓣瓣叶交界区的缝线,使之绷成一条直线,从而有助于缝合及瓣叶大小的

调整。然后用同样的方法,从左冠窦向无冠窦方向吻合。这样,最后完成的是从无冠窦向右冠窦的缝合。两个缝针最后会合于右-无冠瓣交界,此处的缝合属于"盲缝",但因为是处于瓣叶交界处,因此不太可能伤及瓣叶。

近心端吻合完成后,即可将冠状动脉扣吻合在自体肺动脉的后壁和前壁的相应瓣窦中(先左后

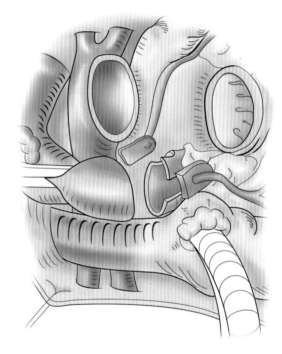

图52.10

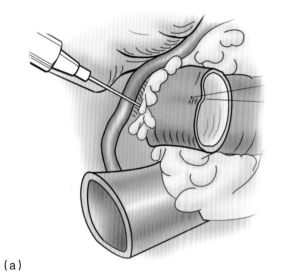

(a)

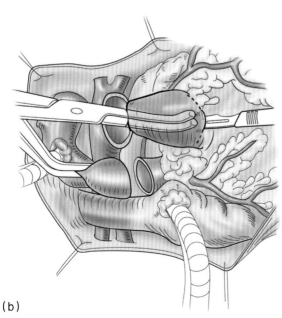

(b)

图52.9

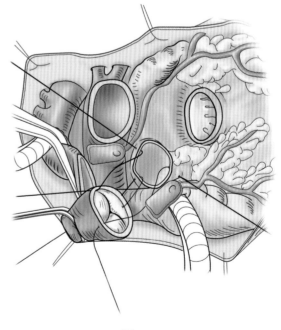

图52.11

右)(图 52.13)。以前,我们会在完成自体肺动脉远
心端与升主动脉的吻合,主动脉膨胀后,再行右冠
状动脉扣的吻合;但近年来我们发现,先完成两个
冠状动脉扣的吻合,再吻合升主动脉会更加容易
操作。

接下来,将建立带瓣管道与肺动脉连接。以
往,我们常规选用已经融化好的同种肺动脉带瓣
管道,但近年来,我们更偏好手术同期缝制的带瓣
PTFE 管道。虽然有的外科团队会采用双瓣叶结构,
但我们采用三瓣叶结构,我们认为这种三瓣叶结构
具有良好的耐久性,如果未来需要经皮置换肺动脉
瓣,它还可以提供更理想的附着区(图 52.14)。随
后用连续缝合的方式完成自体肺动脉与升主动脉的
吻合(图 52.15)。

完成远心端吻合后,向新的主动脉根部注入心
脏停搏液,使其膨胀,确认自体肺动脉瓣功能状态
良好。最后完成右心室 – 肺动脉管道的近心端吻合
(图 52.16)。左、右心腔充分排气后,放开主动脉阻
断钳。

有时存在明显的 LVOTO,尤其是新生儿患者,
这可能是由于瓣环或瓣下狭窄所致。此时,不仅要

用肺动脉瓣进行主动脉瓣置换,还要做主动脉 – 左
心室成形。很多情况下,在切除病变的主动脉瓣后,
可通过瓣口疏通 LVOT;但如果需要大范围地扩大
LVOT 时,我们则倾向于在行 Ross 手术的同时行主
动脉 – 左心室成形(Ross-Konno 手术)。采用胸骨
正中切口,中度低温,建立体外循环;经冠状静脉
窦逆行灌注心脏停搏液是一种非常有效的心肌保
护措施,尤其适用于新生儿和小婴儿患者。阻断主
动脉后,在窦管交界水平横断升主动脉,探查主动
脉瓣和肺动脉瓣,获取自体肺动脉带瓣管道。在行

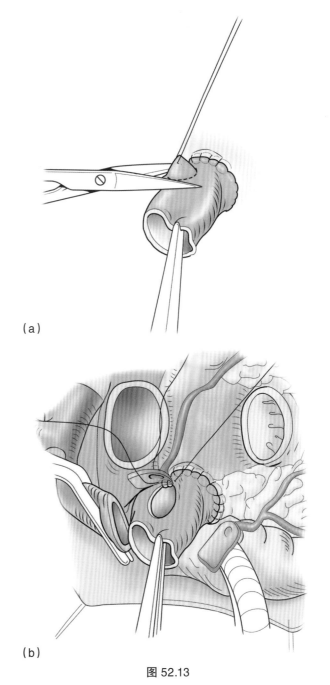

(a)

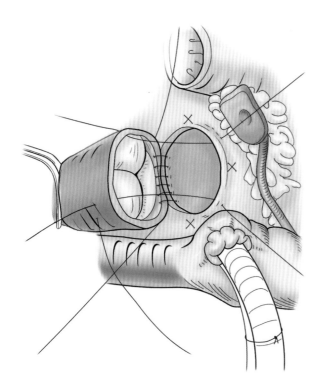

图 52.12

(b)

图 52.13

Ross-Konno 术时，应与自体肺动脉一并切取稍多的前部右心室游离壁肌肉组织，这些组织将用于在主动脉 – 左心室成形时修补 VSD（图 52.17）。

随后，在主动脉根部获取双侧冠状动脉扣，尽可能保留较多的窦壁组织。完成此操作后，即使是很小的主动脉根部，也可以使视野开阔，从而更加容易地经左、右冠窦交界做垂直切口，在此切口下及室间隔，制作一个人造 VSD（图 52.18）。

将自体肺动脉带瓣管道连续缝合在主动脉瓣环基底部，适当调整肺动脉管道的角度，使其下方

的右心室壁肌肉恰好可以修补 VSD（图 52.19），这一额外的圆锥部的顶端与左、右冠窦排成一条线，这意味着右冠状动脉扣将吻合在自体肺动脉左、右冠窦交界的右侧。将冠状动脉扣与自体肺动脉吻合后，将右心室 – 肺动脉管道的远心端与肺动脉分叉部吻合。

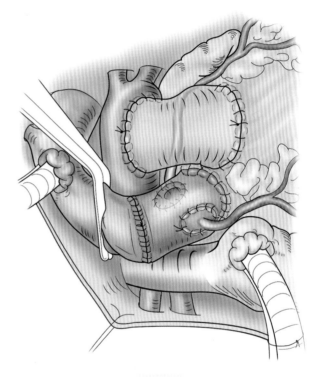

图 52.16

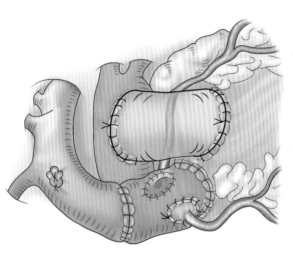

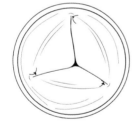
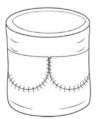

图 52.14

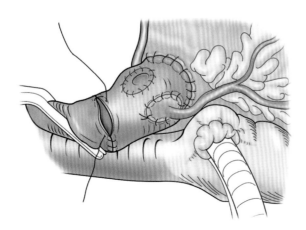

图 52.15

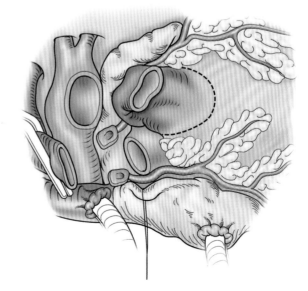

图 52.17

将自体肺动脉远心端与升主动脉连续缝合，最后完成右心室 – 肺动脉管道近心端的吻合。有时可能需要取一块同种血管片或 PTFE 补片加缝在自体肺动脉管道近心端与右心室之间，但如果患者是新生儿或小婴儿，则通常无此必要（图 52.20）。

自体肺动脉带瓣管道移植的成功，使得业内很多权威人士建议所有罹患重度主动脉瓣狭窄的患儿均应采用此式，一些外科团队甚至用此术式替代了主动脉瓣交界切开术。但是，很多重度主动脉瓣狭窄的婴儿患者，他们仅通过简单的球囊扩张即可存活下来，且在行必要的主动脉瓣置换之前亦可发育和存活数年。因此，虽然 Ross 手术有着强大的

吸引力，但我们仍然建议，仅当 Ross 手术是唯一的或最佳的生存手段时采用。胶原血管病、风湿性心脏病、肺动脉瓣畸形是 Ross 手术的禁忌证。虽然二叶肺动脉瓣的患者仍然可以考虑使用此术式，但对于罕见的四叶肺动脉瓣患者，则不建议。我们曾遇到一名患者，其前降支起源于右冠状动脉，在近肺动脉瓣环水平横跨右心室流出道，在这种情况下，无法获取自体肺动脉管道。对于合并圆锥部室间隔畸形和主动脉瓣关闭不全的患者，肺动脉瓣下没有足够的肌肉组织，无法安全地获取肺动脉管道。在这些情况下，应考虑用同种瓣、生物瓣（无支架瓣）或机械瓣行主动脉瓣置换，而不是 Ross 手术。

一些在婴儿期行主动脉瓣球囊扩张的患者，再次就诊拟行主动脉瓣置换时，往往已经是十几岁的少年或更成熟的青年。此时让人们担心的是随着年龄的增长，自体肺动脉管道可能出现扩张，尤其是二叶主动脉瓣（BAV）的患者，他们的主动脉也常常发生病理改变。一些医生认为 Ross 手术不适用于此类患者。2005 年，我们提出应用于年龄较长患者的手术技术：这些患者的自体肺动脉已经不需要进一步生长，因此，可以将自体肺动脉置入一段无弹性的管道（如 Dacron 人造血管）中（图 52.21、图 52.22），在此人造血管的远心端做两个凹槽，将冠状动脉扣吻合在裂口中（图 52.23）。一般情况下，用一段 Dacron 人造血管置换升主动脉；如果沿用自体升主动脉，则应注意保留冠状动脉吻合位点的凹

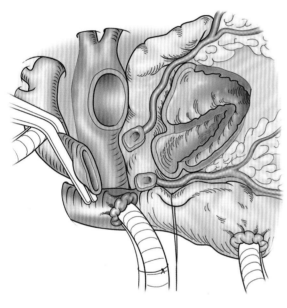

图 52.18

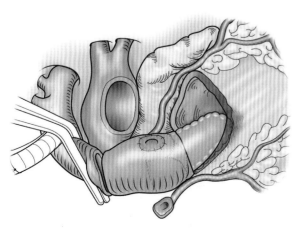

图 52.19

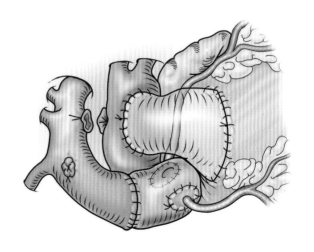

图 52.20

槽分叉构型，在冠状动脉扣的上方外壁侧覆盖一条Dacron 人造血管（图 52.24）。经过 12 年的随访，我们发现此技术可以理想地保留自体肺动脉的功能，尤其是在 2008 年后，我们将此技术进一步改良，没有任何自体肺动脉发生扩张，即使是其中 1 例马方综合征的患者，术后 12 年也没有发生自体肺动脉扩张。这种改良 Ross 手术尤其有助于年龄较大的患者（包括罹患主动脉瓣关闭不全的成人患者），这

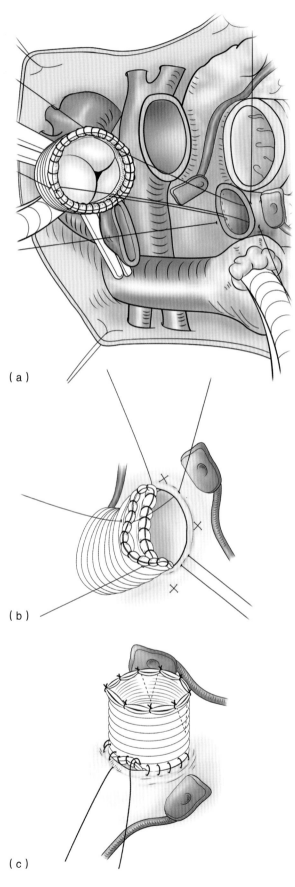

图 52.22

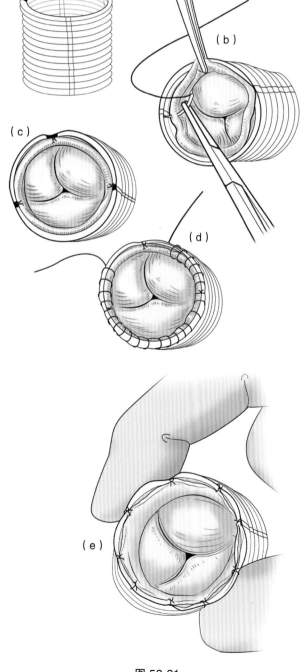

图 52.21

些患者不适合行经典 Ross 手术，因为有自体肺动脉扩张的风险。此项改良技术使罹患胶原血管病的患者也可以接受 Ross 手术。

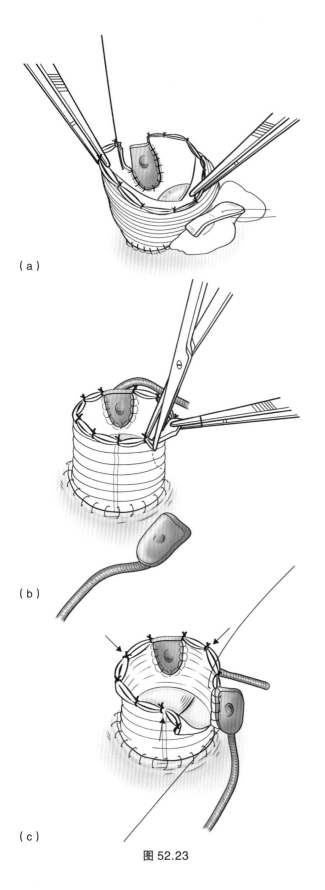

（a）

（b）

（c）

图 52.23

随着组织工程瓣膜进入临床应用，应用生物瓣（支架或无支架）置换主动脉瓣显示出一定的优越性——可在后续的手术中用成人大小的组织工程瓣膜替换此生物瓣。这一治疗策略保留了肺动脉瓣。对于儿童和年轻成人，机械瓣的使用受到了很大限制，原因是抗凝带来的远期并发症和生活质量问题。

## 主动脉瓣置换的疗效

应用自体肺动脉瓣行主动脉瓣置换的疗效出色，死亡率低于 2%，远期疗效良好。超过 90% 的患者在术后 15 年移植物功能良好。是否需要更换同种带瓣血管，主要取决于管道和瓣膜的大小及术后的时间。术后 15 年，约 10% 的患者需要更换。近期，我们报道了应用 PTFE 带瓣管道作为右心室 – 肺动脉连接通路的中期随访结果，瓣膜失功能率为 0；来自日本的随访结果显示术后 18 年瓣膜功能表现出色。两者结果相似。

## 主动脉瓣修复术

一些有 LVOT 重建经验的权威医院开始应用一种新型的主动脉瓣修复术治疗儿童 LVOTO。此技术的诱人之处在于通过瓣叶延展技术（leaflet extension）重建三叶主动脉瓣结构。虽然此技术的长期疗效尚待证实，但其有助于儿童患者生长，使其在未来有机会获得更多的治疗方案选择。随着 LVOT 重建技术的演变，越来越多的治疗方案渐渐浮出水面：用 Dacron 管道预防自体肺动脉扩张的改良 Ross 手术、新兴的组织工程瓣膜，以及经皮主动脉瓣植入等。即使未来上述的这些技术无法真正用于这些患者，推迟主动脉瓣置换也可以使患者有机会植入更大口径的人工瓣膜。

三叶化成形技术耗时较长，因此需仔细地保护心肌。我们倾向于采用与 Ross 手术相同的体外循环插管方案（以便应对万一无法成形修复的窘境）。我们特别强调通过逆行灌注给予额外剂量的心脏停搏液和通过右上肺静脉置入左心室引流管。

　　手术开始之初，应仔细探查主动脉瓣。确认 3 个瓣叶交界，在有可能分开的两个融合瓣叶之间存在嵴样结构，这使得这两个融合的瓣叶较另一个未融合的瓣叶小（图 52.25）。对于结构正常的主动脉，每个瓣叶的长度均等于其瓣环直径，而瓣叶的高度占整个长度（水平部分加垂直部分）的 40%，也可以简单地说是瓣环半径的 2/3。例如：如果主动脉瓣环的直径为 20mm，那么瓣叶水平部分的长度为 10mm（瓣环的半径），而垂直部分则为 6.6mm（瓣环半径或瓣叶水平部分的 2/3）。在行瓣叶延展术时，切开瓣叶交界（包括融合的嵴）至主动脉瓣环，构建 3 个瓣叶（图 52.25）。将增厚和发育不良的瓣叶垂直部分切除（图 52.26）；将修补材料修剪至合适的长度（瓣环的直径，D）和高度（瓣环半径的 2/3）（图 52.27）。我们一般会将高度增加几个毫米，以抵消缝合造成的损耗。从瓣叶的中点向两侧缝合，直至瓣叶交界处，接近完成时稍稍缩小

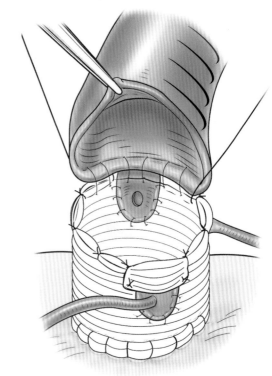

(b)

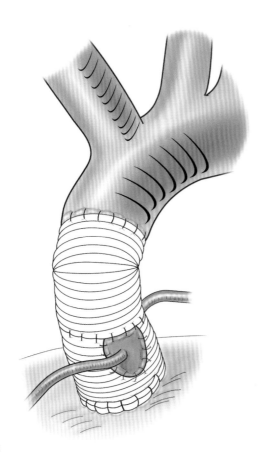

(a)

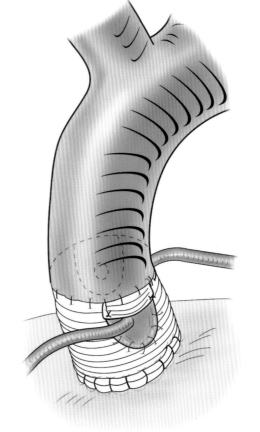

(c)

图 52.24

瓣叶的高度。

此术式面临的最大挑战是不确定选择哪一种材料进行瓣叶延展。自体心包（未经戊二醛处理）、胶原基质补片（collagen matrix），甚至 PTFE 心包膜（0.1 mm）均有使用，但报道的疗效不一。尽管如此，所有这些材料都可以在一定时间内获得理想的效果，使患者赢得时间生长发育，并在将来拥有更多的人工主动脉瓣选择。在未来的瓣膜选择中，有可能包括"瓣叶支架"，通过受体细胞使其再细胞化。

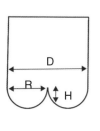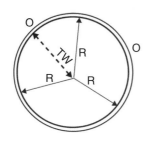

瓣叶长度 =2R

总瓣叶宽度（TW）=R+H
TW=R×1.5

图 52.25

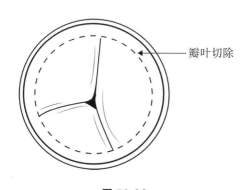

瓣叶切除

图 52.26

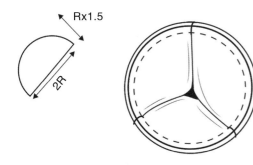

Rx1.5

2R

图 52.27

# 主动脉瓣下狭窄

主动脉瓣下组织也可以造成 LVOTO。最常见的梗阻形式是致密的纤维肌性嵴样结构或位于主动脉瓣下几毫米的膜样结构所致。这些组织从膜部间隔开始，沿肌性室间隔逆时针方向延展至左冠瓣与无冠瓣交界的下方，与二尖瓣相连。部分病例，其瓣下的 LVOT 肌肉组织表现为弥漫性增厚或呈瘢痕样变，向下延伸至左心室，从而形成细管样 LVOT。这种病理改变并不同于肥厚型梗阻性心肌病（HOCM）的非对称性室间隔肥厚，常与曾行主动脉瓣下隔膜切除有关，或与曾行瓣下隔膜切除后残存小的 VSD 有关。一般情况下，主动脉瓣本身正常，但由于瓣下狭窄所产生的湍流可导致主动脉瓣出现一定程度的增厚和关闭不全。LVOTO 的另外一种并不常见的形成原因是存在二尖瓣双前瓣（duplication of the anterior leaflet of the mitral valve）。

## 主动脉瓣下狭窄的诊断

罹患此疾病的患者就诊年龄往往大于婴儿期，通常在 2 岁以后。他们表现为运动耐力下降，体检可闻及收缩期杂音。超声心动图常常可发现主动脉瓣下嵴样结构，同时存在始于主动脉瓣下的湍流。多普勒超声可定量评估 LVOTO 的严重程度。部分患者还存在轻到中度的主动脉瓣关闭不全。由于超声心动图可以确诊并明确异常解剖状况，因此通常无须行心导管检查。

## 主动脉瓣下狭窄的手术适应证

目前关于手术适应证尚存在争议。主动脉瓣下狭窄最终会影响主动脉瓣功能，但这一说法并不能被证实。尽管如此，如果压力阶差大于 30mmHg 或 40mmHg，或超声心动图发现新发的主动脉瓣关闭不全，应考虑手术切除导致瓣下狭窄的组织。

# 主动脉瓣下狭窄的手术治疗

通过切除主动脉瓣下纤维肌性嵴样结构可有效解除局限性主动脉瓣下狭窄。经胸骨正中切口，建立体外循环，转机至中度低温。术中经右上肺静脉置入左心引流管有助于术野显露。在升主动脉远心处阻断主动脉，经主动脉根部顺行灌注心脏停搏液。在主动脉根部做一横行或斜切口，牵拉主动脉瓣以显露瓣下纤维肌性嵴样结构（图 52.28）。在切除的过程中，要非常小心，切勿损伤主动脉瓣瓣叶。对于二叶主动脉瓣患者的操作较为困难。在近膜部间隔处，开始锐性切除纤维嵴样结构，逆时针进行剥离，至左、无冠瓣交界的下方（图 52.28）。传导组织靠近膜部间隔，此处应避免操作过深（图 52.29）。我们发现，首先在主动脉瓣环下心内膜做一纵行切口，以此作为剥离起点有助于后续的切除。然后，将刀刃（我们首选 11 号刀片）背向主动脉瓣环，将切口下延至纤维嵴，这样就可以将纤维嵴从传导组织分离开，然后用锐性、钝性结合的手法，将纤维嵴完全剥离，直至二尖瓣附着区。

在完全切除纤维嵴后，应在左、右冠瓣交界下方的室间隔做心肌楔形切除（图 52.30）。很多外科医生相信，此操作有利于远期疗效，降低复发的可能性。

对于弥漫性（细管状）主动脉瓣下梗阻，则需要更为广泛的外科操作。如果主动脉瓣口狭小或存在异常，则应考虑行 Konno 主动脉 – 左心室成形。如果肺动脉瓣解剖正常，可以参考上述 Ross-Konno 技术。部分弥漫性 LVOTO 病例，其主动脉瓣环和瓣叶正常，则应行"改良"Konno 术：切除瓣下肌肉，保留主动脉瓣。在主动脉窦管交界水平做一横行切口后，在右心室圆锥部做另一切口，从主动脉瓣口送入一把直角钳，将主动脉左、右冠瓣下的室间隔肌肉向右心室侧顶起（图 52.31），此处对应着心肌增厚的梗阻区。

从右心室侧将被直角钳顶起的室间隔肌肉切开，形成人工的 VSD，并扩大之。通常，我们首先从主动脉瓣、肺动脉瓣向心底部方向扩大（图

52.32）。尽力将一切可能切除的肌肉切除，解除主动脉瓣下梗阻。再从主动脉瓣口和新建 VSD 处观察，反复确认所切除的肌肉确为导致 LVOTO 的肌肉（同时应格外注意保护主动脉瓣）。将直角钳从主动脉瓣口送入，抵及瓣窦水平，并确认 VSD 的上

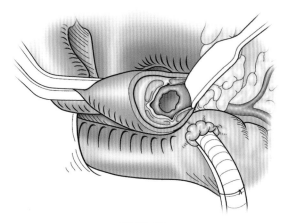

图 52.28

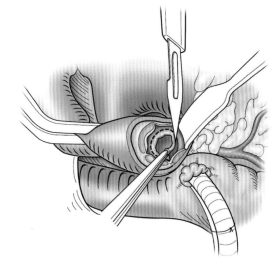

图 52.29

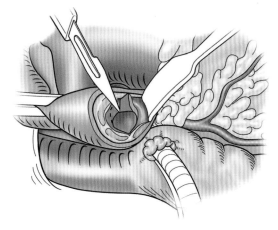

图 52.30

缘,要求上缘尽可能靠近但又不伤及主动脉瓣(图52.33)。

将 LVOT 的肌肉充分切除后,从右心室侧用补片修补 VSD(图 52.34)。从主动脉瓣口再次确认主动脉瓣下区已经充分疏通。闭合主动脉和右心室切口(图 52.35),充分排出心腔内气体。为了避免右心室流出道梗阻,我们会毫不犹豫地应用补片闭合右心室切口。

如果 LVOTO 是由于二尖瓣前瓣双瓣叶所致,

可经主动脉切口将导致梗阻的冗余组织切除。经此切口,可以很容易地发现和切除这一"风向袋"样组织。

有时,LVOTO 是由于圆锥间隔后移所致,常见于向后对位不良的 VSD 合并主动脉缩窄、主动脉弓发育不良或主动脉弓离断。而 LVOTO 的严重程度是决定治疗方案的重要因素,详见第 60 章"主动脉

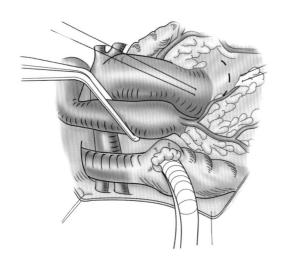

图 52.31

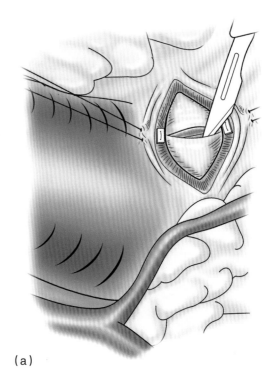

(a)

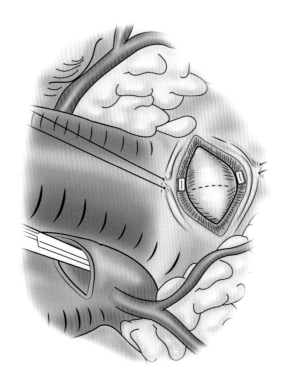

图 52.32

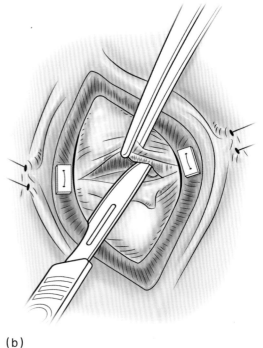

(b)

图 52.33

缩窄：主动脉缩窄及主动脉弓离断的手术矫治"。

本术式的并发症包括房室传导阻滞、VSD，以及由于操作损伤主动脉瓣瓣叶而造成的主动脉瓣关闭不全。局限性主动脉瓣下梗阻的复发率为15%~20%，通过行室间隔肌肉楔形切除，可以降低此复发率。如果造成医源性 VSD，修复后术中的超声心动图可以及时发现。本术式需要制造（和修补）人工 VSD，因此存在非常高的传导阻滞风险。如果患者在术前存在明显的主动脉瓣关闭不全合并主动脉瓣下狭窄，可在行 Ross 手术的同时，将瓣下的纤维嵴切除。如果 LVOTO 主要是由于瓣下组织所致，可以行主动脉 – 左心室成形术和 Ross 手术，可有效改善 LVOT 的状态。

## 主动脉瓣下狭窄的疗效

虽然主动脉瓣下隔膜切除术的死亡率近乎为 0，但复发风险几乎达到 20%，尤其是 3 岁以下行此手术的患者，情况更为严重。因完全性房室传导阻滞而需要植入永久起搏器确为本术式的风险。常见的合并疾病包括二叶主动脉瓣或瓣叶增厚，这可能是

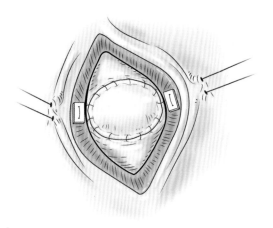

(a)

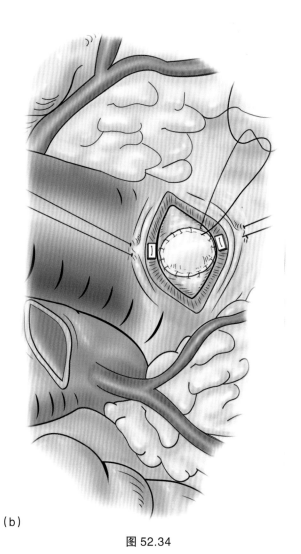

(b)

图 52.34

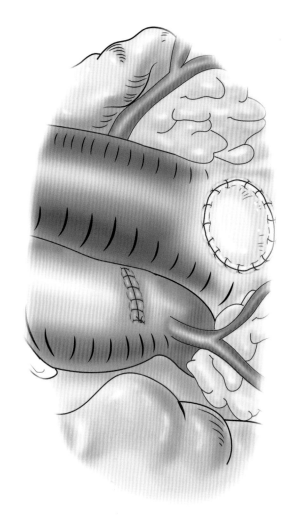

图 52.35

由于湍流冲击所致。鉴于此，很多此类患者最终需要在远期行主动脉瓣置换。

# 主动脉瓣上狭窄

LVOTO 可能是局限性或弥漫性主动脉瓣上狭窄所致。该类型梗阻并不常见，经常是 William 综合征的一部分。该综合征可表现为"小精灵"样面孔、智力及生长发育迟缓。先天性局限性主动脉瓣上狭窄常常发生在窦管交界水平，不同程度的内膜增厚会导致腔内出现嵴样凸起，与主动脉缩窄相似。主动脉瓣通常正常，偶尔可见轻度增厚。在升主动脉其他部位出现的局限性狭窄，可能是继发于之前的手术（在主动脉插管位置），也可能是由于导管介入治疗所导致的主动脉内膜损伤。不合并其他畸形的弥漫性主动脉瓣上狭窄较为少见，病变可累及升主动脉全长，甚至波及主动脉弓。

无论是局限性还是弥漫性主动脉瓣上狭窄，均可增加左心室后负荷。该疾病多见于年龄较大的儿童，鲜见于新生儿或小婴儿。

## 主动脉瓣上狭窄的诊断

超声心动图可以完成初步诊断，但为了更准确地了解整体病变，通常需要行心导管、CT 血管造影或 MRI 等检查。弥漫性病变者其升主动脉、主动脉弓和降主动脉均可能受累变窄，此类患者常合并分支肺动脉狭窄。尽管此前的主动脉插管或心导管检查，可由于内膜损伤带来升主动脉远端或中段的狭窄，但局限性病变通常是在窦管交界处见到内膜嵴样凸起。心导管检查能明确梗阻的程度，通过压力测定可量化其生理学意义。

## 主动脉瓣上狭窄的手术适应证

如果主动脉瓣上存在局限性狭窄，且压力阶差大于 30mmHg，应考虑行手术治疗。如果压力阶差较小，但超声心动图可见左心室出现肥厚征象，也

建议行外科手术。对于弥漫性病变，外科矫治的"工程量"较大，且较难以获得理想的效果，因此，需要个体化的决策。

## 主动脉瓣上狭窄的手术治疗

局限性主动脉瓣上狭窄的矫治需要在体外循环下完成，主动脉插管应在狭窄区以远的位置置入。如果狭窄发生在升主动脉较高的位置，可以行股动脉、腋动脉，甚至颈动脉插管。

在升主动脉远心处放置主动脉阻断钳，灌注低温心脏停搏液保护心脏。沿狭窄区在升主动脉做一纵行切口，向下延伸至无冠窦内。一般情况下，应将此切口在最狭窄的水平做另一分支切口，延伸进入右冠窦，与右冠状动脉开口位置相对（图 52.36、图 52.37）。我们并不建议常规行嵴样凸起内膜切除，因为这可能削弱主动脉壁的整体性，并在将来引发主动脉瘤。

大部分外科医生主张用一块较大的人工补片材料或同种血管片修补扩大升主动脉的狭窄区。由于典型的狭窄往往发生在窦管交界水平，因此补片应修剪成上宽下窄的"马裤"样，延伸至右冠窦和无冠窦（图 52.38）。对于新生儿和小婴儿，我们建议采用 Brom 提出的方法，即使用 3 块补片分别扩大 3 个瓣窦（图 52.39）。

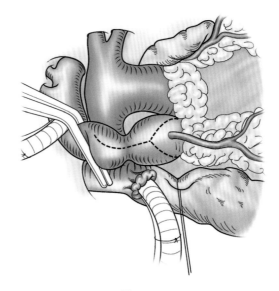

**图 52.36**

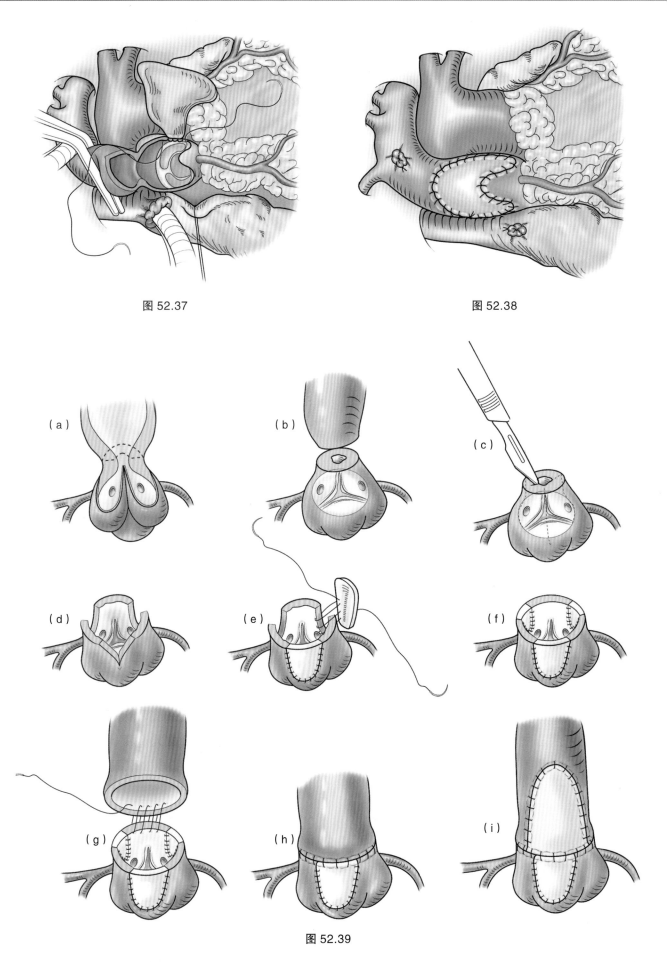

图 52.37

图 52.38

图 52.39

Myers 提出了一种替代 Brom 技术的方法——三瓣窦修补技术（图 52.40）：在升主动脉和瓣窦内做交错的切口，以升主动脉壁做"补片"扩大瓣窦。我们曾担心此技术会导致升主动脉变短，并向后压迫右肺动脉（右肺动脉也可能存在狭窄需同期扩大），尤其是对于新生儿患者。于是我们提出了一种新的技术，综合了 Brom 和 Myers 两种技术（图 52.41），使修补瓣窦的补片向上延伸至窦管切口之上，从而与升主动脉的对侧切口融合，用于扩大升主动脉，我们发现此技术可以很好地扩大新生儿患者

的狭窄区，并防止压迫肺动脉。对于弥漫性瓣上狭窄，最常用的手术方式是使用大块同种异体血管片或膨化 PTFE 补片（Gore-Tex），从窦管交界水平开始，全程扩大狭窄段，其间需要采用深低温停循环技术。如果降主动脉需要扩大，则行左胸切口，置入另一块补片，上述操作较易完成。

## 主动脉瓣上狭窄的疗效

局限性主动脉瓣上狭窄矫治术后，很少出现并发症；但外科医生应意识到术后主动脉窦缝合口出血是非常危险的。和其他升主动脉手术相似，此手术同样面临术后可能因气体或颗粒栓塞所导致的

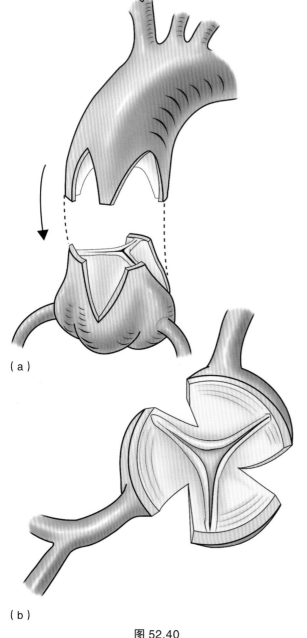

图 52.40

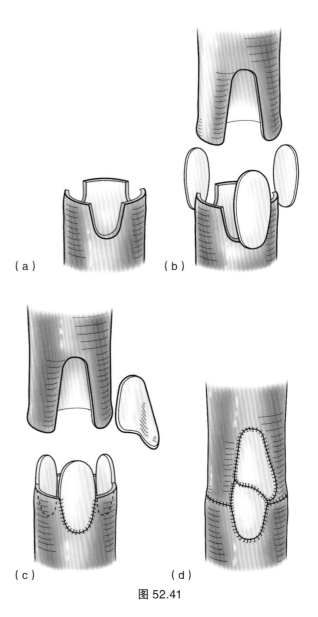

（a）　　　　（b）

（c）　　　　（d）

图 52.41

脑卒中。弥漫性主动脉瓣上狭窄修复面临的风险较为相似，但由于缝合长度更长及采用了低温停循环技术，故出血风险将会更大。

## 延伸阅读

1. Congenital Heart Surgeons Society (CHSS) Calculator for neonatal critical aortic stenosis: http://www.chssdc.org/content/ chss-score-neonatal-critical-aortic-stenosis.

2. Gaynor JW, Bull C, Sullivan ID, et al. Late outcome of survivors of intervention for neonatal aortic valve stenosis. Ann Thorac Surg, 1995(60): 122–126.

3. Ootaki Y, Welch AS, Walsh MJ, et al. Medium-term outcomes after implantation of expanded polytetrafluoroe-thylene valved conduit. Ann Thorac Surg, 2018, 105(3): 843–850.

4. Slater M, Shen I, Welke K, et al. Modification to the Ross procedure to prevent autograft dilatation. Semin Thorac Cardiovasc Surg Pediatr Card Surg Annu, 2005, 181–184.

5. Ungerleider RM, Ootaki Y, Shen I, et al: Modified Ross procedure to prevent autograft dilation. Ann Thorac Surg, 2010(90): 1035–1037.

# 第 53 章

# 大动脉转位合并左心室流出道梗阻

*Christo I. Tchervenkov    Pierre-Luc Bernier*

## 发展史

大动脉调转术用于治疗室间隔完整的 d- 大动脉转位(TGA-IVS)及合并室间隔缺损的 d- 大动脉转位(TGA-VSD)。此术式由 Jatene 于 1975 年最先提出,后被 Castaneda 用于矫治罹患此类疾病的新生儿患者。目前,已很少有人使用心房调转术(Mustard 术或 Senning 术)治疗 TGA,它作为一种历史性的治疗方式仅用于非常有限的患者。

如果合并左心室流出道梗阻(LVOTO),治疗将会变得明显复杂,需要采用一些替代术式。事实上,明显存在的固定的 LVOTO 是大动脉调转手术的禁忌证,因为梗阻的肺动脉瓣下区会成为新的主动脉瓣下区,并造成严重的 LVOTO。

本章将阐述可以导致 TGA 患者出现 LVOTO 的各种疾病及治疗这些疾病的手术方法,以实现合并 LVOTO 的 TGA 疾患的解剖矫治。

## 左心室流出道梗阻

TGA 患者可因多种解剖异常而出现 LVOTO,而这些 LVOTO 可以是动态变化的也可以是固定的,可以是瓣膜型、瓣下型或混合型狭窄。

动态变化的 LVOTO 主要见于 TGA-IVS 患者。由于右心室承担高压的体循环,而左心室承担低压的肺循环,因此,室间隔会凸向低压的左心室侧,进而造成 LVOTO。根据左心室流出道(LVOT)的有效出口面积,梗阻可因二尖瓣前瓣的收缩期前移而进一步加重。由于没有固定的 LVOTO,因此依然可以行大动脉调转手术,当左心室成为体循环心室后,动态性梗阻将随之解除。事实上,随着大动脉调转手术的完成,右心室压力将会下降,左心室的体循环压力将会把室间隔推向右心室侧,进一步增大 LVOT 的截面积。

固定的 LVOTO 多见于 TGA-VSD 患者,处理起来更困难。梗阻可表现为瓣膜型、瓣下型或多水平梗阻。瓣下型 LVOTO 可因下列一个或多个因素共同作用:圆锥间隔后移而形成对位不良,纤维肌性结构,房室瓣异常腱索附着于 LVOT,脱垂的房室瓣瓣叶经 VSD 进入 LVOT。如果 LVOTO 是由于二尖瓣附件结构或异常附着的腱索所导致,可在大动脉调转手术的同时行异常组织切除或二尖瓣修复术。

TGA-IVS 合并 LVOTO 的外科矫治具有非常大的挑战性,由于缺少 VSD 将左心室血液引流至右心室,必须进行解剖矫治。其中一个外科方案是在主动脉瓣下制造一个人为 VSD,然后行 Rastelli 手术。另一个外科方案是主动脉根部移位术(Nikaidoh 手术)。

## 术前评估与手术计划

术前准备时,应充分了解心内解剖及大血管的解剖情况,以制订最佳的手术方案。虽然超声心动图可以满足大多数病例的诊断需要,但对于部分特殊情况仍需要心导管检查,而磁共振成像越来越显示出在此类疾病诊断中的重要性。超声心动图可以准确地描述 LVOTO 的形态学特点,VSD 的大小、位置及与大动脉的位置关系,还可以描述肺动脉的解剖及发育情况。超声心动图还有助于确定一些风险因素,帮助调整外科入路,例如,异常附着于LVOT、右心室流出道(RVOT)及 VSD 周边的房室瓣腱索。心导管检查有助于排除分支肺动脉狭窄,以及由于之前姑息性手术所造成的扭曲。

非常重要的一点是,外科医生应与患者家人详细说明外科治疗方案、相关风险及可能的预期。对于一个成熟的心脏中心来说,Rastelli 手术的早期死亡率较低,但是远期死亡和并发症的发生率较高;而患者的家人应意识到,由于右心室 – 肺动脉通路可能发生梗阻,大部分行 Rastelli 手术的患者在未来需要再次干预。而 Nikaidoh 手术则较Rastelli 手术面临更高的早期死亡和并发症风险,但其远期需要再干预的概率则较低。

## 一般性原则

合并 VSD 和 LVOTO 的患者,传统的手术方式是行姑息性体 – 肺分流。这一方案可使患者生长发育至较大的年龄和体重,以便行 Rastelli 手术时置入较大的右心室 – 肺动脉管道,或能够更加安全地成功实施主动脉根部移位手术。对于特殊的病例,该方案有明确的价值,但同时又存在明显的缺点。事实上,这将导致患儿长期处于缺氧和心室容量超负荷状态,心室功能也将因此受损。更为严重的是,分流管可导致分支肺动脉发生扭曲、瘢痕及狭窄,使后续的 Rastelli 手术变得更加复杂,对于Nikaidoh 手术更是如此。鉴于此,我们倾向于在生命早期即行 Rastelli 手术,必要时,即使在新生儿期也可以实施。包括我们在内的多个心脏中心秉持这种一次性根治的理念。

我们遵循常规的新生儿心脏手术麻醉策略,但有几点需要特殊说明:麻醉诱导后给予类固醇激素(甲泼尼龙 30mg/kg),应用血液保护技术,如超滤及缩短体外循环管路;这些策略使我们的患者在撤离体外循环时可以达到较高的血细胞比容(35%~40%),更重要的是可以减少体外循环期间细胞外液的积聚。

## 手 术

### Rastelli 手术（包括改良 REV）

经胸骨正中切口开胸,准备建立体外循环。全身肝素化,使全血激活凝血时间(ACT)大于 400s。如果是第一次手术,切开心包。如果计划应用同种异体带瓣人造血管,则留取大块心包片以备后续制作右心室 – 肺动脉管道的"帽兜"结构;如果计划使用带瓣牛颈静脉管道,则无须留取心包。如果是再次开胸手术,则应首先游离大部分解剖结构与心包的粘连,在明确辨识了重要的解剖结构后再给予肝素。在升主动脉远心部缝制荷包,并插入主动脉插管,收紧荷包,固定插管,并与体外循环动脉管路连接。在上、下腔静脉插入直角插管,以"Y"形接头连接插管和体外循环静脉管路。体外循环开机后,如果存在未闭的动脉导管,应立即阻断或将其结扎。如果存在体 – 肺分流管,应将其游离、钳夹并切断。阻断主动脉,在升主动脉顺行灌注心脏停搏液,阻断上、下腔静脉。切开右心房,避免心脏过度膨胀。经未闭的卵圆孔或房间隔缺损置入左心引流管,给左心减压。全量灌注心脏停搏液后,在肺动脉近心端做横切口,探查肺动脉瓣及 LVOTO,最后做出是否施行 Rastelli 手术的决定。在右心室做纵行切口有助于辅助手术决策(图 53.1)。

在探查了 LVOTO 并确认行 Rastelli 手术后,选择合适管径的同种异体带瓣血管,并将其融化、冲洗,以备后续使用。也可以选用带瓣牛颈静脉。在右心室切口两侧缝制带垫片的提吊线,以获得充分的显露(图 53.2)。仔细探查心内解剖结构,重点关注VSD 的大小和位置,及其与主动脉瓣环的大小比值和位置关系。需重点说明的是:如果 VSD 直径小于主动脉瓣环,应在其左前边缘进行扩大,楔形切除部分室间隔组织。可以通过切除部分圆锥间隔对

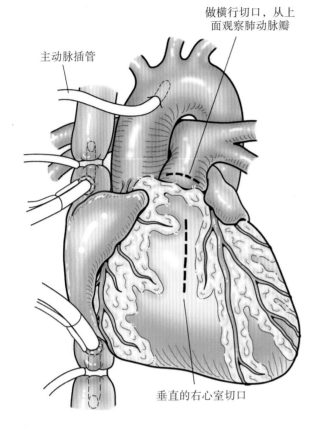

做横行切口，从上面观察肺动脉瓣

主动脉插管

垂直的右心室切口

图 53.1

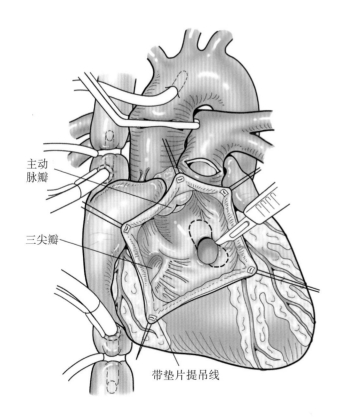

主动脉瓣

三尖瓣

带垫片提吊线

图 53.2

VSD 做进一步的扩大。

TGA-IVS 合并固定 LVOTO 的患者同样可以施行 Rastelli 手术，但需要通过外科手段在主动脉瓣下制作一个 VSD，经此 VSD 使左心室的血流经心内隧道进入主动脉。对于 VSD 远离主动脉的病例，左心室的血流难以引流至主动脉。此时，可以缝闭原 VSD，然后在合适的位置采用常规技术制作新的 VSD。

在缝制心内隧道时，可围绕 VSD 和主动脉瓣环缝多条 4-0 带垫片编织缝线（图 53.3a）。在缝制隧道上缘的缝线时，应尽量靠近主动脉瓣环，避免因跨越肌小梁或心肌束间隙而出现严重的残余 VSD。在缝制下缘缝线时，如果没有明显肌肉组织，可穿缝三尖瓣环，即将缝线从右心房侧穿缝至三尖瓣环。在处理 VSD 右下边缘时，缝线应与 VSD 边缘保持数毫米的距离，以避免损伤传导组织。为了缩短心肌缺血时间，也可以使用 4-0、5-0 或 6-0 聚丙烯缝线做连续缝合。我们首选 0.6mm 厚的 Gore-Tex（W.L. Gore and Associates, Flagstaff, Arizona, USA）补片做内隧道材料（图 53.3b）。

为避免心内隧道梗阻，务必使补片足够宽，使其可凸入右心室。当左心室压力上升至生理状态后，此补片呈半月形，弓样凸向右心室。

完成心内隧道构建并闭合 VSD 后，将肺动脉近心端横断，将近心断端的瓣叶和肺动脉断口往返缝闭。经典的 Rastelli 手术是应用同种异体、合适口径的带瓣肺动脉管道，修剪到足够的长度，且刻意保留其近心端少许肌肉组织以便移植。新生儿及小婴儿患者使用 6-0 聚丙烯缝线，年长儿童使用 5-0 聚丙烯缝线，连续吻合远心端。我们选择在心脏停搏状态下完成管道远心端吻合，虽然会增加一定的心肌缺血时间，但可以确保吻合的精确性。用聚丙烯缝线将同种异体带瓣血管与右心室切口远端连续吻合，新生儿及小婴儿患者使用 5-0 缝线，年长儿童则采用 4-0 缝线。我们常规使用自体心包片扩大近心端吻合口，使右心室与同种异体带瓣血管之间形成平顺、无梗阻的过渡（图 53.4）。

近几年，我们首选带瓣牛颈静脉管道（Contegra:

Medtronic, Minneapolis, Minnesota, USA），其优势在于：可以在修剪后使肺动脉瓣移向相对远心的位置，接近肺动脉分叉处。这样就可远离胸骨下表面，大幅降低管道被胸骨压迫的风险。此外，可将管道近心端斜行修剪，从而避免使用自体心包片扩大近心端吻合口。

在吻合肺动脉管道时，即可开始复温；从房间隔撤除左心引流管，待左侧心腔被注入的生理盐水充满后，膨肺，此时应确保升主动脉根部引流孔开放，然后关闭所有的残余间隔缺损。取头低脚高位（Trendelenburg 体位），放开主动脉阻断钳，在体外循环停机前，持续主动脉根部引流，在心脏跳动下，将心腔内气体尽可能排出。根据病情需要，置入心内测压管。当中心体温恢复到 36℃ 时，停止体外循环。行经食管超声心动图检查，如果畸形矫治满意、血流动力学状态理想，可给予鱼精蛋白，拔除体外循环插管。

Lecompte 改良术（也称作 réparation à l'étage ventriculaire, REV 术）的提出，旨在将肺动脉与右心室切口直接吻合，避免使用管道连接。为了达到这一目的，需要行 Lecompte 操作。广泛游离肺动脉分支以避免张力过大。横断升主动脉，将已经充分游离的肺动脉汇合部移至升主动脉的前方。而心内隧道的构建与此前提及的 Rastelli 术相同，所不同的是，Lecompte 术是将肺动脉汇合部与右心室切口直接吻合。与经典 Rastelli 术相同，前壁用一块自体心包补片做扩大（图 53.5）。用 6-0 聚丙烯缝线将切断的主动脉再吻合。Metras 术是另一种较为相似

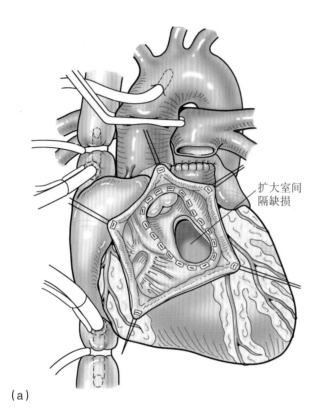

扩大室间隔缺损

(a)

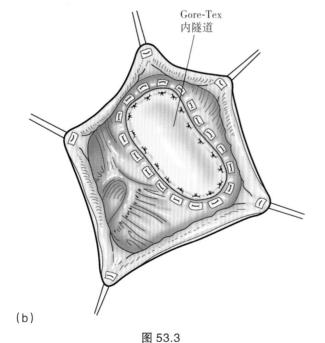

Gore-Tex 内隧道

(b)

图 53.3

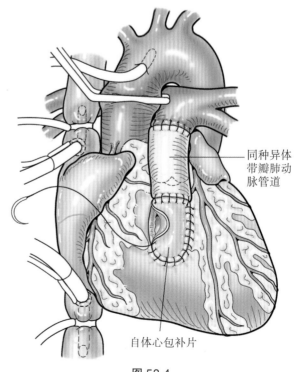

同种异体带瓣肺动脉管道

自体心包补片

图 53.4

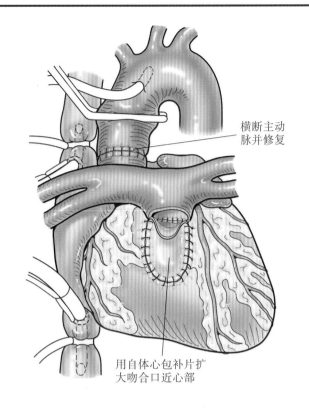

横断主动脉并修复

用自体心包补片扩大吻合口近心部

图 53.5

的替代术式。由 Lecompte 提出的 REV 手术的缺点是术后缺少肺动脉瓣,但因管道梗阻而需要再次手术的情况减少了。远期可能会因为严重的肺动脉反流及右心室扩张和功能障碍而需要再次手术干预。

## 主动脉根部移位术

虽然 Rastelli 手术可用于治疗 TGA-VSD 或 TGA-IVS 合并 LVOTO,但其外科管理仍然充满挑战。为了避免与 Rastelli 手术相关的远期并发症,如管道狭窄或心内隧道梗阻,Nikaidoh 于 1984 年提出了主动脉根部移位术式。毫无疑问,Nikaidoh 手术在技术操作层面具有更高的挑战性,手术风险更大,但经过多年的经验总结后,其早期死亡风险已经有所下降。与 Rastelli 手术相比,该术式的远期疗效更理想,但必须严格筛选患者。

手术过程包括将主动脉根部从解剖性 RVOT 完全游离出来,切断两者的连接后,移位至充分扩大的 LVOT。Nikaidoh 最初的手术方案是避免使用管道连接 RVOT 而仅使用心包片做肺动脉前壁补片,以降低再手术的风险;但目前已有多种右心室 – 肺动脉连接方案,包括右心室 – 肺动脉带瓣管道连接,

类 REV 术的右心室 – 肺动脉连接,以及改良 REV 术所采用的无瓣管道连接方式。可以根据外科医生的选择及患者的具体解剖特点来决定采用哪一种连接方式。

Nikaidoh 手术非常适用于 TGA-VSD 伴肺动脉瓣环狭窄的患者。我们认为,对于 TGA 合并远离型 VSD 伴 LVOTO 患者及 TGA-IVS 伴 LVOTO 患者,Nikaidoh 手术目前是最佳的手术方式,明显优于 Rastelli 手术。

经胸骨正中切口,切除胸腺,切开心包,给予肝素。主动脉插管,上、下腔静脉插管建立体外循环。游离动脉导管或韧带,结扎、切断。如果存在体 – 肺分流管,将其游离、钳夹、切断。阻断主动脉,经主动脉根部顺行灌注冷心脏停搏液。仔细游离、获取主动脉根部,避免损伤主动脉瓣和冠状动脉,将左、右冠状动脉游离足够的长度以便主动脉根部移位(图 53.6a)。如果主动脉和肺动脉呈左右并列关系,则需要将右冠状动脉扣游离、根部移位后再重新移植,避免影响冠状动脉血流,图 53.8 有所演示。

在肺动脉瓣上方横断肺动脉。将严重狭窄或闭锁的肺动脉瓣环从与主动脉瓣环的连接中游离出来。向下方的圆锥间隔(如果存在)做一纵行切口(图 53.6b)。

沿 VSD 边缘用多条 4-0 带垫片编织线间断缝合,然后穿缝至已经修剪好的 Gore-Tex 补片上,将此补片的上部与主动脉根部的前部缝合在一起(图 53.7)。

如前所述,有多种方法可以重建右心室 – 肺动脉连接。经典的 Nikaidoh 手术并不需要使用人工管道。将主肺动脉远端的右外侧壁固定在主动脉根部的外部,用一大块自体心包片(首选)用作隔板,从外部连接右心室切口与主肺动脉开口,以主动脉根部的前部作为此连接通路的"后壁"。也可以使用带瓣管道(同种异位带瓣血管或 Contegra),采用此方法时,应注意大血管和冠状动脉的几何结构,避免血流动力学状态受到抑制(图 53.8)。

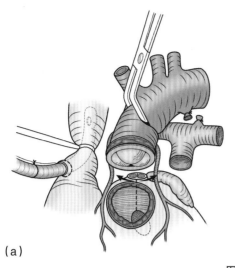

（a）

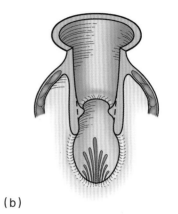

（b）

图 53.6

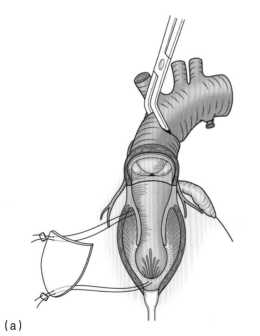

（a）

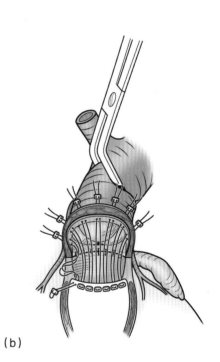

（b）

图 53.7

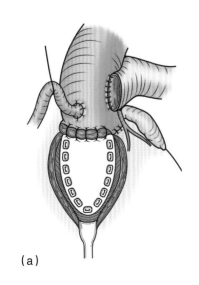

（a）

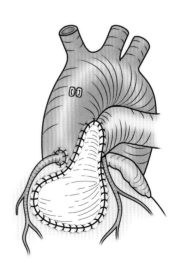

（b）

图 53.8

## 结　论

　　TGA 合并 LVOTO 是一种复杂的先天性畸形，在过去数十年间，人们提出了多种治疗方案。不同的解剖类型要求采用最合适的外科策略。Rastelli 手术和 Nikaidoh 手术都可以提供良好的短期和中期疗效。近来的数据显示，主动脉根部移位治疗的远期疗效更加理想，可提高生存率、降低再干预率。患者的筛选非常关键。目前需要更为准确的前瞻性研究来确定哪一种术式能够提供最理想的整体远期疗效。对于 TGA-VSD 和 TGA-IVS 合并 LVOTO 的各种变异，不同的术式可能对不同的人群有着独到的优势。

## 延伸阅读

1. Bautista-Hernandez V, Marx GR, Bacha EA, et al. Aortic root translocation plus arterial switch for transposition of the great arteries with left ventricular outflow tract obstruction intermediate-term results. J Am Coll Cardiol, 2007(49): 485–490.

2. Hazekamp MG, Gomez AA, Koolbergen DR, et al. Surgery for transposition of the great arteries, ventricular septal defect and left ventricular outflow tract obstruction: European Congenital Heart Surgeons Association multicentre study. Eur J Cardiothorac Surg, 2010(38): 699–706.

3. Jatene AD, Fontes VF, Paulista PP, et al. Successful anatomic correction of transposition of the great vessels: a preliminary report. Arq Bras Cardiol, 1965(28): 461–464.

4. Kreutzer C, De Vive J, Oppido G, et al. Twenty-five year experience with Rastelli repair for transposition of the great arteries. J Thorac Cardiovasc Surg, 2000(120): 211–223.

5. Lecompte Y, Neveux JY, Leca F, et al. Reconstruction of the pulmonary outflow tract without prosthetic conduit. J Thorac Cardiovasc Surg, 1982(84): 727–733.

6. Nikaidoh H. Aortic translocation and biventricular outflow tract reconstruction: a new surgical repair for transposition of the great arteries associated with ventricular septal defect and pulmonary stenosis. J Thorac Cardiovasc Surg, 1984(88): 365–372.

7. Rastelli GC, Wallace RB, Ongley PA. Complete repair of transposition of the great arteries with pulmonary stenosis: a review of a case corrected by using a new surgical technique. Circulation, 1969(39): 83–95.

8. Yeh T Jr, Ramaciotti C, Leonard SR, et al. Strategy for biventricular outflow tract reconstruction: Rastelli, REV, or Nikaidoh procedure? J Thorac Cardiovasc Surg, 2008(135): 331–338.

# 第 54 章
# 大动脉转位合并右心室流出道梗阻

*Ergin Kocyildirim*　　*Mahesh S. Sharma*　　*Victor O. Morell*

## 背　景

　　1797 年，苏格兰病理学家 Matthew Baillie 首先描述了大动脉转位（TGA）的形态学特征：主动脉完全或大部分起自右心室，而肺动脉完全或大部分起自左心室（心室 - 大动脉连接异常）。20 世纪 50 年代，人们开始尝试对此类疾病行心房或大动脉水平的外科矫治；1975 年，Jatene 与同事对一例罹患大动脉转位伴室间隔缺损（TGA-VSD）的婴儿行大动脉调转手术，完成了人类对此类畸形的首次解剖学矫治。

　　TGA 是新生儿最常见的发绀型先天性心脏病，约占全部先天性心脏病的 9.9%。不同于左心室流出道梗阻（LVOTO），TGA 患者合并右心室流出道梗阻（RVOTO）的发生率很低。室间隔完整（IVS）的 TGA 患者罕见合并 RVOTO，但在 TGA-VSD 的患者中，20%~30% 的患者合并此类畸形。RVOTO 是由于圆锥室间隔向前上移位所致，合并不同程度的主动脉瓣环发育不良。狭窄导致的右心室压力升高会引起心室肌肥厚和进行性 RVOTO。其他导致 RVOTO 的原因包括隔 - 壁小梁肥厚、心室圆锥反折膨出及房室瓣腱索异常附着于右心室流出道（RVOT）。有时，右心室压力升高会导致三尖瓣关闭不全及血流动力学状况恶化。RVOTO 所致的主动脉瓣下狭窄，可引起胚胎期流经肺动脉和动脉导管的血液增加，这种血流状态的结果是主动脉弓发育不良、主动脉缩窄或主动脉弓离断，发生率可

占此类疾病的 10%。RVOTO 使大动脉调转手术难度增加，甚至无法实施大动脉调转手术。本章将阐述如何通过外科矫治使 TGA 患者获得无梗阻的RVOT。

## 手　术

### TGA 合并右心室流出道梗阻

　　关于大动脉调转手术和主动脉弓重建的技术要点将在第 55 章中详尽描述。常规插管建立体外循环，降温至 28℃；如果需要行主动脉弓重建，则降温至 20℃。在美国匹兹堡儿童医院，我们采用冷血心脏停搏液，每 30min 重复灌注一次。如果存在主动脉瓣下狭窄，则通过右心室圆锥部切口修补VSD；在必要时，通过三尖瓣、主动脉或肺动脉入路修补 VSD。但是，如果采用肺动脉入路，术后远期有可能出现主动脉瓣反流。仔细探查 RVOT。如果计划施行大动脉调转手术，往往需要将造成梗阻的肌肉切除（图 54.1）。在闭合 VSD 后，用一块心包片扩大 RVOT 切口（图 54.2）。应格外注意，如果左前降支源自右冠状动脉且横跨右心室圆锥部，在行RVOT 切口及建立右心室 - 肺动脉连接时应格外小心。右心室可能存在中度发育不良，但通常并不至于无法行双心室矫治。在这种情况下，我们通常会在心房水平保留限制性分流通路。

　　在某些情况下，不适合行圆锥部切口，或因冠状动脉解剖异常而难于行大动脉调转手术，应考虑

其他治疗方案，如 Damus-Kaye-Stansel（DKS）。该术式的优点在于，在恢复心室 – 动脉的正常连接的同时，无须将冠状动脉移位；其缺点是需要外管道连接右心室 – 肺动脉，随着脏器的生长、人工管道的狭窄和反流，每隔一段时间则需要更换一次人工管道。由于主动脉压力高于右心室压力，因此主动脉瓣持续处于关闭状态，这将导致血栓形成和主动

脉瓣关闭不全。

虽然很多人主张采用"双通道"技术以预防术后肺动脉瓣（新主动脉瓣）反流，但我们坚持采用经典 DKS 的端 – 侧连接方式。

建立体外循环后，在右心室行垂直切口，补片修补 VSD。在主肺动脉干分叉近心处将其横断，在升主动脉侧壁做一大小匹配的切口（图 54.3a），将肺动脉近心断端与主动脉切口做端 – 侧吻合（图 54.3b）。通常会将一块自体心包片或人造补片吻合

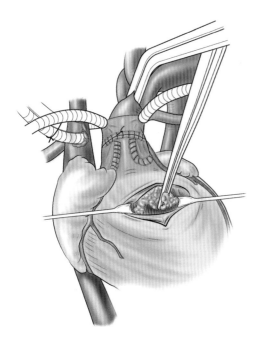

图 54.1　经右心室流出道行肌肉切除

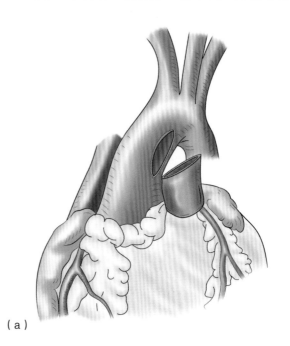

（a）

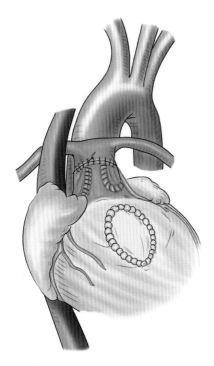

图 54.2　完成右心室流出道重建

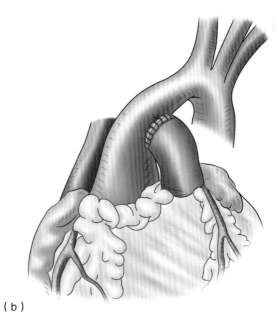

（b）

图 54.3　Damus-Kaye-Stansel 手术。（a）横断主肺动脉；（b）将主肺动脉与主动脉做端 – 侧吻合

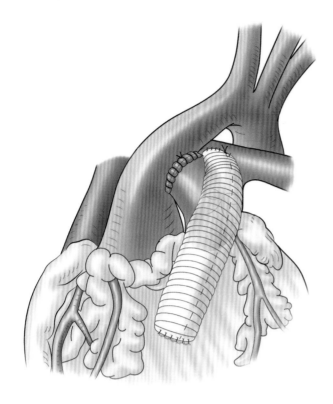

图 54.4　Damus-Kaye-Stansel 手术。主动脉－肺动脉吻合，在右心室和主肺动脉远端插入管道，建立相应的连接

在主动脉切口和肺动脉之间，形成一个"帽兜"样结构，以防止大动脉或半月瓣发生扭曲。虽然有人使用无瓣管道，但我们首选用带瓣人造血管建立右心室－肺动脉分流（图 54.4）。

畸形矫治完成后，右心室的压力应低于体循环压力的 1/2，尤其是当使用无瓣右心室－肺动脉管道的情况下，更应注意。

术后要重点管理右心室的功能。DKS 术后，应密切注意冠状动脉的通畅性、主动脉弓再狭窄及远期新主动脉瓣（原肺动脉瓣）关闭不全。

# 参考文献

[1] Baillie M, Wardrop J. The morbid anatomy of some of the most important parts of the human body: to which are prefixed preliminary observations on diseased structures. London: Longman, Rees, Orme, Brown, Green, & Longman, 1833.

[2] Jatene AD, Fontes VF, Paulista PP, et al. Successful anatomic correction of transposition of the great vessels: a preliminary report. Arq Bras Cardiol, 1975, 28(4): 461–464.

[3] Šamánek M, Voříšková M. Congenital heart disease among 815569 children born between 1980 and 1990 and their 15-year survival: a prospective Bohemia survival study. Pediatr Cardiol, 1999, 20(6): 411–417.

[4] Ferencz C, Rubin JD, McCarter RJ, et al. Congenital heart disease: prevalence at livebirth. The Baltimore-Washington Infant Study. Am J Epidemiol, 1985, 121(1): 31–36.

[5] Talner NS. Report of the New England Regional Infant Cardiac Program, by Donald C. Fyler, MD, Pediatrics, 1980; 65(suppl): 375–461. Pediatrics, 1998, 102(1 Pt 2): 258–259.

[6] Moene RJ, Oppenheimer-Dekker A. Congenital mitral valve anomalies in transposition of the great arteries. Am J Cardiol, 1982, 49(8): 1972–1978.

[7] Vogel M, Freedom RM, Smallhorn JF, et al. Complete transposition of the great arteries and coarctation of the aorta. Am J Cardiol, 1984, 53(11): 1627–1632.

[8] Huhta JC, Edwards WD, Danielson GK, Feldt RH. Abnormalities of the tricuspid valve in complete transposition of the great arteries with ventricular septal defect. J Thorac Cardiovasc Surg, 1982, 83(4): 569–576.

[9] Damus PS. Letter to the editor. Ann Thorac Surg, 1975(20): 724–725.

[10] Kaye MP. Anatomic correction of transposition of great arteries. Mayo Clinic Proc, 1975, 50(11): 638–640.

[11] Stansel HC Jr. A new operation for d-loop transposition of the great vessels. Ann Thorac Surg, 1975, 19(5): 565–567.

[12] Alvarez Díaz, F, Hurtado E, Perez de León J, et al. Técnica de corrección anatómica de la transposición completa de grandes arterias. Rev Esp Cardiol, 1975(28): 255–257.

[13] Damus PS, Thomson NB Jr, McLoughlin TG. Arterial repair without coronary relocation for complete transposition of the great vessels with ventricular septal defect. Report of a case. J Thorac Cardiovasc Surg, 1982, 83(2): 316–318.

[14] Fujii Y, Kasahara S, Kotani Y, et al. Double-barrel Damus-Kaye-Stansel operation is better than end-to-side Damus-Kaye_Stansel operation for preserving the pulmonary valve function: the importance of preserving the shape of the pulmonary sinus. J Thorac Cardiovasc Surg, 2011(141): 193–199.

对于大动脉转位（TGA）患者来说，解剖学矫治可以重建心室 – 动脉连接的协调性，提高远期生存率。随着时间的推移，大动脉调转手术（ASO）已经成为一种简单、安全的术式，手术死亡率接近 0。与冠状动脉的异常解剖及与心肌损伤相关的各种技术问题，几乎都已经有了合理的处置方案。本章将阐述当前的外科技术进展，以及近 25 年来的经验和一些有用的"小窍门"。本章聚焦于室间隔完整的大动脉转位（TGA-IVS）的治疗策略，同时将阐述冠状动脉的解剖学分型，以及复杂畸形的冠状动脉移栽策略。

## 发展史

1975 年，Abib Jatene 医生在巴西圣保罗为一例 TGA-VSD 患儿首次成功实施了大动脉调转手术；1976 年，Donald Ross 首次报道为一例 20 个月大的 TGA-IVS 婴儿成功实施了大动脉调转手术，患儿还合并动脉导管未闭；1976 年，Yacoub 等报道了二期大动脉调转手术；第一例新生儿大动脉调转手术由 Aldo Castaneda 于 1984 年成功完成，患儿为 TGA-IVS。1981 年，法国人 Yves Lecompte 报道了一种调转新技术，避免了使用外源材料重建肺动脉；我们则在 1985 年提出使用单一自体后部心包补片重建肺动脉，此技术使大动脉调转手术获得了广泛的成功。

## 冠状动脉解剖分型

1978 年，Magdi Yacoub 提出了一种至今仍在使用的分型方式。我们在其后提出了另外一种分型方法，它基于冠状动脉的走行，而非起源。本分型方法根据冠状动脉的不同走行路径选择不同的移栽技术。左、右冠状动脉的开口的定义是基于正位心脏。根据冠状动脉的走行，将其分为 4 组：①正常走行；②成襻走行；③壁内走行；④与壁内走行及成襻走行相关的混合走行。

### 正常走行（60%）

正常走行是冠状动脉最常见的走行形式，约占 60%。冠状动脉的左侧开口发出左前降支和旋支，冠状动脉的右侧开口发出右冠状动脉。在大动脉的前后均没有血管交叉（图 55.1）。

### 成襻走行（35%）

成襻走行约占 35%，是指冠状动脉绕行于大动脉的前和（或）后。此类走行模式又分为 3 个亚组——后襻走行、前襻走行及双襻走行。

### 后襻走行（20%）

后襻是指冠状动脉绕行于肺动脉的后方。此亚组又再分为两类：第一类较为常见，绕行到后方的是冠状动脉旋支，源自右冠状动脉（Yacoub D 型）；另一类为单一冠状动脉开口（1%）（图 55.2）。

### 前襻走行（1%）

前襻走行是指冠状动脉绕行于主动脉的前方。

此亚组又再分为 3 类, 包含两种单一冠状动脉开口形式 (图 55.3)。严格的前襻走行非常少见。

## 双襻走行 (14%)

有两种常见形式: 一种是冠状动脉左主干形成的后襻 (8%) (A. Castaneda 将之称为冠状动脉翻转), 另一种是冠状动脉旋支形成的后襻 (5%)。还有一种很少见的是单一冠状动脉开口形式 (1%)。注意这三种亚型可能存在交界位置异常 (图 55.4)。

## 壁内走行 (5%)

壁内走行是指一条或两条冠状动脉异常地走行于主动脉后壁内, 在左、右冠状静脉窦交界的后方或上方的壁内穿行 (图 55.5)。

## 混合走行 (0.1%)

混合走行是指在壁内走行的同时成襻和 (或) 单一冠状动脉开口 (图 55.6)。这一类型被视为最难处理的情况, 它是单一冠状动脉开口合并壁内走行 (Yacoub B 型)。

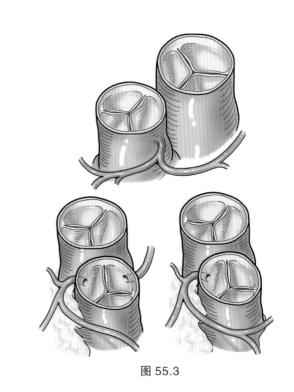

图 55.3

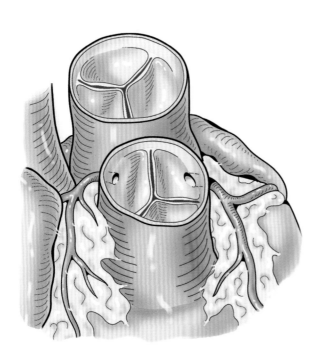

图 55.1

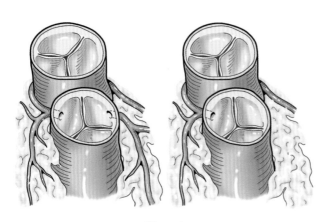

图 55.2

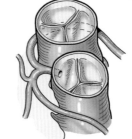

图 55.4

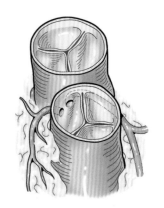

图 55.5

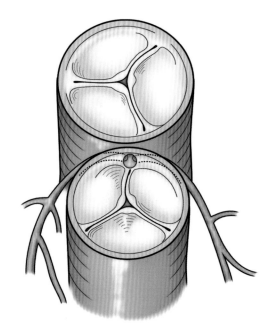

图 55.6

## TGA-IVS 的术前管理

50%~80% 的患儿可在产前做出诊断，这就为理想的术前管理创造了条件。良好管理分娩进程，并将新生儿及时送入儿科心脏病房。TGA-IVS 患儿的常规术前处理包括 Rashkind 房间隔造口术及使用最小剂量的前列腺素 E1 以保证动脉导管持续开放。术前没有必要为了确定冠状动脉的解剖而施行血管造影。超声心动图是更好的检查手段，尤其是在诊断壁内冠状动脉时。在出生 2 周后常规通过超声计算左心室心肌质量，心肌质量大于（35±5）g/m³ 是行解剖矫治的安全阈值。在出生后第 1 周的末期可考虑行择期大动脉调转手术。

## 体外循环及心肌保护

麻醉遵循新生儿心脏外科手术的基本原则。关于新生儿体外循环的最优方案，目前仍存在争议，较为统一的原则是尽可能避免使用停循环。常规体外循环一般采用上、下腔静脉插管，采用 100~150mL/（kg·min）的全流量。当前的预充量小于 200mL，使用短管及小型化的膜式氧合器。在预充液中加入成分血，包括新鲜冷冻血浆和红细胞，使得血细胞比容达到 30%。根据手术的复杂程度，将体外循环运转时的体温降至 25~32℃。常规使用 Custodiol 晶体停搏液保护心肌，首次灌注剂量为 30mL/kg，之后每隔 40min 灌注一次，剂量为 10mL/kg，使用专用的 DLP®（Medtronic, Minneapolis, MN）。灌注管通过冠状动脉口直接灌注。还有一些医生使用含血停搏液。常规使用改良超滤和类固醇。

## 手　术

### 标准化的大动脉调转技术

随着时间的推移，这项技术已逐步被简化并标准化。本节所阐述的手术技术适用于所有分型的冠状动脉解剖。

胸骨正中切口，次全切除胸腺，保留上段的部分胸腺（图 55.7）。

切取一大块长方形前部心包片（图 55.8），置于冰盐水中保存。使用新鲜心包。

### 探　查

悬吊心包，避免不必要的牵拉。轻柔牵拉右心耳有助于显露大动脉。仔细分析解剖状态，并对以下要点进行评估。

·冠状动脉的起源及走行，确认是否存在异常的冠状动脉襻和单一开口（对冠状动脉的全面评估需要在切开主动脉后，在血管腔内进行探查）。

·大动脉之间的毗邻关系，注意是前后位还是

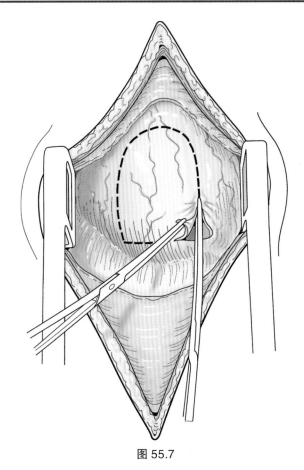

图 55.7

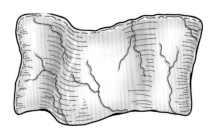

图 55.8

左右位(最常见的关系为 d-TGA,即主动脉在前方、稍偏右)。

首先阐述在最常见、最简单的情况下(即冠状动脉呈正常走行,两个大血管呈前后位排列,且没有明显的管径不匹配)所采用的手术技术。

### 游离肺动脉分支及动脉导管

全部的血管游离均使用电刀来完成。将主动脉及左、右肺动脉游离,并置血管套带(图 55.9)。如果是持续使用前列腺素 E1,那么动脉导管的管壁会变得非常脆弱,所以要从主动脉的右侧壁的下面开始游离动脉导管的右侧边界;然后提拉左肺动脉的套带,这样会有助于游离动脉导管的左侧边界。

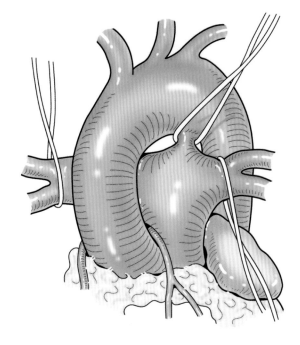

图 55.9

使用 3-0 缝线控制动脉导管,在体外循环开始后将其结扎。如果由于动脉导管非常大而致肺血流异常增多,则可以使用橡胶锁带将右肺动脉暂时阻闭,这样会有利于提高主动脉舒张压,改善冠状动脉血流灌注。

### 插 管

体外循环要求掌握精准的插管技术(图 55.10)。主动脉插管的位置要求非常接近头臂动脉,所使用的插管应当是小的直头插管(8 号或 10 号)。将上腔静脉插管(12 号或 14 号加固的直头插管)经右心耳插入,置于右心房内。插入一条静脉插管后即可开始体外循环;开机后,在近下腔静脉处插入下腔静脉插管,橡胶锁带固定。在 Sondergard 沟处置入左心房引流管(Medtronic),插入点应远离右肺静脉开口。再将上腔静脉插管送入上腔静脉,橡胶锁带固定。

### 动脉导管切断及近端主动脉的分离

在降温阶段,即可将体外循环开机时已结扎的动脉导管切断。由于使用前列腺素 E1,动脉导管已变得非常脆弱,因此在操作时应格外小心。双重结扎动脉导管(图 55.11)后将其切断,加固缝合断端(图 55.12)。主动脉端也可以使用血管夹阻断。应避免动脉导管壁撕裂,也应避免在结扎处的近心端使用缝针穿缝管壁, 否则一旦破裂, 将难以控制。直接缝合通常会招致更加严重的出血, 同时也可能造成大血管的局部缩窄。这一部位的严重出血最好在停循环状态下进行补救。

仔细分离主动脉和肺动脉根部。一般说来, 当主动脉根部充盈时更易于分离。分离的层面与冠状

动脉的开口比较近, 因此, 在分离的时候应使用非常低功率的电凝。如果没有看到冠状动脉, 则禁止进行类似的分离。

**阻断主动脉、灌注心脏停搏液及闭合房间隔缺损**

主动脉阻断钳应尽可能靠近主动脉插管。在准备横断主动脉的水平插入灌注针。在右心房做一较短的纵行切口, 充分显露房间隔缺损。如果缺损较小, 可以连续缝闭; 如果较大, 最好选择补片修补, 以防止出现心律失常。

**横断主动脉和肺动脉**

这是至关重要的一步, 是大动脉调转手术的节点。在主动脉阻断钳和主动脉瓣环之间的中点处横断主动脉。这一切口要处理得比较高, 这样就可以缩短重建的主动脉长度, 其位于肺动脉后方（图 55.13）。

基于同样的原因, 肺动脉应尽可能在低位横断, 即仅在肺动脉瓣叶交界上方几毫米的地方（图

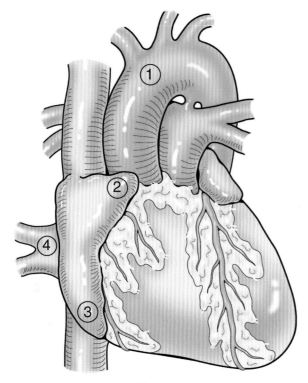

图 55.10

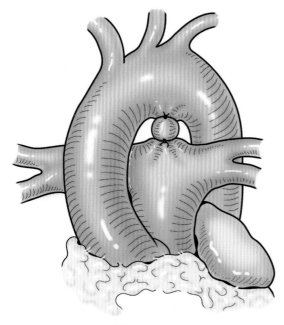

图 55.11

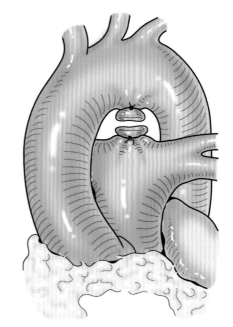

(a)

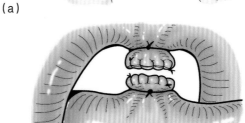

(b)

图 55.12

55.14)。这样处理肺动脉就可以使新建的主动脉根部缩短，使得 Lecompte 调转后不会对肺动脉分支产生压迫。

### 分离肺动脉分支及 Lecompte 操作

轻柔提拉肺动脉上的血管套带，就可将肺动脉分支很轻松地充分游离至近肺门分叉处。将左、右肺动脉分叉处提起至升主动脉的前方。将主动脉从肺动脉分叉的下方钻过去后，使用第二把阻断钳或镊子夹闭主动脉远心断端，将第一把阻断钳松开，依然要尽量靠近主动脉插管，以便最大长度地显露升主动脉远心断端。注意图 55.15，如果主动脉和肺动脉横断的位置理想，那么新的主动脉将比较短，而新的肺动脉则比较长。将主动脉阻断钳置于术野的 12 点钟位置以稳定远端主动脉。

### 切取冠状动脉扣

冠状动脉扣的切取是一个至关重要的步骤（图55.16）。总体原则是尽可能切取最大的冠状动脉扣，几乎是将全部的 Valsalva 窦壁都取下来，这样就可以使冠状动脉开口周围的组织多一些，吻合时也就更加安全。事实上，可将冠状动脉扣理解为包含冠

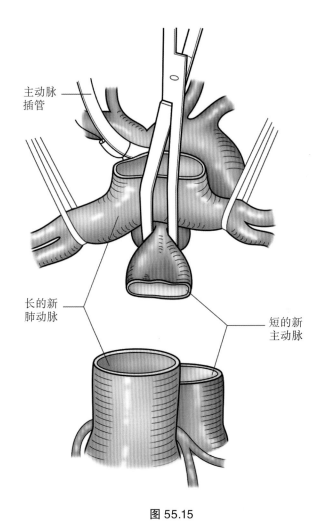

图 55.15

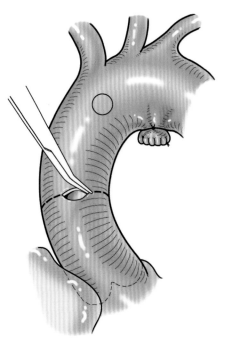

图 55.13

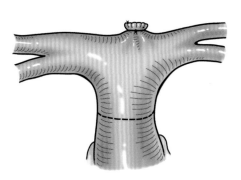

图 55.14

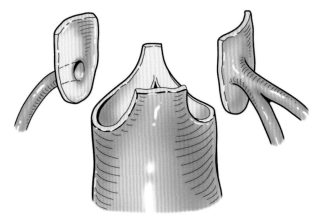

图 55.16

状动脉开口的主动脉壁。用一前、一后两条提吊线帮助显露。要仔细评估冠状动脉开口的位置，尤其是它们与瓣叶交界及主动脉瓣环之间的距离。首先取左冠状动脉扣。在左冠状动脉窦前方做一向下的垂直切口，切口的走行参照左外侧交界，并一直与瓣叶交界保持很近的距离，直至进入 Valsalva 窦底；第二切口是在左冠状动脉窦后方，同样是一个向下的垂直切口，切口的走行也是依照瓣叶交界；最后的一个切口是水平方向，平行并靠近主动脉瓣环。虽然这三个切口的走行取决于冠状动脉开口的位置，但或多或少会与主动脉瓣环关联。一种很少见的特殊情况是冠状动脉开口甚低，这时就要不得已而切取部分主动脉瓣环。使用电刀将左冠状动脉主干从心肌中游离 2~3mm，使得冠状动脉扣可以向后移动，同时并不会影响左前降支和旋支的走行。然后切取右冠状动脉扣，同样是沿着瓣叶交界和主动脉瓣环进行剪切。用电刀将冠状动脉扣游离出数毫米，使其可以向后移位，同时并不会造成右冠状动脉的扭曲。有两种特殊的冠状动脉解剖情况需要特殊的处理方法。

·冠状动脉开口靠近瓣叶交界：有时，某一个冠状动脉开口会非常靠近瓣叶交界，甚至两者完全接触（图 55.17）。多表现为后交界受累，而前交界受累的情况很少见。在这种情况下，要仔细地将后交界与瓣环剥离开，然后再切取一个大的可能会包含部分瓣环的冠状动脉扣，这一点非常重要（图55.18），在后续操作中，将剥离的瓣叶重新锚定在新的肺动脉内壁。

·过早发出圆锥支：另一种特殊情况是，左冠状动脉主干很早地发出了圆锥支。这条圆锥支血管会阻碍左冠状动脉后移，而且会因为左主干的弯折引起血管狭窄（图 55.19）。如果这个分支较大，应将其游离（图 55.20）。在大多数情况下，需要牺牲这条血管将其切断。这条圆锥支很少从右冠状动脉上过早发出，如存在也应按上述方法处理，必要时也须将其牺牲掉。

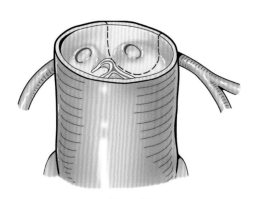

图 55.18

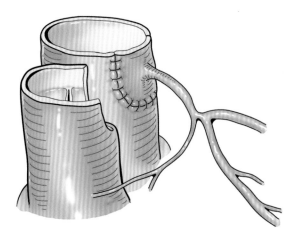

图 55.19

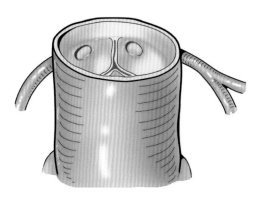

图 55.17

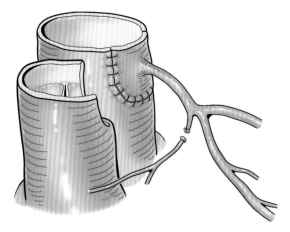

图 55.20

**固定和显露新的主动脉**

将升主动脉远心断端和新主动脉之间的后壁先缝合3~4针,这对于后续操作很有帮助(图55.21),可使主动脉最终的位置得以固定,同时有助于术野显露。同时,在肺动脉的前壁缝制牵拉线,缝合点选择在前交界处。主动脉阻断钳恰在12点钟位置。

**冠状动脉移栽的基本原则**

有两项技术可用于冠状动脉移栽。

·闭合主动脉吻合技术:首先完成主动脉吻合,然后放开主动脉阻断钳,在新的主动脉上找到最理想的冠状动脉扣吻合位点。此技术并不会增加新建主动脉根部的内径,而风险在于,由于显露受限,因此可能损伤主动脉瓣。

·开放主动脉吻合技术:在主动脉吻合前完成冠状动脉扣移植,这是我们首选的技术,可以充分显露新主动脉瓣。

采用活门还是非活门技术?大动脉转位手术的远期疗效显示,随着时间的推移,主动脉根部会

出现明显扩张,进而导致主动脉瓣关闭不全。活门技术可扩大主动脉瓣根部,因此有可能影响主动脉瓣交界的稳定性。很多年前我们就已经弃用这项技术。长方形切除技术并不会增加主动脉根部内径,相反可能会适当减小,并远离主动脉瓣交界。

不采用活门技术的开放主动脉吻合技术存在以下3个关键点。

·把冠状动脉扣移栽到新主动脉的外侧壁以避免被前方的新肺动脉压迫。

·做主动脉壁长方形切除,其大小等于或大于拟再栽的冠状动脉扣。

·将左冠状动脉扣移至较低的位置,而右冠状动脉扣则移至较高的位置,高于主动脉吻合线。用冠状动脉扣的长度来补足升主动脉远心断端与新建主动脉根部不匹配的情况。

**左冠状动脉扣的吻合**

在左侧Valsalva窦中做一长方形切口,切除部分窦壁,其大小应等于或大于左冠状动脉扣。此切口的下边应与瓣环保持2~3mm的距离。左冠状动脉扣吻合在左下外侧壁。使用7-0或8-0缝线从冠状动脉扣的底部开始缝合(图55.22)。

**右冠状动脉扣的吻合**

在右Valsalva窦内做同样的长方形切口。根据右冠状动脉的活动度,确定此直角切口的深度,可在2~8mm。右冠状动脉扣吻合的位点较高,在新主动脉的右外侧(图55.23)。对于后襻和双襻的冠状动脉,右冠状动脉扣应吻合在较高的位置。

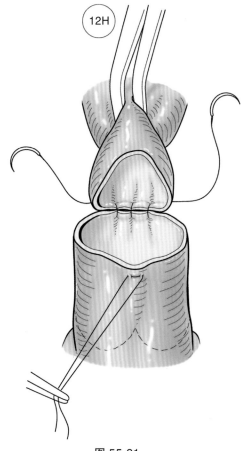

图 55.21

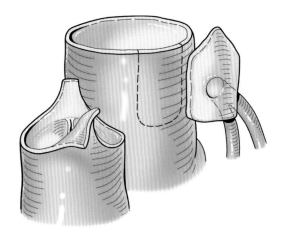

图 55.22

**主动脉的吻合与右冠状动脉扣的插入**

开始主动脉远端的吻合。在吻合到左前外侧时，应注意保持左冠状动脉始终位于外侧壁，不会因为主动脉的吻合而发生位置移动。当缝合至前壁中线时，应确保定位提吊线恰位于 12 点钟位置。当吻合超越中线后，就会逐渐接近右冠状动脉扣。在远心段升主动脉上做一垂直切口（切口远心端接近主动脉阻断钳），吻合右冠状动脉扣（图 55.24）。这一操作可以减少新主动脉根部与远心段主动脉不匹配的现象——前者的直径总是大于后者（图 55.25）。排

气后，检查吻合口出血情况，如果存在任何出血点，应立即补针。在吻合口喷洒薄层生物胶。

此技术可用于任何类型的冠状动脉解剖。

**新肺动脉根部重建**

在主动脉阻断的情况下，可以更容易地完成新肺动脉根部的重建。使用一块大的长方形新鲜自体心包片进行肺动脉根部重建，将其缝合在原主动脉瓣环上（图 55.26a）。应非常注意吻合处出血情况，在心脏复跳后，后壁的出血点难于处理。如果之前做过瓣叶后交界与主动脉壁的剥离，此时可将后瓣膜交界缝回至后部的心包补片（图 55.26b）。

**开放主动脉及检查冠状动脉再灌注**

如果冠状动脉解剖理想，可以先放开主动脉阻

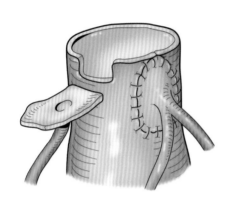

图 55.23

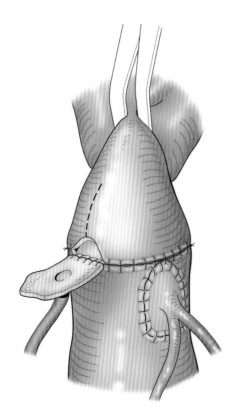

图 55.24

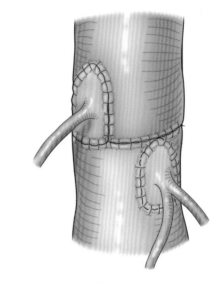

图 55.25

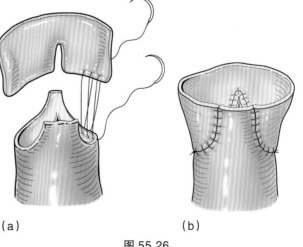

（a）　　　　　　　　　　　　　（b）

图 55.26

断钳,再进行肺动脉近心端重建。

要仔细评估心肌灌注情况,主要是基于灌注区心肌颜色的变化及冠状动脉的充盈程度。同时检查冠状动脉起始部的走行情况。如果存在冠状动脉充盈不足、心肌颜色不理想、室性心律失常、心电图发生严重改变,即提示冠状动脉存在问题。此时需要立即进行纠正,包括再次夹闭主动脉,重新进行冠状动脉扣的操作。只有当评估通过后,才可以开始复温。

### 肺动脉远心端的吻合

在复温阶段完成肺动脉远心端的吻合(图55.27a),完成情况如图55.27b。

### 撤停体外循环

只有在心电图、心肌颜色、心肌各节段收缩力恢复至正常后,才考虑撤停体外循环。出血量必须很少。常规放置左心房测压管。缝置心房起搏导线,以获得140/min左右的窦性心律。根据左心室的功能状态来决定是否需要使用正性肌力药物,包括小剂量多巴胺、米力农、肾上腺素。如果发生肺动脉高压,需要使用一氧化氮。如果存在心肌缺血并怀疑与冠状动脉扭曲相关,应立即恢复体外循环,重新吻合。如果血流动力学状态稳定,心脏没有过度膨胀,可以关胸;但如果有任何问题存在,则可以考虑延迟关胸;使用聚四氟乙烯补片(Gore-Tex)覆盖皮肤切口。

出血是大动脉调转手术面临的最主要并发症。随着经验的累积,已经很少发生严重的出血问题。如果通过简单处理仍不能止血,就应当考虑恢复体外循环;必要时还需要拆除远心端肺动脉吻合,仔细探查出血部位。

## 术后管理

对于病变形式相对简单的病例,术后过程通常较为平顺。如果血流动力学状态不稳定,最好选择启动体外膜肺氧合(ECMO),而不是一味增加正性肌力药物。只要经胸超声心动图证实左心室功能满意,就可以考虑拔除气管插管。

## 复杂冠状动脉解剖的处理

一般情况下,对于各种冠状动脉的解剖均可以使用相同的移栽技术。对于复杂的TGA,则有更高的外科技术要求,这往往意味着"二次"学习曲线。复杂的冠状动脉解剖包括:

- 成襻走行。
- 壁内走行。

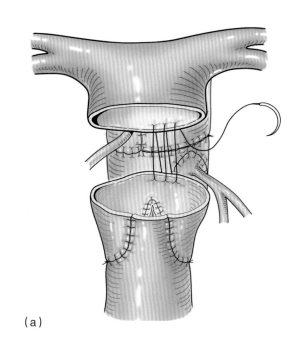

(a)

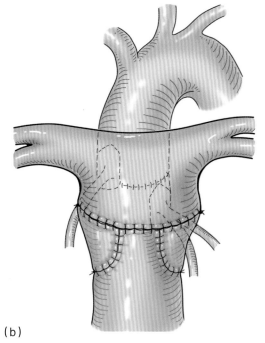

(b)

图55.27

· 单一冠状动脉开口。

· 单一开口合并壁内走行。

· 交界位置异常。

· 主动脉与肺动脉管径严重不匹配。

### 成襻走行冠状动脉的移栽

应谨记: 对于复杂的冠状动脉解剖, 移栽本身就存在与该解剖相关的固有风险。不同的类型可能面对不同的问题: 后襻存在弯折的风险 (图 55.28), 前襻存在牵拉 (stretching) 的风险 (图 55.29)。避免弯折和牵拉的有效方法就是广泛游离冠状动脉。

对于右冠状动脉发出旋支的后襻病例, 如果移栽后的位置过低, 则旋支可能会面临弯折的风险。为了能够安全地移栽, 需要将肺动脉后方的旋支尽

量充分游离。吻合时, 将冠状动脉扣尽可能向高的位置移动, 防止弯折 (图 55.30)。

对于双襻的患者, 后襻可以是旋支或是左主干。可通过将冠状动脉扣吻合在主动脉吻合线以上来避免弯折。前襻的主要问题是由右冠状动脉所造成的, 它横跨主动脉前方, 很多时候会与主动脉壁发生粘连。应长距离游离右冠状动脉, 将其从与右心室和主动脉的粘连中游离出来, 避免过度牵拉 (图 55.31a)。其他情况下可以使用活门技术来应对右冠状动脉的牵拉问题。

图 55.31b 显示了一个双襻病例, 后襻为旋支 (右) 和左主干 (左)。将右冠状动脉扣吻合在主动脉吻合线以上。右冠状动脉横跨主动脉前方, 需要广泛游离。

主动脉与肺动脉并列的情况经常出现在双襻 TGA 及 Taussig-Bing 心脏中。Lecompte 操作后, 肺动脉分支部的重建会压迫右冠状动脉, 其通常是前襻血管。为了避免对右冠状动脉的压迫, 有必要将肺动脉分支部右移。将右肺动脉切开 20mm, 将重建的肺动脉根部与右肺动脉直接吻合以使右冠状动脉的走行变得更自由; 而肺动脉干偏左侧的部分切口则可以用补片缝合。另一种做法就是不进行 Lecompte 调转, 从而避免对右冠状动脉或后襻血管造成压迫。

应用补片重建的肺动脉分支部, 可能会对左冠状动脉扣造成压迫, 尤其是对在主动脉前方成襻走

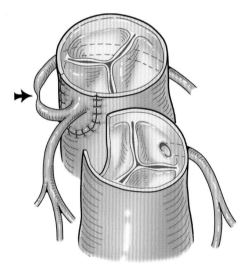

图 55.28

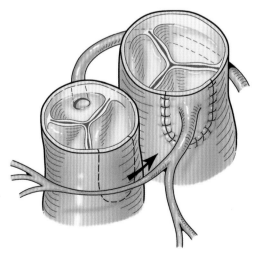

图 55.29

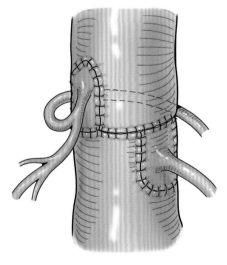

图 55.30

行的右冠状动脉造成压迫。通过切开右肺动脉，使肺动脉分支部右移（图 55.32）。

使用一大块心包片用于远心端肺动脉吻合。对于并列位置的主动脉和肺动脉，在转移左冠状动脉扣之前完成肺动脉重建（图 55.33）。

## 壁内冠状动脉的移栽

壁内冠状动脉的移栽是外科医生面临的一个重要挑战。术前的超声心动图比心血管造影能更清晰地认知这一鲜见的解剖类型，很多情况下是在术中才得以发现。目前，以 Toshihide Azou 和 Roger Mee 所提出的技术方法为最佳。这种畸形是由于冠状动脉异常走行于主动脉后壁内。两个冠状动脉开口相距很近，都在右冠窦内或在后交界的上方。最常见的情况是左冠状动脉开口异常，之后走行于主

动脉壁内；而这个壁内走行的长度可以非常长，在切取此冠状动脉扣时可能面临很高的风险。技术要点是将两个冠状动脉开口分开，形成两个冠状动脉扣。首先，将后瓣膜交界从主动脉壁上完全剥离下来，将冠状动脉探条送入壁内冠状动脉中进行评估，测得的壁内走行长度可达 20mm 以上。左冠状动脉开口经常存在狭窄，需要将左冠状动脉口剪开约 5mm，相当于将开口"去顶"（图 55.34）。此时，左、右冠状动脉的开口距离大幅增加，足以分隔成为两个冠状动脉扣。在切取左冠状动脉扣时要

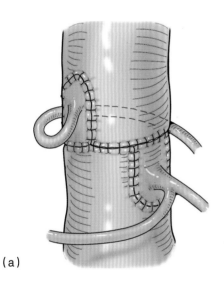

(a)

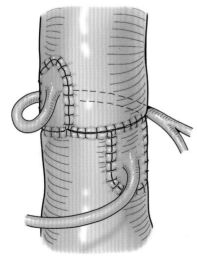

(b)

图 55.31

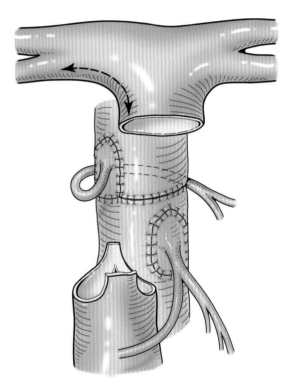

图 55.32

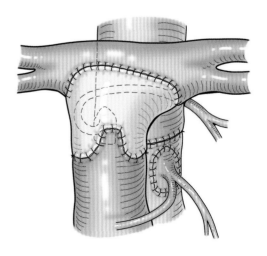

图 55.33

非常小心，要考虑到冠状动脉可能在壁内走行相当长的距离。应将整个窦壁作为冠状动脉扣的一部分切取下来。在这个共同冠状动脉扣的中线处将其剪开，形成两个扣，为了保证安全，切口应尽可能远离各个冠状动脉开口。用 8-0 Prolene 缝线将两个冠状动脉扣移栽，所使用的技术与前述的基本技术相同。用 8-0 缝线将瓣膜后交界重新缝合固定于肺动脉心包补片上。

最差的一种情况是仅有一个冠状动脉开口，但两支冠状动脉均在壁内走行（图 55.6），下文将详细阐述。

## 单一冠状动脉开口

所有单一冠状动脉开口均合并异常成襻：前襻、后襻或双襻。此冠状动脉的移栽遵循相同的技术要领。无论是前襻或后襻，均应广泛游离成襻的冠状动脉。而风险也是相同的：前襻血管面临牵拉，后襻血管面临弯折。将右冠状动脉扣移栽至较高的位置，而左冠状动脉扣则放在较低的位置。

有 3 种形式的单一右冠状动脉开口和一种形式的单一左冠状动脉开口。

- 单一右冠状动脉开口：
  - 后襻（图 55.35）。
  - 双襻（图 55.36）。
  - 前襻（图 55.37）。
- 单一左冠状动脉开口：
  - 前襻（图 55.38）。

## 单一冠状动脉开口合并壁内走行

这是最难处理的一种冠状动脉解剖形式。这种 Yacoub B 型（图 55.6）包括单一冠状动脉开口和壁内走行的冠状动脉。人们曾经提出多种处理方法。Magdi Yacoub 所提出的方法是将冠状动脉扣旋转 180°，并在其前部缝制一个"兜"样结构。该技术所面临的最大风险是：当完成 Lecompte 操作后，位于前方的肺动脉会对冠状动脉扣造成压迫。另一项技术由 Moat 和 Pawade 提出，是对 Aubert 和

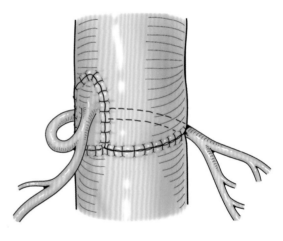

图 55.35

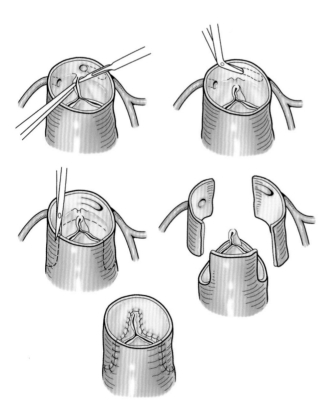

图 55.34

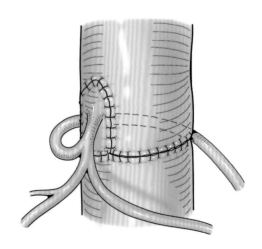

图 55.36

Takeuchi 方案的改进：在主动脉根部的后壁与肺动脉根部的前壁之间做一隧道，在不移栽冠状动脉的情况下，将主动脉血流导入冠状动脉开口。该技术将冠状动脉开口置于原位，避免了游离和翻转（图55.39）。其风险在于冠状动脉仍然开口于主动脉和肺动脉之间，有可能因压迫而造成猝死。将冠状动脉扣分成两个独立的扣可能是更为理想的形式。最后需要说明的是，该解剖类型可能是大动脉调转术及后续行心房调转术的唯一禁忌证。

## 瓣叶交界位置异常

如果情况严重，该病变可被视为一种非常严重的解剖异常，这也是近年来我们行大动脉调转手术

的唯一远期死亡原因。它可见于任一类型的冠状动脉解剖，但更多见于复杂类型的冠状动脉开口及走行。这种位置异常将会影响冠状动脉的移栽，其对高位移栽的右冠状动脉扣影响不大，但会影响左冠状动脉扣的移栽——移栽的位置可以恰巧落在瓣叶交界上。我们所采用的方法是将交界移位。在移栽冠状动脉扣前，升主动脉远心段和肺动脉干向相反的方法转动（在图 55.40 中，升主动脉逆时针转动，而肺动脉则转向相反的方向，这样就可以使前后交界的位置发生变化）。由于在两个血管上的转动分布较为均匀，其所产生的扭力可以被很好耐受。然后重置主动脉阻断钳于 12 点钟位置，这样就可以将这种大血管的转动固定下来。

## 主动脉与肺动脉管径严重不匹配及主动脉弓重建

主动脉和肺动脉之间存在管径严重不匹配的情况存在于 TGA-VSD，尤其是当 TGA-VSD 合并主动脉弓缩窄时，这对冠状动脉的移栽有很大的影响。解决策略是通过扩大主动脉远心段来修正管径的不匹配。在进行主动脉弓重建时，对脑部进行

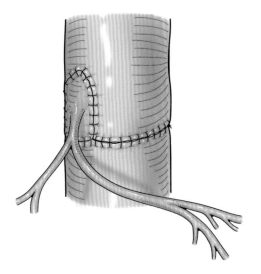

图 55.37

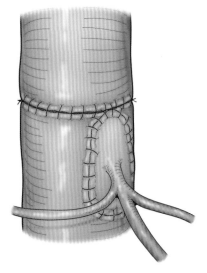

图 55.38

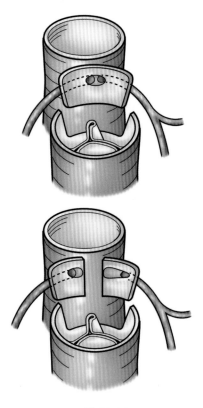

图 55.39

选择性顺行灌注而无须停循环。

　　图 55.41 显示了主动脉与肺动脉呈并列位、管径严重不匹配，同时存在冠状动脉双襻。这种情况见于 TGA-VSD 合并主动脉缩窄或 Taussig-Bing 心脏合并主动脉缩窄。将缩窄段切除，并将部分升主动脉、主动脉弓完全剖开（图 55.42）。升主动脉远心段、主动脉弓底可通过同种异体管道补片或 Cormetrix 补片扩大重建，重建可以修正管径不匹配。将左、右冠状动脉扣移栽至主动脉吻合线以上（图 55.43）。

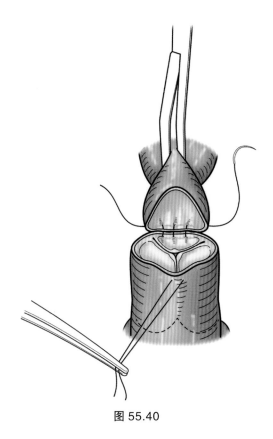

图 55.40

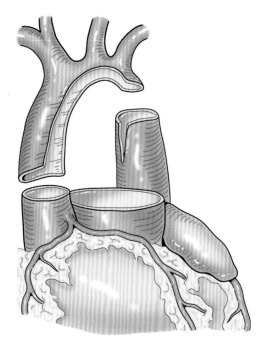

图 55.42

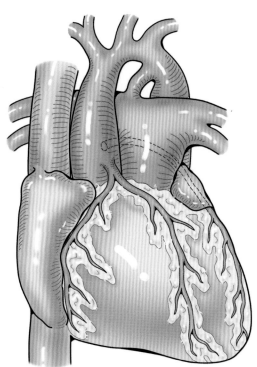

图 55.41

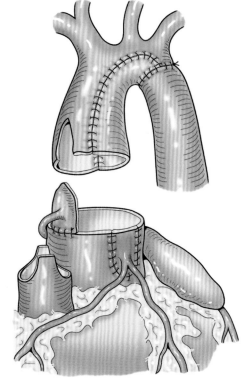

图 55.43

## 疗　效

目前，大动脉调转手术已经标准化，不同解剖类型的冠状动脉移栽技术也趋近相同。当前，大动脉调转手术的死亡率很低，简单病例为 0~5%；但对于复杂病例，仍有较高的风险，包括冠状动脉成襻走行或壁内走行等。远期疗效因一些需要再手术的情况而变得不确定，包括因肺动脉过度牵拉而需要再次手术、复杂冠状动脉类型出现冠状动脉狭窄，以及主动脉瓣反流等。最主要的远期并发症仍为新建主动脉根部扩张，需要密切随访。

## 延伸阅读

1. Stoica S, Campbell D, Lacour-Gayet F, et al. Morbidity of the arterial switch operation. Ann Thorac Surg. 2012(93): 1977–1983.

2. Yacoub M, Radley-Smith R. Anatomy of the coronary arteries in transposition of the great arteries and methods for their transfer in anatomical correction. Thorax, 1978(33): 418–424.

3. Lacour-Gayet F, Anderson R. A uniform surgical technique for transfer of both simple and complex patterns of the coronary arteries during the arterial switch procedure. Cardiol Young, 2005(15): 93–101.

4. Co-Vu JG, Ginde S, Bartz PJ, et al. Long-term outcomes of the neoaorta after arterial switch operation for transposition of the great arteries. Ann Thorac Surg, 2013, 95(5): 1654–1659.

5. Asou T, Karl TR, Pawade A, et al. Arterial switch: translocation of the intramural coronary artery. Ann Thorac Surg, 1994(57): 461–465.

6. Moat N, Pawade A, Lamb R. Complex coronary arterial anatomy in transposition of the great arteries: arterial switch procedure without coronary relocation. J Thorac Cardiovasc Surg, 1992(103): 872–876.

# 第 56 章

# 先天性矫正型大动脉转位

*David J. Barron*

## 发展史

先天性矫正型大动脉转位(ccTGA)这一罕见畸形(占全部先天性心脏病的 0.5%)的特征表现为房室连接和心室主动脉连接均不一致,因此,从生理学角度来看,其循环是被"矫正"的,即体循环的血流进入肺动脉(经形态学左心室),而肺静脉回流的血液进入主动脉。然而,体循环心室为形态学右心室(mRV),所连接的房室瓣为三尖瓣。该疾病是在 1875 年由 Rokitansky 首先提出,其特征为左旋(laevo-)或 L-TGA(大动脉左转位),即主动脉前移并位于肺动脉的左侧。

ccTGA 常合并多种畸形、心脏位置异常,这使疾病分类变得复杂,在临床症状和表现方面具有明显的异质性。而难以预测的 mRV 和作为体循环房室瓣的三尖瓣的表现使得临床状况更为复杂。但在分型方面最重要的一点是看有无左心室流出道梗阻(LVOTO),这种梗阻可能表现为肺动脉狭窄或肺动脉闭锁,且几乎总是伴随室间隔缺损(VSD)。几近半数的病例可归属于这一亚型,因此会出现发绀。此类患者存在很大程度的几何变异性,远东地区较其他区域明显多见,而西半球则多见无梗阻的左心室流出道(LVOT)。

近 85% 的 ccTGA 合并其他心内畸形,最常见的是 VSD。治疗策略取决于患者的全身情况和疾病严重程度。一些合并大 VSD 的患者在新生儿期即需要干预,而一些单纯的 ccTGA(不合并其他畸形)患者,可生存至很大的年龄却无须任何治疗。传统的外科治疗主要聚焦于合并畸形的矫治,获得所谓的"生理性矫治",即由 mRV 继续承担体循环心室;但随访发现整体疗效并不理想,患者存在很高的体循环心室功能衰竭及三尖瓣反流风险。这些对 mRV 的担忧,以及意识到单纯 ccTGA 在某一年龄可能出现不可预测的 mRV 功能障碍,使人们在 20 世纪 90 年代提出"解剖性矫治"的理念,即恢复形态学左心室(mLV)作为体循环心室,这需要行房水平调转(Mustard 手术和 Senning 手术)和大动脉调转或 Rastelli 手术,同时完成其他合并畸形的矫治,这就是所谓的"双调转手术"。这类解剖性矫治,因恢复 mLV 作为体循环心室而具有明显优势,但手术过程复杂,需要非常仔细地筛选患者和准备。虽然手术疗效优于 ccTGA 的自然病程,但在双调转术后,还需对 mLV 的远期表现进行仔细的观察与随访。

## 基本原则与理论依据

处理的基本原则基于合并畸形、心室的基本功能状态(包括 mRV 和 mLV)和患儿的年龄。

### 解剖及合并畸形

此类患者表现为房室连接及心室主动脉连接不一致,大多数患者异位的主动脉位于左侧,但内脏正位(即 Van Praagh 分型:S, L, L);与其他心脏畸形相比,内脏反位的情况相对多见,发生率为 5%~8%。

主动脉位于前面，并在肺动脉的左侧，多表现为左右并列关系；而 d-TGA 的主动脉和肺动脉多为前后关系。冠状动脉多源于与肺动脉相对的两个瓣窦，适合大动脉调转手术时冠状动脉的移栽。

心脏位置异常较为常见，右位心和中位心占 20%~25%。心室位置前移，导致进入心房出现困难，难以显露房室瓣。一般情况下，静脉连接正常。右心房的心表标志正常，但却经二尖瓣连接 mLV；而左心房则通过三尖瓣与 mRV 连接。

近 85% 的患者合并 VSD，最常见类型为膜周流出道型，VSD 直径存在变异。在合并 LVOTO 时，VSD 较大，但有时位置向流入道移位，使其远离主动脉。仅当可将 mLV 与主动脉连接时，通过 Rastelli 手术才可以完成解剖性矫治，而 VSD 则根据其大小决定是否需要扩大。如果在合并 VSD 的同时，存在主动脉缩窄、弓发育不良，甚至主动脉弓离断等畸形（10%），应在新生儿期进行干预，一般情况下行主动脉弓矫治及肺动脉环缩术。如果合并肺动脉狭窄或肺动脉闭锁，应根据发绀的严重程度，增加肺血供给——一般情况下行改良 Blalock-Taussig 分流，在患者年龄较大时完成根治手术。

ccTGA 患者的传导系统存在严重异常。房室结向前上移位，因此并不在 Koch 三角中。传导束则长距离绕行左心室的游离壁，在肺动脉瓣的前面走行后，向下沿室间隔进入 mLV。这种长距离走行会使 40% 的患者发生房室传导阻滞，因此一些患者需要在早期植入起搏器。应注意到，在内脏反位的情况下，心脏轴向会转向正常，传导系统的走行也会正常，而房室结则回到 Koch 三角的正常位置。

三尖瓣异常较为常见，最常见的情况是极为严重的房室瓣下移，出现类 Ebstein 畸形的改变（但并不存在真正 Ebstein 畸形所见的分叶失败及瓣叶极度异常），同样常见的情况是三尖瓣反流。ccTGA 患者出现三尖瓣反流的病因是复杂的，与心室功能障碍、瓣环扩张和瓣叶形态学异常有关。

### 心室功能

常见 mRV 功能受损，这常常是外科干预的指征之一，常合并不同程度的三尖瓣反流。mLV 功能

良好是成功进行解剖矫治的要素之一。ccTGA 患者如果存在较大的 VSD，其 mLV 往往承担与体循环相同的压力负荷，因此要求其术后承担体循环压力并没有问题。在双调转前行肺动脉环缩术的患者，其左、右心室压力通常相同。

### 年龄

合并大 VSD 的新生儿患者应行肺动脉环缩术，同时纠正所有的弓部梗阻。这些姑息措施是后续在儿童期进行解剖矫治的准备工作。如果合并肺动脉狭窄或闭锁，可行 Blalock-Taussig 分流。解剖矫治通常在 2~6 岁进行。对年龄较大儿童进行手术决策常常较为困难，这些患者可能并无症状，但却有 mRV 功能障碍及三尖瓣反流的证据。部分患者可能需要提前行肺动脉环缩术来锻炼 mLV，下文将会阐述。

对无症状患者进行干预是否具有合理性，对此目前存在很大争议。这部分患者常常没有合并畸形，或只有小的 VSD。如果 mRV 功能保持良好，则当下不应进行干预；但是，如果存在 mRV 功能障碍的证据且出现中度以上的三尖瓣反流，那么患者可能在未来 5 年内出现充血性心力衰竭，则应考虑提前行肺动脉环缩术以锻炼 mLV 并固定好室间隔位置以保护三尖瓣功能。如果 mLV 对肺动脉环缩表现良好，可在其后的 6~18 个月行双调转术。但是，年龄较大的儿童或青少年的心室可能已经丧失了重塑性，对肺动脉环缩并无反应，此类患者已经失去了解剖矫治的机会，最好按照心力衰竭的处理策略进行治疗，并在必要时考虑行心脏移植。有一小部分青少年患者，其 mRV 功能保存良好，存在中度以上的三尖瓣狭窄，三尖瓣置换可使他们获益，但必须密切监视其 mRV 的功能。三尖瓣修复术的效果不令人满意，建议直接进行置换。

## 术前评估与手术计划

患者主动前来寻求手术治疗时，其年龄和病情均有很大的异质性。应根据这些因素判断选择何种方案作为初次手术的术式。动脉导管依赖性新生儿

患者需要标准的支持性监护,给予前列腺素 E1 以稳定病情。术前有可能需要辅助呼吸。但大多数前来寻求解剖性矫治的患者多为年龄较大的儿童,临床症状稳定,可实施择期手术。

可通过经胸超声心动图及心导管检查来获取大部分所需信息。大多数患者需要通过心导管检查获得血流动力学数据,尤其是此前曾行肺动脉环缩的患者。一般情况下,并非必须行心脏 CT 或 MRI 检查,但如果对 VSD 的位置存在疑问或者因此前曾行 Blalock-Taussig 分流而需要明确肺动脉分支解剖时,可行此类检查。仔细分析超声心动图所提供的每一条解剖和生理信息,重点在于心腔的位置及房室瓣的形态与功能。明确 VSD 的位置,同时明确肺动脉环缩带的位置、是否存在肺动脉根部扩张和(或)肺动脉瓣关闭不全等。术前心电图检查非常必要,可明确是否已经存在传导异常。

## 麻　醉

麻醉师应充分了解患者的形态学特点,特别是各结构的位置,以便置入各类导管,在手术完成后,应放置左心房测压管。采用常规心血管麻醉策略,同时应意识到这可能是一台持续相当长时间的手术。为了更好地评估 Senning 术后的静脉引流情况,建议行上、下腔静脉压力监测。

## 手术：肺动脉环缩术

肺动脉环缩术有多种手术适应证。如果 VSD 过大,可通过肺动脉环缩来平衡体循环和肺循环血流,防止肺血过多;如果 VSD 较小或室间隔完整,可通过肺动脉环缩来锻炼 mLV,为后续双调转做准备。环缩术还具有治疗作用,用于固定室间隔位置及减轻三尖瓣反流程度。

可经右胸切口或胸骨正中切口放置环缩带,我们首选胸骨正中切口。经右颈内静脉送入鞘管,再通过此鞘管将一测压管送入 mLV。切开部分心包,仔细游离主肺动脉,以便清晰识别肺动脉分支的位

置。在紧邻肺动脉窦管交界之上置入环缩带。测量主肺动脉初始周长后,用肺动脉环缩带将主肺动脉周长收缩至初始长度的 1/2。我们使用 3mm Silastic 浸润尼龙带,当然也可以使用 Gore-Tex® 环缩带。

如果存在大 VSD,我们会逐步调整环缩带的长度, 使环缩带远心端肺动脉压力下降至体循环压力的 1/3。通过心表超声观察,确认无肺动脉瓣扭曲,且 mLV 功能未发生明显改变。如果 VSD 较小(限制型)或室间隔完整,则调整环缩带,使 mLV 压力达到体循环压力的 60%~70%。心表超声心动图有助于评估 mLV 的功能及室间隔位置。应调整环缩程度,使室间隔直平,这将有助于减轻三尖瓣反流。如果 mLV 腔内压力没有达到此水平,则逐步收缩环缩带,同时通过超声心动图评估 mLV 功能,确保功能正常。不应使环缩带过紧而导致出现经 VSD 的右向左分流,否则会造成发绀。最后用 6-0 Prolene 缝线固定环缩带的长度,同时将其固定在肺动脉外膜上,防止随时间延长向远端移动。

术后 24 h 患者留在 ICU 进行密切监测,保留 mLV 测压管。如果 mLV 功能出现细微的受损征象,即应松解环缩带,这种情况多见于年长儿童;同样,如果 mLV 压力下降至体循环压的 50% 以下,应适当收紧。

## 手术：双调转手术

可根据对 LVOT 不同的处理方式来划分解剖性矫治。LVOT 大小正常、肺动脉瓣环大小正常的患者,适合行双调转手术;肺动脉狭窄或闭锁,则需要行心房调转联合 Rastelli 术,使 mLV 与主动脉相延续。上述两种手术均需要行心房调转,主要包括 Mustard 手术和 Senning 手术两种术式。相对而言,Senning 术较为常用,以下将对此技术进行介绍。它不需要使用人工材料构建心内板障,且远期心律失常发生率及板障梗阻发生率均低于 Mustard 手术。Mustard 手术则需要将房间隔组织完全切除,并使用哑铃形补片构建心房内板障。

无论是双调转手术还是 Rastelli-Senning 手术,

其术前准备及手术初始步骤都是相同的。

## 准备工作

由于 ccTGA 解剖的复杂性和多样性，术前应仔细进行评估，认真规划手术的每一个步骤。大多数病例在此前都曾行姑息手术或准备性操作，因此，应将心脏的各结构与粘连部分进行广泛彻底的游离，这对静脉和动脉通路的构建均有重要的意义。务必将肺动脉及其分支与升主动脉充分游离开来。如果此前曾行肺动脉环缩术，则应将环缩带游离。充分游离腔静脉，辨认奇静脉，尽可能向下游离下腔静脉至膈平面。

## 第一切口

在升主动脉高位插管，上、下腔静脉插管，建立体外循环。上腔静脉插管位置应尽可能高（高于奇静脉汇入点，单独阻断奇静脉），而下腔静脉插管位置则应尽可能低。如果是中位心或右位心，更易于首先在右心耳插管（此插管点可在术后用于置入测压管监测左心房压），将心腔排空后，再置入下腔静脉插管。降温至 25℃，以便短时低流量或停循环操作。充分游离 Waterston 沟，以便后续的 Senning 操作（图 56.1）。

阻断主动脉，使心脏停搏：我们采用 St Thomas 晶体停搏液，每 20~25min 重复灌注一次。在界嵴前方、平行房室沟行右心房切口，此切口不宜过大，其上方与心房上边缘的距离应与上腔静脉宽度相同（图 56.1 中已用 "x" 标注），而其下方与心房下边

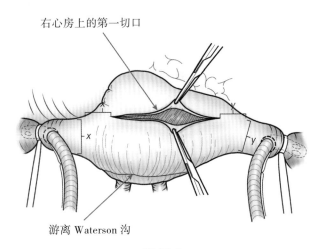

图 56.1

缘的距离应与下腔静脉宽度相同（图 56.1 中已用 "y" 标注），这样做的目的是保证有充足的心房壁组织内翻，制作体静脉板障。在完成心房解剖评估后，此切口的操作即告结束。

仔细探查心内解剖情况，确认 VSD 和流出道的位置，以使外科医生有信心在这样的解剖条件下可以完成解剖矫治。手术进行到此阶段，如果发现情况与预期不同，需要进行方案调整，还是比较容易的。探查二尖瓣，如果存在简单的畸形，如此前曾报道的二尖瓣裂，可以在此时完成修补。

## 制作房间隔翻板

开始制作房间隔翻板。在卵圆窝内侧缘（最靠近二尖瓣的位置）做一切口，然后向下延伸，至心房底部，再向上延伸，至卵圆窝"上支"的下缘。这是制作翻板的第一步，此翻板以心脏的外侧壁为"轴"。依照图 56.2a 中的虚线向上延伸切口，此切口较为"大胆"，需切开卵圆窝"上支"的全层厚度，切口的终点恰位于上腔静脉根部的下方。由于需要剪穿心房壁，所以做此切口时并不是很顺畅。将一直角钳送入翻板的下方，其尖端应从 Waterston 沟穿出心脏（图 56.2b）。如果在手术开始时已经广泛游离了 Waterston 沟，那么此时的操作就会相对容易很多。

用直角钳撑开此切口后，即可向下延长，此切口始终保持在右肺静脉开口的稍上方。此时，已经在肺静脉开口的心房做了一个很大的切口，而房间隔翻板以心脏的外侧壁为转轴。可从心房内、外进行前、后方向的操作，以最终完成此切口的制备，助手则持捏翻板的游离缘向上提起，这样可以避免意外地将翻板与心脏外侧壁离断。此翻板比普通邮票稍大，用于制作 Senning 的第一层板。虽然有的作者建议用额外的材料扩大此翻板，但我们不认为有此必要。

将 Senning 操作停留于此阶段，在手术接近尾声时再回到这一环节。

## 闭合室间隔缺损

现在，将焦点转移至 VSD。图 56.3 显示了 ccTGA

图内标注：
右心房上的第一切口

游离 Waterston 沟

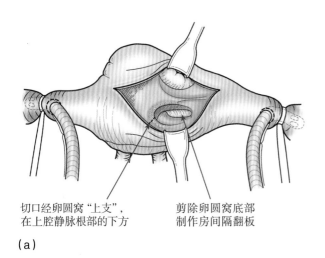

切口经卵圆窝"上支"，
在上腔静脉根部的下方

剪除卵圆窝底部
制作房间隔翻板

（a）

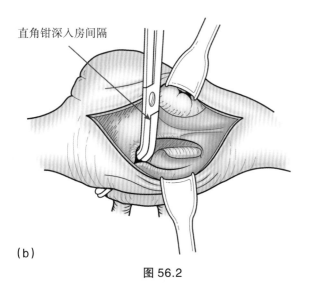

直角钳深入房间隔

（b）

图 56.2

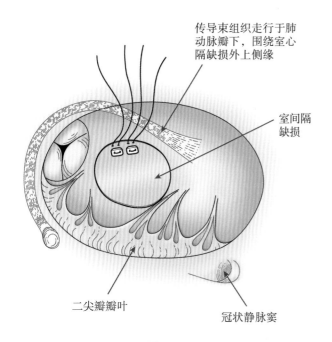

传导束组织走行于肺
动脉瓣下，围绕室心
隔缺损外上侧缘

室间隔
缺损

二尖瓣瓣叶

冠状静脉窦

图 56.3

中膜周流出道 VSD 的典型位置。一般情况下，可经右心房切口、二尖瓣口修补 VSD，但也可以在获取了双冠状动脉扣后，经主动脉开口修补 VSD。可以根据医生的个人习惯采用间断或连续缝合方式闭合 VSD，我们首选带垫片的间断缝合。由于 ccTGA 的传导束走行异常，因此在缝合时应非常小心，避免损伤传导束。在缝合 VSD 上缘和外侧缘时，应在 VSD 内进针（即在 mRV 侧进针），这样就可避开走行于 VSD 边缘、mLV 心内膜下的传导束了。

## Rastelli 手术

在主动脉瓣下的右心室上，选择一处无冠状动脉的区域做一纵行切口。此时应非常注意主动脉瓣和 VSD 的解剖位置。多数情况下，VSD 会很大，偶尔会有一些肌束位于主动脉瓣下，应靠左侧予以切除，以防止流出道受阻。在主动脉瓣环与狭小的肺动脉瓣环之间残存一些流出道室间隔，一定不能切除，因为 ccTGA 患者的传导束正是走行于此。我们会从 Gore-Tex 人造血管上剪取一块弧形血管片作为补片，在三尖瓣环处用 4~5 针带垫片缝线将此补片固定，最后的缝合采用双层连续缝合。在经二尖瓣口缝合 VSD 下缘时，并没有损伤传导束的风险，进针可以靠近缺损边缘。

如果存在肺动脉狭窄（而不是肺动脉闭锁），必须将主肺动脉结扎，中断与 mLV 的连接。在可能的情况下，我们会从心室内部缝闭肺动脉瓣口，否则会在肺动脉残根处形成一个小的"死胡同"，有时术后会被血栓填充。

将一条人工管道连接于心室切口与肺动脉之间。我们首选强度较大的管道，如 Dacron 管道（Handcock®），这样在关胸时不易因受压而变形，同时有足够的长度（因为较标准的肺动脉闭锁，此时需要更长的管道）。可将此管道置于主动脉的左侧或右侧，我们选择将其置于左侧（需广泛、充分地游离左肺动脉），这样就可以避免被置于胸骨后（图 56.4）。

如果 VSD 主要位于流入道，与主动脉的距离较远，偶尔需要行 Nikaidoh 手术而非 Rastelli 手术。

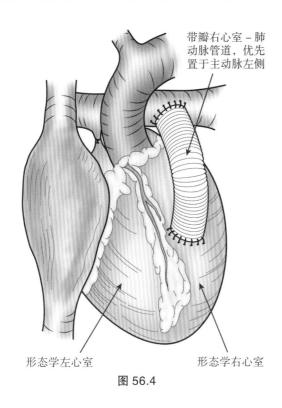

带瓣右心室 – 肺动脉管道, 优先置于主动脉左侧

形态学左心室　　　　形态学右心室

图 56.4

但切开圆锥室间隔将面临很高的传导阻滞风险。

## 大动脉调转

此时的大动脉调转和冠状动脉移栽技术与为新生儿 d-TGA 所行大动脉调转的操作原则相似, 但与外科医生所熟悉的 "常规" 手术相比, 有 90° 的旋转。对并列的大动脉结构的操作应格外重视。将主动脉和肺动脉横断。在肺动脉环缩带 (如果存在) 水平将其切断, 使肺动脉的切口尽可能高。在窦管交界上横断主动脉, 确定冠状动脉的位置与走行。冠状动脉起自与肺动脉相对的两个瓣窦, 后冠状动脉 (相当于右冠状动脉) 多直接向后走行, 而前冠状动脉 (相当于左冠状动脉) 则分出两个主要分支, 这两个分支也可以有两个独立的开口。获取两个较大的冠状动脉扣, 充分游离, 使两者可以自由地活动, 这一点对于前冠状动脉尤其重要, 在转动时其所需要的活动空间更大一些。用自体心包片或同种异体肺动脉壁修补主动脉根部的缺损, 此补片的高度要高于主动脉根部残端 (图 56.5)。将冠状动脉扣移栽至新的主动脉, 同样位于相向的两个瓣窦内, 尽可能拉高吻合点。我们常常在吻合后冠状动脉的位置做一小的 "V" 形切口, 而在吻合前冠状动脉的

位置, 做一以内侧为轴的翻板切口 (图 56.6)。

需要说明的是, 虽然肺动脉会在环缩水平存在缩窄, 但行上述的两个切口后, 肺动脉根部就会像花瓣一样张开, 所以通常并不需要对缩窄区进行补片扩大。

## 肺动脉重建

此时需要决策是否行 Lecompte 操作。虽然 Lecompte 操作是首选方案, 但对于并列的大血管结构及年龄较大的儿童患者 (与新生儿大动脉调转相比), 几乎不可能将分支肺动脉充分游离, 并安全地移到主动脉前方。如果肺动脉长度确实充足, 可将其前移, 并在其后方完成主动脉吻合 (图 56.7)。有必要将肺动脉分叉部的开口向左移位, 以适应并列的大动脉解剖, 同时避免右肺动脉张力过高。在修补冠状动脉缺损时, 应适当加大补片的面积, 以使吻合口张力适度下降 (图 56.7)。如果肺动脉没

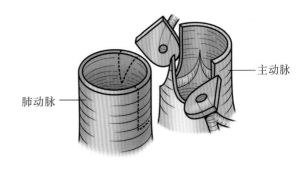

肺动脉　　　　　　　　　主动脉

图 56.5

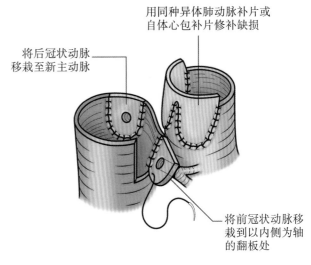

用同种异体肺动脉补片或自体心包补片修补缺损

将后冠状动脉移栽至新主动脉

将前冠状动脉移栽到以内侧为轴的翻板处

图 56.6

有充分的松弛度, 则应将其置于主动脉后, 此时, 应优先完成肺动脉汇合部的重建, 之后再吻合主动脉, 这样就可以充分地评估主肺动脉的张力, 肺动脉张力过高可能导致前冠状动脉扭曲, 需要在肺动脉吻合的前壁加缝补片以降低张力。使新的肺动脉相对延长 ( 原主动脉横断水平尽可能高出窦管交界 ) 有助于增加肺动脉吻合点的活动性。

## Senning 术的第一层

现在将焦点回归至心房水平, 开始完成 Senning 术。Senning 术包括 3 个层面, 使 "Y" 形的体静脉回流通路被 "C" 形的肺静脉回流通路所包绕。这是一个三维的立体手术, 每一层面都会对另外一个层面的形状和容积造成影响。第一层板是由房间隔翻板制作的, 见图 56.2。助手用拉钩将残余的房间隔组织牵开, 以充分显露肺静脉在心房内的开口。左心耳基底是一个非常有价值的标志点, 将房间隔翻板的长边用 Prolene 缝线连续缝合至此 ( 图 56.8 )。重要的一点是: 尽可能多用房间隔 "上肢" 部分的翻板, 而少用 "下肢" 部分, 这可以保证心房顶缝线呈急转弯状态, 使上腔静脉回流通路尽可能深, 从而有更大的容积。因此, 在缝合时从左心耳基底部起针, 2/3 的周长使用 "上肢" 翻板, 而仅有 1/3 用 "下肢" 翻板, 这样就可以使左心房底部向前积聚。

## Senning 的第二层: 体静脉引流板障

将拉钩置入二尖瓣口, 将右心房壁游离缘向心房内折叠, 与房间隔前壁残端缝合在一起, 从而形成一个 "Y" 形的体静脉引流板障 ( 图 56.9 )。缝线的下部, 右心房壁翻板向内折叠至下腔静脉瓣

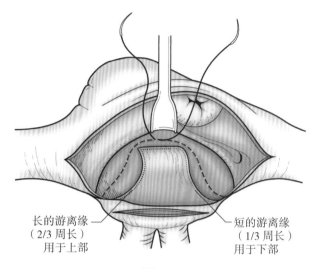

长的游离缘<br>( 2/3 周长 )<br>用于上部

短的游离缘<br>( 1/3 周长 )<br>用于下部

图 56.8

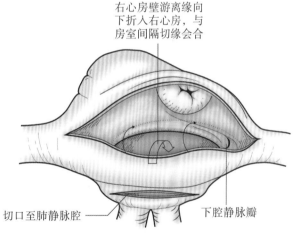

右心房壁游离缘向下折入右心房, 与房室间隔切缘会合

切口至肺静脉腔

下腔静脉瓣

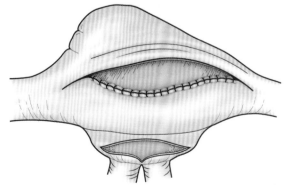

图 56.9

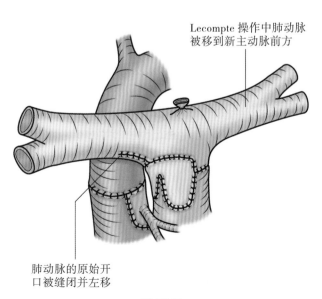

Lecompte 操作中肺动脉被移到新主动脉前方

肺动脉的原始开口被缝闭并左移

图 56.7

（Eustachian 瓣），这样就使下腔静脉在翻板的后面（这就是为什么要将下腔静脉插管置于尽可能低位，低于下腔静脉瓣的原因）；然后向上缝合，与房间隔切缘会合。在心房的上部，将心房壁向内翻转，将上腔静脉的流入道裹在其中，在允许的情况下，尽可能加大容积。由于 ccTGA 的房室结并不在 Koch 三角中，所以缝线可行经冠状静脉窦的前方（d-TGA 行 Senning 术时，缝线应走行于冠状静脉窦的后面，使冠状静脉窦与肺静脉引流进入同一心房），这样冠状静脉窦引流进入体静脉回流通路。必要时，可使冠状静脉窦开口于左心房底部，这样就可以使下腔静脉引流通路进一步扩大。

## Senning 的第三层：完成肺静脉引流通路的构建

通过将右心房前游离壁下压到肺静脉回流腔切口来完成 Senning 操作，这一动作就像关闭行李箱的锁扣（上勾下压）。此缝合线易使体静脉被"扼颈"，进而导致回流受阻，因此，一定要留下充足的组织，从而获得足够大的吻合口。图 56.10 解释了技术要点：将 A 点与 B 点、X 点与 Y 点对合在一起。在缝线行经上腔静脉或下腔静脉前壁时，缝针只深及上腔静脉或下腔静脉的外膜，最后将中段的翻板与左心房断缘缝合在一起。必要时，可在右上、下肺静脉之间做另一切口，使肺静脉开口进一步扩大。

如果此层张力过高，肺静脉回流通路的外侧会发生梗阻。这种风险对于中位心和右位心患者会更为严峻，因为这类患者的右心房游离壁面积相对较小。如果确实组织有限，张力偏高，可用一块自体心包片或同种异体肺动脉血管片进行扩大，如图 56.11 所示。一般情况下，我们会将 X 点折向 Y 点，封闭该层的下部，用补片扩大中部和上部。如果仍感觉有些紧，则可以做另外一个切口（图 56.11 中的 p 点），进一步扩大肺静脉引流腔。

另外一种扩大肺静脉引流腔的替代方案是制作一个心包井，使肺静脉开口于此，然后将心房切缘与此心包井外侧的壁层心包缝合在一起（Shumacher 技术）。

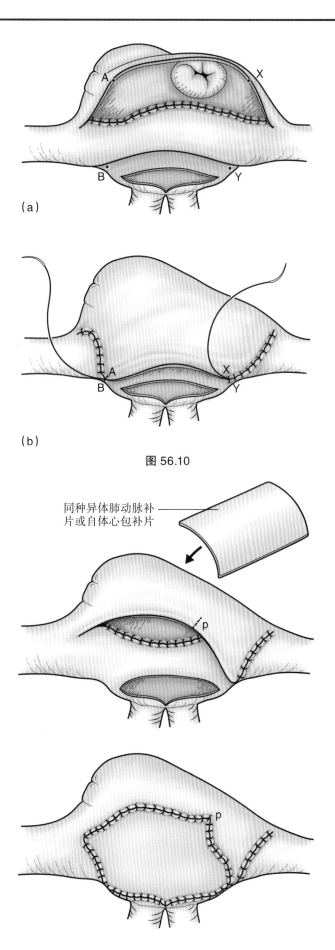

(a)

(b)

图 56.10

同种异体肺动脉补片或自体心包补片

图 56.11

## "一个半"心室矫治

完全性心房调转的替代方案之一是先行双向 Glenn 手术，这可以简化心房调转。将房间隔完全切除后，用一块心包片将下腔静脉回流的血液直接引流至三尖瓣口，人们有时将此术式称为"半 Mustard 术"（图 56.12）。

修剪一块大的圆形 Gore-Tex 片引流下腔静脉，缝合缘穿行房间隔残端后，绕行三尖瓣口。建议将冠状静脉窦口置入引流通道内，一方面可以增加引流通道的流量，另一方面可以减少房间隔残端的嵴。这样的操作简化了心房水平的矫治过程。如果担心右心房偏小，这一做法尤其有益。另一个优点是，如果计划行 Rastelli 手术，右心室 - 肺动脉管道仅承担下腔静脉血流，因此可延长管道的寿命。而双向 Glenn 手术可以作为合并肺动脉狭窄或闭锁患者的初次姑息手术，从而推迟行 Rastelli 手术的时间。但必须意识到：肺动脉压力必须足够低才能耐受 Glenn 手术，而且，如果未来需要置入心内膜起搏导线或进行射频消融，无法采用心房入路。但也有一些证据显示，"一个半"心室矫治策略并不能像真正的双心室矫治那样获得最佳疗效。对于双心室发育良好的病例，我们倾向于将治疗目标设定为真正的双心室矫治。

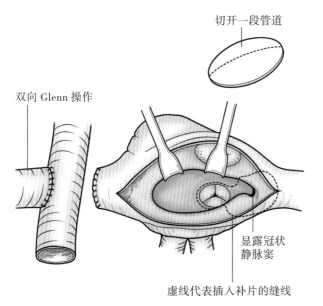

切开一段管道

双向 Glenn 操作

显露冠状静脉窦

虚线代表插入补片的缝线

**图 56.12**

## 术后管理

术后发生一定程度的低心排出量综合征的情况并不罕见，我们常常会在术后 24h 内延迟关胸。监测上腔静脉和左心房压非常重要。我们常规给予米力农 $0.5 \sim 0.7 \mu g/(kg \cdot min)$ 和肾上腺素 $0.05 \sim 0.1 \mu g/(kg \cdot min)$。应用经食管超声心动图（TEE）仔细评估静脉板障、流出道及心室功能。常常可见上腔静脉压力升高、患者面部肿胀及胸腔积液，这与 Senning 通路上腔静脉压力升高有关，一般会在术后 $48 \sim 72h$ 缓解，部分是奇静脉分流（自然减压）的结果。TEE 有助于在术后评价 Senning 通路的状态，但除非可见非常严重的梗阻，否则一般不需要外科干预。心排出量稳定后才可以考虑停用呼吸机和正性肌力药物。Senning 术后可见房性心动过速，但一般很少会在术后早期出现。有一系列的文献报道了应用体外膜肺氧合（ECMO）成功治疗难治性低心排出量综合征。

## 疗　效

因 ccTGA-VSD 而行双调转的疗效令人非常满意，目前，早期死亡率一般在 2%~5%。根据解剖及病变复杂度将疗效进行分层分析发现，最危险的情况见于术前病情不稳定及存在心力衰竭的新生儿和小婴儿，在行双调转的同时通常需要行主动脉弓重建（死亡率达 8%~15%）。但对于年龄较大、行择期手术且心功能良好的儿童患者，死亡率为 0~2%。大部分报道指出，Rastelli-Senning 术的死亡率低于双调转手术。前者常常是择期手术，并不担心 mLV 的功能状态，且不需要冠状动脉移栽。

术后早期最常见的并发症为房室传导阻滞（新增需要起搏器比例为 5%~10%）和低心排出量综合征。后者与长时间体外循环和主动脉阻断有关。上腔静脉压力升高可导致胸腔积液。

随着长期随访数据的公布，人们发现：对于有症状的 ccTGA 患者，外科疗效惊人地优于传统治疗策略（即维持 mRV 为体循环心室），10 年的实际生存率可达 90%~95%，10 年免于再次干预的比率达到 80%~85%。一部分再手术原因是 Rastelli 管道更换，同时也有相当的比例是综合原因所致，包括 Senning 板障梗阻、调转术后肺动脉狭窄、主动脉瓣修复或置换（大部分板障狭窄可通过球囊扩张或放置支架成功矫治）。因三尖瓣原因而需要再次手术的情况非常罕见，这是由于只需将三尖瓣从体循环通路中游离出来，即可改善其功能状态。近期来自波士顿儿童医院的一项研究指出，对三尖瓣解剖畸形进行简单的修复即可明显改善其远期疗效，因此重点强调了手术时评估三尖瓣的重要性。术后板障梗阻及远期房性心动过速较为常见，而 Mustard 术更多于 Senning 术，这使得 Senning 术的应用更为普及。总体而言，双调转和 Rastelli-Senning 术的免于再次干预率惊人相似。

随着更长期随访结果的出炉，人们开始关注远期 mLV 功能障碍的情况，术后 20 年发生率达到 15%~20%。多个研究团队获得了相似的结果，且不因术后早期 mLV 功能良好而有所改善。其病因显然是多方面的，但双调转组较 Rastelli-Senning 术组更为多见。主动脉瓣反流是其中一个因素，多见于双调转组，虽然肺动脉瓣成为新的主动脉瓣，但其与 mLV 功能障碍的关系则远非如此一致。人们关注经过肺动脉环缩锻炼的 mLV 的寿命，同时对此做法与远期左心室功能障碍的关系产生兴趣。但是，人们对于其中关系也莫衷一是：波士顿儿童医院认为，如果对 2 岁以上患者行肺动脉环缩术，则远期 mLV 功能障碍的风险将明显增加，而 2 岁以内行肺动脉环缩术则无此风险。这组 mLV 受锻炼的患者尚需仔细的随访观察，但这一结论使"是否应对无症状患者施行预防性肺动脉环缩术"的争论更为激烈，这一做法或许可以避免 mLV 在远期发生功能障碍。

人们还发现，左心室功能障碍与高比例起搏及 QRS 波增宽有关。有多项研究发现，通过左、右双心室起搏行再同步化治疗可改善患者的 mLV 功能，部分个案可出现非常显著的改善。这对于双调转术后需要植入起搏器的患者非常有价值。

尽管存在如此多的担忧，但 ccTGA 患者行双调转术的疗效明显优于此疾病的自然结局和传统治疗手段，术后 20 年，超过 75% 的患者可保持良好的 mLV 功能。更为重要的是，部分曾表现出严重心力衰竭的高危患者的表现尤其令人满意，并无远期 mLV 衰竭发生。

# 延伸阅读

1. Anderson RH, Becker AE, Arnold R, et al. The conducting tissues in congenitally corrected transposition. Circulation, 1974(50): 911–924.

2. Bove EL, Ohye RG, Devaney EJ, et al. Anatomic correction of congenitally corrected transposition and its close cousins. Cardiol Young, 2006(16): 85–90.

3. Connelly M, Liu PP, Williams WG, et al. Congenitally corrected transposition of the great arteries in the adult: functional status and complications. J Am Coll Cardiol, 1996(27): 1238–1243.

4. De Leva IMR, Basto P, Stark J, et al. Surgical technique to reduce the risks of heart block following closure of ventricular septal defect in atrioventricular discordance. J Thorac Cardiovasc Surg, 1979(78): 515–526.

5. Duncan BW, Mee RB, Mesia Cl, et al. Results of the double switch operation for congenitally corrected transposition of the great arteries. Eur J Cardiothorac Surg, 2003, 24(1): 11–19.

6. Graham TP Jr, Bernard YO, Mellen BG, et al. Long-term outcome in congenitally corrected transposition of the great arteries: a multi-institutional study. J Am Coll Cardiol, 2000(36): 255–261.

7. Langley SM, Winlaw OS, Stumper O, et al. Midterm results after restoration of the morphologically left ventricle to the systemic circulation in patients with congenitally corrected transposition of the great arteries. J Thorac Cardiovasc Surg, 2003(125): 1229–1241.

8. Malhotra SP, Reddy VM, Qiu M, et al. The hemi Mustard/bidirectional Glenn atrial switch procedure in the double-switch operation for congenitally corrected transposition of the great arteries: rationale and midterm results. J Thorac Cardiovasc Surg, 2011, 141(1): 162–170.

9. Metton O, Gaudin R, Ou P, et al. Early prophylactic pulmonary artery banding in isolated congenitally corrected transposition of the great arteries. Eur J Cardiothorac Surg, 2010, 38(6): 728–734.

10. Murtuza B, Barron OJ, Stumper O, et al. Anatomic repair for congenitally corrected transposition of the great

arteries: a single-institution 19-year experience. J Thorac Cardiovasc Surg, 2011, 142(6): 1348–1357.

11. Myers PO, Bautista-Hernandez V, Baird CW, et al. Tricuspid regurgitation or Ebsteinoid dysplasia of the tricuspid valve in congenitally corrected transposition: is valvuloplasty necessary at anatomic repair? J Thorac Cardiovasc Surg, 2014, 147(2):576–580.

12. Myers PO, del Nido PJ, Geva T, et al. Impact of age and duration of banding on left ventricular preparation before anatomic repair for congenitally corrected transposition of the great arteries. Ann Thorac Surg, 2013, 96(2): 603–610.

13. Quinn DW, McGuirk SP, Metha C, et al. The morphologic left ventricle that requires training by means of pulmonary artery banding before the double-switch procedure for congenitally corrected transposition of the great arteries is at risk of late dysfunction. J Thorac Cardiovasc Surg, 2008, 135(5): 1137–1144.

14. Sano T, Riesenfeld T, Karl TR, et al. Intermediateterm outcome after intracardiac repair of associated cardiac defects in patients with atrioventricular and ventriculo-arterial discordance. Circulation, 1995(92): II272–278.

15. Shin'oka T, Kurosawa H, ITAi Y, et al. Outcomes of definitive surgical repair for congenitally corrected transposition of the great arteries or double outlet right ventricle with discordant atrioventricular connection: risk analyses in 189 patients. J Thorac Cardiovasc Surg, 2007(133): 1318–1328.

# 第 57 章
# 永存动脉干

*Martin J. Elliott*    *Victor T. Tsang*

## 发展史

永存动脉干是一种罕见的先天畸形,占全部先天性心脏病的 1%~4%。1798 年,Wilson 首先描述了此病;1949 年,Collett 和 Edwards 根据是否存在主肺动脉及分支肺动脉与动脉干分离的程度提出了解剖分型。目前广为使用的分型方式是 Van Praagh 于 1965 年提出的,包括 4 种亚型,其中有合并或不合并室间隔缺损(VSD)的情况。Robert H. Anderson 教授在第 39 章"先天性心脏畸形的解剖"中详细阐述了此病的解剖学特征。

### 分 型

图 57.1 显示了 Van Praagh 的解剖分型。A 型:合并 VSD,B 型:不合并 VSD。

A1:存在部分主 – 肺动脉间隔(存在主肺动脉)。

A2:不存在主 – 肺动脉间隔(左、右肺动脉直接发自主动脉)。

A3:一侧肺动脉不发自动脉干(该侧肺动脉为动脉导管源性)。

A4:永存动脉干合并主动脉弓离断。

过去,人们通常先对一侧或双侧肺动脉行环缩术,在患者年龄较大时行根治手术,这一策略导致了较高的死亡率和并发症发生率。McGoon 于 1968 年首先报道了应用同种异体带瓣血管行一期矫治术。1984 年,来自旧金山的 Paul Ebert 报道了对一组经典病例的研究,他指出,可在婴儿期行一期根治手术,死亡率低(11%)。他因此主张将此治疗作为首选方案。目前,一期手术矫治是该疾病的治疗选择,但即使过了如此长时间,也少有心脏中心可以达到 Ebert 当年的疗效。

## 基本原则与理论依据

大部分罹患永存动脉干畸形的婴儿,在出生后第 1 周即可表现出严重的充血性心力衰竭。如果不进行外科治疗,出生后 1 年内的死亡率高达

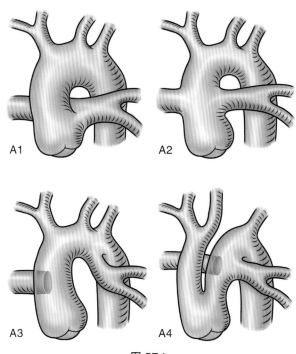

A1      A2

A3      A4

图 57.1

75%~85%。过多的肺血会在很早期即导致严重的肺血管疾病。进一步而言，从动脉干"窃血"至低阻力的肺循环会导致舒张压下降，进而影响冠状动脉的灌注，使心室功能受到影响。一旦确诊，即应考虑手术治疗，一般是在出生后 1 个月内。出生 100 d 后实施手术风险将会明显增加，部分专家建议出生 7d 后实施手术为最佳。如果同时存在严重的动脉干反流或主动脉弓离断，应行急诊手术。

## 术前评估及准备

一般情况下，超声心动图即可确诊。评估动脉干瓣膜功能、冠状动脉起源、主动脉弓解剖及肺动脉，这是术前至关重要的步骤。偶尔遇到就诊时间较晚的患者，如果需要排除肺血管不可逆病变，或超声心动图不能做出结论性诊断，可行心导管检查。如果确定存在肺血管疾病，则应详细探究其生理学特性，包括肺血管阻力及血管反应性，这将有助于术后管理。

如果患儿术前需要复苏及机械辅助通气，应做更进一步的仔细评估。应避免肺血管阻力的急速下降，否则会对心室功能造成负面影响，这一点非常重要。事实上，为了维持足够的舒张压，应保持一定的肺血管阻力，可通过降低呼吸频率、采用较小的潮气量、降低吸氧浓度（$FiO_2$）以加强肺血管收缩等来实现。因此，这种情况与 Norwood 手术前动脉导管依赖的左心发育不良综合征相似。

## 麻　醉

麻醉管理与大多数先天性心脏病手术无差异。患者本身肺血量已经极度增加，应避免任何进一步增加肺血的操作。相当一部分永存动脉干患者存在 DiGeorge 综合征，因此应使用经照射处理的各种血制品，以避免在输入血制品后出现抗宿主反应。术中及术后应非常注意血钙浓度。

## 手　术

### 手术入路

经胸骨正中切口显露心脏。切除胸腺（如果存在），注意勿损伤膈神经。纵行切开心包，在必要时可取一大块心包片备用。将无名动脉以远的主动脉游离，游离双侧分支肺动脉，并上血管紧缩带，但此时并不可将其收紧。动脉导管（如果存在）过带，以备后续结扎。务必行心表探查（重点观察冠状动脉）。

### 建立体外循环

在主动脉横弓处插入主动脉插管。上、下腔静脉插管，以避免在心内操作时被迫停循环。如果患者较小，建议经右心房置入插管。一些医生在处理小婴儿（小于 2.0kg）时，喜欢使用单根直角静脉插管。用 20min 将患者体温降至 18℃。负压辅助静脉引流的使用，使较小的静脉插管同样可以获得充分的回流，即使是非常小体重的患者同样可以行上、下腔静脉插管。

体外循环开机后，即可将分支肺动脉血管带收紧（我们使用血管紧缩带，图 57.2），这样就可以防止肺动脉窃血，而窃血的存在加上舒张压的下降，可导致严重的心脑低灌注。

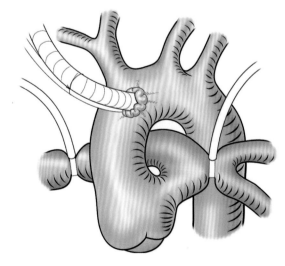

图 57.2

### 切分肺动脉

应在尽可能高的位置阻断主动脉。在横断动脉干前顺行灌注心脏停搏液。此时应保持肺动脉分支呈阻闭状态，以保证灌注液进入冠状动脉。如果动脉干瓣膜存在明显关闭不全，应切开动脉干，用灌注针头直接灌注冠状动脉，也可以经冠状静脉窦逆行灌注停搏液。应仔细选择动脉干切口的位置，避免损伤冠状动脉开口，很多病例的冠状动脉开口位置明显高于正常水平，甚至源自分支肺动脉。如果在阻断肺动脉时，ST 段发生突然改变，或顺行灌注时无法注入足量的停搏液，应高度警惕，此时冠状动脉可能发自肺动脉。

在将肺动脉从动脉干切分时，需要遵循一系列重要的操作步骤。首先探查冠状动脉的起源和走行，异位起源的情况并不少见；然后探查肺动脉的起源和走行，这使得外科医生能决策如何将肺动脉从动脉干切分开。我们首选在动脉干上做一横切口，此切口的高度稍高于肺动脉发出的水平。横断主动脉约半周（图 57.3a），这样可以充分显露肺动脉开口、冠状动脉解剖及动脉干瓣膜。将切口延长至肺动脉壁，尽量在肺动脉开口前保留更多的组织。

在动脉干瓣膜的每一个交界上方缝制一条 6-0 Prolene 提吊线，仔细评估各个瓣叶，并决定是否行瓣膜修复或置换（图 57.3b-d）。采用横断动脉干的方法切分肺动脉，会导致升主动脉重建复杂化，因为主动脉的远心断端和更小的近心断端之间明显不匹配。

但事实上，在大多数情况下，只需要对吻合方法做些许调整就可以顺利地完成此步骤，例如，在近心断端行水平褥式缝合，在远心断端行垂直褥式缝合（图 57.4）。

另一种切分肺动脉的替代方法是将肺动脉从动脉干上直接横断分离。这一方法最适合 I 型永存动脉干，这一亚型的左、右肺动脉有共同起源。但这一操作存在着损伤重要解剖结构的风险，如左冠状动脉开口、主动脉窦、动脉干瓣膜等。切分时应缓慢而仔细，完成切分后，动脉干左侧壁和后壁留有孔洞，这是较难操作、修补的部位。

切分后的肺动脉开口处应保留较多的组织；而动脉干上的缺损可以直接缝合或用补片闭合（图 57.5）。一般情况下都需要使用补片，以避免造成扭曲，尤其是动脉干瓣膜和冠状动脉。

### 动脉干瓣膜修复或置换

轻到中度的动脉干瓣膜反流可以被很好耐受，

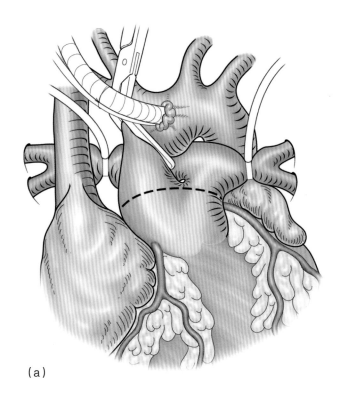

（a）

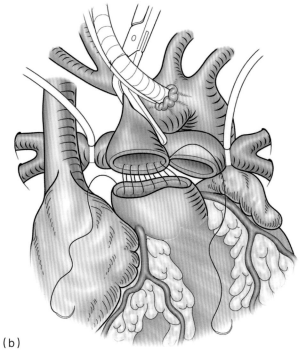

（b）

图 57.3

外科矫治术后可以改善。如果存在明显的动脉干瓣膜狭窄（压力阶差大于 30mmHg）和反流，常常需要进行外科干预。与其他心脏瓣膜病变一样，如果能成功实施修复，其效果优于置换。

### 动脉干瓣膜狭窄

狭窄的动脉干瓣叶常表现为增厚及发育不良。

因此，可以将处理先天性主动脉瓣狭窄的治疗原则（如交界切开成形及瓣叶削薄技术）应用于此。

### 动脉干瓣膜反流

几篇来自克利夫兰小组的文献提供了非常有价值的动脉干瓣膜修复新技术。对于四叶瓣，可以通过减少瓣叶数量进行修复，也可以将最小的一个瓣叶去除后进行重塑。用带垫片缝线在交界下缝合修补根部缺损（图 57.6）。

如果动脉干瓣膜修复失败，可行瓣膜置换。在这种情况下，用同种异体带瓣管道进行主动脉根部置换可能是唯一可行的手术方式（图 57.7）。此带瓣管道的大小应与患儿的年龄相匹配，因此，术前必须行超声检查，这种特定的同种管道需要提前预订。对于 1.5kg 的患儿，我们使用 6mm 同种管道；对于 5kg 的患儿，则选用 10~15mm 的管道。如果选择同种异体主动脉，则有时可用管道下方的二尖瓣瓣叶修补 VSD（图 57.7c）。将冠状动脉开口从动脉干壁上切取下来，再用细线将其移植回同种异体带瓣管道上（图 57.7）。为了更好地确认冠状动脉窦，可用灌注液将主动脉根部充盈，以此为右冠状动脉确定好最佳位置。

## 闭合室间隔缺损

在动脉干瓣膜下方 1cm 处（可能比预期更近）

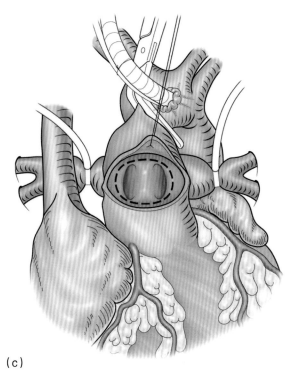

(c)

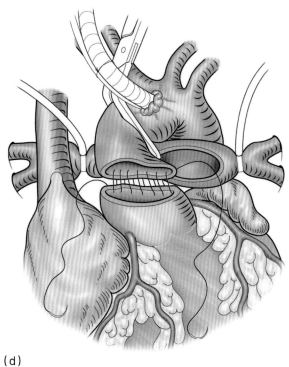

(d)

图 57.3（续）

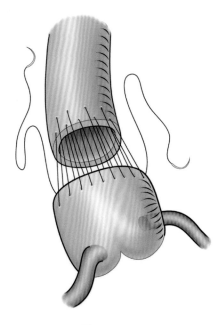

图 57.4

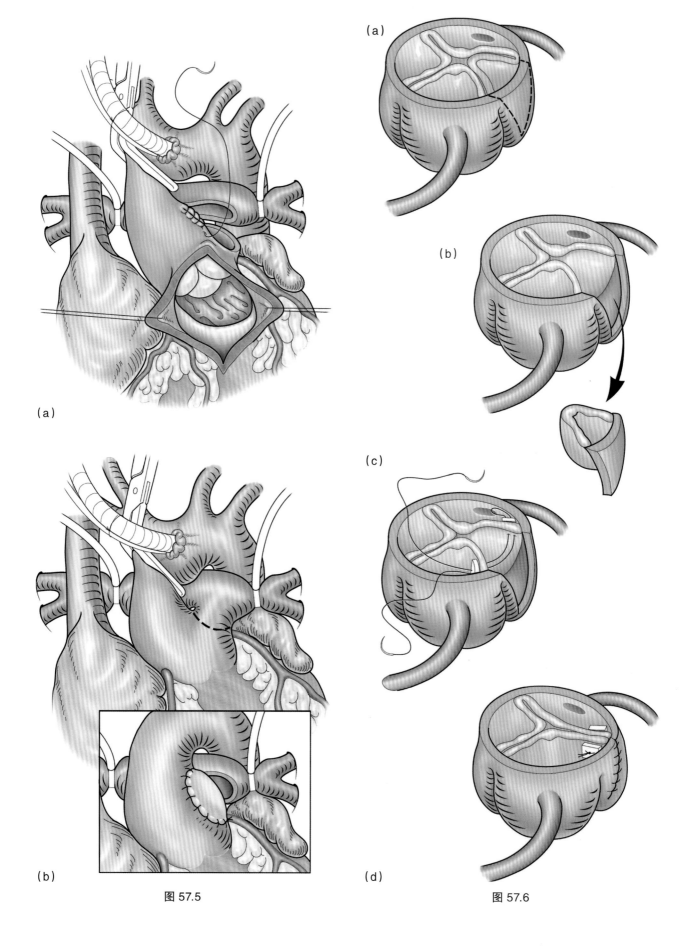

(a)

(b)

图 57.5

(a)

(b)

(c)

(d)

图 57.6

的右心室圆锥部缝制两条提吊线（5-0 Prolene），相距 0.5cm，在两者间做一纵行切口。如果此处经行任何大的冠状动脉分支，注意不要将其损伤。此切口将成为右心室流出道，因此应足够大以保证流出道通畅；但不应过大，否则会影响右心室功能。用眼睑拉钩、神经根拉钩或特制的 VSD 拉钩，轻柔地牵开右心室切口，显露 VSD。也可以经此切口复查动脉干瓣膜，确认无损伤。如果存在可造成流出道梗阻的肌束，应予以切除，但必须保证三尖瓣附属

结构的完整性。

　　VSD 可能是肌部缺损（约占 70%）或膜周部缺损（约 30%）。对于较常见的肌部缺损，修补时无须担心伤及传导束。VSD 补片可以选用 Gore-Tex®、Dacron®、牛心包片及经戊二醛处理的自体心包片。闭合 VSD 后，主动脉将仅接受来自左心室的血液（图 57.8）。补片应足够大，避免造成主动脉瓣下梗阻，同时避免动脉干瓣膜扭曲。我们首选 5-0 带 Teflon® 垫片的 Surgilene 缝线间断修补 VSD（图 57.8 小图）。小婴儿的心肌非常脆嫩，因此在缝制

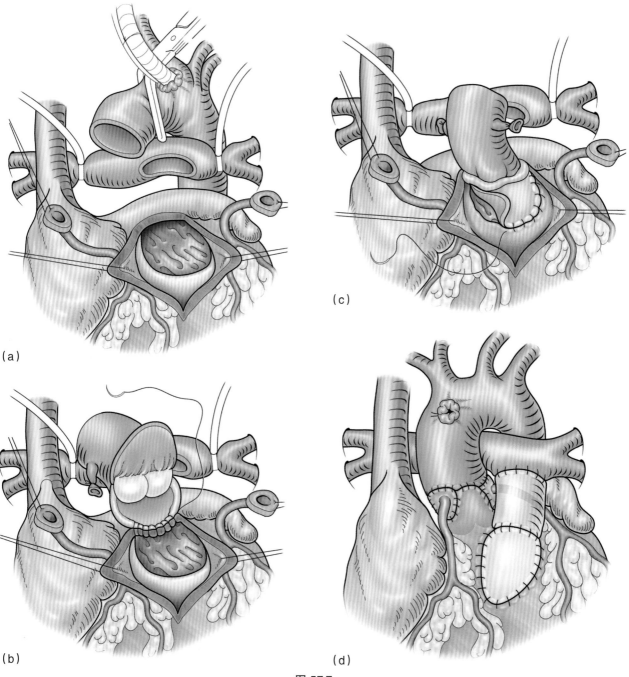

(a)

(b)

(c)

(d)

图 57.7

VSD 上缘的缝线时，从右心室切口外向心内穿缝，将垫片留在心脏外，采用此方式的缝线通常需要 3~4 针。

如果 VSD 位于膜周部，缝合的方法与经右心室切口修补法洛四联症的 VSD 相似。在三尖瓣前 - 隔交界的瓣环附近，穿缝带 Teflon 垫片的缝线，将垫片留于三尖瓣的心房侧，而缝线则送入心室腔。不应将缝线穿缝入三尖瓣环。

以这样的方式缝合 3 针，将 Teflon 垫片置于三尖瓣的心房侧。而 VSD 的其他部位则采用常规方式完成。传导组织位于 VSD 的下缘，也就是与三尖瓣相交的肌肉组织处。缝合此处时，缝针应远离 VSD 边缘，在腱索的后面，以避免损伤传导束。

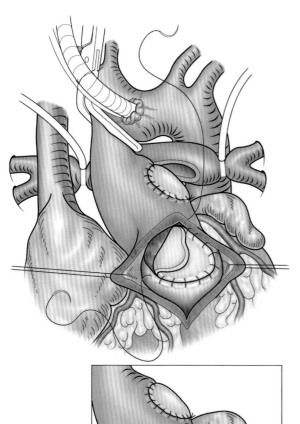

图 57.8

## 房间隔缺损 / 卵圆孔未闭

如果只是存在一个未闭的卵圆孔（PFO），则保持其开放；如果合并一个较大的房间隔缺损，则部分缝闭，留一个相当于 PFO 大小的分流通路。此分流通路对于术后可能出现的肺动脉高压危象有非常重要的作用，可以通过右向左分流，使一部分低氧的静脉血直接进入左心房来维持心排出量。如果右心室前向泵血存在障碍，右心室压力和中心静脉压将会升高，而经 PFO 分流的血液可以保证心排出量维持在某一水平（"泵出静脉血起码比无血泵出要好"）。

如果决定闭合 PFO，则将左心气体排出，并在右上肺静脉置入左心引流管。开放主动脉，在心脏复跳后完成剩余的操作步骤，以缩短主动脉阻断时间。如果决定维持 PFO 开放，在主动脉开放前，应先缝闭右心房切口。

## 建立右心室 - 肺动脉连接管道

完成心内修补和左心排气后，开始吻合右心室 - 肺动脉管道，可以使用同种异体带瓣血管或其他合适的管道（Contegra，Medtronic，Minneapolis，MN；Hancock，Medtronic）。在右心房内置入一心内吸引有助于获得无血的术野。

大多数心脏中心选用带瓣管道，多项研究提示，无瓣管道是不良疗效的风险因素。一些外科医生则指出，将肺动脉直接吻合在右心室切口可获得良好的疗效（下文有阐述）。中期随访结果提示，同种异体肺动脉优于主动脉。管道内径的选择非常重要，应与患儿匹配。过大的管道可对血流动力学状态产生负面影响，对于管道内瓣膜的寿命并无益处；且无法关胸，即使是延迟关胸也会导致管道受压。

如果没有内径合适的同种异体血管，可选择一个稍大的管道，将一个瓣叶及相对应的血管壁切除，使三叶瓣变成二叶瓣，再纵向缝闭此管道，从而减小管道的内径。较细的管道（8~12mm，根据患者的体重进行调整）并无明显的缺陷，事实上它们有助于术后获得理想的血流动力学状态，不会增加术后早期衰竭的风险，因此应优先考虑。通常情况下，最好将瓣膜置于远心位置，靠近肺动脉分叉处，以避免被胸骨压迫，将左侧胸膜切开有助于此管道的摆位。在复温期，用 7-0 Prolene 缝线吻合远心端。如果肺动脉细小，则选用带分叉的同种肺动脉管道，将分叉部分切成斜面，可延长左、右肺动脉，加宽狭窄段。将管道向左侧偏移，避免管道过长而导致远心端弯折。然后，将管道近心端后壁与右心室切口直接吻合，可以用 Teflon、心包或 Dacron 条加固缝合线。前壁则用一块自体心包或牛心包扩大。在右心室 – 肺动脉管道与右心室切口之间缝制一个足够大的"帽兜"样结构，可以使用 Gore-Tex、Dacron 或其他材料（图 57.9）。

对于部分患者，可以将肺动脉与右心室流出道直接吻合，这是 Barbero-Marcial 等在 1990 年提出的一个方法。必须将肺动脉充分游离，然后将主肺动脉远心端断缘与右心室切口的上缘吻合。有时需要行 Lecompte 操作（French 操作）才能完成这一步骤。后壁吻合完成后，肺动脉 – 右心室流出道连接的前壁用一块自体心包片或动物源性心包片来修补并覆盖，形成无瓣连接。

## 永存动脉干合并肺动脉离断

有时左肺动脉源自动脉导管，而右肺动脉则起自动脉干。将左、右肺动脉从主动脉上切分下来，将较粗的一侧肺动脉与同种异体管道做端 – 端吻合，而另一侧则采用端 – 侧吻合的方式与新建的肺动脉吻合（图 57.10）。

另一种替代方案是选用带分叉部的同种异体肺动脉，通过双侧端 – 端吻合来建立肺动脉的连接（图 57.11）。

将左、右两侧肺动脉的后壁吻合在一起，构成自体肺动脉的分叉部。用同种异体肺动脉的分叉部作为叠加补片扩大自体肺动脉的前壁（图 57.12）。

## 永存动脉干合并主动脉弓离断

在永存动脉干患者中，约 10% 合并主动脉弓离断，3 种亚型的主动脉弓离断均曾有报道，但以 B 型最常见，即在左颈总动脉和左锁骨下动脉之间离

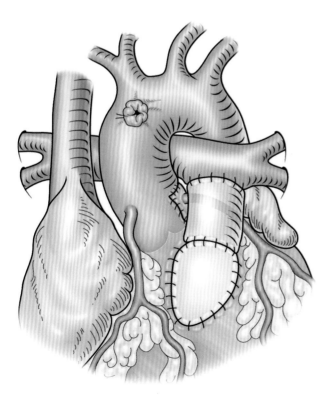

图 57.9

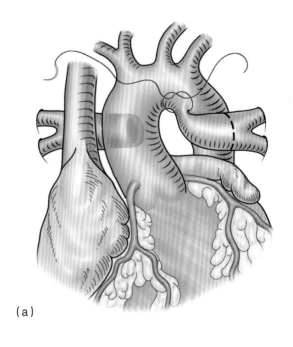

(a)

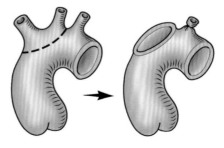

(b)

图 57.10

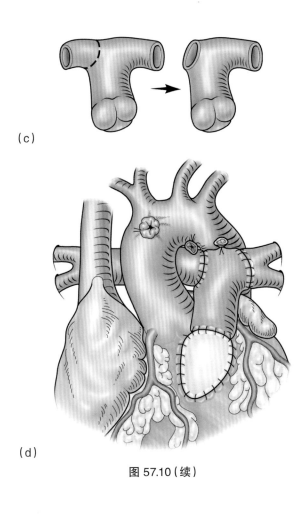

(c)

(d)

图 57.10（续）

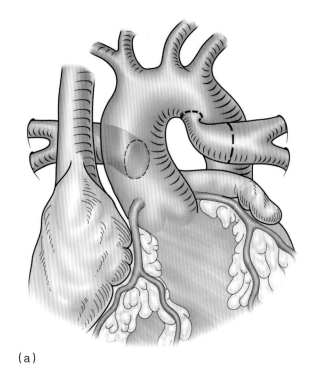

(a)

(b)

(c)

图 57.12

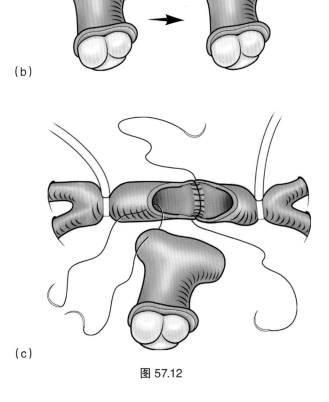

图 57.11

断（图 57.13）。充分游离升主动脉和降主动脉、肺动脉、动脉导管及头颈部分支血管；在深低温停循环下完成手术矫治。将患者体温降至 18℃，停循环，收紧头部血管紧缩带。如果不希望采用深低温停循环技术，可调整主动脉插管的位置，将流量降至 10 mL/（kg·min），顺行灌注右颈总动脉。按照前文述及的方法，切开动脉干的根部。将降主动脉上的动脉导管组织完全切除。有几种方法可以建立细小的升主动脉和正常大小的降主动脉之间的连接。

如果两者之间的距离并非很远，则可以采用端 – 端吻合（图 57.14）。对于个别患者，在充分游离头颈分支和降主动脉的同时，可横断左锁骨下动脉，这将有助于吻合。

如果升主动脉和主动脉弓发育不良，可在完成血管后壁的端 – 端吻合后，用同种异体血管片扩大升主动脉和主动脉弓（图 57.15、图 57.16）。

## 术后管理

术中放置的测压管（肺动脉、左心房）可用于术后评估血流动力学状态。大多数婴儿患者术后需要

正性肌力药物，如小剂量米力农、多巴胺或多巴酚丁胺，约维持 48 h。应避免使用大剂量正性肌力药物（尤其是肾上腺素）及收缩肺血管的药物。为了避免发生肺动脉高压危象，术后 24~72 h 应持续肌松或深度镇静。应努力避免诱发因素的出现，如高碳酸血症、低氧血症、酸中毒及非必要的操作。为了避免发生心律失常，应通过积极的降温使中心温度维持在 37℃ 以下。可通过进一步降温、顺序起搏来治疗交界性异位心动过速，必要时给予胺碘酮。

如果肺动脉压力升高，可给予血管扩张剂，如

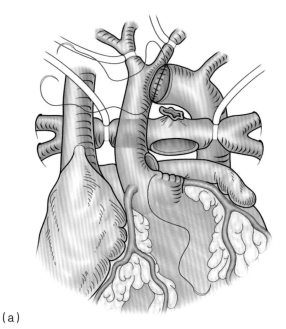

(a)

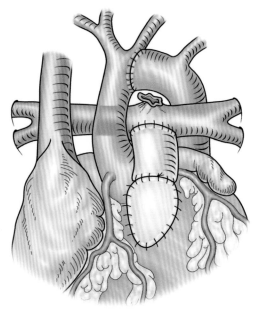

(b)

图 57.14

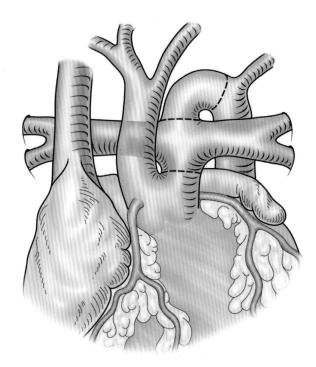

图 57.13

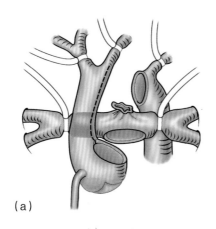

（a）

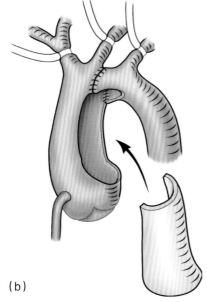

（b）

图 57.15

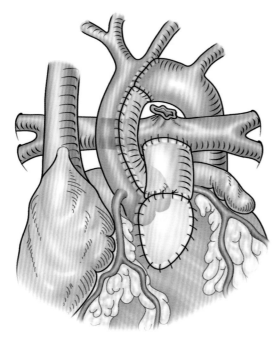

图 57.16

硝酸甘油、硝普钠、前列腺素，而最有效的治疗方法为吸入一氧化氮。自从人们开始对此病进行早期根治，术后肺动脉高压危象已鲜有发生，因此显著降低了与手术相关的死亡率和并发症发生率。

## 疗　效

即使是非常有经验的心脏中心，手术死亡率也高达 10%~20%。多数的大型研究表明：主要风险因素包括动脉干瓣膜关闭不全、主动脉弓离断、冠状动脉畸形、就诊时月龄偏大（大于 100 d 的患儿）。早期手术使术后肺动脉高压危象的发生率显著下降，因此，整体疗效得以改善。虽然手术越来越低龄，越来越复杂，但涵盖 600 例患者的美国胸外科医师协会（STS）先天性心脏病数据库的资料表明，整体死亡率为 11%。

术后超过 20 年的随访数据已经出炉。大型研究证实，血流动力学状态及远期生存率表现出色。初次手术后，最主要的死亡与并发症来自再次手术，例如管道更换或与动脉干瓣膜相关的手术。

一般在初次手术后数年（平均 5.5 年），需要更换梗阻、钙化的右心室 – 肺动脉管道。令人意外的是，管道更换的发生率与初次手术所使用的管道大小并无关系，而与来源有关——同种异体主动脉管道较肺动脉管道更早发生衰败。如果肺动脉发生梗阻，可行球囊扩张和支架放置。

如果发育不良的动脉干瓣膜反流或狭窄恶化，应考虑行瓣膜修复或置换。很多患儿的主动脉根部会发展成动脉瘤样扩大，需要行 Bentall 类手术置换主动脉根部。

## 延伸阅读

1. Barbero-Marcial M, Riso A, Atik E, et al. A technique for correction of truncus arteriosus types I and II without extracardiac conduits. J Thorac Cardiovasc Surg, 1990(99): 364–369.

2. de Leval MR. Persistent truncus arteriosus//Surgery for congenital heart defects. 2nd edn. Philadelphia, PA:

Saunders, 1994: 539–548.

3. Hanley FL, Heinemann MK, Jonas RA, et al. Repair of truncus arteriosus in the neonate. J Thorac Cardiovasc Surg, 1993(105): 1047–1056.

4. Heinemann MK, Hanley FL, Fenton KN, et al. Fate of small homograft conduits after early repair of truncus arteriosus. Ann Thorac Surg, 1993(55): 1409–1412.

5. ITAmura M, Drummond-Webb JJ, Sarris GE, et al. Improving early and intermediate results of truncus arteriosus repair: a new technique of truncal valve repair. Ann Thorac Surg, 1999(67): 1142–1146.

6. Kirklin JW, Barratt-Boyes BG. Truncus arteriosus//Cardiac surgery. 2nd edn. New York: Churchill Livingstone, 1993: 1131–1151.

7. Russell HM, Pasquali SK, Jacobs JP, et al. Outcomes of repair of common arterial trunk with truncal valve surgery: a review of the STS congenital heart disease database. Ann Thorac Surg, 2012(93): 164–169.

8. Spray T. Truncus arteriosus. In: Kaiser LR, Kron IL, Spray TL (eds).

9. Mastery of cardiothoracic surgery. Philadelphia, PA: Lippincott–Raven, 1998: 759–770.

# 第 58 章
# 动脉导管未闭

*William M. Decampli*

## 发展史

在费城外科学会递交论文提出结扎未闭的（永存的）动脉导管（PDA）的想法前，John Munro 即于 1907 年发表文章阐述了这一观点；但是，第一例成功的动脉导管结扎是由 Robert Edward Gross 于 1938 年 8 月 26 日完成的，患者是一名 7 岁的女孩。1963 年，Powell 和 Decancq 分别发表文章，将 PDA 结扎术的指征放宽至早产儿。1993 年，Laborde 与同事首次成功完成胸腔镜辅助下（VATS）的 PDA 钳闭术；1998 年，DeCampli 提出应用 VATS 缝扎 PDA 并将此治疗作为常规日间手术来完成。

## 基本原则与理论依据

动脉导管源自胚胎第 6 对主动脉弓的远心处，是体循环与肺循环之间的一条旁路血管，通常位于主动脉弓的峡部和左肺动脉开口之间，是胎儿循环的重要组成部分。对于足月新生儿，动脉导管通常会在出生后 72h 内自行闭合，之后，此结构演变为动脉韧带；如果超过正常的自行闭合期后动脉导管仍保持开放，则成为 PDA。PDA 的最常见风险因素是早产。存在 PDA 的概率与出生体重和估计胎龄（EGA）成反比，EGA 为 28 周胎龄的早产儿发生 PDA 的概率可达 77%；如果存在新生儿呼吸窘迫综合征，此风险将会进一步增加，对于 EGA 小于 32 周的患者，PDA 发生率可高达 90%。在这些人

群中，出生后 1 周可能自行闭合，但确实存在远期再次开放的风险。

如果肺血管阻力正常，PDA 可导致左向右分流，在严重的情况下，将会导致充血性心力衰竭。早产儿可表现为肺充血、气促、呼吸机依赖、外周性水肿及器官灌注受损。年龄较大的婴儿或儿童，常可出现生长发育迟缓、反复呼吸道感染及活动后易劳累。如果分流量大，患儿可在出生后 6~12 个月发生肺血管病变。如果肺血管损害持续存在，将导致不可逆的肺动脉高压，最终将发展成为艾森曼格（Eisenmenger）综合征。成人患者偶尔可表现为感染性心内膜炎、动脉导管瘤或主动脉夹层。

关闭 PDA 是治疗 PDA 的策略。一般而言，关闭 PDA 的适应证是 PDA 水平的左向右分流导致患者出现上述症状。存在"机械样"杂音的所有 PDA 患者，均应关闭 PDA，无论超声心动图是否提示存在心腔扩大。关于是否关闭"无杂音动脉导管"——仅因偶然的超声心动图检查才得以发现的 PDA，学术界对此存在争议，但关闭 PDA 可以消除发生感染性心内膜炎的风险，虽然这种风险较小。婴儿和儿童患者在行其他心胸外科手术时，应同时结扎 PDA。对于早产新生儿，如果存在顽固性呼吸机依赖，甚至逐步加重，以及（或）在没有其他可解释的原因的情况下存在组织灌注不足和环氧酶抑制剂试验失败时，应结扎 PDA。对于早产的婴儿患者，结扎 PDA 的适应证还处于不断修正的阶段，这主要是因为缺少针对此类人群的高质量研究，因此在

很大程度上,所谓的适应证是由各医院自行决定的。成人 PDA 手术的适应证见于美国心脏病学会 / 美国心脏协会(ACC/AHA)于 2008 年发布的成人先天性心脏病指南。

对于早产儿以外的患者,如果 PDA 双向分流或右向左分流,应行心导管检查。肺血管阻力指数超过 8 Woods/m$^2$,且在吸氧、吸入一氧化氮及使用血管扩张剂后不能降低,是关闭 PDA 的禁忌证。对于动脉导管依赖性先天性心脏病,不可仅行 PDA 结扎。对于存在钙化灶的 PDA 和(或)合并其他内科疾病的成人患者,经导管封堵 PDA 是首选治疗方案。

各年龄段患者行 PDA 结扎术,可能的并发症均包括气胸、乳糜胸、出血、残余分流、伤口感染和声带麻痹。与年龄相关的风险因素和并发症列举如下。

· 早产新生儿:声带麻痹是本组患者 PDA 结扎的潜在的严重并发症。2008 年的一项系列研究指出:此并发症的发生率为 5%~67%,同时可增加出现合并疾病或不良状况的风险,包括支气管肺发育不良、需鼻饲喂养、呼吸机辅助及长时间住院。在一项平均随访时间为 16 个月的研究中,声带麻痹发生率达到 65%。其他一些研究证实出现以下情况的风险将会增加,包括脊柱侧弯、早产儿视网膜病变及神经感觉受损。

· 婴儿及儿童:残余分流发生率为 0~8%,乳糜胸为 0.2%~4%,声带麻痹为 0~12%。曾有报道指出存在发生主动脉和肺动脉梗阻的情况。

· 成人:近期一项涵盖 34 例成人 PDA 结扎的研究指出,手术并发症包括声带麻痹(14.7%)、出血(8.8%)、残余分流(5.9%)及气胸(5.9%)。

## 术前评估及准备

超声心动图完全可以确诊 PDA。此外,还应评估主动脉弓的解剖情况、是否存在主动脉缩窄、动脉导管血流方向及合并的心脏畸形。早产新生儿患者,在手术时应没有活动性感染。很多早产新生儿患者凝血时间异常,试图通过输入新鲜冷冻血浆来纠正此异常状态反而会增加患儿的容量负荷,因此在手术前不必要进行此类治疗。可以在新生儿重症监护室中完成手术,使患儿处于保温床内,这将避免转运风险及体温调控出现的问题。

对于足月新生儿、婴儿及成人患者,超声心动图同样可满足诊断的需要。如果计划采用胸腔镜手术,应在术前明确导管的大小及位置,以减小分离的范围。如果 PDA 粗、短,应采用直视手术完成结扎。如果动脉导管为双向分流或右向左分流,应按照前文所述行心导管检查,评估肺血管阻力。如果动脉导管或导管周边存在瘤样改变或存在钙化,应行主动脉造影或磁共振成像。如果动脉导管长度短、管壁钙化,应经肺动脉入路进行修补,详见下文。合并急性感染性心内膜炎的 PDA 患者,应行抗生素治疗试验,如果感染控制良好可以数月后结扎 PDA,否则应尽快手术结扎 PDA。

## 麻醉

对于低出生体重的患者,应在手术时准备 1 个单位(200mL)全血。无须建立动脉测压通路,但应在下肢放置末梢血氧饱和度监测和血压袖带。呼气末 $CO_2$ 分压监测有助于判断在肺部受压时,肺血流是否受到影响,但这一方法对于小婴儿并不可靠。高频正压通气时同样可以手术,无须转换为常频呼吸辅助模式。

对于年龄较长的儿童和成人患者,在经左胸开口行 PDA 结扎时,可以采用常规静脉麻醉,但也可以采用 Peterson 等提出的局部麻醉方案,该方案非常适用于此类手术。单肺通气有助于手术操作,但非必需。如果计划采用单肺通气,年龄较小的儿童患者可以置入右主支气管插管,而对 25kg 以上的患者则可使用双腔气管插管(或单腔气管插管并配合使用支气管阻闭器)。在行切口前,应留有足够时间使肺部停止通气、塌陷。对于年龄较大的患者,如果采用 VATS 技术,应行静脉麻醉及单肺通气。对于存在粗大、钙化动脉导管的成人患者,应采用常规胸骨正中切口及体外循环辅助,经肺动脉入路进行操作。

# 手 术

## 极低出生体重（<1000g）新生儿 PDA 手术

### 体位与切口

取右侧卧位，稍偏向主刀医生一侧（图 58.1）。在踇指上放置末梢血氧饱和度监测。使用温控热辐射器。应用定制的电极板。避免使用黏性敷料。在肩胛下角下方做一 2cm 长横切口。

### 显露动脉导管

游离并尽可能保留胸壁肌肉，也可以将背阔肌部分切断。从第 4 肋间进入胸膜腔，注意不要损伤脏层胸膜，否则会导致肺部漏气而需要放置胸管。置入肋骨牵开器。

第一助手用两个橡胶涂层的可塑形拉钩将肺叶向前推开（图 58.2a）。由于第一助手无法观察到术野内部的情况，主刀医生可根据术野显露情况、血流动力学和呼吸情况调整拉钩的位置，应保证可迅速调整位置。根据喉返神经的位置和走行，可以方便地定位动脉导管（图 58.2b）。

调低电刀功率，在动脉导管与主动脉相接的上角和下角处将胸膜反折烧开，切开点应靠近动脉导

管的主动脉端。用一把 Jacobson 钳轻柔地钝性游离动脉导管的边缘，并向深部（内侧）游离。既不要游离动脉导管本身，也不要夹捏或牵拉动脉导管。可以使用一个小棉签钝性游离动脉导管，同时保持术野干燥。明确喉返神经的走行。

### 结 扎

选择大小合适的金属夹并在铺巾上试验手动施夹，确保没有任何剪切的效果。然后将已置入金属夹的施夹钳送入，靠近主动脉侧，而施夹钳的双齿分别位于动脉导管的上、下缘。在无张力的情况下，施夹，夹闭动脉导管（图 58.3）。永远不要使用弹力上夹的施夹钳或自动施夹钳。有时，血压会在夹闭动脉导管后上升，但并不总是如此。下肢末梢血氧饱和度监测仪应能持续感知到强信号。只有在动脉导管很长、可明确避开喉返神经的情况下才能放置第二枚金属夹。

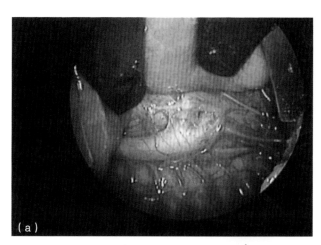

（a）

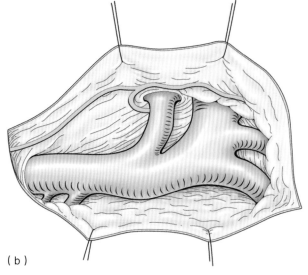

（b）

图 58.2

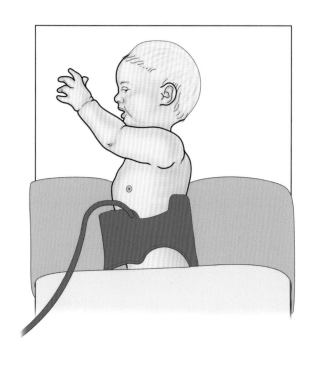

图 58.1

由于人们认为使用金属夹可能增加声带麻痹的风险，因此使用缝线结扎是更理想的方法。采用上述方法暴露动脉导管后，将一把小的直角钳从头端向尾部方向送入，在动脉导管下缘可以很容易地看到直角钳的尖位于导管深部，靠近喉返神经。

在尖端夹住一条 3-0 不可吸收缝线，经动脉导管后壁扯出，结扎动脉导管。对于 500g 以下患儿，这一动作非常危险，是否采用此技术，完全根据外科医生的判断。

### 关 胸

确认无出血后，移除牵拉肺叶的拉钩。如果术中肺组织受损，则置入一条 5Fr 的猪尾导管或 8Fr 的胸管，并给予 10~15cmH₂O 的负压引流。无须缝合主动脉上方的胸膜反折。一边手动膨肺，一边用 3 条 2-0 可吸收缝线拉闭肋骨，用可吸收缝线分层连续缝闭皮下软组织。

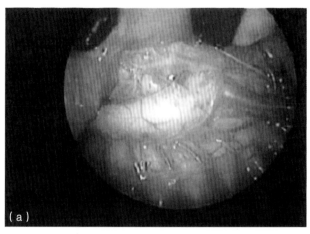

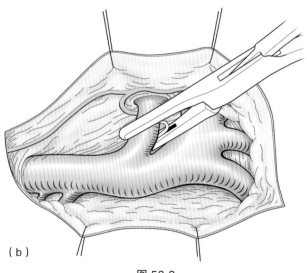

图 58.3

### 气 胸

如果在关胸后不久即出现血氧饱和度下降、吸气压升高，最可能的原因就是气胸。通过听诊和透视确诊后，可直接穿刺或置入一条猪尾导管排气。然后行胸部 X 线检查。

### 动脉导管撕裂

如果在游离或结扎时，动脉导管撕裂，应立即用"花生米"纱布或棉签直接压迫出血点，保证主动脉和肺动脉血流通畅。麻醉医生准备开始输血。根据需要将胸部切口扩大，将胸腔内积血吸出。经过较长时间的压迫后，移走压迫的棉签并不会导致立即出血，抓紧这段宝贵的时间，用 6-0 聚丙烯缝线将动脉导管的近心端和远心端缝闭。另一种方法是将发出动脉导管的降主动脉附近快速游离，在用弯钳将主动脉近心和远心端阻断后，将动脉导管的主动脉端做荷包缝合，也可用 6-0 聚丙烯缝线连续缝闭，然后移除主动脉阻断钳。用 6-0 聚丙烯缝线缝合肺动脉侧的破损。缝合时，可以使用小的 Potts 钳短时阻闭，也可以慢慢滚动棉签来显露破损以便缝合。

## 体重 >1000g 患儿的 PDA 结扎

除了非常小的婴儿外，都主张双重结扎或三重结扎动脉导管。患者体位、切开及显露方法如上文所述。将动脉导管的上部和下部充分游离，将有迷走神经、喉返神经走行其中的胸膜向内侧游离，在胸膜上缝制提吊线。定位喉返神经。将一直角钳从动脉导管的下方送入，兜绕导管，方法如前文所述（图 58.4）。在操作该步骤时，需要很大的耐心，年龄较大的患儿，其胸膜反折相对较坚韧。

用 5-0 单股聚丙烯缝线荷包缝扎动脉导管的主动脉端，缝合 PDA 组织时，只能浅缝血管外膜（图 58.5a）。打结缝线（图 58.5b）。

如果动脉导管较粗大，一些外科医生喜欢在主动脉峡部短时放置一把阻断钳，降低动脉导管压力以完成第一条缝线的打结。轻柔地将主动脉向外侧牵拉后，过另一条 2-0 不可吸收的涤纶线打结，也可在动脉导管的肺动脉端缝制另一条荷包线，缝闭导管（图 58.5c）。

如果术中伤及脏层胸膜或有必要置入一条引流管，可以先用 5Fr 或 8Fr 的猪尾导管。用 0.4% 马卡因在第 3、第 4 和第 5 肋间做阻滞麻醉。间断缝合多条可吸收缝线拉闭肋骨，用可吸收缝线连续缝合软组织层。

## 结扎、切断短动脉导管

如果动脉导管过短，无法在相距不足数毫米之间进行两条缝线结扎，即应考虑行切断缝合技术。在这种情况下，应将包含迷走神经的纵隔胸膜纵向切开，充分游离，在其边缘缝制提吊线，然后向内侧翻起，并保持张力提吊。游离动脉导管、主动脉峡部及近心端降主动脉。需要强调，应将主动脉向前牵拉，在直视下游离导管下面的结缔组织，可以清晰地看到喉返神经，应推向动脉导管深部。

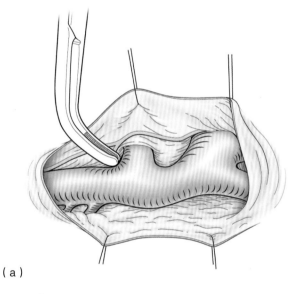

（a）

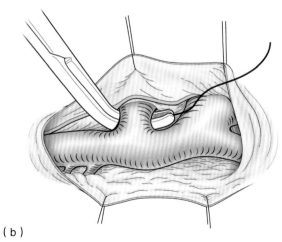

（b）

图 58.4

## 放置血管钳

在主动脉发出动脉导管的部位，放置一把多齿无创侧壁阻断钳，阻断钳的指环位于尾端。再用另

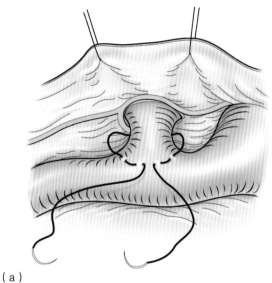

（a）

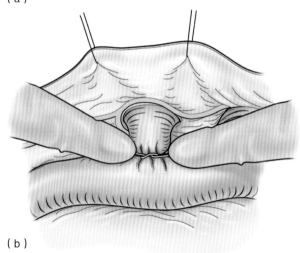

（b）

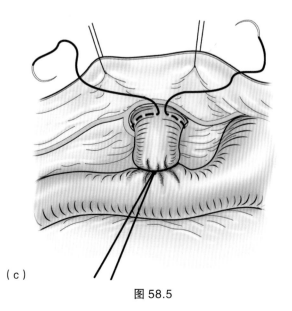

（c）

图 58.5

外一把直的血管阻断钳阻断动脉导管的肺动脉端，该阻断钳置于喉返神经外侧。不要对阻断钳施以牵拉的张力，而应分别向主动脉和肺动脉方向下压，防止滑脱（图 58.6a）。如果动脉导管过短，可在动脉导管主动脉附着点近端和远端分别置入两把阻断钳（图 58.6b）。

切断动脉导管后，先用 5-0 聚丙烯缝线对两个断端做褥式缝合，然后常规分层缝闭（图 58.6c、d）。

## 应用 VATS 技术结扎 PDA

从理论上说，VATS 下的 PDA 结扎技术可用于任何年龄和任何体重的患者，前提是不需要进行切断缝合。禁忌证包括很短或很粗大的动脉导管、肺粘连、动脉导管钙化及近期曾发生感染性心内膜炎。在行此手术前，必须经过必要的培训。

为了安全、有效地显露和结扎动脉导管，应配置专用器械，如图 58.7 所示，包括：（A）扇形肺叶牵开器，（B）指环镊子，（C）组织抓取钳，（D）施夹钳，（E）"金刚砂"尖端涂层持针器，（F）直角钳，（G）缝线剪刀，（H）大直角钳，（I）组织剪，（J）小持针器，（K）小施夹钳。此外，还需要电刀和 2.5~5.0mm 的 0° 带摄像头胸腔镜。

本文所阐述的技术由 DeCampli（1998 年）提出，可用于 2kg 以上患者。

## 体位与切口

选左侧开胸的常规体位，消毒、铺巾，显露第 4、5、6 肋间，同时准备常规开胸手术器械以备必要时转为直视手术。备 2 个单位全血。如图 58.8 所示，做 4 个小切口（5mm），最前的一个切口（切口 1）在第 3 肋间、腋后线；第二个切口（切口 2）在肩胛下角稍前的第 4 肋间；最靠后的一个切口（切口 4）在肩胛骨内侧缘和脊柱之间，而最后一个切口（切口 3）位于切口 2 和切口 4 之间。

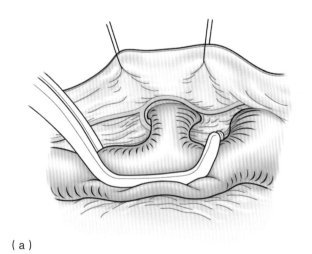

（a）

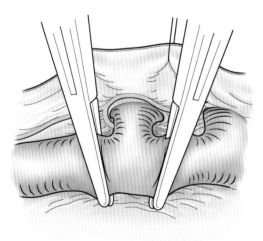

（b）

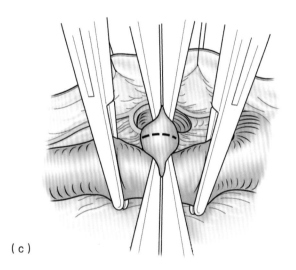

（c）

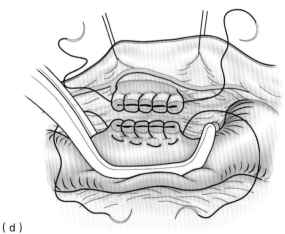

（d）

**图 58.6**

每一切口均需要使用肌肉分离器钝性分离进行加深，进入胸膜腔。在切口2置入一个打孔器，经此送入胸腔镜。经切口1送入肺组织牵开器，将左肺上叶向内下方向牵拉。如果左肺下叶遮挡动脉导管旁区域，可从切口1再送入一个扇形肺叶牵开器。从切口3送入组织抓取钳或持针器，而经切口4送入电刀。可将摄像头和（或）牵开器固定在可调节的支架上，从而只需一名助手即可。

**游离动脉导管**

为了显露动脉导管与降主动脉的交汇处，可沿降主动脉将其上方的胸膜用电刀纵向烧开，将前侧的胸膜钝性、锐性交替分离，显露动脉导管（图58.9a）。

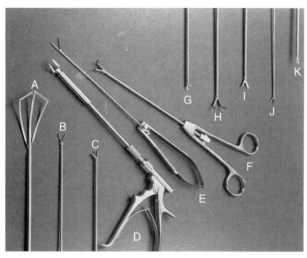

图 58.7

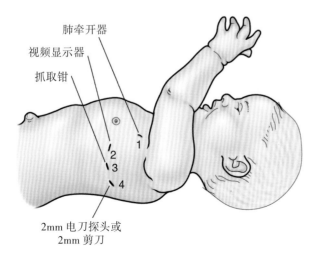

肺牵开器
视频显示器
抓取钳

2mm 电刀探头或
2mm 剪刀

图 58.8

交替使用钝性和锐性分离，进一步游离动脉导管的头侧和尾侧。从切口3或4送入用棉球包裹尖端的施夹钳（也称"Q-Tip"），一方面沾干术野血迹，一方面钝性分离。

将一直角钳从动脉导管头侧边缘送入动脉导管的后壁（图58.9）。操作此步骤时应有耐心，因为导管下方靠内侧（在导管的"后面"）的结缔组织较为坚韧。将胸腔镜聚焦于动脉导管的尾侧边缘，以确保直角钳从正确的平面穿过导管后的结缔组织。

**缝线结扎**

在直角钳的辅助下，将一条1号丝线从动脉导管的肺动脉端穿绕出来，包绕动脉导管（图58.9c）。采用较细的缝线，以便于器械打结。采用腔内器械打结技术结扎动脉导管，较理想的器械是两把无齿金刚砂尖端涂层持针器，见图58.7。前两个结为滑结，第3个结则与第2个结成方结，而第4个结又与第3个结成方结。虽然这样的打结方法有时并不一定能完全阻闭动脉导管血流，但可将导管组织扎起，便于下一步使用金属夹夹闭，而不会误伤喉返神经。

**施 夹**

将胸腔镜换位，经切口3再次送入；从切口2平行肋骨送入鼻扩张器，以便将施夹钳送入胸腔（图58.9d）。

从切口4送入一把镊子，将主动脉向外侧牵拉，将血管夹送入动脉导管的主动脉端，并放开。此时，务必保证良好的胸腔镜视野，同时保证施夹钳不会对动脉导管造成额外张力。

仔细检查出血。用经食管超声心动图确认动脉导管关闭；如果发现有残余分流，可放置另外一个血管夹。将胸腔镜以外的全部器械撤离术野。采用Seldinger技术将一条8Fr猪尾导管送入胸腔。膨肺后将胸腔镜撤出。切口用双层可吸收缝线缝闭，皮肤用减张胶布拉闭。将患者转为仰卧位，如果没有活动性气体漏出，也没有过多引流液，可拔除胸管。待患者苏醒后，拔除气管插管，转移至恢复区。数小时后，当患者可以下床、排泄、饮水后，即可出院。

如果在VATS术中出血，应立即转为常规开胸手术，将最外侧的 3 个切口连接起来，切开皮肤。在确定此决策前，可通过最前的一个切口送入一个纱布棉签，压迫创面止血。

### 机器人辅助 VATS 动脉导管结扎

目前已有广泛报道使用机器人辅助行 VATS PDA 结扎。DeCampli 在费城儿童医院使用声控机械臂调节摄像头位置，见图 58.10。此手术所使用的器械与 VATS PDA 结扎时所采用的器械相同。所不同的是，摄像头位置固定，通过机器人的机械臂远程控制器械进行组织游离操作。

### 钙化的动脉导管

年龄较大的成人患者或曾患感染性心内膜炎的患者，其动脉导管和(或)导管周围区域存在钙化，管壁纤薄，这些病变多靠近主动脉端。单纯结扎既困难又危险。如果不能在钙化、脆弱的主动脉或肺动脉上放置阻断钳，对动脉导管进行游离也是不明智的。在这种情况下，可采用经肺动脉入路进行修补，这优于经主动脉入路修补。经胸骨正中切口开胸或部分锯开上段胸骨，采用主动脉插管和单条二级静脉插管建立体外循环。如果动脉导管分流量较大，应使用血管紧缩带阻断分支肺动脉，有时也可以通过直接压迫动脉导管的方法来控制体循环灌注窃血。

如果没有活动性心内膜炎、动脉瘤或夹层，轻度降温即可。在主肺动脉的远心端纵行切开，并向左肺动脉稍做延长(图 58.11a)。短时降低体外循环流量以控制出血，也可以使用球囊做短时堵闭。

直接缝闭肺动脉内的动脉导管开口(图 58.11b)，也可以使用聚四氟乙烯补片。缝闭肺动脉切口，撤离体外循环。

如果动脉导管开口很大，或因感染性心内膜炎、动脉瘤、夹层而需要广泛清创或修补，应采用停循环及选择性脑灌注。在动脉导管附近仅做有限的分离。降温至 18℃后，将动脉插管置入无名动脉，停循环，并开始选择性脑灌注。用血管紧缩带或阻断

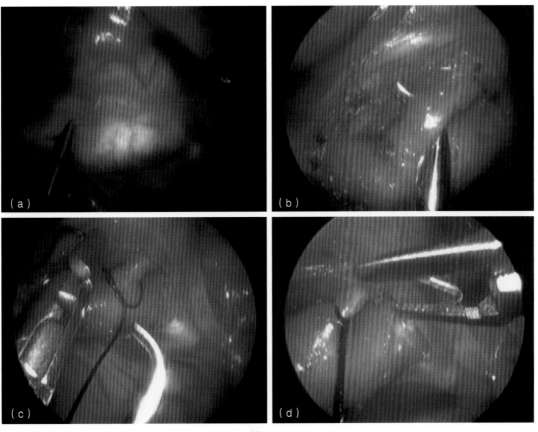

图 58.9

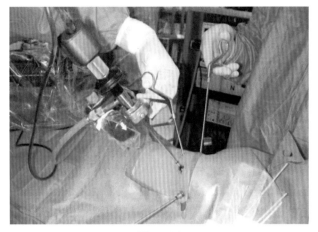

图 58.10

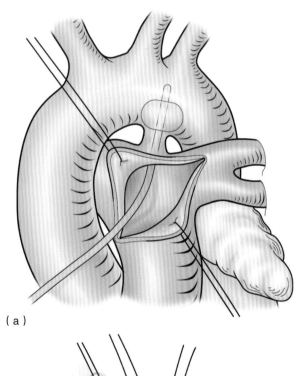

（a）

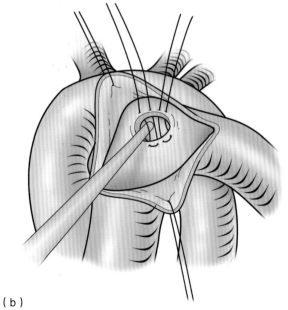

（b）

图 58.11

钳控制无名动脉近心端及左颈总动脉，阻断主动脉，给予心脏停搏液。切开肺动脉，对主动脉及肺动脉进行必要的修补，消除动脉导管分流。取头低脚高位（Trendelenberg 体位），恢复主动脉血流，将升主动脉内气体排出。放开颈总动脉紧缩带和主动脉阻断钳，确认修补情况，复温后撤离体外循环。

## 术后管理

低体重新生儿行 PDA 结扎术后，应恢复其术前呼吸机设置。静脉给予小剂量吗啡作为术后镇痛，如果已经放置胸管，可在术后 12~24h 将其拔除。术后早期最常见的并发症为气胸，表现为低氧血症及吸气压力升高，应置入胸管引流。胸腔积液的情况并不常见，处理方法同样是置入胸管引流。如果伤口感染，应行切口引流，并根据细菌培养结果给予相应的抗生素。残余分流或复通多为限制性，可随访观察，年龄增大后，可行弹簧线圈封堵。喉返神经麻痹常可导致小婴儿误吸，应经鼻胃管喂养或行胃造口，直至患儿较为强壮。

年龄较大的患者行单纯 PDA 结扎术，术后数小时后即可以恢复运动。静脉给予小剂量吗啡或口服对乙酰氨基酚，也可通过硬膜外导管给药（采用侧胸切口时）来控制疼痛。术后 24h 可以拔除胸腔引流管，并在术后 1~2d 出院。如果使用 VATS，则可在手术当天出院，口服对乙酰氨基酚可以获得良好的镇痛疗效。

## 疗　效

简单的 PDA 结扎的疗效良好。由于 VATS 技术的使用，较大年龄的患儿可常规在手术当天即出院。即使是早产患者，术后早期死亡率也几乎为 0。早产患者的远期死亡与肺部疾病有关，目前的远期死亡率低于 10%。大多数行 PDA 结扎的正常体重婴儿或儿童，其寿命与正常儿童无异。年龄较大的成人患者，如果合并导管钙化、动脉瘤，发生死亡及并发症的风险则明显升高，常常与心血管疾病相关。

# 参考文献

[1] DeCampli WM. Video-assisted thoracic surgical procedures in children//Spray TL. Pediatric cardiac surgery annual 1998 of the seminars in thoracic and cardiovascular surgery. Philadelphia: W.B. Saunders, 1998: 61–73.

[2] Warnes CA, Williams RG, Bashore TM, et al. ACC/AHA 2008 guidelines for the management of adults with congenital heart disease: a report of the American College of Cardiology/American Heart Association Task Force on Practice Guidelines (Writing Committee to Develop Guidelines on the Management of Adults With Congenital Heart Disease). Developed in Collaboration With the American Society of Echocardiography, Heart Rhythm Society, International Society for Adult Congenital Heart Disease, Society for Cardiovascular Angiography and Interventions, and Society of Thoracic Surgeons. J Am Coll Cardiol, 2008, 52(23): e1–121.

[3] McNamara PJ, Sehgal A. Towards rational management of the patent ductusarteriosus: the need for disease staging. Arch Dis Child FetalNeonatal Ed, 2007, 92(6): F424–427.

# 延伸阅读

1. Bixler GM, Powers GC, Clark RH, et al. Changes in the diagnosis and management of patent ductusarteriousus from 2006 to 2015 in United States neonatal intensive care units. J Paediatr, 2017(189): 105-112.

2. Dutta S, Mihailovic A, Benson L, et al. Thoracoscopicligation versus coil occlusion for patent ductusarteriosus: a matched cohort study of outcomes and cost. SurgEndosc, 2008, 22(7): 1643–1648.

3. Nezafati MH, Soltani G, Vedadian A. Videoassisted ductal closure with new modifications: minimally invasive, maximally effective, 1,300 cases. Ann Thorac Surg, 2007, 84(4): 1343–1348.

4. Suematsu Y, Mora BN, Mihaljevic T, et al. Totally endoscopic robotic-assisted repair of patent ductusarteriosus and vascular ring in children. Ann Thorac Surg, 2005, 80(6): 2309–2313.

# 第 59 章

# 主动脉 – 肺动脉窗

*William M. Decampli*

## 发展史

1830 年，Elliotson 首次描述了主动脉 – 肺动脉窗（以下简称"主肺窗"）；1948 年，当 Gross 准备为一例患者行动脉导管结扎术时，遭遇了主肺窗，并成功进行了结扎；1957 年，Cooley 与同事报道了在体外循环下应用切断修补技术治疗主肺窗；1978 年，Johansson 与同事描述了在主肺窗前壁切开进行修补。

## 基本原则与理论依据

主肺窗是一种罕见的畸形，占全部先天性心脏病的 0.1%~0.2%，表现为主动脉根部或升主动脉与主肺动脉之间存在直接的交通。在胚胎发育期，心内膜垫远心端之间存在主 – 肺动脉孔（aortopulmonary foramen）；心内膜垫进一步分隔成原始流出道与主动脉囊（aortic sac）背侧壁。根据 Anderson 的理论，胚胎期主 – 肺动脉孔闭合失败是对主肺窗形成的最好解释（见第 42 章"房间隔缺损"）。主肺窗分型是根据缺损累及升主动脉远心和近心端的范围来划分的（图 59.1）。

主肺窗在很多时候表现为独立发生的畸形，但也有一半病例是与其他疾病合并出现的，最常见的合并疾病为 A 型主动脉弓离断（IAA）。本病不合并 DiGeorge 综合征。其他合并疾病包括室间隔缺损（VSD）、大动脉转位及法洛四联症。部分病例存在冠状动脉异位起源于肺动脉。还可见合并右肺动脉异位起源自主动脉（AORPA），这是一种重要的合并畸形（Berry 综合征），需要仔细的术前和术中评估，这些合并疾病将影响手术决策。

主肺窗的病理生理与动脉导管未闭（PDA）相似，均表现为收缩期及舒张期的左向右分流。有时，主肺窗孔径小，表现为限制性，患者除表现出心脏

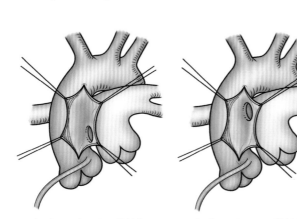 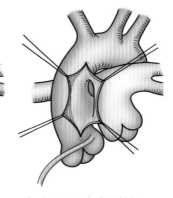 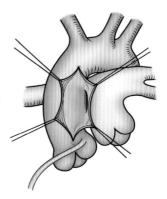

（a）Ⅰ型：近心端缺损　　（b）Ⅱ型：远心端缺损　　（c）Ⅲ型：完全性缺损　　（d）Ⅳ型：中部缺损

图 59.1

杂音外并无其他症状；但更为多见的情况是缺损为中等大小或非常大，患者在婴儿早期即出现充血性心力衰竭症状。与 PDA 一样，如果主肺窗未经治疗，其晚期并发症包括心力衰竭、肺动脉高压，以及因肺血管梗阻性疾病导致的艾森曼格（Eisenmenger）综合征和感染性心内膜炎。

主肺窗的治疗原则是消除左向右分流，并矫治合并畸形。明确诊断后即应尽快手术，应在体外循环下完成，有时需要深低温停循环或选择性脑灌注，尤其是在合并弓部疾病的情况下。潜在并发症包括早期或远期冠状动脉狭窄、主动脉弓梗阻、分支肺动脉狭窄，以及中枢神经系统损伤、喉返神经损伤、气道压迫及 VSD 残余分流。有报道使用经导管封堵器闭合单纯主肺窗，但其安全性、适应证和中远期并发症情况尚不清楚。

## 术前评估及准备

对所有婴儿期即表现出充血性心力衰竭症状的患者均应怀疑此疾病。可闻及杂音，但大的主肺窗可能并无杂音。合并主动脉弓离断的患者需要使用前列腺素 E1 来维持动脉导管的开放。超声心动图即可确诊并依此做出手术决策，对于复杂畸形，CT 血管造影是有价值的辅助检查手段。超声心动图应详细描述窗的位置，主动脉弓、分支肺动脉解剖情况及合并畸形。对于婴儿期以后、血氧饱和度下降的大主肺窗患者，应行心导管检查，以明确肺血管阻力及病变的严重程度。

## 麻 醉

对于主肺窗患者的麻醉，应考虑使用体外循环。如果合并主动脉弓离断，建议建立上、下肢动脉测压通路，上肢测压通路选在更为近心端的主动脉分支供血区；如果计划行深低温停循环或选择性脑灌注，应使用近红外光谱脑血氧饱和度监测仪。如果患者存在肺动脉高压，有时需要在体外循环后吸入一氧化氮。

## 手 术

根据术前超声心动图描述的解剖情况和术中探查结果来确定手术入路。本章将阐述"简单"或独立发生的主肺窗的手术矫治，以及主肺窗合并主动脉弓离断、伴或不伴 AORPA 或冠状动脉异常的手术矫治。

### 单纯性主肺窗

#### 显露及插管

取仰卧位。经胸骨正中切口开胸，次全切除胸腺。游离升主动脉、近心段主动脉弓、主肺动脉和分支肺动脉。虽然主肺窗向远心方向波及的程度不同，但通常在升主动脉远心端插管可以满足手术的要求。如果缺损很大，向远心方向波及较广，可用 6–0 聚丙烯缝线在无名动脉中部缝制荷包，在此插入主动脉插管。多数情况下使用单一静脉插管就可满足手术的需要，但如果合并 VSD，则需要上、下腔静脉插管。体外循环开机后，立即将分支肺动脉用血管紧缩带收紧或用小的神经血管瘤夹阻断，防止经主肺窗窃血。血管阻断夹需要使用施夹钳放置，它比血管紧缩带的创伤要小，尤其适用于新生儿患者。降温至 28℃，将一细小多孔的左心引流管经右上肺静脉置入，并送入左心室；在主动脉根部插入心脏停搏液灌注针。阻断主动脉并顺行灌注心脏停搏液（图 59.2a）。

#### 单补片闭合缺损技术

切开主肺窗前壁，切口长度相当于缺损全周长的 1/2 或 2/3（图 59.2b）。观察腔内结构，确认分支肺动脉开口、冠状动脉开口、主动脉瓣叶及交界。用一块人工材料补片关闭主动脉和肺动脉之间的交通，以"三明治"缝合技术将主动脉壁、补片和肺动脉壁缝合在一起，同时闭合主肺窗切口（图 59.2c）。

如果冠状动脉开口在肺动脉腔或靠近肺动脉腔，则用补片做成板障，将主动脉内的血液引流至冠状动脉开口。极少数情况下，需要将冠状动脉开口切下并移植至合适的位置（图 59.2d），其方

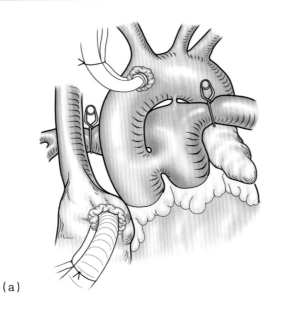

(a)

法与冠状动脉异位起源于肺动脉中所采用的技术相同（见第 63 章"冠状动脉畸形"）。如果存在 VSD，可在此时完成 VSD 修补，方法见第 48 章"室间隔缺损"。经主动脉根部灌注管行根部吸引，放开主动脉阻断钳。将置于分支肺动脉的血管紧缩带或阻断夹移除。复温至 37℃，体外循环停机。

**双补片闭合缺损技术**

将主肺窗完全切开，用心包片或同种异体血管片分别修补主动脉和肺动脉上的缺口（图 59.3）。具

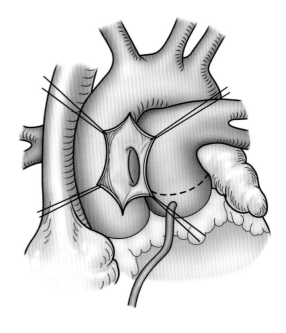

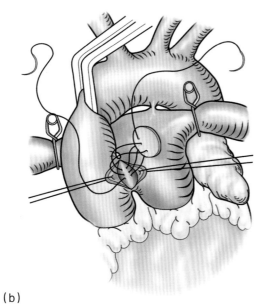

(b)

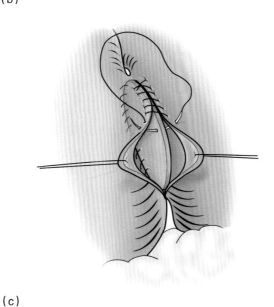

(c)

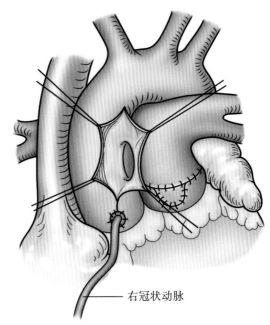

右冠状动脉

(d)

图 59.2

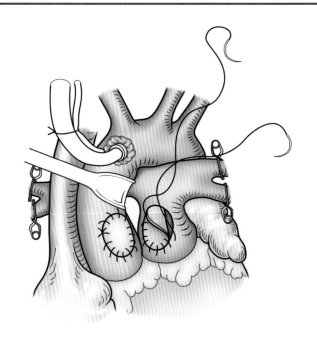

图 59.3

体操作时，同样需要像单补片闭合时一样，将窗体先切开一个小口，辨清肺动脉和冠状动脉开口后才能将主肺窗完全切开。

## 主肺窗合并主动脉弓离断

### 显露、插管及建立体外循环

与主肺窗合并出现的主动脉弓离断通常为A型，而主肺窗往往较大，并向远心处延伸。如前文所述显露解剖结构，重点注意右肺动脉是否源自升主动脉的右侧壁（AORPA）。

游离近心段主动脉弓及分支血管。仔细游离动脉导管至降主动脉。在操作此步骤的过程中，应确保喉返神经清晰可见，避免过度牵拉和电刀损伤（图59.4a）。在无名动脉的中部用6-0聚丙烯缝线缝制一荷包。选择一8 Fr钢丝环绕的动脉插管，在距离尖端3mm处做一标记，也可以绑一条定位丝线。给予肝素后，用血管钳部分阻断无名动脉中段，将动脉插管从荷包缝线中插入，尖端指向主动脉弓的方向，收紧固定插管的紧缩带。由于仅插入2~3mm，所以在需要行选择性脑灌注时，可以轻易地调转插管头的方向。可以从右心房插入单一静脉插管，也可以是上、下腔双静脉插管（如果需要修补VSD），体外循环开机。用两个小的神经血管

瘤夹将左、右肺动脉阻断。与单纯的主动脉弓离断不同，由于血流可经主肺窗进入未闭的动脉导管，因此不需要插入双动脉插管（图59.4b）。至少经过20min，将患者体温降至18℃，在头部包绕冰袋辅助头部降温。静脉给予酚妥拉明有助于扩张血管。当体温在28℃以上时，采用α-稳态；当降至28℃以下时，采用pH稳态。将血细胞比容维持在25%~30%。用6-0聚丙烯缝线在右上肺静脉上缝制荷包，经此插入左心室引流管，也可以经左心耳或经右心房、卵圆孔置入左心引流。在升主动脉非常近心的位置插入心脏停搏液灌注管。

当体温降至22℃时，双重结扎PDA，切断、显露、游离峡部及降主动脉近心段（图59.4c）。根据降主动脉断端与主动脉弓之间的距离，进一步游离降主动脉，有时需要切断多对肋间动脉。在游离的过程中，应密切注意避免损伤喉返神经。在降主动脉放置一把成角的血管钳，剪除动脉导管组织。

### 选择性脑灌注

调整动脉插管，将其尖端转至朝向动脉的远心端，这是一个180°的翻转。由于选择性脑灌注需要降低流量，因此需要用小的神经血管瘤夹（或血管紧缩带）将弓部分支阻断。流量策略取决于外科医生和医院的选择。一般情况下，流量维持在30~60mL/（kg·min），使桡动脉灌注压维持在25~30mmHg，相对脑血氧饱和度为90%~95%。一些心脏中心会使用超声测量大脑中动脉血流。当然，也有一些外科医生选择停循环。

主动脉阻断后给予心脏停搏液，然后移除阻断钳。

### 畸形矫治的方法

有几种方法可供选择，这取决于医生对患者解剖的评估。

■ 方法1 如果没有AORPA，降主动脉可以较轻易地上提至主动脉弓水平，可切开主肺窗，探查冠状动脉和分支肺动脉开口。如果冠状动脉开口与分支肺动脉很近或开口于肺动脉内，在切开主肺窗时，一定要将冠状动脉开口留在主动脉一侧。将主动脉侧的缺损向上延长，直至左锁骨下动脉的左侧

缘（B 型主动脉弓离断时则延长至左颈总动脉，但少见）。将降主动脉上提，将其全周 1/3 的外侧壁与主动脉弓做部分吻合（图 59.5a）。

用一片冷冻的同种异体肺动脉扩大主动脉弓和主动脉。用另外一片修补肺动脉上的缺损（图 59.5b）。

有时主肺窗向远心端延伸的幅度并不是很大，可将降主动脉与主动脉弓直接吻合，然后按照前述"单纯性主肺窗"中所述及的方法进行主肺窗矫治。

■ **方法 2**　如果存在 AORPA，而降主动脉也可上提至主动脉弓水平，则将主肺窗前壁切开，然后将此切口上延至远心端主动脉弓，在前壁切缘上缝制一条提吊线以充分显露腔内解剖（图 59.6a）。探查各个开口。将降主动脉周长 1/3 的后壁与主动脉弓切口的后壁吻合。

修剪一块同种异体肺动脉片，将其与降主动脉未缝合的 2/3 管壁缝合在一起（图 59.6b），然后向主动脉腔内延伸，包绕右侧肺动脉开口后，转向主肺窗的下缘（图 59.6c）。

将补片的前缘与升主动脉吻合，最后，将肺动脉的前缘直接缝合在补片的外侧（图 59.6d）。

有时主肺窗向远心端延伸幅度较小，而降主动脉可以直接上提与主动脉弓部吻合（图 59.6e）。将主动脉在主肺窗的近心和远心端切断，用主动脉前壁修补主肺窗（图 59.6f）。

将近心端主动脉弓下拉，与升主动脉断端吻合，可用（也可以不使用）前壁自体心包或同种异体血管片（图 59.6g）。

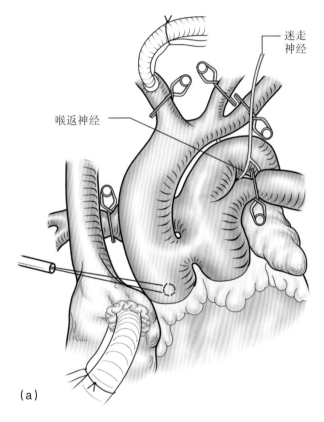

迷走神经

喉返神经

(a)

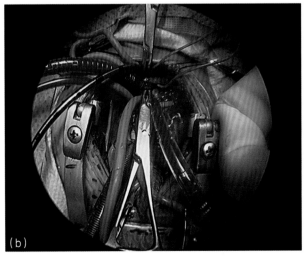

(b)

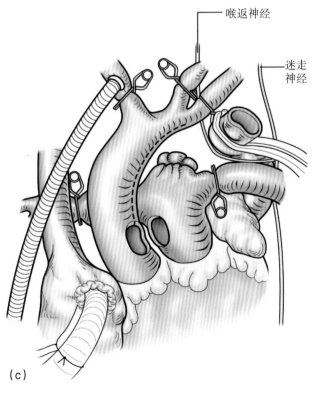

喉返神经

迷走神经

(c)

图 59.4

■ **方法3**　罕见的情况是，降主动脉无法在没有过度张力的情况下上提。这种情况可见于 A 型主动脉弓离断、降主动脉位于身体中线的右侧。如果此时合并 AORPA，那么可使用左锁骨下动脉连接主动脉弓与降主动脉。其他矫治方法如方法2（图59.7a）。

也可以先在主肺窗和肺动脉开口的远心端，然后在近心端将升主动脉横断。可以完全使用自体主动脉壁或同种异体血管片修补肺动脉（图 59.7b），然后将肺动脉移到主动脉前（类似 Lecompte 操作）。

将降主动脉上提，将其管周的一部分与主动脉根部的后壁吻合，再将升主动脉远心断端下拉，并将三者吻合在一起，可用（也可以不使用）前壁自体心包或同种异体血管片（图 59.7c、d）。

在完成最后的吻合前，将降主动脉阻断钳移

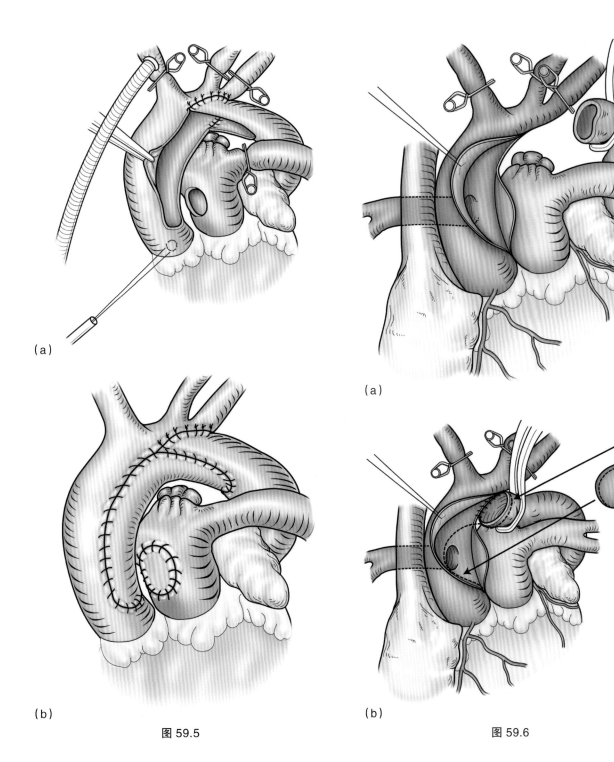

（a）

（b）

图 59.5

（a）

（b）

图 59.6

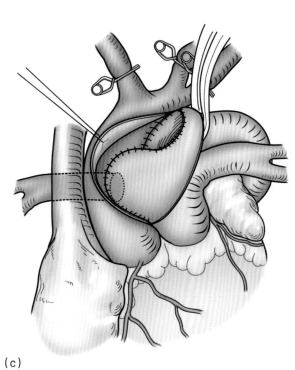

（c）

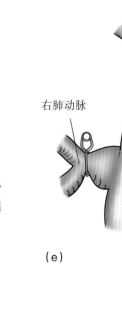

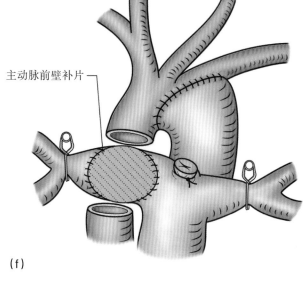

头臂动脉

左颈总动脉

左锁骨下动脉

右肺动脉

左肺动脉

（e）

主动脉前壁补片

（f）

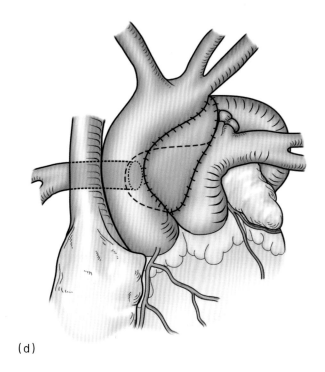

（d）

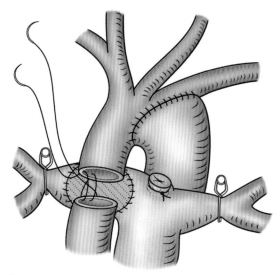

（g）

图 59.6（续）

除,用盐水将主动脉弓充盈,评估主动脉弓的形态,同时排气。完成吻合。

**再灌注**

在主动脉根部的停搏液灌注管上进行低压吸引,并取头低脚高位。将无名动脉上的血管夹移除后,将动脉插管的尖部朝向主动脉弓;将其弓部

分支血管的血管夹或紧缩带去除后,逐渐增加流量。

如果合并 VSD,可在升主动脉上放置一把阻断钳,给予心脏停搏液,经右心房切口修补 VSD,经停搏液灌注管排气后开放主动脉。

开始复温,去除分支肺动脉上的血管阻断夹。当体温达到 37℃ 时,停止体外循环。结合脐动脉、

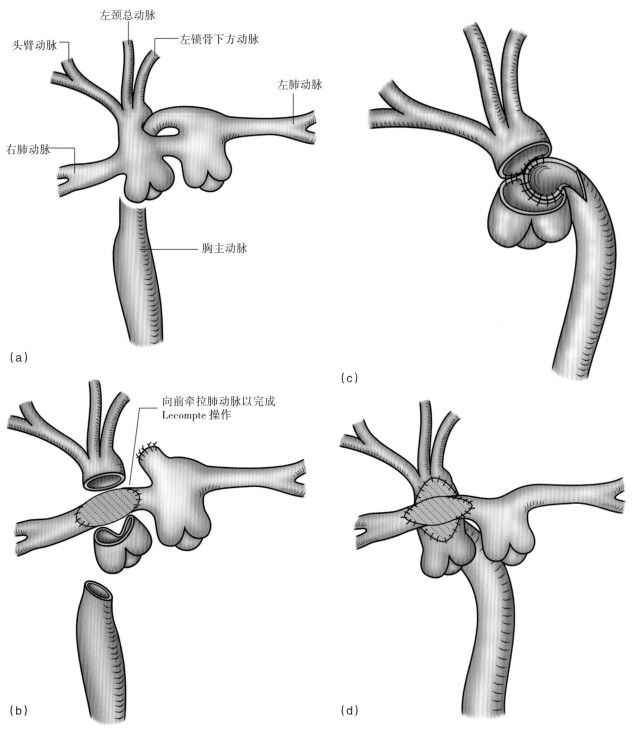

（a）

头臂动脉　　左颈总动脉　　左锁骨下方动脉　　左肺动脉

右肺动脉

胸主动脉

（b）

向前牵拉肺动脉以完成
Lecompte 操作

（c）

（d）

图 59.7

右侧桡动脉或主动脉插管位的直接测压数据，评估跨主动脉压差。将右心房测压管送入右心室，即可评估肺血管阻力。除非术中曾行 VSD 修补，否则经食管超声心动图的评估意义有限。

## 术后管理

主肺窗矫治术（及合并畸形矫治术）后，婴儿的管理策略遵循体外循环手术后婴儿患者的管理指南。如果术中采用停循环或选择性脑灌注，应将术后 24h 内体温谨慎地控制在 37.5℃以下。年龄较大的婴儿或儿童，如果罹患较大的主肺窗，术后应预防出现肺动脉高压，必要时，可在术后 24h 内给予充分的镇静、机械辅助通气及肌松治疗。应准备一氧化氮以治疗反复发作的或顽固性的肺动脉高压，可在术后数日减停。如果康复速度缓慢，应积极行心导管检查，排除残余畸形或病变复发的情况。

## 疗　效

目前，对单纯性主肺窗的疗效满意，死亡率接近于 0。所有关于主肺窗合并主动脉弓离断的报道，其规模均较小，但显示死亡率低于 10%。单纯性主肺窗发生术后远期死亡的情况罕见。主肺窗合并主动脉弓离断的远期并发症包括主动脉弓梗阻和分支肺动脉狭窄。单纯主动脉弓离断行修复术后需要导管或外科干预的比率为 10%~36%；对于主肺窗合并主动脉弓离断患者上述问题的发生率目前并不知晓，可能与单纯的主动脉弓离断相仿或稍高。

## 延伸阅读

1. Barnes M, Mitchell M, Tweddell J. Aortopulmonary window. Semin ThoracCardiovascSurgPediatr Card SurgAnn, 2011(14): 67–74.

2. Konstantinov I, Oka N, d'Udekem Y, et al. Surgical repair of aortopulmonary window associated with interrupted aortic arch: long-term outcomes. J Thorac Cardiovasc Surg, 2010, 140(2): 483–484.

3. Leobon B, Bret E, Roussin R, et al. Technical options for the treatment of anomalous origins of right or left coronary arteries associated with aortopulmonary windows. J Thorac Cardiovasc Surg, 2009, 138(3): 777–778.

4. Nayak HK, Islam N, Bansal BK. Transcatheter closure of aortopulmonary window with Amplatzer duct occluder II. Ann PediatrCardiol. 2017; 10(1): 93–94.

5. Talwar S, Agarwal P, Choudhary SK, et al. Aortopulmonary window: morphology, diagnosis, and long-term results. J Card Surg, 2017, 32(2): 138–144.

6. Yoshida M, Yamaguchi M, Oshima Y, et al. Single-stage repair of aortopulmonary window with interrupted aortic arch by transection of the aorta and direct reconstruction. J Thorac Cardiovasc Surg, 2009(138): 781–783.

# 第 60 章

# 主动脉缩窄：主动脉缩窄与主动脉弓离断的手术矫治

*Christopher E. Mascio*    *Erle H. Austin* Ⅲ

## 发展史

1944 年，Crafoord 首次成功完成了主动脉缩窄矫治术。Gross 在其实验室中充分研究了缩窄段切除、端－端吻合技术，并于 1945 年在临床上获得成功。该手术原本仅限于年龄较大的儿童，直至 1955 年，Mustard 成功为一名新生儿患者实施了手术矫治。但对于小婴儿患者，缩窄段切除后的端－端吻合经常限制了吻合线水平血管的生长，导致再狭窄发生率非常高。为了应对这一问题，Waldhausen 于 1966 年提出锁骨下动脉垂片技术。而其他一些医生则将关注点聚焦在充分切除动脉导管组织，继续使用端－端吻合技术，同样获得了满意的疗效。但是，这些技术都没有考虑主动脉弓发育不良的问题，而这种解剖畸形越来越多地出现在重度主动脉缩窄的新生儿患者中。1975 年，Elliott 提出术前使用前列腺素 E1 来维持动脉导管的开放，使主动脉缩窄患者的病情得以稳定，从而赢得了手术的机会。1985 年，Zannini 与同事提出扩大端－端吻合的矫治理念，以解决主动脉弓发育不良的问题。

首例成功实施的主动脉弓离断手术，由 Samson 于 1955 年完成，患者是一名 3 岁的 A 型离断儿童，而其室间隔缺损（VSD）是在 4 年后体外循环技术应用于临床后完成的。Barratt-Boyes 于 1970 年同期完成了主动脉弓离断和 VSD 的矫治，他采用了深低温停循环技术，同时使用了一段 Dacron™ 管道连接中断的血管。而首例采用直接吻合技术、一期矫治的手术，是由 Trusler 于 1975 年完成的。

## 基本原则与理论依据

先天性主动脉弓梗阻涵盖了一系列的表现，从左锁骨下动脉远端局限性狭窄到长管样主动脉弓发育不良，直至主动脉弓离断。一旦确诊为主动脉缩窄或主动脉弓离断，即为手术的充分适应证。根据缩窄的临床表现和自然病史，可将患者分为两组：出生内 1 周出现症状确诊及出生 3 个月后出现症状确诊。

罹患此病的新生儿及小婴儿通常会表现出严重的充血性心力衰竭，并迅速出现酸中毒及死亡。超过 1/3 的患者存在合并畸形，包括 VSD、大动脉转位或某种类型的单心室。未经手术治疗的新生儿患者，几乎无一例外会死亡。

与上述患者不同的是，年龄较大的婴儿及儿童患者，则很少有合并畸形，常常无症状，而是在常规体检时发现上肢血压高、下肢动脉搏动微弱被确诊的。手术旨在避免此类患者因上部躯体长期高血压而出现远期并发症，包括主动脉夹层、高血压性心力衰竭、动脉粥样硬化、心肌梗死及脑血管疾病。

通过超声心动图和（或）心血管造影可在术前

明确主动脉的解剖,包括梗阻的确切部位、严重程度,以及是否存在弓发育不良。在检查中,务必明确是否存在合并心内畸形。对于年长的儿童和年龄较轻的成人患者,可以通过 CT 或 MRI 获得主动脉的影像学资料。应精确地测量升主动脉、主动脉弓近心段(无名动脉至左颈总动脉之间的节段)、远心段(左颈总动脉至左锁骨下动脉之间的节段)及主动脉峡部(左锁骨下动脉至动脉导管或动脉韧带之间的节段)。

外科矫治的最基本原则是:通过解除升主动脉与降主动脉之间的梗阻,最大限度地降低体循环心室的后负荷。因此,最为理想的结果是,完成手术时左心室与降主动脉之间没有压力阶差。无论采用哪一种手术策略,都要求没有任何一个主动脉弓节段的内径小于无名动脉前升主动脉内径的 50%。而对于新生儿患者,最核心的要求是,任何一个上述节段的内径(mm)均大于"患儿体重 +1"(例如,对于一个 3.6kg 的患儿,最小内径应大于 4.6mm)。如果无法达到这一目标,应改用胸骨正中切口,采用体外循环,在深低温停循环下(有或无脑灌注),通过类似于主动脉弓离断的手术技术,来达到满意的疗效。

## 术前评估

对于罹患主动脉缩窄或主动脉弓离断的新生儿患者,在使用前列腺素 E1 获得一段时间的稳定状态后,应尽快手术,而非行择期手术。其他的复苏技术包括:呼吸机辅助通气,使用肌松剂,给予碳酸氢钠、正性肌力药物及利尿剂。如果经过上述处理,仍然不能维持动脉导管的开放状态、酸中毒持续加重,则应立即急诊手术。

年龄大于 6 个月、无症状的患者,在动脉导管重塑后病情较为稳定,可以行择期手术。对于年龄较大的婴儿或儿童患者,当诊断发现有局限性主动脉缩窄后,即可行择期手术治疗,没有必要继续等待 3~5 年。

## 麻 醉

所有术式均采用气管插管下全身麻醉。术中选择右侧桡动脉测压,而不是左侧桡动脉或股动脉,否则在阻断主动脉后,压力波形将会消失。如果新生儿患者留有脐动脉,应予以保留,以便术后估测压力阶差;但右侧桡动脉测压管仍然是必需的,用于术中测压。

对于大部分主动脉缩窄,可以选择左外侧胸部切口,且无须体外循环辅助。监测直肠温度或鼻咽温度,为了在主动脉阻断期间有效地保护脊髓,允许降温至 34℃。

对于大部分主动脉弓离断、合并心内畸形的主动脉缩窄,以及合并近心段主动脉弓发育不良的缩窄患者(通过左胸切口难以安全地完成矫治),均需采用胸骨正中切口,在体外循环和短时深低温停循环下完成手术矫治。将患者的体温降至 18℃,在停循环状态下完成弓部畸形矫治。

## 局限性主动脉缩窄的手术矫治

### 缩窄段切除、端 – 端吻合

此技术主要用于主动脉弓发育良好的局限性缩窄的婴儿和小龄儿童。

经左后外侧从第 4 肋间开胸,注意应选择小切口,勿损伤胸壁肌肉,将肺叶向前、下拨开。从降主动脉沿左锁骨下动脉切开覆于主动脉上的壁层胸膜,结扎上肋间静脉,并在结扎线之间切断。将切开的中线侧胸膜向上提吊,进一步推开肺组织,从而形成一个手术操作"井"(图 60.1a)。确认并保护好迷走神经和喉返神经。将左锁骨下动脉至第 2 对肋间动脉之间区域的主动脉游离。虽然并非总是必需,但在很多时候需要结扎(或钳夹)并切断 1 对或 2 对肋间动脉,以便充分游离、阻断及吻合。由于有时动脉韧带存在血流,因此应将其结扎。在主动脉弓近心端及锁骨下动脉起始部置入一把血管阻断钳,在降主动脉远心端同样置入血管阻断钳(图

60.1b）。切除缩窄段主动脉，保证远心和近心断端
开口足够大。用双针聚丙烯缝线吻合后壁，此时无
须将断端对合，从腔内起针。牵拉两把血管钳，使断
端对合；用另一枚缝针完成前壁的吻合。根据患者
年龄选择缝线，新生儿患者可使用 7-0 缝线，成人
则使用 4-0 缝线，之间的患者则酌情选择。为了避
免荷包效应及吻合口狭窄，前壁可使用间断缝合技
术。间断缝合的管壁有生长能力，而事实上，经过一
段时间，细缝线（6-0 或 7-0 聚丙烯缝线）也会在
吻合口完全生长好之后断裂，并不会限制生长，这
一点已在大动脉调转手术中得以证实。

　　吻合完成后，首先放开远心端血管阻断钳，仔
细检查吻合口（图 60.1c）。如果存在明显的出血，
可缝合止血。缓慢松开近心端阻断钳后，应看到并
触及明显的降主动脉搏动。如果有所担心，可在吻
合口远心端缝制一小荷包，将一细小的针头从荷包
内刺入，进行直接测压。充分止血后，用聚丙烯或
Dexon 缝线缝合壁层胸膜。置入一条胸腔引流管并
膨肺后，常规关胸。

## 缩窄段切除、植入 Dacron 人造血管

　　对于年轻成人或年龄较大的患者，缩窄的节段
可能较长，可能使主动脉游离明显受限，很难在没
有明显张力的情况下完成血管吻合。此时，可以用
一段 Dacron 人造血管连接主动脉弓和降主动脉（图
60.2）。人造血管的直径应与降主动脉内径匹配，上、
下吻合口均可使用聚丙烯缝线（4-0 或 5-0）。

## 主动脉补片成形技术

　　另外一种矫治技术是用一块菱形补片加宽缩
窄区。由于此手术可以在很短的时间内完成，因此
可用于前列腺素 E1 无法开放动脉导管、需要紧急抢
救的婴儿。当然，此技术也可用于年龄较大的儿童
和年轻成人。

　　游离缩窄区、远心段主动脉弓、锁骨下动脉和
降主动脉近心段，结扎动脉韧带，置入主动脉阻断
钳。纵向剖开缩窄主动脉，切口应超越缩窄区（图
60.3a、b）。在最狭窄区腔内，常常可以看到一膜样
组织。应保留此增厚的纤维膜，如果将其切除，将明

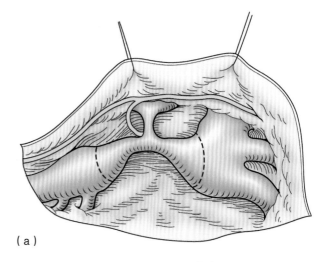

（a）

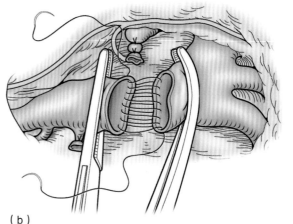

（b）

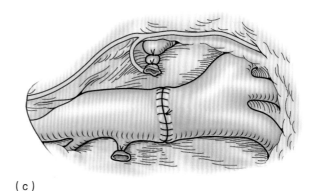

（c）

图 60.1

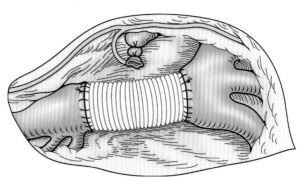

图 60.2

显削弱此处的主动脉壁。取自体心包片或动物源心包片（适用于新生儿）、Dacron 人造血管（适用于年龄较大的儿童或成人），剪取一块较大的菱形补片，用聚丙烯缝线将此补片连续缝合，修补主动脉切口（图 60.3c）。吻合时，从血管腔的后外侧壁起针，修补完成后，在前内侧壁打结缝线。

应用补片行主动脉壁成形的技术具有良好的

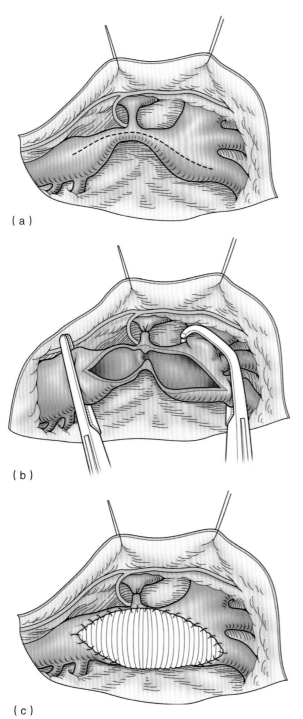

（a）

（b）

（c）

**图 60.3**

可重复性，易于操作，且短期疗效良好。但遗憾的是，该技术可明显增加远期发生动脉瘤的风险。鉴于此，作者倾向对年龄较大的患者使用缩窄段切除及植入人造血管。

### 锁骨下动脉垂片技术

锁骨下动脉垂片技术的引入是为了消除降主动脉壁上的瘢痕组织，这些瘢痕是主动脉缩窄小婴儿行缩窄段切除、端－端吻合后发生再次梗阻的原因。垂片技术主要用于 3 个月以下且无主动脉弓发育不良的婴儿患者，与端－端吻合相比，此技术可以减少游离范围，避免吻合口张力。但另一方面，左上肢主要血流的中断可能会影响其生长，而动脉导管组织的持续存在可能会引起再缩窄或在远期形成主动脉瘤。

应用此技术时，除了常规的游离显露外，尚需游离左锁骨下动脉至其第一条分支处，通常为椎动脉，将椎动脉结扎（图 60.4a）。在此处结扎左锁骨下动脉。结扎动脉导管后，在左颈总动脉和左锁骨下动脉之间放置近心端主动脉阻断钳，在缩窄区远端至少 1cm 的位置放置远心端主动脉阻断钳。自降主动脉纵行切开缩窄段，向上越过峡部，并沿左锁骨下动脉外侧壁继续上延切口，直至结扎线的近心处（图 60.4b）。如果存在一致密的内膜板，则将其切除，但应保护主动脉中层。用一提吊线将锁骨下动脉血管片向下翻折至主动脉切口，用 7-0 聚丙烯缝线将血管片与缩窄区主动脉切缘连续缝合（图60.4c）。

## 主动脉缩窄合并主动脉弓发育不良的手术治疗

### 锁骨下动脉逆向垂片成形术

如果主动脉弓发育不良局限在左颈总动脉与左锁骨下动脉之间，可以使用锁骨下动脉逆向垂片成形术，同时行标准的缩窄段切除、吻合术。

所有处理弓发育不良的术式，均需广泛游离主动脉弓的头部分支和降主动脉。将主动脉弓游离至无名动脉起始部，降主动脉则游离至第 4 对肋间动脉，应确保术野解剖清晰（图 60.5a）。如前文所述，在左锁骨下动脉发出分支前，将其结扎。在无名动脉和左颈总动脉之间置入一把弯血管钳，应同时阻断左颈总动脉的远心端；在主动脉峡部放置第二把血管阻断钳，如果动脉导管尚开放，流经动脉导管的血液可以灌注降主动脉（图 60.5b）。在左锁骨下动脉结扎线的近心处离断此动脉，在内侧缘将其剖开，至主动脉弓的上壁，然后延长至左颈总动脉的起始处，将锁骨下动脉血管片逆向折入主动脉切口的近心端，用 7-0 聚丙烯缝线将其与主动脉弓切

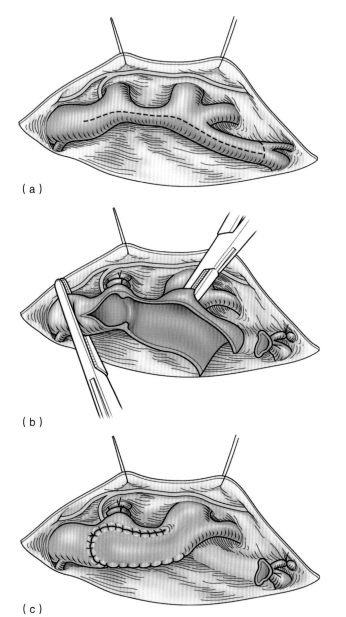

图 60.4

口吻合（图 60.5c）。移除远心段峡部血管阻断钳，将近心段血管阻断钳移位至左颈总动脉远心端。结扎动脉导管，在降主动脉放置一把血管阻断钳，采用标准的操作流程将缩窄段主动脉切除，并行端 – 端吻合（图 60.5d）。

## 缩窄段切除、扩大的端 – 端吻合

如果发育不良的主动脉弓波及至左颈总动脉的近心端，采用上述锁骨下动脉逆向垂片成形术将无法解除梗阻，需要更为"激进"的治疗策略。目前，大多数医生偏好扩大的端 – 端吻合，此技术可以彻底切除动脉导管组织，同时保留左上肢血供。但此术式对技术要求很高，需要更广泛的游离以达到无张力的吻合。

充分游离头部血管分支、主动脉峡部、动脉导管及降主动脉。结扎并切断动脉导管。此步骤完成后，可以更理想地显露主动脉弓最近心的部分，包括升主动脉的远心段和无名动脉。用一把大弯钳阻断主动脉弓，同时阻断左锁骨下动脉、左颈总动脉和部分无名动脉，而钳尖朝向升主动脉左侧壁，但绝不可将无名动脉完全阻断，如果收紧阻断钳导致右侧桡动脉波形发生明显变化，必须调整阻断钳的位置。

其他确认脑部供血无梗阻的方法包括麻醉医生触摸右颈动脉或右颞动脉和（或）在右耳处放置脉搏血氧饱和度监测。另一种方法是持续经颅多普勒超声监测右侧大脑中动脉血流，虽然该方法并不常用，但却是反馈脑血流最可靠的方法。在游离的降主动脉上放置第二把血管阻断钳，并同时阻断数对肋间动脉。彻底切除缩窄段后，在主动脉弓底做一切口，与阻断钳尖部距离仅数毫米（图 60.6a）。如果未能将此切口延长至左颈总动脉起始部近心端，则极有可能会造成残余压差的存在。在降主动脉断端的后壁做一纵行切口，以便与主动脉弓底切口大小匹配，同时可以包纳主动脉弓远心端垂片，此处正是左锁骨下动脉开口处。用 7-0 聚丙烯缝线吻合，从血管断端内后侧起针，优先缝合后壁数针后，对合两把阻断钳，张力降低后收紧缝线，完成吻合

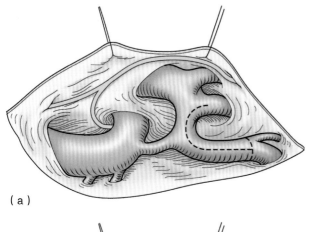

（a）

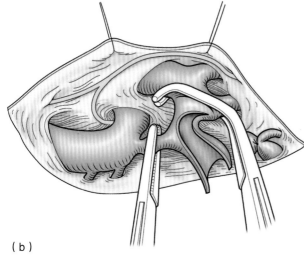

（b）

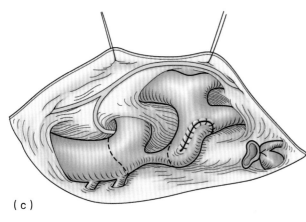

（c）

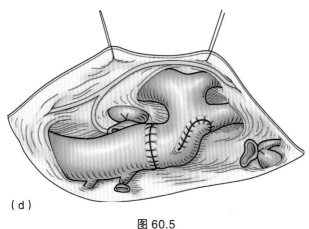

（d）

图 60.5

（图 60.6b）。一般情况下，连续缝合可以获得满意的疗效，当然，也可以在前壁做数针间断缝合。

## 主动脉弓端 – 侧吻合

将离断的降主动脉与近端主动脉弓底部切口行端 – 侧吻合是近来出现的方法，是对扩大的端 – 端吻合的改良，其目的在于使吻合口仅存正常的主动脉组织，同时越过局限性狭窄近心端所有的发育不良组织。

手术开始的显露、分离、广泛游离都与扩大的端 – 端吻合一致（图 60.7a）。但在结扎、切断动脉导管后，应将主动脉峡部也一并结扎。在降主动脉置入一把阻断钳后，在缩窄处的远心端横断降主动脉，保证降主动脉切缘上没有动脉导管组织（图 60.7b）。将主动脉峡部的结扎线向外侧牵拉，充分显露，以便置入近心端阻断钳，其位置应尽可能近心，但同时又能保证无名动脉血流。从距离近心

（a）

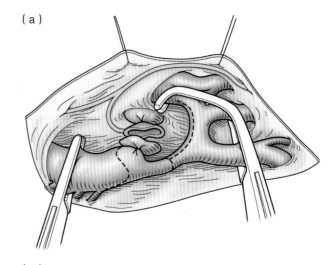

（b）

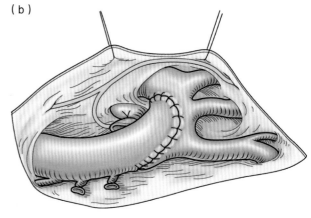

图 60.6

端阻断钳尖数毫米处开始，纵行切开主动脉弓底，向远心端延长，切口长度稍大于降主动脉截面的直径。用 7-0 聚丙烯缝线将降主动脉和主动脉弓切口做端 – 侧吻合（图 60.7c）。

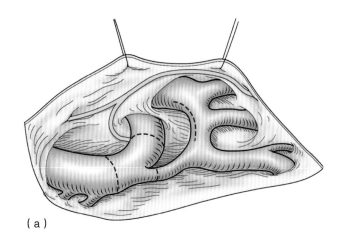

（a）

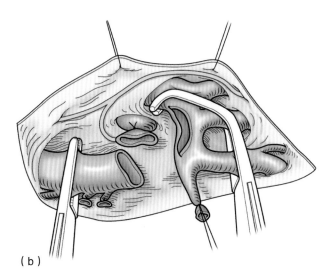

（b）

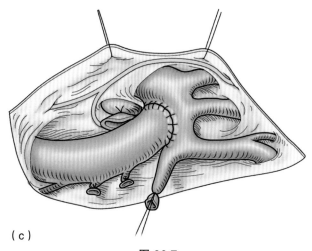

（c）

图 60.7

## 主动脉弓扩大重建技术

对于极其严重的主动脉弓发育不良 [ 主动脉弓内径小于 "患儿体重（kg）+1"（mm）]（图 60.8a），采用经左胸切口的矫治技术难以获得理想效果。此时，应经胸骨正中切口，在深低温体外循环下行主动脉弓扩大重建术，一并矫治主动脉缩窄和主动脉弓发育不良。

经胸骨正中切口开胸。游离升主动脉、主动脉弓及其分支。在无名动脉发出处主动脉弓的大弯侧置入主动脉插管，可以是一条，也可以是两条管（如果选择两条主动脉插管，可在无名动脉侧壁缝合一段膨化聚四氟乙烯人造血管，在此人造血管处置入第二条主动脉插管）（图 60.8b）。体外循环开机后，将体温降至 18℃，然后开始深低温停循环。在开始体外循环并降温后，游离降主动脉，停循环后，将动脉导管组织从降主动脉近心端切除。在主动脉弓底、无名动脉对开处切开，将此切口向远心端延长，然后用聚丙烯缝线将降主动脉和主动脉弓底切口行端 – 侧吻合（图 60.8c）。

## 升主动脉 – 主动脉弓滑动成形

对于婴儿期后的患儿，其降主动脉活动度较差。在这种情况下，可以考虑经胸骨正中切口，在体外循环和深低温下行升主动脉 – 主动脉弓滑动成形，同时矫治主动脉弓缩窄及主动脉弓发育不良。

经胸骨正中切口开胸，游离升主动脉、主动脉弓及其分支和近心端降主动脉。动脉插管可以是一条或两条，可以直接插入主动脉弓，也可以在无名动脉缝制一条膨化聚四氟乙烯人造血管，并经此插管。降温至 18℃后，停循环。根据需要，将缩窄段切除，将降主动脉近心端与主动脉弓底远心端切口做部分吻合（图 60.9a）。

在无名动脉近心端横断升主动脉，并在大弯侧的前外侧壁做一切口（图 60.9b）。在主动脉弓及降主动脉小弯侧做一切口（图 60.9b）。将升主动脉上提，用聚丙烯缝线将其与主动脉弓底及降主动脉近心端切口连续吻合（图 60.9c）。

# 主动脉弓离断的手术治疗

## 室间隔缺损合并主动脉弓离断的手术治疗

虽然可以分期治疗主动脉弓离断,但目前人们首选一期完成手术矫治:将降主动脉与升主动脉侧壁吻合,并完成 VSD 修补。采用胸骨正中切口,在体外循环辅助下,经历短时深低温停循环。如果从升主动脉发出的头颈部分支足够大,可在一侧颈总动脉插入一条细小的动脉插管(6Fr 或 8Fr),以便在行主动脉吻合时,可以经此做头部选择性顺行灌注。该技术可以避免停循环,但可能导致头部灌注过多,同时可能造成插管处狭窄。由于主动脉弓

吻合用时较短,因此停循环带来的损伤较小,却能明显方便手术操作。

经胸骨正中切口开胸。如果存在胸腺,则将其切除。充分游离头臂血管、分支肺动脉、动脉导管及降主动脉近心端。应确认并保护喉返神经。为了能达到充分、均匀的降温效果,应插入两条 8Fr 动脉插管。其中一条置入升主动脉,而另一条置入主肺动脉或动脉导管。升主动脉插管位置选择在升主动脉右外侧壁,与吻合口相对。在左、右肺动脉环绕血管紧缩带,也可以在动脉导管处环绕紧缩带,这样,在体外循环开机后可收紧紧缩带,使来自第二条主动脉插管的血液通过动脉导管流入降主动脉。静脉插管可以是一条或两条,完全根据主刀医生的习

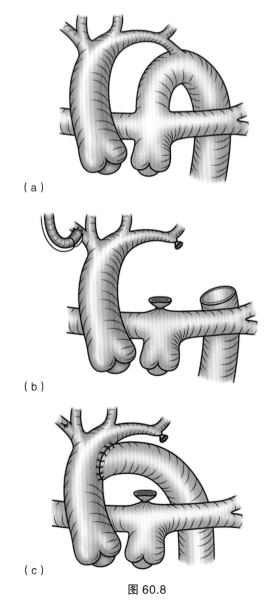

（a）

（b）

（c）

图 60.8

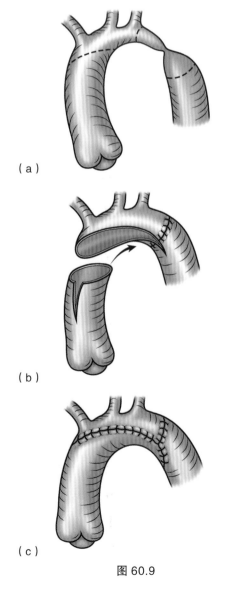

（a）

（b）

（c）

图 60.9

惯。如果需要经右心房切口修补 VSD，则选择两条静脉插管，可在体外循环下达到所需要的显露（图60.10a）。

　　体外循环开机后，在降温至 18℃的过程中，可进一步游离主动脉分支。对于 B 型主动脉弓离断，虽然可保留左锁骨下动脉，但如果将其结扎、切断，则可明显增加降主动脉的游离度，减少吻合口张力。如果存在迷走右锁骨下动脉，应将其结扎、切断。当直肠温度或鼓膜温度下降至 18℃，即可停循环，收紧无名动脉和颈总动脉的血管紧缩带，而阻断分

支肺动脉的紧缩带可以撤除。在主动脉根部灌注心脏停搏液，拔除主动脉插管。结扎、切断动脉导管，将降主动脉近心端所有动脉导管组织充分去除，在降主动脉上置入一把小的"C"形主动脉阻断钳，这将有助于向上提拉断端至升主动脉水平。在升主动脉左后侧壁做纵行切口，用 7-0 聚丙烯缝线将降主动脉和此切口做端 - 侧吻合（图 60.10b）。如果此时仅占用很短时间的停循环时间，可在恢复循环（体外循环）前完成 VSD 修补。也可以在升主动脉再次

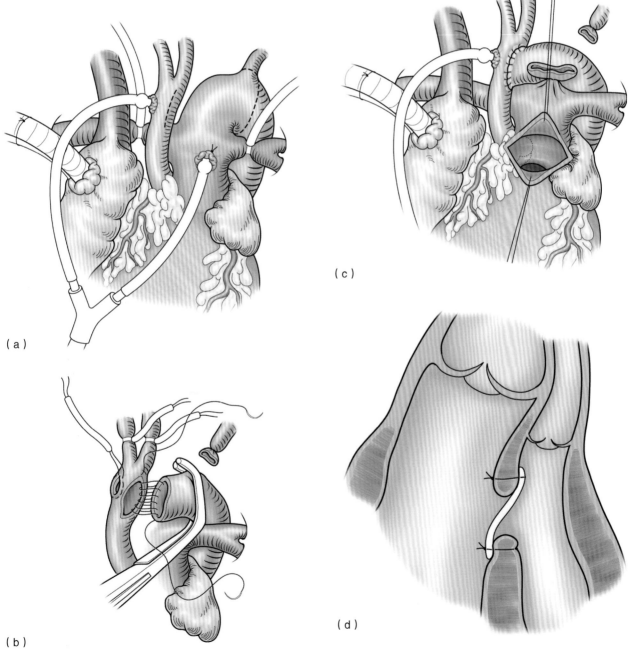

（a）

（b）

（c）

（d）

图 60.10

插管，启动体外循环，恢复心脏以外的血液循环。再次在主动脉根部灌注心脏停搏液，完成 VSD 修补。可在此时复温。

大多数 VSD 修补可以经主肺动脉近心端（肺动脉瓣稍远心处）的横切口完成（图 60.10c）。用 5-0 带垫片 Tevdek 缝线间断缝合，用 Dacron 或自体心包片闭合 VSD。注意：VSD 上缘缝针垫片（补片上缘）应置于圆锥间隔的左心室侧，这样可以将后移的圆锥间隔拉开，扩大左心室流出道（图 60.10d）。VSD 修补完成后，探查房间隔，如果存在大的分流通道，应将其部分闭合，保留 4mm 卵圆孔。充分排气后，放开主动脉阻断钳。常规缝闭肺动脉和右心房切口。通常置入左心房测压管以便术后监测。当患者体温充分恢复（36℃）后，撤离体外循环，并给予小剂量正性肌力药物。

## 主动脉弓离断合并严重左心室流出道梗阻的手术治疗

体外循环开机后，开始降温至 18℃。结扎、切断动脉导管。达到目标温度后，灌注心脏停搏液，停循环。收紧主动脉弓分支血管上的紧缩带。在肺动脉分支前水平将其横断，在肺动脉瓣下行右心室切口，在左前降支的右侧、与其平行延长切口。显露 VSD，必要时向前上方向扩大 VSD。纵向剖开一段 Dacron 人造血管，修剪至合适的形状和大小，用聚丙烯缝线将此补片连续缝合在 VSD 边缘及肺动脉瓣环上，使得左心室血液无梗阻地流经 VSD 到达肺动脉瓣口（图 60.11）。

现在将操作点转移至合并升主动脉和主肺动脉。在靠近升主动脉一侧的主肺动脉近心断端剪开一个豁口，用 7-0 聚丙烯缝线间断缝合，使升主动脉切口和肺动脉近心端豁口侧 – 侧吻合在一起。在降主动脉远心端上放置一把阻断钳，将动脉导管组织充分切除后，向远心端做 1cm 切口，在左锁骨下动脉内侧做一切口，用 7-0 聚丙烯缝线将升主动脉与降主动脉做部分连续吻合。剪取合适大小及形状的同种异体血管重建主动脉弓。取同种异体带瓣血管重建右心室和肺动脉连接（图 60.12）。

## 主动脉弓离断合并永存动脉干的外科治疗

除了 VSD，永存动脉干也是主动脉弓离断最为常见的合并畸形。如果这两种畸形合并出现，外科治疗应将两种畸形一并成功矫治。仅需要一条动脉插管，将其置于升主动脉远心端或主肺动脉上。启动体外循环时，将肺动脉分支阻断。当患者体温降至 18℃ 时，将头部分支阻断，停循环。结扎、切断动脉导管，将肺动脉从肺动脉干上分离出来。在升主动脉上做切口，上延至左颈总动脉约 5mm。将降主动脉近心端所有的动脉导管组织切除，但保留左锁骨下动脉。在左锁骨下动脉基底部做一约 5mm 的切口（图 60.13a、b）。

充分游离左颈总动脉、左锁骨下动脉和降主动脉近心端，用 7-0 聚丙烯缝线将左颈总动脉和左锁骨下动脉切口吻合，取一块同种异体主动脉或肺动脉重建主动脉弓基底，从动脉干瓣膜直到颈总动脉，其方法与左心发育不良综合征的第一阶段重建手术相似（图 60.13c）。

此时需要置换主动脉插管，恢复体外循环并复温。在右心室做一纵行切口，恰位于动脉干瓣膜下，经此切口修补 VSD。选取同种异体肺动脉或主动脉带瓣管道，建立右心室与肺动脉的连接（图 60.13d）。

## 主动脉弓离断合并大动脉转位的外科治疗

当主动脉弓离断合并大动脉转位或 Tuassig-Bing（右心室双出口伴肺动脉瓣下 VSD）时，应考虑行主动脉弓重建及大动脉调转。为了应对主动脉和肺动脉内径的明显不匹配，应采用以下方法：在主动脉 Valsalva 窦之上横断升主动脉，将远心断端摆向左后方，与降主动脉左侧开口做端 – 端吻合；在新建的主动脉弓下方做一纵行切口（图 60.14a、b）。将冠状动脉扣移栽至新主动脉根部后，将这一粗大的新主动脉与主动脉弓下壁切口做端 – 侧吻合。恢复体外循环后，通过右心室切口修补 VSD；在右心房做一小切口，经此修补房间隔缺损。将新建肺动脉近心端与原肺动脉分支部切口吻合，也可以与右肺动脉吻合，可以行（主动脉与肺动脉呈前后关系）

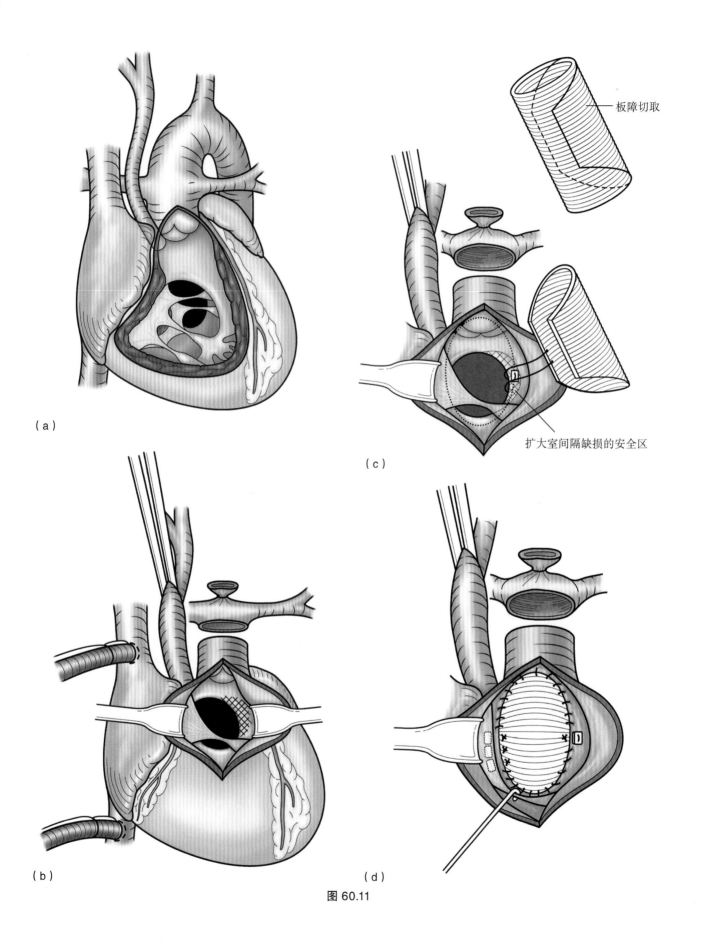

（a）

（b）

板障切取

扩大室间隔缺损的安全区

（c）

（d）

图 60.11

或不行（主动脉与肺动脉呈并列关系）Lecompte
操作（图60.14c）。

## 复杂主动脉缩窄的外科矫治

### 升主动脉与降主动脉的旁路连接

对于复杂的主动脉缩窄,尤其是成年患者,有
时需要采用其他一些治疗策略。经胸骨正中切口显
露降主动脉,在升主动脉和降主动脉之间建立旁路
连接,该方法的死亡率很低。取胸骨正中切口开

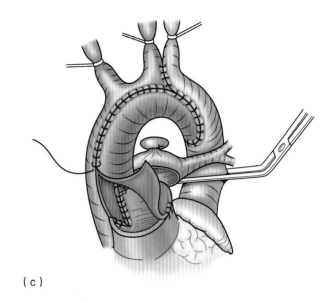

（c）

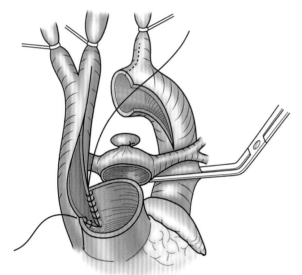

（a）

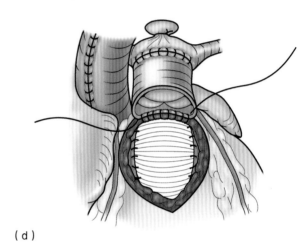

（d）

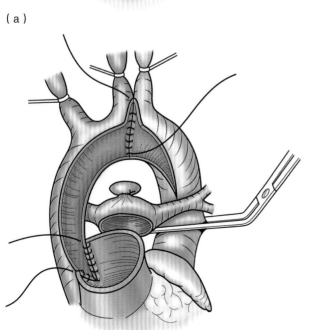

（b）

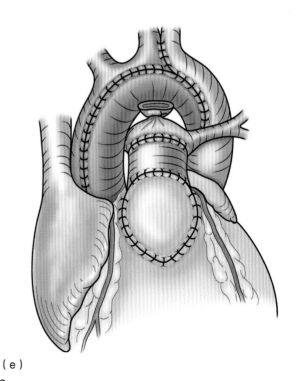

（e）

图 60.12

胸后，游离升主动脉。在升主动脉远心端或主动脉弓近心端置入主动脉插管。给予心脏停搏液后，牵拉心尖，显露后部心包。从左下肺静脉至横膈做一纵行切口，显露降主动脉。通过经食管超声心动图探头可以辨认食管。选择适当大小的人造血管，半阻断降主动脉，用聚丙烯缝线将人造血管一端与降主动脉切口吻合。将人造血管从下腔静脉后绕行至右心房右侧，至升主动脉大弯侧，应在心脏和主动脉充盈状态下确定人造血管的长度。仍在心脏停搏

状态下完成近心端的吻合。在升主动脉大弯侧做一纵行切口，用聚丙烯缝线将人造血管与主动脉切口做端 – 侧连续缝合（图 60.15）。

## 术后管理

　　主动脉缩窄的术后管理与其他侧胸开口手术无明显差异。通常在术后第 1 天可以拔除胸腔引流管。术后高血压较为常见，如果新生儿收缩压大于

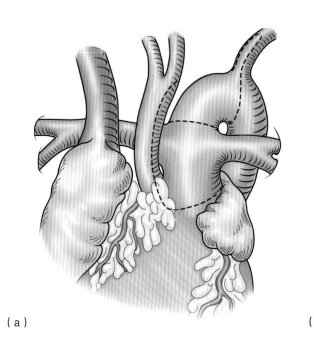

（a）

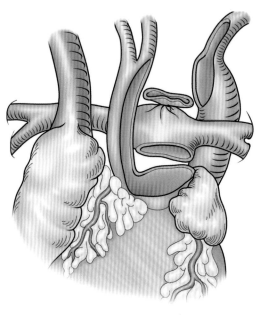

（b）

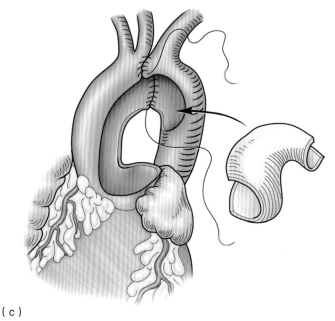

（c）

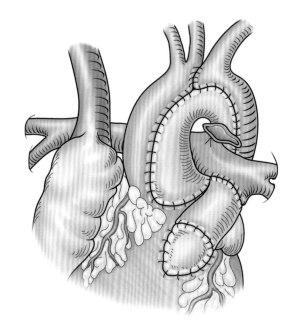

（d）

图 60.13

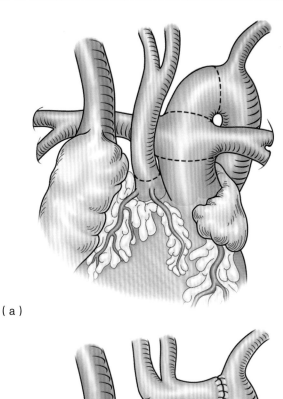

（a）

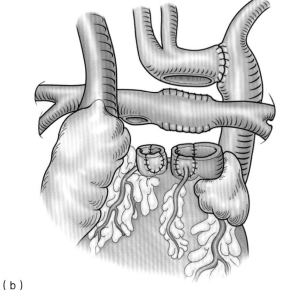

（b）

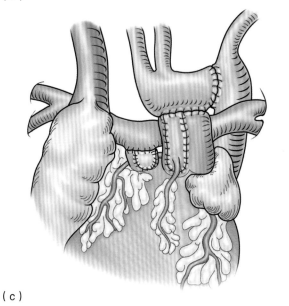

（c）

图 60.14

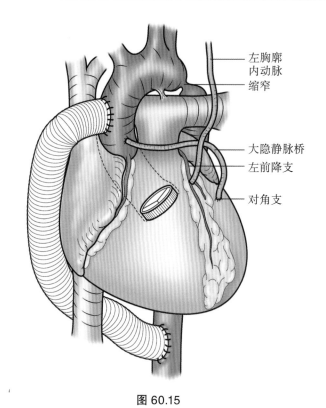

左胸廓
内动脉

缩窄

大隐静脉桥

左前降支

对角支

图 60.15

120mmHg 或年长儿童收缩压大于 150mmHg，通常可在术后 24h 静脉输注硝普钠。随着口服 β 受体阻滞剂（如普萘洛尔）或血管紧张素转化酶抑制剂（如卡托普利）的使用，应迅速停止硝普钠静脉输注。部分患者出院后仍须服用此类药物，但通常术后 3 个月即可停药。新生儿患者如果术后仍有心脏扩大，尤其是存在心内畸形的患者（如 VSD），出院后应继续给予地高辛和利尿剂。

新生儿和小婴儿患者主动脉缩窄术后 24 h 即可恢复进食。年长患儿术后数天可存在腹部不适，可能继发于脏器血管收缩。如果存在类似问题，应缓慢恢复口服进食；有时腹胀明显，需要胃肠减压及静脉补液。出院前应常规复查胸部 X 线片以排除乳糜胸。如果确实存在此并发症，可以采用置入胸腔引流管、限制含脂肪饮食等保守治疗策略。

和主动脉缩窄类似，新生儿主动脉弓离断及 VSD 修补术后的管理相对常规。为了尽可能减轻血流动力学的不稳定性，术后 24h 内应常规给予肌松剂，并可持续给入芬太尼 [10~15μg/（kg·h）] 麻醉。从术后第 1 天开始，可以逐步减停这些药物，并计划术后 48~72h 拔除气管插管。合并 DiGeorge 综合征的婴儿患者（多见于 B 型主动脉弓离断）术后可能出现明显的低钙血症。必须密切监测钙离子水平，必要时给予氯化钙或葡萄糖酸钙。成功拔除气管插管后即可恢复口服进食。只要患儿耐受，即可逐步增加热量供给，直到可以正常喂养并有相应的体重增加。大多数患者在出院后需服用数月地高辛和利尿剂。

## 疗　效

简单主动脉缩窄的新生儿患者，无论是否合并 VSD，其院内死亡率均低于 5%；但如果合并其他严重的心内畸形，尤其是左心 – 主动脉复合畸形，死亡率将会大幅升高。对于年龄较大的婴儿、儿童和成人患者，主动脉缩窄矫治的死亡率均低于 1%。因再狭窄而需要再次手术或球囊扩张的新生儿患者比例为 3%~9%，年龄较大儿童或成人患者比例低于 1%。近期一项针对新生儿主动脉缩窄的研究表明：缩窄段切除、端 – 端吻合与锁骨下动脉垂片技术在再狭窄方面无明显差异，但补片成形的再狭窄率则明显升高，达到 21%。

大多数关于主动脉弓离断合并 VSD 的手术疗效是基于单中心研究，样本数量相对较小，各医院之间的死亡率有明显差异。先天性心脏病外科医师协会曾进行多中心研究，纳入了 1987—1992 年的 183 例新生儿患者，院内死亡率为 27%。近期的单中心研究结果显示，院内死亡率为 5%~15%。因主动脉弓残余梗阻或再梗阻而需要再次干预的比例为 15%~20%，发生的高峰期出现在术后 4 个月。对于大多数病例，经皮球囊扩张即可获得良好的疗效。

## 延伸阅读

1. Connolly HM, Schaff HV, Izhar U, et al. Posterior pericardial ascending to descending Aortic bypass: an alternative surgical approach for complex coarctation of aorta. Circulation, 2001, 104(Suppl 1): I133–137.

2. Elgamal MA, McKenzie ED, Fraser CD Jr. Aortic arch advancement: the optimal one-stage approach for surgical management of neonatal coarctation with arch hypoplasia. Ann Thorac Surg, 2002, 73(4): 1267–1272.

3. Kanter KR. The Yasui operation. Oper Tech Thorac Cardiovasc Surg, 2010, 15(3): 206–222.

4. Kanter KR, Kirshbom PM, Kogon BE. Biventricular repair with the Yasui operation (Norwood/Rastelli) for systemic outflow tract obstruction with two adequate ventricles. Ann Thorac Surg, 2012, 93(6): 1999–2005.

5. Kaushal S, Backer CL, Patel JN, et al. Coarctation of the aorta: midterm outcomes of resection with extended end-to-end anastomosis. Ann Thorac Surg. 2009; 88(6): 1932–1938.

6. McKenzie ED, Klysik M, Morales DL, et al. Ascending sliding arch aortoplasty: a novel technique for repair of arch hypoplasia. Ann Thorac Surg, 2011, 91(3): 805–810.

7. Ungerleider RM, Pasquali SK, Welke KF, et al. Contemporary patterns of surgery and outcomes for aortic coarctation: an analysis of the Society of Thoracic Surgeons. J Thorac Cardiovasc Surg, 2013(145): 150–158.

# 第 61 章
# 先天性主动脉弓畸形

*Nhue Do    Luca Vricella    Duke E. Cameron*

## 发展史

主动脉弓畸形是一种罕见的先天畸形,通常被人们称作"血管环"。"血管环"这一名称是由 Gross 于 1945 年确定的。1737 年,Hommel 首先报道了血管环这一疾病,他将该病理表现称为双主动脉弓。1945 年,Gross 成功完成了首例血管环手术,手术对象是一名罹患右侧主动脉弓伴左侧动脉韧带的患者。Gross 还于 1948 年完成了第一例无名动脉悬吊术,将其悬吊于胸骨上以治疗无名动脉压迫综合征。近年来,相关的主要进展为无创诊断成像技术。

与其他各种先天性心脏畸形相比,理解胚胎发育起源对于主动脉弓畸形有着更加重要的意义。Edwards 分型是一个基于双主动脉弓向单一主动脉弓演变的过程而定义的分型体系,也是目前最广泛使用的体系。在胚胎发育早期,有 6 对主动脉弓将腹主动脉和背主动脉连接起来,但这 6 对主动脉弓从来没有同时出现过。这些主动脉弓以不同的形式退化、融合及重塑,进而形成了典型的左侧主动脉弓及其分支。如果这些主动脉弓出现不恰当的存留或吸收,就可能形成血管环。大多数情况下,第 1、第 2 和第 5 对主动脉弓退化,第 3 对主动脉弓演变为颈总动脉,第 6 对主动脉弓演变为肺动脉,而第 7 对节间动脉变成锁骨下动脉。左侧第 6 主动脉弓的腹侧部分变成动脉导管,而右侧第 6 主动脉弓发生内卷。而决定主动脉弓是左弓还是右弓的因素是

第 4 对主动脉弓的演化,即哪一侧的主动脉弓存留下来,通常为左侧;而双主动脉弓就是由于双侧的第 4 对主动脉弓都保留了下来(图 61.1)。

近年来,美国胸外科医师协会先天性心脏病国际命名与数据库项目推荐了另外一种分型体系。最常见的血管畸形包括:

- 左主动脉弓伴迷走右锁骨下动脉。
- 右主动脉弓伴迷走左锁骨下动脉。
- 双主动脉弓。
- 右主动脉弓伴左侧动脉韧带。
- 无名动脉导致的气管压迫。
- 肺动脉吊带。

## 基本原则与理论依据

罹患血管环的患者通常是由于出现气管或食管压迫症状而就诊,而症状的严重程度与压迫程度相关。气管压迫的主要症状包括喘鸣、气促及频发呼吸道感染,而食管压迫则表现出吞咽困难和误吸。出现因血管环而导致的症状即为手术适应证。对于因 CT 或其他检查而意外发现的无症状血管环,最好不予处理。大多数患者会在出生后 2 年表现出症状,新生儿期多表现为气管压迫,而婴儿期多表现为食管压迫。血管环的发生率并不清楚,一般认为占需要外科干预的先天性心脏病的 1%~3%,15%~20% 的患者合并其他先天性心脏病。

# 术前评估及准备

评估及治疗的目标如下：

·确认血管环诊断，同时排除是否存在其他心脏畸形。

·根据特定的解剖学特点确定手术方案。

·切断血管环，游离被压迫的组织。

## 病史与检查

患者最先出现的症状往往是喂养不耐受或呼吸困难，有时是由于轻微的肺部感染所诱发。通常没有明显体征，但体检可以发现异常呼吸音、喘息、气促、喘鸣、咳嗽或三凹征。

## 影像学检查

### 胸部 X 线片检查

胸部 X 线片可以显示左位或右位主动脉弓，如果左右不清，则提示为双弓。如果肺部出现浸润和过度膨胀，则提示存在气管、支气管受压的可能。侧位片可以提示气管受压的情况。

### 食管钡餐检查

历史上，食管钡餐曾被视为诊断血管环最有力的手段，它不仅可以确诊，还可以说明血管环的解剖；

但随着越来越多更加精密的诊断设备（如 CT、MRI）的出现，人们已很少使用食管钡餐检查，仅有少数医院还在沿用血管环常常会在食管后壁造成充盈缺损，而肺动脉吊带则在前壁造成充盈缺损。

### 胸部 CT/MRI

胸部 CT/MRI 可以提供 3D 重建的精确影像，并呈现周围的纵隔结构，但可能漏诊小的、闭锁的主动脉弓节段。小婴儿在做此类检查时，往往需要给予镇静剂及气管插管，这对于存在气道问题的患者将会带来额外的风险。

### 超声心动图

15%~20% 的血管环患者合并其他先天性心脏病，因此必须应用超声心动图进行筛查。血管环本身成像常常较为容易，而准确度则会随着经验的积累而逐步提高。

### 内镜检查

虽然在大多数情况下并不需要做气管镜检查，但气管镜可以确定气道受压位置和评估气管软化的严重程度，这主要用于无名动脉压迫气管的病例。很少需要行食管镜检查，它主要是用于排除其他一些可能的诊断。

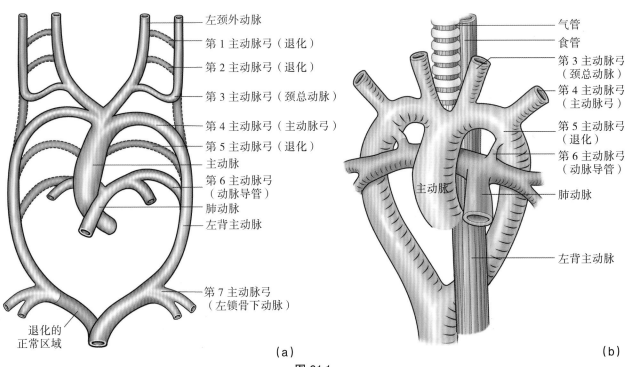

左颈外动脉
第 1 主动脉弓（退化）
第 2 主动脉弓（退化）
第 3 主动脉弓（颈总动脉）
第 4 主动脉弓（主动脉弓）
第 5 主动脉弓（退化）
主动脉
第 6 主动脉弓（动脉导管）
肺动脉
左背动脉
第 7 主动脉弓（左锁骨下动脉）
退化的正常区域

气管
食管
第 3 主动脉弓（颈总脉）
第 4 主动脉弓（主动脉弓）
第 5 主动脉弓（退化）
第 6 主动脉弓（动脉导管）
肺动脉
主动脉
左背动脉

(a) (b)

图 61.1

### 心血管造影

很少需要行心导管检查来明确诊断，但可以与超声心动图一同评估合并的心脏畸形。

## 麻 醉

常规气管插管下全身麻醉。对于年龄较大的儿童或成人，可用双腔气管插管或支气管封堵器，单肺通气可改善术野显露。双侧桡动脉测压，当没有哪一侧弓明显为主导时，术中通过感受颈动脉搏动可帮助决定切断双主动脉弓的哪一支。蛛网膜下腔置管可用于术后给予麻醉药，以减轻疼痛、改善呼吸。

## 手 术

### 一般原则

对于大多数血管环，可以通过左胸切口完成手术矫治。根据具体解剖也可选择其他入路。

· 右胸切口：无名动脉压迫。

· 右胸切口或胸骨正中切口：发自左侧主动脉弓、起源部位异常的右锁骨下动脉的换位移植。

· 右胸切口：双主动脉弓，且右弓及降主动脉细小，同时存在右侧动脉韧带。

胸骨正中切口常用于矫治存在合并心脏畸形或肺动脉吊带的病例（图61.2a）。后外侧切口应选择在第4肋间，同时避免损伤前锯肌（图61.2b）。在迷走神经后纵向切开纵隔胸膜，游离出主动脉的各大分支。首先应明确辨认所有分支血管，通过测压或颈动脉搏动情况，明确离断可能导致的血流动力学变化，在此之前，任何一个分支都不可草率离断。即使动脉导管或韧带并不构成血管环，也应将其结扎、切断。松解气管与食管周围的纤维带。如果存在Kommerell憩室，应将其游离出，必要时切除或将其固定在椎前筋膜上。如果出现淋巴渗漏，应缝合创面或使用生物胶进行处理。

### 迷走右锁骨下动脉

从左侧的降主动脉发出迷走右锁骨下动脉是最

常见的主动脉弓畸形（图61.3a、b）。与无名动脉压迫一样，这种迷走右锁骨下动脉也并不是真正的血管环，但的确可以造成器官压迫。大多数罹患此类畸形的患者并无症状。经右胸切口开胸，结扎并切断右锁骨下动脉，充分游离周围组织，此方法适用于婴儿及小龄儿童患者；对于年龄较长的患者，或

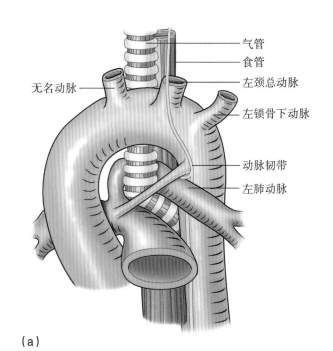

气管
食管
无名动脉
左颈总动脉
左锁骨下动脉
动脉韧带
左肺动脉

（a）

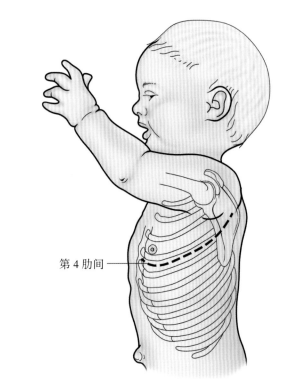

第4肋间

（b）

图61.2

者有一条较大的椎动脉发自异常的右锁骨下动脉时，建议将此横断的锁骨下动脉移植至升主动脉，必要时，可以在升主动脉和锁骨下动脉之间植入一段人造血管（图 61.3c）。无须切断动脉导管，事实上，经右胸切口也难以完成此操作。

### 迷走左锁骨下动脉

当左锁骨下动脉异位起源于右主动脉弓时，其在食管后向左走行，被位于左侧的动脉韧带向前牵拉，对食管造成压迫（图 61.4）。一般情况下，只需将动脉韧带切断即可解除症状，但由于它是迷走右锁骨下动脉的镜像（迷走右锁骨下动脉源于对侧降主动脉），有可能需要将右锁骨下动脉切断后移植。

### 双主动脉弓

如果双侧的第 4 对主动脉弓均因未退化而持续存在，则会形成一个环状的双弓畸形，位于左前的左弓和位于右后的右弓在后侧的降主动脉处融合。75% 病例的右弓为优势弓，而左锁骨下动脉和左颈总动脉源自较细小的左弓。约 1/3 的非优势弓存在

闭锁或发育不良的节段，此节段可以出现在此主动脉弓的任何位置，但多见于与降主动脉的交汇处（图 61.5）。约 15% 的病例的左弓为优势弓，另外 10% 的病例左、右弓均衡。右侧喉返神经在右侧主动脉弓底绕行，而不是右锁骨下动脉。

充分游离主动脉弓、动脉韧带、食管和气管，做小弓阻闭试验，阻闭的位点一般选在汇入降主动脉的闭锁节段（图 61.6a）。应确保头部和上肢的血流供应。在小弓最狭窄的区域放置血管阻断钳，切断后用聚丙烯缝线将断端双层往返缝闭。向右翻转主

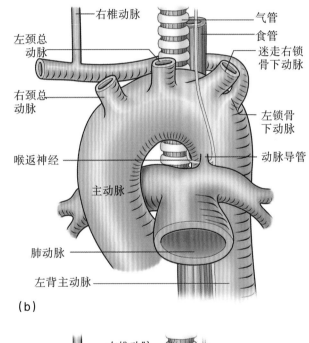

（b）

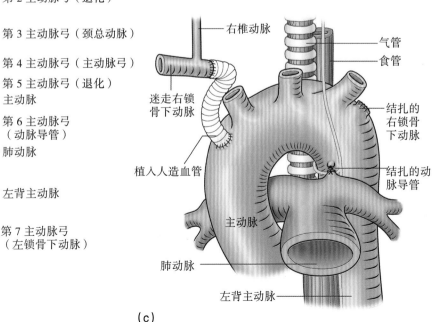

图 61.3

（a）

（c）

动脉弓残端,使其远离已经充分游离的气管和食管。然后结扎、切断动脉韧带(图61.6b)。注意辨认和保护左侧喉返神经。

## 右侧主动脉弓 / 左侧动脉韧带

在这种情况下,主动脉位于气管和食管的右侧,并在气管、食管后向左后方走行,而降主动脉通常走行在左侧。根据升主动脉的分支变异,肺动脉与左锁骨下动脉或降主动脉之间的动脉韧带形成了完全性血管环(图61.7)。处理时,仅需将动脉韧带切断,然后游离、松解主动脉及其分支即可。如果存在镜像分支(较为常见),动脉韧带位于无名动脉的下方,没有血管环形成。另外一种较为罕见的

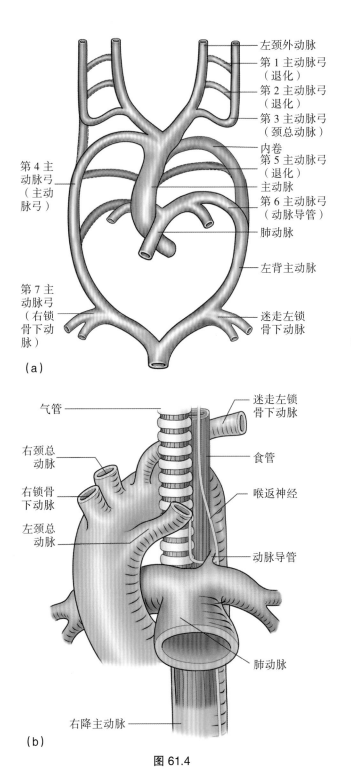

左颈外动脉
第1主动脉弓(退化)
第2主动脉弓(退化)
第3主动脉弓(颈总动脉)
内卷
第5主动脉弓(退化)
主动脉
第6主动脉弓(动脉导管)
肺动脉
左背主动脉
迷走左锁骨下动脉

第4主动脉弓(主动脉弓)
第7主动脉弓(右锁骨下动脉)

(a)

气管
右颈总动脉
右锁骨下动脉
左颈总动脉

迷走左锁骨下动脉
食管
喉返神经
动脉导管
肺动脉

右降主动脉

(b)

图61.4

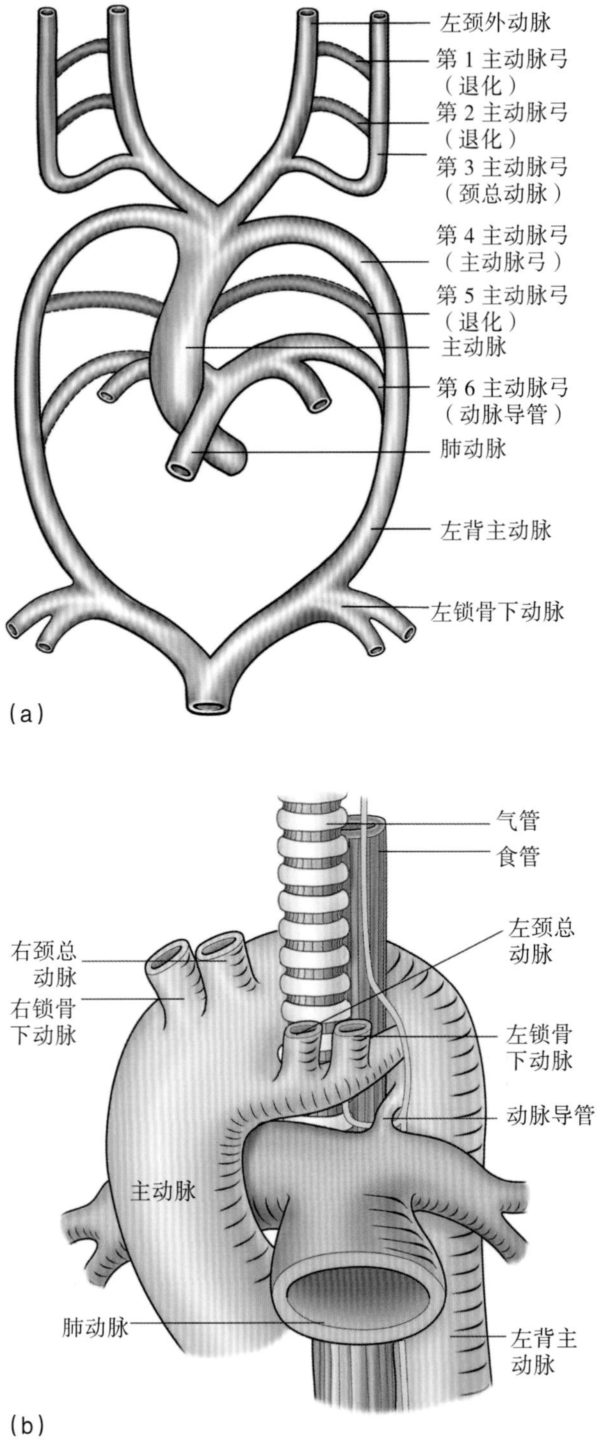

左颈外动脉
第1主动脉弓(退化)
第2主动脉弓(退化)
第3主动脉弓(颈总动脉)
第4主动脉弓(主动脉弓)
第5主动脉弓(退化)
主动脉
第6主动脉弓(动脉导管)
肺动脉
左背主动脉
左锁骨下动脉

(a)

右颈总动脉
右锁骨下动脉
主动脉
肺动脉

气管
食管
左颈总动脉
左锁骨下动脉
动脉导管
左背主动脉

(b)

图61.5

情况是降主动脉在右侧下行, 动脉韧带连接主动脉弓底与右肺动脉, 在这种情况下, 并没有血管环形成。

## 无名动脉压迫

当存在无名动脉压迫时 (严格地说, 这并不是血管环), 无名动脉起自主动脉弓的左侧。在其向右侧走行时, 将会跨越气管的前壁, 因此对气管产生压迫。经右胸切口开胸, 将胸腺的右叶切除, 在无名动脉前壁外膜上缝制提吊线, 将其悬吊于胸骨后筋膜上, 游离无名动脉后壁, 从而使气管从无名动脉后壁游离出来 (图 61.8)。如果对胸廓入口造成压迫, 导致没有足够的空间对无名动脉进行悬吊时, 应考虑将无名动脉换位移植。悬吊完成后, 应行支气管镜检查, 确认气管压迫已经得到解除。

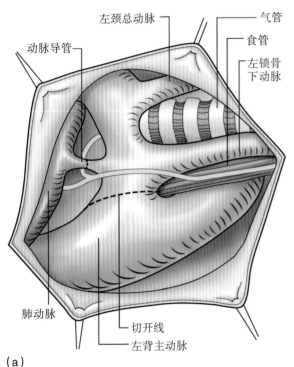

（a）

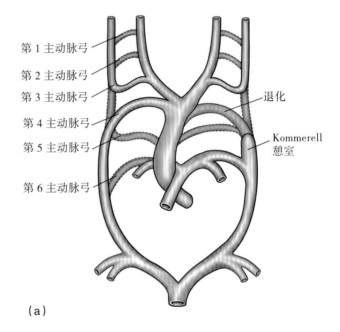

（a）

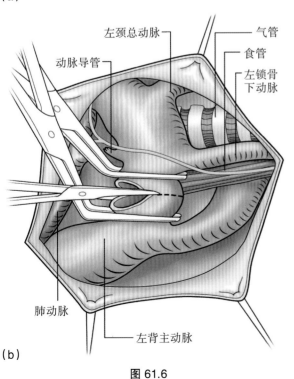

（b）

图 61.6

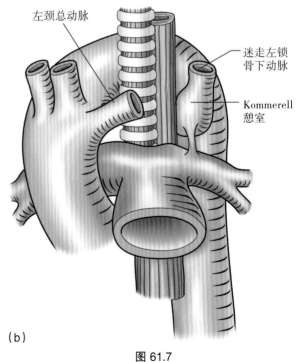

（b）

图 61.7

## 术后管理

对于大多数病例,可以在术后早期拔除气管插管,但之后应密切注意吸出气道分泌物、气管湿化、支气管痉挛和镇痛。如果存在损伤喉返神经和膈神经的可能,应充分告知 ICU 医生。关于胸腔引流和疼痛的管理,与其他经胸部切口的手术相同。

## 疗　效

手术死亡率很低(低于 5%),但并非没有死亡。

Backer 等一项针对血管环的大型研究表明:在 57 年间,有 44 年无死亡情况发生,约 12.4% 的患者合并其他心脏畸形;死亡通常是与所合并的心脏畸形

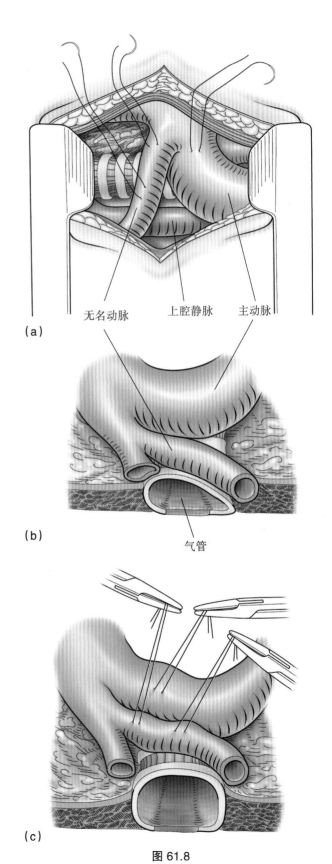

无名动脉　上腔静脉　主动脉

(a)

(b)　气管

(c)

图 61.8

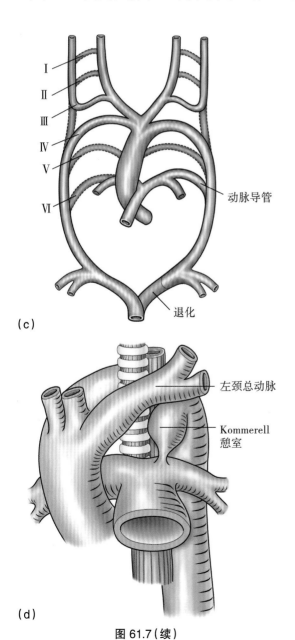

(c)

动脉导管

退化

左颈总动脉

Kommerell
憩室

(d)

图 61.7(续)

相关，也可能与严重的气管软化相关。并发症包括出血、感染、气管和食管瘘及乳糜胸。70%~80% 的患者可以解除症状，对食管压迫的解除稍理想，而对气管压迫的解除稍差。血管环手术后，并不一定能够立即改善症状，部分患者可能在术后数月才能获得较好的疗效。如果术后数月仍然存在症状或症状复发，应立即进行再次评估，这可能是由于受压器官周围的纤维组织游离不充分、Kommerell 憩室、食管狭窄或不可逆的气道损伤所导致。

## 延伸阅读

1. Arciniegas E, Hakimi M, Hertzler JH, et al. Surgical mana-gement of congenitalvascularrings. J Thorac Cardiovasc Surg, 1979(77): 721–727.

2. Backer CL, Mavroudis C. Congenital heart surgery nomen-clature and database project: vascular rings, tracheal stenosis, pectus excavatum. AnnThoracSurg, 2000, 69(4 Suppl): S308–318.

3. Backer CL, Mavroudis C, Rigsby CK, et al. Trends in vascular ring surgery. J Thorac Cardiovasc Surg, 2005(129): 1339–1347.

4. Edwards JE. Anomalies of the derivatives of the aortic arch system. Med Clin North Am, 1948(32): 925–949.

5. Gross RE. Surgical relief for tracheal obstruction from a vascular ring. New Engl J Med, 1945(233): 586–590.

# 第 62 章
# 左心发育不良综合征

*Aaron Eckhauser   Thomas L. Spray*

## 概述及发展史

左心发育不良综合征（HLHS）代表的是一系列心脏畸形，包括左心室发育不良或缺失及升主动脉发育不良。HLHS 最为极端的表现是主动脉瓣闭锁，伴升主动脉极度细小和左心室狭小。与其他单心室疾病一样，HLHS 的循环依赖于未闭合的动脉导管及体、肺静脉血的混合。单一心室（在 HLHS 中指解剖右心室）通过左、右肺动脉为肺循环提供血流，通过动脉导管向体循环提供血流。升主动脉的血流通常主要来自逆行灌注；如果主动脉瓣闭锁，那么升主动脉可以被视为冠状动脉总干，负责冠状动脉的灌注。

在多种危重先天性心脏畸形中，HLHS 最为常见，在 1 岁以内发现的心脏畸形中，HLHS 占 7%~9%；如果不治疗，HLHS 会致命，在出生后 1 周内发生的心源性死亡患儿中，25% 为 HLHS。Cayler 和 Freedom 率先提出 HLHS 姑息性治疗方案：在右心室和降主动脉之间植入一段人造血管，同时行双侧分支肺动脉环缩，从而限制肺动脉血流。这种初期的尝试并未获得成功，主要是由于肺血管床出现了扭曲变形。之后，陆续出现了各种改良术式，但最显著的进步源自 William I. Norwood 医生提出的 I 期治疗方案，他将外科治疗原则逐步修正和发展，成就了我们目前所采用的方案。Leonard Bailey 及其同事率先提出将新生儿期心脏移植作为一个替代治疗方案，但其受制于供体的数量，同时由于分期矫治方案的成功率日益提高，因此心脏移植目前并非是理想的选择。自 Norwood 首先提出姑息分期治疗方案至今，已过去了 20 余年，改动甚少；最近有人提出了一些技术改良方案，以限制人造材料的使用量和缩短深低温停循环的时间。

## 基本原则与理论依据

HLHS 分期手术治疗的基本原则与其他单心室疾病的治疗原则相同。I 期重建手术（通常将其称为 Norwood 手术）的目标包括：

·在负责体循环的心室（右心室）和主动脉之间建立无梗阻并具备生长潜能的连接通路。

·调整肺血流量，使肺血管床能够生长，同时限制其血流过度，以防止出现肺血管梗阻性病变及单一功能心室容量负荷的过度增加。

·建立无梗阻的心房间连接通路，避免肺静脉回流受阻。

在执行上述原则时，要确保主动脉弓远段不会出现梗阻，同时不会限制或影响冠状动脉灌注。I 期重建手术成功后，肺循环的血流将会依赖体 – 肺分流管或右心室 – 肺动脉分流，单一的右心室将要负担体循环、肺循环的整体心排量，这会增加容量负荷，两个循环的血流将会共同经过右心房、右心室、肺动脉，最终到达主动脉。缺血性损伤可导致三尖瓣反流，引发缺血性损伤的因素包括冠状动脉由极其细小的主动脉供血、冠状动脉自身的异常，容量负荷增加也可导致三尖瓣反流。如果存在明显的三尖瓣反流，应在Ⅰ期或Ⅱ期手术时进行干预，如果同时存在严重的心室功能不全，或许在Ⅱ期手术时应考虑心脏移植。

成功的Ⅰ期手术所带来的却是在一定程度上并不稳定的生理状态，肺血流依赖分流管，而解剖右心室的容量负荷显著增加。鉴于此，在 3~6 个月龄时应考虑进行Ⅱ期重建手术，即双向 Glenn 术或半 Fontan 术（见第 44 章 "双向 Glenn 术和半 Fontan 术"），从而减少单心室的容量负荷，增加有效的肺血流量。Ⅲ期重建手术与其他单心室治疗一样，所选择的术式为改良 Fontan-Kreutzer，将体循环和肺循环分隔开来，往往采用一个小的开窗孔，以允许术后早期在心房水平通过此孔右向左分流，从而在肺血管阻力升高或应激状态下，仍可以保证心室的前负荷。

## 术前评估及准备

与其他动脉导管依赖的单心室畸形相比，HLHS 的症状比较轻。气促和轻度发绀是最主要的早期症状。直至动脉导管开始收缩时，症状会变得明显，这时体循环血流量大幅度减少，导致代谢性酸中毒、器官功能障碍及休克。如果动脉导管持续开放且房间隔缺损为非限制性的，大量的肺血流会导致心室容量负荷过大及充血性心力衰竭，同样会因外周灌注不足而出现器官功能衰竭和代谢性酸中毒。在极少数病例中（2%~5%），由于心房水平存在严重的限制性分流通道，患儿表现出严重的低氧血症，同时胸部 X 线片显示肺部充血的征象，这类患者需要急诊手术，通过心导管或手术治疗建立一个非限制性的心房间通道。

HLHS 可通过二维超声心动图确诊，辅以彩色多普勒检查，通常无须心导管检查，除非试图通过心导管来扩大房间隔交通口或怀疑存在异常的肺静脉回流。如果心房水平并没有严重的静脉回流受阻，不建议行房间隔缺损扩大术，否则会导致肺血流增加，破坏原本的体、肺循环血流平衡状态，对

血流动力学状态造成不利影响。超声心动图可以评估主动脉弓发育不良的程度、升主动脉内是否存在逆向血流、是否存在主动脉弓缩窄、是否存在明显的三尖瓣反流，以及房间隔缺损是否表现为限制性。

HLHS 新生患儿的初始治疗方案包括维持动脉导管的持续开放，保持肺循环与体循环的平衡状态，防止出现严重的体循环异常或肺循环容量超载。持续输注小剂量前列腺素 E1[0.025~0.05μg/(kg·min)] 来维持动脉导管的开放。最好通过自主呼吸（吸入室内空气）来维持体、肺循环的平衡，但如果出现前列腺素 E1 诱导的呼吸抑制，需要使用呼吸机辅助，可将吸氧浓度控制在 21%~30%，以防止肺硬化，避免吸入高浓度氧气以防止肺血管扩张。很少会需要在吸入气体中混入二氧化碳或氮气，但这样做可以促进肺血管收缩，从而增加体循环血流量。如果存在心室功能障碍，可给予小剂量正性肌力药物，但应尝试使用最低剂量，从而尽量减少其带来的体、肺循环血管阻力不平衡的效应。一般情况下，当酸中毒和血流动力学状态异常得到纠正后，心室功能将得以恢复。在围手术期，可以使用利尿剂和地高辛来应对因肺血管阻力下降而导致的心室容量负荷增加。审慎明智地使用这些药物对处于危险期的 HLHS 患儿至关重要，可以稳定和改善血流动力学状态，恢复肾功能和肝功能，同时评估神经系统功能状态。此外，还需要评估基因异常及非心血管畸形情况。患儿虽然存在明显的容量超载，但合理的治疗可以使患儿在手术前获得数周相对稳定的生理状态。一般情况下，可在肝肾功能正常后，在非急诊状态下完成手术治疗。

## 麻　醉

在麻醉诱导期和维持期，应格外小心处理体循环和肺循环的血管阻力情况。给予镇痛药物（通常为芬太尼）和肌松剂（通常为非去极化肌松剂）。常规行气管插管。如果肺血流表现为非限制性，则应注意避免吸入高浓度氧气以保持体、肺血管阻力的

相对平衡。麻醉诱导可以导致血管扩张，但在这一重要阶段很少需要吸入混合了氮气或二氧化碳的气体来维持体循环的灌注。置入脐动、静脉插管进行监测，反复测定血气以纠正不平衡的灌注状态及酸中毒。

# 手术

采用胸骨正中切口，切除大部分胸腺以充分显露上纵隔及主动脉弓的分支血管。沿中线切开心包。由于心室的容量负荷过大及低体温（由于手术室温度较低，患儿的体温一般只有 34℃），心肌可能会处于非常易激惹的状态，因此，即使是很轻微的牵拉或刺激都可能导致不稳定，诱发出室颤；因此，在游离准备阶段，应尽一切努力避免刺激心室，应使用低功率电刀完成操作（图 62.1a）。将极细小的升主动脉与主肺动脉之间的间隔仔细分离出来，直至右肺动脉水平。而后游离整个主动脉弓，头部血管用血管紧缩带环绕控制。游离动脉导管组织，由于降主动脉就在动脉导管的下游，应避免直接牵拉动

脉导管，此时的动脉导管组织非常脆弱，极易破裂出血。将肺动脉分叉部游离出来，将左、右肺动脉游离后绕以紧缩带，在体外循环开始后需要中断肺动脉血流。完成上述各项游离后，在主肺动脉的近心处、肺动脉分叉的下方和右心耳缝制荷包，用于体外循环插管（图 62.1b）。

肝素化后，分别插入动、静脉插管，开始体外循环转机。此时应将左、右肺动脉上的紧缩带收紧，防止在降温期间有血液进入肺动脉。通常需要 15min 将患者体温降至 18℃。如果无名动脉和右肺动脉的解剖关系没有错位或扭曲，可以选取（内径为 3.5~4.0mm）并修剪一段聚四氟乙烯（PTFE）人造血管，将其近心端剪成斜面。在无名动脉的近心端放置一把半阻断血管钳，用 7-0 单股缝线完成人造血管近心端的吻合，放开阻断钳，保证分流管血流无限制（图 62.1c）。可将一小号 Hegar 探条从分流管内逆向送入，确保无名动脉远心段无狭窄。

在后续手术期间，用血管夹将分流管夹闭；也可以经分流管插入主动脉插管，在进行其他步骤的操作时，经此持续灌注主动脉弓（图 62.2a）。将心

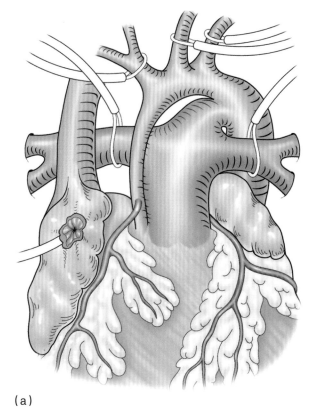

（a）

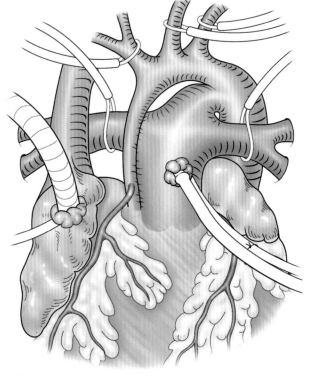

（b）

图 62.1

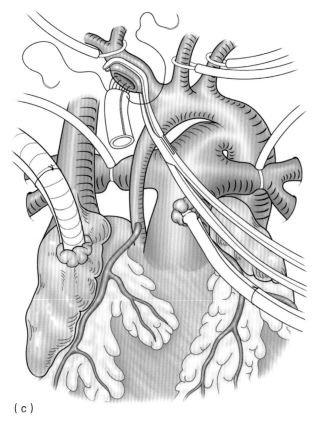

（c）

图 62.1（续）

脏停搏液灌注管连接在主动脉插管的侧孔上。经过 15~20min 的降温，当体温降至 18℃时，停循环，收紧弓部分支的紧缩带（图 62.2b）。

在动脉导管与降主动脉交汇的远心处，放置一把降主动脉阻断钳，心脏停搏液经主动脉插管、动脉导管、升主动脉逆向灌注，获得心脏停搏（图 62.3a）。当全部的静脉血回流进入贮血器后，将动、静脉插管拔除。移除肺动脉紧缩带，结扎动脉导管，在其主动脉侧远端剪断（图 62.3b）。

通过心房荷包将房间隔组织广泛切除。如果显露受限，可另做一较小的右心房切口。此时，第一房间隔往往凸向左心房，可以将其广泛切除，营造一个无梗阻的房水平分流通道（图 62.3c）。用单股缝线将心房切口缝闭。

在右肺动脉起始水平将主肺动脉横断（图 62.3d），此切口会使主肺动脉远心断端左侧壁有少许冗余，除非将切口修剪成斜面，上缘达左肺动脉开口。在右肺动脉分支水平做此横断的目的是使肺动脉近心断端与主动脉之间的连接明显高出冠状动

脉开口，以避免缝合时伤及冠状动脉（起源于细小的升主动脉）。如果肺动脉粗大，可将肺动脉远心断端直接缝闭，但更多的情况是将一块椭圆形同种异体肺动脉补片用单股缝线连续缝合，修补远心断端（图 62.3e）。

在近右肺动脉开口处吻合分流管的远心端（图 62.4）。此时完成分流管远心端的吻合有助于将吻

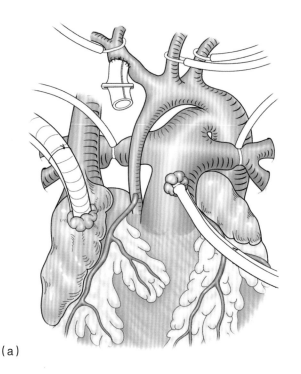

（a）

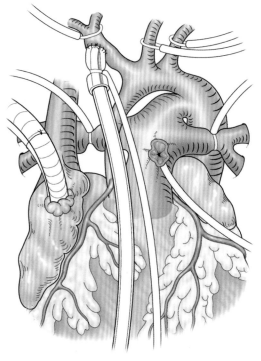

（b）

图 62.2

651

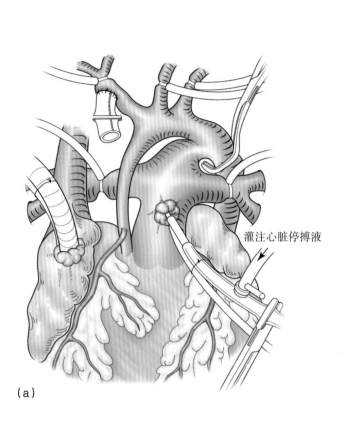

（a）

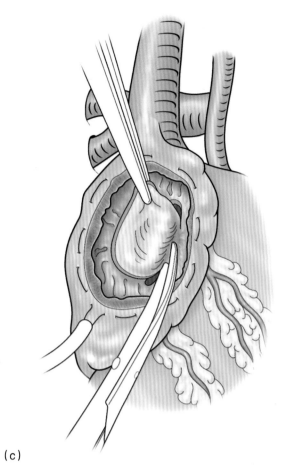

（c）

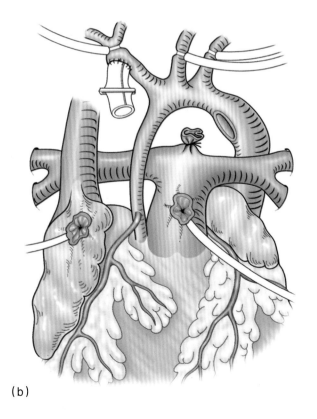

（b）

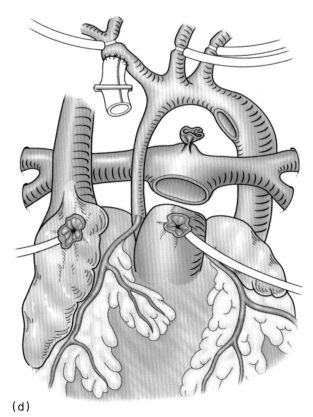

（d）

图 62.3

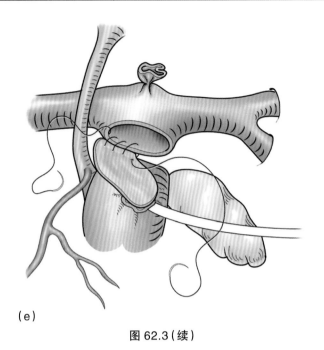

（e）

图 62.3（续）

合点置于主动脉后方、靠近中线；否则，手术完成后，膨胀的新主动脉会使肺动脉的显露存在困难。在行分流管吻合时，应非常仔细地操作，避免术后出现发绀或早期分流管栓塞。

在细小的主动脉小弯侧做一切口，不仅要跨越

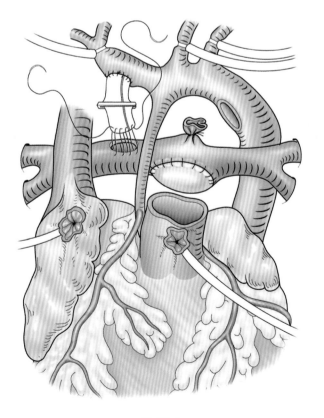

图 62.4

整个弓底，还应超越动脉导管连接部的最远端（图62.5a）。将主动脉壁上的动脉导管组织充分清除，如果与动脉导管相对的主动脉腔内存有导致缩窄的嵴样组织，也应一并剪除（图 62.5b）。在主动脉近心处，将切口下延，高度与肺动脉近心断端的高度平齐。有时为了防止肺动脉近心断端对相邻的升主动脉近心处造成压迫，可在肺动脉近心端靠近主动脉一侧做一小切口，更好地吻合主动脉与肺动脉（图62.5c）。用 7-0 单股缝线间断缝合细小的升主动脉和肺动脉近心端，一方面可以避免荷包收缩效应，另一方面还可以在这一吻合的关键点充分止血（图62.5d）。此时必须确认进入冠状动脉的血流没有受到任何阻碍。游离主动脉和肺动脉之间的外膜组织，防止在新主动脉膨胀后，黏附的心外膜导致冠状动脉开口发生弯折。

用 7-0 单股缝线将一块同种异体肺动脉片吻合在主动脉弓底，使之扩大，以完成主动脉重建的最后一步。注意勿使血管片过度冗余（图 62.6），否则当新主动脉充盈、收缩压上升后，重建的主动脉会发生扭曲，使无名动脉起始部受到影响，导致分流管血流减少，而冠状动脉处的扭曲会造成心肌缺血，降主动脉的扭曲可导致主动脉弓远心端梗阻。

一般情况下，宁可让此补片过窄也不要过宽。后壁一般应较前壁稍短。通常将补片的下缘修剪成稍凹的形状，以防止其过长，否则会导致与此补片连接的肺动脉根部弯折，且可能因新的主动脉瓣关闭不全而影响心脏射血。不同类型的 HLHS，其主动脉的内径存在差异，因此补片也应进行个性化的修剪（图 62.6d）。

完成主动脉重建后，向右心房和主动脉内注入生理盐水排气，插入动脉和静脉插管，恢复循环，复温至 37℃。放松各个紧缩带。此时，应立即对心肌血供状态进行评估，确保冠状动脉灌注无受限。如果此时心脏明显膨胀，则提示可能存在肺动脉瓣扭曲及新的主动脉瓣关闭不全，需要立即处理。复温完成后，经胸壁穿入心房测压管，从右心耳的荷包线内送入心房，用于测压和扩容。一般情况下，给予小剂量的正性肌力药物，如多巴胺或肾上腺素。

米力农则多经体外循环管路注入,用于扩张血管,改善右心室功能。为了维持体循环灌注,通常需要降低已经升高的体循环血管阻力。一些心脏中心选择使用 α 受体阻滞剂(如酚苄明)来达到相同的作用效果。恢复通气时,使用大潮气量,使肺组织完全膨胀,以降低肺阻力。将分流管上的血管夹移除,撤停体外循环。我们医院常规采用改良超滤以减轻心肌水肿、改善心室收缩功能及减轻术后早期的容量负荷。

拔除动、静脉插管后,充分止血。置入胸腔引流管后常规关胸,送至 ICU。如果对心肌功能和出血有所担心,可延迟关胸,将一块硅橡胶片与皮肤切缘缝合。

可以根据心脏的特殊解剖,采用多种改良术式。如果主动脉与肺动脉位置调转,或主动脉大于肺动脉,可将主动脉和肺动脉的近心端横断,将两者并列连接,形成"双桶"样,随后将主动脉弓用一块三角形同种异体肺动脉补片重建,然后与"双桶"的根部大血管进行连续吻合(图 62.7)。这一方法可以避免重建主动脉弓发生扭曲,也可避免因补片过大而对其后方的肺动脉分叉部造成压迫。

另一种改良方案是在重建主动脉弓时不使用同种异体肺动脉等外源性材料,而是将主肺动脉

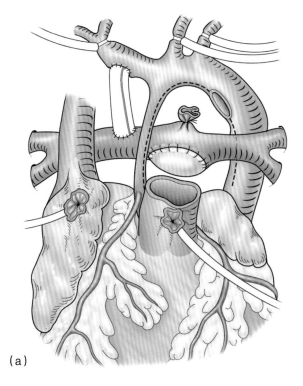

(a)

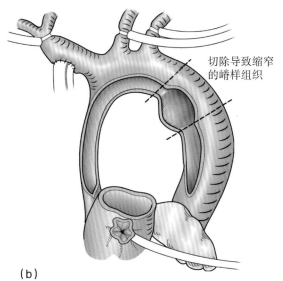

切除导致缩窄的嵴样组织

(b)

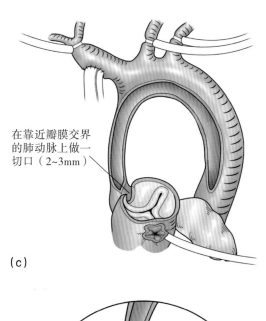

在靠近瓣膜交界的肺动脉上做一切口(2~3mm)

(c)

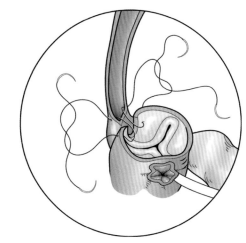

(d)

图 62.5

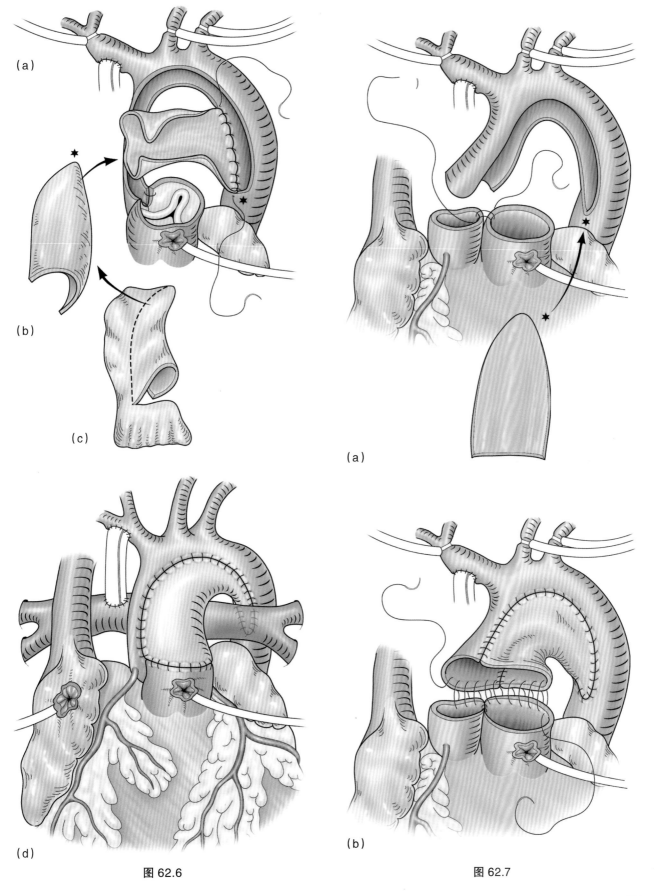

图 62.6

图 62.7

近心断端上提后与主动脉弓底切口直接吻合（图62.8）。采用这一方法时，应将弓部的各个分支血管充分游离，使它们可以向下活动，以便与肺动脉进行吻合，而肺动脉的横断水平也应提高至右肺动脉开口处。此术式可以避免弯折细小的升主动脉，而后者可以视为共同冠状动脉。正是由于担心冠状动脉血流的问题，才使很多心脏中心将细小的升主动脉横断后，用单股缝线连续或间断地将此升主动

脉断端吻合在肺动脉近心端的前外侧壁，以避免冠状动脉的并发症。

如果存在严重的主动脉缩窄，则在左锁骨下动脉的远心端横断降主动脉，切除全部的动脉导管组织，在主动脉重建前，将降主动脉与主动脉弓的上壁部分吻合在一起。注意不要遗留任何动脉导管组织，因为它是导致弓部发生再狭窄的重要因素（图62.9）。

近期，Sano 发明了一种新的治疗 HLHS 的改良

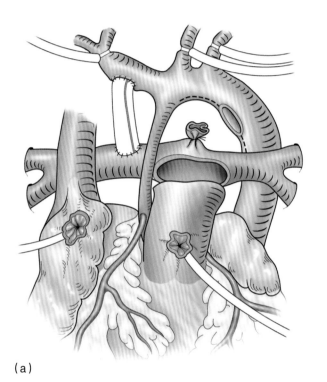

（a）

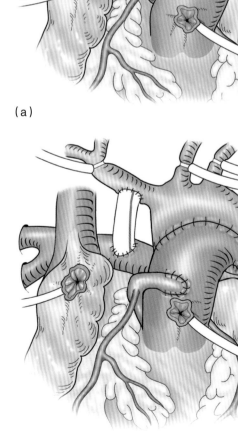

（a）

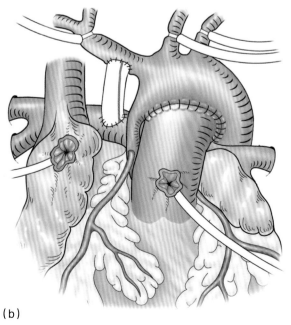

（b）

图 62.8

（b）

图 62.9

术式，使用右心室－肺动脉分流管替代主－肺动脉分流管作为肺血供给源。Sano 改良的优势在于：向肺血管床提供收缩期前向血流，避免了舒张期窃血，而舒张期分流会降低舒张压，进而降低冠状动脉灌注压。由于 Sano 改良可以使患者术后早期更为稳定，因此迅速得到了很多医院的认同和接受。术后早期体循环血管阻力的升高，可导致标准 Norwood 术后心排出量下降，但对右心室－肺动脉分流的 Norwood 术则没有如此大的影响，因为对于后者而言，由于右心室压力升高，体循环血管阻力的升高有利于增加进入肺血管床的前向血流。右心室－肺动脉分流理论上的不足是：需要在右心室圆锥部做一切口（有可能影响右心室的远期功能），同时，增厚的右心室肌肉有可能造成分流管起始部狭窄。

## Sano 改良术式

采用标准术式完成主动脉弓重建（图 62.10a）。在肺动脉瓣下最少 0.5cm 处的右心室流出道圆锥部做一切口，而肺动脉瓣通常有所扩大（图 62.10b）。选择一条内径 5mm、外壁加强的 PTFE 管道，测量所需长度，从硅胶支撑环开始计算，大约 4cm 长。测量右心室壁的厚度，将 PTFE 管道经右心室切口送入，保证有 1~2mm 的管道末端凸入右心室腔。在心腔切口的 4 个象限，分别用一条 Prolene 缝线将 PTFE 管道间断缝合、固定。将一细小的 Hegar 探条伸入管道中，确保管道在进入右心室的行程中没有发生弯折。再用一条 Prolene 缝线在管道外周的心室壁上做一荷包，用于止血。部分缝合肺动脉分叉部的断口后，分流管道的远心端向上与肺动脉分叉部开口吻合，注意不要影响重建的新主动脉，并保证肺动脉分叉部的良好生长。另一种替代方法是：将分流管的远心端与一块同种异体血管片吻合，再将此血管片吻合在肺动脉分叉处的切口上，应确保吻合口通畅。

在使用 Sano 改良术式时，应确保分流管的入口无梗阻，同时要保证分流管长度适当，避免向后推挤肺动脉分叉部造成梗阻及管道弯折。与标准的 Norwood 术相比，术后的收缩压往往稍低，但舒张压则有所升高，动脉血氧饱和度也可能有所升高，

但血氧饱和度的升高往往可以被很好地耐受，同时不会出现标准 Norwood 术后常见的舒张期冠状动脉窃血现象。

对技术进一步的改良可以缩短停循环时间，甚至可以不使用停循环技术。在该技术中，可以首先将肺动脉插管置入动脉导管内，并收紧动脉导管紧缩带，以维持体循环灌注；也可以在体外循环开始前完成改良 Blalock-Taussig（BT）分流管的近心端

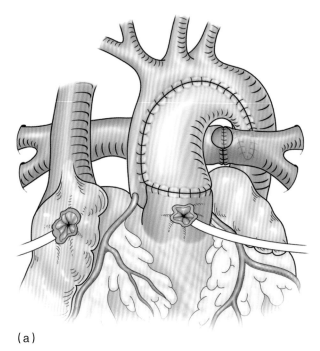

(a)

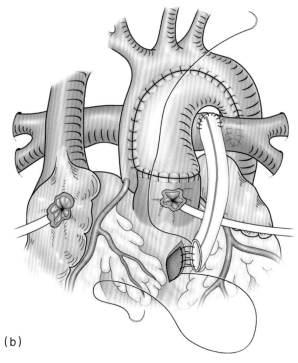

(b)

图 62.10

吻合，在分流管内插入动脉插管。对于升主动脉细小的病例，在行改良 BT 分流管近心端吻合时，很难避免发生扭曲，而且有可能造成短时心肌缺血，因此，一般倾向于在体外循环下完成吻合操作。将改良的分流管的近心端吻合在无名动脉的起始部，然后经过短时停循环，将动脉插管移至分流管远心端，通过无名动脉逆向灌注头部，并通过侧支血管灌注远端血管床。收紧颈总动脉和锁骨下动脉的紧缩带，并阻断降主动脉，将体外循环流量降至正常的30%。在采用这一技术时，应密切监视桡动脉灌注压。可经静脉插管或置入右心房内的冠状吸引回收回流的静脉血。主动脉重建完成后，在新主动脉上重置动脉插管，在复温期间完成分流管远心端与肺动脉的吻合。

## 镶嵌手术技术

　　HLHS 的镶嵌手术是传统技术的替代方案，通过外科医生和介入医生的协作可以降低患儿的创伤。常规麻醉诱导后，经胸骨正中切口开胸。在上腔静脉和主动脉之间全周游离右肺动脉，随即在左肺动脉起始部将其游离。分别用 1~2mm 长、内径为 3.5mm 的 Gore-Tex® 血管对双侧肺动脉进行环缩，用 6-0 Prolene 缝线将环缩带固定在分支肺动脉的外膜上。很难精确把握紧缩程度，应依靠血管成像及血压的逐步升高情况和血氧饱和度的降低程度来确定。

　　在主肺动脉上缝制荷包，位点选在稍高于肺动脉瓣的地方，经此将鞘管送入肺动脉（图 62.11）。选择可覆盖动脉导管全长、尺寸合适的血管支架。确认支架放置得当后，即可行房间隔球囊造口术或置入房间隔支架。也可以根据房水平分流的情况，在出院前另行房间隔造口术。推迟行房间隔造口，便可以在更稳定的情况下行更为"激进"的造口。4~6 个月后，当患者行Ⅱ期手术时，可将房间隔完全切除，去除未闭的动脉导管内的支架，行 Damus-Kay-Stansel 吻合扩大主动脉弓，并行 Glenn 术改善肺血流（如需了解更详细的内容，可参阅"延伸阅读"中的第 3 项——Galantowicz 等的文章）。

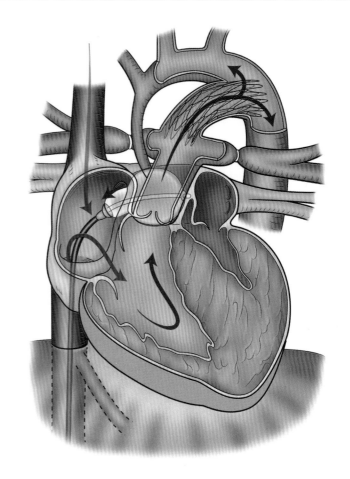

图 62.11

## 术后管理

　　在 HLHS 患者的各项管理中，最主要的进步来自术后管理的细化，明显降低了术后早期心功能衰竭和循环衰竭的发生率。

　　术后早期最主要的管理目标是通过扩张体循环血管床，维持体循环灌注。早期平衡体、肺血流的措施主要是在Ⅰ期手术后，聚焦于通过调节肺血管阻力、限制肺血流来防止肺血过多。通过快速降低给氧量，或者有时在吸入气体中加入二氧化碳来提高肺血管阻力。但 Tweddell 等的研究发现：分流管已经充分限制了肺血流，几乎不需要对肺血管阻力施加额外的调控。当患者复苏后，即可将吸氧浓度降至 40% 以下；如果分流管选择得当，一般都可以在短时间内将吸氧浓度降至 30%~40%。但必须严密监测碱缺失的数值变化，如果出现明显的碱缺失或碱缺失进行性加重，则提示体循环灌注出现明显异常,需要增加正性肌力药物和(或)更有效的血管扩张剂。米力农可明显改善心排出量,提高右心功能。目前,我们会在术后使用 $3\mu g/(kg\cdot min)$ 的多巴胺,作为基线用量,起到强心和改善肾灌注的作用,加用米力农 $0.5\sim1.0\mu g/(kg\cdot min)$ 以加强血管扩张,改善心肌收缩力。通过呼吸机参数调节,达到轻度低碳酸血症的状态,将二氧化碳分压维持在 $35\sim38mmHg$,预防肺泡低氧血症和高碳酸血症,通常使用高潮气量以防止肺不张。术后当晚,对婴儿患者持续镇静和肌松,部分术前状态良好、体肺血流平衡的患儿可在术后 $24\sim48h$ 拔除气管插管。术后尽早开始营养支持,初始时采用静脉营养,在能耐受的情况下,尽快转为肠道喂养。

## 疗　效

在过去的 10 年间,临床疗效有了巨大提升,这在很大程度上应归功于术后管理策略的显著进步。根据美国胸外科医师协会先天性心脏病外科数据库的资料,院内生存率已由 2002 年的 68.6% 提高到 2009 年的 81.4%。来自多家大型心脏中心的数据显示,目前的生存率已达 74%~93%。

SVR(单心室重建)试验是一项由美国国立卫生研究院资助的、多中心随机研究,比较了 Norwood 手术中采用 BT 分流和右心室 – 肺动脉(RV-PA)分流的疗效。将患者随机分配至 BT 分流组或 RV-PA 分流(Sano 分流)组,主要终点事件为术后 1 年死亡或需要心脏移植。在以 12 个月发生死亡或心脏移植为终点事件的对照中,RV-PA 分流组优于 BT 分流组(26% *vs.* 36%,*P*=0.01);12 个月后,BT 组的死亡风险不再显著增加。另外,术后需要行心肺复苏的比例,BT 分流组高于 RV-PA 分流组(20% *vs.* 13%,*P*=0.04);但 RV-PA 组的非计划性再次干预的心血管事件(包括对分流管和新主动脉的干预)发生率高于 BT 组(92% *vs.* 70%,*P*=0.003)。

虽然整体死亡率有了大幅降低,但患者在术后仍存在明显的并发症风险。患儿存在神经系统发育迟缓的风险,原因包括发绀、充血性心力衰竭、已经

存在的中枢神经系统异常,也包括体外循环和低温停循环对未成熟脑组织的影响。在儿童发育和智力评分方面,HLHS 患者低于其他单心室疾病儿童,但大部分人仍在正常范围内。语言能力测试分数高于运动能力测试分数,这一点在其他经历外科治疗的先天性心脏病患儿中同样存在。神经系统发育不良的最主要因素是合并基因异常的综合征,以及围手术期或术前发生癫痫。癫痫发作是术后最主要的神经系统异常(4%~7%)。约 5% 的患者出现卒中或颅内出血。膈神经和喉返神经损伤并不少见,发生率分别为 5% 和 10%。根据临床定义的肾衰竭的发生率为 10%~15%。

镶嵌手术的初步疗效令人满意。Galantowicz 等报道了北美最大宗病例(*N*=40)的院内死亡率为 2%,Ⅰ期与Ⅱ期手术之间的死亡率为 5%,再干预率为 36%。对于此术式的最大担忧是反向主动脉缩窄及主动脉横弓逆行狭窄的发生,约 10% 的患儿发生此类并发症,所有患者均可通过放置逆向主动脉支架成功矫治。镶嵌术式要求多个有经验的学科团队协作完成,而此学习曲线表现得非常陡直。但我们可以非常肯定地说:镶嵌术式为 HLHS 的治疗翻开了精彩的一页。

## 延伸阅读

1. Bove EL, Lloyd TR. Staged reconstruction for hypoplastic left heart syndrome: contemporary results. Ann Thorac Surg, 1996(224):387–394.

2. Feinstein JA, Benson W, Martin GR, et al. Hypoplastic left heart syndrome: current considerations and expectations. J Am Coll Cardiol, 2012, 59(Suppl): S1–42.

3. Galantowicz M, Cheatham JP, Phillips A, et al. Hybrid approach for hypoplastic left heart syndrome: intermediate results after the learning curve. Ann Thorac Surg, 2008(85): 2063–2071.

4. Hoffman GM, Ghanayem NS, Kampine JM, et al. Venous saturation and the anaerobic threshold in neonates after the Norwood procedure for hypoplastic left heart syndrome. Ann Thorac Surg, 2000(70): 1515–1521.

5. Mahle WT, Spray TL, Wernovsky G, et al. Survival after reconstructive surgery for hypoplastic left heart syndrome:

a 15-year experience from a single institution. Circulation, 2000, 102(Suppl III): III136–141.

6. Ohye RG, Sleeper LA, Gaynor JW, et al. Comparison of shunt types in the Norwood procedure for single-ventricle lesion. New Engl J Med, 2010(362): 1980–1992.

7. Tweddell JS, Hoffman GM, Fedderly RT, et al. Patients at risk for low systemic oxygen delivery after the Norwood procedure. Ann Thorac Surg, 2000(69): 1893–1899.

8. Weinstein S, Gaynor JW, Bridges ND, et al. Early survival of infants weighing 2.5 kilograms or less undergoing first-stage reconstruction for hypoplastic left heart syndrome. Circulation, 1999, 100(19 Suppl): II167–170.

9. Weinstein S, Gaynor JW, Wernovsky G, et al. Survival of low birth weight infants undergoing stage I Norwood reconstruction for hypoplastic left heart syndrome or single ventricle physiology. Circulation, 1998, 98(17 Suppl): I62.

# 第 63 章
# 冠状动脉畸形

*Julie Brothers   J. William Gaynor*

## 概　述

　　大多数常见的冠状动脉在数量、起源或走行分布上的变异，都似乎仅是病理学家关心的范畴，有临床意义的先天性冠状动脉畸形比较少见，但它们却可能造成心肌缺血、左心室功能障碍及猝死。重要的冠状动脉畸形包括：

  · 冠状动脉异位起源于肺动脉。
  · 冠状动脉异常走行于主动脉和肺动脉之间。
  · 冠状动脉瘘。
  · 先天性左冠状动脉主干（LMCA）开口闭锁。

## 冠状动脉异位起源于肺动脉

　　在各种冠状动脉畸形中，以 LMCA 起源于肺动脉最为严重。与右冠状动脉相比，LMCA 异常起源于肺动脉（ALCAPA）则更为多见；而右冠状动脉和LMCA 均源于肺动脉则非常罕见，如果存在，几乎都是致命的。还有一种罕见的情况是左前降支或旋支分别发自肺动脉。合并心脏畸形并不常见。如果不采取外科干预，LMCA 异常起源的患儿通常会在婴儿期死亡，出生 1 年内死亡率高达 90%。

　　ALCAPA 的患儿通常会在动脉导管关闭、肺血管阻力下降后即表现出症状。在动脉导管关闭前，肺动脉压较高，异常起源的冠状动脉尚可维持灌注。动脉导管关闭后的临床症状主要取决于右冠状动脉与左冠状动脉系统之间是否存在侧支血管。如果

侧支循环不完善，心肌灌注的不足会导致心肌缺血及心室功能障碍。如果有充分的侧支循环，那么左冠状动脉供血区的灌注尚可维持，但随着肺血管阻力的下降，由右冠状动脉向肺动脉的这种左向右分流会愈发明显，而右冠状动脉和左冠状动脉也呈现进行性扩张。有良好侧支循环的患儿可以生存到婴儿期，但一般都会表现出进行性左心室功能障碍。由于心室的扩张和乳头肌功能的下降，常常会出现严重的二尖瓣反流。

　　异常起源的 LMCA 几乎可以发自肺动脉主干及分支的任何位置（图 63.1）。最常见的一种情况是LMCA 起自肺动脉后窦的右侧（与主动脉相对的瓣窦），但也可源自与主动脉不相对的左窦或后窦，很少见的一种情况是源自主肺动脉的前窦（与主动脉相对的前瓣窦）。而右冠状动脉的异位起源多是起自肺动脉的前壁。

　　对于 ALCAPA 最初成功的外科治疗是简单地结扎异位起源的冠状动脉。结扎可以阻止左向右分流，允许来自右冠状动脉的侧支血管对左心室的灌注。但由于担心此术式术后早期死亡及远期猝死风险增加，人们设计了一系列的技术方案来建立双冠状动脉灌注系统，包括利用左锁骨下动脉、胸廓内动脉或大隐静脉进行冠状动脉旁路移植手术。Takeuchi 及同事发明了一种技术：在主动脉和肺动脉之间做一"窗"，利用一段肺动脉组织做活瓣，在肺动脉内缝制板障，将主动脉的血流引入异位起源的左冠状动脉。近年来，多数心脏中心选择使用冠

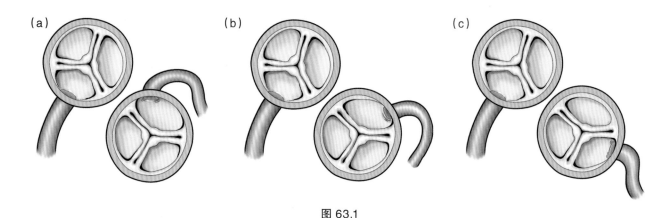

(a)　　　　　　(b)　　　　　　(c)

图 63.1

状动脉移植技术，即将异位起源的冠状动脉直接吻合在主动脉上。

由于内科治疗可能导致较高的死亡率，因此，一经诊断即应手术。外科手术的主旨是重建双冠状动脉灌注系统。严重的左心室功能不全及二尖瓣反流并不是手术的禁忌证，这是因为血管重建往往可以显著改善心脏的功能。初次手术时，很少会有进行二尖瓣修复的必要，即使术前存在严重的二尖瓣反流，手术后也总是会有显著的改善。很少的一部分患儿，如果术后心功能仍然不见改善，可考虑行心脏移植。

# 手 术

## 主动脉上再植

完成麻醉诱导后，启动各种监测。胸部消毒、铺巾。经胸骨正中切口开胸，切除胸腺。切开心包并悬吊。由于心肌缺血及二尖瓣反流，左心室往往扩张并呈现显著的功能障碍。在建立体外循环之前，尽量避免接触心肌，否则容易诱发室颤。

在升主动脉远心端缝制主动脉荷包，位置靠近无名动脉，而静脉插管的荷包线缝在右心耳上（图63.2）。输注肝素，插入主动脉管，并在右心房置入单一静脉插管，建立体外循环。对于非常小的婴儿，可以选择中低温（25~30℃）低流量或深低温（18℃）停循环。在右上肺静脉处置入左心室引流管以避免左心室过度膨胀。

游离肺动脉，仔细探查心脏表面左冠状动脉的

走行情况。如果异常起源的冠状动脉开口于肺动脉左侧壁，与主动脉距离很远，或者开口于肺动脉的前壁，那么冠状动脉的直接吻合可能难以实现。充分游离主动脉，与前述左、右肺动脉的游离程度相似。结扎并切断动脉韧带以增加肺动脉的活动度。在左、右肺动脉上环绕血管紧缩带。

在升主动脉插入心脏停搏液灌注管（图63.3）。阻断主动脉后在主动脉根部顺行灌注冷心脏停搏液。用紧缩带阻断左、右肺动脉，以防止灌注液窃流进入肺血管。也可以直接压迫冠状动脉开口，将其堵闭。

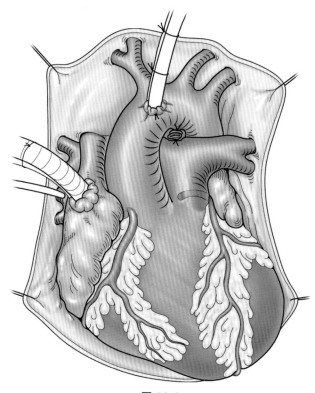

图 63.2

在窦管交界的稍上方横行切开肺动脉，在明确异常起源冠状动脉的开口位置后，将肺动脉横断。在肺动脉上切取冠状动脉扣，操作要领同大动脉调转手术，要让冠状动脉扣尽量大一些。如果这个冠状动脉开口与瓣叶交界距离很近，则有必要首先将瓣叶交界剥离，然后再切取冠状动脉扣。冠状动脉开口周围的肺动脉壁可起到延长冠状动脉的作用，这样就可以降低吻合的张力。使用电刀进行冠状动脉近心端的游离，注意要避免损伤小的分支血管（图63.4）。

如果异位起源的冠状动脉源自肺动脉前壁，则有必要将肺动脉壁的一部分连同冠状动脉一起切下来，缝制成管状，以延长冠状动脉（图63.5）。

在窦管交界的稍上方横行切开主动脉（图63.6a），将切口后延至左后窦上方。在左后窦做一纵向切口以容纳冠状动脉扣。注意使冠状动脉扣与主动脉切口成一条直线，避免扭曲、弯折。也可以像大动脉调转时的操作一样，在主动脉内侧基底部切出一个活门，以此降低吻合口的张力。

从冠状动脉扣的最低点开始吻合，这一点也恰与主动脉窦切口的最低点相对，使用7-0 Prolene缝线分别向前和向后缝至切口的高点（图63.6b）。使用7-0 Prolene缝线连续缝合主动脉切口，与缝合冠状动脉扣的缝线打结。缝合主动脉切口后，经主

动脉根部灌注心脏停搏液，同时检查吻合口出血情况及冠状动脉的充盈状态。

通常使用自体心包片来修补肺动脉的缺口（图

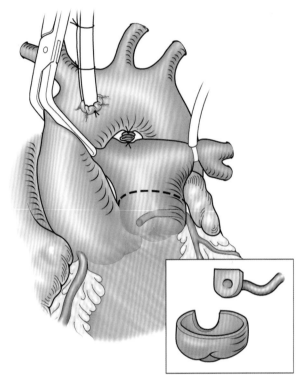

图 63.4

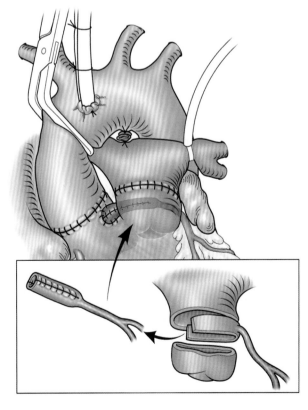

图 63.5

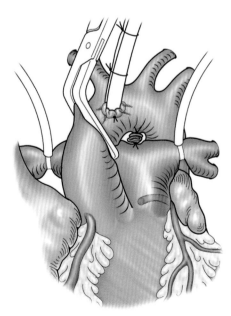

图 63.3

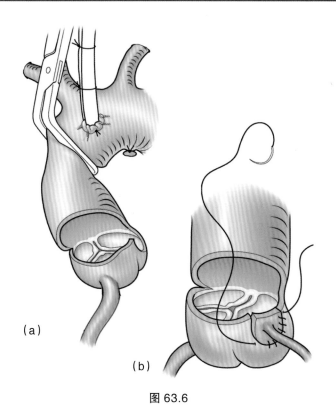

(a)

(b)

图 63.6

63.7），然后用 7-0 Prolene 缝线将重建的肺动脉近心端与远心端的肺动脉汇合部连续缝合在一起。有时，也可以不使用心包补片，而是将近心端与远心端

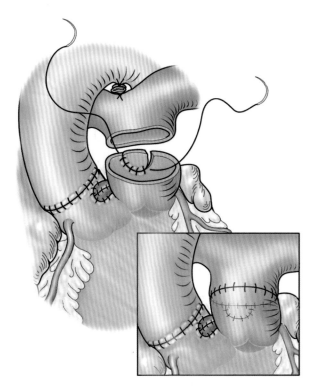

图 63.7

直接吻合在一起。如果在切取冠状动脉扣时将瓣叶交界剥离了下来，则必须使用心包片来修补肺动脉缺口，然后将瓣叶交界缝合悬吊在心包片上。开放主动脉，复温。也可以根据个人习惯，在肺动脉重建以前即开放主动脉以减少心肌缺血时间。

观察左心室，以评估灌注情况及功能状态。检查吻合口的出血情况。在左、右心房置入测压管，同时也方便给药。分别缝制心房和心室起搏导线。完全复温后撤停体外循环，开始改良超滤。在心脏恢复灌注后及撤停体外循环后，密切监视心电图情况，以及时发现心肌缺血的征象。对于术前左心室功能严重减退的婴儿及儿童患儿，经常需要临时给予正性肌力药物。在术后早期，有时候需要使用左心室辅助装置或体外膜肺氧合（ECMO）。

### 改良 Takeuchi 技术

治疗ALCAPA的另一个方法是肺动脉内隧道，也称为 Takeuchi 技术。经典的 Takeuchi 技术是：首先在主动脉与肺动脉之间缝制一主肺动脉窗，利用肺动脉前壁在肺动脉内缝制一板障，使异常起源的冠状动脉开口与主动脉连接。在改良 Takeuchi 手术中，应用聚四氟乙烯（PTFE）补片（Gore-Tex®）缝制血管腔内板障。如果异位起源冠状动脉开口于肺动脉的左侧壁，这个改良技术则有更为理想的疗效。如果异位起源的冠状动脉开口近瓣叶交界或源于肺动脉分支，则难以应用此技术。Takeuchi 技术的并发症包括板障梗阻、板障漏及右心室流出道瓣上梗阻。

改良 Takeuchi 技术要求在低流量、中度低温（25~30℃）或深低温（18℃）停循环条件下进行操作。体外循环插管的方法和冠状动脉直接移植时所采用的方法相同，同时置入左心室引流管进行心室减压。阻断肺动脉分支，经主动脉根部顺行灌注心脏停搏液。心脏停搏后，纵向切开肺动脉前壁，探查异位起源的冠状动脉开口（图 63.8）。

在主动脉窦管交界的上方、主动脉左侧壁上，用 5mm 打孔器打孔。如果担心主动脉上的开孔位置，可在主动脉前壁做一切口，在直视状态下进行打孔,从而避免伤及主动脉瓣。

如果异位起源的冠状动脉开口位置较低,位于
Valsalva 窦内,那么位于窦管交界上方的主肺动脉
窗可以使血液通过肺动脉内板障向下灌注进入冠
状动脉开口(图 63.9)。

在肺动脉上同样做一开孔,与主动脉上的开孔
位置相对,将两个孔用 7-0 Prolene 缝线吻合在一
起,完成主肺动脉窗的制备(图 63.10)。

将内径 4mm 的 PTFE 人造血管纵向剖开,修剪
至理想的长度,应用此人造血管片制备肺动脉内隧
道,将血液从主肺动脉窗引流进入异位起源的冠状
动脉开口。从冠状动脉开口的下缘起缝,一直沿肺
动脉壁至主肺动脉窗,用另外一个缝针完成另一侧
的缝合,在板障的上端打结(图 63.11)。

在板障缝制完成后,应用自体心包片修补肺动
脉切口,从而避免术后出现右心室流出道瓣上梗阻
(图 63.12)。开放主动脉,复温。置入测压管。体外
循环的撤停与冠状动脉直接移植时所采用的技术
相同。

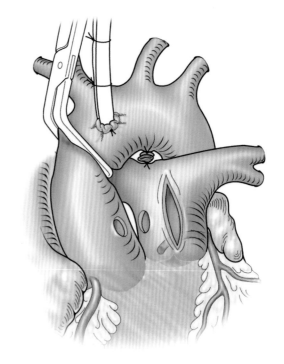

图 63.9

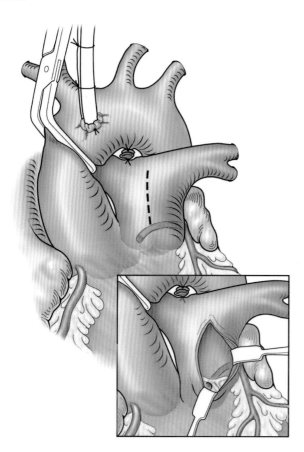

图 63.8

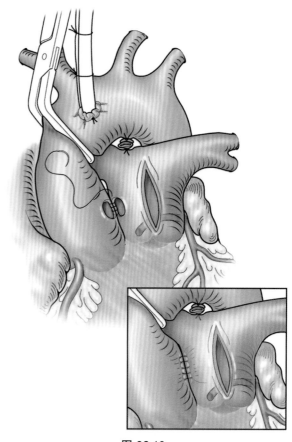

图 63.10

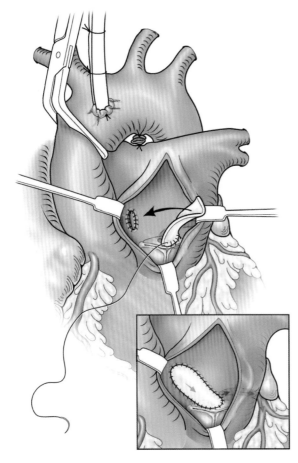

图 63.11

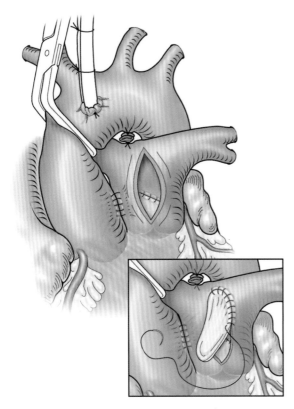

图 63.12

## 其他矫治方法

在 ALCAPA 矫治技术的发展过程中,人们曾经尝试应用左锁骨下动脉、大隐静脉及左胸廓内动脉进行冠状动脉旁路移植术。使用左胸廓内动脉进行冠状动脉旁路移植手术的最常见指征是:此前曾对异位起源的冠状动脉行结扎术,而当前需要重建双冠状动脉供血系统;或此前曾对异位起源的冠状动脉进行手术矫治,但术后出现狭窄或梗阻。由于以大隐静脉作为旁路血管的远期疗效差,同时存在梗阻风险,因此仅在没有其他旁路血管可用的情况下才不得已采用。

如果存在异位起源的左前降支,在切取冠状动脉扣的同时留取一部分肺动脉组织有助于利用此肺动脉壁组织制备一段管路,以延长冠状动脉。但是,由于左前降支经常起自肺动脉前壁,因此操作起来较困难。术后此冠状动脉会匍匐在肺动脉前壁,导致梗阻风险增加。备选方案是将异位起源的冠状动脉结扎,同时利用左胸廓内动脉行旁路手术。左旋支单独异位起源于肺动脉的情况甚为少见,因此人们尚不清楚哪一种治疗方案(结扎或移植)最佳。异位起源于肺动脉的右冠状动脉,其开口通常位于肺动脉的前壁,可考虑直接移植方案。

## 异常走行于主动脉与肺动脉之间的冠状动脉

异常走行于主动脉与肺动脉之间的冠状动脉发生于右冠状动脉和 LMCA 分别开口于相对的两个 Valsalva 窦内或之上,且走行于两条大血管之间时。另外两种情况是:主动脉右冠窦内或上方发出单支冠状动脉,LMCA 或左前降支走行于主动脉与肺动脉之间;或主动脉左冠窦内或上方发出单支冠状动脉,右冠状动脉走行于主动脉与肺动脉之间。应当将 LMCA 或左前降支异常走行于两个大血管之间的情况与在室间隔内向肺动脉瓣尾侧走行的情况相鉴别,后者带来的影响一般较轻,在处理方案的选择上与大动脉间走行的情况有很大的区别。本小节仅阐述在主动脉和肺动脉之间走行的情况。

当两个冠状动脉开口位于同一瓣窦内时，冠状动脉开口常呈现出异常的形态，呈椭圆形或裂隙样。冠状动脉异常走行于主动脉与肺动脉之间会导致猝死的发生率升高，尤其是在运动状态下。当LMCA异位起源于右冠窦时，猝死风险明显大于右冠状动脉异位起源于左冠窦。此类患儿平素通常并无症状，一旦出现症状即可表现出晕厥或心源性猝死。目前对于此类疾病的发生率及自然转归情况尚不清楚。手术指征包括心绞痛、晕厥或心脏停搏。对于无症状患者的手术适应证，目前尚不确定。

如果存在两个冠状动脉开口，手术矫治过程包括扩大并重塑异常的冠状动脉开口，防止主动脉与肺动脉对其造成的压迫，同时减轻冠状动脉开口的梗阻情况。由于在通常情况下冠状动脉血流并未减少，因此尝试进行冠状动脉旁路移植术可能会导致出现竞争性血流，从而造成血流减少及旁路血管闭塞。但是，如果呈现单支冠状动脉，而LMCA或右冠状动脉走行于大动脉之间，那么尝试通过移植或开口重塑来减轻梗阻难以奏效，冠状动脉旁路术可能是唯一的治疗方案。

## 手　术

### 异常冠状动脉开口重塑

采用胸骨正中切口，切开心包后进行心表探查。在近无名动脉处行主动脉插管，并在右心耳处插入二级静脉插管。体外循环选择中度低温，经右上肺静脉置入左心室引流管。在升主动根部插入心脏停搏液灌注管，阻断主动脉后，经此顺行灌注冷停搏液。

心脏停搏后，在主动脉根部做一横切口，探查冠状动脉开口。一般情况下，此类异常的冠状动脉开口表现出较小的裂隙样。由于异常的冠状动脉常常开口于相对的瓣窦，因此在手术时有必要将瓣叶交界剥离，而后扩大并重塑冠状动脉开口（图63.13a、b）。

将瓣叶交界从主动脉壁上剥离开后，沿冠状动脉的长轴将裂隙样冠状动脉开口剖开，同时剖开的还包括冠状动脉与主动脉之间的管壁（图63.13c）。使用7-0或8-0 Prolene缝线将主动脉和冠状动脉

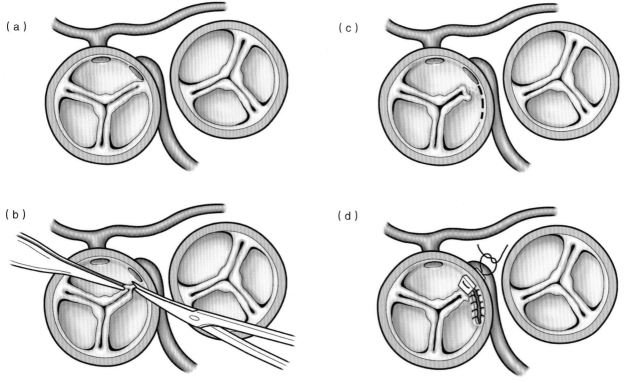

图 63.13

的内膜缝合在一起,最后用带垫片缝线将剥离开的主动脉瓣叶交界悬吊在主动脉壁上(图 63.13d)。缝合主动脉切口,排气后放开主动脉阻断钳,复温。密切观察心电图是否出现心肌缺血的征象。置入测压管后,常规撤离体外循环。

# 冠状动脉瘘

冠状动脉瘘是指在冠状动脉和心腔、冠状静脉窦、腔静脉、肺动脉或肺静脉之间存在异常的连接通道。冠状动脉瘘可源自右冠状动脉或左冠状动脉。最常见的瘘口位置位于右心室和右心房。多数情况下,除了瘘口的存在,其分布走行表现正常;瘘口可以位于冠状动脉的中部,瘘口以后的冠状动脉表现正常;瘘口也可以位于冠状动脉的终末端。

大多数罹患此病的患者并无症状,往往是在体检时因发现心脏杂音而做出诊断。在很罕见的情况下,冠状动脉瘘会对冠状动脉循环造成窃血影响。目前人们对于冠状动脉瘘的自然转归情况尚不完全清楚,但这种瘘管在生命的早期即可出现,然后逐步增大。所有有症状的冠状动脉瘘患者应接受手术治疗。如果瘘口很小则无须手术,但由于瘘管有可能会进行性增大,因此建议随访。

# 手 术

由于手术方案高度个性化,因此在术前应非常明确冠状动脉的解剖情况。很多的冠状动脉瘘手术并不需要在体外循环辅助下进行,只需在瘘口的起始或终末处结扎或缝合即可。部分冠状动脉瘘可以通过导管送入弹簧圈进行堵闭。

经胸骨正中切口开胸,切除胸腺后,打开心包。仔细探查冠状动脉,应特别注意扩张的冠状动脉处血管的走行。如果瘘管位于冠状动脉的远端,且没有依赖于此冠状动脉远心段供血的心肌组织,则可以在非体外循环下对此瘘管进行结扎。结扎点选择在瘘管的近心处,并在结扎前进行短时间的暂时阻断,观察心脏是否有缺血迹象。如果无缺血发生

且心肌灌注充分,则进行结扎(图 63.14a)。

如果瘘管发自冠状动脉中段,或其走行情况并不十分明确,则需要建立体外循环,在体外循环辅助下进行手术矫治。在升主动脉及上、下腔静脉分别插管,建立体外循环。如果需要切开冠状动脉及心腔,则需要灌注心脏停搏液。在灌注过程中,压闭瘘口,防止灌注液窃流进入心腔。如果因窃流而不能使心脏彻底停搏,则有必要逆行灌注停搏液。

有多种技术可用于闭合瘘口。如果瘘口源于膨大的冠状动脉瘤的中部,则可以在冠状动脉下用多组带垫片缝线水平褥式缝合关闭瘘管;应注意避免影响冠状动脉远心段灌注(图 63.14b)。

也可以切开膨大的冠状动脉,确定瘘管开口,在腔内将其缝闭后,将冠状动脉切口直接缝合(图63.15)。如果冠状动脉远心段血供减少,而瘘口已经缝闭,则有必要考虑行冠状动脉旁路移植术。

如果瘘管破入右心房、右心室或其他心腔,可以在心腔内将其出口直接缝闭(图 63.16)。

切开右心房,找到瘘管出口。灌注少量心脏停搏液有助于定位瘘管出口。可以将此出口直接缝闭,也可用心包片覆闭(图 63.17)。

瘘管闭合后,开放主动脉,复温。监测心电图,

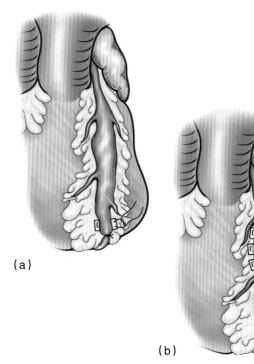

(a)

(b)

**图 63.14**

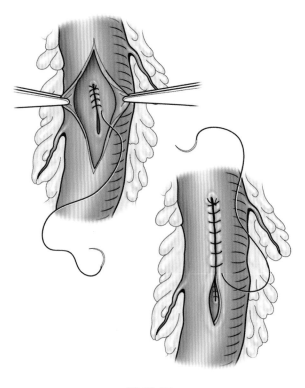

图 63.15

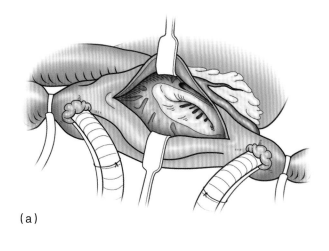

（a）

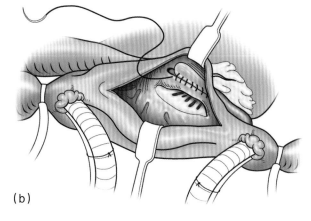

（b）

图 63.17

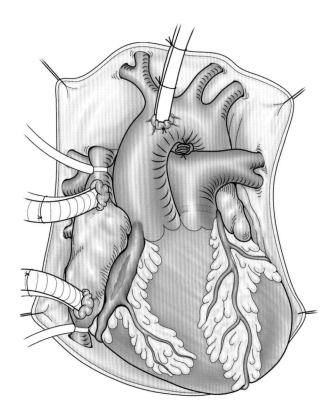

图 63.16

关注是否出现心肌缺血。术中超声心动图有助于评估心肌功能，并确定瘘管的闭合情况。

## 先天性左冠状动脉主干开口闭锁

先天性 LMCA 开口闭锁是一种非常罕见的先天性冠状动脉畸形，文献报道的总例数不足 50 例。临床表现为 LMCA 无开口，而左前降支和旋支均位于正常的位置。由于开口处表现为盲端，因此仅接受来自右冠状动脉逆行灌注的血液，通常情况下，有一支以上的侧支血管，但这些侧支血管所供应的血液并不足以灌注左侧心脏，因此，几乎所有患者均有不同程度的症状。LMCA 开口闭锁通常独立出现，但也有报道此病可合并主动脉瓣上狭窄、室间隔缺损伴肺动脉狭窄、右冠状动脉开口狭窄、动脉导管未闭及主动脉瓣反流。

临床方面，可将此畸形分为早期、中期及晚期

3 个阶段。在文献报道中，不论就诊年龄如何，几乎所有的患者均存在症状。婴儿及低龄儿童患者的症状与 ALCAPA 或扩张型心肌病相似，包括喂养困难、生长发育迟缓、呕吐和呼吸困难。年龄较大的儿童及青年患者则表现出晕厥、呼吸困难、心绞痛及室性心律失常。成年患者表现为呼吸困难和心绞痛。任何年龄的患者都存在首次即因猝死而就诊的情况。

## 外科治疗

由于 LMCA 开口闭锁有很高的猝死率，因此，一经诊断即应马上手术。在文献报道中，无论对于儿童还是成人，通常行冠状动脉旁路移植术。但近期的报道倾向于重建双冠状动脉系统，人们认为这一策略可能有助于改善远期疗效，与 ALCAPA 的治疗理念相同。这对于儿童及青年患者尤为重要，此类人群的桥血管寿命问题更令人关注。

还有一些稍有不同的手术方法用于建立双冠状动脉系统。第一种方法是应用自体心包片来完成血运重建。在体外循环辅助下，将主动脉横向切开，定位左冠状动脉正常开口处的凹陷。从主动脉切口缘上做一垂直切口至凹陷处，向 LMCA 远心方向延长切口，直至左前降支和旋支分叉处。如果是膜状闭锁，可将此膜状结构剪除，用自体心包片或同种异体血管补片重建闭锁的 LMCA 开口。

另外一种方法是将 LMCA 扩大，重建一个"隧道"样新的开口。常规建立体外循环后，先给予热血停搏液诱导，再灌注冷血停搏液，温血再灌注有助于心肌保护。为了更好地显露主动脉根部和左冠状动脉系统，可以将主肺动脉横断。在主动脉根部的前壁做一切口，然后向左冠状动脉开口方向延长，超越闭锁的节段，用一块补片将主动脉切口和冠状动脉切口连接在一起，可以使用大隐静脉血管片、自体心包片或 PTFE 补片。此补片不仅可以扩大 LMCA，同时可以延伸至主动脉切口，这样就构建了一个新的"隧道"样冠状动脉开口。

第三种方法是使用同种异体血管片做冠状动

脉开口成形（图 63.18）。建立双腔静脉插管的体外循环。在心表辨识 LMCA 开口的盲端后，在主动脉壁上做一切口，此切口向下朝向主动脉窦，在 LMCA 上做一切口，延伸至分支为左前降支和旋支的位

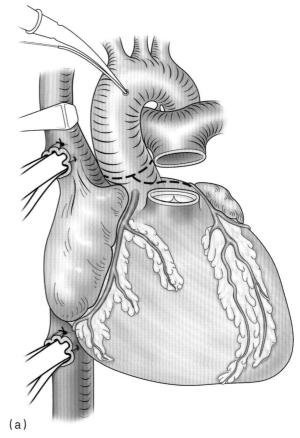

(a)

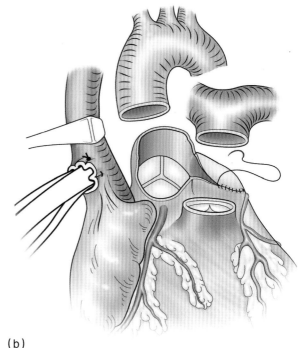

(b)

图 63.18

置。用一块同种异体肺动脉血管片连接主动脉窦和 LMCA 近心端，同时扩大冠状动脉的开口。也可以将 LMCA 的盲端缝合在主动脉后壁上，而将其前壁用补片扩大。用冠状动脉探条确认冠状动脉的通畅性，同时应明确见到回血。缝合主动脉切口，撤离体外循环。

## 疗 效

外科矫治冠状动脉异位起源于肺动脉的疗效已有了显著改善，即使左心室功能严重受损及存在二尖瓣反流的患者，其疗效也有了很大提升。整体生存率超过 90%。对于术前二尖瓣有明显反流的患者，也很少需要行二尖瓣修复。目前关于这类患者远期疗效的数据很少，尤其是关于左心室功能状况及远期死亡率的数据更加缺乏。现有数据表明，重建双冠状动脉供血系统比单纯结扎异位起源的冠状动脉能够获得更为理想的生存率和左心室功能。

冠状动脉异位走行于大动脉之间的手术死亡率很低。但关于此类患者远期预后的资料甚少，因此尚不清楚手术是否可以降低晕厥和猝死的发生率。冠状动脉瘘手术死亡率很低，复发率也比较低，远期疗效非常理想。目前尚无 LMCA 开口闭锁的手术死亡率资料。如果可以早期发现畸形，且患者已

经建立了充分的侧支循环，血管重建手术的近期疗效是令人鼓舞的，此术式可以建立双冠状动脉灌注系统。

## 延伸阅读

1. Backer CL, Stout MJ, Zales VR, et al. Anomalous origin of the left coronary artery: a twenty-year review of surgical management. J Thorac Cardiovasc Surg, 1992(103): 1049.

2. Davis JT, Allen HD, Wheeler JJ, et al. Coronary artery fistula in the pediatric age group: a 19-year institutional experience. Ann Thorac Surg, 1994(58): 760.

3. Gaynor JW. Coronary artery anomalies in children//Kaiser LR, Kron IL, Spray TL. Mastery of cardiothoracic surgery. Boston: Little, Brown and Company, 1998.

4. Kaczorowski DJ, Sathanandam S, Ravishankar C, et al. Coronary ostioplasty for congenital atresia of the left main coronary artery ostium. Ann Thorac Surg, 2012(94): 1307.

5. Rinaldi RG, Carballido J, Giles R, et al. Right coronary artery with anomalous origin and slit ostium. Ann Thorac Surg. 1994(58): 828.

6. Turley K, Szarnick RJ, Flachsbart KD, et al. Aortic implantation is possible in all cases of anomalous origin of the left coronary artery from the pulmonary artery. Ann Thorac Surg, 1995(60): 84.

7. Vouhé PR, Tamisier D, Sidi D, et al. Anomalous left coronary artery from the pulmonary artery: results of isolated aortic reimplantation. Ann Thorac Surg, 1992(54): 621.

# 第 64 章
# 先天性心脏病的心脏移植

*James A. Quintessenza*

## 背　景

罹患先天性心脏病的儿童或成人经心脏移植后可获得出色疗效，为此，外科团队必须掌握一系列专门的技术策略。本章将回顾成功心脏移植所必需的技术策略。可将存在复杂心脏畸形的受体分类如下：

·体静脉或肺静脉异位引流。

·心房左右位置异常。

·大动脉位置关系异常（包括大动脉转位、大动脉错位及曾行 Lecompte 操作）。

·主肺动脉及分支肺动脉异常（包括发育不良、中断，以及因此前手术或导管介入治疗而造成的解剖学改变）。

·升主动脉及主动脉弓异常（包括发育不良及离断）。

·心室轴向异常（包括右位心、右旋心，中位心、中旋心）。

·继发于前次手术的体静脉、肺静脉回流路径的改变，以及（或）肺动脉解剖的改变（包括曾行上腔静脉 - 肺动脉吻合、Fontan 手术、大动脉调转手术、心房调转手术及双调转手术）。

以下将阐述针对不同类别的患者的心脏移植技术策略。

## 技术策略

### 针对复杂心脏解剖受体的供心获取

供心获取医生、移植医生、麻醉医生及其他获取供体器官的小组应仔细规划、密切沟通，这至关重要。供体动脉插管及中心静脉插管的位置非常重要，股动、静脉可能是最好的选择。

如果受体是左侧上腔静脉，在处置供体时应保留整个无名静脉，必要时包含部分左、右颈内静脉。应保留两肺门之间的全部分支肺动脉。这一策略可能对获取肺脏造成不利的影响。

应获取全部的主动脉弓，切断供体的无名静脉（如果后续的操作不需要）、动脉韧带及头臂血管，有助于主动脉弓的操作，所有这些动作均在主动脉阻断前完成（图 64.1）。

### 外科操作——受体

仔细进行麻醉诱导，并根据个体的特殊情况进行特殊处理。多数情况下，患者为再次手术，心脏明显扩张，这使得再次开胸面临挑战。术前 MRI 或 CT 有助于制订有针对性的再开胸计划。切开皮肤前，应明确哪一个位置适于建立动脉、静脉插管，用哪些特殊的手段来经外周血管建立体外循环。应进行详尽的计划以应对再开胸时可能面临的紧急或次紧急体外循环的建立。很多时候，这是至关重要的甚至是挽救生命的一步。应在完备的计划及仔细的操作下，将受体心脏及需要重建的组织结构离断。

供体组与受体组的医生应保持沟通，协调两组的进度。如果供体或受体出现意外情况，应充分讨论。要协调供心到达的时机，使供心冷缺血时间、受体的手术时间及体外循环时间尽可能缩短。

### 体静脉或肺静脉异位引流

如果受体仅有左上腔静脉，需要将供体的无名静脉与之吻合（图 64.2）。同样，如果患者存在双侧上腔静脉，则需要使用供体的颈内静脉和无名静脉（图 64.3）。新建的主动脉应较短，以降低

静脉吻合口的张力。如果受体仅有左下腔静脉，应保留较多的与下腔静脉相连的受体右心房组织。受体的这些解剖结构应向中线侧充分游离，利用右心房组织来建立与供心无张力的连接。对于异位引流的肝静脉，可利用连接有下腔静脉和肝静脉开口的右心房壁，与供心重建一个无张力的连接，与单纯左下腔静脉的处理方法相似。

对于心外肺静脉异位引流，应将受体肺静脉汇合部剖开。修剪供体左心房切口，以适应受体的肺静脉开口。必要时，也可以利用原有的肺静脉开口或建立一个新的开口，将受体肺静脉汇合部与供心的左心房切口建立连接。

### 心房左右位置异常或心房异位（包括"内脏反位"）

正如 Montalvo 和 Bailey 所指出的——"处理心房反位的关键是将所有的吻合向中线侧移位"。一般情况下，错位的主动脉经过充分的游离，都可以与位置正常的供心主动脉建立连接，而供心的肺动脉则可以根据需要，在受体的左、右肺动脉下方建立连接。如果拟采用这一技术，需要将受体的主肺动脉缝闭，在其左、右肺动脉的下壁做纵行切口，然后与供心主肺动脉吻合在一起。如果受体仅存在左上腔静脉和左下腔静脉，则保持它们在原位，并进

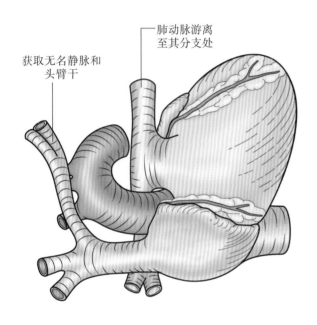

图 64.1

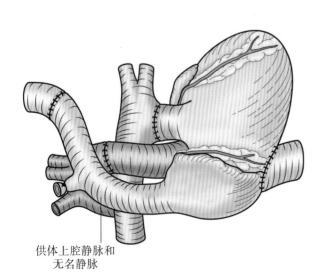

图 64.2

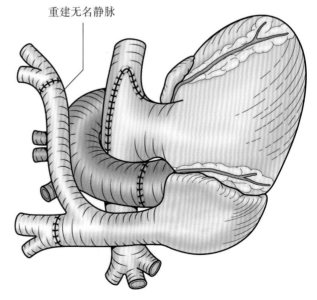

图 64.3

行吻合（图 64.4）。在心包上做一较大的开窗，注意不要损伤膈神经，这样有助于将一个正常的心脏以左旋的方式安放在胸腔内。

## 大动脉位置关系异常（包括大动脉转位、大动脉错位及曾行 Lecompte 操作）

处理大动脉位置关系异常的方法与心房反位的处理方法相同。一般情况下，错位的主动脉可以通过充分游离来与正常的供心主动脉建立连接。供心肺动脉可根据需要，在受体左肺动脉或右肺动脉下方建立连接。

对于曾行 Lecompte 操作的受体大动脉，可将其主动脉及肺动脉横断，将肺动脉再次调转至正常位置。而供心的肺动脉有助于肺动脉重建。

## 主肺动脉或分支肺动脉异常（括发育不良、中断，以及因此前手术或导管介入治疗而造成的解剖学改变）

受体肺动脉重建技术变异性很大，可以是利用供体肺动脉对心包内肺动脉进行补片成形，也可能是利用供体心包内肺动脉完全替代受体的分支肺动脉。当受体的全部心包内肺动脉分支都需

要置换或重建时，最好将供体两肺门之间的肺动脉完全获取下来（图 64.5a）。这就需要让全体人员参加术前讨论，避免出现心脏移植与肺移植团队"争抢"心包内肺动脉的局面。如果因同期需要获得供体的肺脏，心脏移植团队无法获得心包内分支肺动脉时，可采用备选方案，即分支肺动脉补片扩大技术（图 64.5b）。

## 升主动脉及主动脉弓异常（包括左心发育不良综合征、发育不良及弓离断）

对于罹患左心发育不良综合征（HLHS）的新生儿患者，因升主动脉细小，故需要在肺动脉上置入动脉插管，通过动脉导管来实现体循环的灌注，可在动脉导管或分支肺动脉上放置血管紧缩带来防止肺动脉窃血。

在进行弓重建时，需要短时间停循环，当然，也可以在持续顺行脑灌注下完成（可以将动脉插管送入颈总动脉，也可以在无名动脉上缝制临时分流管进行脑灌注）。在受体升主动脉上做一较大的切口，越过横弓至降主动脉，此切口应延伸超过受体的第1 肋间动脉发出水平，以减少因动脉导管组织收缩

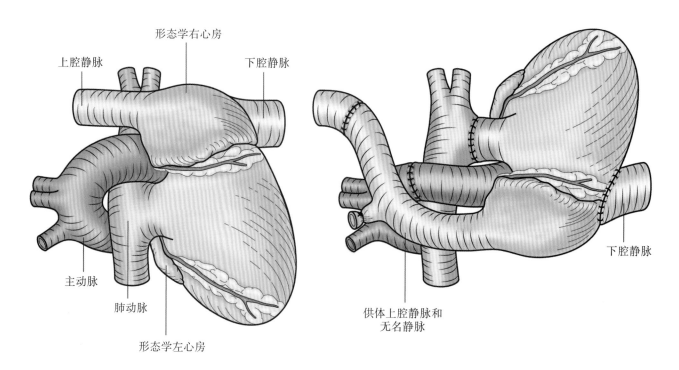

图 64.4

而继发形成主动脉缩窄。修剪供心主动脉弓成一块较大的舌形补片,重建受体主动脉弓底(图 64.6)。如果受体主动脉发育不良情况稍好,可将上述技术进行改良,矫治主动脉缩窄及离断。

## 心室轴向异常(包括右位心、右旋心,中位心、中旋心)

将一侧或双侧心包切开有助于为供心及心尖的放置创造空间。务必小心辨认膈神经,避免损伤。

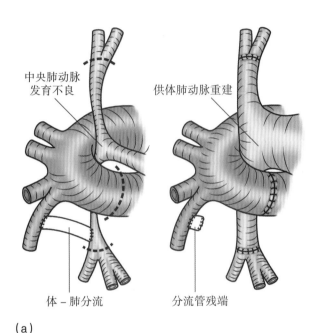

中央肺动脉发育不良　　供体肺动脉重建

体 – 肺分流　　分流管残端

(a)

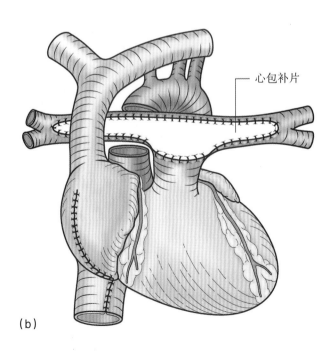

心包补片

(b)

图 64.5

## 继发于前次手术的体静脉、肺静脉回流路径的改变,以及(或)肺动脉解剖的改变(包括曾行上腔静脉 – 肺动脉吻合、Fontan 手术、大动脉调转手术、心房调转手术及双调转手术)

对此类病例的治疗面临多方面挑战,需要组合使用上述提及的多种技术。应充分了解术前的解剖,这一点非常关键。应根据受体特有的解剖学特点进行创造性的复杂重建。这一手术计划需要获取更多的供体组织来成功完成复杂的心脏移植。最典型的病例是因患 HLHS 而行分期手术、后因 Fontan 衰竭而行心脏移植的患者。通常情况下,应将心包内的大部分受体心脏组织切除,在近心包反折部保留组织边缘,包括上腔静脉、下腔静脉、肺静脉汇合区、近分叉处的肺动脉及此前重建的主动脉(图 64.7)。在进行心脏移植时,应行主动脉插管及双腔静脉插管建立体外循环,可根据医生的选择或在

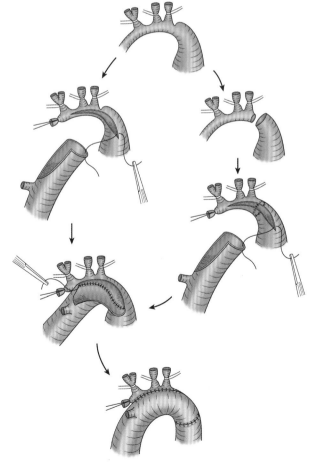

图 64.6

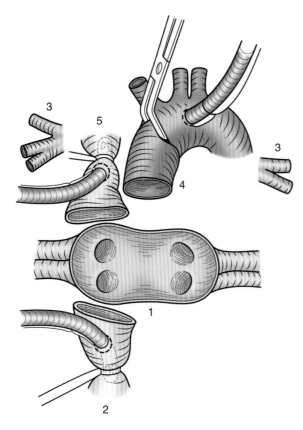

图 64.7

必要时采用停循环技术。吻合的顺序如下：左心房→下腔静脉→右、左肺动脉分支→主动脉→上腔静脉。

## 止 血

　　术后止血非常具有挑战性。一个由来已久的原则——"干进、干出"——在这里非常有指导意义，但通常情况下，经过体外循环后，凝血功能紊乱及出血的处理都将非常棘手。术后常常会遭遇极其严重的凝血功能紊乱，必须积极地输入血制品。鼓励同时应用多种止血方法，例如抗纤溶药物（氨基己酸）与重组凝血因子Ⅶ合并使用。通常情况下，止血是一个耗时而困难的过程，且常持续至午夜。因此，团队及"多主刀"策略会非常有帮助。

## 总 结

　　一系列的手术技术可用于罹患先天性心脏病

的受体接受心脏移植。为了获得最理想的疗效，应全面了解和掌握这些技术。在应对这些复杂患者时，充分的沟通、筹划及出色的团队合作至关重要。

## 参考文献

[1] Jacobs JP, Asante-Korang A, O'Brien SM, et al. Lessons learnedfrom 119 consecutive cardiac transplants for pediatric andcongenital heart disease. Ann Thorac Surg, 2011, 91(4): 1248–1255.

[2] Mavroudis C, Harrison H, Klein JB, et al. Infant orthotopiccardiac transplantation. J Thorac Cardiovasc Surg, 1988, 96(6): 912–924.

[3] Jacobs ML, Williams JF. Pediatric heart transplantation. Cardiol Clin, 1990, 8(1): 149–157.

[4] Allard M, Assaad A, Bailey L, et al. Session IV: Surgicaltechniques in pediatric heart transplantation. J Heart LungTransplant, 1991, 10(5 Pt 2): 808–827.

[5] Backer CL, Zales VR, ldriss FS, et al. Heart transplantation inneonates and in children. J Heart Lung Transplant, 1992, 11(2Pt 1): 311–319.

[6] Bailey LL. Heart transplantation techniques in complexcongenital heart disease. J Heart Lung Transplant, 1993, 12:S168–175.

[7] Chiavarelli M, Gundry SR, Razzouk AJ, et al. Operativeprocedures for infant cardiac transplantation//Kapoor AS, Laks H. Atlas of heart–lung transplantation. New York: McGraw-Hill, 1994: 75–85.

[8] del Nido PJ, Bailey LL, Kirklin JK. Surgical techniques inpediatric heart transplantation//Canter CE, Kirklin JK. ISHLT Monograph Series 2, Pediatric Heart Transplantation. Philadelphia: Elsevier, 2007: 83–102.

[9] Montalvo J, Bailey LL. Operative methods used for hearttransplantation in complex univentricular heart disease andvariations of atrial situs. Oper Tech Thorac Cardiovasc Surg, 2010, 15(2): 172–184.

[10] Razzouk AJ, Gundry SR, Chinnock RE, et al. Orthotopictransplantation for total anomalous pulmonary venousconnection associated with complex congenital heart disease.J Heart Lung Transplant, 1995(14): 713–717.

[11] Vricella LA, Razzouk AJ, Gundry SR, et al. Heart transplantationin infants and children with situs inversus. J Thorac Cardiovasc Surg, 1998(116): 82–89.

[12] Bailey L, Concepcion W, Shattuck H, et al. Method of heart transplantation for treatment of hypoplastic left heartsyndrome. J Thorac Cardiovasc Surg, 1986(92): 1–5.

[13] Vricella LA, Razzouk AJ, del Rio M, et al. Heart trans-plantationfor hypoplastic left heart syndrome: modified technique forreducing circulatory arrest time. J Heart Lung Transplant, 1998(12): 1167–1171.

[14] Backer CL, ldriss FS, Zales VR, et al. Cardiactran-splantation for hypoplastic left heart syndrome: a modifie-dtechnique. Ann Thorac Surg, 1990, 50(6): 894–898.

[15] Jacobs JP, Quintessenza JA , Soucek RJ, et al. Pediatric cardiactransplantation in children with high panel reactive antibody.Ann Thorac Surg, 2004, 78(5): 1703–1709.

[16] Jacobs JP, Quintessenza JA, Chai PJ, et al. Rescue cardiac-transplantation for failing staged palliation in patients withhypoplastic left heart syndrome. Cardiol Young, 2006(16):556–562.

# 第65章
# 先天性心脏病的肺移植与心－肺移植

*Charles B. Huddleston   Andrew C. Fiore*

## 概　述

心－肺移植（HLT）的动物实验比第一例成功的临床应用早了整整25年。最初的研究动物为狗，并未取得成功，这可能是因继发于去神经作用引起的呼吸功能衰竭所致。直到20世纪60年代末、70年代初，Webb和Lower成功完成了动物实验；但由Cooley及随后由Lillehei和Bernard所进行的前3例HLT临床尝试均未成功，术后患者最长的存活时间仅为23d。然而，一些病例可以拔除气管插管、恢复自主呼吸，这减轻了人们对去神经诱导的呼吸抑制的担忧。

随着斯坦福团队在灵长类动物进行HLT实验取得成功，以及环孢霉素作为免疫抑制剂的使用，推动了来自Palo Alto的小组1980年12月为3例患有肺血管梗阻性疾病的患者进行HLT，其中的2名患者存活超过5年。这些患者是首批肺移植长期存活者，而直至4~5年后，单纯的肺移植才开始用于临床。

进入20世纪80年代，随着手术指征从合并肺血管梗阻性疾病的终末期心脏病患者扩展至肺实质疾病（如囊性纤维化），HLT数量快速增加。20世纪90年代早期，全世界已达到250例左右，此后数量稳步下降，至2009年，全世界仅有50例成人患者和8例儿童患者（小于18岁）接受了HLT。之所以发生这样的变化，是由于人们意识到囊性纤维化和特发性肺动脉高压可以仅行肺移植。另一方面，肺移植数量则在稳步上升，目前每年已达近3000例；即使如此，因先天性心脏病而行肺移植的比例仍然很小。

## 手术适应证

虽然约1/3的HLT因囊性纤维化和慢性阻塞性肺疾病而实施，但近来它们已经变成非常少见的手术指征。特发性肺动脉高压仍是常见的手术适应证，尽管有证据表明其采用单纯肺移植即可。先天性疾病是最常见的适应证，其中很多人合并艾森曼格（Eisenmenger）综合征。单纯肺移植已经取代了HLT来治疗囊性纤维化、梗阻性肺疾病及大部分特发性肺动脉高压。

过去曾行HLT的先天性心脏病包括艾森曼格综合征合并未矫治的室间隔缺损（VSD）、动脉导管未闭（PDA）、房间隔缺损（ASD）、完全性房室间隔缺损、永存动脉干、主肺动脉窗及其他一些复杂的心脏畸形（均伴有因过高的肺血管阻力导致的经分流通道的逆向血流）。在这些先天性心脏病中，大部分通过单纯的肺移植即可矫治。单纯肺移植的优势在于可以增加供体的数量，同时有更理想的经济效益——一个供体可以使两名受体获益，而不像HLT，只有一名受体可能受益；其缺点在于手术操作稍复杂，且心内矫治后左心室有发生衰竭的可能，使供肺发生肺水肿的风险增加。对于简单的心脏畸形（VSD、ASD、PDA），大多数有经验的心脏中心会采用肺移植联合心脏畸形矫治。

其他需要行肺移植的心脏畸形包括肺静脉狭窄、肺动脉远端分支严重狭窄、法洛四联症合并肺动脉闭锁及大量主 – 肺动脉侧支血管，且不适于传统的手术矫治。对于这些疾病，单纯肺移植联合心内畸形矫治与 HLT 存在可比性，不同心脏中心可根据畸形矫治的复杂度及外科医生的经验做出选择。需要很长时间矫治的复杂畸形（如合并 VSD 的大动脉转位），有可能造成暂时性心功能损害，这将增加移植术后的管理风险。如果畸形矫治术后存在明显的瓣膜功能不全（如完全性房室间隔缺损），同样会使刚刚移植的肺脏面临风险。当面临上述两种情况时，HLT 可能是更为理想的选择。

最后需要明确的是，单心室畸形合并肺动脉高压应行 HLT。此类患者具有明显的挑战性——不仅来自外科操作本身，还因为单心室循环带来的相关并发症给围手术期管理带来了很大难度。

## 手术禁忌证

单纯肺移植或 HLT 的禁忌证包括心脏之外的其他脏器（肝、肾）处于终末期衰竭状态、严重的中枢神经系统损伤、正经历感染、近期诊断出恶性肿瘤，以及社会心理评估结果显示患者家庭难以承受为达到成功治疗所必须经受的考验。

有人将胸外科手术史视为禁忌证，这在一定程度上存在争议。这些患者的确对手术提出了技术上的挑战，但有文献指出，胸外科手术史并不会增加额外的风险，但我们的经验提示并非如此。对于发绀合并肺动脉高压的患者，之前的手术会造成非常严重的血管化胸腔粘连，这将为受体肺切除制造非常大的麻烦。对于此前曾接受姑息性心脏手术的患者，应仔细评估其整体风险。为一名极高风险患者实施 HLT 或许意味着剥夺了其他两名可能因心、肺移植而生存的患者的生命。

相对复杂的解剖并非一定是风险因素。即使受体存在心房反位也同样可以成功实施移植。此前的姑息手术有可能显著地改变了解剖状态，并使手

术面临挑战，但也有相应的技术手段来应对这些问题。

## 供体的评估及脏器的获取

对单独的心脏移植或肺移植而言，每一个供体器官均需要满足同样的供体捐赠标准。心脏功能必须接近正常，最少是在中量正性肌力药物的辅助下达到接近正常的状态；没有明显的瓣膜狭窄或关闭不全；胸部 X 线片提示没有明显的渗出性改变；氧激发试验中动脉氧分压可以超过 350 mmHg；无全身感染且无恶性病变的证据。体型匹配常常存在困难，这是由于受体为终末期心脏病和肺疾病患者，往往存在相对营养不良。除非受体肺脏过度膨胀而导致胸腔明显增大，否则体型过大的供体脏器难以与受体相匹配。罹患纤维化性肺疾病的患者，其胸腔往往会出现回缩，因此，在使用较大体型供体的器官时应非常慎重。在一些情况下，可对供肺进行修剪或进行肺叶切除，以更好地匹配。体型较小的供体器官易移植，但如果供体与受体体型差异过大，术后易于出现过度膨胀性肺水肿。一般情况下，供体与受体体重差异在 ±10% 之间、身高相似可视为安全的可接受范围。如果超过这一限制区间，应根据受体的特征来决定可接受的供体器官大小。

对供体的最后一项评估是在现场行软性支气管镜检查，评估是否存在吸入性病变或肺炎，同时观察是否存在其他方面的异常。经胸骨正中切口开胸，直视探查供心。将两侧胸膜完全切开，观察并触摸检查双肺。在主动脉和上腔静脉之间游离气管，并游离出上腔静脉和下腔静脉。在合适的时间点经静脉输注肝素，并将前列腺素 E1 注入主肺动脉。横断下腔静脉，切除左心耳，使心脏完全放空，阻断主动脉后，在升主动脉和主肺动脉上插管，分别注入心脏保护液及肺保护液。局部使用冷盐水及冰屑保护供体器官。为保证肺保护液分布均匀，在灌注期间应保持理论上的通气频率。

如果拟行 HLT，则可将心 – 肺作为一个整体进行获取。切开心包，向下至横膈水平后，沿膈肌向后

延伸。将双侧下肺韧带切断至下肺静脉水平。将左肺向内侧翻转，完全离开左胸腔，显露后纵隔。切开后纵隔胸膜后，钝性剥离，游离食管及降主动脉。右侧胸腔的操作同左侧。在无名动脉水平横断升主动脉，如果受体需要进行某些部位的重建，可留取更长段的主动脉。游离气管，在隆嵴上方至少1cm处将其用切割缝合器阻断，在执行此操作时，应以低气道压将双侧肺轻度充气。用阻断钳将气管近心端阻断后横断。用 GIA™ 切割缝合器将食管从近端和远端离断。在执行此类操作前，应拔除胃管，将气管插管适当抽出，避免影响缝合器操作。横断降主动脉。此时可以将心脏和肺作为一个整体移出胸腔，置入冷溶液中（通常选用心脏停搏液），放入冷藏容器后进行转运。

如果拟获取双侧肺进行单纯的肺移植，准备过程和保护液灌注如上文所述。通常情况下，可在原位完成心脏与肺的分离。在肺动脉分叉处将其横断，在左侧房室沟与肺静脉汇入点之间的中点处切开左心房壁。将左心房的后壁划归肺组织。将心脏移出胸腔后，肺的获取方式如前文所述。将肺置于保护液中，然后放入冷藏容器以备转运。如果受体罹患先天性心脏病，则有必要获取更多的供体组织，如更多的肺动脉。由供心获取组完成此项工作。所获取的降主动脉组织也可用于之后的结构重建。

## 受体手术操作

### 心－肺移植

取胸骨正中切口（图 65.1a）。在建立体外循环前，根据受体的实际情况，尽可能多地完成组织游离。如果胸膜腔存在粘连，应完成粘连松解。操作时注意保护双侧膈神经。在双侧膈神经后方将供肺送入胸腔。有时需要在膈神经后做一较大的切口，以方便置入供肺。可在体外循环前做膈神经后的切口。

行双腔静脉插管，建立体外循环。上腔静脉和下腔静脉的插管位点应在各自与右心房移行部的远心处（图 65.2）。阻断主动脉后，将受体心脏和肺

切除。首先切除心脏，但应保留充足的主动脉长度以备后续吻合。分支肺动脉和肺静脉仅切除少许，在近心包反折处，无须结扎任何血管（图 65.3）。

移除心脏后，制备膈神经蒂的操作会较为容易，进而打开双侧胸腔（图 65.4 至图 65.7）。先天性心脏病患者由于存在较多的体－肺侧支，来自肺静脉的回血量会较多，这一点术者应了然于心。将双侧

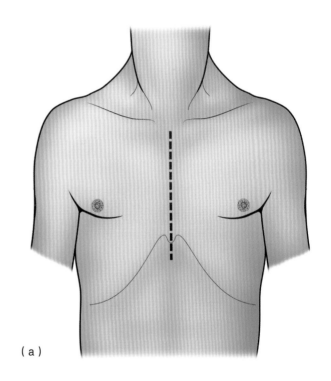

（a）

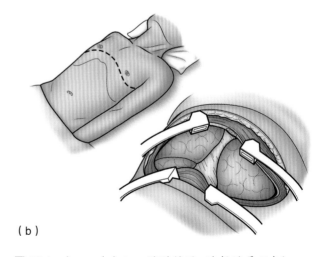

（b）

图 65.1 切口。（a）心－肺移植时，选择胸骨正中切口，可为后续的操作提供良好的显露，包括进入双侧胸膜腔；（b）单纯肺移植时，选择"蚌式"切口，即横断胸骨的双侧前胸切口。此切口可充分显露双侧肺门，同时可以完成心脏插管及心脏畸形的矫治。无论采用哪种切口，均应在体外循环开始前，尽可能进行更多的游离操作。此操作原则有助于止血

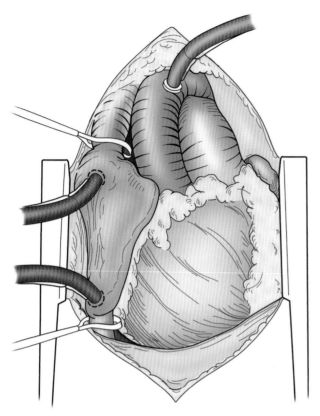

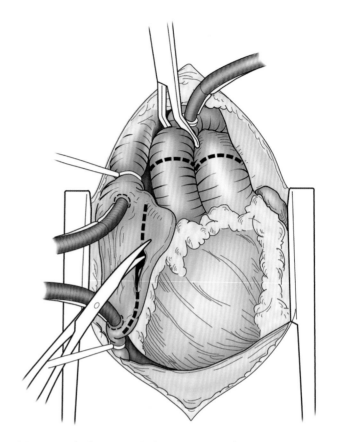

**图 65.2**　体外循环采用双腔静脉插管，通常会在上腔静脉和下腔静脉上直接插管。虽然在进行单纯肺移植时，双腔静脉插管并非必需，但如果受体罹患先天性心脏病，有可能需要切开心腔进行矫治

**图 65.3**　在进行心－肺移植时，供体器官抵达后即应阻断主动脉，切除受体心脏和肺。首先进行心脏切除。在右心房前壁做一切口，上延至右心房顶。在主动脉瓣上水平将主动脉横断，同样在肺动脉瓣上水平将肺动脉横断。将右心房切口继续延伸至左心房，绕行至左心房下壁。切开房间隔，将其向冠状静脉窦方向牵拉。将右心房切口向下延伸，与房间隔切口会合后，即可将心脏切除。右心房吻合可以采用双腔静脉吻合方式或右心房吻合方式。如果选用双腔静脉吻合方式，可将多余的右心房组织切除，但要留取足够的腔静脉袖以利后续吻合

肺切除并移出胸腔，从纵隔中游离出动脉及静脉分支。

　　用切割缝合器阻断支气管（图 65.8），并在其远心端切断，将一侧肺切除并移出胸腔。

　　此时，应使用电刀对纵隔及胸膜做充分的止血。出血无疑是 HLT 的主要并发症之一。此时的胸腔，没有脏器阻挡视野，易于操作，远远优于将供肺植入后再进行止血。

　　然后要确定气管吻合的位点，应尽可能选择远心端进行操作（图 65.9）。

## 心－肺一体化的准备

　　选择合适的时机，将心－肺组织从冷藏箱中取出，将所有冗余的纵隔组织切除，包括部分食管和主动脉。将多余的心包一并切除。供体气管周围的

组织应尽量保留，以保证术后吻合口的血供。这些滋养血管多来自冠状动脉侧支。将放置金属阻断夹的一段气管切除，在右支气管发出点上方，保留 1~2 个气管软骨环，以便于吻合。送检气管分泌物进行细菌培养，用另外一条吸引头将潴留的痰液吸出，在完成气管吻合后，立即弃用此吸引头（图 65.10）。在左心耳断端行荷包缝合，并用紧缩带控制。在器官移植期间，放置左心房插管，用冷盐水进行灌洗。

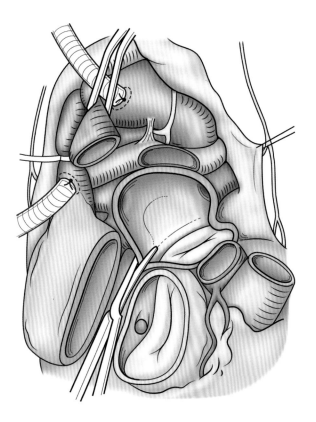

图 65.4　在左心房后壁中线处将其切开,以便游离覆盖肺静脉的心包,向后游离双侧胸膜腔。切口应尽可能靠近心房壁,避免损伤迷走神经。此时可将部分右心房组织切除,同时切除右侧的左心房组织

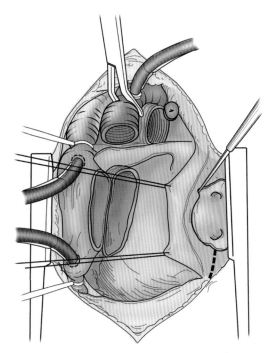

图 65.6　切除心脏后,即可游离双侧肺组织。事实上,此类患者的纵隔和胸膜上常常有广泛的侧支血管。应使用电刀进行止血。切断左下肺韧带,游离肺门,在胸膜侧游离肺动脉和肺静脉,心包一侧的操作在之前已经完成。当这些操作完成后,在左侧胸膜腔从心包后部至膈神经将形成一个很大的开口。可以向下将此切口进一步扩大,以便后续在心-肺移植时将肺送入胸腔

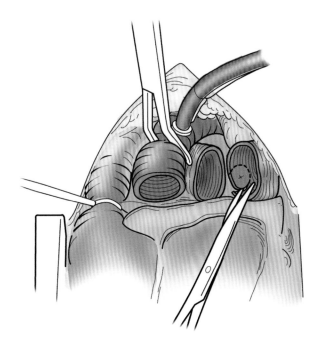

图 65.5　在肺动脉分叉处的中间位将其切开,将双侧的肺动脉及其相应的肺组织切除。建议在动脉韧带附着区保留少许肺动脉壁,以避免损伤喉返神经。动脉韧带的连接处很容易辨认,在肺动脉分叉处的后壁上,有一个小的"酒窝"样内陷。将双侧肺动脉及左心房、肺静脉向后部双侧胸膜腔方向分离

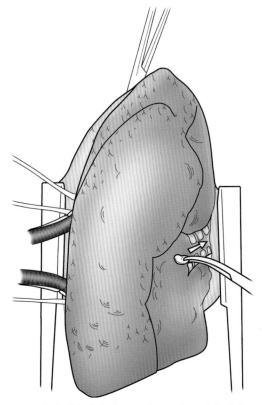

图 65.7　将左肺向中线方向翻起,以充分显露后肺门。辨识后支气管,并将其游离。辨识支气管动脉,用血管夹控制血流

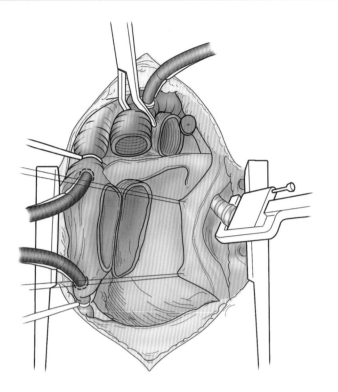

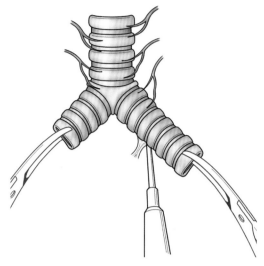

图 65.8　将左肺送入胸腔，恢复其解剖位置。用标准的
TA30 切割缝合器将主支气管阻闭后，阻断远端支气管。将左
肺移出术野。注意避免将左肺分泌物滴入胸腔

图 65.9　至此，受体的心脏和肺均已切除并移出了胸腔。用
血管钳将两侧已经阻闭的支气管断端提起，游离远心段气管。
在上腔静脉下方游离右支气管，在阻断的主动脉下方游离左支
气管。此时应将升主动脉向左侧牵拉以改善显露。将支气管断
端向前、向下牵拉有助于充分显露气管后部。虽然大部分游离
不可使用电刀进行操作，但此处的血管床分布广泛，止血是
首要的任务。迷走神经存在很大的损伤风险，远端气管之上
的游离幅度应较小，保留滋养血管的完整性。在切开支气管前，
应对纵隔和胸膜腔彻底止血

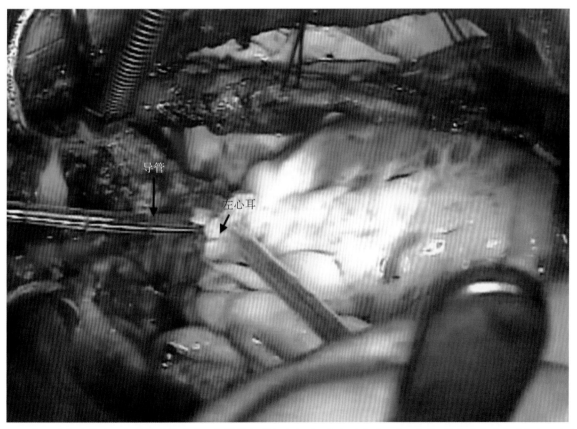

图 65.10　将心脏与肺作为一个整体进行准备。将供体纵隔组织切除，包括冗余的心包、食管、降主动脉及淋巴组织。在之前的
左心耳横断处做一荷包，经此置入一条较细的左心室引流管，以备后续使用。修剪气管，保留发出主支气管前的 1~2 个气管软骨环。
将气道内的分泌物吸出，用盐水充分冲洗左、右支气管

## 供肺的准备

如果仅行肺移植,只需准备供肺,准备方式与上一节的心-肺准备相同。但需要将肺动脉分叉处后壁和左心房后壁切开,使两侧肺相互独立。根据需要进行适当的修剪,以达到最适的吻合效果。切断各支气管与气管的连接,保证在发出上叶分支支气管前存有2个气管软骨环。

在行HLT时,应将受体远端气管横断并做进一步准备(图65.11)。将供体心-肺置入受体胸腔。将左心房插管与一条无菌消毒的静脉输液管连接,在行初始吻合时经此持续灌注冷盐水溶液(图65.12)。经膈神经后方将左肺置入左侧胸腔,右肺做同样处理,使心脏可以自然地置于纵隔。使用单股缝线(如聚丙烯缝线)将气管断端连续吻合,一些医生喜欢使用可吸收缝线。之后,用周围的纵隔组织包绕吻合口。

进行主动脉吻合,同样是以端-端吻合方式。在此操作期间,用冷盐水持续灌注左心房,一方面保持心脏处于低温状态,另一方面排除心腔内的气体。在整个移植期间,肺静脉没有回流的血液,这种状态会持续至主动脉开放、右心室开始顺行泵出血液后。少量的回流可能来自冠状动脉的侧支血管,但量很少。完成主动脉吻合后,放开主动脉阻断钳,左心房内的灌注插管开始转变为左心引流管。

随后,完成上腔静脉和下腔静脉的吻合。如果选择优先吻合右心房,则随后吻合上腔静脉和下腔静脉。完成上述全部步骤后,准备撤停体外循环(图65.13)。

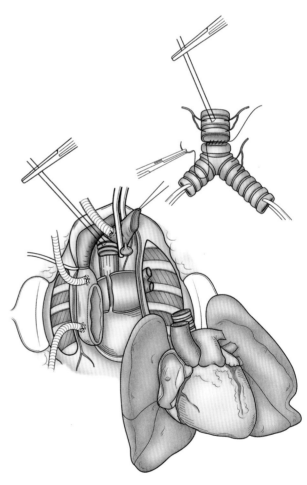

**图 65.12** 将心-肺作为一个整体器官置入手术野。首先通过此前制备的膈神经后方的心包切口,将右肺置入右侧胸腔;然后采用相同的方式将左肺置入左侧胸腔。在准备和置入的过程中,注意避免发生肺扭转。此时供体主动脉和气管应与受体主动脉和气管对齐。将左心引流管从左心耳切口处置入,向左心系统持续灌注冷盐水溶液,保持心脏低温的同时,排出心腔内的气体。通常用聚丙烯单股缝线,完成气管端-端连续吻合,然后用受体和供体气管周围组织包裹吻合口

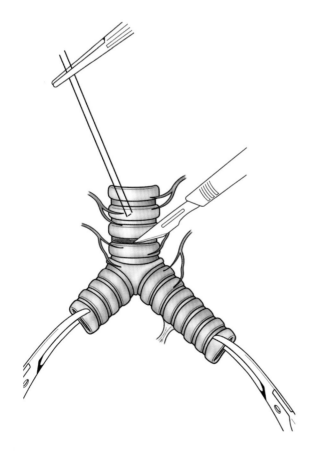

**图 65.11** 心-肺作为一个整体器官的准备。修剪受体气管至隆嵴上。在气管前壁缝提吊线(Fiore 提吊线),将气管稳定在上纵隔。将远心段气管及主支气管切除

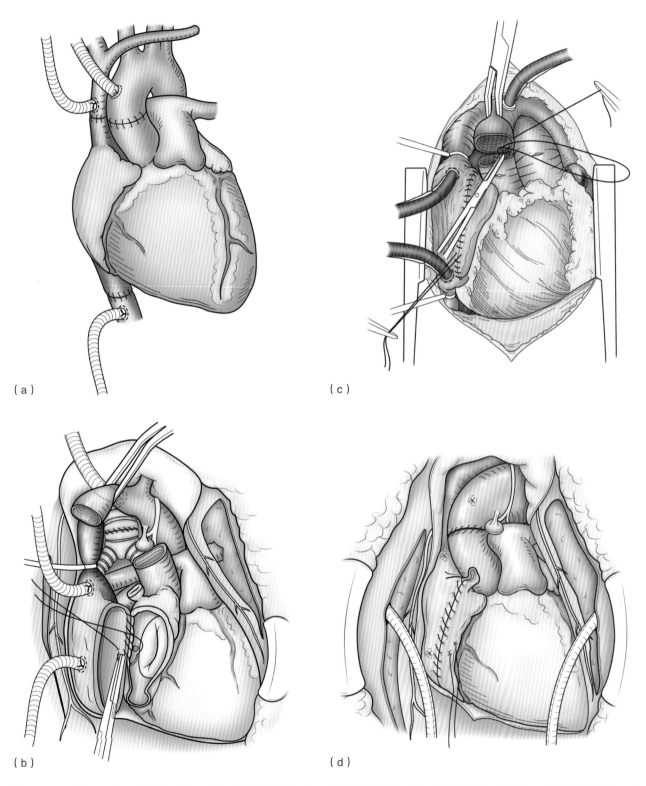

（a）

（c）

（b）

（d）

图 65.13　重建心脏方面的各个连接,在此过程中,持续经左心插管进行灌洗,必要时减慢速度以获得理想的术野显露(a)。可采用双腔静脉吻合或右心房吻合重建体静脉回流通路(b)。然后完成主动脉端 – 端吻合(c)。用灌洗的盐水充满心腔后,排气,并释放主动脉阻断钳;气管 – 支气管侧支血管是来自冠状动脉系统的侧支,可以产生一定量的肺静脉回流,但量较小。之后,左心插管由灌洗转变为引流,在恢复灌注后对左心系统起到减压的作用;最后完成体循环回流通路的吻合;可以采用右心房吻合技术(b)或腔静脉吻合技术(c)。腔静脉吻合技术被普遍接受和采用。此时可适当恢复肺部通气。完成复温后,拔除左心室引流管,恢复正常通气,撤停体外循环(d)

### 肺移植同期行先天性心脏畸形矫治

每种不同的先天性心脏畸形应采用不同的矫治技术。在肺移植过程中，除了要考虑矫治技术方面的问题，还应关注矫治的时机。一般情况下，应在肺移植前完成心脏畸形矫治。对于 PDA，可以在体外循环开机后、肺切除之前进行处理。对于大多数患者，矫治过程包括阻断动脉导管，切断，缝闭断端。对于 PDA 管壁存在钙化的患者，需要短时间停循环进行处理。如果要进行心内畸形矫治，最好在切除肺之后进行，这样的顺序可以使术野完全无血，有利于缺损的探查和快速矫治。

选择"蚌式"切口时，经第 4 肋间开胸。完成适当的游离后，建立双腔静脉体外循环（图 65.1b）。如果拟行双肺移植（与单肺移植相对），将双肺切除，保留足够长的肺动脉及肺静脉，以备后续肺移植。游离支气管，用切割缝合器阻断后，在远心端切断支气管，将受体肺移出术野。然后进行心脏畸形的矫治。要注意：艾森曼格综合征患者因术前存在肺动脉高压，其右心室流出道有明显肥厚，术后可能会出现动态性右心室流出道梗阻。因此，最好将流出道的部分肌束切断，以避免这种术后并发症。放开主动脉阻断钳，恢复心脏灌注，开始肺移植。

将供肺置于术野，首先完成支气管吻合，然后是肺动脉，最后是肺静脉吻合。对于存在严重肺静脉梗阻的患者，尤其是完全型肺静脉异位引流术后的患者，可能没有足够的左心房组织容纳阻断钳的放置。在这种情况下，须短时阻断主动脉，以更好完成每一条肺静脉的吻合。

## 术后管理

HLT 或单纯肺移植的术后管理主要聚焦于肺，而非心脏，因此两者的管理策略相似。术后最常见的死亡原因包括外科技术方面的因素、感染、供心和（或）供肺发生衰竭，因此术后管理的核心就是预防和处理这些问题。技术方面的相关因素包括手术效果、止血情况，同时应避免发生任何技术失误

及意外。为了预防感染，应选择适当的预防性抗生素，及时发现并处理获得性病原体感染，包括在供体气道定植的病原体。

供心、供肺发生功能衰竭的原因较为复杂，影响因素包括缺血 – 再灌注损伤、呼吸机管理、液体平衡、血流动力学的稳定状态、多种血制品的使用及其他一些因素。血流动力学管理的主要原则是使患者处于"干"的状态，应意识到要获得理想的心排出量应维持一定的充盈压，而术后的充盈压往往已经升高。问题的关键在于移植的肺在低于正常肺毛细血管楔压的状态下，都有可能发生肺水肿，这是移植术后供肺衰竭的原因之一，因此，应在各种竞争因素之间找到平衡并加以维持。一般建议加用少量正性肌力药物或血管收缩药物，同时应审慎地给予利尿剂。

### 免疫抑制

表 65.1 列出了不同种类的免疫抑制剂及其使用的时机。在行 HLT 或肺移植的医院中，近一半选择使用多克隆细胞疗法或白介素 –2（IL–2）受体拮抗剂进行诱导，使用"三联疗法"维持免疫抑制状态，包括钙调神经磷酸酶抑制剂、嘌呤代谢抑制剂及类固醇。典型的组合是他克莫司、麦考酚酯

表 65.1　免疫抑制

| 药　物 | 时　机 |
|---|---|
| 淋巴细胞毒性制剂 | |
| 　抗胸腺细胞球蛋白 | 诱导 |
| 　抗淋巴细胞球蛋白 | 诱导 |
| IL–2 受体拮抗剂 | |
| 　抗 Tac 单抗（赛尼哌，Dacluzimab） | 诱导 |
| 　Basilixamab 单抗 | 诱导 |
| 钙调神经磷酸酶抑制剂 | |
| 　他克莫司 | 维持 |
| 　环孢菌素 | 维持 |
| 嘌呤代谢抑制剂 | |
| 　硫唑嘌呤 | 维持 |
| 　麦考酚酯 | 维持 |
| 皮质类固醇 | 维持，急性排斥反应的治疗 |

和泼尼松。

## 感染的预防

无论是供体还是受体,如果巨细胞病毒滴定试验阳性,通常使用更昔洛韦预防此类病毒感染,对使用疗程存在争议,但通常情况下不少于 6 周。建议所有患者均使用甲氧苄啶 / 磺胺甲基异噁唑预防人肺孢子菌肺炎,对于磺胺类药物过敏的患者也可以每月使用喷他脒吸入剂进行预防。可使用制霉菌素预防口腔及食管念珠菌感染。对于术前定植真菌尤其是曲霉菌的患者,应在术后住院期间使用雾化两性霉素。

## 排斥反应

术后 2 周内应启动免疫排斥反应监测。在术后第 1 个月,应每 7~10d 进行一次经支气管肺活检,之后在第 6 周及第 3、6、12 个月各进行一次,也可以根据临床需要调整频度。虽然单纯的心脏排斥很少见,但确有发生,因此,应同期行心内膜活检。

如果活检提示急性肺排斥(≥ A2)或心脏排斥(≥ 2R,形式上的 A3),应静脉注射甲泼尼龙 500~1000mg,维持 3d,其后 2 周逐渐减量。对于持续存在的排斥反应,应使用细胞毒性制剂、全淋巴放射治疗或氨甲蝶呤,同时更换免疫抑制的维持方案。

# 疗　效

## 早期疗效

目前,就全部需行心脏和(或)肺移植的诊断而言,行 HLT 的手术死亡率约为 25%,而行单纯肺移植的死亡率为 10%。对于肺血管疾病(包括特发性肺动脉高压和先天性心脏病),行 HLT 的死亡率仍约为 25%,而行单纯肺移植为 18%。因此,人们倾向认为移植类型本身并非风险因素,有可能是受体组本身存在实质性的差异。如果仅把囊性纤维化作为肺移植或 HLT 的指征来看,那么其行单纯肺移植的早期疗效明显更好。

## 远期疗效

### 病死率

目前,HLT 在 1 年、5 年、10 年和 15 年的实际生存率分别为 64%、42%、31% 和 23%。有意思的是,3 种最主要的 HLT 适应证(囊性纤维化、原发性肺动脉高压及先天性心脏病)之间,生存率并无差异。因先天性心脏病而单纯行肺移植的远期生存率与上述数据非常相似(分别为 65%、48%、36% 和 24%)。

### 排斥反应

早期的急性排斥及排斥反应的发作次数与生存率呈负相关。术后 5 年,仅 34% 的患者未发生肺排斥,67% 的患者未发生心脏排斥。在过去 20 年间,无论是心脏还是肺,实际免于排斥的概率均保持稳定。

### 感　染

在术后 1 年生存的 HLT 和肺移植患者中,仅 12% 未接受抗感染治疗。最常见的感染源为呼吸道。随着时间的推移,呼吸道感染从假单孢菌趋向于更多的革兰阳性菌(葡萄球菌)和真菌感染,而病毒感染更少。由于特异性免疫球蛋白的使用,使得巨细胞病毒感染明显下降。但如果供体呈巨细胞病毒阳性,而受体为阴性,则受体非常有可能发生巨细胞病毒感染。

### 恶性肿瘤

HLT 术后 10 年,近 25% 的患者发生恶性肿瘤。淋巴瘤是移植术后早期最常见的肿瘤,而在 10 年生存者中,皮肤癌有更高的发生率。新的 EB 病毒感染是术后发生淋巴细胞增生性疾病的风险因素,这是淋巴瘤的一种变种。

### 移植器官血管病变和特发性闭塞性细支气管炎

特发性闭塞性细支气管炎是与肺移植或 HLT 相关的最主要远期并发症,也是目前为止最常见的死亡原因。其病因尚不清楚,而治疗(通常是加强免疫抑制)的效果也仅处于边缘状态。虽然 HLT 患者有可能发生冠状动脉病变,但发生率较低,且发生的时间也晚于单纯心脏移植。

由于较高的手术死亡率和特发性闭塞性细支气

管炎的发生，使 HLT 远期疗效相对较差。虽然单纯肺移植的早期死亡率尚可以接受，但当适应证为先天性心脏病时，风险将会增加，疗效与 HLT 相似。能降低早期死亡率的因素包括更好的（低风险的）患者选择、治疗经验的增多、优化器官保护及降低术后早期移植器官功能障碍的发生率和严重程度。事实上，因先天性心脏病而进行的移植可使受体处于高风险状态，而较少的移植数量意味着经验缺乏。目前，对于早期移植器官功能障碍尚无有效的预防和治疗措施。利用离体灌注技术，有可能改善移植器官的保护，但这尚未得到证实。特发性闭塞性细支气管炎仍然是一个谜，对肺移植术后长期生存者来说，这仍然是一个灾难，无论是否同时进行了心移植，情况均如此。因此，在未来一段时间，无论是 HLT 还是单纯肺移植，其生存率都不会有明显的改善。这在一定程度上说明，这一类手术应仅限于有经验的医院和有经验的外科医生。

## 延伸阅读

1. Baumgartner WA, Reitz BA, Achuff SC. Heart and lung transplantation. Philadelphia: W.B. Saunders Company, 1990.

2. Benden C, Edwards LB, Kucheryavaya AY, et al. The Registry of the International Society for Heart and Lung Transplantation: fifteenth pediatric lung and heart–lung transplantation report–2012. J Heart Lung Transplant, 2012(31): 1087–1095.

3. Deuse T, Sista R, Weill D, et al. Review of heart and lung transplantation at Stanford. Ann Thorac Surg, 2010(90): 329–337.

4. Huddleston CB, Richey SR. Heart-lung transplantation. J Thoracic Dis, 2014, 6(8): 1150–1158.

5. Kuo PC, Davis RD, Dafoe DC, et al. Comprehensive atlas of organ transplantation. Philadelphia: Lippincott Williams and Wilkins, 2004.

6. Pasque MK. Standardizing thoracic organ procurement for transplantation. J Thorac Cardiovasc Surg, 1010(139): 13–17.

7. Shumway SJ, Shumway NE. Thoracic transplantation. Oxford: Blackwell, 1995.

# 第 66 章

# 先天性心脏病的心室辅助装置

*David L.s. Morales*    *Farhan Zafar*    *Charles D. Fraser Jr.*

## 发展史

Hall 于 1963 年完成了第一例心室辅助装置（VAD）的置入，Michael DeBakey 则于 1966 年率先成功置入 VAD。自此，机械辅助循环（MCS）不断发展和进步，用于治疗成人心力衰竭患者。目前，已有大量经美国食品药品监督管理局（FDA）认证的装置用于治疗成人心力衰竭；但遗憾的是，对于儿童心力衰竭患者，尤其是小龄儿童、婴儿及新生儿，情况则不尽然。事实上，在 2000 年以前，北美市场没有专门针对儿童患者的 VAD，也没有一例用于临床，直至 2004 年，Berlin Heart EXCOR® 在美国开始广泛使用。

近来，发展专门用于儿童的 VAD 再次引起了人们的重视，同时也获得了资源投入。企业界、政府、临床医生们开始关注大量心力衰竭的儿童。在儿童医院中，因心力衰竭而入院的患者量有不断增加的趋势（3 年间增幅超过 30%）。可将此部分归结于先天性心脏病外科根治术及姑息手术的成功率不断提高，使得存在心力衰竭风险的儿童和青少年人群不断增加。另一个原因可以解释为人们对于儿童心肌病有了更深入的认识。虽然对于内科药物治疗无效的终末期心力衰竭儿童，心脏移植是一项标准方案，但所带来的药物负担及显著的并发症，又使心脏移植并非一个理想的治疗策略。更重要的是，由于供心一直处于一个相对稳定的数量级，这使得心脏移植受到资源限制。因此，虽然等待心脏移植的患者数量在迅速增加，但儿童心脏移植的实施量几乎没有发生任何变化。鉴于此，作为儿童患者可能的治疗方案，MCS 获得了人们的关注。正是基于这样的认识及关注，美国开始了第一项针对 FDA 认证的 VAD（Berlin Heart EXCOR®，2011 年 12 月获批）的研究。同样，大量的企业资源转向投入针对儿童患者 VAD 的研发，其中一部分项目获得了美国国家心脏、肺、血液研究所（NHLBI）的指导和支持，开始了 PumpKIN（Pumps for Kids, Infants and Neonates）试验，同时也获得了其他一些资源。虽然第一个针对成人 MCS 装置的项目资助始于 1964 年，但直至 2004 年，美国政府的基金管理部门才开始意识到需要开发儿童专用 MCS 的必要性；同样，直至 21 世纪初，美国没有任何企业层面的倡议来发展儿童 VAD，但目前，每一家 VAD 生产商都至少有一项儿童发展计划。目前，很多小型号成人 VAD 常规用于儿童，一方面是因为其并发症发生率较低，另一方面是因为患者有可能出院在家使用此类装置。事实上，在过去的 2 年间，18 岁以下患者接受体内恒流式 VAD 的数量大于任何其他类型的 VAD。有研究证明，VAD 可以显著改善等待心脏移植的儿童患者的疗效。在美国，约 40% 接受心脏移植的儿童患者，术前接受 VAD 作为过渡手段。所有这些都证明，这是一个快速发展的新兴领域。

## 基本原则与理论依据

有研究表明，患者的选择及 MCS 的开始时机是 VAD 救治成功与否的关键因素。对于儿童患者，这些因素更具有挑战性，因为儿童常常有良好的代偿能力，当出现明显症状时，患者已经处于极其严重的阶段了。不同于成人领域，儿童 MCS 是一个相对崭新的世界，面临着大量的限制因素。其中一个挑战是：对于这项技术，儿童心脏中心还刚刚处于经验积累的阶段，手术指征还在不断演化，与成人心脏中心相比，尚缺少固定的标准。另外，对于较小的儿童（体重 <20kg），目前可供选择的体内植入式 VAD 明显较少。而年龄较小的患者无法在院外使用 VAD，因此并不适合以终极治疗为目的的 VAD 使用；而在并发症发生方面，气动型 VAD 远不如第二代、第三代 VAD 低。目前，对于年青的患者人群，EXCOR 的合理替代方案仅有体外膜肺氧合（ECMO），但疗效弱于前者。将体外离心泵（如 CentriMag、RotaFlow）与 EXCOR 插管相结合是目前新生儿、小婴儿及其他先天性心脏病人群行心脏移植过渡最通用的手段。

## 指 征

根据笔者的经验，MCS 的应用指征经历了不断演变的过程。目前，对于使用单一正性肌力药物的心力衰竭患者，如果用药后循环功能仍欠佳（需要增加为 2 种正性肌力药物或混合静脉血氧饱和度 <60%），或有证据显示其他末梢器官功能障碍（表 66.1），则应进行 MCS 评估。就目前发展而言，如果小龄患儿在使用单一正性肌力药物下可以维持稳定，已拔除气管插管，器官功能尚存一定储备，但无法耐受肠内营养，评估时应将 MCS 的使用经验及稳定性因素考虑在内。对于一个正处于发展早期阶段的外科团队来说，这样的患者可能并不理想。是否可以获得理想的装置也是手术决策的关键因素。例如，一名 12 岁、正在使用米力农并等待心脏移植的住院患者，如果可以获得恒流式辅助装置（HeartMate Ⅱ™、HeartMate Ⅲ™ 或

HeartWare™），那么这个患者属于理想的 VAD 辅助人群；但如果这些装置或管理团队要求患者必须在院内接受治疗，这些机械辅助装置则难显优势。另一方面，如果一名患者接受体内循环辅助装置治疗，不需要静脉给药，特别是在家中治疗时，我们不应低估营养、物理治疗及心理状态提升对康复的积极影响。

### 关于先天性心脏病的特殊考量

针对儿童患者施行 MCS 时，须了解心力衰竭儿童相较成人患者所具有的特殊病理特征。插管对于儿童 MCS 就是一项非常具有挑战性的工作，其间需要非常重视插管位置的几何学考量（如心腔位置异常）。此外，还应非常明确患者的心内解剖，包括间隔缺损、心腔发育不良、体静脉及肺静脉异位连接等，同时还应考虑心脏外的解剖问题（如主动脉弓离断或主动脉缩窄等）。应明确是否存在体 – 肺分流通路，并进行合理处置，这些分流通路可能是人为建立的（如 Blalock-Taussig 分流），也可能是病理性的（主 – 肺动脉间侧支血管），在处理上具有很大的挑战性，因为此时所需的心排出量大于正常心排出量，因此，虽然有一些报道，但通常这些患者在长期 MCS 下无法获得理想的治疗效果。对于单心室患儿，当完成了上腔静脉 – 肺动脉连接术（Glenn 术）以后，其疗效明显优于仅完成了 Norwood Ⅰ期手术的患者。有一种方法可以确保 Glenn 术后的患者，在体循环心室辅助装置（SVAD）下可以获得充足的氧合：首先将患者置于短时离心泵（共同心房和主动脉插管），这是一个非常直接而快速的检验过程；

**表 66.1 儿童机械辅助循环的适应证**

| |
|---|
| 如果患者心力衰竭，需要使用正性肌力药物 |
| 和 |
| 另一器官系统出现衰竭 |
| 　呼吸系统：气管插管 |
| 　胃肠道：无法耐受肠内营养，肝功能指标上升 |
| 　肾脏：肌酐升高 |
| 　无法下床运动（在应该下床的情况下），疲乏限制了任何活动 |
| 　需要长时间加用第二种正性肌力药物 |
| 　在使用正性肌力药物的情况下，心肌活性 <60% |
| 　神经系统：精神状态发生改变 |

如果患者可以获得良好的辅助状态，则可以考虑置入长期辅助装置（Berlin Heart EXCOR）。在过去的数年间，由于存在成功案例，EXCOR 插管配合体外离心泵的应用势头强劲。人们第一次看到一个单心室生理的新生儿患者可以此作为过渡手段，成功实施心脏移植并出院。离心泵可以很好地应对单心室患者不断变化的前负荷及非常高的心排出量状态，人们认为这就是此装置成功的要点。

如果一名心力衰竭的患者此前曾接受 Fontan 手术，这将是非常具有挑战性的一类拟接受 MCS 的单心室患者。在过去，因 Fontan 循环衰竭而需要接受 VAD 治疗的人群，其所获得的疗效具有很大的差异。区分急性和慢性循环衰竭非常关键。慢性循环衰竭患者可以表现为心律失常、新发器官功能障碍、蛋白丢失性肠病、肝硬化、肾衰竭及（或）塑形性支气管炎。多因素导致了慢性 Fontan 循环衰竭，而并非仅是体循环心室衰竭所致。因此，应首先分析患者为何出现 Fontan 衰竭，并明确这一原因是导致了右侧心力衰竭（肺动脉侧）还是左侧心力衰竭（体循环侧）。如果是右侧心力衰竭，那么应用 SVAD 并不会使血流动力学状态获得改善；仅当体循环心室衰竭是 Fontan 衰竭的主要原因时，SVAD 才有效果。因此，此类患者在置入 VAD 前，应明确心室舒张末期压力。如果心室舒张末期压力不高，例如为 12~14mmHg，那么应用 SVAD 并不能改善病情。对于接受心房 – 肺动脉连接 Fontan 术的患者，如果反复出现心动过速或开始表现出 Fontan 衰竭的迹象，或出现相关解剖问题，行 Fontan 转换手术更为恰当。然而，一旦出现末梢器官功能衰竭的早期迹象，即应考虑行心脏移植，以避免出现严重的器官功能障碍。有研究指出：对于 Fontan 循环衰竭患者，无论是保有部分心室功能，还是末梢器官功能严重障碍，心脏移植术后出现不良预后的风险均会增加。一旦出现明显的肾和（或）肝功能不全，同时伴有营养不良、蛋白丢失性肠病等其他终末期症状，应考虑植入全人工心脏（TAH）。从理论上而言，全人工心脏的优势在于末梢器官功能的恢复，同时可改善机体状况及营养状况。全人工心脏仅有

限地应用于少量先天性心脏病患者，尚处于发展之中。鉴于存在解剖性（如先天性矫正型大动脉转位）及医源性（如 Fontan 术）的变数，应仔细考虑安装辅助装置所面临的技术问题。

## 禁忌证

超早产、低出生体重（< 2kg）、神经系统严重损伤、存在不良预后的先天畸形及致命的染色体变异等，通常被视为 MCS 的相对禁忌证。多系统器官功能衰竭也被视为相对禁忌证，如果改善血流动力学后预期可以逆转这些器官的功能，仍然可以实施 MCS。已经证明，在 VAD 辅助下，当血流动力学状态稳定后，部分患者的肝、肾功能会有所改善。应用全人工心脏，理论上可以获得超过生理的心排出量（心指数 >3.5mL/m$^2$），而中心静脉压的降低有助于进一步改善多器官功能衰竭患者的状态。目前我们刚刚开始在患者中引入"脆弱性"（fraility）这一概念进行探究，以发现哪些器官功能会在心排出量改善后随之得以改善，而哪些不能，这样，就可以避免出现成功实施 MCS，但患者却因无法受益于心功能的改善仍发生死亡的情况。随着这一领域技术的成熟，相关禁忌证将被进一步细化，会有不同的辅助装置应用于儿童患者。

## 装置的选择

在装置选择方面，应考虑哪些器官需要辅助（体循环心室、肺循环心室、呼吸系统或多器官），计划辅助的时间长度（过渡至功能恢复，过渡至心脏移植，终极治疗），以及有哪些可以选择的装置。与成人患者群不同，可供儿童选择的 MCS 种类并不多，而这往往左右我们的选择。一般根据辅助时长将这些装置分为短期 MCS 及长期 MCS。图 66.1 是装置选择的一个范例，来自一个独立的儿童 VAD 研究项目。表 66.2 描述了北美常用的一些 VAD。目前还有其他一些在使用和在研发的装置，尤其是在欧洲，由于它们处于研发的早期阶段且（或）很少用于儿童患者，因此本章不做讨论。

首先应考虑辅助的类型。我们的经验是 ECMO 仅用于需要心肺辅助及紧急抢救中。ECMO 并发症

的发生具有显著的时间敏感性，因此，如果肺功能恢复，即应转行其他类型的 MCS；如果心肺功能恢复，即应撤离 ECMO。如果仅需要行心脏辅助，则没有必要使用 ECMO，可以根据拟辅助的时长进行装置选择：如果 <2 周，可使用短期 VAD；如果 >2 周，则使用长期 VAD。如果预期恢复时间延长或治疗进程不明朗，可由短期辅助过渡至长期辅助。

无论是终末期先天性心脏病还是慢性心肌病引发的慢性心力衰竭，均应根据患者的体型、治疗方案（过渡至心脏移植或终极治疗）及心力衰竭的病因来选择长期辅助装置。在后文中将阐述目前专门用于儿童患者、疗效显著的辅助装置。图 66.1 进行了小结。

**短期 MCS**

部分心力衰竭儿童可能在急诊（emergent）或紧急（urgent）状态下启动 MCS。通过外科干预处理残余的或新近发现的循环系统异常，或者从急性缺血或炎症损伤中恢复，这种情况下，部分急性心力衰竭患者的心室功能有可能出现明显改善。可根据紧急状况的需要及是否存在肺功能损伤来选择短期 MCS 方式。

最为紧急需要行 MCS 的情况是儿童发生心脏停搏，此时，可选择静脉－动脉（VA）ECMO。如果并非立即需要 MCS，但情况相对紧急（需在数小时内完成），如心肌炎或无法撤离体外循环，应首先评估肺功能情况，如果循环衰竭单纯继发于心脏功能障碍，可考虑采用短期 VAD。

ECMO 的优点是可以快速启动、具有多功能及操作者对其技术要点更熟悉；但也有其严重的不足：有效辅助时间最长不超过数周，之后就会出现

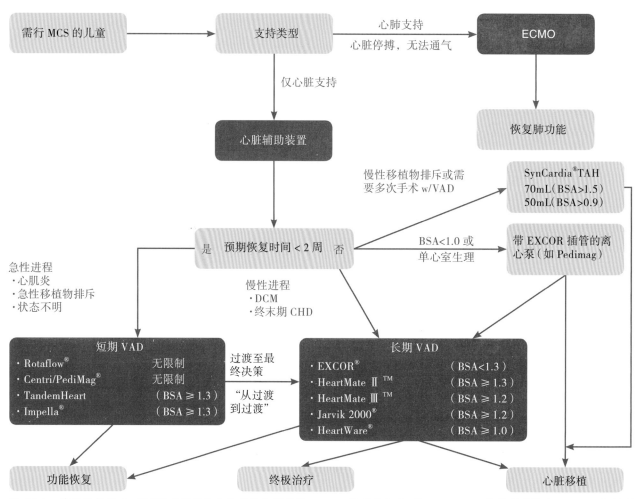

**图 66.1** 装置选择策略，图中所列装置均为笔者的使用选择。BSA= 体表面积（m²）；ECMO= 体外膜肺氧合；MCS= 机械辅助循环；VAD= 心室辅助装置；DCM= 扩张型心肌病；CHD= 先天性心脏病；TAH= 全人工心脏

表 66.2　北美地区常用的儿童 VAD

| 装置 | 位置 | 泵类型 | 血流类型 | 血流产生 | 体循环心室或速度 | 流速范围（L/min） | 体表面积（m²） | 能否活动 |
|---|---|---|---|---|---|---|---|---|
| **短期 MCS** | | | | | | | | |
| Rotaflow | EC | 旋转式泵，径向 | 恒流 | 电磁 | 0~5000r/min | 0~10 | 无最低值要求 | 否 |
| PediMag | EC | 旋转式泵，径向 | 恒流 | 电磁 | 0~5000r/min | <1.5 | <0.5 | 否 |
| TandemHeart | EC | 旋转式泵，径向 | 恒流 | 电 | 3000~7000r/min | <5 | >1.3 | 否 |
| **长期 MCS** | | | | | | | | |
| EXCOR | EC | 容积式泵 | 搏动性 | 气动 | 10、25、30、50mL* | 可变 | 0.2~1.3 | 能 |
| PVAD/IVAD | EC/IC | 容积式泵 | 搏动性 | 气动 | 65mL | 最高达 7 | >0.7 | 能，或许可院外使用 |
| TAH | EC | 容积式泵 | 搏动性 | 气动 | 50/70mL | 最高达 9.5† | >0.9<br>>1.5 | 能，或许可院外使用 |
| HVAD | IC | 旋转式泵，径向 | 恒流 | 电磁 | 2400~3200r/min | 最高达 10 | >1.0 | 能，或许可院外使用 |
| HeartMate II | IC | 旋转式泵，轴流 | 恒流 | 电 | 6000~15 000r/min | >2.5 | >1.3 | 能，或许可院外使用 |
| HeartMate III | IC | 旋转式泵，径向 | 恒流 | 电磁 | 3000~9000r/min | >2.5 | >1.2 | 能，或许可院外使用 |
| HeartAssist 5 | IC | 旋转式泵，轴流 | 恒流 | 电 | 7500~12 500r/min | 1~10 | >0.7~<1.5 | 能 |

MCS=机械辅助循环；EC=体外；IC=体内；VAD=心室辅助装置；PVAD=Thoratec 体旁式 VAD；IVAD=Thoratec 植入式 VAD；HVAD=HeartWare VDA；TAH=全人工心脏。

*60mL 和 80mL 仅在欧洲可获得；†经双心室

时间依赖性并发症发生率显著上升，如血栓栓塞、出血、感染；所使用的插管一般都非常柔软，必须辅以深度镇静，一般需要强制性机械辅助呼吸及卧床；辅助装置体积大，难以移动。另外，即使做房间隔切除，也不能显著减轻体循环心室的充盈负担，这也就是为什么在体循环心室功能严重受损时，笔者几乎总是要放置左心引流的原因，这样可避免进一步的肺损伤。因此，ECMO 最适用于短期心肺支持。如果辅助 10~14d 后，心功能没有恢复，应转为更持久的辅助装置。如果已明显预见心功能恢复的可能性甚小，应在患者病情稳定后，尽早转向长期辅助，以减少 ECMO 相关并发症。

如果患者需要辅助，且处于相对稳定的状态，评估认为所患疾病可以恢复，可以考虑选择短期辅助装置，将恒流血泵与体外循环管道连接，但不采用体外循环方式。在左心耳置管抽出血液后回输至升主动脉。有多种离心泵可供选择，包括 Rotaflow（Maquet Cardiovascular, Wayne, NH）、CentriMag/PediMag（Thoratec, Pleasanton, CA）、BIO-Pump 和 Affinity CP（Medtronic, Minneapolis, MN）。如果患者没有确定选择哪一种辅助装置，则通常会选择胸骨正中切口开胸、左心房置管。对于大多数病例，无须采用体外循环即可开始循环辅助。短期 VAD 的主要优点在于：如果选择左心房、主动脉插管策略，可以简单、快速地置入插管。外科医生几乎总能在无体外循环辅助下完成插管，且尽可能减少对心脏的操作。Adachi 报道了 30 余例应用此技术的儿童病例，他们因心肌炎、急性人工管道功能障碍导致急性心力衰竭或是慢性心力衰竭急性发作。结果发现：总体生存率为 91%（n=35），心肌炎患者经循环辅助能过渡至功能恢复的比率为 85%（17/20）；一些儿童（n=15）因慢性心力衰竭急性失代偿而接受短期 VAD 辅助，80%（12/15）转为长期辅助，即所谓"从过渡到过渡"（bridge to bridge）。不应将这种辅助模式与"EXCOR 插管 + 离心泵"辅助模式相混淆，后者的置管需要体外循环辅助，是一种介入程度更大的操作。因此，后者并未体现出简单、快速及创伤小的临时性循环辅助的优势。事实上，

"EXCOR 插管 + 离心泵"是一种过渡至能接受心脏移植的较长期的辅助模式，并非仅是为了使心肌功能从心肌炎等炎性损伤过程中恢复过来。

对于体型较大的儿童和青少年患者，Tandem-Heart 系统（CardiacAssist Inc, Pittsburgh, PA）是一种可以替代离心泵的辅助装置。离心泵的流入道为 21Fr 左心房插管，可以经皮穿刺，经股静脉送入，在 X 线透视辅助下置入左心房。动脉回路是经皮穿刺置入的 15Fr 或 17Fr 股动脉插管。此装置可以根据动脉插管尺寸的不同，提供 4~5L/min 的流量。使用此装置的经验多来自成人心源性休克或经皮冠状动脉成形术（辅助数小时至数日），但缺乏用于过渡至功能恢复、过渡至心脏移植，或者过渡至植入持久性 VAD 的长期使用经验。由于装置的体积原因，在儿童患者中使用 TandemHeart 系统极其有限；曾有人使用该系统的离心泵，配合使用其他适合儿童的插管，甚至是中心性插管。TandemHeart 系统对于儿童患者有较大的问题，将插管固定于左心房非常具有挑战性，尤其是当左心房很小时。有时，患者血氧饱和度可能会出现急速下降，这往往是由于插管移位至右心房所致。

对于体型较大的患者，当需要紧急置入临时性辅助装置时，如果近期没有接受经胸骨正中切口的手术，可以考虑经外周动脉置入血管腔内轴流泵 Impella（Abiomed Inc, Danvers, MA）。在 X 线透视及超声心动图的指导下，此装置可以逆向通过主动脉瓣，将其流入道部分置入左心室腔内。此旋转泵可以提供 5L/min 的流量，其流出道位于主动脉瓣的远心端。还有一种低流量版本的装置，最高流量也可达到 2.5L/min。在股动脉穿刺部位，两种流量装置均使用 9Fr 插管，但用于与泵体连接的附件却存在明显差异（24Fr 和 12Fr），因此，在置入时，均需采用外科手段：在股动脉上做一荷包，经此荷包置入；或在股动脉、腋动脉侧壁上缝制一段人造血管，经此人造血管置入。另外一种置入方案是：采用胸骨正中切口，通过升主动脉置入，经此径路无须担心股动脉血流受到影响及下肢缺血的发生。目前尚无儿童患者使用 Impella 的系

列研究结果发表，仅有一些体型较大的儿童应用 Impella 的报道。

总之，所有年龄段的儿童患者，如果发生急性心力衰竭，需要快速置入 MCS 装置，最佳的装置为 ECMO。对于较小的儿童，在次紧急状态下，如果拟辅助的时长不确定或有可能在 2 周内恢复，可经胸骨置管，连接离心式临时性左心室辅助装置进行辅助支持。将 ECMO 应用于单纯心力衰竭的情况趋于减少，而这也是必然。

## 长期 MCS

■ Berlin Heart EXCOR®　Berlin Heart EXCOR® 是美国市场上唯一一款可用于婴儿或小龄儿童的长期 VAD（FDA 于 2011 年 12 月批准），在世界范围内也是最常用的一款儿童 VAD。在美国，已有超过 800 例儿童接受此项治疗，而世界范围内的人数超过了 2100 人。EXCOR 是一款体外辅助装置，可提供搏动性血流，仅被批准用于心脏移植前过渡期的辅助支持，当然，也有一些用于过渡至心功能恢复的报道。它在一个移动式驱动器的带动下进行工作，根据 FDA 的指南要求，不可以院外使用。EXCOR 曾成功地用于治疗各种类型的儿童心力衰竭。

在 EXCOR 面世前，美国市场并没有一款可被接受的、用于儿童长期辅助的 VAD，只能将成人 VAD 用于体型较大的青少年。EXCOR 是第一款专门为儿童设计的 VAD，在美国被广泛使用，它可以用于左心室辅助、右心室辅助及双心室辅助。泵容积为 10~60mL（10、25、30、50、60mL），可以辅助支持各个年龄段、不同体重的儿童。目前的 EXCOR 使用床边驱动单元，而有一款称为 EXCOR Active 的驱动系统正在测试中，其配有各种容积的泵，允许患者在院外使用。

EXCOR 儿童 VAD 于 2011 年 12 月 6 日通过人道主义器械豁免（HDE）途径获得认证，对拟行心脏移植的儿童行单一心室或双心室辅助。该装置对使用人群无体重和年龄的限制。由于 EXCOR 是市场上仅有的、可用于小婴儿及儿童的长期 MCS 装置，因此，FDA 允许由临床医生来确定 EXCOR 的最佳适应证。由于是经 HDE 途径的审批，因此所有使用该装置的医院均应设立高效的机构审查委员会，目前它正处于上市后许可阶段。

虽然 EXCOR 在时间测试方面取得成功，但对于较小的儿童（<10kg），尤其是单心室生理的患者，并没有获得成功。体重问题（4~10kg）似乎被患者选择不佳而复杂化了，例如，有人将 EXCOR 作为"抢救性 VAD"（即先天性心脏病姑息术失败后，用 ECMO 作为过渡手段，再转为 EXCOR），因此，单心室生理及极小体重患者仍是 EXCOR 面临的挑战。近来，越来越多的人将 EXCOR 连接于体外恒流泵，成功作为小体重儿童接受心脏移植前的过渡手段，尤其是罹患先天性心脏病的患者。这是一种长期辅助策略，需要在体外循环下，通过更多的操作来放置 EXCOR 插管。这就是使用"短期 VAD"这一说法已不再能涵盖这些体外恒流泵辅助支持的原因。该技术的优点包括：术后抗凝易于管理，安装简单，一旦出现血栓，更换成本较低；另外，离心泵可以代偿围手术期出现的前负荷波动，而无须产品厂家现场进行调整。对于体：肺血流比（Qp：Qs）不断发生变化的先天性心脏病患者来说，这一点非常关键，此类患者由于存在心内分流、手术分流及体 - 肺侧支血管，Qp：Qs 很少会呈现 1：1 的状态。2018 年，Lorts 等从 Pedimacs 数据库中确认了 63 个辅助装置，它们的第一次植入均为"临时"或"短期" VAD 辅助。40% 是以过渡至心脏移植为目的，在心脏移植前，辅助的中位时间为 47d（四分位间距 10~227d）。令人惊诧的是，有 5 例患者接受经典"临时" VAD 辅助长达 5 个月。总体而言，在体外恒流泵辅助下，71% 的患者有积极的结果（接受了心脏移植，持续 VAD 辅助，功能恢复）。

■ Thoratec® IVADTM/PVAD™　Thoratec VAD（Thoratec Corporation）是一种每搏输出量为 65mL 的气动 VAD，最大输出量可达 7 L/min。在设计及机械原理方面，Thoratec IVAD（植入式）和 PVAD（体旁式）相似，所不同的是 IVAD 体积稍小，重量小于 70g，钛材质外壳更加平滑，而 PVAD 的外壳为聚砜树脂。上述装置可用于左心室辅助、右心室辅助及双心室辅助，并可与 TLC-II Plus® 驱动的移动控制系统兼容，因此同样可以在院外使用。如果需要双心室辅助，PVAD 可用于体型较大的儿童（体表面积 >1.5m²）。由于适用患者群有限，因此很少用于临床。

■ **全人工心脏（TAH）** TAH 是一种植入式单体双心室辅助装置，可在解剖层面替代双心室，但必须保留自体心房。每个人工心室腔的容积为 70mL，用于体型较小人群的 50mL 泵正在试验中。理论上说，TAH 在适应证方面广于 VAD，可用于原位心脏移植术后慢性排斥反应、Fontan 循环终末期衰竭、VAD 辅助合并慢性右心衰竭、严重的限制性疾病、原发性心律失常诱发的心力衰竭，以及因存在多种畸形（如残余心内分流、主动脉瓣关闭不全、右心室 – 肺动脉连接管道狭窄）而在植入 VAD 前需要手术矫治的患者。由于 TAH 原位替代了双心室及所有的心脏瓣膜，因此可以消除在左心室辅助及双心室辅助中的一些严重问题，如右心衰竭、瓣膜反流、心律失常、心室内血栓、心室内交通及低流速等。目前的 TAH 仅用于体表面积大于 1.7m² 或第 10 胸椎与胸骨距离大于 10cm 的患者。Moore 等的研究证实：33% 的患者通过计算机虚拟安装技术调整了 TAH 的适用范围，可将适用人群的体表面积下调至 0.9m²，从而将其应用扩大至儿童患者。目前正在体表面积为 1.2~1.85m² 的患者及经虚拟安装被证明适用的患者中，开展 50mL 腔容积泵的临床试验，以检验其功效，并有望将适用的体表面积阈值降至 0.9m²。该装置已在世界范围内应用 70 次，在医疗条件相对较差的一些人群中，其应用也在不断增加，如先天性疾病（TAH 中的 4%~9%）、儿童（4%~13%）及女性患者（12%~ 70%）。

TAH 可用于罹患癌症的心力衰竭患者——此类人群不被列入心脏移植的候选者。罹患心脏恶性肿瘤的患者，有可能将 TAH 作为根治手段。植入 TAH 后观察 1~2 年，如果没有复发，原则上可以考虑行心脏移植。当然，这是一种非常具有争议性的话题，至今尚未证实其可行性。尽管如此，这可能是这些患者唯一的治疗方案。

原位心脏移植术后出现慢性排斥反应的患者有可能受益于 TAH，因为免疫抑制剂的使用使这一人群几乎无法接受 VAD 治疗，同时，他们存在严重的限制性生理学表现和狭小的心室腔。但这些对于 TAH 来说都不是问题，因为可以停用免疫抑制治疗，而限制性心室病变不会影响 TAH。

在 2013 年的国际心肺移植学会（ISHLT）年会上，与会专家指出：全世界共报道有 45 例儿童患者应用了 70mL TAH，总体生存率为 71%。其中 24 例患者患有先天性心脏病，总体生存率为 67%，而患先天性心脏病的青少年患者，生存率达到 100%。

■ **HeartWare HVAD™** HeartWare HVAD™（Medtronic, Minneapolis, MN）是一款恒流左心室辅助装置，FDA 授权其用于心脏移植前的过渡期治疗，并获得医疗器械临床试验豁免（IDE）授权用于终极治疗的临床试验。它的体积较小，可置于心包腔内而无须制作安放血泵的囊袋。体表面积低至 1.0m² 的患者可院外使用。但事实上，如果体表面积小于 1.5m² 时，一定要仔细评估，毕竟这部分人群的临床效果尚不清楚。目前，人们还不清楚该装置适用的最低体重极限，但根据计算机虚拟安装的结果，笔者认为低限为 20kg 左右，但也有低于该限值的患者成功接受了 HVAD 植入。该装置带来了可为儿童患者提供长期治疗的理念。目前，VAD 可用于治疗院内药物治疗无效的心力衰竭儿童，如果暂时不确定是否行心脏移植，患儿可以出院回家。这就为以前那些无法治疗的心力衰竭（如 Duchenne 肌营养不良）患者打开了一扇门。

一份涵盖全世界 205 名接受 HVAD 儿童的报道指出：50% 的患者可以出院，89% 的患者在植入 1 年内可获得积极的结果。当然，可以出院的患者的年龄和体型通常较仍需住院患者大。目前，HVAD 在美国是 18 岁以下患者最常用的辅助装置。

■ **HeartMate Ⅱ™** HeartMate Ⅱ™（HM Ⅱ）（Thoratec, Pleasanton, CA）是一种轴流血泵，经 FDA 认证，可用于心脏移植前的过渡治疗和终极治疗。与其他轴流泵一样，其较脉冲泵更小巧、简单。只有一个可转动的部件，没有瓣膜，没有排气口，也没有缓冲腔，这大大降低了该装置的复杂性。由于其体积较小，因此可用于体表面积 ≥ $1.4m^2$ 的年轻患者。它是成人患者最常使用的左心室辅助装置，全世界有超过 25 000 人接受了该治疗。

在过去的数年间，由于更小的恒流 VAD 的使用，HeartMate Ⅱ 在儿童人群中的使用大幅减少。它的确比 HVAD 能更好地减轻心室负荷，但 HVAD 的体积使其保持了在儿童心脏中心恒流装置中的主导地位。根据 2011 年机械辅助循环跨区域注册研究（INTERMACS）数据，有 28 例儿童患者接受了 HM Ⅱ，这一人群在术后 6 个月，有 96% 获得了积极的结果（心脏移植或良好的辅助效果）。

■HeartMate Ⅲ ™　2017 年年底，HeartMate Ⅲ ™（HM Ⅲ）获得在成人患者中使用的认证，这是一种与 HVAD 相似、体积较小的离心式 VAD。其对成人患者的疗效非常出色，在并发症方面明显优于目前所有的 VAD，现已进入多家儿童医院，包括笔者所在的医院。该装置的心外部分比 HVAD 更大、更重，但心室内的部分更短，这一点可能有助于在儿童中使用。在减轻心室负荷方面弱于 HeartMate Ⅱ，但优于 HVAD，这对某些人群，如 Fontan 术后的患者，具有更为重要的意义。目前尚不清楚该装置适合人群的体重低限，但根据计算机虚拟操作的结果看，笔者认为应在 30kg 左右。

## 术前评估及准备

术前全面了解患儿心力衰竭的病理特征是成功实施 MCS 的重要保障。同时要充分了解患儿的心脏状态及其对其他器官功能的影响，尤其是肝、肾功能，这同样非常重要。血流动力学稳定无疑是理想的术前状态，但并非总能实现，它取决于心脏失代偿的程度。在可能的情况下，患者可在 ICU 内接受药物治疗，以改善血流动力学状态。所有拟接受 VAD 的患者极易出现失代偿，哪怕仅是一过性的血流动力学异常（心动过速、心动过缓、高碳酸血症、窦性心律丧失、容量状态的突然变化及低血压等），因此，应非常用心地处理这些患者。

对于非外科术后心力衰竭的管理，如果患者需要不断提高正性肌力药物的用量，则应考虑使用 MCS。市场上可提供一系列短期循环辅助装置，因此，应避免使用大量扩容及大剂量正性肌力药物（如肾上腺素）来应对急性心力衰竭。对于慢性心力衰竭的患者，如果病情发展，需要行气管插管及使用米力农以外的正性肌力药物，则应考虑尽快行 MCS。术前评估非常重要。应行全面的血液学检查，评估其当前的凝血状态及固有的凝血倾向。同时应请神经科医生进行神经系统影像学评估（头部 CT）。随着在儿童领域发展的成熟，很多医院已经有了严格的 VAD 术前管理策略，应调动一系列的专家，进行各种检查及实验室检测，以尽可能充分了解病情。

## 通过计算机虚拟安装扩大适用人群

先进的 3D 影像学手段使 VAD 适用人群的选择发生了革命性变化，尤其是扩大至儿童患者。SynCardia 50mL 试验开启了 FDA 将"虚拟安装"的结果作为人群选择的标准，这在一定程度上要归功于 Moore 等的研究结果，前文已述及。图 66.2 显示了一个通过 3D 影像提供增强可视化的范例，这一技术也曾用于在体表面积小于推荐的 $1.5m^2$ 的人群中安装 HVAD，其中一名 7 岁患儿的体表面积低至 $0.86m^2$。尽管该技术需躯体成像，但其替代了传统的依靠体重和体表面积来选择患者的方式，结果更为准确；且随着先天性心脏病伴心力衰竭患儿数量的日益增多，该技术使人们有能力应对越来越复杂的装置植入。在应用该技术的早期，外科医生和影像科医生一同坐在屏幕前来完成虚拟安装；目前在笔者所在医院，将患者的 CT 或 MRI 影像带入虚拟空间，就可以观察各种 VAD（HVAD、HM Ⅲ、AH 50/50 和 70/70）的安装情况，外科医生可以根据虚拟测试的结果来选择最适合的 VAD。目前正在研究将此技术用于原位心脏移植心脏大小的比对及复杂情况的 VAD 植入。

## 麻　醉

在制订麻醉策略时，一定要考虑心力衰竭的程度及可能已经存在的器官功能损伤。应避免药物诱导的心功能受损及心肌氧耗增加。氯胺酮诱导及瑞芬太尼输注维持仍然是有效的选择，可以达到上述目标。人们曾尝试不同的药物组合并进行检验，关键是在保证充分镇痛和镇静的同时，不降低体循环血管阻力及心肌收缩力。笔者发现：术后通过中心静脉插管持续监测混合静脉血氧饱和度有助于术后管理，对于心脏功能严重受损及在不稳定或紧急状态下安装 VAD 的患者，这一点极为重要。

麻醉管理的另一个关键点是监测右心功能状态。应永远保持对肺血管阻力升高及右心室衰竭的警觉，一旦发生无法解释的低血压时，应及时处理。改善右心室功能的手段包括：保持轻度的碱性环境，使用磷酸二酯酶抑制剂（米力农），应用利尿剂，吸入一氧化氮或其他肺血管扩张剂。自主呼吸可降低肺泡压力和肺血管阻力，改善静脉回流，稳定血流动力学状态，在条件允许的情况下可考虑。

除常规心胸外科手术监测手段外，经食管超声心动图（TEE）应是 VAD 植入术的常规监测措施。TEE 有助于在植入 VAD 前发现解剖变异，判断插管的位置是否适当，在安装的过程中可以确定装置排气是否充分，还可以评估左心室减压情况及 VAD 植入后右心室的功能状态。笔者提倡在儿童植入 VAD 时同样使用 TEE，尤其是准备关胸时。EXCOR 的主动脉插管弹性较小，在准备使用 EXCOR 或在年龄较小的儿童中使用内置 VAD 时，应保证在关胸后，所有的 VAD 部件仍位于适当的位置，以使心室充分减压，并保证室间隔位置良好。

## 手 术

先天性心脏病患儿存在很大的解剖变异，给 MCS 插管带来明显的困难（如主动脉大小及位置异常、单心室等）。如果此前曾行心脏外科手术，将为 MCS 安装带来进一步的风险，不仅有解剖方面的，也有生理方面的困难（如体 – 肺分流管道、Glenn 术或 Fontan 术后腔静脉离断）。充分了解心力衰竭的特异性病理改变，是 MCS 成功实施的绝对前提。这一点，对于曾接受姑息性先天性心脏病手术的成人患者尤为重要，他们可能在此前的手术中建立了一些管道连接，而目前仍具功能，这些问题对术后管理团队来说可能并不熟知。因此，术前应进行影

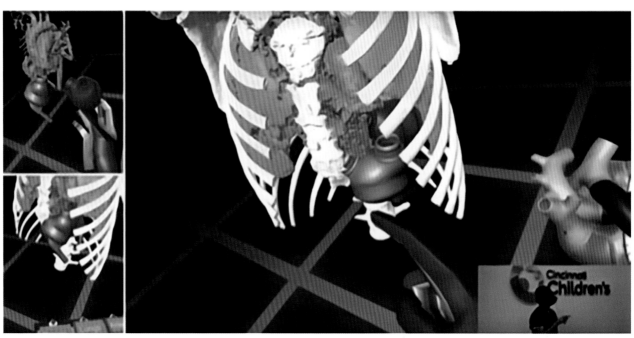

图 66.2　虚拟安装发现：初始定位会受到胸壁的阻挡（左下图），调整位置后，可以良好地安装（右图）。本图由该技术创始人 Morales 博士及俄亥俄州辛辛那提儿童医院 Ryan Moore 博士惠赠使用

像学检查，并明确每一个管道连接及分流的细节，这非常必要。

本章将具体讨论需要中心插管的植入式及体外装置安装的外科技术。一些装置需要外周插管，可将一段人造血管缝合于靶血管（如股动脉或腋动脉），以避免肢体远端缺血，尤其是低龄儿童，其血管细小。

临时性辅助支持需要使用标准的体外循环插管（前文已述），几乎总是可以在非体外循环下完成。在行主动脉插管时，应考虑到有可能在必要时转为长期辅助；因此，主动脉插管的位置应尽可能高，如果不在主动脉弓，也应在升主动脉的远心端，这样，将来可以在升主动脉上放置侧壁钳。如果计划植入长期 VAD，可将临时性 VAD 的主动脉插管用作建立体外循环的主动脉插管。左心房插管通常采用钢丝加固的"灯塔"样插管，这样就可以自由弯曲，通过左心耳置入左心房内。此类人群的左心耳通常较大，向前凸出，就位于主肺动脉的外侧，因此置管比较容易，几乎不需要对心脏做任何搬动。在左心耳上做荷包缝线，放置侧壁阻断钳，切开左心耳荷包，在 TEE 引导下置入静脉插管。连接体外离心泵，开始 VAD 辅助。

每一种长期的 VAD 都有其特有的置管方法，但有一些共通的原则。应清楚地意识到：对于患者来说，体外循环时，可能是相当一段时间以来其所获得的最理想心排出量，同时行超滤，这是移除体内潴留水分的最好机会。除非存在心内分流，一般不需要让心脏停搏；即使存在分流（如房间隔缺损），也应在将其闭合后，尽早放开主动脉阻断钳以安装辅助装置。减少右心缺血时间有助于避免使用右心室辅助装置。如果患者是单心室，心脏停搏并不会带来明显的负作用，因此，如果能使操作易行，可常规在停搏下植入 VAD。如果没有停搏的必要，行主动脉插管，并将左心房引流管连接至 VAD 泵的吸引器上即可满足手术需要；这可以使左心室充分减压，使 VAD 更易被固定到位，在置入左心室心尖引流管时可控制左心室的容量。在体外循环期间，持续进行超滤有助于减少全身容量负载，

改善心肌水肿，同时减轻细胞因子负荷，所有这些均可以改善左心室辅助装置植入后右心室的功能。放置 VAD 后应充分止血，避免术后过多输入血制品，否则将影响肺的工作状态，同时造成心肌或机体水肿、右心室张力增加。在 VAD 植入围手术期，完全可能避免输入任何血制品，但这需要把握好 VAD 植入的时机，同时辅以精细的外科操作，建立更接近生理状态的体外循环，以及有远见的 VAD 选择。大部分儿童患者应在手术室内将胸腔关闭，以最大限度地减少出血，这样可以优化富有挑战性的患者的疗效，也是成功的术后管理的关键。

## 术后管理

VAD 患者术后的成功管理需要多学科密切合作来实现，需要血液学、感染病学、肾病学、精神病学专家的参与及患者家人的关怀。VAD 植入后，一般要经历 5 个阶段。在笔者所在医院，撤离体外循环后，给予肾上腺素、米力农，并吸入一氧化氮。

·第 1 阶段（术后第 1~2 天）：注意力主要集中在出血和右心功能方面，需要使用肾上腺素，至少是低剂量，即使血压偏高也要使用，以帮助右心过渡；如果出现高血压，可以加用硝普钠。之所以如此积极地应对右心功能问题，主要是因为：如果发生右心衰竭，需要再进手术室安装右心室辅助装置，这将明显影响预后。如果确定右心功能良好，出血量不多，则进入第 2 阶段。

·第 2 阶段（术后第 2~4 天）：在维持全部正性肌力药物和吸入一氧化氮的同时，聚焦于拔除气管插管；对于大多数患者，应开始使用肝素，除非在术后第 2 天前就已拔除了气管插管。

·第 3 阶段（术后第 3~6 天）：一旦拔除了气管插管，下一步的目标将是减停全部静脉用药，拔除各种管路，启动稳定的抗凝治疗，减停一氧化氮吸入并转向使用西地那非。开始肠道营养和康复训练。

·第 4 阶段（术后第 4~8 天）：准备下地活动，强化康复训练。

·第5阶段(术后第5~14天):持续康复训练,对于植入 TAH、第二代和第三代装置的患者可以准备出院。植入 EXCOR 的患者,应已拔除中心静脉管,不再使用静脉药物,减少抽血检查,开始肠道营养、理疗及作业治疗(occupational therapy),并逐步日常化。笔者注意到,很多年龄较小的 EXCOR 植入儿童在此时还不能完全经口摄入全部所需营养,需要部分经胃管鼻饲。

合理的抗凝仍然是重点。对于儿童患者,由于其凝血反应不断发生变化,持续至 5 ~ 7 岁才趋于稳定,因此难以调节。对于采用何种抗凝策略为最佳仍存在疑问,但大部分学者认为应首先启动肝素治疗。很多医院会将婴儿及低龄儿童的长期抗凝方案转为 Lovenox(低分子肝素),这是由于他们的饮食不规律,且凝血反应有所不同。用比伐卢定替代肝素的情况越来越多,尤其是对于小龄婴儿及使用体外离心泵(如 CentriMag、RotaFlow)的儿童患者。年龄较大的儿童,尤其是植入 HeartWare、HeartMate 及 TAH 的人群,可转用双香豆素。目前存在的问题包括:到哪一个年龄段,使用 Lovenox 优于双香豆素?对于不同的辅助装置,其最佳的抗血小板治疗是什么?选择哪一种实验室检查可以最理想地评估抗凝效果?目前关于患儿是否真正获得了抗凝,还没有建立完备的判断标准,这一问题不在本章讨论的范围。

## 特殊的考量

### 快速恢复与缓慢恢复

"恢复"一词定义范围很广,适用于描述心肌的功能障碍及 MCS 所发挥的作用。传统意义上说,"过渡至功能恢复(bridge to recovery)"是指 VAD 可以充分地改善心肌功能,使患者能撤除插管并最终移除 VAD。就字面意思来说,它是指心脏可以恢复至"正常状态",或经过损伤及恶化后,获得更好的心脏功能状态。最终,恢复的类型和程度在很大程度上取决于患者自身的情况及心肌损伤的程度。急性损伤,如病毒性心肌炎或心脏外科术后低心排

出量综合征,常常意味着快速而彻底的恢复;而长时间的慢性损伤,如继发于心肌病的慢性充血性心力衰竭,通常意味着长时间的恢复过程,甚至是"心室逆重构",后者通常无法恢复至"正常"水平,而是达到用药物可以控制的心力衰竭状态,使患者可以有一定的活动能力。对于心肌炎和急性排斥反应的心脏,MCS 的角色就是简单地通过增加心排出量来支撑机体,经过一段时间,使心脏从"炎症风暴"中得以自然恢复,或通过药物治疗恢复。相反,对于长期罹患扩张型心肌病的患者,其机械辅助(机械性减轻心室负荷)的目标则是通过神经体液调节来促进逆重构,逆转心腔的扩大。但有研究指出,"逆重构"这一概念仍然存在争议,需要进一步的研究。对于急性发作的患者,最大的挑战是判断哪一种损伤在一定时间内有恢复的可能,而哪一些改善的可能性较低,以此来选择 MCS 的方式。真正的逆重构通常需要数月甚至 1 年,因此,很多报道显示患者恢复需要 2~3 个月,最常见的情况是亚急性心肌炎,其通常需要数周至数月的恢复期。但我们对于逆重构的认识还处于很初级的阶段。下文将阐述急性及慢性恢复策略与 MCS 选择的关系。

急性心肌抑制会导致低灌注,并出现相关的心源性休克症状。对于儿童患者,存在一系列可能的原因,包括但不限于下列因素:

·心脏外科手术后功能障碍。
·心肌炎。
·顽固性心律失常。
·心脏移植术后供心衰竭。
·慢性心力衰竭的急性发作。
·不明病史及原因的循环功能衰竭。
·处于植入长期 VAD 之前过渡期的患者出现心源性休克并复苏。

如果患儿出现内科治疗无效的心源性休克,可在短时间内发生严重的机体损伤,应立即启动 MCS。VA ECMO 可为心源性休克患儿提供短时的心肺支持,是传统的一线抢救策略。此时 ECMO 的目标是维持循环及器官灌注,直至心肺功能充分恢复。ECMO 的优势在于快速启动、可提供高流量双

心室辅助及改善氧供,经外周血管插管可以避免开胸。对于体外循环术后无法撤离体外循环及术后低心排出量综合征的患者,ECMO仍是经典的抢救措施,此类人群预期心肌恢复可能性高,且相对较快,这是因为肺功能及氧合常常是出现问题的原因。但是,这些优势的背后是与辅助循环管路相关的并发症,随着辅助时间的延长,尤其是10~14d后,并发症的发生频率与严重程度有可能呈指数级增加。根据2012年体外生命支持组织(ELSO)的报告,从新生儿到青年患者,颅内出血、切口及插管点出血及心包压塞发生率为21%~52%。总体而言,儿童心脏ECMO的疗效有所改善,1990—2000年,生存率为38%;2001—2011年,生存率达到45%($P<0.000\ 1$)。但是,当考虑到自1985年以来,心源性疾病的数量以及以心脏疾病为原发病占全部儿童ECMO的比例均在稳步提高,经验的增加并没有为生存率带来实质性的提升,因此,结果还是令人失望的。

鉴于此,很多医院倡导改变临时性辅助策略,以便更可靠地减轻左心负荷,最大限度地提升心肌恢复的潜能。恒流式装置,因便于植入和拆除、可适应不同体型大小,因此在儿童人群中得以广泛应用。可用于儿童的临时性单一和(或)双心室辅助装置(BiVAD)包括:Rotaflow® (MAQUETMedical System, Wayne, MJ)、PediVAS/CentriMag® (Thoratec Corporation, Pleasanton, CA)、经皮TandemHeart® (CardiacAssist Inc, Pittsburgh, PA),以及Impella 2.5/5.0® (ABIOMED Inc, Danvers, MA)。Rotaflow®和PediVAS/CentriMag®是离心恒流泵,可与体外循环管道或VAD管道(如BerlinHeart和ABIOMED插管)连接,用于单一和(或)双心室辅助。还有人提出分阶段辅助策略,以ECMO为一线,治疗急性心、肺功能衰竭及心脏停搏,但如果肺功能恢复而心脏功能尚未恢复,则尽快转为体外恒流VAD (Rotaflow, CentriMag)。根据经验,可在心脏停搏及发生肺功能衰竭前,快速植入短期恒流VAD (传统策略是建立ECMO)。对于暴发性心肌炎,ECMO和短期VAD均可成功地用于功能恢复之前或心脏移植前的过渡治疗。回顾1995—2006年

的ELSO注册数据,19 348例儿童ECMO病例中,260例为心肌炎,其中255例患者的总体死亡率为61%。Wilmot等报道了单中心16例因罹患心肌炎而行MCS的儿童病例,发现在生存率方面ECMO (4/6, 67%)与VAD (8/10, 80% $P=0.3$)无显著性差异,MCS总体生存率为75%,但此数据在检出上述差异性上可能效能不足。另外,心脏移植并不是此类辅助要达到的目标,有数据证实:经ECMO辅助过渡至接受心脏移植,其术后疗效明显劣于移植前接受VAD辅助的患者,而没有VAD过渡接受移植的疗效与接受VAD相似。Adachi证实了这一技术的有效性,他比较了30余例儿童患者,包括因心肌炎而发生急性心力衰竭、急性心脏供体功能障碍和急、慢性心力衰竭。他指出:总体(n=35)生存率为91%,因心肌炎而采用循环辅助支持至恢复期的比率为85%(17/20);一些儿童(n=15)因慢性心力衰竭急性发作,也接受临时性VAD辅助,但有80%(12/15)过渡至长期VAD(从"过渡到过渡")。传统上使用ECMO的情况现在已越来越多地变为使用短期VAD,但并非全部患者均如此。对一些患者,短期VAD可使出血和感染等并发症的发生率更低,生存率更高;同时有利于将来拔除气管插管、活动及功能恢复。

对于慢性心脏疾病,如果循环辅助以心肌逆重构为治疗目标,其辅助策略的要求与快速恢复的辅助策略相似:

· 有效降低左心房负荷以保护肺血管床。

· 改善左心室负荷状态以降低室壁张力。

· 减少不良事件的发生。

· 使患者可在院外进行营养及物理康复治疗。

有报道使用搏动性及恒流式体外VAD作为功能恢复前的长期过渡措施。需要注意的一点是:在文献中,以"过渡至功能恢复"为长期辅助目标的患者,并没有因炎症或急性、亚急性原因导致心力衰竭,因此完全可以期待心肌功能的恢复。如果缺少心内膜或心肌活检,也没有长期、明确的心力衰竭病史,很难区分这些儿童患者是否因心肌病而导致心力衰竭。很多医院尝试使用多种药物、物理治疗

及 VAD 来达到心肌逆重构及功能恢复的目的。所用的药物通常包括 β 受体阻滞剂，如卡维地洛［目标剂量为 0.8mg/（kg·d），最大 50 mg/d］；血管紧张素转化酶抑制剂，如依那普利［目标剂量为 0.5mg/（kg·d），最大 40mg/d］；醛固酮拮抗剂，如螺内酯［目标剂量为 5mg/（kg·d），最大 50mg/d］。很多成人医院会使用血管紧张素受体抑制剂，但由于可能会导致儿童患者高血钾，因此人们对此持保守态度。必须注意，有文献指出：降低负荷治疗 3 个月后，如果仍不允许心室有一定的射血量，那么心室将出现萎缩，这会产生与逆重构相反的作用。因此，一般会在辅助 90 d 左右下调辅助流量，逐步恢复心脏自主搏出。通常在 9 个月后开始尝试取出辅助装置，常常是在 1 年后取出。取出 VAD 时的要求有很大差异，对于成人，经常需要各种有创监测；而针对儿童患者，表 66.3 列举了一个成功范例。

在选择 MCS 进行缓慢恢复辅助时，应考虑到这一装置要有助于患者在康复期间的营养支持及理疗康复。随着 VAD 的发展，尤其是植入式恒流 VAD 的发展（如 HM Ⅱ 和 HeartWareHVAD™），已经允许患者术后活动、回家，并恢复一些日常活动。这些耐久性（长期）的 VAD 被广泛用于心脏移植前的过渡治疗甚至是终极治疗。有报道指出，这些辅助治疗有助于心肌恢复。

## 双心室辅助装置与左心室辅助装置

辅助方式的决策较为困难，随着实践经验的成熟会发生变化。如果观察 INTERMACS 注册研究的结果，BiVAD 在成人中的使用率明显下降，从 2006 年的 18% 下降至 2010 年的不足 5%，而疗效却在持续改善。这与决策越来越成熟、实施时机的优化不无关联。在成人 VAD 领域，已经有一系列流程和算法来确定是否需要右心室辅助，但并不确定这些标准是否适用于儿童。但确定的一点是：无论成人还是儿童，BiVAD 会增加死亡率及并发症发生率。对于儿童，随着经验的增加，BiVAD 的使用数量将会下降，而死亡率和并发症发生率也会下降，这一点已被 EXCOR 的应用所证实，而柏林心脏研究所拥有最丰富的单中心使用经验，他们也证实了

这一点。Hetzer 等广泛报道了他们的研究队列，显示随着经验的增加，需要使用 BiVAD 的情况在不断减少，而患者群的心力衰竭病因学并没有变化。他们的研究显示，需要 BiVAD 与实际使用 BiVAD 方面存在差异。他们同时指出，BiVAD 使用量的减少明显改善了术后结局；并认为这是临床经验趋于成熟的结果，这些经验包括优化患者的选择及 VAD 介入的时机。

北美国家使用 EXCOR 的结果也证实，BiVAD 支持的生存率（6 个月为 64%）明显低于左心室辅助装置（6 个月为 88%）。但 Almond 等分析了全部 EXCOR 在儿童中的使用情况，发现在美国仍有 37% 的患者使用 BiVAD；同时指出，BiVAD 是早期死亡的独立风险因素。Zafar 等的另一项研究结果显示：在任何亚组，BiVAD 都不是提高生存率的相关因素；事实上，部分接受 BiVAD 的患者，在单纯接受左心室辅助装置时可以获得更好的结果。

在降低右心室张力、避免 BiVAD 使用方面，存在多个关键要素：

·在使用 EXCOR 时，应重视外科操作，尤其是主动脉插管的放置。

·限制容量，在体外循环期间通过超滤来减轻心肌水肿及细胞因子超载。

·保持室间隔处于平衡的位置，以维持室间隔对于右心室功能的贡献，减少三尖瓣关闭不全的发生。

·严格止血以限制术后输血、输液量。

·在体外循环结束后，常规吸入一氧化氮、使用米力农。

部分人群（<10%）可能受益于 BiVAD（原发性心律失常诱发的心力衰竭）。但随着时间的推移，儿童行 BiVAD 的决策并非由血流动力学状态来决定，而是由心力衰竭的病因来决定。如果患者并非处于心源性休克状态，那么左心室辅助装置支持即可使右心室处于良好的状态，除非手术操作导致不必要的右心室缺血或因出血在术后过量输血、输液，否则将会导致右心室负担加重。未来的研究应聚焦于研究哪一类儿童会受益于 BiVAD 而非单纯的左心

室辅助装置。

## 单心室

关于应用 ECMO 来辅助单心室生理患者的文献非常有限，而 VAD 辅助单心室的报道则更少。对单心室患者行 MCS 将面临解剖及生理方面的特殊挑战，并对手术疗效产生直接影响。Booth 等回顾了自 2004 年以来应用 ECMO 辅助单心室患者的文献，发现生存率为 30%（在全部 54 例患者中，有 16 例生存）。而关于 VAD 辅助单心室，则几乎全部都是讨论在 Glenn 术或 Fontan 衰竭后的应用，直到近期，Weinstein 等才报道了将 EXCOR 应用于单心室患者的北美经验。

总体而言，单心室心脏是指在任何姑息手术前或后，仅存在单心室通路的疾病。但在评估特殊的生理状态对 VAD 疗效的影响时，最好是将患者分为双向 Glenn 术前、术后及 Fontan 术后。无论在哪一个阶段，准确的时机选择及认真的患者筛选都是成功进行 VAD 辅助单心室心脏的关键。

### 双向 Glenn 术前

Weinstein 等回顾了北美应用 EXCOR 的经验，将 26 例单心室心脏根据姑息手术的分期情况做出进一步的分析。9 例患者已经完成 I 期姑息术（双向 Glenn 术前），其中 8 例死亡，仅存的 1 例患者是在 19 个月大时（非婴儿期）完成的 Damus-Kaye-Stansel 手术联合改良 Blalock-Taussig 分流术。文献中未提及，而作者也并不知道有任何成功的案例，即 Norwood 术后的新生儿患者通过 EXCOR 辅助，能够成功等到心脏移植并出院回家。因此，对于 EXCOR 是否有助于此类患者提高生存率仍不确定。另一个问题就是患者的选择，此类患者的 Qp：Qs 不断发生变化，尤其是存在分流的患者，这就要求心指数达 4L/（min·m²）以上，而这并不在 EXCOR 的功能设计区间。但如果使用 EXCOR 的心房和主动脉插管，并将其与体外恒流 VAD 连接，就可以达

**表 66.3　心力衰竭患儿机械辅助循环监护方案（经许可，引自参考文献 [62]）**

| | |
|---|---|
| 药物治疗 | 卡维地洛 [ 目标剂量 0.8mg/（kg·d），最大 50mg/d] |
| | 依那普利 [ 目标剂量 0.5mg/（kg·d），最大 40mg/d] |
| | 螺内酯 [ 目标剂量 5mg/（kg·d），最大 50mg/d] |
| VAD 支持 | |
| 　早期（0~4 个月） | 彻底消除左心室负荷（主动脉无射血或很少） |
| 　晚期（4 个月后） | 部分消除左心室负荷（超声心动图显示主动脉射血增加，搏动指数增加） |
| 监　护 | 在装置净血流为零的状态下进行每月 1 次的评估（恒流装置设定为 6000r/min，测试时关闭搏动性血流装置，评估前给予所有患者 50U/kg 肝素） |
| | ·6min 行走试验 |
| | ·运动平板试验 |
| | ·经胸超声心动图（平板试验之前和之后） |
| | ·血清 BNP |
| 其　他 | 物理康复 |
| | 精神状态评估 |
| | 营养咨询 |
| 移除装置的考量（如心肌功能恢复） | 当满足下列临床参数时考虑移除装置： |
| | ·6min 行走试验：>该年龄平均值以下的 1 个标准差 |
| | ·经胸超声心动图：LVEDD ≥该年龄平均值以下的 1 个标准差（成人体型为 55mm），LVEF>50%（平板试验之前和之后） |
| | ·血清 BNP：<100pg/mL（ng/L） |

BNP=B 型钠尿肽；LVEDD= 左心室舒张末期直径；LVEF= 左心室射血分数

到这一要求,而且已获得成功。应用这一策略,具有多条分流通道的单心室心脏患儿已成功过渡至心脏移植。尽管如此,对于体重非常低(<3kg)的单心室心脏患儿,不适合使用 EXCOR 插管,使用分流管及体外循环插管可能是最理想的策略,甚至在低至 2.5kg 的患儿中也成功应用此策略使其过渡至心脏移植。

## 双向 Glenn 术后

Weinstein 对已接受双向 Glenn 术患儿的分析结果更为理想,12 例中有 7 例在接受 EXCOR 辅助后成功过渡至心脏移植,效果优于 ECMO。双向 Glenn 术后患儿受益于其心力衰竭在大多数情况不是出现在手术结束时,而是在 Glenn 术与 Fontan 术之间一段较长的时间发生。这是有利的,因为 Glenn 手术失败后很少采用 VAD 作为"补救"措施,而 I 期的姑息性手术经常会失败。"补救"性的 VAD 通常疗效较差。有一种较少见的 Glenn 手术情况,即慢性心力衰竭不伴明显的主-肺侧支循环负担,侧支血管或分流通道的存在使 Qp∶Qs 出现波动,进而对心指数有高于正常的需求。因此,如前文所述,将 EXCOR 插管与离心泵结合使用是一种有效的治疗手段,其应用越来越普及。应注意:不同于双向 Glenn 术前的患者,通过外周途径建立的 ECMO 对于双向 Glenn 术后患者的支持并不理想,主要是因为不能充分地降低心脏负荷,而这缘于下腔静脉血液的流入及继发于 Glenn 术的神经系统并发生症的高发。因此,病情一经稳定,外周插管 ECMO 应尽快转向中心插管 ECMO 或临时性体外恒流辅助。

## Fontan 术后

确定 Fontan 衰竭患者的病因非常具有挑战性,其病因常常是多因素的,需要有针对性地进行干预。因此对于这类人群,MCS 常常并非正确选择。但对于经过良好筛选的患者,VAD 同样可以取得良好的效果。这是一个非常复杂的问题,超出了本章的讨论范围,但简言之,对于 Fontan 衰竭的终末期患者,如果心脏收缩功能丧失,舒张末压超过 12mmHg 或 14mmHg,VAD 辅助可以取得最大的疗效;如果舒张末压不高,那么循环衰竭的主要原因存在于右心系统,使用 VAD 不但不能改善循环,还会造成恶化。此外,对于这类人群,VAD 的治疗尤其应前移至发展至终末期(即出现肝硬化、蛋白丢失性肠病或塑形性支气管炎等)之前,这类并发症会导致患者状态发生明显恶化。有报道 Fontan 术后离院在家接受 VAD 辅助。综合既往的病例及文献,VAD 可对约 66% 的 Fontan 衰竭患者起到正面作用,使很多患者成功过渡至心脏移植,但如果有更为理想的患者筛选,疗效会进一步改善。

一些 Fontan 术后患者就诊较晚,已经出现了不同程度的并发症和器官功能障碍,这使他们已经不适合行心脏移植。在这种情况下,最好避免行心脏移植,而选用一种辅助装置,其能够提供高于生理值的心排出量,同时使中心静脉压降至 3~5mmHg。能满足这样要求的装置仅有 TAH,其对灌注及静脉淤血情况的改善优于新近完成的心脏移植或 VAD,有可能使肝、肾等器官功能得以恢复。目前仅有 5 例 Fontan 术后患者接受 TAH,但随着更小容积的 TAH(50mL)的投入应用,虚拟现实外科的辅助,可使其安装在更小体重的儿童体内,并适应其独特的解剖,这或许将成为抢救中更具吸引力的一个选择,也使得患儿接受心脏移植更具现实性。由于 Fontan 衰竭存在多个层面的原因,因此在救治时,应深思熟虑,采用多种治疗策略,分步实施。

# 疗 效

由于这是一个相对崭新的领域,人们尚不知道 VAD 对儿童患者的远期疗效。为获得 HDE 认证,人们进行了第一个多中心儿童 VAD(Berlin Heart EXCOR)前瞻性研究,以证实其安全性及可能的有效性。两组人群(体表面积 <0.7m² 及 0.7~1.5m²)在术后 6 个月有 92% 获得积极的结果(心脏移植、恢复或依赖此装置生存),明显优于匹配的 ECMO 组。严重并发症(出血、感染及卒中)问题依然令人高度关注,两组出血的发生率分别为 42% 和 50%,感染发生率分别为 63% 和 50%,神经系统事件发生率

均为 29%。当儿童和青少年患者使用成人装置时，其不良事件发生率与此相似。

EXCOR 作为儿童 VAD，于 2011 年 12 月获得 HDE 认证，可用于因单心室或双心室衰竭而拟行心脏移植的患者。对于拟行心脏辅助的儿童，EXCOR 没有体重和年龄的局限和限制，由临床医生确定其最佳适应证，因为 EXCOR 是唯一一款可用于低龄儿童及婴儿的 MCS 装置。但是，由于仅有 48 例患者符合 IDE 研究的入组标准（仅占同期 EXCOR 应用的 23%），因此 Berlin Heart EXCOR 委员会发布的结果并不能代表真实情况，也不能代表整个美国在使用 EXCOR 方面的经验。因此，人们再次分析了 2009 年 5 月至 2011 年 12 月，在美国接受 EXCOR 的全部 204 例病例，没有任何排除标准。整个队列所包含的年轻及小龄患者明显增多，他们因心源性休克而接受 ECMO 辅助和 BiVAD，肝、肾功能差，整体阳性结果率为 74%。IDE 组与同情使用组（CU）的阳性结果率有显著性差异（IDE 组：92%；CU 组：64%）；而有经验的医院与缺乏经验的医院的结果也有很大差异（10 例以上经验的医院为 89%，6~10 例的医院为 72%；少于 6 例的医院为 53%）。有趣的是，CU 组和 IDE 组的并发症发生率并无差别。因此，并不是 IDE 或更有经验的团队有更少的并发症（很多人认为是患者驱动的），但 IDE 组的医院相对更有经验，有可能更早、更快地识别并发症，并尽快采取措施以避免不良预后。这也说明了多学科团队的重要性，以尽可能获得最佳结局。

第二个儿童机械辅助循环注册研究（Pedimacs）报告发布于 2018 年，包含了 42 家医院的 364 例患者，共安装了 432 枚装置。21% 罹患先天性心脏病，48 例为单心室。大部分（64%）装置为恒流装置，这反映了该领域的明显变化。在此研究中，50% 的心脏移植前过渡治疗患者循环辅助时间为 6 个月，总体死亡率仅为 19%，但不良事件发生率很高，主要是出血、感染及卒中。Pedimacs 现已涵盖了 600 余枚装置和 40 余家医院。

# 总　结

内科治疗无效的儿童终末期心力衰竭患者数量在显著增加。政府、企业界及临床医生均认识到了这一问题的存在，正在针对这一快速增长的患者人群合作研发 MCS 技术装置。企业界在不断研发更小的第二代和第三代 VAD，用于体重较小的成人患者，但现在发现这些装置有可能应用于儿童。儿童领域 VAD 的发展得益于成人 VAD 的进步，使更多的儿童可以受益于第二代和第三代 VAD 技术。对于内科治疗无效的患者，儿童 VAD 经常可以作为一种独立的治疗而存在，为以前没有任何救治方法（如 Duchenne 肌肉萎缩）或不希望心脏移植的患者提供了希望。Berlin Heart EXCOR 作为唯一一款可专门用于儿童的 VAD 得到了广泛认可，成为婴儿及低龄儿童向心脏移植过渡的标准治疗手段。

正如我们研究成人 VAD 的同事所提出的，VAD 的植入时机最为关键，来自 Berlin Heart EXCOR 的研究也有同样的发现，因为在植入 VAD 时已经存在器官功能障碍或处于心源性休克状态与不良预后明确相关。因此，随着可用于儿童的辅助装置种类的增加及决策水平的成熟，疗效将会持续改进。同样，临床经验及多学科合作对良好的结局也非常重要，这并非是由于避免并发症的发生，而是可以及时发现并发症并迅速地做出有效的处理。

未来，有望仅对部分罹患终末期心力衰竭的儿童病例实施心脏移植，而大部分患者将接受 MCS 及少量的药物治疗，而 VAD 和 TAH 仅需每 10~20 年更换一次。崭新的治疗方法终将出现，可以在机械辅助减轻心脏负荷的同时，使心肌获得恢复，并拆除辅助装置。

# 参考文献

[1] Rossano JW, Zafar F, Graves DE, et al. Prevalence of heart failure related hospitalizations and risk factors for mortality in pediatric patients: an analysis of a nationwide sampling of hospital discharges. Circulation, 2009(120): S586.

[2] Colvin M, Smith JM, Hadley N, et al. OPTN/SRTR 2016 Annual Data Report: Heart. Am J Transplant, 2018, 18 Suppl 1: 291–362.

[3] Zafar F, Castleberry C, Khan MS. Pediatric heart transplant waiting list mortality in the era of ventricular assist device. J Heart Lung Transplant, 2015(34): 82–88.

[4] Morales DL, Adachi I, Heinle JS, et al. A new era: use of an intracorporeal systemic ventricular assist device to support a patient with a failing Fontan circulation. J Thorac Cardiovasc Surg, 2011(142): e138–140.

[5] Kanter KR. Heart transplantation in children after a Fontan procedure: better than people think. Semin Thorac Cardiovasc Surg Pediatr Card Surg Annu, 2016(19): 44–49.

[6] Ryan TD, Jefferies JL, Zafar F, et al. The evolving role of the total artificial heart in the management of end-stage congenital heart disease and adolescents. ASAIO J, 2015(61): 8–14.

[7] Morales DL, Lorts A, Rizwan R, et al. Worldwide experience with the SynCardia total artificial heart in the pediatric population. ASAIO J, 2017(63): 518–519.

[8] Morales DL, Khan MS, Gottlieb EA, et al. Implantation of total artificial heart in congenital heart disease. Semin Thorac Cardiovasc Surg, 2012(24): 142–143.

[9] Helman DN, Addonizio LJ, Morales DL, et al. Implantable left ventricular assist devices can successfully bridge adolescent patients to transplant. J Heart Lung Transplant, 2000(19): 121–126.

[10] May LJ, Montez-Rath ME, Yeh J, et al. Impact of ventricular assist device placement on longitudinal renal function in children with end-stage heart failure. J Heart Lung Transplant, 2016(35): 449–456.

[11] Karl TR, Horton SB, Brizard C. Postoperative support with the centrifugal pump ventricular assist device (VAD). Semin Thorac Cardiovasc Surg Pediatr Card Surg Annu, 2006(9): 83–91.

[12] Thuys CA, Mullaly RJ, Horton SB, et al. Centrifugal ventricular assist in children under 6 kg. Eur J Cardio-thorac Surg, 1998(13): 130–134.

[13] Duncan BW, Hraska V, Jonas RA, et al. Mechanical circulatory support in children with cardiac disease. J Thorac Cardiovasc Surg, 1999(117): 529–542.

[14] Hetzer R, Stiller B. Technology insight: use of ventricular assist devices in children. Nat Clin Pract Cardiovasc Med, 2006(3): 377–386.

[15] Adachi I. The use of short-term ventricular assist devices in children. Personal Communication, 2013.

[16] Brinkman WT, Rosenthal JE, Eichhorn E, et al. Role of a percutaneous ventricular assist device in decision making for a cardiac transplant program. Ann Thorac Surg, 2009(88): 1462–1466.

[17] Tempelhof MW, Klein L, Cotts WG, et al. Clinical experience and patient outcomes associated with the Tandem-Heart percutaneous transseptal assist device among a heterogeneous patient population. ASAIO J, 2011(57): 254–261.

[18] Bruckner BA, Jacob LP, Gregoric ID, et al. Clinical experience with the TandemHeart percutaneous ventricular assist device as a bridge to cardiac transplantation. Tex Heart Inst J, 2008(35): 447–450.

[19] Chandra D, Kar B, Idelchik G, et al. Usefulness of percutaneous left ventricular assist device as a bridge to recovery from myocarditis. Am J Cardiol, 2007(99): 1755–1756.

[20] Ricci M, Gaughan CB, Rossi M, et al. Initial experience with the TandemHeart circulatory support system in children. ASAIO J, 2008(54): 542–545.

[21] Andrade JG, Al-Saloos H, Jeewa A, et al. Facilitated cardiac recovery in fulminant myocarditis: pediatric use of the Impella LP 5.0 pump. J Heart Lung Transplant, 2010(29): 96–97.

[22] Hollander SA, Reinhartz O, Chin C, et al. Use of the Impella 5.0 as a bridge from ECMO to implantation of the HeartMate II left ventricular assist device in a pediatric patient. Pediatr Transplant, 2012(16): 205–206.

[23] FDA panel approval: [2018-08-03]. https://www.fda.gov/ downloads/AdvisoryCommittees/Committees MeetingMaterials/PediatricAdvisoryCommittee/ UCM519888.pdf.

[24] Fraser CD, Jaquiss RD. The Berlin Heart EXCOR pediatric ventricular assist device: history, North American experience, and future directions. Ann N Y Acad Sci, 2013(1291): 96–105.

[25] Fraser CD, Jaquiss RD, Rosenthal DN, et al. Prospective trial of a pediatric ventricular assist device. N Engl J Med, 2012(367): 532–541.

[26] FDA guideline: [2018-07-10]. https://www.accessdata.fda.gov/cdrh_docs/pdf10/H100004B.pdf.

[27] Berlin Heart product catalog: [2018-08-03].https://www.berlinheart.com/fileadmin/user_upload/Berlin_Heart/Bilder/US_Website/Berlin_Heart_Inc_Product_Catalog_MPC21_5_print.pdf.

[28] Lorts A, Eghtesady P, Mehegan M, et al. Outcomes of children supported with devices labeled as "temporary" or short-term: a report from the Pediatric Interagency Registry for Mechanical Circulatory Support (Pedimacs). J Heart Lung Transplant, 2018(37): 54–60.

[29] Moore RA, Lorts A, Madueme PC, et al. Virtual implantation of the 50 cc SynCardia total artificial heart. J Heart Lung Transplant, 2016, 35(6): 824–827.

[30] Morales DL, Zafar F, Lorts A, et al. Worldwide use of

SynCardia total artificial heart in adolescents: a 25 year experience. J Heart Lung Transplant, 2013, 32(4): S109.

[31] Morales DL, Zafar F, Gaynor JW, et al. The worldwide use of SynCardia total artificial heart in patients with congenital heart disease. J Heart Lung Transplant, 2013, 32(4): S142.

[32] Conway J, Miera O, Adachi I, et al. Worldwide experience of a durable centrifugal flow pump in pediatric patients. Semin Thorac Cardiovasc Surg. 2018 March; doi: 10.1053/j.semtcvs.2018.03.003. [Epub ahead of print.]

[33] Cabrera AG, Sundareswaran K, Samayoa AX, et al. Outcomes of pediatric patients supported by the Heart-Mate II LVAD in the USA. J Heart Lung Transplant, 2013(32): 1107–1113.

[34] Lorts A, Villa C, Riggs KW, et al. First use of HeartMate 3™ in a failing Fontan circulation. Ann Thorac Surg. 2018 May. doi: 10.1016/j.athoracsur.2018.04.021. [Epub ahead of print.]

[35] Moore RA, D'Souza GA, Villa C, et al. Optimizing surgical placement of the HeartWare ventricular assist device in children and adolescents by virtual implantation. Prog Pediatr Cardiol, 2017(47): 11–13.

[36] Mossad EB, Motta P, Rossano JW, et al. Perioperative management of pediatric patients on mechanic cardiac support. Paediatr Anesth, 2011(21): 585–593.

[37] Rutledge JM, Chakravarti S, Massicotte MP, et al. Antithrombotic strategies in children receiving long-term Berlin Heart EXCOR ventricular assist device therapy. J Heart Lung Transplant, 2013(32): 569–573.

[38] Young JB. Healing the heart with ventricular assist device therapy: mechanisms of cardiac recovery. Ann Thorac Surg, 2001(71): S210–219.

[39] Madigan JD, Barbone A, Choudhri AF, et al. Time course of reverse remodeling of the left ventricle during support with a left ventricular assist device. J Thorac Cardiovasc Surg, 2001(121): 902–908.

[40] Levin HR, Oz MC, Chen JM, et al. Reversal of chronic ventricular dilation in patients with endstage cardiomyopathy by prolonged mechanical unloading. Circulation, 1995(91): 2717–2720.

[41] del Nido PJ, Dalton HJ, Thompson AE, et al. Extracorporeal membrane oxygenator rescue in children during cardiac arrest after cardiac surgery. Circulation, 1992(86): II300–304.

[42] Kulik TJ, Moler FW, Palmisano JM, et al. Outcome-associated factors in pediatric patients treated with extracorporeal membrane oxygenator after cardiac surgery. Circulation, 1996(94): II63–68.

[43] Salvin JW, Laussen PC, Thiagarajan RR. Extracorporeal membrane oxygenation for postcardiotomy mechanical cardiovascular support in children with congenital heart disease. Paediatr Anaesth, 2008(18): 1157–1162.

[44] Paden ML, Conrad SA, Rycus PT, et al. Extra-corporeal Life Support Organization Registry Report 2012. ASAIO J, 2013(59): 202–210.

[45] Hirata Y, Charette K, Mosca RS, et al. Pediatric application of the Thoratec CentriMag BiVAD as a bridge to heart transplantation. J Thorac Cardiovasc Surg, 2008(136): 1386–1387.

[46] Kouretas PC, Kaza AK, Burch PT, et al. Experience with the Levitronix CentriMag in the pediatric population as a bridge to decision and recovery. Artif Organs, 2009(33): 1002–1004.

[47] Jefferies JL, Morales DL. Mechanical circulatory support in children: bridge to transplant versus recovery. Curr Heart Fail Rep, 2012(9): 236–243.

[48] Vlasselaers D, Desmet M, Desmet L, et al. Ventricular unloading with a miniature axial flow pump in combination with extracorporeal membrane oxygenation. Intensive Care Med, 2006(32): 329–333.

[49] Maat AP, van Thiel RJ, Dalinghaus M, et al. Connecting the CentriMag Levitronix pump to Berlin Heart EXCOR cannulae; a new approach to bridge to bridge. J Heart Lung Transplant, 2008(27): 112–115.

[50] De Robertis F, Birks EJ, Rogers P, et al. Clinical performance with the Levitronix CentriMag shortterm ventricular assist device. J Heart Lung Transplant, 2006(25): 181–186.

[51] De Robertis F, Rogers P, Amrani M, et al. Bridge to decision using the Levitronix CentriMag short-term ventricular assist device. J Heart Lung Transplant, 2008(27): 474–478.

[52] Bennett MT, Virani SA, Bowering J, et al. The use of the Impella RD as a bridge to recovery for right ventricular dysfunction after cardiac transplantation. Innovations, 2010(5): 369–371.

[53] Wilmot I, Morales DL, Price JF, et al. Effectiveness of mechanical circulatory support in children with acute fulminant and persistent myocarditis. J Card Fail, 2011(17): 487–494.

[54] Rajagopal SK, Almond CS, Laussen PC, et al. Extracorporeal membrane oxygenation for the support of infants, children, and young adults with acute myocarditis: a review of the extracorporeal life support organization registry. Crit Care Med, 2010(38): 382–387.

[55] Duncan BW, Bohn DJ, Atz AM, et al. Mechanical circulatory support for the treatment of children with acute fulminant myocarditis. J Thorac Cardiovasc Surg, 2001(122): 440–448.

[56] Morales DL, Almond CS, Jaquiss RD, et al. Bridging children of all sizes to cardiac transplantation: the initial

multicenter North American experience with the Berlin Heart EXCOR ventricular assist device. J Heart Lung Transplant, 2011(30):1–8.

[57] Ihnat CL, Zimmerman H, Copeland JG, et al. Left ventricular assist device support as a bridge to recovery in young children. Congenit Heart Dis, 2011(6): 234–240.

[58] Grinda JM, Chevalier P, D'Attellis N, et al. Fulminant myocarditis in adults and children: bi-ventricular assist device for recovery. Eur J Cardiothorac Surg, 2004(26): 1169–1173.

[59] Jones CB, Cassidy JV, Kirk R, et al. Successful bridge to recovery with 120 days of mechanical support in an infant with myocarditis. J Heart Lung Transplant, 2009(28): 202–205.

[60] Tschirkov A, Nikolov D, Papantchev V. The Berlin Heart EXCOR in an 11-year-old boy: a bridge to recovery after myocardial infarction. Tex Heart Inst J, 2007(34): 445–448.

[61] Rockett SR, Bryant JC, Morrow WR, et al. Preliminary single center North American experience with the Berlin Heart pediatric EXCOR device. ASAIO J, 2008(54): 479–482.

[62] Lowry AW, Adachi I, Gregoric ID, et al. The potential to avoid heart transplantation in children: outpatient bridge to recovery with an intracorporeal continuous-flow left ventricular assist device in a 14-year-old. Congenit Heart Dis, 2012(7): E91–96.

[63] Birks EJ, Tansley PD, Hardy J, et al. Left ventricular assist device and drug therapy for the reversal of heat failure. N Engl J Med, 2006(355): 1873–1884.

[64] Kirklin JK, Naftel DC, Kormos RL, et al. The fourth INTERMACS annual report: 4000 implants and counting. J Heart Lung Transplant, 2012(31): 117–126.

[65] Fitzpatrick JR, Frederick JR, Hiesinger W, et al. Early planned institution of biventricular mechanical circulatory support results in improved outcomes compared with delayed conversion of a left ventricular assist device to a biventricular assist device. J Thorac Cardiovasc Surg, 2009(137): 971–977.

[66] Almond CS, Morales DL, Blackstone EH, et al. Berlin Heart EXCOR® pediatric ventricular assist device for bridge to heart transplantation in US children. Circulation, 2013(127): 1702–1711.

[67] Zafar F, Jefferies JL, Tjossem CJ, et al. Biventricular Berlin Heart EXCOR pediatric use across the United States. Ann Thorac Surg, 2015(99): 1328–1334.

[68] Baldwin JT, Borovetz HS, Duncan BW, et al. The National Heart, Lung, and Blood Institute Pediatric Circulatory Support Program: a summary of the 5-year experience. Circulation, 2011(123): 1233–1240.

[69] Hetzer R, Potapov EV, Stiller B, et al. Improvement in survival after mechanical circulatory support with pneumatic pulsatile ventricular assist devices in pediatric patients. Ann Thorac Surg, 2006(82): 917–924.

[70] Allan CK, Thiagarajan RR, del Nido PJ, et al. Indication for initiation of mechanical circulatory support impacts survival of infants with shunted single-ventricle circulation supported with extracorporeal membrane oxygenation. J Thorac Cardiovasc Surg, 2007(133): 660–667.

[71] Aharon AS, Drinkwater DC Jr, Churchwell KB, et al. Extracorporeal membrane oxygenation in children after repair of congenital cardiac lesions. Ann Thorac Surg, 2001(72): 2095–2101.

[72] Meliones JN, Custer JR, Snedecor S, et al. Extracorporeal life support for cardiac assist in pediatric patients: review of ELSO Registry data. Circulation, 1991(84): S168–172.

[73] Booth KL, Roth SJ, Thiagarajan RR, et al. Extracorporeal membrane oxygenation support of the Fontan and bidirectional Glenn circulations. Ann Thorac Surg, 2004(77): 1341–1348.

[74] Kolovos NS, Bratton SL, Moler FW, et al. Outcome of pediatric patients treated with extracorporeal life support after cardiac surgery. Ann Thorac Surg, 2003(76): 1435–1441.

[75] Jaggers JJ, Forbess JM, Shah AS, et al. Extracorporeal membrane oxygenation for infant postcardiotomy support: significance of shunt management. Ann Thorac Surg, 2000(69): 1476–1483.

[76] Mackling T, Shah T, Dimas V, et al. Management of singleventricle patients with Berlin Heart EXCOR ventricular assist device: single-center experience. Artif Organs, 2012(36): 555–559.

[77] Prêtre R, Häussler A, Bettex D, et al. Right-sided univentricular cardiac assistance in a failing Fontan circulation. Ann Thorac Surg, 2008(86): 1018–1020.

[78] Frazier OH, Gregoric ID, Messner GN. Total circulatory support with an LVAD in an adolescent with a previous Fontan procedure. Tex Heart Inst J, 2005(32): 402–404.

[79] Vanderpluym CJ, Rebeyka IM, Ross DB, et al. The use of ventricular assist devices in pediatric patients with univentricular hearts. J Thorac Cardiovasc Surg, 2011(141): 588–590.

[80] Sharma MS, Forbess JM, Guleserian KJ. Ventricular assist device support in children and adolescents with heart failure: the Children's Medical Center of Dallas experience. Artif Organs, 2012(36): 635–639.

[81] Weinstein S, Bello R, Pizarro C, et al. The use of the Berlin Heart EXCOR in patients with functional single ventricle. J Thorac Cardiovasc Surg, 2014(147): 697–704.

[82] Russo P, Wheeler A, Russo J, et al. Use of a ventricular

assist device as a bridge to transplantation in a patient with single ventricle physiology and total cavopulmonary anastomosis. Paediatr Anaesth, 2008(18): 320–324.

[83] Irving CA, Cassidy JV, Kirk RC, et al. Successful bridge to transplant with the Berlin Heart after cavopulmonary shunt. J Heart Lung Transplant, 2009(28): 399–401.

[84] Morales DL, Zafar F, Rossano JW, et al. Use of ventricular assist devices in children across the United States: analysis of 7.5 million pediatric hospitalizations. Ann Thorac Surg,
2010(90): 1313–1318.

[85] Reinhartz O, Keith FM, El-Banayosy A, et al. Multicenter experience with the Thoratec ventricular assist device in children and adolescents. J Heart Lung Transplant, 2001(20): 439–448.

[86] Blume E, VanderPluym C, Lorts A, et al. Second annual Pediatric Interagency Registry for Mechanical Circulatory Support (Pedimacs) report: pre-implant characteristics and outcomes. J Heart Lung Transplant, 2018(37): 38–45.

# 第 67 章
# 先天性二尖瓣疾病的外科治疗

*Vladimiro Vida   Massimo A. Padalino   Giovanni Stellin*

## 发展史及分型

二尖瓣疾病是一个非常广泛的疾病谱，包含众多类型的二尖瓣畸形，同时有很高比例合并其他相对罕见的先天性心脏病，因此，二尖瓣发育不良的外科矫治仍然是一项技术挑战。

先天性二尖瓣修复术（而非瓣膜置换）多年来受到人们的倡导，主要是因为人工瓣膜置换存在很多有害的副作用，尤其是对于低龄儿童。

直到目前，还没有一种最优的分类方法能满足外科的需求。1976 年，Alain Carpentier 提出了一种病理生理分型（表 67.1），将二尖瓣疾病分为两个功能组别：反流（或以反流为主）和狭窄（或以狭窄为主）。但事实上，发育不良的二尖瓣很少会表现为单纯的狭窄或关闭不全。根据乳头肌的解剖，可将二尖瓣狭窄进一步分为 2 个类型（表 67.1）；根据瓣叶活动情况（正常、限制或脱垂），把二尖瓣反流进一步分为 3 个类型。

近来，Mitruka 和 Lamberti 提出了一种虽然不够详细但相对简单的解剖分型，将全部畸形分为瓣上型、瓣膜型、瓣下型及混合型（表 67.2）。这一分型方法的局限性在于会有很多二尖瓣病变被纳入"混合型"。因此，仍然不是一种具有特异性的分类方式。

在 Carpentier 时代，对瓣膜病变的诊断主要依赖于外科手术期间的观察；目前，虽然已经有了更加先进的术前诊断工具，但有时在术前和术中对二尖瓣病变进行分型仍然非常复杂，尤其是当不止存在一种二尖瓣病变时。

本章将基于 Carpentier 分型，讨论最为常见的先天性二尖瓣畸形及相关外科治疗策略。

**表 67.1   Carpentier 病理生理分型（Carpentier 等，1976 年）**

| 二尖瓣反流<br>（或以反流为主） | 二尖瓣狭窄<br>（或以狭窄为主） |
| --- | --- |
| Ⅰ型（瓣叶活动正常） | A 型（正常乳头肌） |
| · 瓣环扩张 | · 乳头肌交界融合 |
| · 前瓣叶裂 | · 二尖瓣瓣上隔膜 |
| · 瓣叶缺损 | · 双孔型二尖瓣 |
| Ⅱ型（瓣叶脱垂） | B 型（异常乳头肌） |
| · 腱索延长 | · 降落伞型二尖瓣 |
| Ⅲ型（瓣叶活动受限） | · 吊床型二尖瓣 |
| · A 型（正常乳头肌） | · Shone 综合征 |
| – 乳头肌交界融合 | · 拱廊型二尖瓣 |
| – 腱索短缩 | |
| · B 型（异常乳头肌） | |
| – 降落伞型二尖瓣 | |
| – 吊床型二尖瓣 | |

**表 67.2   Mitruka-Lamberti 解剖分型（Mitruka 和 Lamberti，2000 年）**

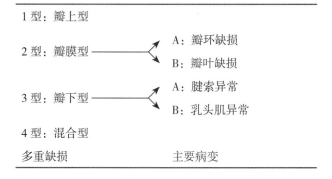

| 1 型：瓣上型 | |
| --- | --- |
| 2 型：瓣膜型 | A：瓣环缺损 |
| | B：瓣叶缺损 |
| 3 型：瓣下型 | A：腱索异常 |
| | B：乳头肌异常 |
| 4 型：混合型 | |
| 多重缺损 | 主要病变 |

# 先天性二尖瓣疾病修复术适应证

二尖瓣修复的适应证通常是基于症状。新生儿和小婴儿可以表现出非常严重的症状。外科适应证还包括合并其他先天性心脏畸形。

对于存在症状的新生儿及小婴儿，在可能的情况下，应在早期外科修复前接受一段时间的内科治疗。应记住：在出生后的数月间，房室瓣仍处于继续发育的状态之中，因此，只要患者病情允许，应考虑将二尖瓣手术向后适当推迟，使其后的二尖瓣修复成功率及满意度有所提升。

小龄儿童最常见的症状为气促和生长发育迟缓。部分患儿可因心源性休克急诊入院，需要机械辅助通气和正性肌力药物支持。大一些的儿童可在没有症状的时期接受瓣膜修复手术。与瓣膜关闭不全（或关闭不全为主要病变）相比，狭窄（或狭窄为主要病变）通常会在更早期出现症状。从现实角度而言，如果在婴儿期矫治非常严重的先天性二尖瓣畸形，只能将其视为临时性的姑息手术，手术的主要目标是改善二尖瓣功能，缓解临床症状，将最终的二尖瓣置换推迟至较大的年龄。行二尖瓣修复时，应仔细筹划，根据每名患者的病情进行个体化设计，其目标是根据瓣膜原结构进行修整，从而达到"生理学矫治"的目的，而非"解剖学矫治"。

# 手　术

作为一项外科的基本原则，每一个手术均应根据患者所特有的解剖特点进行个性化设计。无论其解剖和生理异常的严重程度如何，在任何年龄进行二尖瓣修复术均应努力避免术后早期及晚期并发症，同时应避免儿童患者出现与人工瓣膜相关的高死亡率及再手术率。

术中经食管超声心动图（TEE）或心表 2D/3D 超声心动图是制订手术计划及术后二尖瓣评估的重要手段。

手术入路与治疗成人患者的获得性二尖瓣疾

病相似（见第 16 章"二尖瓣修复"）。房间隔入路是首选，尤其是对于低龄患儿。在瓣环上缝制 4 条带垫片缝线（图 67.1）以获得充分显露。有时可能需要采用低温停循环技术，特别是在处理一些复杂畸形时，术中需要无血、洁净的术野，以便充分探查，进而确定手术治疗方案。

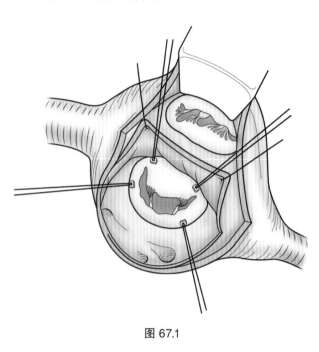

图 67.1

# 二尖瓣狭窄

## A 型（正常乳头肌）

### 交界融合／腱索短缩

这是一种常见的复杂二尖瓣畸形。如 Carpentier 等的描述，一组或两组乳头肌直接与瓣膜交界连接，两者间无腱索（或非常短），交界融合、增厚，瓣叶活动受限（图 67.2）。功能性二尖瓣瓣口通常很狭小。二尖瓣解剖瓣环正常（Mitruka-Lamberti 分型的 3 型）。

这种情况可通过交界切开成形（图 67.3）及乳头肌切开（图 67.4）来矫治。乳头肌开窗（图 67.5）可以增加瓣叶活动度，适用于年龄较大的患儿。

### 二尖瓣瓣上环

二尖瓣瓣上环很少单独出现，它的出现常常反映整个瓣上附属结构存在复杂的畸形，包括在二尖瓣环上存在一纤维环（经常与瓣环融合在一起），其大小存在变异，从而造成瓣上梗阻（A 型，Mitruka-Lamberti 分型的 1 型）（图 67.6）。如果纤维环较小，往往是在术中探查时被发现。

外科手术时，应将瓣上环完整切除，同时还要包含其他一些瓣下操作以处理合并畸形（图 67.7）。

### 瓣叶组织冗余

在某些情况下，在腱索之间可见一些冗余的组织，影响正常的腱索运动（图 67.8），同时伴有二尖瓣的其他一些异常。在外科手术时，需要将这些冗余组织切除，恢复腱索的活动性（图 67.9），也可同时将一组或两组乳头肌劈开（图 67.4）。

## B 型（乳头肌异常）

### 降落伞型二尖瓣

降落伞型二尖瓣是一种比较常见的畸形，所有的腱索均连接于单一乳头肌（图 67.10）。当有两组乳头肌时，也仅有一组乳头肌与腱索相连。该畸形常与其他二尖瓣畸形同时出现，而最常见的情况是二尖瓣瓣上环。

手术时，需要将连接着腱索的乳头肌劈开，直至心室壁水平（图 67.11）。但应非常小心操作，切勿损伤腱索，也不要使乳头肌被过度弱化，否则后续可能会出现腱索与乳头肌离断。

### 吊床型二尖瓣和拱廊型二尖瓣

这两种复杂的二尖瓣病变存在一定的相似性，均存在异常的乳头肌，且一级腱索缺失。短小的二

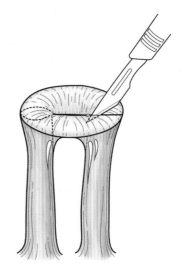

图 67.3

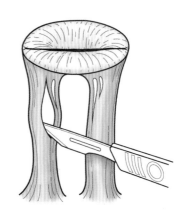

图 67.4

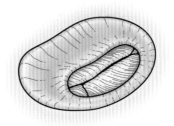

图 67.5

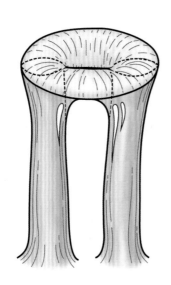

图 67.2

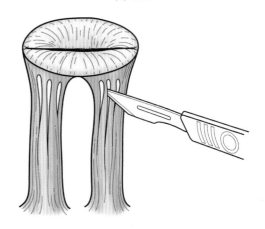

图 67.6

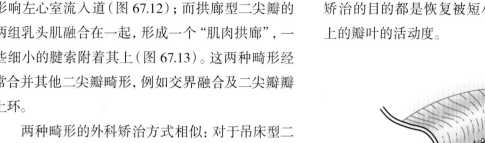

级腱索将二尖瓣瓣叶与乳头肌直接连接在一起。

吊床型二尖瓣，存在两组较大的圆柱形乳头肌，影响左心室流入道（图 67.12）；而拱廊型二尖瓣的两组乳头肌融合在一起，形成一个"肌肉拱廊"，一些细小的腱索附着其上（图 67.13）。这两种畸形经常合并其他二尖瓣畸形，例如交界融合及二尖瓣瓣上环。

两种畸形的外科矫治方式相似：对于吊床型二尖瓣，可将两组乳头肌切开（图 67.14），而对于肌肉拱廊，则需要将其纵向劈开（图 67.15）。两个手术矫治的目的都是恢复被短小的腱索限制在乳头肌上的瓣叶的活动度。

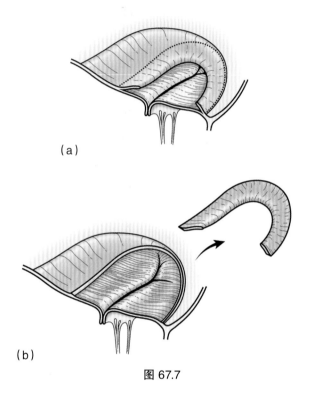

（a）

（b）

图 67.7

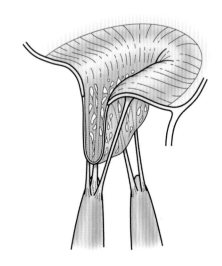

图 67.8

图 67.9

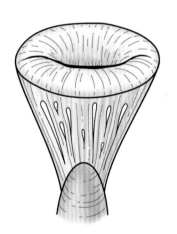

图 67.10

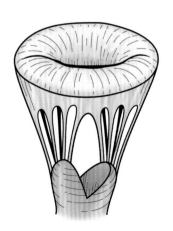

图 67.11

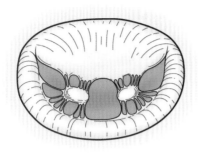

图 67.12

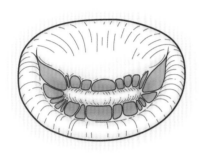

图 67.13

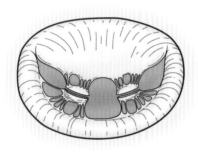

图 67.14

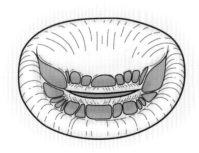

图 67.15

## 二尖瓣反流

Carpentier 根据瓣叶的活动度将此类病变进行分型，包括：正常、脱垂及受限。

### I 型（瓣叶活动正常）

#### 瓣环扩张

在二尖瓣畸形中，单纯的二尖瓣环扩张很少单独存在，通常情况下，伴发的其他二尖瓣畸形导致二尖瓣反流及心室扩大（图 67.16）。

外科治疗方法是将二尖瓣后瓣环进行折叠，这是由 Kay 于 1977 年提出的（图 67.17）。对于儿童患者，不可使用人工瓣环，即使是开放环也不可以使用，因为缝线和瓣环本身会引起瘢痕形成，导致瓣环的正常生长及瓣叶活动受限。

#### 瓣叶裂

不应将此类瓣叶裂与房室间隔缺损的"瓣裂"相混淆，此处的瓣叶裂通常仅波及二尖瓣前瓣。除了在瓣叶上存在一垂直裂隙，二尖瓣的其他附件结构均正常，这一裂隙将二尖瓣前瓣分成两个部分（图 67.18），可见一些细小的腱索连接于裂隙的游离缘，而此边缘往往出现增厚，这是反流束造成涡流进而冲刷瓣叶所致。

外科治疗方法是用细线将全部裂隙间断缝合（简单缝合或"8"字缝合），在缝合前瓣叶时，务必注意不要造成瓣叶扭曲，同时不要缩小其与后瓣的对合面积（图 67.19）。通常需要同时进行瓣环折叠。

#### 瓣叶缺损

这是一种相当罕见的瓣膜畸形，最常见为二尖瓣后瓣受累（图 67.20、图 67.21）。手术矫治通常是将瓣叶直接缝合或用补片修补缺损区（图 67.22、图 67.23），并经常需要将后瓣环做折叠。

### II 型（瓣叶脱垂）

#### 腱索延长

腱索延长可以发生在任一乳头肌上，并常常合并其他的二尖瓣畸形（图 67.24）。应将此类先天性畸形与后天获得性黏液样退行性变进行鉴别，后者

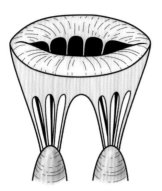

图 67.16

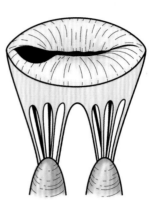

图 67.20

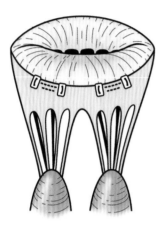

图 67.17

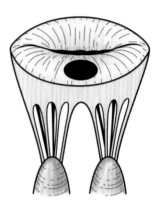

图 67.21

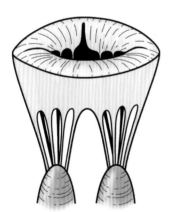

图 67.18

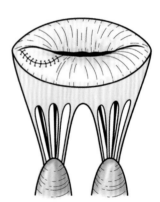

图 67.22

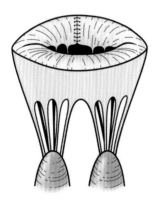

图 67.19

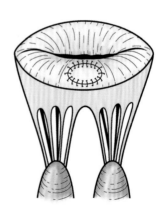

图 67.23

往往累及整个瓣膜的附属结构；还应与因左冠状动脉异位起源于肺动脉所导致的二尖瓣反流相鉴别，后者是因乳头肌梗死而出现的腱索延长。

可按照 Carpentier 提出的方法矫治延长的腱索。在乳头肌上靠近延长的腱索的根部做一纵行切口，用一缝线环绕病变的腱索，将腱索折叠后埋入乳头肌上的切口内（图 67.25）。打结缝线，使延长的腱索变短，再缝闭乳头肌切口。对于年龄较小的儿童，这一系列操作存在困难，可改良为：用细线穿过每一条腱索做纵行缝合，将延长的腱索缩短后固定在乳头肌上（图 67.26）。

也可以使用人工腱索技术，这是治疗获得性病变常用的技术，可应对前、后瓣叶的脱垂（图 67.27）。

## Ⅲ型（瓣叶活动受限）

此类疾病非常罕见，常常与二尖瓣狭窄（即交界融合/腱索短缩）相混淆。

### 乳头肌发育不良

腱索附着于细小的乳头肌上（图 67.28）。瓣膜反流的机制是对合面积不足。外科治疗方法常常是通过延长后瓣叶（通常使用生物材料）来获得理想

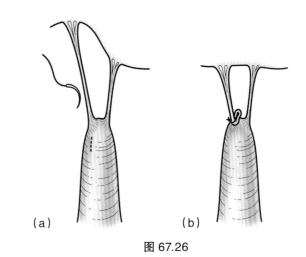

（a）　　　　　　　　　　（b）

图 67.26

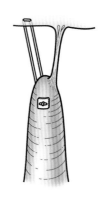

图 67.27

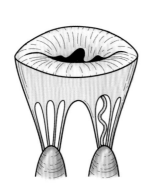

图 67.24

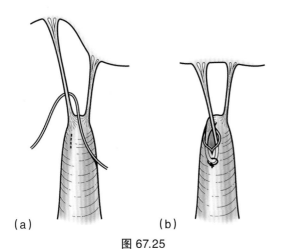

（a）　　　　　　（b）

图 67.25

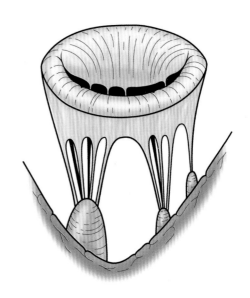

图 67.28

的对合（图 67.29、图 67.30）。也可在细小的乳头肌上做纵行切口，直至心室壁。如果存在瓣环扩张合并乳头肌发育不良，可通过后瓣环折叠（或半折叠）来行瓣环重塑。

### 降落伞型二尖瓣

关闭不全的降落伞型二尖瓣可同时存在二尖瓣狭窄的征象（见"降落伞型二尖瓣"一节）。反流的形成往往是因二尖瓣前瓣近交界处发育不良，且通常是靠前的一个交界，也称为"裂隙交界"（Carpentier 分型）。可使用自体组织或异源性生物材料进行前瓣叶扩大（图 67.31），可同时行后瓣环成形（或部分瓣环成形）。

### 吊床型二尖瓣和拱廊型二尖瓣

这两种畸形都会因瓣叶活动受限而出现二尖瓣反流。将乳头肌或肌肉拱廊劈开通常可以使瓣叶获得更理想的活动度。

### 成形术后测试

与获得性心脏病一样，在二尖瓣重建后，也应在术中通过向左心室内注入冷盐水来测试成形效果。在测试时，应注意勿因提吊线或拉钩而使二尖

瓣环发生扭曲。此测试可以评估关闭不良的二尖瓣在成形术后，瓣叶是否可以获得良好的闭合；也可用于评估二尖瓣狭窄的成形效果，有时二尖瓣狭窄成形术有可能造成瓣叶损伤。

如果瓣叶对合良好，少量的二尖瓣反流通常可以被接受。与成人患者不同的是，小儿患者成形术难以获得完美的疗效。

在体外循环结束时，应用 TEE 或心表超声心

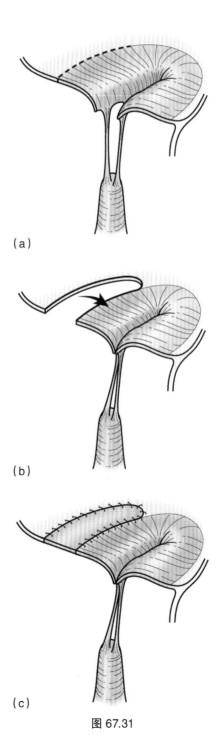

(a)

(b)

(c)

图 67.31

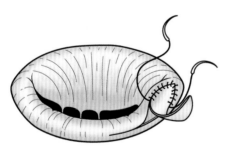

图 67.29

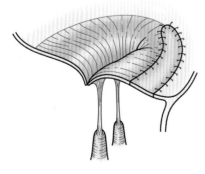

图 67.30

动图再次评估二尖瓣的功能状态。在评估二尖瓣解剖及功能状态时，可采用四腔心、两腔心及长轴超声切面，着重关注瓣叶的活动度、对合情况，以及整个瓣下结构（腱索和乳头肌）的解剖及功能状态。

仔细调整彩色多普勒的参数设置，可以发现是否存在反流及反流的方向，同时可通过近端等速表面积（PISA）测量有效的瓣口面积。利用血流频谱多普勒，通过测量左心室充盈速度来进一步发现残余狭窄或反流。将 TEE 探头修正至 90° 和 120° "交界切面"，重复上述检查。

## 术后管理

常常会经房间沟或左心耳置入一条左心房测压管。在拟拔除左心房测压管及撤离呼吸机前，可在重症监护室内行 2D 超声心动图检查，复核二尖瓣的功能状态。如果术前存在肺动脉高压，可经主肺动脉或圆锥部置入肺动脉测压管。

## 疗　效

近期的系列研究表明：婴儿及儿童的二尖瓣修复是一种有效、可靠的治疗方法，其死亡率及成功率均可接受。在过去的数年中，治疗效果有了很大改善。在行二尖瓣重建术前，应结合 2D 和 3D 超声心动图检查结果，对各种畸形情况进行周密的术前计划。这些信息对于外科医生制订手术计划、获得理想的手术疗效具有非常重要的意义。应牢记：对于严重畸形的瓣膜，很小的修复即足以获得理想的手术疗效。研究发现：发育很差的瓣膜，在婴儿期经过轻微的成形后，足以在其后数年保持良好的状态。

即使经常遭遇非常严重的二尖瓣发育不良，也

应始终将二尖瓣修复视为一线治疗策略，以避免人工瓣膜的各种缺陷，尤其是对婴儿患者。也有研究表明：二尖瓣畸形在解剖方面的严重程度将会影响远期免于人工瓣膜置换的概率。降落伞型二尖瓣预后差，早期死亡率高。

如果在罹患二尖瓣畸形的同时，还存在其他严重的心脏畸形，如左心室流出道梗阻、室间隔缺损或术前左心室功能受损，围手术期死亡风险将会增加。尽管如此，瓣膜修复的耐久性与是否合并其他心脏畸形无相关性。

## 延伸阅读

1. Carpentier A, Branchini B, Cour JC, et al. Congenital malformations of the mitral valve in children: pathology and surgical treatment. J Thorac Cardiovasc Surg, 1976, 72(6): 854–866.

2. Carpentier A, Brizard C. Congenital malformations of the mitral valve//Stark JF, de Leval MR, Tsang VT. Surgery for congenital heart defects. 3rd edn. Chichester: John Wiley & Sons, 2006: 573–590.

3. Castaneda AR, Anderson RC, Edwards JE. Congenital mitral stenosis resulting from anomalous arcade and obstructing papillary muscles: report of correction by use of ball valve prosthesis. Am J Cardiol, 1969, 24(2): 237–240.

4. Layman T, Edwards JE. Anomalous mitral arcade. Circulation, 1967(35): 389–395.

5. Mitruka SN, Lamberti JJ. Congenital Heart Surgery Nomenclature and Database Project: mitral valve disease. Ann Thorac Surg, 2000, 69(4 Suppl): S132–146.

6. Stellin G, Padalino MA, Vida VL, et al. Surgical repair of congenital mitral valve malformations in infancy and childhood: a singlecenter 36-year experience. J Thorac Cardiovasc Surg, 2010, 140(6): 1238–1244.

7. Thiene G, Frescura C, Daliento L. The pathology of congenitally malformed mitral valve//Marcelletti C, Anderson RH, Becker AE, et al. Pediatric cardiology. New York: Churchill Livingstone, 1986: 225–239.

# 第 68 章

# 主动脉瓣修复

*Emile Bacha*　*Paul Chai*

## 发展史

1913 年，Tuffier 对一例患有主动脉瓣狭窄的患者实施了首例主动脉瓣修复术。术者将手指插入扩张的升主动脉，扩张狭窄的主动脉瓣开口。20 世纪 50 年代中期，随着 Gibbon 和 Lillehei 的体外循环技术的普及，曾经基本上被认为无法矫治的主动脉瓣关闭不全，在某种程度上对直视成形术表现出了良好的反应。自此，有大量文章发表，包括：采用将相邻瓣叶缝合在一起治疗主动脉瓣脱垂，从而修复主动脉瓣关闭不全；也有采用无冠瓣及其相应瓣窦切除，缩小主动脉根部及升主动脉近心段，将主动脉瓣二叶化来治疗主动脉瓣关闭不全。由于主动脉瓣修复的患者较少，于是出现了应用各种自体组织重建主动脉瓣的手术方式，这些组织包括自体心包、主动脉壁、全层左心房壁、膈肌中心腱、腹膜及阔筋膜等。随着人工瓣膜的发展，主动脉瓣修复术变成了一种罕见手术，主要用于儿童主动脉瓣下室间隔缺损合并因右冠瓣脱垂导致的主动脉瓣反流。随着经食管多普勒超声心动图的发展，以及对主动脉瓣功能性解剖认识的深入，再次唤起了人们对于主动脉瓣修复的兴趣。

## 基本原则与理论依据

从功能学角度来说，应将主动脉根部视为一个整体。对其解剖组分及几何关系的深刻认识，是行主动脉瓣修复及主动脉根部重建不可或缺的。主动脉根部有 4 个组成部分：主动脉瓣环（AA）、主动脉瓣瓣叶、主动脉窦及窦管交界（STJ）。主动脉瓣环连接在主动脉根部，附着于左心室，瓣环圆周约 45% 附着于室间隔肌肉上，而另外 55% 则附着于纤维结构上。对心室 – 主动脉交界的组织学研究发现：主动脉根部与二尖瓣前瓣及膜部间隔存在纤维延续，并通过纤维束附着于室间隔肌部。由于主动脉–左心室交界区全周存在完整的结缔组织带，因此将其看作主动脉瓣环是合理的。主动脉瓣环呈"扇贝"状。

主动脉瓣瓣叶呈半月形，三个瓣叶基底均呈"扇贝"状附着于主动脉瓣环，这样的解剖构型使得每两个瓣叶下方就会存在一个三角形区域，这些三角区域是左心室的一部分。左冠瓣与右冠瓣下方的三角区为室间隔肌肉，另外两个三角区则为纤维组织。三角区的最高点被称为"瓣叶交界"，相邻的两个瓣叶在此相交。瓣叶交界紧邻 STJ 下方。STJ 是主动脉根部的结束、升主动脉的开始。在主动脉瓣环与 STJ 之间的一段主动脉壁被称为主动脉窦，也可称为 Valsalva 窦。

主动脉根部各组分之间的功能与几何关系密不可分。主动脉瓣瓣叶的面积可能决定了主动脉根部的大小。主动脉瓣瓣叶以扇形结构附着在主动脉瓣环上。主动脉瓣瓣叶的游离缘（FM）是指主动脉瓣瓣叶从一个交界到另一个交界的距离，而主动脉瓣瓣叶基底的长度约为 FM 长度的 1.5 倍。因此，FM

长度与主动脉瓣环和 STJ 的直径有关。

对于儿童及年轻的成人，主动脉瓣瓣叶最低点的瓣环横径较 STJ 横径大 10%~20%，随着年龄的增长，两者趋于接近。FM 的长度必须超过主动脉瓣口的内径，这是因为：当主动脉瓣关闭时，每一个瓣叶都是从交界处延伸到主动脉根部的中点，然后再抵达另一个交界（图 68.1）。

主动脉根部所附着的左心室流出道，是具有收缩功能的纤维结构。在收缩期，室间隔短缩并向内移动，二尖瓣前瓣从左心室流出道中心向外被推开，因此，附着于二尖瓣前瓣纤维结构的部分主动脉根部比附着于室间隔肌部的另一部分主动脉根部要承受更大的张力，主动脉瓣环的几何学动态变化在主动脉瓣的功能中扮演重要角色。虽然主动脉的 3 个瓣叶在收缩期同时开放，但无冠瓣瓣叶及其瓣环，以及交界开放的程度要大于左侧，因此它们要承受更大的应力（LaPlace 定理），这也就解释了为什么主动脉根部退行性变患者，其无冠窦及瓣环比其他瓣窦和瓣环更易发生扩张。

主动脉瓣窦是维持冠状动脉血供的重要解剖结构，其在舒张期产生的涡流有助于主动脉瓣瓣叶的关闭。年轻患者的主动脉根部有非常好的弹性，可在收缩期发生明显的扩张，而在舒张期短缩。但随着年龄的增加，弹性纤维越来越少，老年患者的主动脉根部顺应性下降，因此，老年患者主动脉根部的变化幅度减小。

主动脉瓣关闭不全是由于一个或多个主动脉根部组分出现解剖异常所致。STJ 的扩张导致瓣叶交界向外移位，影响瓣叶在瓣口中央部的对合，进而导致主动脉瓣关闭不全（图 68.2）。升主动脉瘤、巨大主动脉综合征、长期高血压所致升主动脉扩张及延长的患者，发生主动脉瓣反流的机制即为此。这些患者多在六七十岁时出现问题。

如果主动脉瓣环和 STJ 的直径没有发生变化，那么单纯主动脉窦的扩大并不会引发主动脉瓣关闭不全。但对于退行性变患者来说，STJ 最终还是要发生扩张，进而引发主动脉瓣关闭不全。如果患者的血管中层发生更为严重的退行性变，如罹患马方综合征或呈钝挫型（表现轻微无临床意义），主动脉瓣环也会发生扩张，即所谓的"特发性主动脉瓣环扩张"，在这种情况下，位于左心室流出道的纤维组件将会发生扩张，肌性附着区（周长的 45%）与纤维性附着区（周长的 55%）的比例发生变化，大部分扩张发生在无冠窦瓣叶交界的下方。

二叶主动脉瓣发生关闭不全是由于一个或两个瓣叶发生脱垂所致。两个瓣叶中，FM 长的一个往往存在交界嵴（raphe），使瓣叶发生延长和脱垂。另外，此类患者常合并轻中度主动脉根部扩张，而以主动脉瓣环为甚。

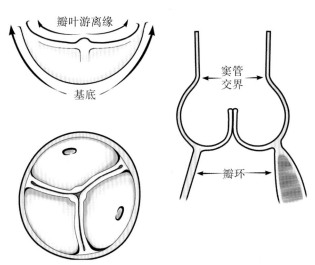

图 68.1

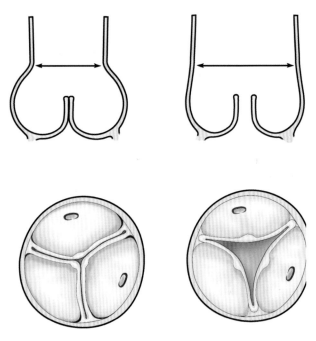

图 68.2

A 型主动脉夹层可导致主动脉瓣关闭不全，这是由于一个甚至两个无冠瓣交界发生剥离，进而出现瓣膜脱垂所致。大多数此类患者已经存在主动脉根部扩张，这是主动脉瓣关闭不全的病理学基础。

风湿性主动脉瓣膜炎可导致瓣叶增厚、瘢痕挛缩及交界融合。往往存在一定程度的主动脉瓣狭窄。风湿性主动脉瓣疾病常伴有风湿性二尖瓣疾病。

强直性脊柱炎、Reiter 综合征、成骨不全症、类风湿性关节炎、系统性红斑狼疮及特发性巨细胞性主动脉炎等结缔组织病均可并发主动脉瓣关闭不全，通常情况下是因主动脉瓣瓣叶的瘢痕形成所致。

主动脉瓣下型室间隔缺损会造成主动脉瓣环沿着右瓣向下、向外移位，进而导致主动脉瓣脱垂和主动脉瓣关闭不全，随着病程的延长，瓣叶不断延长，脱垂将会逐渐加重。

## 主动脉瓣修复术的患者选择

如果主动脉瓣具有可修复性，那么对于严重的主动脉瓣反流，早期治疗可能是合理的治疗策略。在罹患主动脉瓣疾病的患者中，仅有一小部分人群适于行主动脉瓣修复并获得满意的疗效。对于成年主动脉瓣狭窄患者，主动脉瓣修复几乎无效。对于以冠状动脉疾病为原发手术指征的年长患者，如果瓣叶存在轻度钙化，可在冠状动脉手术同期进行主动脉瓣钙化灶机械清除。只有当钙化局限于主动脉瓣环和瓣叶根部的情况，可以选择手工钙化灶清除；如果钙化波及瓣叶体，应考虑行人工瓣膜置换，而无支架猪瓣可以最大限度地降低跨瓣压差。

主动脉瓣交界直视切开术治疗儿童先天性主动脉瓣狭窄已在很大程度上被经皮球囊扩张术所取代，成为治疗主动脉瓣狭窄的一种姑息方案。但还有一些心脏中心坚持对新生儿患者实施直视切开成形术，他们认为至少两者的疗效具有可比性。

对于主动脉瓣脱垂及因主动脉根部扩张（瓣叶正常）而导致的主动脉瓣关闭不全，主动脉瓣修复非常具有价值。在北美，主动脉根部扩张是造成主动脉瓣关闭不全的最主要原因。

经食管超声心动图（TEE）是目前研究主动脉根部及主动脉瓣关闭不全机制的最佳工具。对主动脉根部的每一个组分均应进行评估，以确定主动脉瓣功能障碍的原因。最适合主动脉瓣修复的主要疾病包括主动脉根部和（或）升主动脉扩张，以及二叶主动脉瓣。应评估以下情况：瓣叶数量、厚度，FM 形态，心动周期不同阶段瓣叶的活动情况，这些信息决定了某一病例是否具备修复的可能性。主动脉窦、STJ 及升主动脉的形态同样是非常重要的信息。需要测量主动脉瓣环、主动脉窦、STJ 的直径及主动脉瓣瓣叶的高度。在可能的情况下，估测 FM 的长度。超声心动图易于诊断 STJ 扩张。如果主动脉瓣窦、瓣叶及瓣环的形态正常，而主动脉瓣反流表现为中心性，简单地调整 STJ 即可恢复瓣膜功能。这种情况常见于升主动脉瘤及巨大主动脉综合征。如果超声心动图认定瓣叶正常，仅存在单纯的 STJ 和主动脉窦部扩张，仍然可以行主动脉瓣修复，但需要更为复杂的主动脉根部重建，这种情况见于马方综合征及其钝挫型患者。根据我们的经验，随着 STJ 直径的增加，主动脉瓣修复的可行性将会下降，当 STJ 直径超过 50mm 后，主动脉瓣瓣叶通常会变得纤薄，呈现过伸状态，在瓣叶交界处将会出现应力穿孔。主动脉窦和升主动脉的直径对治疗影响的重要性稍弱。我们可以见到主动脉瓣瓣叶正常，但升主动脉有直径为 60mm（甚至更大）的动脉瘤的患者。主动脉窦部的扩张与主动脉瓣环及 STJ 的扩张有关。鉴于此，主动脉根部动脉瘤患者，如果超声心动图提示主动脉瓣瓣叶正常，当主动脉窦直径达到 50mm 时，应考虑手术。

因二叶主动脉瓣脱垂所致的主动脉瓣关闭不全，也可行主动脉瓣修复，但超声心动图必须提示主动脉瓣瓣叶薄，可弯曲，并有良好的活动性，无钙化，脱垂仅限于一个瓣叶。患主动脉瓣下室间隔缺损并伴有主动脉瓣关闭不全的患者，可行主动脉瓣修复。风湿性瓣膜炎及其他非风湿性主动脉瓣炎性病变并非理想的瓣膜修复人群。

## 术前评估及准备

年龄在 50 岁以下、无冠状动脉疾病风险的患者，术前无须行冠状动脉造影；但对于高龄患者，应行此检查。术前，必须告知并要求患者知晓：在探查主动脉瓣后，主动脉瓣修复不一定可行，必要时将会行主动脉瓣置换。鉴于此，术前应与患者讨论备选方案。与其他瓣膜手术要求相同，择期手术前，应治疗口腔疾病、改善口腔的不良卫生状况，以及处理其他一切可能导致术后细菌感染的疾病。

## 麻　醉

麻醉药物及麻醉技术与其他体外循环下的直视手术相同。

## 手　术

主动脉瓣修复术通常选择胸骨正中切口，对于存在广泛血管疾病的患者，如主动脉瘤和冠状动脉疾病，尤其如此。单纯行主动脉瓣修复，可做 8~10cm 皮肤切口，采用部分或全部胸骨正中切口。

根据主动脉瘤的波及程度，在升主动脉远端或主动脉横弓部插入主动脉插管，建立体外循环。无论病变在主动脉瓣还是主动脉根部，最佳切口均为主动脉瓣交界上至少 1cm 处、较大的主动脉横切口。如果是主动脉瘤，应将升主动脉完全横断。对于先天性心脏病患者，在切开主动脉时，应时刻注意有可能存在异位起源的冠状动脉开口。

主动脉阻断期间心肌保护可采用间断冷血停搏液，可在冠状动脉开口插入软头、带自膨胀气囊的灌注管，并固定在相邻的主动脉壁上，经此进行直接灌注。经后房间沟插入左心室引流管。

仔细评估主动脉根部的每一个组分。首先应确定主动脉瓣瓣叶是否适合行主动脉瓣修复，探查瓣叶的数量、程度，瓣叶的可弯曲性，以及是否存在瓣叶穿孔等。在观察瓣叶活动度时，可将瓣叶交界提吊至正常水平。如果一个瓣叶脱垂，可以采用下述

某一个方法进行矫治。然后测量 3 个瓣叶 FM 的长度。主动脉瓣环和 STJ 的直径应小于 FM 的平均长度，否则需要使用外科方法进行短缩。对于曾行球囊扩张的患者，应注意瓣叶的撕裂点及撕裂程度。

### 瓣叶脱垂的修复

通过缩短 FM 对脱垂瓣叶进行修复，这可以通过全层折叠缝合瓣叶的中间部分来实现。如果瓣叶非常纤薄，可在两侧用细小的心包垫片进行加固，然后进行水平褥式缝合（图 68.3）。根据其他瓣叶的 FM 来确定脱垂瓣叶的短缩程度。

如果脱垂程度较小，且瓣叶边缘纤薄，或在交界区存在穿孔，可用 6-0 膨化聚四氟乙烯（PTFE）缝线双层缝合 FM，从一个交界到另外一个交界（图 68.4）。

对于二叶主动脉瓣，脱垂往往发生在前瓣，瓣

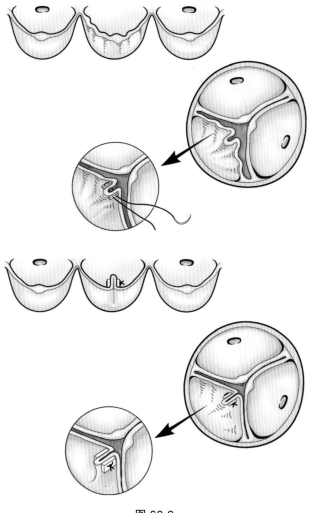

图 68.3

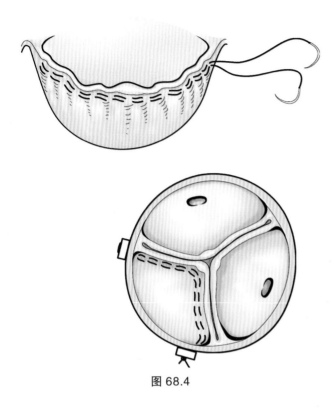

图 68.4

叶上可见嵴样凸起，应予以切除。在矫正了脱垂瓣叶的 FM 长度后，应折叠交界下方的三角区，以增大瓣叶对合面积。在折叠时，使用水平褥式缝合，从主动脉壁外侧向内侧穿缝，缝线需包含交界正下方的主动脉瓣环（图 68.5）。

## 主动脉根部重建

　　大多数升主动脉瘤伴主动脉瓣关闭不全的患者，其主动脉瓣瓣叶和主动脉窦表现正常或接近正常。通过行升主动脉置换并调整 STJ 直径，即可矫治主动脉瓣关闭不全（图 68.6）。通过使 3 个瓣叶可在中心部充分对合来估算 STJ 的直径。在 STJ 上

方 5mm 处横断升主动脉，将一段 Dacron 人造血管与 STJ 吻合。根据瓣叶 FM 的长度，将 3 个交界置于人造血管之中，因此，如果某一个瓣叶的 FM 长于其他两个，那么它所对应的 2 个交界之间的距离也要相应延长。另外一个关注要点是人造血管内径与患者的匹配问题，如果人造血管的内径相较患者的体型偏小，将会增加左心室后负荷。对于身型较大的患者，我们避免选用 26mm 以下的管道。如果 STJ 须小于 26mm，那么仅在吻合口水平缩小人造血管内径。

　　如果一个或多个瓣窦扩张，或因主动脉夹层动脉瘤受累（图 68.7a），应使用经修剪的 Dacron 人造血管。如果主动脉根部夹层分离恰在主动脉瓣环水平以下，冠状动脉会与相应的主动脉窦分离，在开口周边有一圈动脉壁组织。将主动脉窦切除，保留 4~8mm 血管壁组织附着于主动脉瓣环（在交界附近保留 4mm，主动脉瓣基底部保留 8mm）（图 68.7b）。将内径等于或稍小于 FM 平均长度的人造血管做适当修剪，制作出 3 个新的主动脉窦。在人

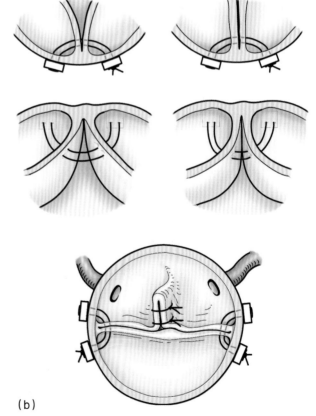

（a）　　　　　　　　　　　　　　　　　　　　　　（b）

图 68.5

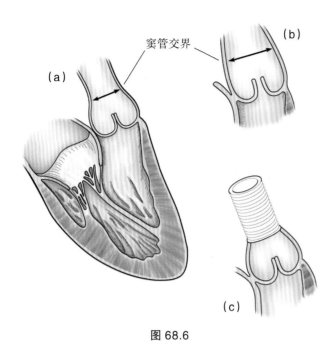

窦管交界

(a)

(b)

(c)

图 68.6

造血管的一端做 3 条纵行切口，其长度至少等于人造血管的直径。修剪断端，使每一节段都呈半月形，用 4-0 聚丙烯缝线将主动脉瓣交界缝合在人造血管裂口最高点的外侧，缝针顺序是从人造血管腔内缝至腔外，再从主动脉瓣膜交界壁内缝至壁外（图 68.7c）。在打结前，穿缝 Teflon 垫片，将垫片留于主动脉壁外打结。然后将新建的 Dacron 主动脉窦与主动脉瓣环及残余的主动脉壁缝合在一起。交界的缝线用于悬吊主动脉瓣交界（图 68.7d）。而人造血管应置于残余的主动脉壁内。完成全部 3 个瓣窦的重建后，移栽冠状动脉。

## 主动脉瓣再植入

主动脉瓣再植入是另外一种主动脉根部重建的方法，用于治疗主动脉根部瘤，该技术尤其适用于特发性主动脉瓣环扩张、马方综合征及急性 A 型主动脉夹层。它将整个主动脉瓣置于人造血管内。按照前述的方法将主动脉窦切除后，水平褥式缝制多条缝线（3-0 或 4-0 涤纶线），从左心室流出道内向外缝合。在左心室流出道的纤维部分，缝线应保持在一个水平面上；而在室间隔肌部，则沿着扇贝形主动脉瓣环走行（图 68.8a）。如果纤维部分较薄弱，应使用 Teflon 垫片。Dacron 人造血管的直径应大于 FM 平均长度 2~4mm。在人造血管的一

端做 3 个等距标记，再剪出一个 8~10mm 的三角形切口，与被室间隔肌肉包裹的瓣叶交界相对应。在每两个标记之间缝制一条缝线，折叠人造血管，缝合位点与瓣叶交界对齐，使人造血管管径缩小 2~4mm。将这些缝线穿过左心室流出道，接着从内向外穿缝人造血管。注意缝线应均匀分布，尤其是室间隔肌部的缝线。主动脉瓣环直径的缩小应大部分发生在无冠窦两个交界之间。这样，主动脉瓣就位于人造血管的内部，在人造血管外打结缝线，这些缝线用于稳固主动脉瓣环，同时缩小主动脉瓣环直径（图 68.8b）。而瓣环的缩小应严格限制在无冠瓣下方。用 4-0 带垫片聚丙烯缝线将 3 个交界悬吊于人造血管内，而继续缝合这些缝线，将主动脉壁残端和主动脉瓣环与人造血管固定在一起（图 68.8c）。将冠状动脉移栽至相应的新建主动脉瓣窦内。由于人造血管直径大于主动脉瓣平均长度，故用聚丙烯缝线在瓣叶交界之间做折叠缝合，重建主动脉窦，同时缩小 STJ 的直径。再次检查评估主动脉瓣对合程度，并根据需要缩短 FM 的长度。

## 发育不良瓣叶的瓣叶扩大技术

该技术可以用于三叶瓣，也可以用于二叶瓣。先天性病变往往存在发育不良的瓣叶，这有可能是风湿性心脏病所致（瓣叶卷曲），也可能是球囊扩张造成，还可能就是先天发育所致的先天性主动脉瓣反流。这些疾病可以通过瓣叶扩大进行矫治。扩大瓣叶的补片材料可以是自体心包（新鲜或经戊二醛处理），也可以是人工材料（如 Gore-Tex），还可以是生物工程补片。并没有证据证明哪一种材料优于其他材料。一般来说，手术越复杂，补片的耐久性越差，而主动脉瓣补片扩大属于复杂的主动脉瓣修复术。

术中必须行多普勒超声心动图检查，在手术结束后，少于痕迹量的主动脉瓣反流可以被接受。另外，修复后的瓣叶形态同样非常重要。一个瓣叶的持续脱垂会随着时间的推移，引起主动脉瓣关闭不全复发。最好再次在体外循环下，进一步缩短脱垂瓣叶的 FM。在没有瓣叶脱垂的情况下出现中心

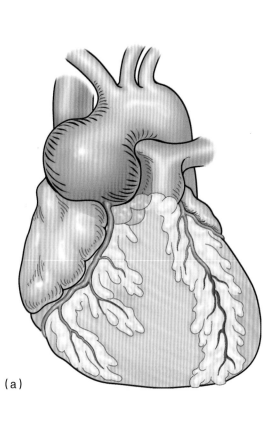

(a)

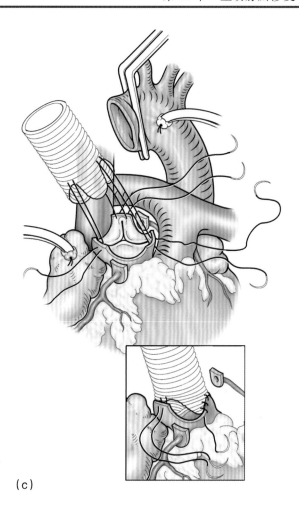

(c)

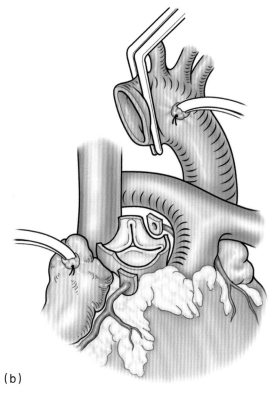

(b)

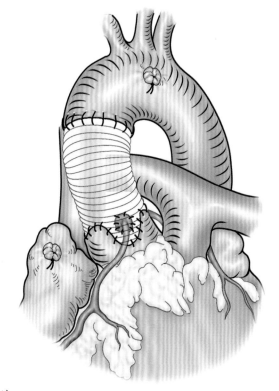

(d)

图 68.7

性反流,通常是瓣叶对合不足所致。这种情况,可在超声心动图指导下,通过进一步收缩 STJ 的直径即可解决,无须实施体外循环。在 STJ 水平试探性折叠人造血管,通过多普勒超声心动图评估瓣叶功能。

## 术后管理

主动脉瓣修复或保留主动脉瓣的升主动脉手术,其术后管理策略与其他体外循环下心脏手术相同。如果血流动力学稳定,无明显出血,可在术后 3~4 h 拔除气管插管。大多数患者术后当天在重症监护室观察,然后即可转入心脏外科普通病房。根据需要给予镇痛药及其他心脏药物。对于这类手术患者,我们不会给予抗凝治疗,但在术后前 3 个月,需服用阿司匹林;如果还接受了冠状动脉旁路移植手术,应终身服用。大部分患者可在术后 5~7d 出院。

## 疗 效

临床经验提示:二叶主动脉瓣修复术后不应存在主动脉瓣关闭不全,如果存在,也只能是痕迹量反流。未矫治的瓣叶脱垂会使术后主动脉瓣反流早

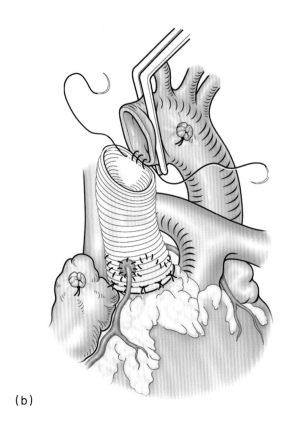

(b)

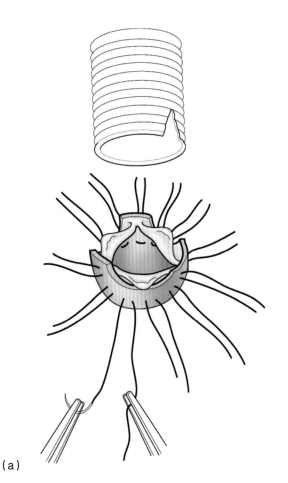

(a)

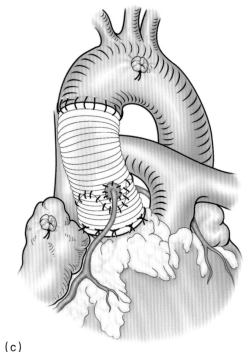

(c)

图 68.8

期复发的风险增高。二叶主动脉瓣修复术远期疗效非常好。

对于儿童先天性疾病的修复，疗效在很大程度上依赖于瓣膜疾病的病因。因室间隔缺损导致的主动脉瓣反流，修复效果持久。对于复合性的主动脉瓣关闭不全 / 主动脉狭窄病变所行的复杂修复手术，或使用补片扩大瓣叶，疗效欠佳，5 年免于再手术率为 70%。再次强调：对于成年患者，如果术后在手术室内发现轻度以上主动脉瓣反流，远期疗效差。

## 延伸阅读

1. Bacha EA, McElhinney DB, Guleserian KJ, et al. Surgical aortic valvuloplasty in children and adolescents with aortic regurgitation: acute and intermediate effects on aortic valve function and left ventricular dimensions. J Thorac Cardiovasc Surg, 2008, 135(3): 552–559.

2. Boodhwani M, El Khoury G. Aortic valve repair: indications and outcomes. Curr Cardiol Rep, 2014, 16(6): 490.

3. David TE. Surgery of the aortic valve. Curr Probl Surg. 1999(36): 421–504.

4. David TE, Armstrong S, Ivanov J, et al. Results of aortic valve-sparing operations. J Thorac Cardiovasc Surg, 2001, 122(1): 39–46.

5. Hraška V, Sinzobahamvya N, Haun C, et al. The long-term outcome of open valvotomy for critical aortic stenosis in neonates. Ann Thorac Surg, 2012, 94(5): 1519–1526.

6. Kunzelman KS, Grande J, David TE, et al. 1994. Aortic root and valve relationships: impact on surgical repair. J Thorac Cardiovasc Surg, 1994(107): 162–170.

7. Myers PO, Tissot C, Christenson JT, et al. Aortic valve repair by cusp extension for rheumatic aortic insufficiency in children: long-term results and impact of extension material. J Thorac Cardiovasc Surg, 2010, 140(4): 836–844.

8. Yacoub MH, Gehle P, Chandrasekaran V, et al. Late results of a valve-preserving operation in patients with aneurysm of the ascending aorta and root. J Thorac Cardiovasc Surg, 1998(115): 1080–1090.